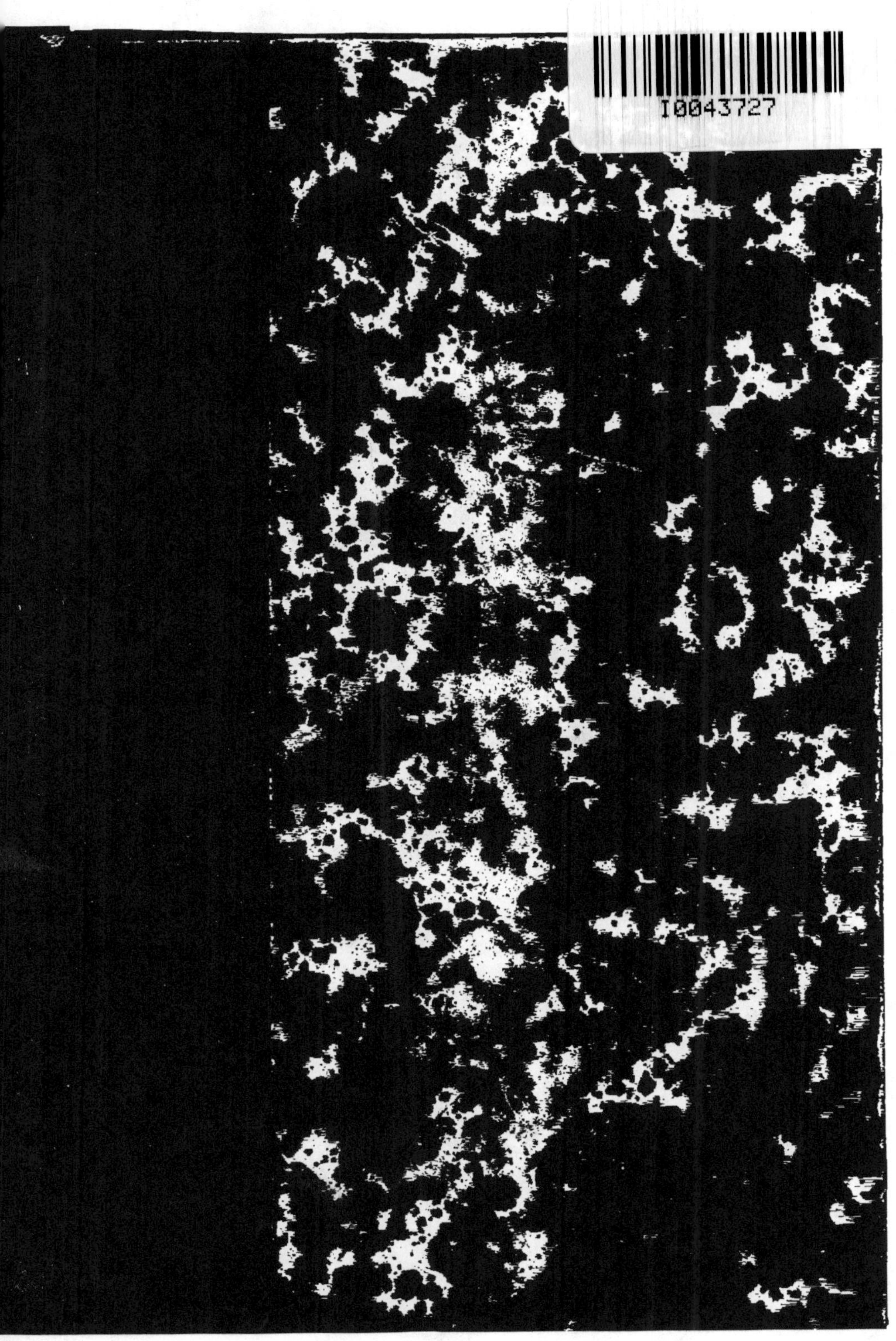

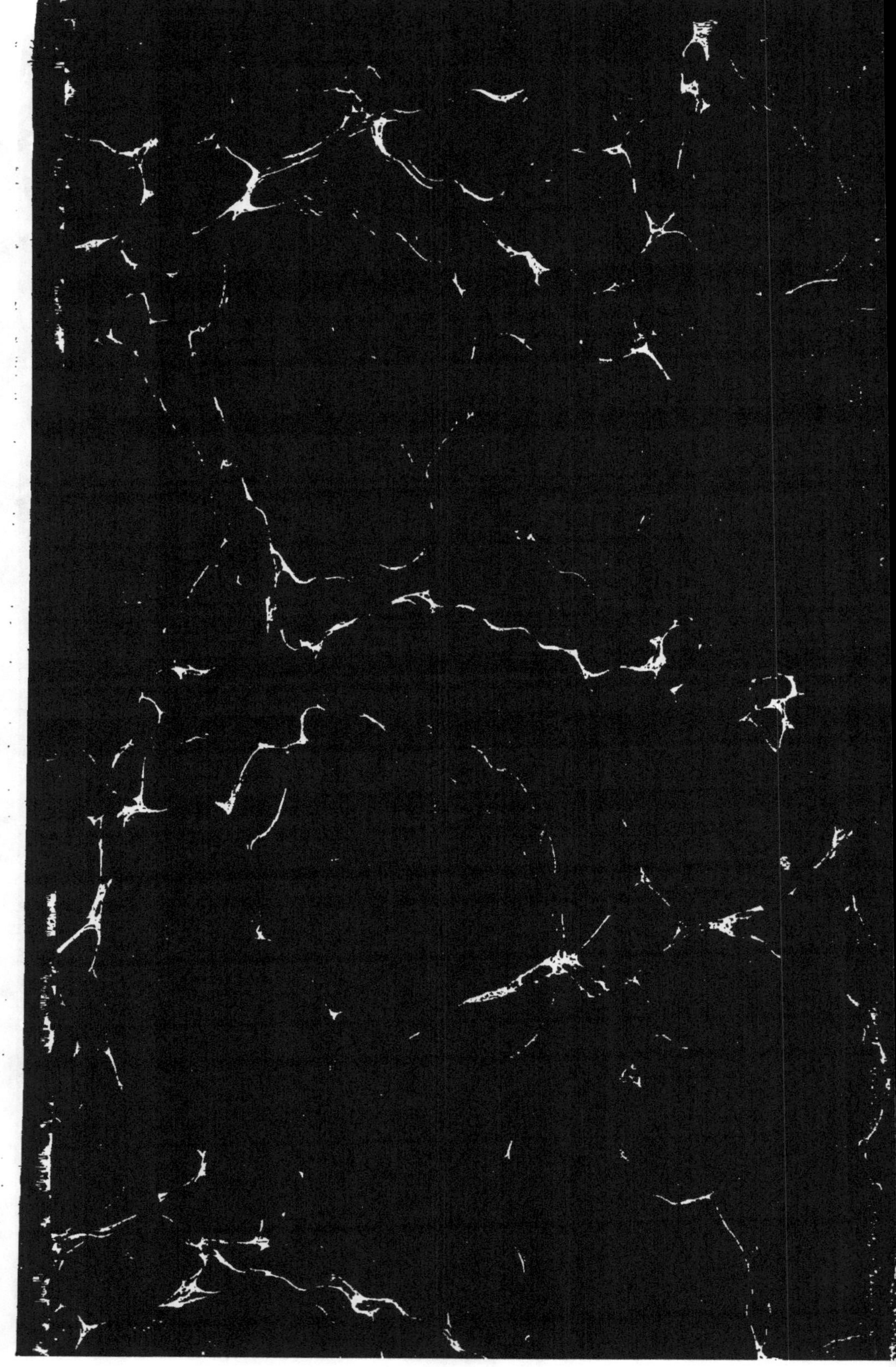

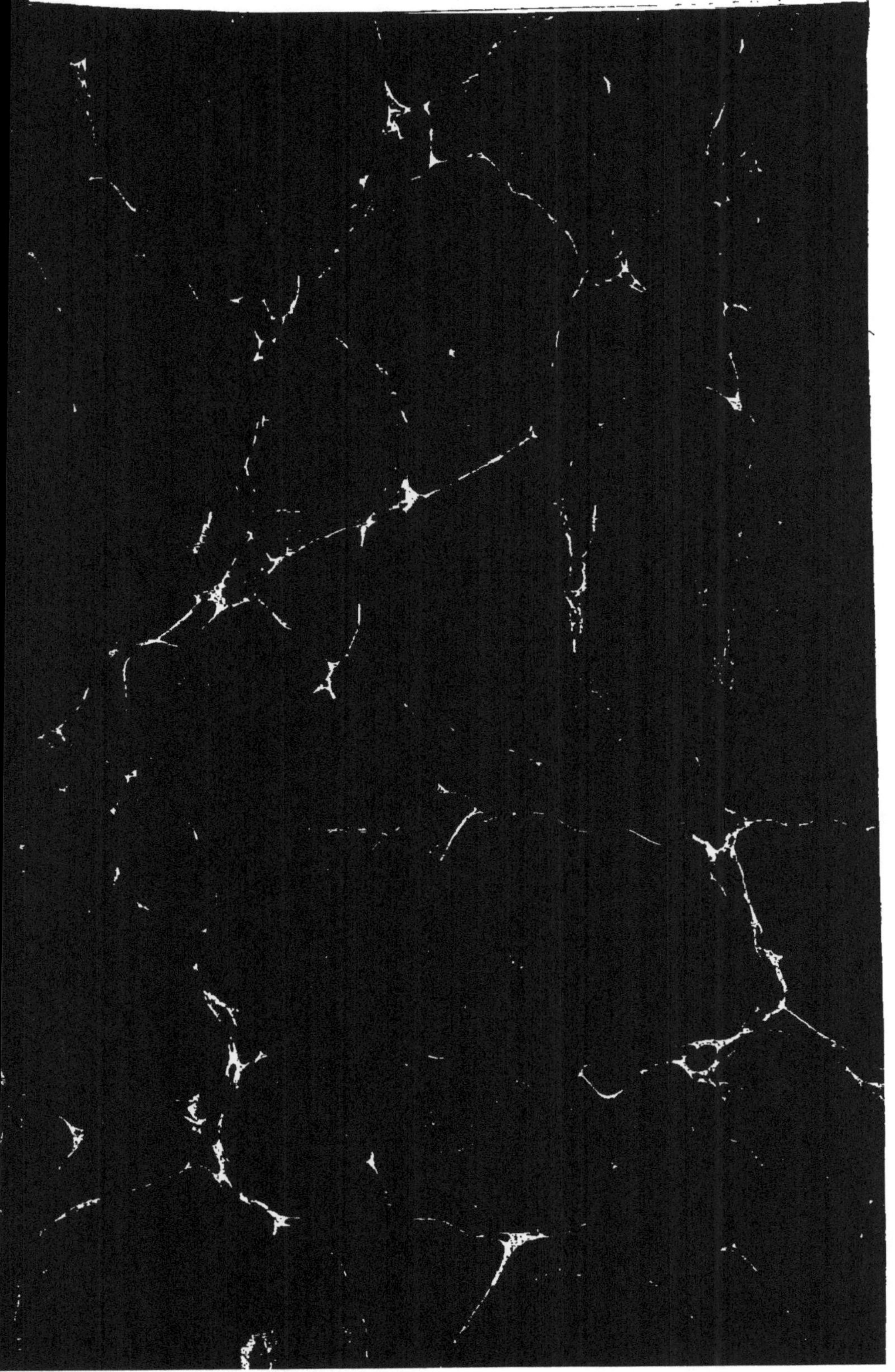

ANATOMIE DESCRIPTIVE

ET

DISSECTION

CONTENANT

Un Précis d'Embryologie,
La Structure microscopique des Organes et celle des Tissus,
Avec des Aperçus physiologiques et pathologiques

PAR

J.-A. FORT

Docteur en médecine des Facultés de Paris, de Montevideo
et de Santiago du Chili, professeur libre d'anatomie et d'opérations chirurgicales
à l'École pratique de la Faculté de médecine de Paris,
Directeur de la *Revue chirurgicale des maladies des voies urinaires.*

Cinquième Édition, revue, corrigée et augmentée

AVEC 1,276 FIGURES INTERCALÉES DANS LE TEXTE

TOME PREMIER

EMBRYOLOGIE, ANATOMIE GÉNÉRALE, HISTOLOGIE ET OSTÉOLOGIE

PARIS
OCTAVE DOIN, ÉDITEUR
8, PLACE DE L'ODÉON, 8
1892

ANATOMIE

DESCRIPTIVE

ET DISSECTION

REVUE CHIRURGICALE
DES MALADIES DES VOIES URINAIRES

(*Paraissant le 1er et le 15 de chaque mois.*

Dr J.-A. FORT

RÉDACTEUR EN CHEF ET DIRECTEUR.

Prix de l'abonnement, pour la France et l'Étranger : **8** fr. — Les abonnements partent du 1er janvier. — Bureaux, 3, rue Christine. Rédaction chez M. Fort, 31, rue François Ier.

Notre] *Revue chirurgicale* s'occupe de la chirurgie générale, plus particulièrement de la chirurgie des voies urinaires, et spécialement des rétrécissements uréthraux et œsophagiens.

Son but est de prouver, par des observations bien prises, que notre procédé d'*électrolyse linéaire*, d'*uréthrolyse*, dans le traitement des rétrécissements, est infiniment préférable aux autres méthodes de traitement, c'est-à-dire à la dilatation, à la divulsion, et surtout à l'uréthrotomie interne.

L'uréthrotomie interne, incision du point rétréci, est une opération dangereuse, qui a causé la mort d'un grand nombre de malades. Elle est presque toujours suivie de récidive.

L'électrolyse, déjà employée, n'avait pas donné les résultats qu'on était en droit d'espérer, à cause de l'imperfection des instruments employés. Depuis l'invention de notre *uréthrolyseur*, instrument des plus simples, le traitement des rétrécissements est devenu des plus bénins.

L'*électrolyse linéaire* consiste à porter sur le point rétréci une lame de platine analogue à celle de l'uréthrotome, mais qui n'est pas coupante. Cette lame, mise en communication avec le pôle négatif d'une pile à courant continu, opère une destruction *linéaire* sur le rétrécissement. Cette opération, indolore, rapide et inoffensive, est de courte durée, de quelques secondes à trois minutes. Sur plus de mille opérations, nous n'avons jamais eu un accident sérieux.

Notre procédé étant violemment combattu par quelques chirurgiens, nous nous mettons à la disposition des personnes qui désirent constater *de visu* les résultats parfois extraordinaires de nos opérations.

ANATOMIE DESCRIPTIVE

ET

DISSECTION

CONTENANT

Un Précis d'Embryologie,
La Structure microscopique des Organes et celle des Tissus,
avec des Aperçus physiologiques et pathologiques,

PAR

J.-A. FORT

Docteur en médecine des Facultés de Paris, de Montevideo
et de Santiago du Chili, professeur libre d'anatomie et d'opérations chirurgicales
à l'École pratique de la Faculté de médecine de Paris,
Directeur de la *Revue chirurgicale des maladies des voies urinaires.*

Cinquième Edition, revue, corrigée et augmentée

AVEC 1,276 FIGURES INTERCALÉES DANS LE TEXTE

TOME PREMIER

EMBRYOLOGIE, ANATOMIE GÉNÉRALE, HISTOLOGIE ET OSTÉOLOGIE

PARIS
OCTAVE DOIN, ÉDITEUR
8, PLACE DE L'ODÉON, 8
1892

PRÉFACE

DE LA CINQUIÈME ÉDITION

Je n'ai que quelques mots à ajouter à la préface de la quatrième édition que je reproduis ici.

Je me suis attaché à mettre mon ouvrage au courant de la science : l'anatomie générale et l'histologie, contenues dans le premier volume, ont été complètement refondues. J'ai apporté un grand soin à la revision de la structure des viscères, dont la description se trouve dans le troisième volume. Ayant mis à contribution pour ce travail les travaux les plus récents publiés en France et à l'étranger, je puis affirmer que la cinquième édition de mon anatomie est parfaitement au courant des progrès de la science.

Nous exprimons ici le regret de n'avoir pu faire des emprunts au magnifique et remarquable *Traité d'anatomie* du professeur Testut, de Lyon, qui n'est pas encore terminé aujourd'hui. L'ouvrage de M. Testut a été conçu et exécuté dans des proportions grandioses.

Voici la préface de la quatrième édition :

Il n'y a qu'une *Anatomie humaine* ; il semble donc logique, *à priori*, d'admettre que tous les traités d'anatomie doivent se ressembler.

Un auteur voulant présenter une *Anatomie nouvelle* trouverait sans doute, et avec juste raison, un grand nombre d'incrédules. Mais il n'en serait pas de même si cet auteur se présentait devant le public avec une *nouvelle méthode* d'enseigner l'anatomie, de l'expliquer, de la démontrer.

C'est, selon moi, dans l'art d'exposer que doit consister la nouveauté en anatomie ; tous les médecins savent combien l'étude en est laborieuse, aride et hérissée de difficultés.

Le mode de division des différentes parties en chapitres, celui des chapitres en articles et des articles en paragraphes, le mode de description, la méthode d'exposition, la composition originale de tableaux synoptiques, la variété dans les caractères du texte, le choix de figures sur nature ou schématiques, voilà un tout qui peut donner à un *Traité d'anatomie* un cachet original et qui fait de l'ouvrage de l'auteur une *véritable propriété*. Les experts appelés à se prononcer dans les questions de *plagiat* devraient se pénétrer de cette vérité (1).

L'*Union médicale* du 14 octobre 1868 publia sur mon *Anatomie* un article fort élogieux du Dr Bitot, professeur d'anatomie à l'Ecole de médecine de Bordeaux.

.....« Ces remarques, dit le professeur Bitot, suffisent « pour démontrer que l'auteur, rompu à la pratique de « l'enseignement, a compris les besoins des élèves en mé- « decine et s'est efforcé d'y satisfaire. Butinant chez l'étran- « ger comme à Paris, aux leçons magistrales de la Faculté, « dans les Sociétés savantes, dans les hôpitaux, payant « de sa personne à l'Ecole pratique, M. Fort s'assimile la « substance de toute découverte, de tout aperçu nouveau « utile à son enseignement ; il en fait profiter ses élèves. « On ne saurait trop encourager ce labeur modeste : indis- « pensable aux cerveaux médiocres, pour lesquels on ne « saurait trop digérer l'aliment intellectuel, il permet aux « esprits d'élite de franchir, en quelques mois, des obsta- « cles qui, peut-être, sans lui, eussent retardé leur élan « de plusieurs années.

.....« L'ouvrage du docteur Fort permet d'apprendre « beaucoup, sûrement et facilement. C'est un véritable « *compendium* des connaissances anatomiques. »

(1) Je fais allusion ici à un procès en *plagiat* que je fis, en 1881, à M. Moynac, qui s'était approprié des tableaux, des figures et du texte de mon *Anatomie* pour un de ses livres.

A la même époque, la *France médicale* contenait une analyse de mon ouvrage due à la plume autorisée du Dr J. Lapeyrère, qui s'exprimait ainsi :

.....« M. Fort a compris tout cela. Avec ses aptitudes « éprouvées à la vulgarisation écrite ou parlée, il ne pou- « vait, en la reprenant par la base et dans les détails, « qu'améliorer son œuvre, l'élever à la hauteur d'un *com-* « *pendium*, en faire pour l'élève le meilleur des guides ou « des auxiliaires, pour le praticien un attrayant *memento*.

« On en jugera par la division et l'ordonnance des ma- « tières traitées dans les trois volumes.

.....« Mais on comprendra que nous ne voulions pas fer- « mer ces trois volumes sans féliciter M. Fort d'avoir « mené à bien une tâche si rude, et sans lui prédire au- « près des praticiens, auprès des maîtres comme auprès « des élèves, un de ces succès durables qui sont l'honneur « d'une existence laborieuse et la récompense des œuvres « véritablement utiles. »

Ces éloges et d'autres encore, parus dans la plupart des organes de la presse scientifique, furent pour moi un grand encouragement.

Depuis la publication de la première édition de cet ouvrage, qui date de plus de vingt ans, j'ai constamment cherché à y ajouter des perfectionnements, et j'ai toujours tenu compte des observations et des critiques que j'ai reconnues fondées.

Deux parties importantes ont été entièrement refaites et mises au courant de la science, l'*embryologie* et les *centres nerveux*.

L'*embryologie* a été placée au commencement du premier volume. Elle précède la description des tissus, dont l'évolution est si importante à connaître. La description de l'embryologie est mise à l'ordre du jour, elle est complète, et son étude est facilitée par un grand nombre de figures. L'étude du développement des tissus est rendue ainsi plus facile.

Il y a quelques années, j'ai professé dans l'un des amphithéâtres de l'École pratique, alors que l'enseignement libre s'exerçait librement, un cours sur les *centres nerveux*.

Ces leçons, publiées avec un grand nombre de figures schématiques dessinées par moi-même, eurent un grand succès. Je me suis opposé à une nouvelle édition de cet ouvrage, parce que j'étais désireux de le fondre dans la quatrième édition de mon *Anatomie*. C'est ce que j'ai fait en faisant reproduire les schémas par la photogravure. On peut donc considérer comme entièrement nouveau le chapitre des *centres nerveux*.

Comme la troisième édition, la quatrième est divisée en trois volumes :

Le premier comprend l'*embryologie*, l'*histologie*, l'*anatomie* et la *physiologie générales*, et l'*ostéologie*.

Le deuxième, *Manuel de l'amphithéâtre*, contient la description de tous les organes qu'on étudie généralement à l'amphithéâtre : *Muscles, Articulations*, *Vaisseaux* et *Nerfs*. Dans ce même volume se trouvent les *principes de dissection* et la *manière de préparer* les sujets et les pièces sèches.

Dans le *troisième volume* se trouvent la *splanchnologie* et les *organes des sens*.

— On voit que l'*Anatomie descriptive et dissection* est un produit de l'enseignement libre. C'est en pratiquant l'enseignement libre de l'anatomie, de la physiologie et de la médecine opératoire que j'ai perfectionné peu à peu cet ouvrage qui ne fut au début qu'une ébauche. Je suis fier de livrer aujourd'hui à la publicité la *quatrième édition*. N'est-ce pas là une des preuves les plus évidentes de l'utilité de l'enseignement libre ?

Lorsque j'ai commencé ma carrière comme *Professeur libre à l'École pratique de la Faculte de médecine de Paris*, il y a plus de vingt ans, dans le pavillon n° 7, l'enseignement était fait par huit ou dix professeurs. J'eus l'avantage d'être peu à peu préféré par les élèves qui grossirent mon auditoire en désertant les cours de mes collègues. En sorte que ma méthode particulière d'enseignement et la clarté de mon exposition, disait-on, finirent par grouper autour de moi toute la jeunesse studieuse qui fréquentait les cours libres d'anatomie. Je restai unique professeur libre ; mon succès fut énorme et tous mes ouvrages s'écoulaient rapidement, quoique mes éditions d'anatomie fussent tirées à six mille exemplaires. Ce succès, on le comprend, ne manqua pas de m'attirer quelques jalousies.

Un décret (février 1881) interdisait la porte des cours libres d'anatomie à ceux qui auraient pu en profiter, et cela à une époque où l'on fait parade d'une devise si souvent foulée aux pieds : *liberté, égalité, fraternité !*

Dr FORT.

Novembre 1891.

TABLE ALPHABÉTIQUE

DES MATIÈRES CONTENUES DANS LES TROIS VOLUMES.

A

B

C

D

E

F

G

H

I

J

K

L

M

N

O

P

R

S

T

U

V

W

X

Z

FIN DE LA TABLE ALPHABÉTIQUE DES MATIÈRES.

INTRODUCTION

L'anatomie est la science qui s'occupe de la structure des corps organisés.

On distingue plusieurs espèces d'anatomies, qui ont reçu chacune un nom particulier. C'est ainsi qu'on divise l'anatomie en *animale, végétale, comparée, philosophique, générale, chirurgicale*, de *texture, anormale, pathologique, fœtale* et *descriptive*. Nous nous occuperons, dans cet ouvrage, de l'anatomie descriptive, de la dissection et de la préparation des pièces ; nous étudierons aussi l'anatomie générale, et nous intercalerons dans les descriptions des aperçus physiologiques et pathologiques, ainsi que les régions les plus importantes du corps.

Avant d'aborder les descriptions, nous donnerons quelques principes généraux indispensables à connaître.

Nous dirons quelques mots des principes immédiats, des éléments anatomiques, des tissus, des systèmes, des appareils et des fonctions. Nous parlerons aussi des altérations des éléments anatomiques, de leur origine et de leur nutrition.

Ces notions générales seront exposées aussi brièvement et aussi clairement qu'il nous sera possible de le faire. Elles pourront être lues et comprises même par les commençants, qui aborderont ensuite avec fruit l'étude de l'anatomie générale et descriptive.

Le lecteur ne doit pas oublier quelle est la nature de cet ouvrage : *Anatomie descriptive et dissection*. Il ne saurait donc exiger des descriptions très complètes des objets étrangers à l'anatomie descriptive, qu'il trouvera dans les livres spéciaux. Nous donnons ici quelques *notions élémentaires*, suivant en cela la méthode qui nous a guidé dans tous nos ouvrages, en procédant *du simple au composé*.

I. — Des principes immédiats.

Dans les descriptions anatomiques, physiologiques et pathologiques, on rencontre souvent cette expression : *principes immédiats*. Il est bon d'être fixé sur ce qu'on doit entendre par ces mots. Les principes immédiats ne sont ni des éléments anatomiques, ni des organes, pas plus que des principes élémentaires, comme l'oxygène, l'hydrogène, etc., entrant dans la combinaison des substances organiques. Les principes immédiats sont des substances composées, c'est-à-dire susceptibles elles-mêmes d'analyse chimique, et formant, par leur réunion, par leur combinaison, la matière organisée.

Il est difficile de donner une définition courte et précise des principes immédiats, quelques exemples feront mieux comprendre. Si nous prenons, par exemple, le sang, nous voyons qu'il est constitué par la combinaison de plusieurs principes immédiats, qui sont : l'*eau*, l'*albumine*, la *fibrine*, etc. Pour séparer ces substances, il n'est besoin de recourir à aucun procédé chimique, car on peut extraire la fibrine par le battage, l'albumine par la chaleur, et l'eau par l'évaporation. *La séparation de ces substances, sans décomposition chimique*, est le caractère essentiel des principes immédiats.

Ils sont eux-mêmes composés de parties élémentaires, et on peut, par exemple, décomposer l'albumine et la fibrine en oxygène, hydrogène, carbone et azote.

Nos tissus et nos organes sont donc formés, de même que les liquides de notre corps, par la réunion de principes immédiats dont nous donnons ici quelques exemples : *fibrine, albumine, caséine, globuline, sucre de lait, stéarine, margarine, cholestérine, urée, acide urique, phosphates* et *sulfates ;* principes qu'on rencontre aussi dans les végétaux.

II. — Des éléments anatomiques.

Les éléments anatomiques sont les parties essentielles à la constitution de l'organisme, susceptibles de se modifier et de se développer dans un but déterminé, suivant les diverses régions du corps.

Robin avait distingué les éléments anatomiques en éléments *figurés* et *non figurés*. Cette division subsiste aujourd'hui avec une nomenclature différente. On distingue, en effet, les éléments anatomiques *cellulaires* et les éléments anatomiques non *cellulaires*. Prenons un exemple : dans un os, l'ostéoblaste ou cellule osseuse est un élément cellulaire (élément figuré) ; la substance fondamentale qui lui sert de soutien est un élément non cellulaire (élément non figuré).

Le professeur Renaut, de Lyon, complète cette définition des éléments anatomiques, en faisant remarquer que les éléments cellulaires sont *fertiles*, c'est-à-dire susceptibles de donner naissance à des éléments semblables à eux-mêmes, et que les éléments non cellulaires sont *stériles*. Il admet de plus un troisième ordre d'éléments, qui, nés d'une cellule, comme la fibrille musculaire, sont susceptibles de s'accroître, mais ne donnent pas naissance à un élément semblable à eux.

Au point de vue embryologique, cette troisième variété rentre dans la première, et l'on peut dire qu'en somme il existe deux sortes d'éléments anatomiques : *les éléments cellulaires, ou d'origine cellulaire*, et les *éléments non cellulaires*.

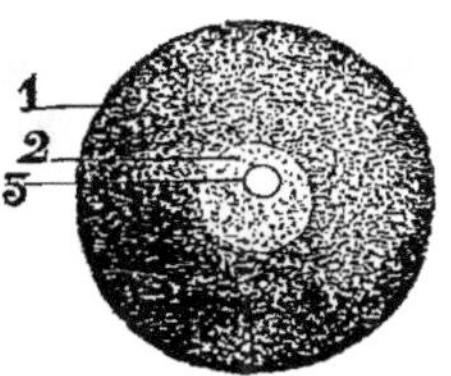

FIG. 1. — Cellule type.

1. Protoplasma. — 2. Noyau. — 3. Nucléole.

De la cellule. — Toute cellule, d'après Max Schultze, est essentiellement constituée par trois éléments : le *protoplasma*, le *noyau*, le ou les *nucléoles* (fig. 1).

a. Protoplasma. — Le protoplasma, substance vivante, de nature albuminoïde, est surtout destiné à la nutrition du noyau. Il est le siège de modifications chimiques incessantes, qui nous empêchent de connaître exactement sa composition intime. C'est lui qui donne à chaque cellule sa forme spéciale. Souvent il se condense à sa périphérie et prend l'aspect d'une membrane entourant la cellule et désignée à tort, aujourd'hui encore, sous le nom de *membrane d'enveloppe* (fig. 2).

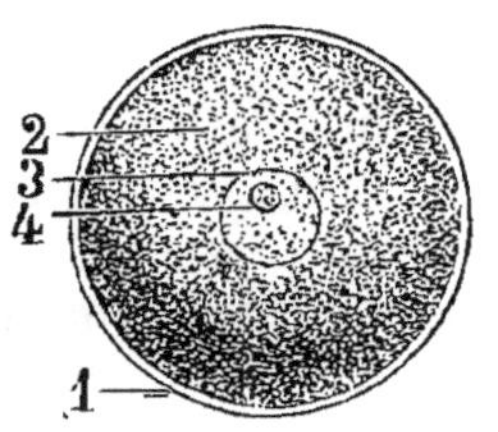

FIG. 2. — Cellule ayant une membrane d'enveloppe.

1. Membrane d'enveloppe. — 2. Protoplasma. — 3. Noyau. — 4. Nucléole.

D'après les recherches les plus récentes, le protoplasma est considéré comme formé d'une série de filaments anastomosés entre eux et enserrant dans leurs mailles des petits corpuscules granuleux de nature diverse. Suivant que les granulations sont disposées régulièrement ou accumulées dans un ou plusieurs points du protoplasma, celui-ci est dit *hyalin* ou *granuleux*. Suivant la variété des cellules, le protoplasma se condense en partie de manière à former des plateaux portant des cils vibratiles, des cuticules recouvrant la face libre des cellules, etc.

b. Noyau. — Le noyau représente la partie essentielle de la cellule. Limité par une fine membrane, il est facile à reconnaître sur les préparations, car il fixe d'une manière intense les réactifs colorants. On a admis pendant longtemps que ce noyau était une vésicule représentant en petit la disposition générale de la cellule.

Les recherches histologiques modernes ont démontré qu'il est composé de deux parties : 1° un filament demi-solide, enroulé sur lui-même, formant des figures variables d'aspect vacuolaire, *réseau nucléaire ou chromatique;* 2° une partie liquide, interposée dans les mailles du réseau nucléaire, sans cesse en mouvement, *suc nucléaire.*

La vitalité du noyau se mesure à la capacité colorante du réseau nucléaire ou chromatique, qui fixe d'autant plus fortement les réactifs colorants que l'élément est plus jeune.

Toute cellule contient au moins un noyau, mais elle peut en contenir plusieurs.

c. Nucléole. — Les nucléoles sont des petits corps réfringents, qu'on rencontre au sein des noyaux. Chaque noyau contient au moins un nucléole ; mais il peut en posséder 2, 3 et plus. Le nucléole n'occupe pas nécessairement le centre du noyau. Sa constitution intime n'est pas connue, il possède une membrane limitante et n'est pas formé de filaments.

Des éléments non cellulaires. — Les éléments anatomiques non cellulaires se rencontrent dans tout l'organisme, tantôt disposés sous forme de ciment entre les éléments cellulaires où ils forment des couches minces (ciments intercellulaires) ; tantôt accumulés et servant en quelque sorte de substratum aux éléments cellulaires (éléments connectifs). Chimiquement, ces éléments se reconnaissent à ce qu'ils sont formés de substance collagène ; histologiquement, à ce qu'ils fixent avec intensité les sels d'argent. Enfin, quel que soit le degré d'irritation auquel ils sont soumis, sous l'influence de l'inflammation, ils ne reviennent jamais à l'état embryonnaire, ainsi que le font les éléments cellulaires, ou d'origine cellulaire.

Nous renvoyons aux chapitres traitant spécialement des tissus et des organes viscéraux l'étude détaillée de ces éléments non cellulaires, dont nous pouvons cependant citer quelques types : le ciment intercellulaire qui se rencontre dans toutes les muqueuses unissant les cellules épithéliales ; la couche de substance amorphe servant de support à ces mêmes cellules (basement, membrane de Todd et Bowmann) ; les fibres élastiques, les fibres conjonctives associées dans les tuniques veineuses, artérielles, et répandues dans tous les viscères, la substance fondamentale des os, celle des cartilages, etc...

III. — Des tissus.

Par tissus, on entend des parties solides du corps, formées par la réunion d'éléments anatomiques dont quelques-uns ont entre eux des rapports invariables pour chaque tissu. Il résulte de cet assemblage des éléments anatomiques que, avec une certaine habitude du microscope, on peut arriver à déterminer certains tissus par les rapports que les éléments affectent entre eux, lors même que l'élément anatomique fondamental vient à manquer.

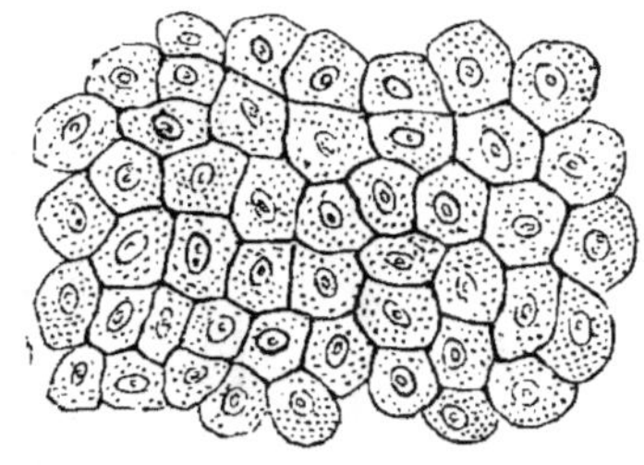

Fig. 3. — Cellules épithéliales juxtaposées formant une membrane épithéliale.

Division des tissus. — La plupart des micrographes, considérant l'évolution et les transformations des cellules, divisent les tissus en plusieurs groupes. C'est, à peu de chose près, la division adoptée par Kölliker, Leydig et Virchow, à laquelle nous nous rattachons.

1° Un premier groupe comprend les tissus dans lesquels les cellules sont abondantes, peu modifiées et séparées par une petite portion de substance intermédiaire : ce sont les *tissus celluleux* [1], qui comprennent le tissu épidermique, le tissu épithélial et le tissu des glandes (fig. 3).

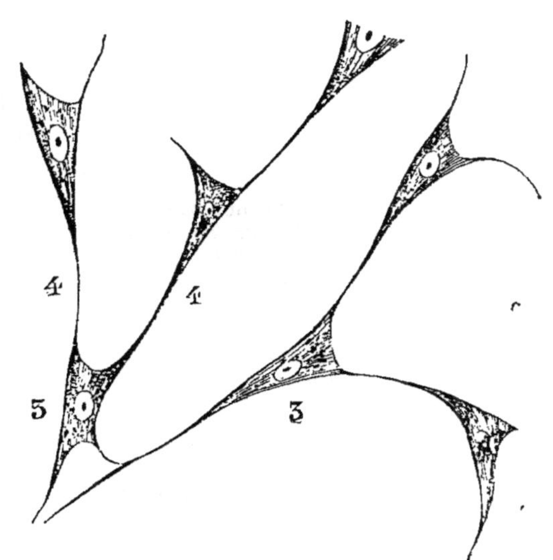

Fig. 4. — Tissu muqueux ; les cellules sont disséminées au milieu d'une substance intercellulaire très abondante.

2° Dans le second groupe, les cellules sont séparées par une quantité plus ou moins considérable de substance intermédiaire, de densité variable. Les tissus appartenant à ce groupe sont désignés sous le nom de *tissus de la substance conjonctive*, et comprennent le tissu conjonctif, le tissu cartilagineux, le tissu élastique, le tissu osseux et l'ivoire (fig. 4).

1. Quelques auteurs emploient l'expression *tissus cellulaires*. Il ne faut pas confondre ces tissus avec le tissu cellulaire des anatomistes désigné aujourd'hui sous le nom de tissu conjonctif.

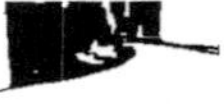

3° Enfin, les cellules se sont complètement métamorphosées pour donner lieu à des tissus d'un ordre plus élevé, aux tissus les plus importants : le tissu musculaire et le tissu nerveux.

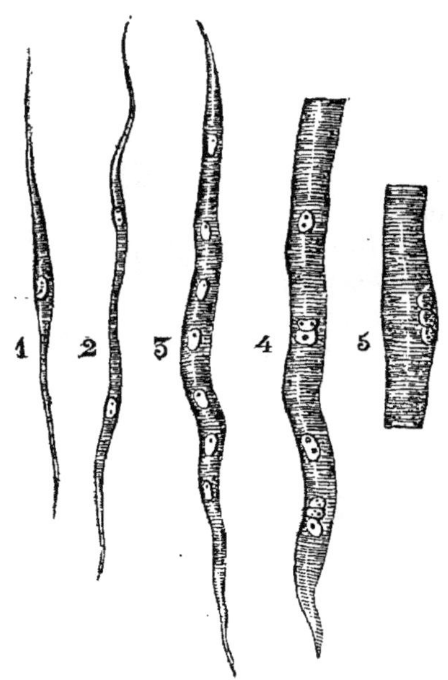

Fig. 5. — Éléments musculaires striés, développés aux dépens des cellules.

1. Cellule fusiforme se transformant en fibre musculaire. — 2. Deux cellules fusiformes se réunissant par une extrémité pour donner naissance à une fibre musculaire. — 3. Fibre plus âgée avec de nombreux noyaux, offrant une plus grande épaisseur. — 4. Fibre encore plus âgée avec des noyaux. — 5. Portion de fibre plus développée, avec noyaux groupés au-dessous du sarcolemme. Les noyaux sont le vestige des cellules primitives.

Le groupement des tissus, ainsi que nous venons de l'indiquer, montre qu'à mesure qu'on se rapproche du troisième groupe, les tissus prennent une configuration spéciale dans laquelle les cellules finissent par disparaître. Si l'on remonte, au contraire, vers le premier groupe, les cellules deviennent de plus en plus distinctes jusqu'aux tissus celluleux, uniquement composés de cellules. La présence, le nombre et l'arrangement des cellules jouent donc un rôle important dans cette classification, qui repose aussi sur des caractères chimiques et physiologiques.

Tableau des tissus.

1° Système des tissus celluleux :	Système épithélial. — glandulaire.
2° Système des tissus de la substance conjonctive :	Système conjonctif. — adipeux. — fibreux. — séreux. — tendineux. — élastique. — cartilagineux. — osseux.
3° Système des tissus à cellules métamorphosées :	Système musculaire. — nerveux.

Nous suivrions l'ordre indiqué dans ce tableau, si nous écrivions un traité d'histologie; mais tel n'est pas notre but. Aussi décrirons-nous simplement les tissus de l'économie d'après l'ordre alphabétique. Cette classification a l'avantage d'être simple et de ne point embarrasser le lecteur.

La plupart des auteurs décrivent séparément les *tissus* et les *systèmes*. Cette distinction entraine des répétitions inévitables et nuit à la clarté du sujet. Nous procéderons différemment, et nous ferons rentrer dans l'étude d'un système celle du tissu de même nom. De cette manière, chaque chapitre présentera plus d'ensemble, et le lecteur ne sera pas embarrassé lorsqu'il consultera l'ouvrage.

Nous ne pouvons rien dire de général sur les tissus qui soit de quelque utilité; nous les avons tous décrits, et nous avons fait précéder l'histoire de chacun d'eux du mode de préparation le plus convenable à son étude.

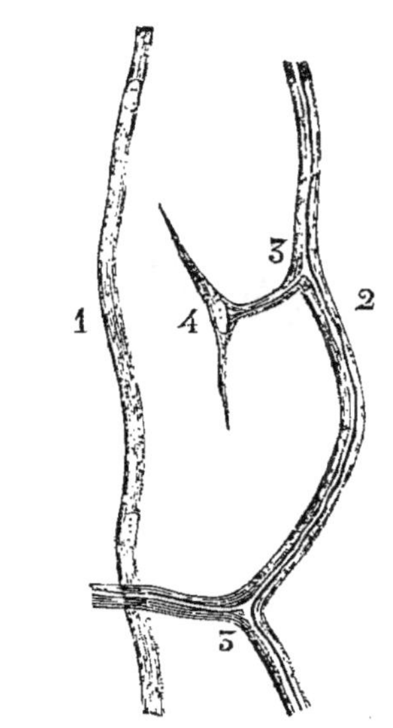

FIG. 6. — Éléments nerveux-més aux dépens des cellules.

1. Tube pâle avec deux noyaux; il n'y a pas encore de substance médullaire. — 2. Tube nerveux plus développé ayant un cylinder-axis et un peu de moelle. — 3. Bifurcation du tube nerveux. — 4. Cellule plasmatique non encore transformée, se confondant avec l'extrémité d'un tube nerveux.

IV. — Développement et Multiplication des cellules.

On reconnait aujourd'hui que les cellules se développent et se multiplient de deux manières: 1° par *division directe*; 2° par *division indirecte*. L'aphorisme de Virchow : « *Omnis cellula ex cellulâ* », est demeuré parfaitement exact; seule a changé l'interprétation des faits histologiques qui accompagnent le développement et la multiplication des cellules.

a. **Division directe**. — Ce mode de développement et de multiplication, connu déjà depuis longtemps, a été surtout étudié par Ranvier sur les leucocytes. Le noyau, après une série de modifications nombreuses dans sa forme, finit par s'étrangler à sa partie moyenne, en même temps que le protoplasma qui l'entoure; l'étranglement s'accentue, puis une rupture se produit au point le plus rétréci, et la cellule primitive ou *cellule-mère* donne naissance par scission à une cellule jeune ou *cellule-fille*. Ce mode de développement et de multiplication ne s'observe pas sur les cellules fixes (cellules naissant, vivant et mourant à la même place) qui se forment par *division indirecte*.

b. **Division indirecte.** — La division indirecte est une des découvertes les plus récentes et les plus importantes de l'histologie. Elle a d'abord été étudiée sur les cellules végétales (Guignard), et, dans la suite, on a été convaincu que les phénomènes de multiplication étudiés sur les végétaux étaient en tout semblables à ceux qu'on pouvait observer dans la multiplication des cellules animales. On a donné à ce mode de multiplication des cellules, le nom de *karyokinèse,* parce qu'on considérait le noyau comme étant l'élément essentiel de la multiplication cellulaire.

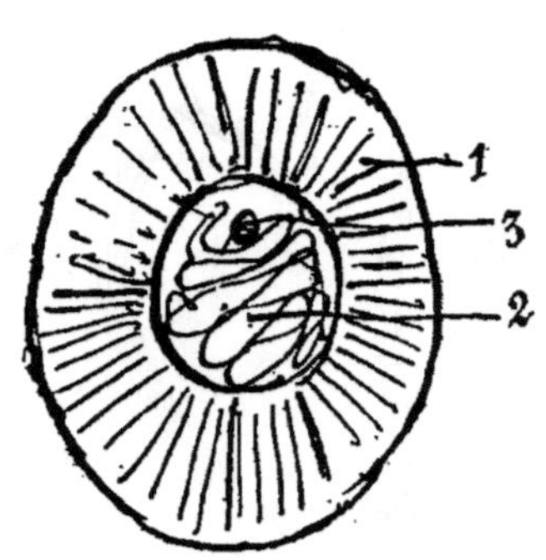

Fig 7. — Formation de l'aster et du peloton chromatique.

1. Protoplasma périnucléaire transformé en aster. — 2. Noyau et peloton chromatique. — 3. Nucléole.

Le professeur Renaut fait remarquer que le rôle prépondérant est joué par le protoplasma périnucléaire, et propose de remplacer le mot de *karyokinèse* par l'expression de *cytodiérèse indirecte.* Nous conserverons le mot karyokinèse, plus uniformément répandu aujourd'hui.

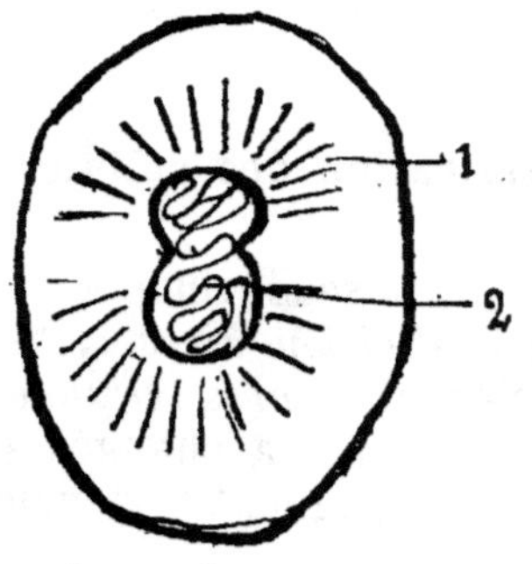

Fig. 8 — Dédoublement de l'aster et du peloton chromatique.

1. Aster dédoublé. — 2. Noyau avec une ébauche de dédoublement.

L'étude de la karyokinèse est aujourd'hui indispensable à connaître, car elle a donné la clef d'un grand nombre de problèmes histologiques, qui étaient demeurés non résolus. Pour rendre notre description plus claire, nous prendrons une cellule schématique, une cellule-type en tout semblable à celle que nous avons décrite plus haut. Cette cellule, avant d'arriver par la karyokinèse à se transformer en *cellules-filles,* passe par une série de transformations qu'on a divisées en *sept phases*. Nous allons étudier successivement ces phases que le lecteur suivra avec facilité en se reportant aux figures schématiques très simples jointes à notre description.

1re *Phase. Formation de l'aster et du peloton chromatique.* — Le *protoplasma périnucléaire* se condense de manière à former tout autour du *noyau* une série de bâtonnets, disposés comme les rayons d'une roue et formant dans leur ensemble une figure qu'on désigne par le nom d'*aster*. Pendant que se forme l'aster, le réseau chromatique du noyau se modifie, il se transforme en un filament unique qui s'enroule irrégulièrement sur lui-même comme une ficelle mal roulée, c'est le peloton chromatique. Le nucléole persiste, mais plus petit et moins réfringent (fig. 7).

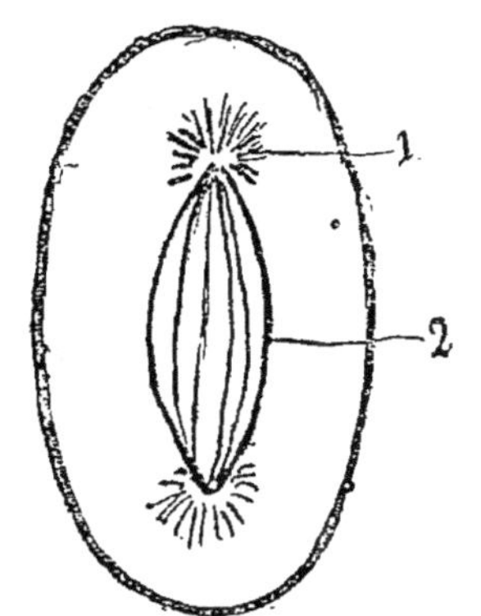

Fig. 9. — Formation de l'amphiaster et des bâtonnets chromatiques. Couronne équatoriale.

1. Couronne équatoriale. — 2. Fuseau nucléaire et bâtonnets chromatiques.

2e *Phase. Dédoublement de l'aster et du peloton chromatique.* — C'est la première phase du dédoublement de la cellule-mère. Il s'établit, vers la partie moyenne, une ligne de séparation qui rejette vers chacun des pôles de la cellule les rayons de l'aster et qui ébauche au sein du peloton chromatique une division qui élargit ses mailles. Le nucléole a disparu (fig. 8).

3e *Phase. Formation de l'amphiaster et des bâtonnets chromatiques. Couronne équatoriale.* — Les rayons de l'aster remontent vers les pôles de la cellule, s'y réunissent et forment une couronne, nommée *couronne équatoriale*. En même temps, le peloton chromatique se transforme pour donner naissance à une série de figures rapprochées les unes des autres, rappelant par leur aspect la disposition des côtes d'un melon; ce sont les *bâtonnets chromatiques* qui, par leur réunion, forment le *fuseau nucléaire* (fig. 9). L'ensemble de la figure prend le nom *d'amphiaster*.

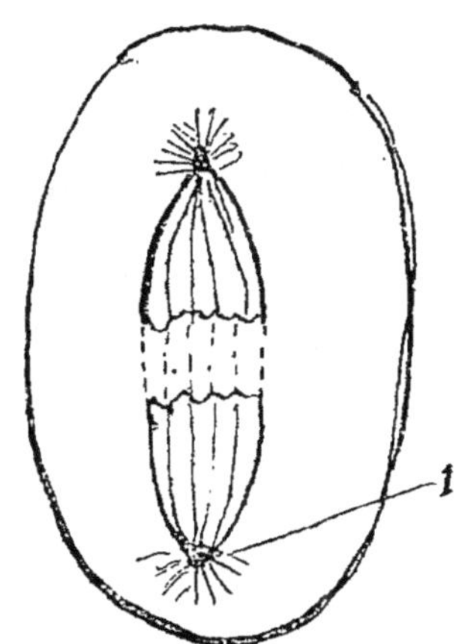

Fig. 10. — Dédoublement du fuseau nucléaire et des bâtonnets chromatiques.

1. Plaque équatoriale.

4e *Phase. Dédoublement du fuseau et des bâtonnets. Formation de la plaque équatoriale.* — Une ligne de séparation s'établit à la partie moyenne du fuseau nucléaire, dont les bâtonnets se dédoublent et se portent vers les pôles. Leurs extrémités se réunissent

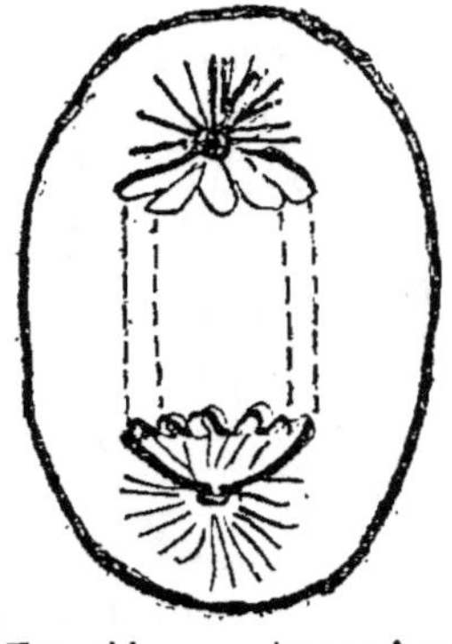

FIG. 11. — Ascension des bâtonnets aux pôles et formation de la double couronne polaire.

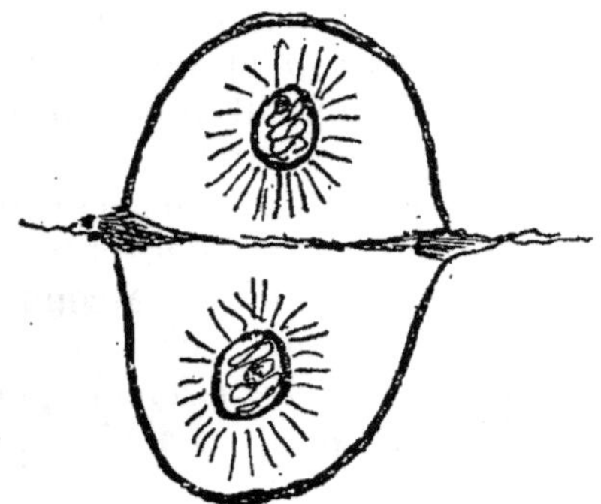

FIG. 12. — Peloton des noyaux néoformés.

pour former à chaque pôle ce qu'on appelle la *plaque équatoriale* (fig. 10).

5e *Phase. Ascension des bâtonnets aux pôles et formation de la double couronne polaire.* — Les bâtonnets chromatiques se rapprochent de plus en plus des pôles en s'écartant de la partie médiane, et l'on a bientôt à chaque pôle une double couronne, la *double couronne polaire*. Alors les noyaux des futures cellules-filles sont presque formés (fig. 11).

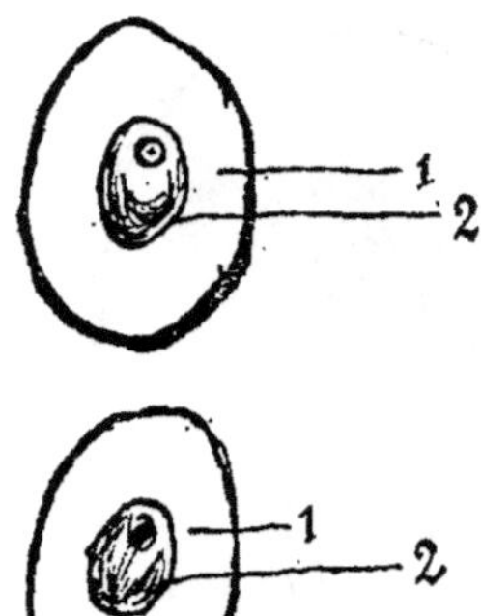

FIG. 13. — Cellules-filles. 1. Protoplasma périnucléaire. — 2. Noyau et nucléole.

6e *Phase. Peloton des noyaux néoformes.* — Les masses chromatiques réunies aux deux pôles se pelotonnent et forment des noyaux nouveaux dans lesquels apparaît un nucléole. Le protoplasma périnucléaire, en vertu de mouvements propres, forme des rayons comme à la première phase, et une ligne de séparation s'établit à égale distance des noyaux néoformés (fig. 12).

7e *Phase. Cellules-filles.* — Les nouvelles cellules sont définitivement formées, munies chacune d'un noyau et d'un protoplasma périnucléaire. Elles se séparent au niveau de la ligne de division décrite plus haut, et alors elles sont complètement individualisées (fig. 13).

Telles sont, d'après les recherches les plus modernes, les étapes que parcourt la karyokinèse. Ces faits histologiques ne s'observent pas seulement dans le développement et la multiplication des cellules normales des tissus sains ; on peut les produire artificiellement en déterminant une inflammation sur un tissu vivant, comme l'a fait le docteur Toupet pour le péritoine des lapins et des cobayes. Grâce à ses expérimentations, cet auteur a pu nous laisser une étude très claire de la karyokinèse.

V. — Physiologie des cellules.

La cellule naît, vit et meurt. Elle constitue, en somme, un être vivant complet, dont nous pouvons, d'une façon générale, étudier les divers actes.

Mouvements. — Les cellules se divisent en deux grandes catégories : 1° les cellules *fixes*, qui, une fois formées, vivent et meurent à la même place : telles sont la plupart des cellules épithéliales ; 2° les cellules *migratrices*, qui, comme les leucocytes, sont susceptibles d'être rencontrées dans toutes les parties du corps.

Les cellules fixes n'ont pas, à proprement dire, de mouvements ; mais les cellules migratrices sont très mobiles. On peut s'en rendre compte en étudiant au microscope une préparation de lymphe. On voit alors les globules blancs changer de forme, devenir très irréguliers, émettre des prolongements protoplasmiques (expansions sarcodiques décrites par Dujardin) et en même temps se déplacer lentement. Ce mouvement, comparé à celui qu'exécutent les amibes, a reçu le nom de *mouvement amiboïde*.

Absorption. — L'absorption cellulaire est, aujourd'hui, un fait indiscutable. Dans l'ictère, les cellules de l'épiderme absorbent les matières colorantes de la bile ; dans le foie, les cellules hépatiques contiennent des granulations glycogéniques qu'elles ont absorbées en les recueillant dans le sang amené par la veine-porte. Nous pouvons même voir, au moyen du microscope, cette absorption se produire sous nos yeux. En mettant de fines particules solides en contact avec une goutte de lymphe, on ne tarde pas à voir les globules blancs les entourer de leurs expansions sarcodiques pour les faire pénétrer dans leur protoplasma. Dans une préparation de sang, on voit ces mêmes leucocytes absorber les globules rouges. C'est là ce qu'on désigne sous le nom de *phagocy-*

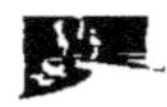

tisme, phénomène histologique qui joue aujourd'hui un rôle considérable dans l'explication de nombreux faits pathologiques.

Elaboration. — Les cellules sont également le centre d'une activité assez intense, sans qu'on puisse cependant déterminer absolument le siège de leur élaboration. L'oxygène, porté par le sang dans les différentes parties du corps, semble être l'agent excitateur des phénomènes physico-chimiques qui se passent au sein des cellules. De fait, les cellules épithéliales, qui constituent les parties essentielles des viscères, sont en rapport de contiguité avec les capillaires sanguins. D'autre part, les cellules migratrices sont très avides d'oxygène, ainsi qu'on peut s'en convaincre sur une préparation de lymphe, dans laquelle les leucocytes se rapprochent des bords de la lamelle couvre-objet pour se mettre en contact plus intime avec l'air. Ces mêmes éléments ne tardent d'ailleurs pas à mourir, quand, par un vernis fixateur, en bordant la préparation, on intercepte naturellement sa communication avec un milieu oxygéné.

Excrétion. — Les cellules excrètent les matériaux qu'elles absorbent, et souvent même, en les excrétant, elles les modifient. Un exemple le fera comprendre facilement : une glande salivaire, après avoir emprunté au plasma sanguin de l'eau et divers matériaux, les transforme, dans ses culs-de-sac glandulaires, en salive, liquide incolore et filant qui diffère totalement par ses caractères physiques et chimiques du sérum sanguin.

Activité cellulaire. — Le phénomène intime de la vitalité cellulaire nous échappe. Il n'en peut d'ailleurs pas être autrement, puisque, pour étudier les détails d'une cellule, nous devons avoir préalablement recours à des réactifs fixateurs qui déterminent sa mort. Le protoplasma périnucléaire paraît être la partie excitable de la cellule; il en est d'ailleurs, avons-nous dit, l'agent nutritif. Une fois excité, il communique au noyau son excitabilité ; c'est au protoplasma, d'après le professeur Renaut, qu'il faut attribuer le rôle capital dans les différentes phases de la karyokinèse. L'activité d'une cellule est en rapport avec son degré de vitalité: elle est encore exagérée par l'inflammation. Dans ses études sur la karyokinèse, M. Toupet a déterminé l'inflammation des cellules péritonéales par des injections de nitrate d'argent. Cette action incontestable de l'inflammation est utilisée en pathologie : chacun sait que, chez les gens d'un certain âge, les réparations osseuses ne s'obtiennent qu'après une irritation préalable du périoste.

VI. — Transformation des cellules.

Quelques cellules, après leur formation, persistent dans les tissus : telles sont la plupart de celles qu'on trouve dans les glandes; d'autres se modifient ou se transforment.

La modification principale des cellules consiste dans l'augmentation de densité de la paroi, qui tend à prendre le caractère des tissus élastiques; on observe souvent, en même temps, leur aplatissement, comme dans les ongles, à la surface de l'épiderme et de l'épithélium pavimenteux stratifié.

Leur modification est quelquefois telle, qu'elle devient une véritable métamorphose : tantôt les cellules métamorphosées conservent encore une partie de leur forme, malgré le changement qui s'est opéré en elles : c'est ce qu'on voit dans les cellules pigmentaires anastomosées, les cellules étoilées du tissu conjonctif, les cellules anastomosées du cerveau, etc.; tantôt toute trace de cellules disparait, et ces éléments, en se fusionnant, perdent leur individualité. C'est ainsi que les cellules, en se plaçant bout à bout, forment les fibres et les canaux; elles se juxtaposent quelquefois en grand nombre et se confondent, suivant des modes variés, pour former des réseaux, des membranes, etc. Aussi ne trouve-t-on plus trace des cellules dans les fibrilles musculaires et dans les tubes nerveux.

VII. — Pathologie des cellules.

La pathologie cellulaire reconnait les causes les plus variées. Ces causes sont, les unes très nettes, les autres encore très obscures. Parmi les plus nettes, se place *l'inflammation,* modifiée d'ailleurs, dans son interprétation, par les recherches bactériologiques modernes. Quand un microbe vulgaire de la suppuration pénètre par effraction dans un tissu, il produit une inflammation dont on peut suivre facilement toutes les phases sur une plaie cutanée. Les capillaires, irrités par le microbe, laissent transsuder, à travers leurs parois, du sérum sanguin et des leucocytes; en même temps, les cellules de l'épiderme, irritées par le même agent, prolifèrent et deviennent très abondantes en se multipliant par karyokinèse. Dans ce cas, quand la plaie guérit, il persiste une cicatrice cutanée, qui indique, d'une façon permanente et souvent indélébile, quelle a été l'intensité de l'irritation cellulaire.

La pathogénie intime des tumeurs est absolument obscure. Le microscope ne peut actuellement que constater leur constitution et leur évolution, sans pénétrer le mystère de leur cause essentielle. Les tumeurs sont de nature variable. Les unes sont *bénignes :* tel est, par exemple, le *fibrome*, constitué exclusivement par des fibres et des cellules conjonctives. Ces tumeurs sont limitées, elles ne se généralisent pas et refoulent simplement les tissus environnants, sans les envahir. Les tumeurs peuvent aussi être *malignes;* celles-ci, au contraire, sont mal limitées, elles se généralisent facilement et envahissent assez rapidement les tissus voisins, en les détruisant.

Le type des tumeurs malignes, c'est le *cancer*, dont la cause première et essentielle nous est absolument inconnue. Il est généralement admis aujourd'hui que le cancer est d'origine épithéliale. Les cellules épithéliales deviennent le siège d'une activité très intense, elles se multiplient avec rapidité et, en se multipliant, elles donnent naissance à des cellules qui se différencient de celles du tissu dans lequel le cancer a eu son point de départ. Ces nouveaux éléments cellulaires ont reçu le nom de *cellules métatypiques*. Une fois en voie de prolifération, les cellules typiques et métatypiques se répandent dans les tissus qui les environnent, s'y développent, les étouffent et envahissent les voies lymphatiques de la région. Ceci nous explique pourquoi les ganglions axillaires subissent la dégénérescence cancéreuse dans les cancers du sein.

En raison de leur origine épithéliale, tous les cancers peuvent être aujourd'hui désignés sous le nom générique d'*épithélioma*. Les différentes variétés, admises jadis dans ce groupe de tumeurs (cancer squirrheux, encéphaloïde, colloïde, etc.), ne représentent, en somme, que des aspects macroscopiques différents d'une même tumeur cancéreuse, prise à des stades différents de son évolution, ou modifiée par la nature du tissu dans lequel elle s'est développée.

A côté des *cancers*, nous devons signaler une autre variété de tumeurs, les *sarcomes*, qui, suivant les cas, tiennent à la fois des tumeurs bénignes et des tumeurs malignes. Dans les sarcomes, les cellules ne subissent pas la dégénérescence épithéliale, mais la régression embryonnaire ; elles prennent alors souvent le nom de *cellules épithélioïdes*. Certains sarcomes sont très graves et récidivent avec la plus grande facilité, une fois qu'ils ont été enlevés.

Quels qu'aient été, dans ces dernières années, les progrès de la pathologie cellulaire, ils n'ont cependant pas été suffisants pour expliquer les différences de gravité qu'on peut rencontrer dans les mêmes variétés d'une tumeur. Pourquoi certains sarcomes et certains cancers sont-ils moins graves que d'autres sarcomes et d'autres cancers, formés exactement des mêmes éléments anatomiques? C'est là une lacune que la science du microscope n'a pas encore comblée ; mais il est permis d'espérer que nous aurons un jour la solution de ce problème.

VIII. — Des organes, des fonctions, des systèmes et des appareils.

Organes. — On donne le nom d'organes à une certaine masse de parties élémentaires ayant une forme et une fonction déterminées. Ainsi l'os, le muscle, le nerf sont des organes.

Systèmes. — Les organes se groupent de deux manières. Envisagés ensemble comme organes semblables, ils constituent un système. C'est ainsi que la réunion de tous les os forme le système osseux. Le système glandulaire comprend la réunion de toutes les glandes. On nomme *organes similaires* ceux qui sont formés du même tissu et dont l'ensemble constitue un système. — Les muscles, les nerfs, etc., sont des organes similaires.

Appareils. — On observe un autre assemblage d'organes bien différent de celui qui constitue les systèmes. Ce groupement est nommé *appareil.* L'appareil est formé par un groupe d'organes concourant à la même fonction. L'appareil digestif comprend une foule d'organes dont le but commun est la digestion. On distingue ainsi une foule d'appareils : l'urinaire, le respiratoire, le nerveux, le vasculaire, etc., etc.

Fonction. — Une fonction est un acte spécial exécuté par un appareil ou un organe. Car, s'il est vrai que les organes du même appareil concourent à une même fonction, il faut dire aussi que chacun d'eux a son action spéciale. Par exemple : les organes urinaires ont pour fonction générale l'urination, mais chaque organe joue un rôle individuel ; le rein sécrète, l'uretère conduit le produit sécrété, la vessie tient l'urine en réserve, et l'urèthre est un conduit excréteur. — Dans les systèmes, chaque organe possède également sa fonction individuelle ; un muscle a pour fonction la contraction, etc.

PREMIÈRE PARTIE

NOTIONS PRÉLIMINAIRES

D'EMBRYOLOGIE, D'ANATOMIE GÉNÉRALE ET D'HISTOLOGIE

I. — NOTIONS D'EMBRYOLOGIE.

Dans la troisième édition, nous avions placé l'embryologie après la description des organes génitaux. Ce chapitre, ayant subi des remaniements considérables et ayant été mis au courant de la science, nous a paru mieux placé en tête des notions d'anatomie générale et d'histologie.

CHAPITRE PREMIER

EMBRYOLOGIE

Nous connaissons l'élément mâle, le *sperme*, l'élément femelle, l'*ovule*. (Voy. *Testicule* et *Ovaire*.)

Nous étudierons dans ce chapitre : 1° l'*évolution de la vésicule de de Graaf*, qui renferme l'ovule ; 2° la *fécondation ;* 3° le *développement de l'œuf* et de son contenu, l'embryon.

ARTICLE PREMIER

EVOLUTION DE LA VÉSICULE OVARIENNE ET CHUTE DE L'ŒUF.

La vésicule ovarienne ou de de Graaf n'est que le réservoir de l'ovule ; elle n'a d'autres fonctions que de favoriser l'entrée de l'ovule dans la trompe de Fallope.

A l'époque de la puberté, on voit grossir un certain nombre de vésicules de de Graaf, qui acquièrent le volume de la tête d'une petite épingle ou d'un grain de millet; quelques-unes même atteignent les dimensions d'un pois. Ce développement se fait par l'augmentation du liquide intérieur de la vésicule. Pendant ce temps, ses parois deviennent vasculaires.

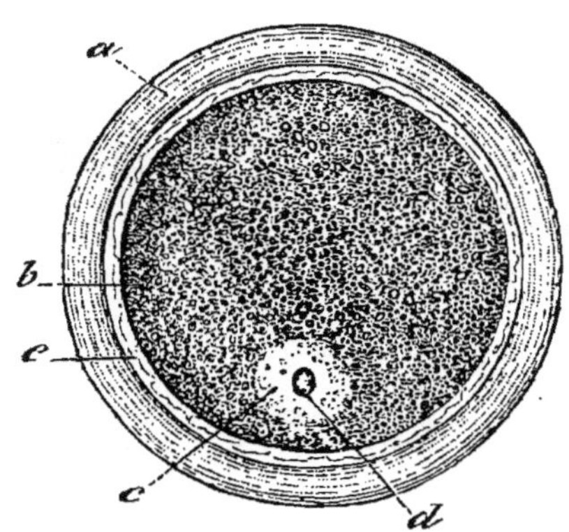

FIG. 14. — Ovule de femme (d'après Ch. Robin).

— a. Membrane vitelline ; — b. Vitellus ; — c. Vésicule germinative ; — d. Tache germinative; — e. Espace laissé par le retrait du vitellus.

Tous les mois, une de ces vésicules doit se rompre pour livrer passage à l'ovule. Cette rupture se fait à chaque époque menstruelle, en vertu d'un travail particulier à la femme. Chez les animaux, cette rupture a lieu à l'époque du rut, qui correspond à la menstruation.

Pendant la menstruation, une grande quantité de sang afflue vers les organes génitaux. C'est à ce moment qu'une des vésicules se distend considérablement sous l'influence du travail de congestion ovarique. La vésicule acquiert des proportions si considérables, qu'on peut la voir atteindre le volume d'une noisette. Lorsqu'elle est arrivée à un certain degré, la résistance de la paroi de la vésicule est vaincue; elle se déchire, se rétracte brusquement par son élasticité, projette vers l'orifice péritonéal de la trompe de Fallope le liquide avec l'ovule qu'elle renferme, et la rupture se fait dans le point le plus saillant de la vésicule, dont la paroi est amincie à ce niveau, comme on peut s'en rendre compte en jetant les yeux sur la figure suivante.

D'autres causes déterminent la rupture de la vésicule en dehors de l'époque menstruelle: tels sont le coït, les excitations des organes génitaux, et même la seule approche du mâle; car, si la chute de l'ovule n'avait lieu qu'au moment de la menstruation, la fécondation ne serait possible qu'à cette époque : on sait le contraire. D'après Rouget (et Sappey adopte son opinion), le bulbe de l'ovaire se contracte et tend ainsi à refouler au dehors la vésicule, qui se déchire sous l'influence de cette contraction, contraction que ces auteurs comparent à une véritable érection.

A l'état normal, et en dehors des causes qui viennent d'être énumérées, une vésicule ovarienne arrive à maturité tous les mois. Ce phénomène se passe alternativement sur les deux ovaires, de sorte que, dans la période d'un an, on trouve les cicatrices de six vésicules rompues sur chaque ovaire.

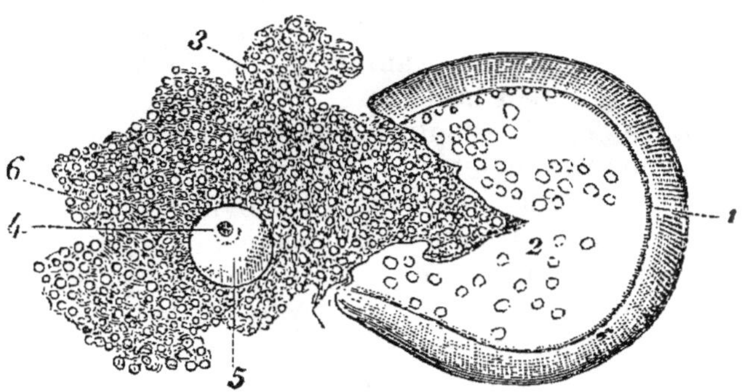

FIG. 15. — Rupture de la vésicule de de Graaf, et déhiscence de l'œuf.

1. Paroi de la vésicule. — 2. Déchirure de la vésicule. — 3 et 6. Granulations du disque proligère expulsées de la cavité de la vésicule. — 4. Vésicule germinative. — 5. Ovule.

L'ovule, projeté par le retrait de la vésicule, se porte dans la trompe de Fallope, qui, par les contractions de ses parois, a appliqué l'orifice de son pavillon sur l'ovaire. On conçoit que l'obstruction complète de cet orifice par des fausses membranes et que la déviation du pavillon entraînent l'impossibilité du passage de l'ovule, et par conséquent la stérilité. (Lorsque le passage de l'ovule ne peut avoir lieu, celui-ci tombe dans la cavité pelvienne et disparait. Mais si cet ovule est fécondé, il se greffe dans le péritoine absolument comme il le fait à l'état normal dans la cavité utérine, et l'embryon se développe : telle est la *grossesse extra-utérine*, qui peut avoir lieu dans le cul-de-sac péritonéal aussi bien que dans la trompe ou dans l'ovaire même.) Arrivé dans la trompe, l'ovule marche vers l'utérus ; ses mouvements sont déterminés par la contraction des fibres musculaires de la trompe. Quel-

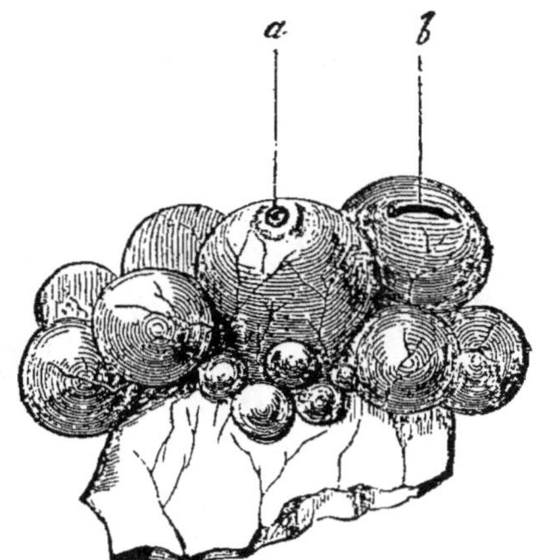

FIG. 16. — Fragment d'ovaire d'une truie, montrant plusieurs vésicules ovariennes à divers états de développement.

a, b. Variétés d'ouvertures dans les vésicules.

ques auteurs croient que les cils vibratiles de la muqueuse déterminent ces mouvements; l'expérience démontre que ces cils servent plutôt à faire cheminer les spermatozoïdes vers l'ovaire. Le trajet de l'ovule dans la trompe est très long : d'après les expériences faites sur des animaux, on croit pouvoir admettre qu'il dure de quatre à huit jours.

La rupture de la vésicule correspond ordinairement aux derniers moments des règles.

Le disque proligère qui entourait l'ovule dans la vésicule l'accompagne dans la trompe; en même temps, l'ovule s'entoure d'une matière albumineuse, sorte de glu, qui prend les spermatozoïdes à leur passage. Le vrai rôle de cette matière albumineuse, c'est de nourrir l'œuf fécondé jusqu'à ce qu'il se développe des vaisseaux dans son épaisseur.

Les phénomènes que détermine l'évolution de l'ovule dans les organes génitaux sont immédiats ou consécutifs ; ils ont pour siège l'ovaire.

Les phénomènes immédiats sont les mêmes, que l'ovule expulsé soit ou non fécondé; ils consistent: 1° dans la production d'une petite hémorrhagie ; 2° dans le retrait de la paroi vésiculaire.

L'hémorrhagie provient de la rupture des vaisseaux qui se distribuent aux parois de la vésicule. Elle manque très souvent (Coste), tandis que, dans certaines circonstances, elle peut être assez abondante pour former dans le cul-de-sac recto-vaginal un épanchement auquel on donne le nom d'*hématocèle rétro-utérine*. Dans la majorité des cas, le sang, peu abondant, remplit simplement la cavité de la vésicule et se coagule. Ce caillot se résorbe peu à peu et retarde la formation du *corps jaune*.

Le retrait de la paroi vésiculaire détermine, selon les auteurs qui admettent deux tuniques dans la vésicule, le plissement de la tunique interne non élastique. Les plis qu'elle forme sont comparables à des circonvolutions cérébrales qui augmentent insensiblement de volume jusqu'à ce qu'elles arrivent à contact (voy. fig. 17). Pour les auteurs qui n'admettent qu'une tunique dans l'ovisac, celle-ci s'hypertrophierait par suite de la multiplication des cellules qu'elle renferme dans sa paroi même.

En même temps, ces cellules se remplissent de granulations graisseuses jaunâtres. Un certain degré de congestion existe dans la paroi de la vésicule et concourt à augmenter le volume de ce tissu nouveau, qui formera plus tard une cicatrice. On donne à ce tissu saillant jaune rougeâtre, résultant de la rupture d'une vésicule, le nom de *corps jaune* ou *ovariule*.

A mesure que les replis de la paroi interne de la vésicule s'avancent vers le centre de la cavité, ils déterminent la résorption d'une sérosité épaisse qui s'y était développée aussitôt après la chute de l'ovule. De rouges que sont ces replis au début, ils deviennent bleuâtres; ils passent, en un mot, par toutes les phases de coloration des infiltrations sanguines, et, après trente-cinq à quarante jours, la cicatrisation est à peu près complète.

Ce corps, intermédiaire à la rupture de la vésicule et à la cica-

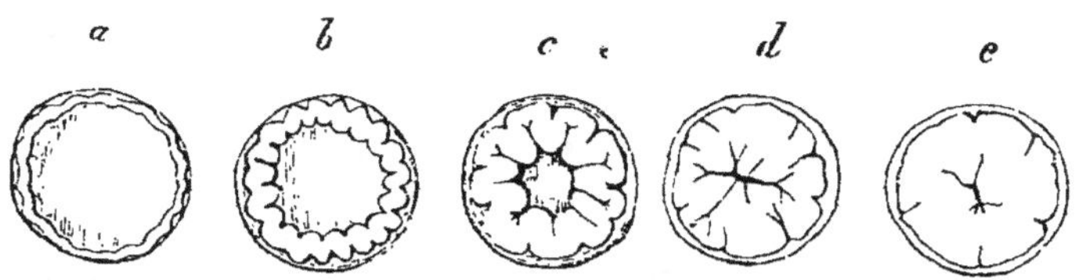

Fig. 17. — Formation des corps jaunes.

a. Paroi de la vésicule immédiatement après la rupture. — *b.* Plissement de la membrane interne non élastique. — *c.* Ces replis augmentent et forment des espèces de circonvolutions. — *d.* La cavité située entre ces replis se transforme en une fente. — *e.* Cicatrice.

trice, est le *corps jaune de la menstruation*. Mais Coste a fait voir que le *corps jaune de la grossesse* n'est pas tout à fait le même. En effet, quand l'ovule a été fécondé, le corps jaune est volumineux. Entre les replis de la paroi de la vésicule s'interpose une substance amorphe, plastique, et ce n'est qu'au troisième mois de la grossesse que ce corps jaune arrive à son apogée. Il occupe une surface double, triple de celle du corps jaune de la menstruation. Vers le quatrième mois, il commence à s'atrophier, et, à l'époque de l'accouchement, il n'a plus que le tiers de son volume primitif.

ARTICLE DEUXIÈME

FÉCONDATION.

La fécondation est un phénomène des plus curieux, résultant du contact de l'élément mâle et de l'élément femelle. De nombreuses expériences démontrent que ces éléments doivent être dans un état d'intégrité parfaite. Nous savons déjà que l'élément mâle est le *spermatozoïde* et que l'élément femelle est l'*ovule*.

Pendant la copulation, le sperme est déposé sur le col de l'utérus et dans le cul-de-sac vaginal qui l'entoure. Par capillarité et peut-être, a-t-on dit, par des mouvements d'aspiration du col utérin, le sperme pénètre dans la cavité utérine, où il rencontre les cils vibratiles qui facilitent son mouvement ascensionnel. Il se passe au minimum de vingt à trente minutes avant qu'un seul spermatozoïde ait pénétré dans le col, d'où l'on doit conclure que tout moyen parvenant à enlever la totalité du sperme du fond du vagin, peu de temps après le coït, empêchera sûrement la fécondation. De la cavité utérine, ce liquide passe dans les trompes de Fallope, et les cils vibratiles de ces trompes font cheminer le spermatozoïde vers l'ovaire.

Si des vésicules de de Graaf sont près d'éclore, la fécondation peut avoir lieu, sinon les spermatozoïdes disparaissent au milieu des mucus.

Une fois fécondé, l'ovule continue sa marche vers l'utérus, où il se greffe. S'il s'arrête dans la trompe et qu'il s'y développe, il donnera lieu à une *grossesse tubaire extra-utérine.* Si, une fois fécondé sur l'ovaire ou à l'orifice du pavillon de la trompe, il glisse dans la cavité pelvienne, par suite d'un mouvement maladroit de la trompe, et qu'il s'y développe, il donnera lieu à une *grossesse péritonéale extra-utérine.*

D'après ce que nous savons sur l'ovulation spontanée et sur la menstruation, il est évident que le moment le plus favorable à la procréation est celui qui suit immédiatement l'écoulement menstruel. Cependant il ne faudrait pas croire, avec certains médecins, qu'on peut se livrer au coït, sans chance de procréer, pendant les quinze jours qui précèdent les règles. Nous savons, en effet, que, sous l'influence d'excitations vénériennes, le tissu de l'ovaire, en se contractant, peut expulser un de ces ovules prêts à éclore, et donner un démenti à de pareilles affirmations. Enfin, y a-t-il un moment moins favorable à la fécondation ? Le bulbe de l'ovaire étant contractile, les chances de fécondation sont plus grandes dans les jours qui précèdent les règles, parce que, à ce moment, les vésicules de de Graaf sont distendues par le liquide intérieur. Ces chances seront augmentées chez les femmes ardentes qui ont de l'érection et éprouvent des sensations voluptueuses, car il est infiniment probable que l'érection vulvaire coïncide avec l'érection ovarienne. Les femmes qui n'ont pas d'érection, et n'éprouvent aucune sensation voluptueuse pendant l'accomplissement de cet acte naturel, n'ont guère de chance d'être fécondées en dehors des jours qui suivent l'époque menstruelle. N'est-ce pas pour cette raison, et aussi à cause des lavages immédiats, que les filles publiques sont si rarement fécondées en dehors de cette époque ?

Le mécanisme intime de la fécondation est connu grâce aux travaux de Fol sur l'*asterias glacialis.* Pour que l'ovule puisse être fécondé, il faut qu'il soit mûr. Il n'acquiert sa maturité qu'après un certain nombre de modifications de connaissance toute nouvelle. L'ovule, après s'être transformé par la karyokinèse, expulse successivement un, deux *globes polaires*, formés aux dépens de son fuseau nucléaire. Ce qui reste du fuseau forme le nouveau noyau de l'ovule ou *pronucleus femelle,* lequel est entouré de vitellus. Dès lors s'accomplit sa fécondation, par l'intervention du spermatozoïde qui, en arrivant dans le vitellus, perd sa queue et se forme, aux dépens de sa tête, un noyau, le *pronucleus mâle,* qui, en se confondant avec le pronucleus femelle, le féconde et donne naissance à un élément nouveau, individualisé, le *germe unicellulaire,* qui, en se développant, sera l'origine d'un être nouveau et complet. Si la fécondation ne s'accomplit pas, l'ovule, bien qu'arrivé à maturité, meurt.

La *superfétation* est une double fécondation survenant presque au même moment. Par exemple, un nègre cohabite avec une blanche et la féconde. Celle-ci cohabite presque en même temps avec un blanc. Chacun des mâles a fécondé un ovule, et la femme donne naissance à un blanc et à un mulâtre.

Lorsque deux enfants naissent à quelques semaines, ou à deux ou trois mois de distance, il n'est pas possible d'admettre que le second ait été procréé après le premier, mais bien que le développement de l'un a été retardé. (Voy. *Utérus dans la grossesse.*)

Inutile de dire qu'on ne sait rien sur la manière de procréer à volonté des enfants mâles et des enfants femelles.

ARTICLE TROISIÈME

DÉVELOPPEMENT DE L'ŒUF.

Le germe unicellulaire, qui représente en somme *l'œuf fécondé,* quadruplé ou quintuplé de volume, arrive dans l'utérus, où l'on peut suivre les phases de son développement.

Développement de l'œuf après la fécondation.

Aussitôt après la fécondation, le vitellus se segmente, le blastoderme se constitue, l'embryon apparaît, le blastoderme se dédouble, et les deux feuillets du blastoderme se modifient pour donner naissance aux diverses parties de l'embryon et à ses annexes.

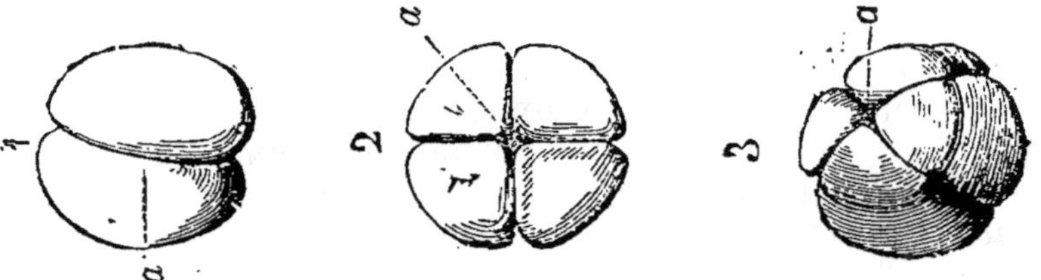

Fig. 18. — 1, 2, 3. Premières phases de la segmentation du vitellus. — *a*, *a*, *a*. Point de réunion des sillons de segmentation.

Tous ces phénomènes se produisent avec une rapidité extraordinaire. On peut les suivre d'heure en heure.

1° **Segmentation du vitellus.** — On aperçoit dans le vitellus un corpuscule brillant, dense, homogène et sphérique : c'est le *noyau vitellin*, dans lequel on voit apparaitre un nucléole brillant.

Une heure après, on voit le noyau s'allonger, s'étrangler au milieu, et une séparation se faire en même temps dans la masse du

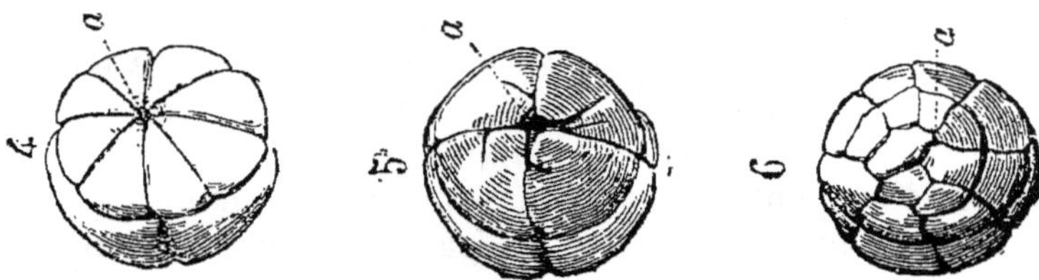

Fig. 19. — 4, 5, 6. Phases intermédiaires de la segmentation du vitellus. — *a*, *a*, *a*. Réunion des sillons de segmentation.

vitellus. Cette séparation, qui divise la masse en deux moitiés égales, correspond au point de naissance des globules polaires ; ces deux moitiés sont connues sous le nom de *masses vitellines* ou de

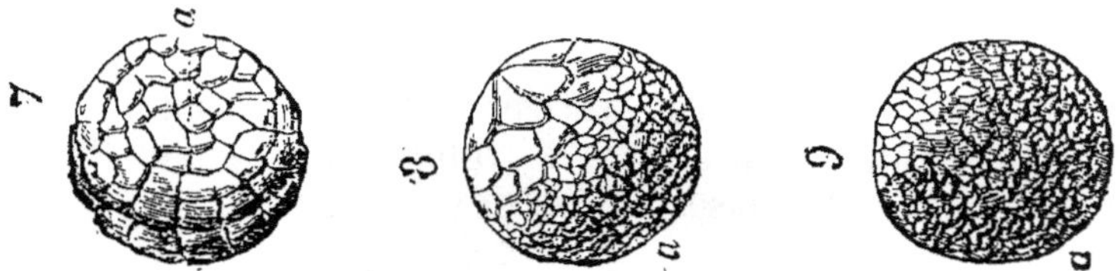

Fig. 20. — 7, 8, 9. Dernières phases de la segmentation du vitellus. En 9 chaque masse vitelline se transforme en cellule embryonnaire.

sphères vitellines. Chacune des deux moitiés du noyau vitellin présente les mêmes changements ; elle s'allonge, s'étrangle au milieu, et l'on a quatre noyaux au lieu de deux. Les masses vitellines se séparent aussi, et l'on a quatre masses au lieu de deux, comme on peut s'en rendre compte dans la figure 19.

La segmentation des noyaux et des masses vitellines continue jusqu'à ce que l'intérieur de l'ovule soit rempli d'une quantité considérable de petits corps dont l'ensemble est appelé *corps muriforme*. Chacun de ces corps va se transformer rapidement en cellule. Telle est l'origine des *cellules blastodermiques* ou *cellules embryonnaires*.

Il importe d'être bien fixé sur ces expressions. L'expression *cellules blastodermiques* signifie donc cellules qui vont former le blastoderme. Et comme ces mêmes cellules vont former également le corps de l'embryon, on les appelle aussi *cellules embryonnaires*. On donne encore le nom de *cellules embryonnaires* aux cellules de l'adulte, lorsqu'elles viennent de naître pour se transformer plus tard.

2° **Le vitellus se transforme en une membrane appelée blastoderme.** — Lorsque, par suite de la segmentation du vitellus, la cavité de l'œuf est remplie de cellules, celles-ci se portent vers la surface interne de la membrane vitelline, s'aplatissent et se juxtaposent pour former une membrane continue, pendant qu'un liquide albumineux se développe dans la cavité de l'ovule. C'est à cette membrane, formée par la juxtaposition des cellules blastodermiques, qu'on a donné le nom de *blastoderme* ou *vésicule blastodermique*.

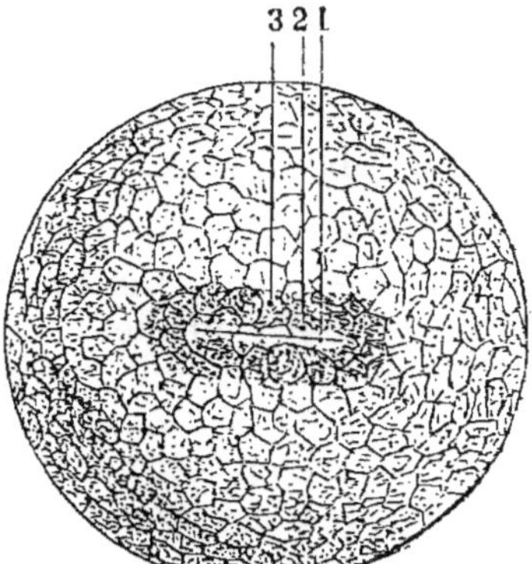

FIG. 21. — Schéma du blastoderme vu par face externe. Les cellules, aplaties, sont juxtaposées. On voit la tache embryonnaire, première apparence de l'embryon.

3° **Apparition de l'embryon.** — Immédiatement après la formation du blastoderme, on voit un point de cette membrane qui devient obscur et s'épaissit légèrement. Ce point est appelé *tache embryonnaire, area germinativa* : Il est formé par une certaine quantité de cellules embryonnaires qui n'ont pas participé à la formation du blastoderme. Cette tache, circulaire d'abord, devient bientôt elliptique, et présente au centre une ligne claire qui est l'indice de la moelle épinière.

4° **Dédoublement du blastoderme.** — Pendant que la tache embryonnaire augmente de volume, les cellules du blastoderme se multiplient avec une rapidité prodigieuse et elles se groupent de manière à former deux feuillets séparables, qu'il importe de bien connaître et qu'on désignera désormais sous les noms de *feuillet externe* et de *feuillet interne* du blastoderme.

a. Feuillet externe. — Le feuillet externe, appelé aussi feuillet *séreux*, feuillet *animal*, feuillet *corné*, ou *ectoderme*, est appliqué à la face interne de la membrane vitelline. Il recouvre la face dorsale de l'embryon, dont il formera plus tard l'enveloppe, c'est-à-dire *l'épiderme* et les organes qui en dépendent. Il participera à la formation des *organes des sens*, et il donnera naissance aux *cellules nerveuses* des centres nerveux.

b. Feuillet interne. — Le feuillet interne, feuillet *muqueux* ou *endoderme,* recouvre la face intérieure ou ventrale de l'embyron. Celui-ci, en s'incurvant, emprisonnera une portion de ce feuillet, qui formera plus tard *l'épithélium du canal intestinal,* la plupart des *glandes* annexées à ce canal, ainsi que le poumon.

— A ce moment, l'œuf est donc formé de trois membranes superposées : membrane vitelline, feuillet externe du blastoderme, feuillet interne du blastoderme. La cavité de l'œuf est pleine d'un liquide albumineux.

5o **Apparition du feuillet intermédiaire et des premiers vaisseaux dans l'embryon.** — Pendant que les deux feuillets du blastoderme se forment, les cellules embryonnaires de la tache embryonnaire se multiplient et produisent un épaississement du blastoderme. Des vaisseaux s'y montrent de toutes pièces et s'anastomosent en réseau. On comprend qu'on puisse considérer à ce moment le blastoderme comme composé de trois feuillets : l'externe, l'interne et la nouvelle formation intermédiaire résultant de la multiplication, de la prolifération des cellules embryonnaires. Cette formation est connue sous le nom de *feuillet intermédiaire* du blastoderme, feuillet vasculaire ou *mésoderme.*

C'est avec raison que Foster et Balfour rejettent toutes ces dénominations des trois feuillets et les nomment : l'externe *épiblaste,* le moyen *mésoblaste* et l'interne *hypoblaste.*

6o **Incurvation de l'embryon et modification du feuillet externe du blastoderme.** — L'embryon est situé de telle façon que sa face dorsale correspond au feuillet externe qui formera la peau, tandis que sa face antérieure ou ombilicale correspond au feuillet interne. Mais la tache embryonnaire s'épaissit et s'allonge. En même temps la face dorsale de l'embryon devient saillante, tandis que ses deux extrémités, de même que les côtés, s'incurvent vers le centre de l'œuf. L'incurvation est plus manifeste au niveau des extrémités, de sorte que l'embryon a la forme d'une petite nacelle. Si nous nous rappelons que le feuillet externe du blastoderme adhère à la face dorsale de l'embryon dont il forme la peau, nous comprendrons facilement qu'en s'incurvant vers le centre de l'œuf, les extrémités et les bords de l'embryon soulèvent le feuillet externe du blastoderme. Celui-ci, tout en suivant les bords et les extrémités de l'embryon, s'étale sur sa face dorsale en formant un repli circulaire qui se rétrécit insensiblement jusqu'au milieu de cette face. Lorsque toute la surface dorsale est recouverte, la fusion s'opère entre les replis du feuillet externe, qui se trouve alors divisé en deux parties : l'une qui continue à former le feuillet externe du blastoderme et qui est appliquée à la face interne de la membrane vitelline ; l'autre qui, après s'être complètement séparée de la précédente, entoure la face dorsale du fœtus et forme l'*amnios*.

Pour comprendre cette évolution, il faut fixer son esprit sur trois points : 1° la prodigieuse multiplication cellulaire qui s'opère dans l'embryon dont les organes commencent à se former ; 2° l'incurvation de l'embryon qui a la forme d'une plaque légèrement concave, comme une valve de moule ou une cuvette minuscule ; 3° la multiplication cellulaire qui se continue dans le feuillet externe du blastoderme, en sorte que ce feuillet grandit et s'étale en se repliant sur le dos de l'embryon, pendant que celui-ci s'incurve.

Il faut bien préciser comment se fait l'incurvation de l'embryon pour comprendre les modifications des feuillets du blastoderme. Nous savons que l'embryon a la forme d'une plaque concave ovalaire, dont les bords se continuent avec les feuillets du blastoderme. La concavité augmente insensiblement et se transforme en une sorte de cavité presque complète, de manière à simuler un petit flacon, un encrier dont l'ouverture formera plus tard l'ombilic.

La paroi interne de la cavité embryonnaire continuera à être recouverte par le feuillet interne du blastoderme ; cette portion formera la *muqueuse de l'intestin*, tandis que la portion du même feuillet restée en dehors et communiquant avec la cavité embryonnaire par l'ombilic portera le nom de *vésicule ombilicale*.

De même du feuillet externe. Les bords de la plaque embryonnaire, en se soulevant, entraînent également le feuillet externe ; mais comme celui-ci grandit et s'étale en même temps, il forme un repli sur la face dorsale de l'embryon, repli qui se rapproche insensiblement du milieu du dos de l'embryon jusqu'à ce qu'il y ait fusion. Ce repli se sépare alors du reste du feuillet externe et forme l'*amnios*. On appelle *ombilic amniotique* le point où s'est opérée la fusion.

Pendant que l'embryon s'incurve vers le centre de l'œuf, il s'épaissit à ses deux extrémités, plus d'un côté que de l'autre. L'extrémité la plus volumineuse s'appelle *extrémité céphalique*, tandis que l'autre formera l'*extrémité caudale ;* les bords de l'embryon de la plaque embryonnaire sont connus sous le nom de *lames ventrales*. C'est au niveau de ces deux extrémités qu'on a coutume d'étudier la réflexion du feuillet externe du blastoderme sur le dos de l'embryon pour former l'amnios ; aussi a-t-on appelé *capu-*

chon céphalique la portion qui se réfléchit sous la tête, et *capuchon caudal* la portion qui se réfléchit au-dessous de l'extrémité caudale.

Les capuchons céphalique et caudal ont été décrits par suite de l'habitude qu'on avait autrefois de présenter l'embryon sur des coupes longitudinales, comme on le voit dans les figures.

Il serait plus exact de dire que l'embryon présente un capuchon périphérique tout autour de sa face dorsale.

7° **Modification du feuillet interne du blastoderme.** — Pendant que l'embryon situé entre les deux feuillets s'incurve vers le centre de l'œuf et qu'il soulève le feuillet externe pour former les capuchons, et plus tard l'amnios, le feuillet interne se divise insensiblement en deux parties. La portion du feuillet interne du blastoderme, enfermée dans le corps de l'embryon, formera la *muqueuse intestinale*, tandis que l'autre représentera la *vésicule ombilicale.*

Tous les phénomènes précédents se montrent dans l'œuf fécondé avant le douzième jour, époque à laquelle l'embryon ne présente que 4 à 5 millimètres de longueur. Les premiers phénomènes, jusqu'au huitième, se sont opérés pendant le passage de l'œuf à travers la trompe, les autres ont lieu dans la cavité utérine.

Dans les premiers jours, l'œuf n'est pas vasculaire ; il se nourrit aux dépens de la couche albumineuse qui l'entoure. Ce n'est qu'après le huitième jour qu'il contient des vaisseaux, lorsqu'il s'est arrêté dans la cavité utérine.

Nous connaissons déjà : 1° l'*embryon ;* 2° le *feuillet externe* et sa dépendance l'*amnios ;* 3° le feuillet interne devant former la *cavité intestinale* et la *vésicule ombilicale ;* 4° l'enveloppe de l'œuf ou *chorion.* Nous verrons encore naitre, aux dépens du feuillet interne du blastoderme, la *vésicule allantoïde*, le *placenta* et le *cordon ombilical.*

Nous allons suivre l'embryon dans son évolution, puis nous étudierons successivement l'amnios, les dépendances du feuillet interne du blastoderme, et le chorion.

Développement de l'embryon.

Jusqu'à présent, nous avons laissé de côté à dessein l'évolution des tissus et des organes de l'embryon, pour ne nous occuper que de la forme et des rapports de la plaque embryonnaire.

Il s'agit maintenant de pénétrer les phénomènes intimes de l'évolution des tissus, et de les présenter de manière à être compréhensibles. Nous sommes en présence d'une tâche extrêmement difficile, et nous nous voyons obligé de réclamer toute l'indulgence du lecteur.

Pour simplifier l'exposition, il est indispensable de bien préciser la position que nous donnerons à l'embryon dans ces descriptions. A l'exemple de Tarnier, Chantreuil et Sappey, nous donnerons à l'embryon la même position qu'on donne à l'homme pour les descriptions anatomiques, en sorte que l'extrémité céphalique sera supérieure, l'extrémité caudale inférieure, la face ventrale antérieure et la face dorsale postérieure.

Nous ferons remarquer que les détails qui vont suivre, relativement à l'évolution des tissus et des organes de l'embryon, résultent d'observations prises sur le poulet et non sur les mammifères. Les transformations qui s'opèrent dans l'embryon se produisent avec une rapidité vertigineuse. D'heure en heure, l'embryon se transforme complètement. Il ne faudrait pas en conclure que les mêmes transformations s'opèrent avec la même rapidité dans l'espèce humaine. Elles sont un peu moins rapides.

Une chose digne de remarque est la suivante : jusqu'au sixième jour de l'évolution embryonnaire, les embryons des divers animaux sont absolument identiques; celui du poulet ressemble à celui des mammifères, et celui-ci ressemble à l'embryon humain. Ce n'est qu'après le sixième jour qu'on commence à pouvoir établir une distinction. Quant au sexe de l'embryon, ce n'est que beaucoup plus tard qu'on peut le reconnaitre.

Avant d'entrer en matière, il est nécessaire de rappeler les faits suivants :

1° Tout à fait au début, la présence de l'embryon est soupçonnée par une ombre, une tache, une sorte de léger épaississement du blastoderme.

2° A ce niveau, le blastoderme est formé de trois feuillets : l'externe, *épiblaste*, l'interne, *hypoblaste*, et le moyen, *mésoblaste*.

Prenons ce point épaissi du blastoderme, c'est-à-dire la *plaque embryonnaire*, étudions sa situation, sa forme, ses rapports et ses modifications ultérieures.

Situation de la plaque embryonnaire. — Aussitôt que l'œuf est fécondé chez les vivipares, aussitôt que l'incubation commence chez les ovipares, la plaque embryonnaire apparait en un point quelconque de la paroi blastodermique; c'est un point obscurci de la paroi blastoderme, une véritable tache. Faites une tache d'encre ovalaire sur une coquille d'œuf, vous avez exactement l'image de la plaque embryonnaire, moins l'intensité des couleurs.

Forme de la plaque embryonnaire. — La plaque embryonnaire, dans son ensemble, est circulaire; mais si on veut l'analyser, on remarque qu'elle offre trois parties bien distinctes, qui sont, du centre à la circonférence : 1° une ligne brune appelée *ligne primitive;* 2° une surface transparente qui entoure la ligne, *aire transparente;* 3° une autre surface en forme de zone qui entoure la précédente, *aire opaque.*

Ligne primitive. — Cette ligne indique ce qui sera l'axe de l'embryon, la région de la colonne vertébrale. Sur l'œuf du poulet, sa direction est perpendiculaire au grand axe de l'œuf. Elle se dessine lorsque l'aire transparente est allongée.

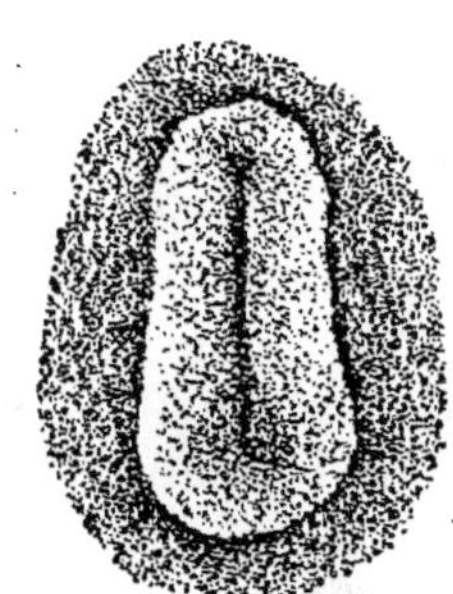

Fig. 22. — Embryon de poulet, dix à douze heures après l'incubation, par sa surface externe.

Au centre on voit la ligne primitive, autour d'elle l'aire transparente entourée par une portion de l'aire opaque. (Cadiat.)

Aire transparente. — L'aire transparente apparait dès le commencement de l'incubation. Elle est circulaire d'abord, mais elle devient bientôt ovale, entre la huitième et la douzième heure. Naturellement, son axe, qui n'est autre que la ligne primitive, est perpendiculaire au grand axe de l'œuf. Sa situation est toujours la même dans tous les œufs, de telle sorte que si la grosse extrémité de l'œuf est tournée vers le *nord* et l'autre vers le *sud*, la petite extrémité de l'ovale regardera l'*ouest* et la grande l'*est*.

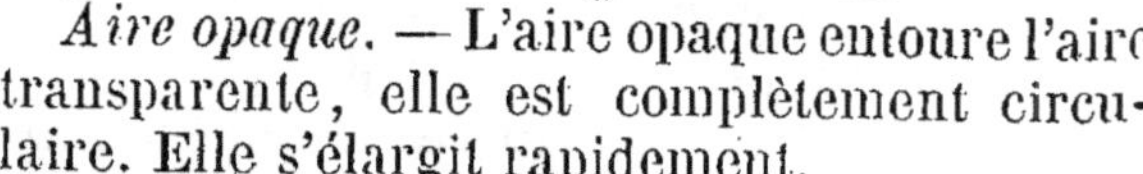

Aire opaque. — L'aire opaque entoure l'aire transparente, elle est complètement circulaire. Elle s'élargit rapidement.

Nous verrons plus loin que ces diverses colorations sont dues au développement du feuillet moyen du blastoderme ou mésoblaste.

Rapports de la plaque embryonnaire. — A ce moment, c'est-à-dire quelques heures après le début de l'incubation, la plaque embryonnaire forme un petit segment de sphère dont la concavité regarde l'intérieur de l'œuf, tandis que la convexité est appliquée contre la membrane vitelline. Les bords de la plaque embryonnaire se continuent sans ligne de démarcation avec le reste du blastoderme. La concavité de la plaque constituera plus tard la *face ventrale* de l'embryon, sa convexité sera à la *face dorsale.*

Modifications de la plaque embryonnaire. — Ces modifications sont surprenantes par la rapidité avec laquelle elles s'accomplissent. De plus, il est à remarquer qu'elles sont dues à la prolifération des cellules des feuillets du blastoderme, principalement du moyen. Quel curieux phénomène que ces modifications toujours les mêmes ! Quelle force invisible les dirige ? Mystère !

Les modifications, ainsi que nous allons le voir, portent sur la *ligne primitive*, sur la *forme totale de la plaque embryonnaire*, sur ses *bords* et jusque dans son *épaisseur*.

1° *Modifications de la ligne primitive.* — Nous avons vu que la ligne primitive se montre aussitôt que l'aire transparente s'est allongée ; elle occupe les deux tiers de la ligne médiane de l'aire transparente, du côté de la petite extrémité de l'ovale.

Sur toute la longueur de la ligne primitive se montre un sillon, *sillon primitif*, dû à une dépression linéaire du feuillet externe du blastoderme, ou épiblaste.

Quelques heures après, on voit apparaître une autre ligne opaque qui semble prolonger la précédente dans l'axe de la grosse extrémité de la zone transparente. Cette ligne se creuse également et très rapidement d'un sillon linéaire longitudinal auquel on donne le nom de *sillon médullaire*. Le sillon médullaire est la première trace du véritable embryon.

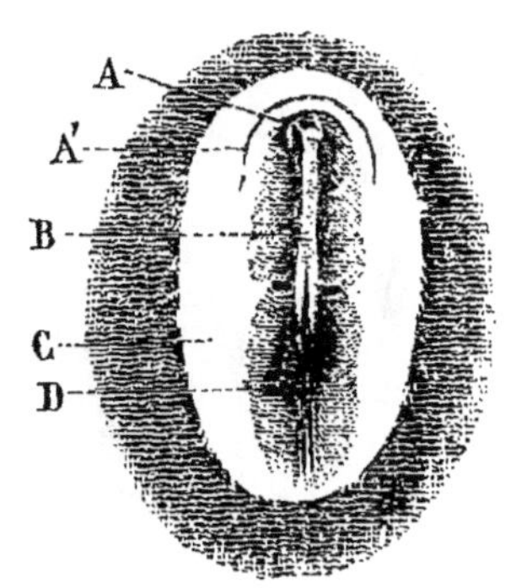

Fig. 23. — Embryon du poulet vu également du côté de la face externe, vingt-quatre heures après l'incubation.

On y voit toujours la ligne primitive D, l'aire transparente C, et en plus le sillon médullaire et le repli céphalique. — A. Repli céphalique formé par l'incurvation en avant de l'extrémité céphalique de l'embryon. — A'. Contour de ce repli — B. Sillon médullaire se prolongeant vers la ligne primitive (Cadiat).

Le sillon médullaire sera désormais notre point de mire.

2° *Changements de forme de la plaque embryonnaire.* — Nous avons vu que la plaque embryonnaire a la forme d'un segment de sphère creuse. *L'aire opaque* s'étend à la surface du vitellus par prolongement de son bord externe. Dans la partie qui avoisine l'aire transparente, se développent des amas de cellules aux dépens du feuillet moyen, cellules qui donneront naissance à des *vaisseaux sanguins* et à des *globules de sang*, d'où le nom d'*aire vasculaire* donné à la partie la plus interne de l'aire opaque.

L'aire opaque et la portion excentrique des feuillets du blastoderme donneront naissance aux annexes de l'embryon, tandis que l'embryon sera formé par le sillon médullaire et l'aire transparente.

La face dorsale ou convexe de l'embryon devient plus proéminente, tandis que la face ventrale parait s'excaver légèrement. En même temps, les extrémités s'épaississent et constituent l'*extré-*

mité céphalique et l'*extrémité caudale* de l'embryon, la première étant située du côté de la grosse extrémité de l'ovale représenté par l'aire transparente.

3° *Changements dans les bords de la plaque embryonnaire.* — Vers le bord externe de l'aire transparente, il se forme un sillon visible du côté de la face convexe du blastoderme. Au niveau de ce sillon, le feuillet externe descend pour donner naissance à l'amnios. En même temps, l'aire transparente, qui forme la circonférence de l'embryon proprement dit, se replie vers le centre de l'œuf sur toute sa circonférence. C'est ce mode de redressement des bords de l'embryon qu'on appelle *incurvation*, mais ce n'est pas une incurvation, à proprement parler.

Puisque les bords de la plaque embryonnaire se continuent avec le reste du blastoderme, on comprend que ces bords ne peuvent pas se renverser en dedans sans entraîner avec eux les feuillets du blastoderme. Le feuillet externe, en s'agrandissant du côté de la face

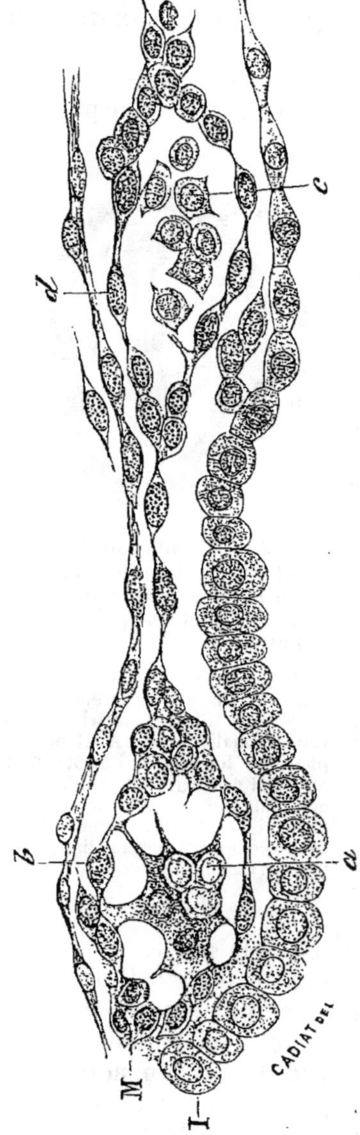

FIG. 24. — Coupe de l'aire vasculaire (feuillet moyen) à la fin du second jour de l'incubation.

On voit les cellules qui forment le feuillet interne I, ou hypoblaste. Ces cellules sont aplaties du côté de l'embryon, arrondies et volumineuses du côté opposé.

Dans l'épaisseur du feuillet moyen M, on aperçoit des îlots de cellules *a*, *b*, *c*, se transformant en globules sanguins. Autour de ces îlots, des cellules se modifient pour former les parois vasculaires (Cadiat).

dorsale de l'embryon, formera une sorte de capuchon tout autour des bords de l'embryon, et comme ces bords sont plus épais aux extrémités céphalique et, caudale de l'embryon, on a décrit le capuchon en ces points sous les noms de *capuchons céphalique* et *caudal*. N'oublions pas que ces expressions se rapportent uniquement à la membrane amnios, au moment où elle commence à se former, ou au feuillet externe du blastoderme.

4° *Modifications qui s'opèrent dans l'épaisseur de la plaque embryonnaire*. — Jusqu'à présent nous avons vu les modifications extérieures, la formation du sillon médullaire sur le feuillet externe du blastoderme, l'incurvation des bords vers le centre de l'œuf, phénomènes sur lesquels nous devrons revenir; voyons maintenant ce qui se passe au centre.

Les cellules du feuillet moyen se multiplient extraordinairement et forment des groupes qui se modifient selon les organes qu'elles doivent former. Les unes se groupent dans l'axe de l'embryon pour former la colonne vertébrale et les parties avoisinantes, les autres se multiplient latéralement vers les bords de l'embryon et séparent le feuillet interne et le feuillet externe du blastoderme.

Nous n'ignorons pas que la méthode que nous suivons dans cette exposition nous force à nous répéter souvent. Mais ce n'est pas là un inconvénient. L'embryologie est la partie la plus ardue,

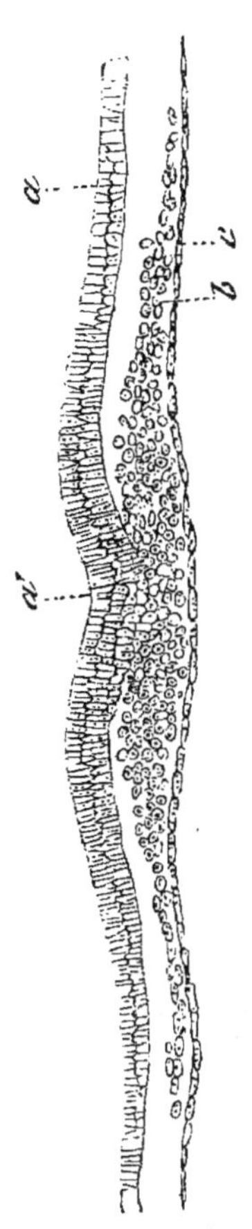

Fig. 25. — Embryon de poulet de vingt-quatre heures. Coupe transversale pratiquée au milieu de l'embryon sur la ligne primitive et sur l'aire transparente, pour montrer les trois feuillets du blastoderme.

A. Surface externe de l'embryon, épiblaste, feuillet externe du blastoderme, au niveau de l'aire transparente. — *a'*. Sillon médullaire. — *b*. Feuillet moyen. — *c*. Feuillet externe, hypoblaste. On voit au milieu même de la figure, au-dessous de la dépression *a'* du sillon médullaire, les cellules du feuillet moyen se multiplier extraordinairement en cellules arrondies. Les cellules du feuillet interne *c* sont des cellules aplaties (Cadiat).

la plus difficile de l'anatomie; nous avons remarqué qu'on y renonce souvent parce qu'on ne comprend pas ce qu'on lit. Voilà ce que nous voudrions éviter.

Il nous paraît que nous pouvons aborder maintenant l'évolution de l'embryon dans tous ses détails. Voici l'ordre que nous adopterons dans cette étude. Nous décrirons le sillon médullaire dont nous avons vu la formation, nous étudierons ensuite les bords et les extrémités de l'embryon, pour terminer par le centre et étudier la formation des organes et des tissus.

Sillon médullaire. — Nous avons vu que ce sillon se montre sur le prolongement du sillon primitif, du côté de l'extrémité céphalique, sans se confondre avec le sillon primitif (voir plus haut). On croyait autrefois que le sillon primitif était le premier vestige de l'axe cérébro-spinal. Il n'en est rien. Dursy, Balfour et Foster ont montré que l'axe cérébro-spinal procède du sillon médullaire.

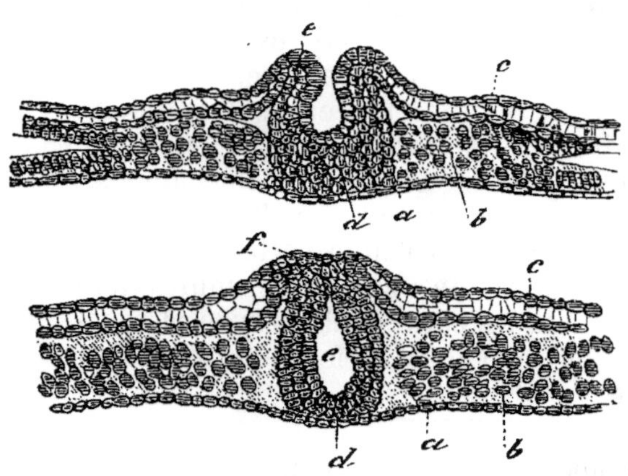

Fig. 26. — Embryon de poulet de quarante-huit heures. Coupe transversale montrant les trois feuillets et le commencement de la transformation du sillon médullaire en canal.

a. Feuillet interne, hypoblaste. — *b.* Feuillet moyen, mésoblaste. — *c.* Feuillet externe, épiblaste, s'enfonçant sur la ligne médiane pour former le sillon médullaire. — *e.* Crêtes médullaires, bords du sillon médullaire. — *d.* Épaississement du fond du sillon médullaire produit par la prolifération des cellules de l'épiblaste.

Fig. 26 *bis.* — Même coupe quelques heures après. — *a.* Feuillet interne. — *b.* Feuillet moyen. — *c.* Feuillet externe. — *d.* Fond du sillon médullaire. — *e.* Sillon médullaire transformé en canal, canal de la moelle. — *f.* Soudure des crêtes médullaires pour la formation du canal de la moelle (Cadiat).

A mesure que le sillon médullaire se développe, le sillon primitif disparaît.

Le sillon médullaire est formé par une dépression du feuillet externe ou épiblaste. De chaque côté de la gouttière, se forme une saillie longitudinale qui formera les bords de la gouttière et qui est produite par la multiplication des cellules du feuillet moyen du blastoderme en séries longitudinales.

Les *lames médullaires, lames dorsales,* sont les deux parois de la gouttière. Les *lames épidermiques, lames cornées,* sont les deux portions de l'épiblaste de chaque côté de la gouttière. Enfin, on appelle *crêtes dorsales* l'arête longitudinale formée par la réunion de la lame médullaire de la gouttière et de la lame épidermique.

Si l'on suit les progrès du développement, on voit que les deux crêtes dorsales se rapprochent de plus en plus, qu'elles finissent par se toucher et se fusionner de manière à transformer la gouttière médullaire en un véritable canal qui sera plus tard le *canal de la moelle épinière,* canal de l'épendyme. La réunion, la fusion des crêtes dorsales s'opère de l'extrémité céphalique de l'embryon vers l'extrémité caudale. Le canal de la moelle est donc formé par une involution du feuillet externe du blastoderme. Les cellules des parois du canal se multiplieront et donneront naissance aux cellules nerveuses. En se multipliant au-dessus de ce canal, elles écartent le feuillet externe du blastoderme, qui en sera tout à fait indépendant.

L'extrémité supérieure du canal médullaire, aussitôt que la gouttière est fermée, se dilate en forme d'ampoule; puis une seconde dilatation se montre au-dessus de la première; enfin une troisième au-dessus de la seconde. Ces ampoules portent le nom de *vésicules cérébrales* antérieure, moyenne et postérieure. Nous compléterons ce point d'embryologie en parlant du développement de l'encéphale et de la moelle. (Voir *Centres nerveux.*)

Passons aux parties latérales de la plaque embryonnaire.

Bords de l'embryon. — Nous avons vu que les bords de l'embryon, en s'incurvant vers le centre, entraînaient avec eux les deux

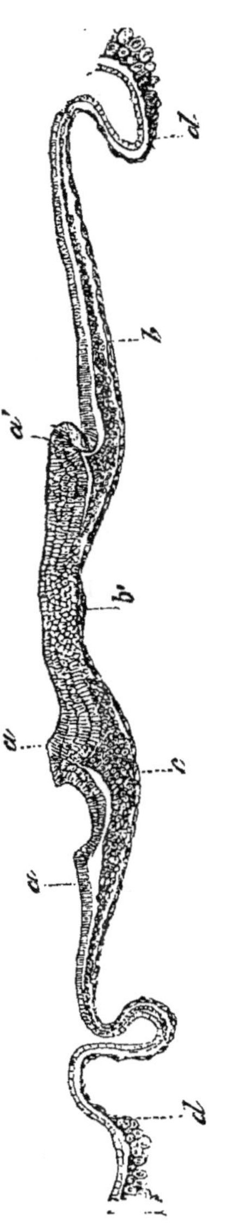

Fig. 27. — Embryon de poulet de vingt-huit heures. Coupe transversale pratiquée au milieu de l'embryon, comme dans la figure précédente, montrant un état plus avancé des trois feuillets du blastoderme.

a, a. Sillon médullaire largement ouvert. — *b, b.* Feuillet interne. — *c.* Feuillet moyen. — *d, d.* Limite de l'aire transparente et commencement de l'aire opaque.

On voit le feuillet moyen bien distinct des deux autres (Cadiat).

feuillets du blastoderme. Ces bords continueront leur trajet jusqu'à ce qu'ils se rencontrent pour former la paroi antérieure du tronc. Mais on comprend que les deux feuillets doivent suivre le même trajet. On verra en effet que le feuillet externe formera la paroi même, tandis que le feuillet interne sera emprisonné pour donner naissance à l'intestin. Mais n'anticipons pas.

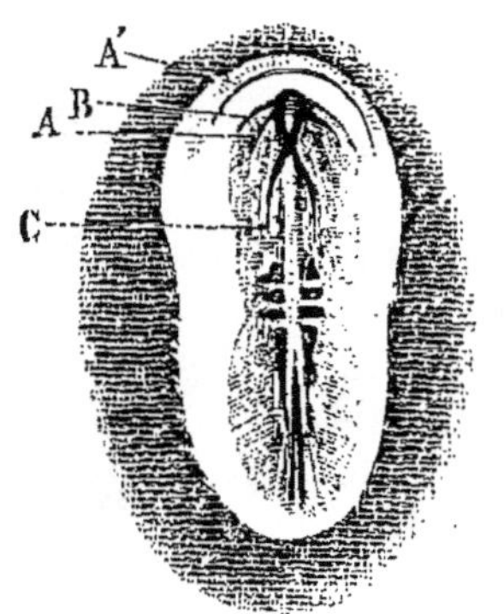

Fig. 28. — Embryon de poulet de trente heures, vu du côté de sa face externe. On y voit le dédoublement du repli céphalique et le commencement de l'apparition de la lame fibro-intestinale et de la lame fibro-cutanée.

A. Repli de la lame fibro-intestinale. — B. Repli de la lame fibro-cutanée. — A'. Pli circulaire de l'aire transparente soulevée par la saillie de l'extrémité céphalique de l'embryon.

On voit aussi le sillon médullaire, la ligne primitive et quelques protovertèbres (Cadiat).

Les bords de la plaque embryonnaire s'appellent *lames latérales*. On les appelle aussi replis latéraux, lames ventrales, lames abdominales. En se repliant vers la ligne médiane, du côté de la face ventrale de l'embryon, les lames latérales forment la paroi antérieure d'une gouttière analogue à la gouttière de l'hélix qui borde le pavillon de l'oreille.

Pour le moment, il s'agit de ne pas oublier ce qui suit. En s'incurvant, l'embryon tend à former une cavité intérieure par suite du rapprochement de ses *lames latérales*, qui se portent en dedans pendant que son *extrémité céphalique* s'incurve en bas et son *extrémité caudale* en haut. Le feuillet interne, l'hypoblaste, qui tapisse la face ventrale de l'embryon, sera emprisonné et donnera naissance à la muqueuse intestinale ; le feuillet externe formera la paroi abdominale et la paroi thoracique.

Extrémités céphalique et caudale. — *L'extrémité céphalique* de l'embryon est la plus volumineuse ; elle est située du côté de la grosse extrémité de l'ovale formé par l'aire transparente. Au moment où elle commence à se replier, à s'incurver, le bord de la plaque embryonnaire se dirige en bas et en dedans, en formant ce qu'on a appelé un repli, *repli céphalique*. Ce repli, qui précède l'apparition des replis caudal et latéraux, n'est autre chose que le bord lui-même de la plaque embryonnaire. Il entraîne forcément avec lui le capuchon céphalique de l'amnios, en sorte que le capuchon céphalique recouvre le repli céphalique.

Le repli céphalique se montre en même temps que la ligne médullaire. De même que les lames latérales s'incurvent plus tard avec leurs trois feuillets constituants : interne, moyen et externe, de même le repli céphalique est formé par les trois feuillets du blastoderme. La cavité qui résulte de la formation de ce repli porte le nom de *cavité céphalo-intestinale*. On l'a appelée aussi intestin supérieur, intestin antérieur et pré-intestin.

Lorsque les lames latérales s'incurveront, la gouttière limitée par ces lames se confondra avec la cavité céphalo-intestinale et avec une cavité analogue de l'extrémité caudale, pour former un sillon complet.

L'extrémité caudale se comporte de la même manière. Au lieu de s'incurver par en bas, elle s'incurve par en haut. Elle forme, comme l'autre, un repli, *repli caudal*, et celui-ci ne commence à se montrer qu'après la disparition du sillon primitif. Comme le repli céphalique, le repli caudal limite une cavité appelée *intestin inférieur* ou *postérieur*. Comme le repli céphalique et les lames latérales, il est formé par les trois feuillets du blastoderme. A mesure que le repli caudal se forme, il entraine avec lui la portion du feuillet externe qui forme le capuchon caudal, en sorte que le capuchon caudal de l'amnios recouvre le capuchon céphalique de l'embryon.

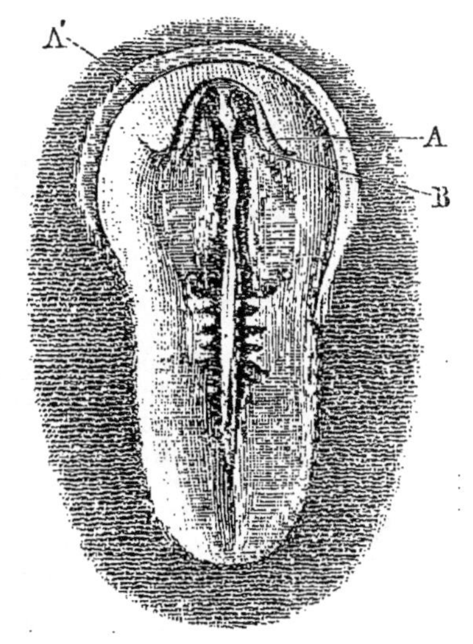

FIG. 20. — Embryon de poulet de 32 heures.

A. Lame fibro-cutanée formant un capuchon. — B. Autre capuchon formé par la lame fibro-intestinale. Le vide situé entre les deux est la fente pleuro-péritonéale. A'. Commencement du capuchon céphalique formé aux dépens du feuillet externe du blastoderme.

On voit aussi le sillon médullaire, la ligne primitive et les protovertèbres. (Cadiat.)

Voyons maintenant ce qui se passe dans les parties centrales.

Modifications du centre de l'embryon. — Par centre de l'embryon nous entendons le feuillet moyen du blastoderme. Nous avons vu le feuillet externe, l'épiblaste, donner naissance aux centres nerveux ; nous savons déjà que le feuillet interne sera emprisonné en partie pour former la muqueuse intestinale. Mais il n'a pas encore été question du *mésoblaste* ou feuillet moyen.

Pendant que le canal de la moelle se forme par suite de la transformation du sillon médullaire, aux dépens du feuillet externe, les cellules du feuillet moyen ne restent pas inactives. Sur la ligne médiane, parallèlement au fond de la gouttière médullaire, elles se groupent en série linéaire, de manière à former un cordon allongé et arrondi, qui porte le nom de *corde dorsale* ou notocorde.

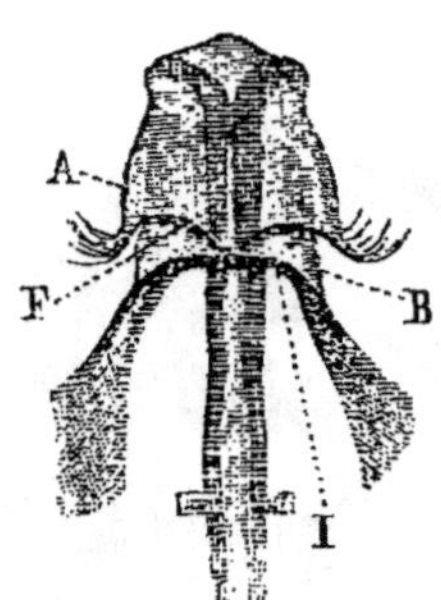

Fig. 30. — Extrémité céphalique de poulet de trente-quatre heures, vue par sa face antérieure. Cette figure peut être considérée comme l'extrémité céphalique de la figure précédente grossie.

A. Lame fibro-cutanée formant un capuchon. — B. Autre capuchon formé par la lame fibro-intestinale. — F. Partie supérieure ou céphalique de la fente pleuro-péritonéale. (Cadiat.)

Le canal de la moelle et la corde dorsale sont situés dans l'axe même de l'embryon. De chaque côté de cet axe, on trouve un groupe de cellules formant un autre cordon longitudinal plus large, connu sous le nom de *lames vertébrales*. Il en résulte que la plaque embryonnaire présente, au milieu, le canal de la moelle, et la corde dorsale, sur les côtés, les lames latérales. Ces dernières sont séparées de la moelle par les lames vertébrales.

N'oublions pas que nous avons vu les lames latérales s'incurver en dedans. Ces lames, formées par les trois feuillets du blastoderme réunis, se dédoublent en deux feuillets, et le point de séparation, la fente, se produit au centre du feuillet moyen. Il résulte de la présence de cette fente que les lames latérales se trouvent partagées en deux feuillets : l'interne formé par l'hypoblaste et la moitié antérieure du mésoblaste, l'externe formé par l'épiblaste et la moitié postérieure du mésoblaste.

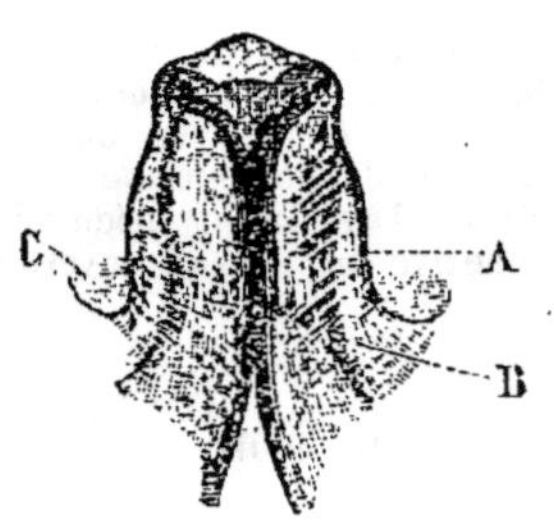

Fig. 31. — Extrémité céphalique du même embryon, vue par sa face postérieure.

A. Lame fibro-cutanée formant capuchon. — B. Autre capuchon formé par la lame fibro-intestinale. — C. Soulèvement du feuillet externe au niveau du point où il se continue avec le feuillet externe du blastoderme. (Cadiat.)

Le feuillet interne de la lame latérale dédoublée porte le nom de *splanchnopleure*, c'est-à-dire membrane qui va former les viscères. Le feuillet externe va constituer la *somatopleure*, c'est-à-dire membrane qui va former les parois.

La *splanchnopleure* est donc formée par le feuillet interne doublé de la moitié du feuillet moyen, moitié qui constitue la *lame fibro-intestinale* du feuillet moyen.

La *somatopleure* résulte de la réunion du feuillet externe doublée de l'autre moitié du feuillet moyen, moitié qui forme la *lame musculo-cutanée*.

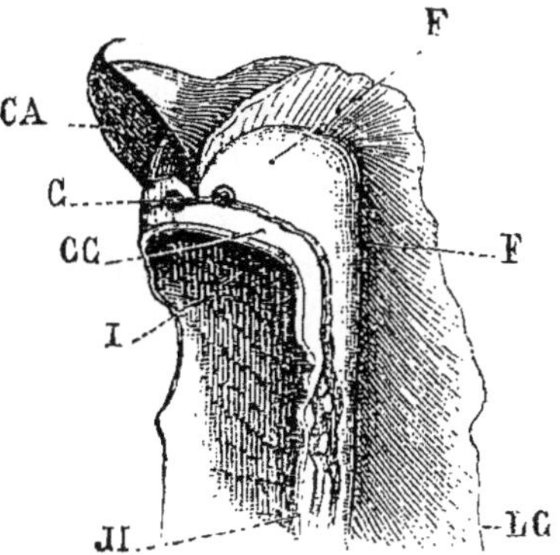

Fig. 32. — Schéma représentant tous les détails relatifs aux diverses parties constituantes de l'extrémité céphalique de l'embryon.

I. Cul-de-sac supérieur de l'intestin, *aditus anterior*. — LC. Lame fibro-cutanée de l'embryon sectionnée à son point de réflexion. — CA. Capuchon formé par la lame fibro-cutanée. — CC. Lame fibro-intestinale formant le second capuchon limitant l'intestin antérieur. — FF. Cavité pleuro-péritonéale. — C. Les deux points nodaux du cœur, dans la fosse cardiaque ; on voit des vaisseaux accolés à la lame fibro-intestinale converger vers les points nodaux du cœur. (Cadiat.)

Entre la splanchnopleure, et la somatopleure, il existe un espace, espace virtuel, qui est connu sous le nom de *cœlome* ou *cavité pleuro-péritonéale*.

Nous avons vu que les bords de la plaque embryonnaire s'incurvent de la même manière en haut et en bas, c'est-à-dire au niveau des extrémités céphalique et caudale. Ces bords ne sont pas seulement divisés, dédoublés sur les lames latérales pour former la splanchnopleure, la somatopleure et le cœlome. Ce dédoublement a lieu aussi aux deux extrémités de l'embryon, dans les replis céphalique et caudal.

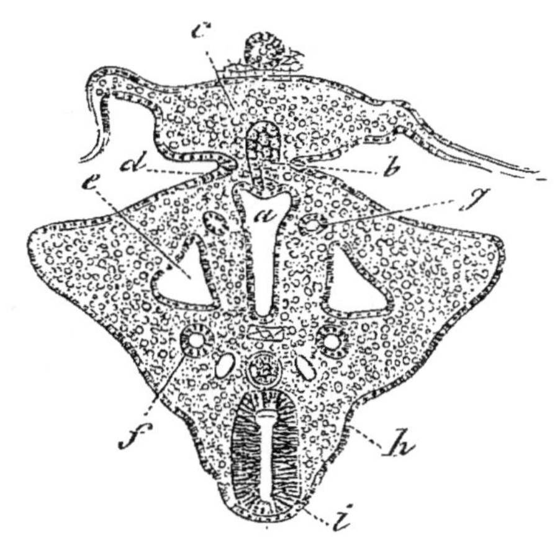

Fig 33. — Extrémité caudale d'un embryon au commencement du troisième jour. Coupe transversale.

a Intestin. — c. Coupe de l'allantoïde. — d. Dépression sous-caudale. — e. Cavité péritonéale. — f Conduit de Wolff. — g. Conduit de Müller. — i. Moelle et son canal. (Cadiat.)

Il résulte de ce dédoublement que le *repli céphalique* de l'embryon est formé par la somatopleure en dehors et par la splanchnopleure en dedans. L'intervalle, la cavité située entre les deux membranes, est la continuation du cœlome ou cavité pleuro-péritonéale ; on l'appelle *fosse cardiaque*, parce que le cœur se développera dans la paroi postérieure de cette cavité, c'est-à-dire dans la splanchnopleure.

Le *repli caudal* est constitué de la même manière. Entre les deux feuillets qui le constituent est une cavité qui se continue de chaque côté avec le cœlome.

Les splanchnopleures et les somatopleures d'un côté se portent à la rencontre des mêmes feuillets du côté opposé, jusqu'à ce qu'elles se rencontrent et se soudent sur la ligne médiane, excepté au niveau de l'ombilic. Il résulte de cette rencontre la formation de deux cavités: *l'intestin primitif* en arrière des splanchnopleures soudées, et *la grande cavité du tronc* entre les splanchnopleures et les somatopleures. Cette grande cavité du tronc est la réunion des *cœlomes* ou *cavités pleuro-péritonéales*, que nous avons décrits dans le dédoublement des lames latérales de l'embryon.

Au niveau de l'ombilic, les deux somatopleures réunies se continuent avec les annexes de l'embryon (amnios) au moyen d'un canal ou pédicule, appelé *pédicule somatique*. De même, les deux splanchnopleures se continuent avec les annexes, vésicule ombilicale, par un autre canal, *pédicule splanchnique*.

La cavité pleuro-péritonéale se trouve divisée

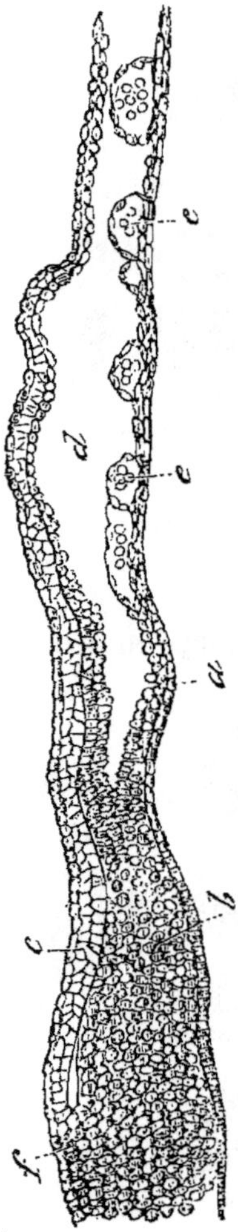

FIG. 34. — Embryon de poulet de trente heures Coupe transversale de l'une des moitiés de l'embryon, à partir de la ligne médiane *f*. Cette figure est destinée à montrer la formation de la cavité pleuro-péritonéale et la séparation de la somatopleure et de la splanchnopleure.

a. Feuillet interne, splanchnopleure devant former la paroi intestinale. — *b*. Feuillet moyen, formant avec *b* et *c* les lames latérales de l'embryon. — *c*. Feuillet externe. — *d*. Cavité pleuro-péritonéale — *e*, *e'*. Cellules se groupant pour donner naissance aux premiers vaisseaux. (Cadiat.)

au niveau de ce pédicule en deux parties, l'une intra-embryonnaire, qui deviendra le *cœlome interne*, et l'autre extra-embryonnaire ou *cœlome externe*.

Nous avons posé les jalons qui nous permettent d'étudier le développement des organes et des appareils. On comprend que nous ne puissions pas traiter complètement de ce développement à propos de l'embryon; ce serait vouloir écrire toute l'anatomie dans le même chapitre. Mais nous présenterons un aperçu du développement de tous les organes, nous ferons entrevoir les chaînons de cette immense chaîne non interrompue, de sorte que le lecteur pourra ensuite compléter l'étude de chaque développement en se

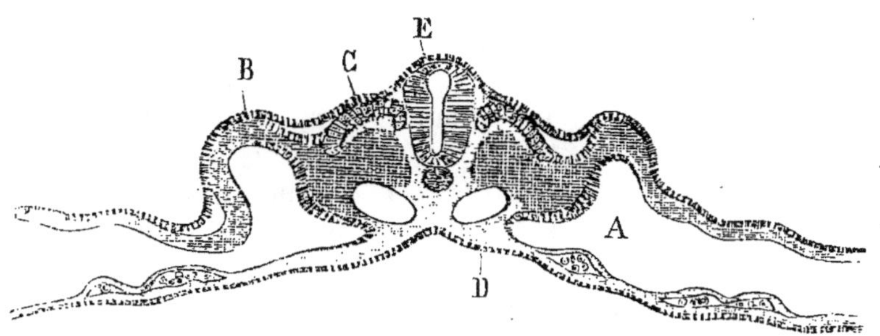

FIG. 35. — Embryon de poulet au troisième jour. Coupe transversale.

A. Cavité ou fente pleuro-péritonéale, séparant la somatopleure de la splanchnopleure — B. Feuillet externe. — C. Masse formée par l'épaississement du feuillet moyen. — D. Feuillet interne. — E. Paroi du canal de la moelle fermée par l'involution du feuillet externe.

On voit la corde dorsale au-dessous du canal de la moelle et de chaque côté la coupe des aortes. (Cadiat.)

portant à la description anatomique des organes et des appareils.

Nous savons déjà que *l'épiblaste*, feuillet externe, donne naissance à l'*axe cérébro-spinal*, à l'*épiderme cutané*, et à certaines parties des *organes des sens*, comme le cristallin de l'œil.

Nous savons également que l'*hypoblaste*, feuillet interne, formera l'*épithélium* qui tapisse la surface interne du *canal intestinal*.

Le *mésoblaste*, feuillet moyen, produit par sa partie médiane la *corde dorsale*, le *rachis*, le *crâne*, la *face* et le *cou*.

Par les parties latérales de son axe, par les points appelés lames vertébrales, le mésoblaste donne naissance aux *muscles du dos*, à une masse cellulaire intermédiaire d'où naîtront les *organes génito-urinaires*, et à la *lame germinative* qui concourt à la formation des mêmes organes.

Nous verrons les *somatopleures*, feuillet externe doublé de la couche musculo-cutanée, produire les *parois du tronc*, les *membres*, et une partie des *organes des sens*;

Les *splanchnopleures*, feuillet interne doublé de la couche fibro-intestinale, produire par végétation les organes de l'*appareil digestif*, ceux de l'*appareil respiratoire*, et ceux de l'*appareil circulatoire*.

Nous suivrons cet ordre dans l'exposé qui va suivre

1. Corde dorsale. — La corde dorsale sera décrite ici parce qu'elle est un organe essentiellement embryonnaire. C'est un mince cordon, aplati d'avant en arrière, microscopique, qui se développe aux dépens des cellules du feuillet moyen, au-devant de la moelle épinière.

Son extrémité supérieure correspond à la vésicule cérébrale moyenne.

Elle se montre à la fin du premier jour de l'incubation de l'œuf de poulet. Dès le troisième jour, elle s'entoure d'une gaine amorphe, extrêmement mince. Au sixième jour, elle est entièrement développée.

Pendant les jours suivants, cet organe, qui était un cordon régulier, présente une série d'étranglements qui lui donnent un aspect moniliforme.

Autour de ce cordon vont se développer les vertèbres et les disques intervertébraux. Chaque étranglement correspondrait, selon Balfour et Foster, à un disque intervertébral. Au niveau du corps de chaque vertèbre, il y aurait trois renflements superposés séparant deux étranglements.

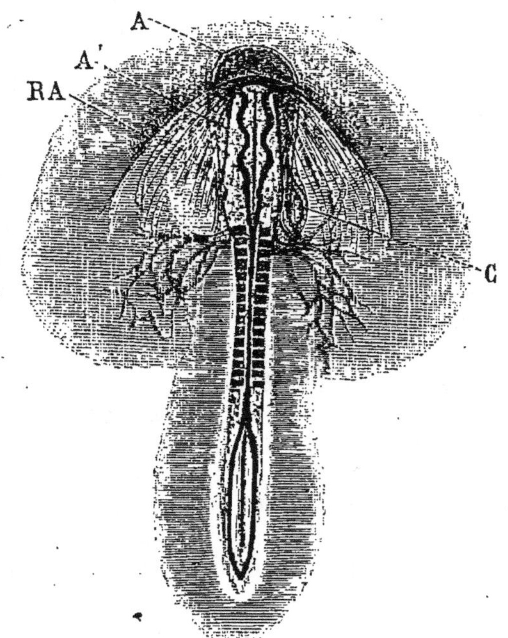

Fig. 36. — Embryon de poulet, après quarante-huit heures d'incubation, vu par sa face externe. Cette figure montre les protovertèbres et le développement des premiers vaisseaux. (Cadiat.)

2. Rachis. — Nous savons que la moelle dérive du feuillet externe ou épiblaste. Voyons comment le mésoblaste, ou feuillet moyen, va donner naissance à la colonne vertébrale et aux organes qui l'entourent.

N'oublions pas que nous avons vu un cordon longitudinal de cellules situé de chaque côté de la moelle épinière et connu sous le nom de *lames vertébrales*. Autrement dit, les lames vertébrales séparent, dans la plaque embryonnaire, les lames latérales de la moelle épinière.

Les *protovertèbres* se montrent, en même temps que la corde dorsale, à la fin du premier jour de l'incubation.

Ce sont des parties claires et transversales qui se montrent, de chaque côté de la moelle, dans l'épaisseur même des lames vertébrales. Ces parties claires, à peu près quadrilatères, sont disposées par paires; elles offrent une certaine analogie avec une double rangée de touches de piano.

Les protovertèbres se développent de haut en bas, à mesure que le sillon médullaire se transforme en canal, également de haut en bas. Elles se développent jusqu'au point où se montrera le crâne.

Les carrés, ou plutôt les cubes, formés par les lames vertébrales occupent toute l'épaisseur de ces lames; mais bientôt les cellules qui forment les protovertèbres se dissolvent et se divisent en plusieurs groupes qui vont former les muscles du dos, les vertèbres et les ganglions rachidiens et les muscles situés en avant des vertèbres. Suivons cette évolution.

Chaque protovertèbre est uniquement formée, comme du reste toutes les parties de l'embryon à cette époque, par des cellules. Les *cellules centrales* sont sphériques, les *cellules périphériques* sont cylindriques, rayonnées.

a. Dès le troisième jour de l'incubation, les cellules périphériques de la partie antérieure et interne de la protovertèbre deviennent arrondies comme les centrales et forment avec elles la *protovertèbre* proprement dite.

Chaque protovertèbre, débarrassée des autres cellules, est une masse cellulaire triangulaire, dont l'*angle supérieur* se réunit à celui du côté opposé, en arrière de la moelle, pour former la partie postérieure du canal rachidien. L'*angle antérieur* se porte en avant et en dedans et s'unit à celui du côté opposé par deux prolongements, l'un antérieur qui passe entre la corde dorsale et l'aorte, l'autre postérieur qui s'insinue entre la corde dorsale et la moelle épinière. Ces deux prolongements donneront naissance au corps de la vertèbre. Quant à l'*angle externe* de la protovertèbre, il se sépare du reste du triangle pour former le *ganglion rachidien* et les *racines* du nerf rachidien correspondant.

b. Les cellules périphériques cylindriques externes et postérieures de la protovertèbre se détachent des autres pour former une portion distincte, dite *lame musculaire*, qui donnera naissance aux divers muscles du dos et des gouttières vertébrales.

Les cellules les plus externes des lames vertébrales, situées près de l'angle de séparation de la somatopleure et de la splanchnopleure, se dissocient et forment le groupe particulier que Balfour et Foster ont appelé *masse cellulaire intermédiaire*, d'où procéderont les *organes génito-urinaires*.

Apparition des vertèbres. — Dès le cinquième jour, on aperçoit des lignes claires diviser la colonne vertébrale en petits segments. Ces lignes sont situées de telle sorte que chaque vertèbre sera formée par la moitié inférieure de la protovertèbre qui était au-dessus, et par la moitié supérieure de celle qui était au-dessous.

La substance qui est située en avant et en arrière de la corde dorsale devient cartilagineuse. Les lames des vertèbres deviennent également cartilagineuses. Les ligaments jaunes se développent entre elles.

Puis l'ossification commence dans les vertèbres (voy. *Colonne vertébrale*).

3. Crâne. — Autour des vésicules cérébrales existe une couche de cellules qui leur forme une enveloppe complète sous le nom de *crâne membraneux*. A la base du crâne, le crâne membraneux envoie un prolongement qui entoure la moelle épinière et la corde dorsale.

La portion du crâne membraneux qui correspond à la base du crâne est plus épaisse. Elle donne naissance à deux *prolongements latéraux* qui se portent en arrière, en embrassant l'oreille interne et formant les limites du trou occipital. Deux prolongements antérieurs se portent en avant et se réunissent en circonscrivant l'espace pituitaire, selle turcique. Ces prolongements réunis se terminent dans le bourgeon fronto-nasal.

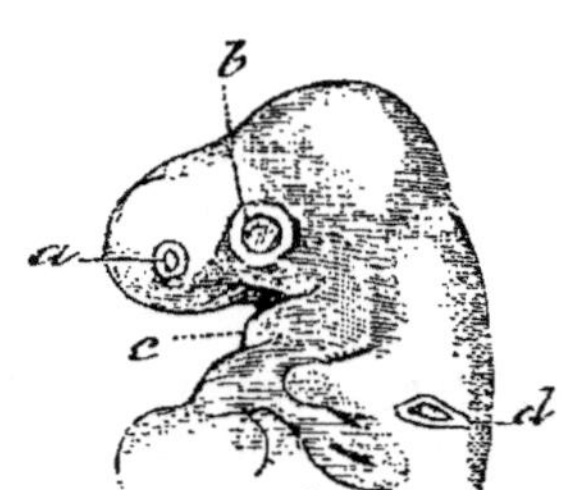

FIG. 37. — Extrémité céphalique d'un embryon de trois jours.

a. Fossette olfactive ; b. Fossette optique ; c. Fossette auditive ; e. Premier arc viscéral. (Cadiat.)

4. Face et cou. — N'oublions pas ce que nous avons appris avec le développement du repli caudal formé par l'incurvation de l'extrémité céphalique de l'embryon. Nous avons vu que la cavité formée par ce repli porte le nom de *cavité céphalo-intestinale*, ou pré-intestin. Dans cette cavité se développent le *pharynx* et la partie supérieure de *l'œsophage*.

C'est la paroi antérieure de cette cavité, par conséquent le repli céphalique lui-même, qui va former la *face* et la partie antérieure du *cou*.

Ce repli, ainsi que nous l'avons vu, est formé des trois feuillets du blastoderme, et le feuillet moyen n'est séparé en deux feuillets (somatopleure et splanchnopleure) que dans sa partie inférieure, où il constitue la *fosse cardiaque*, point où le cœur se développera.

Sur tous les autres points, ce repli, qui forme au début une sorte de cuirasse à la cavité céphalo-intestinale, présente une modification particulière et assez étrange. Il s'amincit, s'atrophie et disparait par places. Les points où il se résorbe forment des espèces de fissures aboutissant à une cavité médiane. Ces fissures obliques en bas et en avant portent le nom de *fentes branchiales* ou *fentes pharyngiennes*. Les parties qui séparent les fentes représentent les prolongements connus sous le nom d'*arcs branchiaux* ou *arcs viscéraux*.

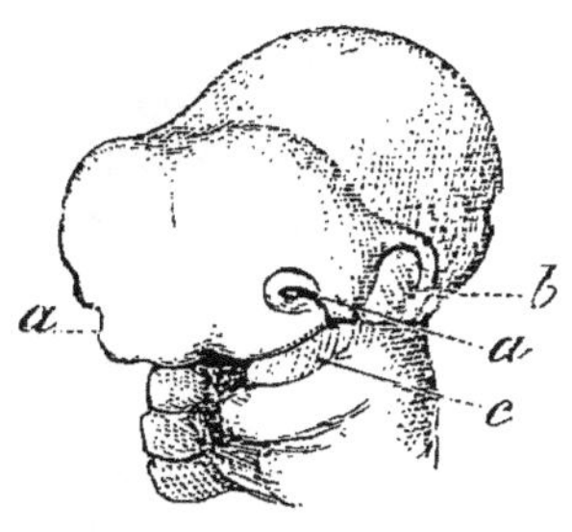

Fig. 38. — Extrémité céphalique d'un embryon de mouton de trois jours et demi.

aa. Fossettes olfactives, futures fosses nasales. Entre les fossettes se trouve le bourgeon incisif. — *b*. Œil. — *c*. Bourgeon maxillaire supérieur. (Cadiat.)

Les fentes résultent de l'atrophie du feuillet moyen; les feuillets interne et externe s'adossent avant la formation de la fente. Au niveau des arcs, au contraire, le feuillet moyen s'hypertrophie et donne une certaine épaisseur à ces parties.

1° *Fentes pharyngiennes ou branchiales*. — Il y en a quatre: on les nomme première, deuxième, etc., en comptant de haut en bas. L'apparition de ces fentes nous prouve quelle différence il y a dans la rapidité d'évolution entre l'embryon du poulet et l'embryon humain. Chez le poulet, les fentes pharyngiennes se montrent à la fin du *troisième* jour, tandis qu'elles n'apparaissent qu'au *quinzième* jour dans l'embryon humain.

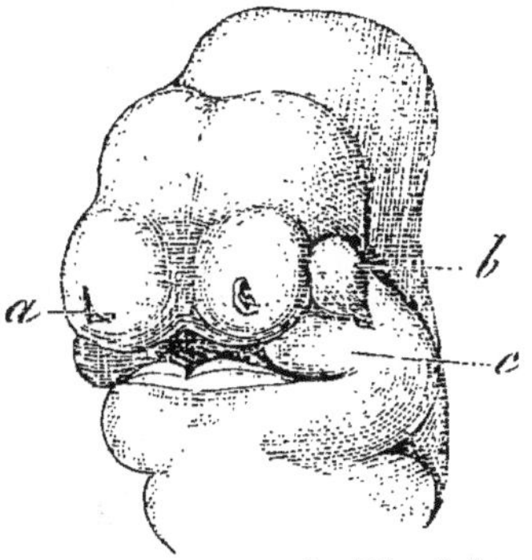

Fig. 39. — Extrémité céphalique d'un embryon de mouton un peu plus avancé que le précédent.

a. Fossette olfactive. — *b*. Cristallin. — *c*. Bourgeon maxillaire supérieur. (Cadiat.)

Les fentes pharyngiennes sont légèrement obliques en bas et en dedans. Elles font communiquer la cavité du pharynx avec l'extérieur.

Ces fentes disparaissent à la fin du second mois par suite de la soudure des arcs branchiaux. Cette soudure marche de dedans en dehors et de dehors en dedans, de sorte que la partie moyenne de la fente est la dernière qui s'oblitère. Un arrêt de développement frappe quelquefois cette occlusion, et il en résulte une *fistule branchiale congénitale.*

La première fente pharyngienne ne s'oblitère pas à sa partie postérieure et externe ; à ce niveau elle donne naissance au *conduit auditif externe*, à la *caisse du tympan* et à la *trompe d'Eustache.*

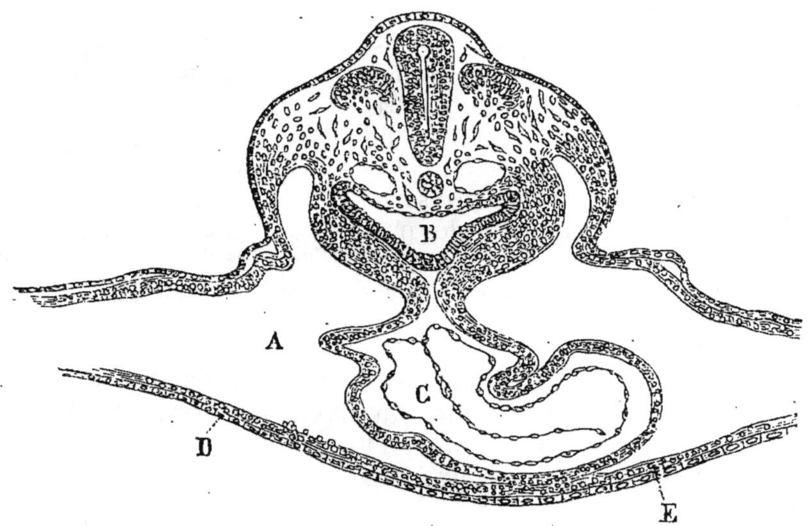

Fig. 40. — Embryon de poulet à la fin du deuxième jour de l'incubation Coupe transversale faite au niveau du cœur.

A. Fente pleuro-péritonéale. — B. Intestin antérieur, *aditus anterior.* — C. Cœur avec sa cloison unique. — D, E. Feuillet interne et lame fibro-intestinale.
On voit en haut la coupe de la moelle, des protovertèbres, de la corde dorsale et des deux aortes. (Cadiat.)

2° *Arcs branchiaux ou viscéraux.* — Au nombre de cinq, séparés par les fentes pharyngiennes, les arcs viscéraux ont également une direction un peu oblique en bas et en avant. Le premier arc viscéral, ou *arc facial*, forme les parties dures et molles de la face ; les autres *arcs pharyngiens* forment le cou. Nous les examinerons séparément. Nous commencerons par ces derniers.

a. Arcs pharyngiens. — Il y en a quatre ; le premier et le second correspondent à l'os hyoïde ; le troisième et le quatrième forment les parties molles de la partie antérieure et inférieure du cou.

Le *premier arc pharyngien*, situé au-dessous de l'arc facial, apparaît vers le vingtième jour. Il va de la base du crâne à l'os hyoïde. Son extrémité supérieure produit *l'étrier* de la chaîne des osselets et *l'apophyse styloïde* du temporal, ou os *stylo-hyal.* En bas, cet arc donne naissance au *cérato-hyal* et à *l'apo-hyal* ou petite corne de l'os hyoïde. Le *ligament stylo-hyoïdien* en provient également.

Le *deuxième arc pharyngien* donne naissance aux parties molles

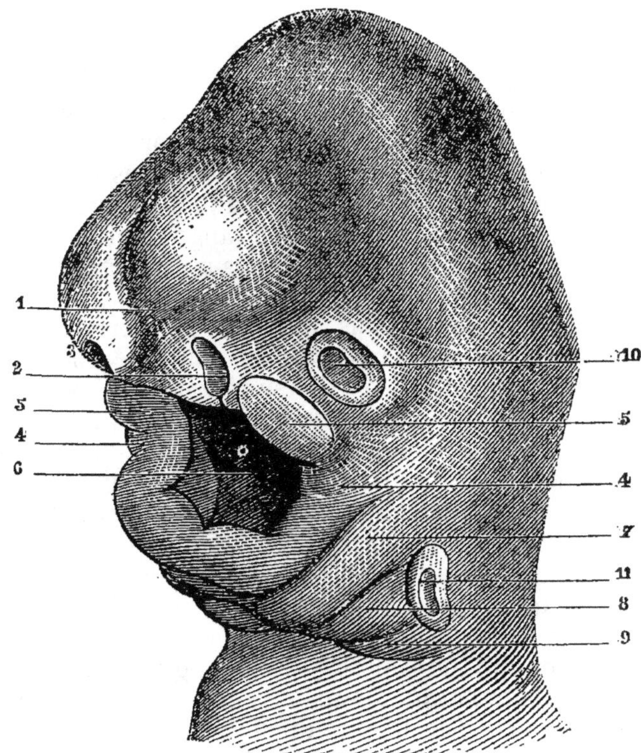

Fig. 41. — Face latérale de la tête d'un embryon d'un mois et demi, pour montrer la situation respective des arcs pharyngiens 7, 8, 9. On y voit la fossette olfactive 2, l'œil 10 et l'oreille 11.

de la partie supérieure du cou, au corps de *l'os hyoïde* et aux *grandes cornes*.

Les *troisième et quatrième arcs pharyngiens* donnent naissance aux parties molles de la partie inférieure du cou. Les cartilages du larynx procéderaient du troisième arc pharyngien, selon quelques auteurs.

b. Premier arc viscéral ou arc facial. — L'arc facial, premier arc viscéral, en se soudant avec celui du côté opposé, forme la lèvre inférieure, la mâchoire inférieure et tout ce qui constitue le menton, sans en excepter la langue.

Les deux moitiés de l'arc facial, avant leur soudure sur la ligne médiane, constituent les *bourgeons maxillaires inférieurs.* Dans chacun d'eux se forme la moitié correspondante du maxillaire inférieur. Le cartilage de Meckel, situé sur la face interne de cet os, s'étend jusqu'à la caisse du tympan, où il forme *l'enclume* et le *marteau.*

Comme l'os maxillaire, la lèvre se compose aussi de deux prolongements des bourgeons maxillaires inférieurs, qui se soudent sur la ligne médiane.

Un arrêt de développement peut atteindre cette soudure et produire un *bec-de-lièvre inférieur,* difformité fort rare.

La *langue* naît de l'extrémité des bourgeons maxillaires inférieurs par deux saillies, une de chaque bourgeon. Les deux saillies se confondent pour former la langue, et le sillon qui les séparait se montre à l'état de vestige sur la ligne médiane de la face dorsale de la langue, *sillon lingual.*

Sur le trajet des bourgeons maxillaires inférieurs, de chaque côté de l'hiatus qui sera la bouche, on voit proéminer deux bourgeons qui naissent de la partie supérieure et postérieure des bourgeons maxillaires inférieurs. Ces bourgeons, appelés *bourgeons maxillaires supérieurs*, se portent en haut, en avant et en dedans. Ils donneront naissance aux parties latérales de la lèvre supérieure, à l'os maxillaire supérieur, à l'os malaire, aux os palatins, à l'aile interne de l'apophyse ptérygoïde.

D'après ce qui précède, on voit que la lèvre supérieure est formée en grande partie par les bourgeons maxillaires supérieurs. Mais la partie médiane de la lèvre supérieure appartient à un autre bourgeon qui descend du crâne et qu'on nomme *bourgeon frontal* ou *fronto-nasal.* De même, les bourgeons maxillaires supérieurs forment par leur réunion la voûte palatine. Mais la partie antérieure et médiane de cette voûte est formée par un os spécial, *l'os incisif*, appartenant au bourgeon frontal, ou fronto-nasal, dont nous allons nous occuper.

On voit que le premier arc viscéral ou arc facial forme une grande partie de la face, tout ce qui existe au-dessus de la cavité buccale, les joues, les côtés de la lèvre supérieure et la plus grande partie de la voûte palatine. Nous allons, pour compléter la face, faire intervenir un nouveau prolongement ou bourgeon ; mais celui-ci va procéder d'en haut, il va faire suite à la partie antérieure du crâne membraneux. Devant former le *front,* le *nez*, la partie antérieure de la *voûte palatine*, la partie moyenne de la *lèvre supérieure*, ce bourgeon prend le nom de *bourgeon frontal* ou *fronto-nasal.*

Lorsque, vers le quinzième jour, la dépression centrale de la face s'accuse, on voit le *bourgeon frontal* ou *fronto-nasal,* très large, occuper l'espace qui sépare les deux yeux. Le bord inférieur du bourgeon frontal se divise presque aussitôt en trois parties, deux parties latérales ou *bourgeons nasaux externes*, et une partie médiane, *portion médiane* du *bourgeon frontal*.

Une large dépression sépare la partie médiane des parties latérales sous le nom de *fossette olfactive*. De cette fossette part un sillon vertical, le *sillon nasal*. En sorte que la portion médiane du bourgeon frontal est séparée des bourgeons nasaux externes par la fossette olfactive et le sillon nasal.

Alors la dépression buccale, allongée dans le sens transversal, est limitée en bas par l'arc facial, et en haut par les trois portions terminales du bourgeon frontal.

La cavité de la bouche se forme ensuite par liquéfaction des cellules dépendantes du feuillet moyen du blastoderme. Cette liquéfaction faisant des progrès, la cavité s'ouvre en avant et bientôt en arrière dans le pharynx, avec lequel elle communique par suite de la destruction de la *membrane du pharynx*, diaphragme situé à l'isthme du gosier, entre la bouche et le pharynx.

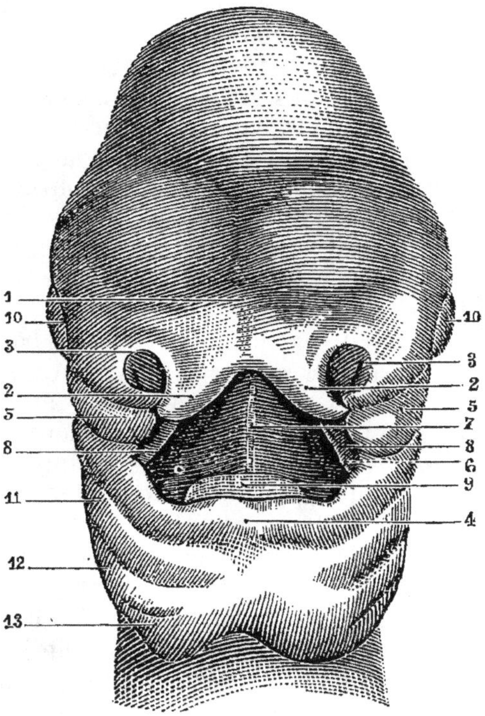

FIG. 42. — Tête d'un embryon de trente-cinq jours.

1. Bourgeon frontal. — 2, 2. Bourgeons nasaux internes ou incisifs. — 3, 3. Fossette olfactive. — 4. Bourgeons maxillaires inférieurs déjà soudés sur la ligne médiane. — 5, 5. Bourgeons maxillaires supérieurs s'appliquant en haut aux bourgeons nasaux pour former avec eux le sillon lacrymo-nasal. — 6. Cavité buccale. — 7 Vestige de la cloison des fosses nasales. — 8, 8. Vestige de la cloison qui séparera les fosses nasales de la bouche proprement dite. — 9. Langue. — 10, 10. Yeux. — 11, 12, 13. Arcs pharyngiens.

A ce moment la cavité buccale est limitée par le pharynx en arrière, la base du crâne en haut, et l'arc facial en bas. Nous savons comment s'est formée sa paroi inférieure, ainsi que la lèvre inférieure.

Nous avons vu les bourgeons maxillaires supérieurs former les parties latérales de la lèvre supérieure ; voyons comment se forme la partie médiane.

La *portion médiane du bourgeon frontal* s'échancre au milieu, de manière à donner naissance à deux petites saillies latérales appelées *bourgeons incisifs*.

Par suite du développement, la face se constitue, d'une part par la descente des bourgeons incisifs, d'autre part par le rapprochement des bourgeons maxillaires supérieurs, qui viennent exercer une pression latérale sur les bourgeons incisifs.

En descendant, les deux bourgeons incisifs se soudent sur la ligne médiane pour former la partie médiane de la lèvre supérieure. Un arrêt de développement frappant cette soudure produit un *bec-de-lièvre médian supérieur*, difformité fort rare.

Par leur partie postérieure, les bourgeons incisifs donnent naissance aux *os propres du nez*, aux *unguis*, à la *lame perpendiculaire* de l'ethnoïde, au *vomer* et au *cartilage* de la cloison. Ils donnent naissance aussi aux deux *os incisifs* formés par l'*apophyse montante* du maxillaire supérieur, par la portion de maxillaire qui supporte les *deux incisives*, et par une portion triangulaire de la voûte palatine située entre le canal palatin antérieur et la partie externe de la petite incisive. On voit sur le squelette des sutures qui indiquent l'union de l'os incisif au reste du maxillaire supérieur. L'une de ces sutures va du canal palatin antérieur à la partie externe de la seconde incisive, l'autre s'étend sur la face antérieure de l'os, de ce dernier point à la partie externe de l'apophyse montante.

Les bourgeons maxillaires supérieurs s'appliquent en dedans aux précédents. En se soudant aux bourgeons incisifs, ils complètent la lèvre supérieure, et leur défaut de soudure par arrêt de développement donne naissance au *bec-de-lièvre latéral*. Si le défaut de réunion existe seulement d'un côté, c'est le *bec-de-lièvre unique ;* si c'est des deux côtés, c'est le *bec-de-lièvre double*. Le bec-de-lièvre est *simple* s'il n'atteint que la lèvre ; mais il devient *compliqué* si l'arrêt de développement porte sur des parties plus profondes. Ainsi, il peut arriver que l'arrêt de développement frappe la soudure du maxillaire supérieur et de l'os incisif d'un ou de deux côtés. Il peut arriver aussi que l'arrêt de développement frappe le point de réunion des deux maxillaires supérieurs sur la ligne médiane de la voûte palatine, qu'il empêche la division médiane du voile du palais, et même qu'il se porte beaucoup plus en arrière. On voit que le bec-de-lièvre compliqué présente plusieurs variétés. La variété dans laquelle la voûte palatine manque, les fosses nasales et la bouche communiquant librement, porte le nom de *gueule de loup*.

Dans les premiers temps de la période embryonnaire, la face de l'embryon parait comme aplatie de haut en bas. Autrement dit, ses dimensions verticales sont considérablement réduites.

Pendant que les bourgeons maxillaires supérieurs viennent se souder aux bourgeons incisifs sur la ligne médiane, ils subissent un prolongement entre le globe oculaire et le bourgeon nasal externe, partie latérale du bourgeon naso-frontal. Un sillon sépare le bourgeon maxillaire supérieur du bourgeon nasal externe : c'est le *sillon lacrymal*, indice de la gouttière lacrymale et du canal nasal.

5. Masse cellulaire intermédiaire. — On nomme ainsi un groupe de cellules faisant partie du feuillet moyen ou mésoblaste, limité en avant par l'hypoblaste, en arrière par l'épiblaste, en dedans par les protovertèbres et en dehors par une couche de cellules formant la *lame germinative*. En hauteur, la masse cellulaire intermédiaire est étendue depuis la cinquième protovertèbre jusqu'à l'extrémité caudale de l'embryon. (Voy. *Développement des organes génito-urinaires*.)

6. Lame germinative. — On appelle lame germinative une couche de cellules située dans l'angle de séparation de la splanch-

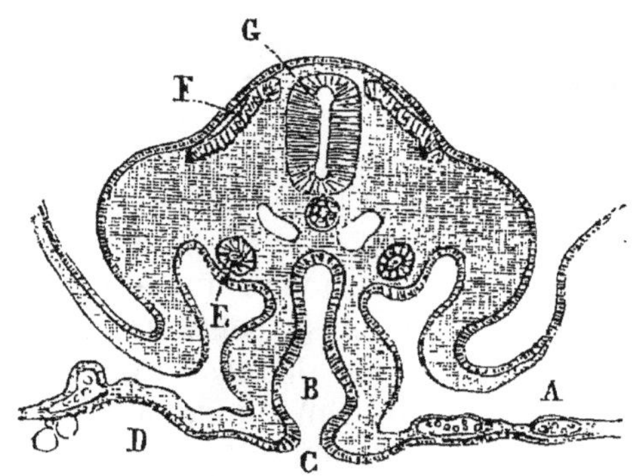

FIG. 43. — Embryon de trois jours. Coupe transversale.

A. Cavité pleuro-péritonéale. — B. Involution du feuillet interne, ou hypoblaste, pour former l'intestin. — C. Orifice de communication entre l'intestin futur et la cavité de la vésicule ombilicale D. — E. Conduit de Wolff. — F. Protovertèbre. — G. Moelle et canal de l'épendyme.

On voit au-dessous de la moelle la corde dorsale et la coupe des aortes. (Cadiat.)

nopleure et de la somatopleure, en dehors de la *masse cellulaire intermédiaire*. — Lorsque les corps de Wolff se développent dans la masse cellulaire intermédiaire, celle-ci augmente de volume et la lame germinative est refoulée dans la cavité pleuro-péritonéale, où elle forme une légère saillie. La lame germinative est formée de cellules d'épithélium cylindrique, tandis que le reste de la cavité pleuro-péritonéale est tapissé d'épithélium pavimenteux. Sur les points un peu saillants de la couche cellulaire intermédiaire, l'épithélium forme plusieurs couches superposées ; mais, à mesure qu'on se rapproche de la splanchnopleure et de la somatopleure, l'épithélium ne forme qu'une seule couche, et il se confond insensiblement avec l'épithélium pavimenteux de la cavité pleuro-péritonéale. (Voy. *Développement des organes génito-urinaires.*)

7. Développement des somatopleures. — Nous savons que la somatopleure est le feuillet externe du blastoderme, doublé, à sa face interne, de la lame musculo-cutanée fournie par le dédoublement du feuillet moyen dans les lames latérales.

En se développant, les somatopleures donnent naissance aux parois du tronc, aux membres et aux organes des sens.

a. Formation des parois du tronc. — Les somatopleures convergent vers la ligne médiane pour fermer la grande cavité du tronc, excepté au niveau de l'ombilic. Cette cavité se divise en trois, après la formation du diaphragme, péritoine et plèvres.

Un arrêt de développement peut frapper la soudure des deux somatopleures ; il en résulte une *fissure médiane* qui laisse échapper les viscères abdominaux, lorsqu'elle a pour siège l'abdomen. Si la fissure siège à la région thoracique, on l'appelle *fissure sternale.*

Dans la formation des parois du tronc, l'épiblaste, ou feuillet externe, forme l'épiderme et le revêtement épithélial des glandes de la peau, ainsi que les ongles et les poils.

L'épiblaste est doublé à sa face profonde par la lame musculo-cutanée fournie par le mésoblaste, et nous avons vu que la somatopleure résulte de la réunion de ces deux couches. Un peu plus tard, la masse cellulaire intermédiaire envoie un prolongement lamelliforme, uniquement composé de cellules dans l'épaisseur de la somatopleure, entre l'épiblaste et la lame musculo-cutanée. De cette dernière couche naissent le derme, le tissu conjonctif sous-cutané, les os, les muscles, les vaisseaux et les nerfs des parois du tronc.

b. Formation des membres. — Les membres apparaissent dès le quatrième jour, alors que la tête et la partie médiane du tronc sont en partie formées. Au moment où les somatopleures opèrent leur soudure, on voit une saillie longitudinale se produire de chaque côté. C'est l'*éminence de Wolff,* étendue de l'extrémité céphalique à l'extrémité caudale et appartenant aux somatopleures.

On voit apparaître les membres, sous forme de petits bourgeons aplatis, de chaque côté des extrémités céphalique et caudale. Dès qu'ils ont apparu, l'éminence de Wolff disparait.

Les membres s'allongent de plus en plus et prennent enfin leur position naturelle. L'extrémité des membres, aplatie en forme de nageoires, donnera naissance à la main et aux pieds.

Les doigts apparaissent vers la sixième semaine chez l'homme. Au début, ils sont représentés par des traînées régulières de cellules séparées par des espaces clairs correspondant aux espaces interdigitaux.

Les divers organes et tissus qui constituent les membres sont donc formés par la somatopleure. L'épiderme et les glandes de la peau proviennent de l'extension de l'épiblaste ; le derme et tous les organes profonds sont fournis par le mésoblaste ou feuillet moyen du blastoderme.

c. *Formation des organes des sens.* — Nous avons vu que l'organe du *sens du goût,* la langue, se forme, aux dépens du feuillet moyen ou mésoblaste, par deux bourgeons qui naissent du point de réunion des deux bourgeons maxillaires inférieurs. L'épiblaste s'étend dans la cavité buccale et tapisse la surface de la langue, comme les autres parties de la bouche.

Le *sens du tact*, la peau, est formé par l'épiblaste et le mésoblaste. (Voy. *Peau.*)

Le développement du *sens de l'olfaction* sera décrit avec le nerf olfactif.

Le *sens de la vue,* l'œil, se développe de la manière suivante. L'épiblaste et le mésoblaste concourent à former le globe oculaire.

L'épiblaste, feuillet externe, donne naissance à la rétine, au nerf optique et au cristallin ; voici comment. Tout à fait au début de la période embryonnaire, une sorte de bourgeon creux naît de la vésicule cérébrale antérieure (formée elle-même par la dilatation du sillon médullaire, et par conséquent par l'épiblaste). Ce bourgeon creux se porte en dehors, en se rétrécissant à son pédicule. Le point rétréci est creux : il formera le nerf optique ; la partie renflée est creuse également : c'est la *vésicule optique,* d'où naîtra la rétine.

Le nerf optique s'allonge et son canal se rétrécit. Il s'ouvre avec celui du côté opposé, par une ouverture commune, dans le ventricule moyen. Puis il se produit un écartement, et les deux nerfs optiques s'ouvrent séparément.

La *rétine,* c'est-à-dire la *vésicule optique,* située à l'extrémité du nerf optique, arrive au contact de l'épiblaste général. La rétine est bien formée déjà par l'épiblaste, mais par une portion qui s'est invaginée dans l'embryon. La vésicule optique, dépendant de cette portion invaginée, vient en contact de l'épiblaste général, feuillet externe qui recouvre toute la surface du corps de l'embryon. Au niveau du point où a lieu le contact, l'épiblaste présente un épaississement.

L'épaississement de l'épiblaste, produit par une végétation cellulaire, prend la forme d'une lentille (cette lentille sera le *cristallin*), qui refoule peu à peu le sommet de la vésicule optique, de manière à l'invaginer dans elle-même et à appliquer la moitié antérieure dans la moitié postérieure. Les deux moitiés se soudent et la rétine aura désormais la forme d'une cupule, la forme que nous lui connaissons.

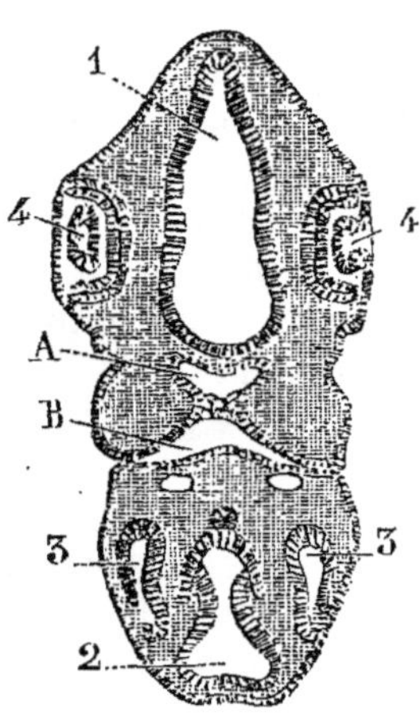

Fig. 44. — Coupe horizontale de l'extrémité céphalique d'un embryon de deux jours passant par les yeux et les oreilles.

A. Dépression buccale. — B. Aditus anterior communiquant avec l'épiderme par la première fente branchiale. — 1. Vésicule cérébrale antérieure. — 2. Vésicule cérébrale postérieure. — 3. Fossette auditive. — 4. Formation du cristallin. (Cadiat.)

Le nerf optique se creuse d'une gouttière, solution de continuité apparente, connue sous le nom de *fente choroïdienne.* Elle s'étend à la cupule rétinienne. Par cette fente pénètrent les cellules du feuillet moyen, mésoblaste, pour former, d'une part, l'*artère centrale de la rétine* dans le nerf optique, et d'autre part diverses parties constituantes du globe oculaire.

Puis, la gouttière du nerf optique disparaît et l'artère est emprisonnée dans le nerf.

Par la *fente choroïdienne,* avant l'occlusion de la *gouttière optique,* les cellules du mésoblaste pénètrent et vont donner naissance au *corps vitré,* à la *membrane hyaloïde* et à la *zone de Zinn.*

Les cellules du mésoblaste forment une couche autour de la rétine et se disposent de manière à donner naissance à la *choroïde,* à l'*iris,* à la *sclérotique* et à la *cornée.*

La moitié postérieure de la vésicule rétinienne forme le *pigment choroïdien* en se transformant en cellules hexagonales qui se remplissent de granulations noires. Quant à la moitié antérieure, refoulée dans la postérieure, elle se transforme en éléments nerveux et forme la rétine, à proprement parler.

Revenons au *cristallin.* Nous avons vu qu'il est formé par un épaississement lenticulaire de l'épiblaste et qu'il refoule la moitié antérieure de la vésicule rétinienne dans la moitié postérieure. A ce moment, le cristallin est relativement considérable. Il se déprime insensiblement et forme une sorte de bourse dont l'ouverture, dirigée du côté de l'épiblaste, se resserre de plus en plus. Puis cette bourse se sépare de l'épiblaste.

Ayant la forme d'une lentille creuse, elle a donc une paroi antérieure qui regarde une paroi postérieure. Les deux sont recouvertes de cellules. Les cellules de la paroi postérieure s'allongent rapidement d'arrière en avant, en prenant leur point d'appui sur une membrane nouvellement formée, la *cristalloïde postérieure*, et forment les *fibres du cristallin*. Celles-ci, en s'allongeant d'arrière en avant, compriment les cellules antérieures contre la *cristalloïde antérieure*, où elles prennent l'aspect d'un *épithélium pavimenteux*.

Le *sens de l'ouïe*, oreille, se forme ainsi. L'*oreille externe* et l'*oreille moyenne* se développent avec les arcs viscéraux qui forment la face et le cou.

Le premier *arc pharyngien* donne naissance au *pavillon* de l'oreille et à l'os *étrier*.

Le *bourgeon maxillaire inférieur* forme le *marteau* et l'*enclume*.

La *caisse du tympan* et la *trompe d'Eustache* sont formées par la partie profonde de la première fente pharyngienne, tandis que la partie superficielle forme le *conduit auditif* externe. La *membrane du tympan* est une production un peu postérieure des mêmes parties.

L'*oreille interne* se développe de la manière suivante. Il y a une *vésicule auditive*, comme une vésicule olfactive et une vésicule oculaire; seulement, au lieu de provenir des centres nerveux, elle est formée par l'épiblaste. Dès le second jour de l'incubation, on voit une dépression de l'épiblaste se montrer de chaque côté de la vésicule cérébrale antérieure. Cette dépression augmente de plus en plus et, comme celle que forme le cristallin, elle se transforme en vésicule, qui se détache vers la fin du second jour.

La *vésicule auditive*, ainsi isolée, s'aplatit aussitôt, elle s'allonge d'avant en arrière et elle présente trois petits noyaux ou bourgeons sur son côté externe. Sa partie antérieure s'enroule autour d'une petite portion de mésoblaste pour former la *lame des contours* du limaçon; la portion du mésoblaste dont il vient d'être question formera l'*axe* ou *noyau* du limaçon. L'extrémité postérieure dilatée forme le *vestibule*. Quant aux trois bourgeons externes, ils se développent pour former les trois *canaux demi-circulaires*.

La séparation des canaux demi-circulaires membraneux et osseux s'opère ensuite.

Quant aux *nerfs* de l'oreille interne, ils naissent sur place. Le ganglion de Corti naît d'abord, les filaments de la lame spirale se montrent ensuite, enfin le nerf auditif s'étend du bulbe rachidien au ganglion de Corti.

Amnios. — La membrane amnios commence à se montrer dès le second jour de l'incubation. L'épiblaste, feuillet externe du blastoderme, se replie sur toute la circonférence de l'embryon, mais d'une manière plus manifeste au niveau de l'extrémité céphalique. Ce repli s'accentue davantage et forme une sorte de gouttière en arrière de la circonférence de l'embryon ; la portion de ce repli qui couvre les extrémités céphalique et caudale constitue le *capuchon céphalique* et le *capuchon caudal ;* celle qui correspond aux bords, aux lames latérales, donne naissance aux capuchons latéraux. Ce repli, qui est dû à l'accroissement rapide de la membrane qui le forme, s'avance insensiblement et rapidement vers le dos de l'embryon et converge vers le centre de sa face dorsale. Au moment où il va se confondre avec lui-même, on voit un petit orifice appelé *ombilic amniotique*, de courte durée, car, dès le commencement du troisième jour, l'amnios, entièrement détaché de l'épiblaste, forme à l'embryon un véritable sac.

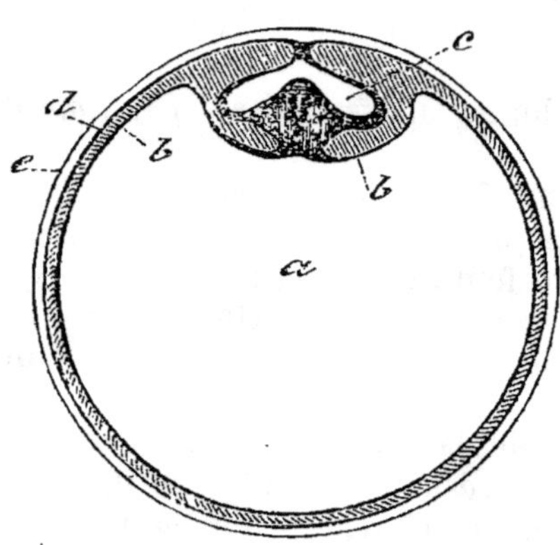

Fig. 45. — Schéma montrant le développement de l'amnios et la cavité du cœlome.

a. Vitellus entouré par le feuillet interne du blastoderme *b.* — *c.* Cavité de l'amnios. — *d.* Feuillet externe du blastoderme. — *e.* Membrane vitelline. (Cadiat.)

A partir de ce moment, l'amnios prendra de l'extension par suite de l'accumulation d'un liquide qui va s'interposer entre cette membrane et la face dorsale de l'embryon. En même temps que le liquide distendra la membrane amnios, celle-ci augmentera en étendue, par suite de la multiplication des éléments qui la constituent. Comme l'amnios est fixé à la circonférence de l'embryon, et, pour mieux dire, à la circonférence de la somatopleure et des replis céphalique et caudal, il en résulte que cette circonférence entraînera l'amnios jusqu'à l'ombilic, à mesure que les somatopleures se rapprocheront pour se confondre.

L'amnios persistera jusqu'au moment de l'accouchement. Cette membrane représente une poche pleine de liquide, dans lequel est suspendu le fœtus par le cordon ombilical. L'amnios est continue, elle tapisse toute la cavité de l'œuf, et elle forme une gaine aux éléments du cordon ombilical jusqu'aux bords de l'anneau ombilical, avec lesquels elle se confond. Sa disposition est exactement la même que celle du feuillet pariétal de la plèvre qui,

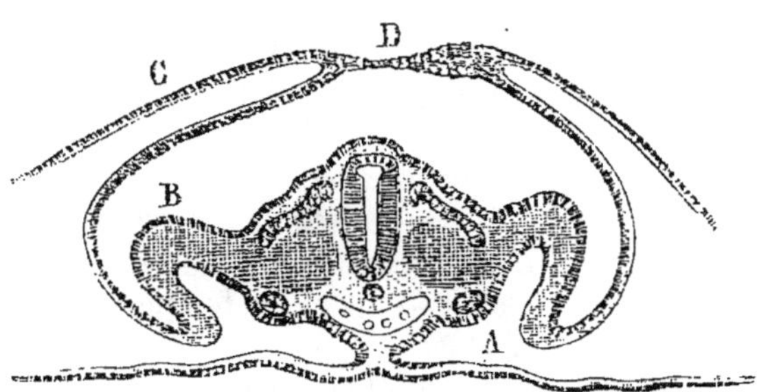

FIG. 46. — Embryon de poulet, après quarante-huit heures d'incubation. Coupe transversale pour montrer la formation de l'amnios.

Dans cette figure, la face dorsale de l'embryon regarde en haut, tandis que certains auteurs ont coutume de la diriger en bas.

On voit sur la ligne médiane le canal de l'épendyme au centre de la moelle, la corde dorsale et de chaque côté les protovertèbres.

A. Cavité pleuro-péritonéale. — B. Lame fibro-cutanée, feuillet externe du blastoderme se soulevant pour former l'amnios. — C. Portion du feuillet externe formant le chorion. — D. Point de réunion des deux lames, *ombilic amniotique*. (Cadiat.)

après avoir tapissé la cavité qui entoure le poumon, forme une gaine au pédicule du poumon, jusqu'au poumon lui-même. Cette comparaison fort juste permet de comparer l'amnios au feuillet pariétal d'une séreuse, en sorte que le liquide amniotique peut être comparé à un épanchement qui éloigne le fœtus des parois de l'œuf.

Le liquide amniotique a pour but de protéger le fœtus et le cordon ombilical contre les effets des contractions de l'utérus pendant l'accouchement et contre les chocs extérieurs pendant la grossesse.

Au moment de l'accouchement régulier, la tête du fœtus, dilatant le col utérin et se moulant sur la circonférence du bassin, repousse du côté du col une petite partie du liquide amniotique qui fait saillir les membranes de l'œuf au niveau de l'orifice utérin dilaté. C'est la *poche des eaux*, dont la rupture indique que le travail de l'accouchement avance. Le reste du liquide amniotique est emprisonné par la tête, qui fait l'office de bouchon au niveau du col. Il continue à baigner le corps du fœtus jusqu'à la sortie du fœtus tout entier, qui entraine le liquide avec lui. L'écoulement total du liquide amniotique avant la fin du travail est une mauvaise condition pour l'accouchement.

La *surface externe* de l'amnios est en rapport avec le chorion (voy. ce mot).

La *surface interne,* lisse et polie comme celle d'une séreuse, est baignée par le liquide amniotique. Au voisinage du cordon ombilical, elle présente de petites saillies, de la grosseur de grains de millet, *caroncules amniotiques* de Müller, et quelques prolongements filiformes, simples ou ramifiés, *villosités amniotiques.*

La *portion ombilicale* de l'amnios forme un tube complet aux éléments du cordon ombilical. Ce tube se resserre de plus en plus. Sa surface est luisante et comme gélatineuse. Elle glisse sous le doigt, comme ont pu s'en apercevoir les personnes qui ont pratiqué des accouchements.

Sa *structure* comprend deux couches : une épithéliale et une fibreuse.

L'*épithélium* est *pavimenteux simple,* à cellules aplaties, bien régulièrement juxtaposées et présentant une grande cohérence.

La *couche fibreuse* est formée de tissu conjonctif. Remak et Kölliker y ont trouvé des fibres musculaires lisses, ce qui donne à l'amnios un certain degré de contractilité.

Les vaisseaux de la membrane amniotique sont très rares. Il n'y a pas de nerfs.

Le *liquide amniotique* augmente insensiblement jusqu'à la quantité moyenne de 500 grammes.

Au début de la formation embryonnaire, c'est un liquide clair et transparent ; mais il change plus tard de composition, à cause de la présence du fœtus dont la peau baigne dans le liquide et dont les excrétions sont rejetées dans le liquide amniotique. Il devient blanc verdâtre. Sa saveur, nulle au début, devient salée plus tard.

Vers la fin de la grossesse, le liquide amniotique renferme, outre les cellules épithéliales, de l'urée, de l'albumine, du chlorure de sodium, et, en outre, des sels de chaux et de soude, de la graisse, du sucre et de la créatine.

Le fœtus étant complètement baigné par l'amnios, il semble que ce liquide doive être profondément altéré. Il subit simplement des modifications chimiques ; mais, comme il est à l'abri de l'air, il ne s'altère pas. Il se putréfie rapidement au contact de l'air.

Du reste, il ne faudrait pas croire que les déjections fœtales soient considérables. La plupart des organes sommeillent chez le fœtus. A part la peau qui fonctionne un peu, et le rein, dont le produit, si peu abondant, est versé par la vessie dans le liquide amniotique, les organes du fœtus sont dans le repos le plus complet. Le liquide amniotique baigne les narines, dont les bords sont appliqués à eux-mêmes; il ne peut pénétrer dans les voies respiratoires. Le thorax est sans mouvement. Le liquide amniotique baigne les lèvres hermétiquement fermées, de sorte que le liquide ne peut pas pénétrer dans la bouche.

— Les parties que nous allons étudier maintenant, vésicule ombilicale, vésicule allantoïde, cordon ombilical et placenta, sont des dépendances du feuillet interne du blastoderme, ou hypoblaste.

1° **Vésicule ombilicale.** — Formée par la portion extra-fœtale du feuillet interne, la vésicule ombilicale est de courte durée. Vers la fin du premier mois, elle remplit complètement la cavité de l'œuf. Mais à mesure que l'amnios se développe, elle

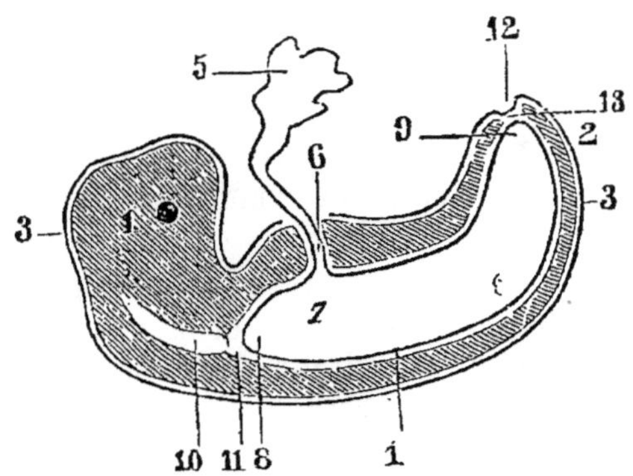

Fig. 47. — Schéma de l'embryon. Formation de l'anus.

1. Extrémité céphalique. — 2. Extrémité caudale. — 3. Épiderme, feuillet externe. — 4. Feuillet interne, intestin. — 5. Vésicule ombilicale. — 6. Ombilic. — 7. Cavité intestinale. — 8. Extrémité supérieure de l'intestin allant au-devant de l'intestin supérieur pour former l'œsophage. — 9. Extrémité inférieure allant au-devant de la dépression anale pour former le rectum. — 10. Œsophage. — 11. Point de réunion. — 12. Dépression anale. — 13. Point de réunion de l'intestin et de la dépression anale.

diminue et se réduit à un cordon creux qui se porte de l'ombilic à un point de la paroi de l'œuf. Ce cordon creux est le *conduit omphalo-mésentérique,* établissant une communication entre la cavité de l'embryon et la vésicule ombilicale. La paroi de la vésicule ombilicale est vasculaire; ses vaisseaux se nomment *omphalo-mésentériques;* ils ont des communications avec ceux de l'embryon. Après le premier mois, cette vésicule se sépare de l'embryon, et s'atrophie peu à peu.

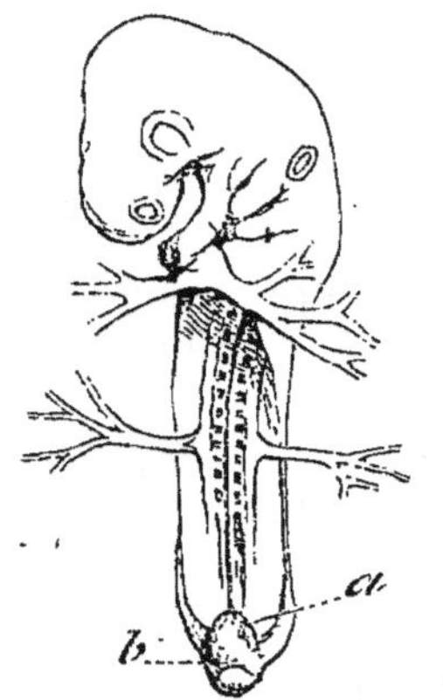

FIG. 48. — Embryon de poulet à la fin du troisième jour de l'incubation.

a. Émergence du bourgeon devant former la vésicule allantoïdienne. — *b.* Dépression sous-caudale. (Cadiat.)

2° **Vésicule allantoïde.** — Pendant que la vésicule ombilicale remplit presque complètement la cavité de l'œuf et que l'amnios commence à se développer, on voit se montrer une petite saillie sur la portion du feuillet interne du blastoderme comprise dans la cavité abdominale, sorte de bourgeon creux. Cette saillie proémine à travers l'ombilic au-dessous de la vésicule ombilicale, du côté de l'extrémité caudale de l'embryon. Elle s'allonge insensiblement jusqu'à la surface interne du chorion et se trouve divisée, à la manière de la vésicule ombilicale, en deux portions: une contenue dans la cavité abdominale et qui formera la *vessie,* l'autre dans la cavité de l'œuf et qui constitue l'*allantoïde* proprement dite. L'étranglement ombilical sépare ces deux parties. Des *vaisseaux allantoïdiens* se montrent à sa surface et communiquent avec le corps de l'embryon.

La vésicule allantoïde se développe rapidement dans sa portion extra-fœtale, et s'étale entre l'amnios et la vésicule ombilicale. Arrivée au chorion, elle s'applique à sa surface interne, ou mieux à la face interne du feuillet externe du blastoderme, qu'elle recouvre dans toute son étendue, en dehors de l'amnios et de la vésicule ombilicale. Elle emporte avec elle les vaisseaux allantoïdiens, de telle sorte que ces vaisseaux viennent s'étaler à la surface interne du chorion. Quelques-uns de ces vaisseaux donneront naissance au placenta, les autres s'atrophieront, et la portion de vésicule allantoïde, étendue de l'ombilic à la vessie, formera l'*ouraque.* Ce sont les vaisseaux allantoïdiens qui constitueront plus tard les artères et la veine ombilicales. L'une des veines allantoïdiennes s'est atrophiée.

3° **Cordon ombilical.** — On donne ce nom au cordon qui s'étend de l'ombilic au placenta, et qui maintient le fœtus au milieu des eaux de l'amnios. C'est par ce cordon que passe le sang du fœtus. D'après le mode de formation des trois membranes précédentes, rien n'est plus facile que de se faire une idée du cordon. Il est formé par trois vaisseaux contournés en spirale, la veine ombilicale et les artères ombilicales; par le vestige de l'allantoïde, sorte de cordon fibreux; par une enveloppe complète extérieure dépendant de l'amnios; enfin par une substance con-

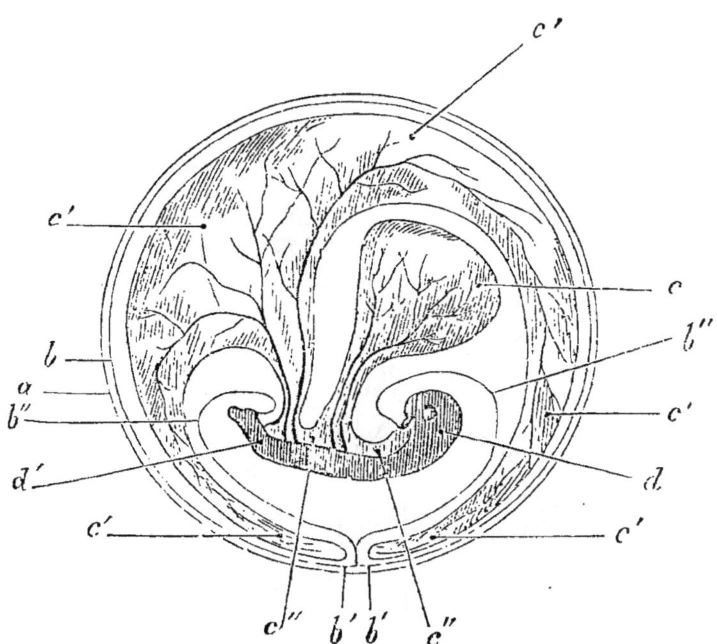

Fig. 49. — Vésicule allantoïde étalée à la surface interne de l'œuf.

a. Chorion. — b. Feuillet externe du blastoderme se confondant avec le chorion. — b', b'. Replis du feuillet externe du blastoderme formant l'amnios. — b'', b''. Capuchon céphalique et capuchon caudal de l'amnios. — c. Vésicule ombilicale. — c', c', c', c'. Vésicule allantoïde. — c'', c''. Rudiment de l'intestin de l'embryon. — d. Extrémité céphalique de l'embryon. — d'. Extrémité caudale de l'embryon.

jonctive réunissant les vaisseaux, et appelée *gélatine de Warthon*. (Voy. *Circulation du fœtus*.)

4° **Placenta.** — Le placenta est une masse spongieuse aplatie, seul moyen d'union vitale entre la mère et le fœtus.

Il s'insère ordinairement au fond de la cavité utérine; mais il peut s'implanter sur tous les autres points, même sur le col.

Cet organe, en forme de disque aplati, est quelquefois ovale. Il présente de 12 à 15 centimètres de largeur, de 2 à 3 d'épaisseur.

On lui considère deux faces et une circonférence.

La *face externe* ou *maternelle* est adhérente à la paroi utérine. Elle est irrégulière et présente des saillies de la grosseur d'une noisette, d'une petite noix, séparées par des sillons. Ces saillies constituent les *cotylédons*. Nous verrons plus loin, en étudiant la structure de cet organe, que chaque cotylédon, formé par une touffe de villosités, possède une circulation indépendante de celle des cotylédons voisins.

Cette face est saignante au moment où la délivrance vient de s'opérer.

La *face interne ou fœtale* regarde la cavité de l'œuf. Elle est

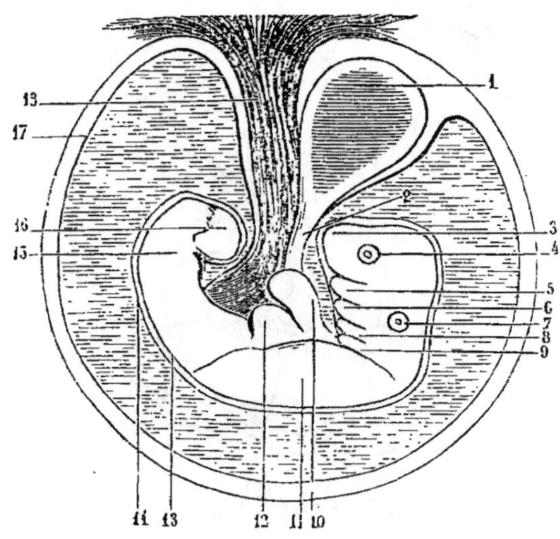

Fig. 50. — Embryon ; amnios développé ; atrophie de la vésicule ombilicale.

1. Vésicule ombilicale atrophiée. — 2. Conduit omphalo-mésentérique. — 3. Bourgeon frontal. — 4. Œil. — 5, 6, 8, 9. Les quatre arcs pharyngiens. — 7. Vésicule auditive. — 10. Cœur. — 12. Foie. — 13, 14. Surface de l'embryon. — 15, 16. Extrémité caudale de l'embryon. — 17. Amnios et liquide amniotique. — 18. Cordon ombilical.

baignée par le liquide amniotique, et elle donne insertion par sa partie centrale au cordon ombilical. Quelquefois, le cordon s'insère près de la circonférence du placenta, qui prend, dans ce cas, le nom de placenta en *raquette*.

La face fœtale est lisse et recouverte par la membrane amnios. On y voit des vaisseaux flexueux et très volumineux qui se portent du cordon ombilical vers la circonférence du placenta.

La *circonférence* est un peu plus mince que le reste de l'organe. On y trouve souvent une substance blanchâtre formée par de la fibrine.

Rapports. — Le placenta est constitué, d'une part, par le proongement des vaisseaux allantoïdiens, situés entre l'amnios et le chorion, et se ramifiant dans les villosités choriales ; d'autre part, par les vaisseaux de la muqueuse utérine. Par conséquent, il est en rapport par sa face externe avec le tissu même de l'utérus,

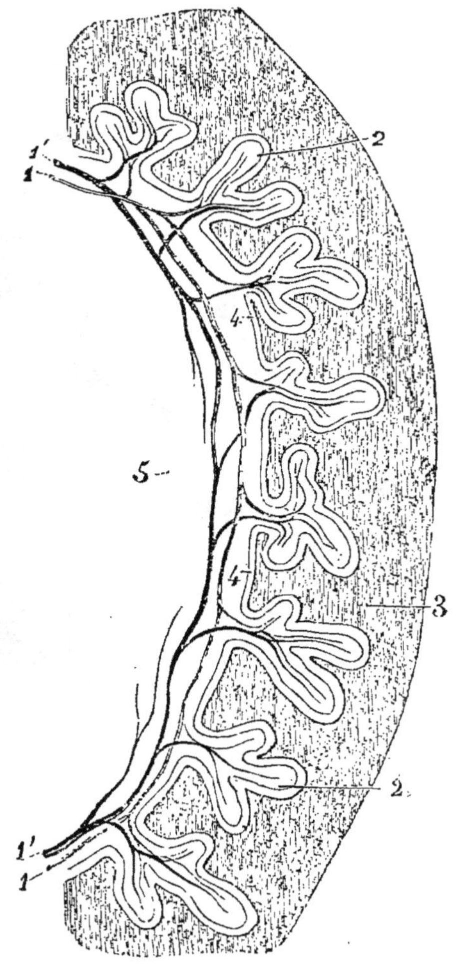

Fig. 51. — Physionomie des villosités au début de la circulation allantoïdienne.

1. Troncs artériels allantoïdiens. — 1'. Troncs veineux allantoïdiens. — 2. Villosités avec leurs capillaires. — 3 Muqueuse utérine pénétrant entre les villosités jusqu'au chorion. — 4. Chorion formant une membrane continue, interrompue par l'orifice de la villosité ; cette membrane forme une cloison entre les troncs allantoïdiens et les capillaires des villosités. — 5. Cavité de l'œuf.

et par sa face fœtale avec la membrane amnios, qui entoure le cordon, après avoir recouvert le placenta.

Structure. — Le parenchyme du placenta présente à étudier :

1° Les villosités du chorion, qui se ramifient et s'enfoncent dans la muqueuse utérine ; 2° les vaisseaux contenus au centre des villosités ; 3° la substance interposée entre elles.

Villosités. — Les *villosités* sont constituées par les mêmes éléments que le chorion. C'est une substance amorphe, résistante, grisâtre, non vasculaire, formée par la soudure de cellules pourvues de noyau. Elle n'est pas dissoute par l'acide acétique, qui la rend transparente. On y trouve des noyaux ovoïdes, longs de 8 à 10 μ, larges de 5 à 6 μ.

Les villosités sont ramifiées et creusées de cavités; elles ne présentent aucune ouverture, si ce n'est du côté du chorion, où elles reçoivent les vaisseaux. Elles représentent donc un système de

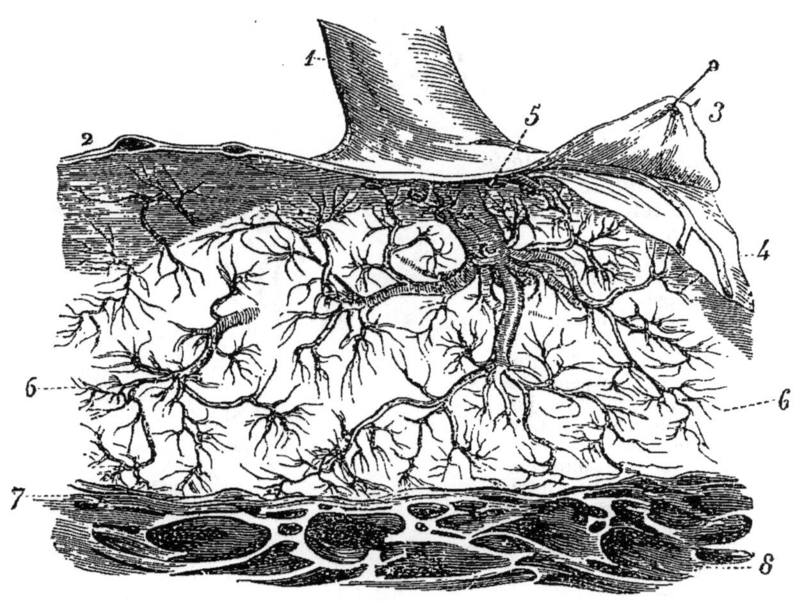

FIG. 52. — Disposition des villosités dans le placenta.

1. Cordon. — 2. Amnios. — 3. Le même soulevé par un crochet. — 4. Substance du placenta. — 5. Vaisseaux des villosités. — 6. Ramifications de ces villosités. — 7, 8. Sinus utérins.

tubes ramifiés et fermés du côté de l'utérus. Leur paroi est très mince.

Vaisseaux. — Les *vaisseaux* contenus dans les villosités proviennent des vaisseaux allantoïdiens qui doivent former plus tard les vaisseaux ombilicaux. Ces vaisseaux se divisent dans les villosités, comme les villosités elle-mêmes. Quelques-unes sont vides. Dans chaque branche de ramification des villosités, se trouve une anse vasculaire qui tient à l'artère ombilicale d'un côté, à la veine ombilicale de l'autre. C'est l'anse elle-même qui constitue le capillaire; c'est elle aussi qui est le siège des transformations que subit le sang du fœtus dans le placenta. Les vaisseaux ont la même disposition dans toute l'étendue du placenta :

ils constituent un système vasculaire tout particulier, formé uniquement par des anses. Nulle part, il n'existe d'ouvertures sur ces vaisseaux, nulle part on ne voit ces vaisseaux communiquer avec ceux de la mère. Les phénomènes de respiration du fœtus se passent dans le placenta; ils se font par endosmose et exosmose au contact des vaisseaux de la mère, mais le sang fœtal ne passe jamais dans les vaisseaux de la mère. Les villosités que

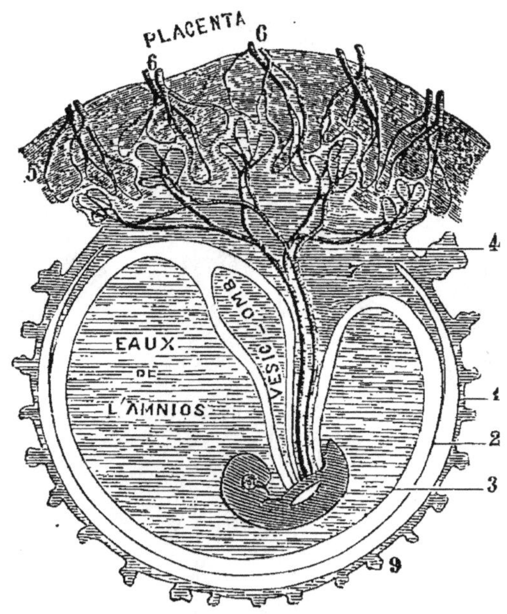

FIG. 53. — Placenta fœtal et placenta maternel. Coupe schématique.

1. Chorion et ses villosités atrophiées. — 2. Prolongement de la vésicule allantoïde entre le chorion et l'amnios. — 3. Amnios. — 4. Substance du placenta fœtal avec ses villosités vasculaires. — 5, 5. Placenta maternel. — 6, 6. Vaisseaux du placenta maternel formant des anses entre les villosités du placenta fœtal. — 7. Vaisseaux ombilicaux formant des anses dans les villosités.

nous venons de décrire s'enfoncent dans la muqueuse interne et plongent dans les lacs sanguins de l'utérus.

Le placenta n'est pas uniquement formé par ces villosités; il ne contient pas seulement des éléments provenant du fœtus. Du côté de la mère, on voit, en effet, la muqueuse utérine en contact avec le placenta se tuméfier et former des plis qui s'interposent aux cotylédons. L'ensemble de ces replis en forme de villosités constitue le *placenta maternel*. L'ensemble de cotylédons constitue le *placenta fœtal*. Les villosités qui proviennent de l'utérus présentent des anastomoses extrêmement fréquentes entre les vaisseaux qu'elles renferment. Ces anastomoses sont si nombreuses, si multipliées, qu'on a donné à cette portion de muqueuse le nom de lac placentaire.

Substance intermédiaire. — Entre les masses de villosités choriales, aussi appelées cotylédons, d'une part, entre ces cotylédons et le tissu utérin, d'autre part, on trouve une substance interpo-

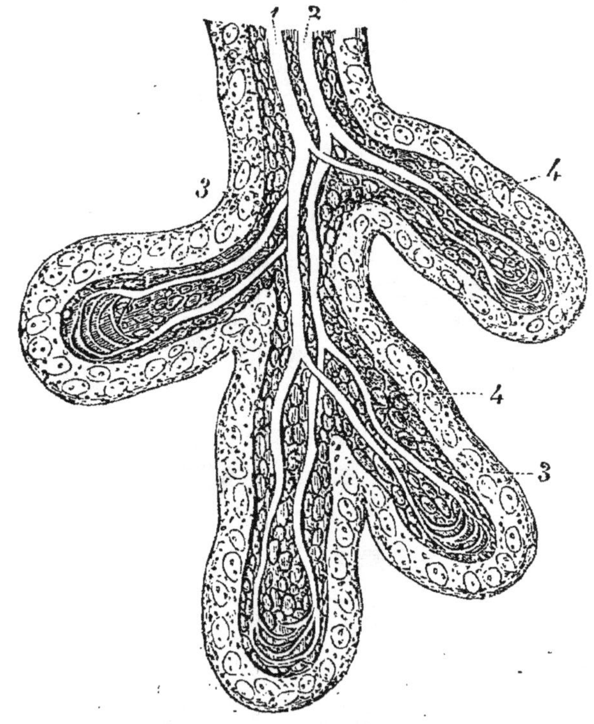

FIG. 54. — Portion de villosité.

1 et 2. Vaisseaux de la villosité s'anastomosant au fond du cul-de-sac. — 3. Tissu chorial formant la paroi villeuse. — 4. Tissu conjonctif qui isole les vaisseaux les uns des autres et de la paroi villeuse.

sée; cette substance est élastique, un peu gluante ou visqueuse, demi-transparente, grisâtre; elle est partout continue à elle-même. Elle est formée par de la matière amorphe granuleuse, au milieu de laquelle on rencontre les éléments de la muqueuse utérine, sans en excepter son épithélium. Mais ces cellules d'épithélium sont déformées de mille manières différentes.

Développement. — Après la fécondation, l'œuf arrive dans l'utérus; aussitôt, il se développe à sa surface des prolongements ou villosités. Parmi ces villosités, il en est qui touchent directement la muqueuse et qui deviendront le siège de la formation des vaisseaux; les autres s'atrophient au bout de quatre ou cinq semaines. Mais celles qui doivent constituer le placenta s'allongent et se creusent de cavités; en même temps, elles se ramifient et forment chacune une touffe qu'on appelle cotylédon. Des vaisseaux provenant de l'allantoïde s'enfoncent dans les villosités et dans

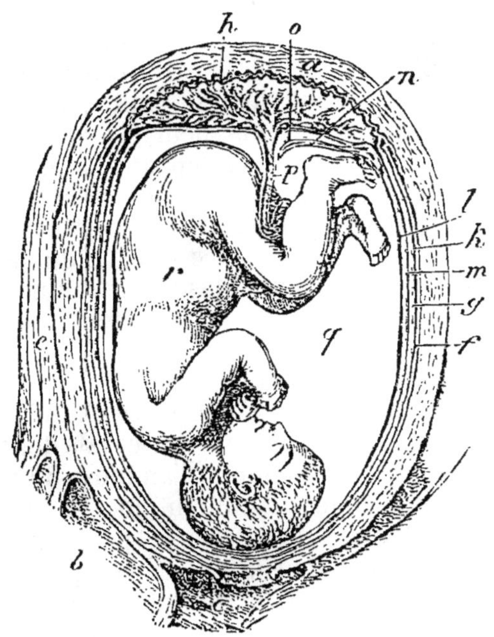

FIG. 55. — Montrant le fœtus dans la cavité utérine au moment de la naissance.

a Paroi utérine. — *b*. Portion de vessie. — *c*. Vagin. — *d*. Paroi postérieure. — *e*. Paroi antérieure. — *f*, *g*. Les deux feuillets de la caduque. — *h*. Placenta maternel. — *i*. Placenta fœtal. — *k*. Chorion. — *l*. Amnios. — *m*. Matière albumineuse entre le chorion et l'amnios. — *n*, *o*. Vestiges de la vésicule ombilicale et du conduit omphalo-mésentérique. — *p*. Cordon ombilical. — *q*. Liquide amniotique. — *r*. Fœtus.

leurs ramifications tubuleuses en décrivant des anses. La circulation de chaque cotylédon est indépendante de celle des autres.

En même temps que se développent les villosités choriales du fœtus, se montrent les villosités de la mère et une substance amorphe intermédiaire aux villosités.

Chorion. — Le chorion est l'enveloppe la plus extérieure de l'œuf. Très mince dans les premiers temps de la vie embryonnaire, cette membrane augmente d'épaisseur à mesure que l'œuf grossit. Dans les premiers jours qui suivent la fécondation, le chorion est formé par la membrane vitelline. Un peu plus tard, à cette membrane vient s'ajouter le feuillet externe du blastoderme, qui en recouvre la surface interne. Quelque temps après, ce feuillet se trouve lui-même doublé, à sa surface interne, par l'épanouissement de la vésicule allantoïde qui s'interpose à la paroi de l'œuf et à la membrane amnios.

D'après Coste, et je puis dire que cette opinion a prévalu, les trois membranes précédemment citées formeraient trois chorions successifs, de telle sorte que le premier chorion serait formé par la membrane vitelline. Celle-ci disparaîtrait pour faire place au deuxième chorion, représenté par le feuillet externe du blastoderme, qui disparaîtrait à son tour pour être définitivement constitué par la vésicule allantoïde enveloppant l'amnios.

Dès que l'œuf est arrivé dans la cavité utérine, le chorion se recouvre de petits prolongements ou *villosités*. Au moment où la vésicule allantoïde s'étale à la surface interne du chorion, c'est-à-dire vers le treizième jour, les villosités deviennent vasculaires. Un peu plus tard, les villosités, qui se mettent en rapport avec la muqueuse utérine et doivent former le placenta, se développent, tandis que les autres s'atrophient.

Au moment de la naissance, l'œuf est constitué comme il suit. Il est formé de trois membranes superposées de dehors en dedans: la membrane caduque, le chorion et l'amnios; d'un liquide intérieur; du fœtus, suspendu au milieu du liquide au moyen du cordon ombilical; et enfin du placenta, pédicule vasculaire qui établit la seule communication entre la mère et l'enfant.

Pendant l'accouchement, le col de l'utérus s'ouvre, et le fœtus, se présentant le plus souvent par la tête, s'engage dans le bassin. Poussée vers l'orifice du col utérin par les contractions utérines, la tête détermine la saillie d'une portion des enveloppes de l'œuf à travers l'orifice. Entre la partie saillante des enveloppes et la tête du fœtus est emprisonnée une partie du liquide amniotique. Il arrive un moment où cette poche se rompt; le fœtus sort avec le liquide amniotique par l'ouverture faite aux membranes, et il entraîne avec lui le cordon. Au moment de la délivrance, l'accoucheur exerce des tractions *extrêmement douces et continues* sur le cordon, afin de séparer lentement le placenta de la paroi utérine. Cette séparation opérée, le placenta descend du fond de l'utérus vers l'orifice des membranes qui a donné passage au fœtus, et tire après lui les membranes de l'œuf, qui se renversent à la manière d'un parapluie retourné par le vent. Par conséquent, après la délivrance, si l'on voulait rétablir dans l'ordre de superposition les membranes de l'œuf, il faudrait les renverser, de façon à placer à l'intérieur la membrane lisse ou amnios, avec le cordon, et à l'extérieur la membrane tomenteuse ou *membrane caduque*. (La membrane caduque est la muqueuse utérine qui se détache avec l'œuf pendant l'accouchement.) Il faudrait aussi placer la face tomenteuse du placenta en dehors, et sa face lisse ou amniotique en dedans.

ARTICLE QUATRIÈME

DU FŒTUS.

Jusqu'au cinquième mois, le produit de la conception est ordinairement désigné sous le nom d'embryon. Depuis cette époque jusqu'à la naissance, on l'appelle fœtus. Dans la cavité utérine et hors de la cavité, son existence n'est plus la même. Examinons ses dimensions et son poids aux différents âges ; nous étudierons ensuite la respiration et la circulation du fœtus.

1° *Dimensions et poids.*

Ces chiffres représentent des moyennes.

AGE.	LONGUEUR.		POIDS.
Arrivée à l'utérus. . . .	0^{m},001	millim.	» grammes
15 jours.	0,01	cent.	»
35 id.	0,015	millim.	»
42 id.	0,02	cent.	»
2 mois.	0,03	id.	»
2 mois et demi.	0,045	millim.	50
3 mois.	0,10	centim.	80
4 id.	0,18	id.	200
5 id.	0,25	id.	400
6 id.	0,35	id.	700
7 id.	0,40	id.	1,250
8 id.	0,45	id.	2,250
9 id.	0,50	id.	3,500

2° *Respiration du fœtus.*

Le fœtus respire-t-il ? Oui, seulement sa respiration diffère complètement de ce qu'elle sera dès qu'il aura vu le jour et qu'il sera en contact avec l'air. Evidemment, le phénomène de la respiration ne peut s'accomplir au moyen de l'air atmosphérique, puisque le fœtus est plongé dans les eaux de l'amnios ; mais elle se fait par le placenta, que l'on peut considérer comme le poumon du fœtus. L'hématose s'opère dans cet organe comme elle a lieu dans nos poumons. En effet, le sang artériel de la mère est apporté au placenta par les artères utérines; celles-ci se ramifient et se subdivisent en capillaires, qui s'entremêlent avec les capillaires des vaisseaux ombilicaux. Le sang de ces vaisseaux, rapporté au placenta par les artères ombilicales, prend l'oxygène du sang de la mère et lui donne de l'acide carbonique à travers les parois membraneuses des capillaires, puis il retourne vers le fœtus, avec les propriétés du sang artériel, par la veine ombilicale.

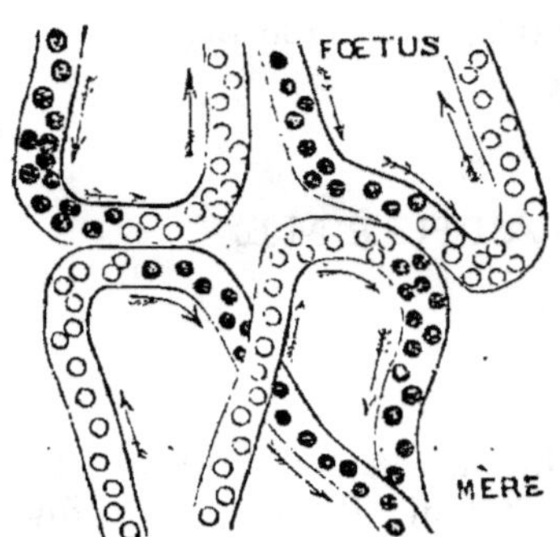

Fig. 56. — Schéma des vaisseaux du placenta et de la respiration du fœtus. — Les flèches indiquent le cours du sang ; les globules noirs représentent les globules chargés d'acide carbonique ; les blancs sont supposés chargés d'oxygène. On voit comment les globules du fœtus prennent l'oxygène dans le sang de la mère.

L'appareil de la respiration du fœtus ne fonctionnant pas, il est facile de comprendre qu'il doit se trouver dans un état anatomique différent de celui qu'il présentera après la naissance. Les poumons sont petits, durs, d'un rouge foncé, et s'enfoncent dans l'eau. Ils sont nourris par l'artère bronchique et ne reçoivent pas de sang des artères pulmonaires (celles-ci ne fonctionnent qu'à la naissance, pour mettre le sang veineux en contact avec l'air dans les lobules pulmonaires); le diaphragme remonte très haut dans la cavité thoracique et peut atteindre la deuxième côte. Le tronc du fœtus présente peu d'épaisseur. Immédiatement après la naissance, au premier cri de l'enfant, les poumons se dilatent, reçoivent l'air et le sang. Le diaphragme et le foie sont refoulés vers la partie inférieure de l'abdomen, ce qui donne immédiatement un grand développement au thorax et à l'abdomen de l'enfant.

3° *Circulation du fœtus.*

Chez le fœtus, il faut distinguer la première circulation, qui se montre pendant le premier mois, et la deuxième, qui existe pendant les huit derniers mois de la grossesse.

La *première circulation* est liée à l'existence de la vésicule ombilicale ; elle est, pour ainsi dire, extra-fœtale, tandis que la *deuxième circulation*, ou intra-fœtale, ne commence qu'à la disparition de la vésicule ombilicale.

Première circulation. — Les vaisseaux se montrent vers le quinzième jour qui suit la fécondation, sur le feuillet interne du blastoderme. Ces vaisseaux se groupent tout autour de la tache em-

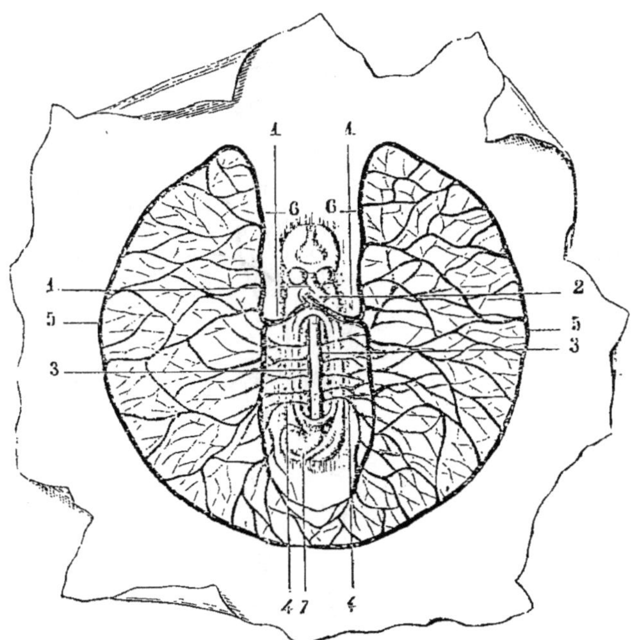

FIG 57. — Première circulation chez l'embryon. Les vaisseaux sont étalés sur une portion de la vésicule ombilicale.

1. Tronc des veines omphalo-mésentériques. — 2. Cœur. — 3. 3. Artères vertébrales postérieures — 4, 4. Plusieurs artères omphalo-mésentériques venues des vertébrales postérieures et se ramifiant sur la vésicule ombilicale. — 5, 5. Sinus terminal d'où naissent des veines nombreuses. — 6, 6. Branches supérieures des veines omphalo-mésentériques. — 7. Vésicule allantoïde.

bryonnaire et forment un cercle appelé *sinus terminal*. Du sinus terminal partent deux ordres de rameaux : 1° des rameaux qui se répandent à la surface de la vésicule ombilicale et qui pénètrent, en formant deux troncs, par l'ouverture ombilicale du fœtus pour s'anastomoser avec deux gros vaisseaux, arcs aortiques, qui partent du cœur : ces deux troncs s'appellent *artères omphalo-mésentériques*, et le sang poussé par le cœur chemine dans ces artères, de la cavité fœtale vers le sinus terminal ; 2° d'autres rameaux partent du sinus terminal et pénètrent par l'ouverture ombilicale en formant deux troncs veineux, *veines omphalo-mésentériques.* Elles se terminent à la partie inférieure du cœur.

En résumé, le sang part du cœur, passe dans les artères omphalo-mésentériques, se distribue aux parois de la vésicule ombilicale, et arrive au sinus terminal, d'où il part en formant les deux veines omphalo-mésentériques qui viennent au cœur.

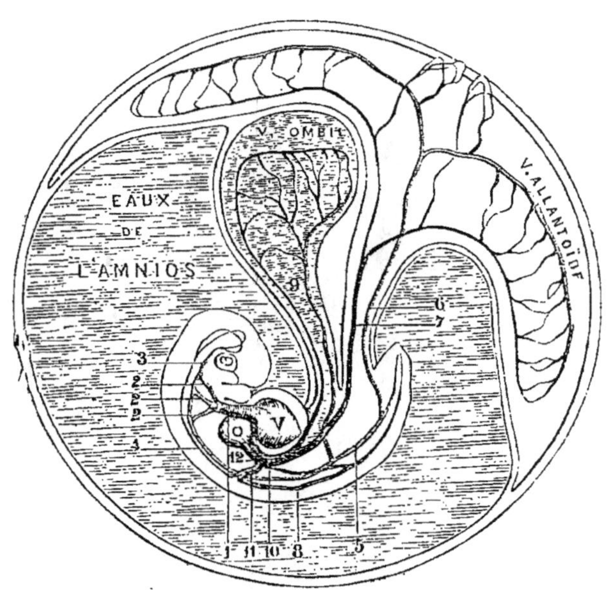

Fig. 58. — Formation de la deuxième circulation; celle de la vésicule ombilicale disparaît, pendant que celle de la vésicule allantoïde se développe et que le placenta se forme.

V. Ventricule droit. — 1. Bulbe de l'aorte. — 2, 2, 2. Artères branchiales. — 3. Tronc artériel représentant l'aorte ascendante et ses branches. — 4. Tronc veineux représentant les azygos supérieures. — 5. Aorte descendante. — 6. Artère allantoïdienne. — 7. Veine allantoïdienne. — 8. Azygos inférieures. — 9. Vésicule ombilicale et vaisseaux omphalo-mésentériques. — 10. Veine cave inférieure. — 11. Réunion des azygos. — 12. Confluent de toutes les veines apportant du sang au cœur.

Pendant l'existence de la première circulation, l'embryon ne se nourrit point par le placenta, et les matériaux de la nutrition proviennent du liquide contenu dans la vésicule ombilicale et porté à l'embryon par les vaisseaux omphalo-mésentériques.

La première circulation cesse au moment où l'autre s'établit, c'est-à-dire après le premier mois. Tous les vaisseaux omphalo-mésentériques disparaissent, excepté une veine qui formera plus tard le tronc de la *veine porte.*

Deuxième circulation. — Après le premier mois, lorsque la vésicule allantoïde s'est développée, elle est extrêmement vasculaire et présente deux *artères allantoïdiennes* et deux *veines allantoï-*

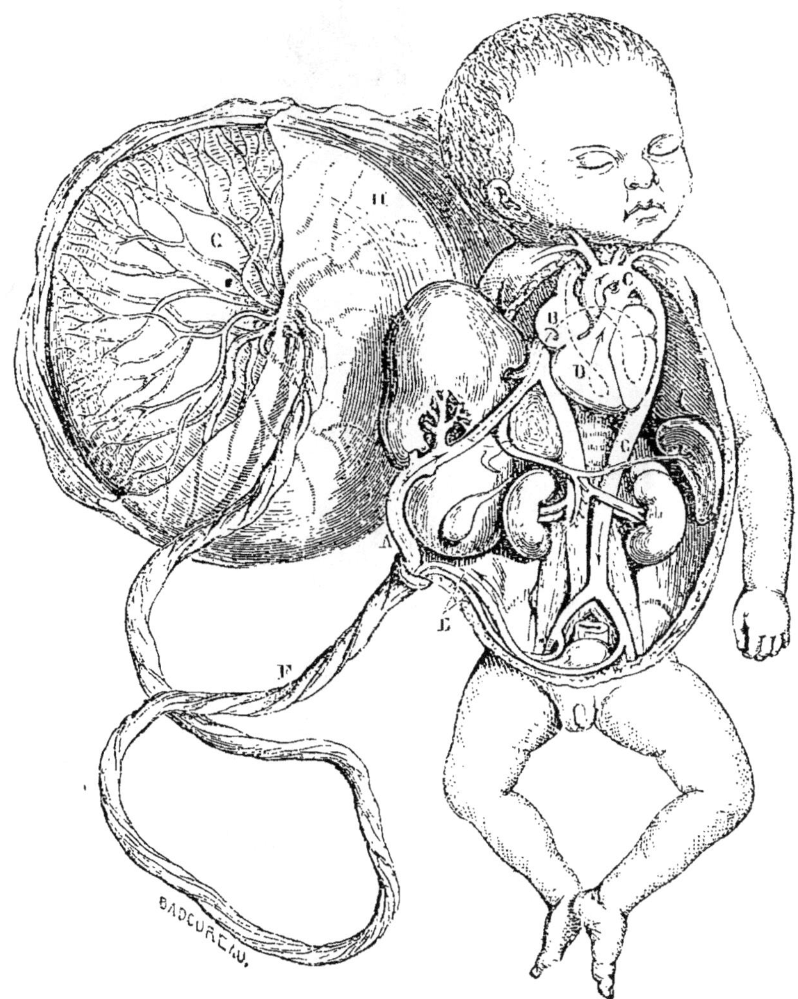

Fig. 59. — Deuxième circulation du fœtus, placenta et cordon.

A. Veine ombilicale. — B. Oreillette droite. — C, C. Aorte. — D. Ventricule droit. — E. Artères ombilicales. — F. Cordon. — G. Placenta. — H. Amnios recouvrant le placenta.

diennes allant du fœtus à la paroi de la vésicule allantoïde. Les ramifications de ces vaisseaux se portent aux villosités choriales, se développent au niveau du point où s'implante le placenta, et s'atrophient sur les autres parties. Au bout de peu de temps, le rôle de la vésicule allantoïde est rempli, une veine s'atrophie, et

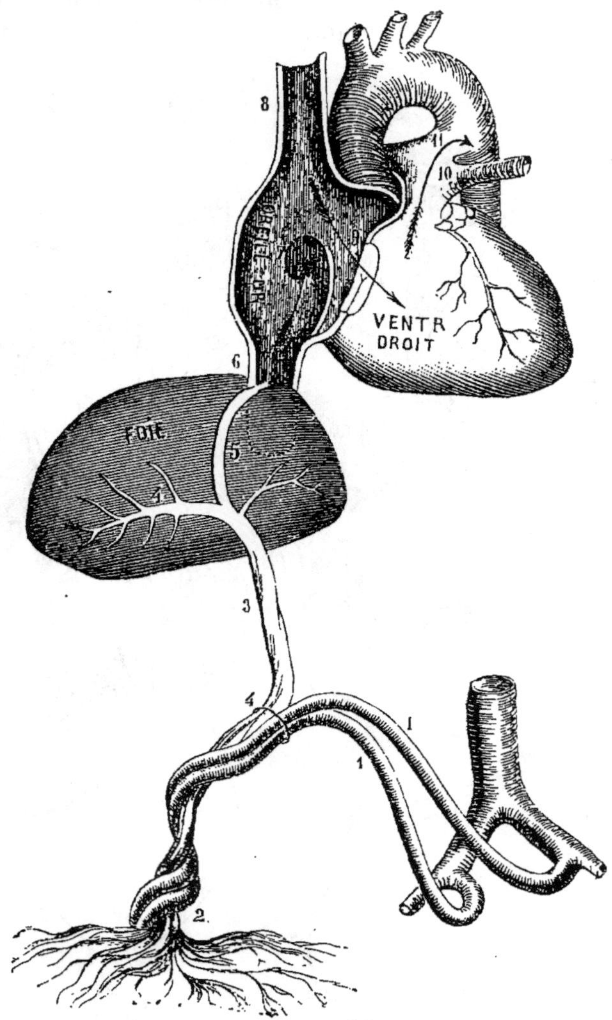

Fig. 60. — Circulation fœtale, principalement au niveau du cœur. (Schéma.)

1. Artères ombilicales. — 2. Placenta et cordon. — 3. Veine ombilicale. — 4. Ombilic. — 5. Canal veineux d'Aranzi. — 6. Veine cave inférieure. — 7, 8. Veine cave supérieure. — 9. Trou de Botal (une flèche indique la direction du sang de la veine cave inférieure). — 10. Division de l'artère pulmonaire. — 11. Canal artériel. Deux flèches indiquent la direction du sang de la veine cave supérieure et du ventricule droit.

il reste deux artères et une veine, qui changent de nom et sont appelées *artères* et *veine ombilicales*. A ce moment, la deuxième circulation est définitivement constituée jusqu'à la naissance. Cette circulation diffère de celle qui suit la naissance par la présence de certains vaisseaux qui disparaissent plus tard : artères et veine ombilicales, canal veineux et canal artériel.

Si nous suivons le sang parti du placenta, nous le voyons, après avoir subi le contact vivifiant des vaisseaux de la mère, passer dans la veine ombilicale qui se porte vers le foie. Arrivé au foie, il se divise en deux courants, l'un qui pénètre dans le foie par une branche de communication de la veine ombilicale avec la veine porte, et qui se rend ensuite à la veine cave inférieure par les veines sus-hépatiques, l'autre qui se porte directement dans la veine cave inférieure par un petit conduit, terminaison de la veine ombilicale, le *canal veineux*.

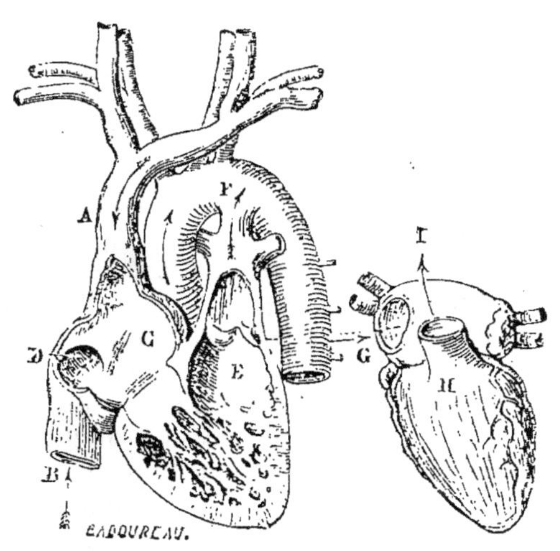

FIG. 61. — Cœur de fœtus ; les deux cœurs sont séparés.

A. Veine cave supérieure s'ouvrant dans le ventricule droit. — B Veine cave inférieure dont le sang passe par le trou de Botal D. (Il faut, par la pensée, porter le cœur gauche en arrière du cœur droit, de sorte que l'orifice G se trouve derrière l'orifice D et l'artère I, au-dessous de la crosse de l'aorte F.) Le ventricule droit E et l'oreillette droite C sont ouverts. — H. Ventricule gauche.

Dans la veine cave inférieure, le sang rencontre celui qui vient des extrémités inférieures, et, mélangé à lui, il monte au cœur pour se jeter dans l'oreillette droite. Arrivé là, au lieu de pénétrer dans le ventricule droit, le sang de la veine cave inférieure est porté dans l'oreillette *gauche* par une sorte de gouttière membraneuse, formée par la réunion de la valvule d'Eustache et de l'anneau de Vieussens. De l'oreillette gauche le sang passe dans le ventricule gauche. Le cœur gauche est donc rempli par le sang venu de la veine cave inférieure, tandis que la veine cave supérieure remplit le cœur droit. Laissons pour un instant le cœur gauche.

Le sang de la veine cave supérieure, qui a les mêmes sources que chez l'adulte, arrive dans la cavité de l'oreillette droite et traverse cette oreillette sans se mélanger au sang de la veine cave inférieure, de sorte qu'il existe dans l'oreillette droite deux courants : un courant vertical descendant dans l'oreillette et le ventricule droit, et un courant oblique passant de droite à gauche dans l'oreillette gauche.

Reprenons la circulation au niveau des ventricules. Ceux-ci se contractent en même temps, le sang du ventricule gauche passe dans l'artère aorte, celui du ventricule droit se porte à l'artère pulmonaire, et de là, par le *canal artériel*, à la crosse de l'aorte, où il se mélange au sang venu du ventricule gauche. Ainsi mélangé, ce liquide descend le long de l'aorte et se porte à toutes ses divisions, dont les deux principales sont les artères ombilicales qui se rendent au placenta.

D'après cette description, on voit que les vaisseaux pulmonaires ne reçoivent pas de sang, et, par conséquent, que le fœtus est privé de la petite circulation.

Le sang artériel et le sang veineux du fœtus ne sont nulle part à l'état de pureté, et dans tous les vaisseaux ils présentent à peu près invariablement une couleur rouge brun.

Il n'y a aucune communication entre les vaisseaux de la mère et ceux du fœtus. Comment se forment donc les globules du sang ? On tend à admettre aujourd'hui que le foie est un organe d'*hématopoièse*, c'est-à-dire de fabrication du sang, et il est probable que les globules sont formés par cet organe dans les ramifications de la portion de veine ombilicale qui pénètre dans le foie.

II. — NOTIONS D'ANATOMIE GÉNÉRALE ET D'HISTOLOGIE.

Comme nous l'avons déjà dit plus haut, nous décrirons successivement les divers systèmes anatomiques, en suivant l'ordre alphabétique :

Système	adipeux.	Système	musculaire.
—	cartilagineux.	—	nerveux.
—	conjonctif.	—	osseux.
—	élastique.	—	séreux.
—	épithélial.	—	tendineux.
—	fibreux.	—	vasculaire.
—	glandulaire.		

Nous ferons suivre l'étude de ces divers systèmes de celle des liquides de l'organisme.

CHAPITRE PREMIER.

DU SYSTÈME ADIPEUX.

Préparation. — Le tissu adipeux ne réclame aucune préparation spéciale ; les lobules se voient à l'œil nu ; ils se présentent sous la forme de grains plus ou moins volumineux. Avec un grossissement de 20 diamètres environ, le lobule se présente sous l'aspect d'une petite masse, du volume d'un pois, formée par l'agglomération d'une foule de corpuscules brillants, d'un demi-millimètre environ. En faisant usage d'un grossissement un peu plus fort, on voit ces corpuscules augmenter de volume et prendre une forme polyédrique résultant de leur pression réciproque. Pour bien voir les corpuscules isolés, ou *vésicules graisseuses*, il faut dilacérer le lobule ; on saisit alors quelques vésicules libres qui, à un grossissement de 300 diamètres, présentent une surface d'environ un centimètre carré.

Pour démontrer la paroi de cellule et son contenu liquide, on peut se servir d'éther ou d'acide acétique affaibli. L'éther traverse la paroi de la cellule et va remplacer la matière grasse qui se répand sur la plaque de verre, où l'on peut constater sa présence sous forme de petites gouttelettes libres et irrégulières. On voit la membrane de la cellule ridée, affaissée. Si l'on emploie l'acide acétique faible et non concentré (l'acide concentré dissoudrait immédiatement la paroi), la membrane s'amincit, se ramollit, et l'on voit transsuder de petites gouttelettes de graisse sur tous les points de la cellule graisseuse. On peut aussi faire sortir de la graisse des vésicules en comprimant fortement celles-ci entre deux lames de verre. Pour apercevoir le noyau, il faut avoir recours à la liqueur de carmin, qui le colore d'un rose tendre, ou bien prendre des cellules incomplètement remplies de graisse, comme on les rencontre chez les sujets fortement amaigris.

On pourrait conserver des vésicules graisseuses dans la glycérine ou dans du vernis transparent. Pour étudier les capillaires, il faut, avant d'inciser l'animal sur lequel on opère, faire une injection fine.

§ 1. — **Disposition générale.** — *Le tissu adipeux* ou *graisseux* ne se rencontre que dans les régions où il existe du tissu cellulaire ou conjonctif. Ces deux tissus sont tellement inséparables, que souvent on dit : tissu *cellulo-adipeux*. Cependant il est quelques régions où il ne s'accumule jamais, et où il n'existe qu'en fort petite quantité : paupières, peau de la verge. Le tissu adipeux est très répandu dans l'économie. On le trouve principalement sous la peau, on le rencontre aussi sous les aponévroses, où il sépare les muscles, les vaisseaux, les nerfs, etc. Dans les cavités splanchniques, il se montre aussi en plus ou moins grande quantité.

Il existe chez tous les sujets. Dans les cas d'émaciation considérable, dans le choléra même, destructeur si rapide du tissu graisseux, il ne disparait jamais complètement, et l'on en trouve des vestiges au fond de l'orbite et dans l'épaisseur de la joue, au niveau de l'angle que forment par leur réunion le masséter et le buccinateur.

Dans l'embonpoint, il se fait sous la peau une accumulation de graisse beaucoup plus considérable que dans les autres points du corps. Pendant que le tissu adipeux se dépose ainsi sous la peau, les formes s'arrondissent. Au visage, il se développe entre la peau et les muscles qui concourent au jeu de la physionomie. Aussi, dans cette région, la peau doublée de tissu adipeux est-elle plus épaisse et se plisse-t-elle plus difficilement : voilà pourquoi l'homme dont le visage est amaigri possède toujours une grande mobilité des traits et une physionomie très expressive.

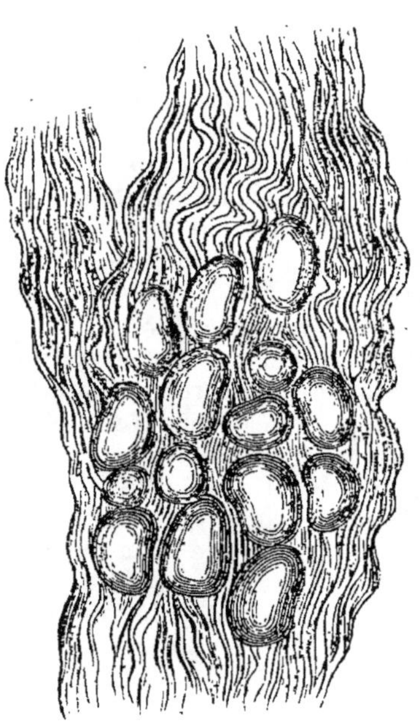

Fig. 62. — Amas de cellules adipeuses, au milieu de fibres de tissu conjonctif, vues à un grossissement de 320 diamètres.

§ 2. — **Propriétés physiques.** — Le tissu adipeux présente une couleur jaunâtre. Les lobules dont il est formé lui donnent un aspect granulé.

Dans certains points, il est jaune rougeâtre et très mou, comme le paquet adipeux de l'articulation coxo-fémorale.

Il est facile de confondre les ganglions lymphatiques avec les lobules graisseux. Les premiers sont plus rouges et plus homogènes ; ils n'existent que dans des points déterminés. Certaines glandes en grappe, la glande sous-maxillaire, et surtout la glande parotique, ont une grande analogie avec le tissu graisseux, au milieu duquel elles sont situées. On se rappellera que le tissu glandulaire de ces organes est grisâtre et possède une teinte un peu rosée, tandis que, dans ces mêmes régions, la graisse est d'une couleur jaune.

§ 3. —**Structure.** — A la coupe, on voit manifestement que le tissu adipeux est parcouru par des traînées de tissu cellulaire ou conjonctif, constituant des cloisons entre-croisées qui limitent de grands espaces ou aréoles. On remarque dans ces aréoles des grains jaunâtres du volume d'un grain de millet, d'un petit pois : ce sont les lobules graisseux.

Lobules. — Le lobule est limité par une enveloppe de tissu conjonctif dans laquelle rampent des vaisseaux capillaires qui ne se portent pas sur les cellules graisseuses elles-mêmes. Le lobule est lui-même constitué par l'agglomération d'un certain nombre de cellules, de 40 à 60 environ.

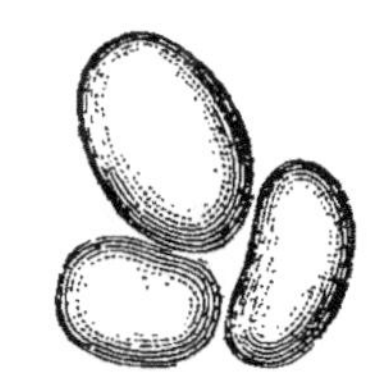

Fig. 63. — Trois cellules adipeuses sans noyau apparent.

Cellules. — Chaque cellule, ou *vésicule graisseuse*, est en contact immédiat avec les cellules voisines. Son diamètre varie depuis 22 μ jusqu'à 135 μ ; ce sont les plus grosses cellules ; quelques-unes peuvent être vues à l'œil nu. La vésicule graisseuse est ronde ou ovale chez les sujets gras. Sur le cadavre, elle est plus petite, souvent irrégulière, polyédrique, ce qui tient à ce que la graisse qui y est contenue, liquide sur le vivant, se solidifie et se rétracte en se refroidissant après la mort. La vésicule graisseuse est constituée par une mince paroi de 1 μ transparente et amorphe, et par un contenu liquide, huileux et transparent. Cette graisse, qui remplit la cellule, constitue une goutte intérieure très uniforme. La cellule graisseuse est brillante au centre lorsqu'on l'examine à la lumière transmise ; sa circonférence est bien limitée, et ses bords paraissent noirs. Ces caractères n'appartiennent qu'aux cellules graisseuses et aux gouttelettes graisseuses suspendues dans les liquides qu'on examine au microscope. La paroi de la cellule présente un noyau difficile à apercevoir ; cependant il est apparent sur les cellules dont le contenu commence à se résorber, chez les personnes amaigries, par exemple.

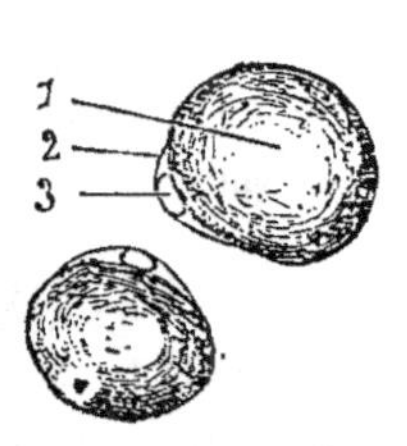

Fig. 64. — Deux cellules adipeuses avec noyau apparent.

1. Contenu de la cellule. — 2. Paroi. — 3. Noyau.

Suivant Todd et Bowmann, chaque cellule graisseuse aurait une enveloppe pourvue de vaisseaux ; Vogel a démontré qu'on peut prendre pour des vaisseaux des arborisations cristallines de margarine à l'intérieur des cellules complètement refroidies. Aujourd'hui on s'accorde à reconnaître que les vaisseaux ne dépassent pas l'enveloppe du lobule.

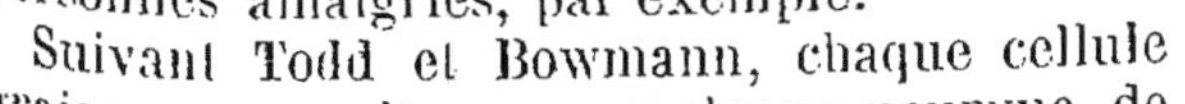

Dans quelques cellules, chez les personnes amaigries, et notamment dans les parties enflammées, la margarine et la stéarine contenues dans les vésicules se séparent de l'oléine et forment des cristaux.

Graisse libre. — Il existe de la graisse libre, indépendante des cellules graisseuses. En examinant les éléments du tissu graisseux, on aperçoit souvent des gouttelettes libres. Elles ont l'aspect des cellules graisseuses ; mais comme elles sont complètement arrondies, qu'elles se fusionnent entre elles et qu'elles se divisent en gouttelettes plus petites, on est assuré qu'elles n'ont pas de membrane d'enveloppe. Ces gouttelettes proviennent de la déchirure de quelques vésicules. Dans le chyle et dans le sang, pendant la digestion, on rencontre de la graisse libre.

§ 4. — **Développement.** — C'est dans le pli de l'aine, au fond de l'orbite et en dehors du muscle buccinateur, que se montre d'abord le tissu adipeux. Il commence à paraître à la fin du deuxième mois de la vie fœtale.

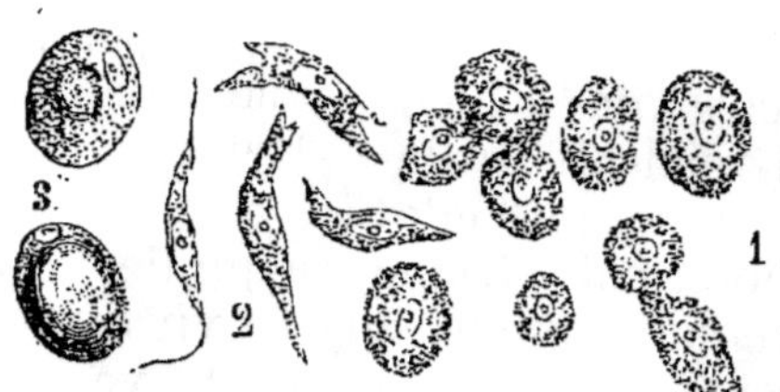

Fig. 65. — Développement des vésicules graisseuses.

1. Cellules conjonctives. — 2. Plusieurs de ces cellules devenues fusiformes et s'entourant déjà d'une mince membrane. — 3. Deux cellules conjonctives dans lesquelles se développe une grosse goutte de graisse qui refoule insensiblement le noyau contre la paroi.

Les cellules adipeuses, en quelque point qu'elles apparaissent, aussi bien dans les régions riches en tissu conjonctif que dans les viscères et les os, se développent aux dépens des cellules conjonctives. Celles-ci prennent une forme globuleuse, leur protoplasma se résorbe peu à peu en se transformant en une matière grasse qui les distend en refoulant le noyau vers la paroi cellulaire.

§ 5. — **Accroissement.** — Les cellules jeunes sont petites ; il est rare d'observer de grosses cellules sur les embryons. Elles grossissent insensiblement. Elles ne se multiplient pas par prolifération, comme la plupart des cellules, mais par transformation des corpuscules du tissu conjonctif en cellules graisseuses.

§ 6. — **Propriétés physiologiques.** — On sait positivement que le tissu adipeux constitue une provision emmagasinée par l'économie qui s'en sert au besoin. En effet, pendant l'inanition, la graisse est reprise et sert à fournir une partie de l'acide carbonique de la respiration ; elle joue, en ce cas, le rôle d'un aliment non azoté ou respiratoire : un sujet maigre meurt d'inanition plus vite qu'un gras. Le tissu adipeux est le résultat de la digestion

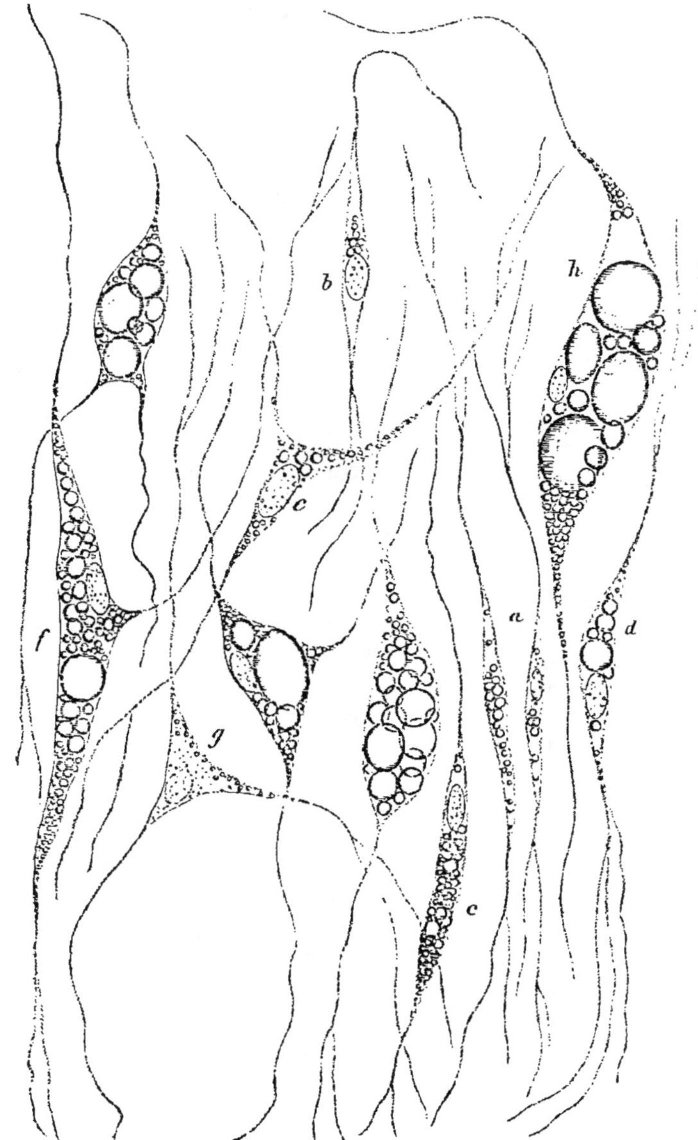

FIG. 66. — Vésicules adipeuses en voie de développement, dessin de Ch. Robin.

a, b, c, d. Degrés de plus en plus avancés des vésicules. (Cadiat.)

des matières féculentes, grasses et sucrées, qui servent à former la graisse et l'acide carbonique de la respiration, tandis que les autres tissus sont formés principalement par les substances azotées, chair des muscles, etc. C'est de ces connaissances physiologiques que découle le principe d'engraissage des animaux, que l'on gorge d'énormes quantités de féculents.

§ 7. — **Applications pathologiques.** — Les vésicules graisseuses, différentes chez les sujets chargés d'embonpoint et chez les personnes amaigries, forment quelquefois de véritables tumeurs. Dans quelques cas, la graisse s'infiltre dans des tissus qui en sont normalement dépourvus.

a. Ce qui prouve bien qu'il n'y a pas de tissu adipeux, à proprement parler, c'est qu'il redevient tissu conjonctif dès que la matière grasse disparait du centre des cellules. Dans certaines conditions physiologiques indéterminées, la matière grasse se développe dans les corpuscules du tissu conjonctif, s'accumule et détermine, selon le degré auquel arrive cet état graisseux, l'embonpoint, l'obésité, la polysarcie. Chez ces sujets, les cellules graisseuses sont volumineuses et arrondies. Des organes importants peuvent devenir graisseux, tels que les muscles, le cœur lui-même; les corpuscules du tissu conjonctif situé entre les faisceaux musculaires se remplissent de matière grasse et forment des traînées jaunâtres entre les faisceaux de fibres musculaires.

Il ne faut pas confondre cet état gras avec la dégénérescence graisseuse, dans laquelle l'élément anatomique même d'un tissu est remplacé par de la matière grasse. A l'état normal, on rencontre aussi des gouttelettes graisseuses dans les capsules surrénales et dans les cellules du foie. Dans ces dernières, la graisse est plus abondante pendant la digestion et chez les animaux qui allaitent. Il en est de même des cellules épithéliales de l'intestin grêle, qui se remplissent de granulations graisseuses pendant la digestion.

b. Chez les individus amaigris, on ne trouve presque pas de cellules graisseuses arrondies et présentant les caractères que nous avons indiqués. Elles ont des formes différentes : 1° les unes sont granuleuses et renferment des gouttelettes graisseuses : elles se rencontrent dans les lobules adipeux d'un blanc jaunâtre ; 2° d'autres, toujours petites, contiennent une gouttelette graisseuse de couleur foncée, nageant au milieu d'un liquide transparent ; 3° quelques-unes sont remplies de sérosité sans gouttelettes graisseuses, comme dans le cas d'œdème ; 4° enfin, on en trouve qui contiennent des cristaux aiguillés de margarine, accompagnés ou non de gouttelettes graisseuses.

Dans l'amaigrissement très prononcé et rapide, la partie graisseuse de la cellule est résorbée, et l'enveloppe, isolée, forme un sac vide et plissé sur lui-même.

c. Les tumeurs graisseuses, *lipomes*, sont le résultat de l'hypergenèse du tissu adipeux limitée à un point. Selon la prédominance de tel ou tel élément, on a plusieurs variétés de lipomes : 1° le *lipome fibreux* ou *dur* est une tumeur graisseuse dans laquelle les cloisons de tissu conjonctif sont très développées, de sorte que la tumeur ressemble à une tumeur fibreuse infiltrée de graisse ; 2° le *lipome mou* ou *pur* est celui dans lequel les vésicules graisseuses sont très nombreuses et les cloisons celluleuses peu considérables; on le prend facilement pour un abcès froid ; 3° on distingue encore le *lipome myxomateux*, dans lequel il existe du tissu conjonctif à l'état muqueux entre les vésicules graisseuses (fig. 67); 4° le *lipome érectile*, rare, est celui dont les vaisseaux sont très nombreux et distendus; 5° enfin, sous le nom de *lipome infiltré*, on décrit des tumeurs graisseuses mal limitées qui s'infiltrent entre les muscles du dos et de la nuque, pour arriver plus ou moins profondément, quelquefois jusqu'au squelette.

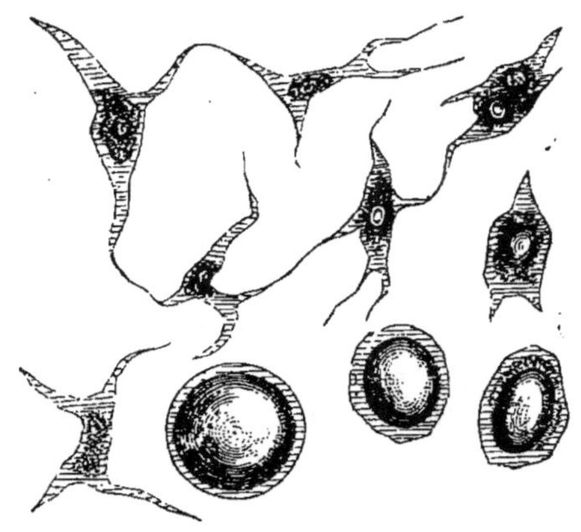

Fig. 67. — Éléments du lipome myxomateux. On voit en haut les corpuscules étoilés du tissu muqueux ; à droite, ils commencent à se charger de graisse ; en bas, ils sont presque complètement transformés en vésicules adipeuses.

Müller a décrit, sous le nom de *cholestéatomes*, des lipomes formés de couches superposées, presque toujours concentriques, dues à l'adossement de cellules adipeuses, et au développement, entre ces cellules, d'une substance nacrée composée de cholestérine et de stéarine.

d. Lorsque la substance grasse remplace des éléments normaux, il y a, selon Virchow, *nécrobiose graisseuse, dégénérescence graisseuse*, état de destruction qu'il ne faut pas confondre avec la surcharge graisseuse indiquée plus haut. La dégénérescence graisseuse est un état régressif qui se montre dans divers tissus, et qui ne doit pas être étudié dans ce chapitre.

e. Dans l'*inflammation*, il se produit un phénomène particulier qui prouve d'une manière évidente l'existence du noyau dans les cellules adipeuses. Ranvier a montré que l'inflammation ramène la plupart des éléments anatomiques à leur forme primitive, embryonnaire. Lorsque les cellules adipeuses sont englobées dans un foyer inflammatoire, le premier phénomène qui s'accomplit dans ces éléments consiste en un gonflement du noyau dans lequel on distingue nettement un ou deux nucléoles. L'irritation continuant, le protoplasma atrophié reprend du volume aux dépens de la gouttelette graisseuse, qui est insensiblement refoulée jusqu'à sa disparition complète. A ce moment, la vésicule graisseuse est donc remplacée par un corpuscule de tissu conjonctif à l'état primitif ou embryonnaire; la cellule a donc pris une marche inverse à celle qu'elle avait suivie pour passer de corpuscule de tissu conjonctif à l'état de cellule graisseuse. Si l'inflammation ne se borne pas là, la cellule, entourée d'une membrane, prolifère, l'enveloppe finit par se déchirer, et un groupe de cellules embryonnaires existe à la place d'une cellule graisseuse.

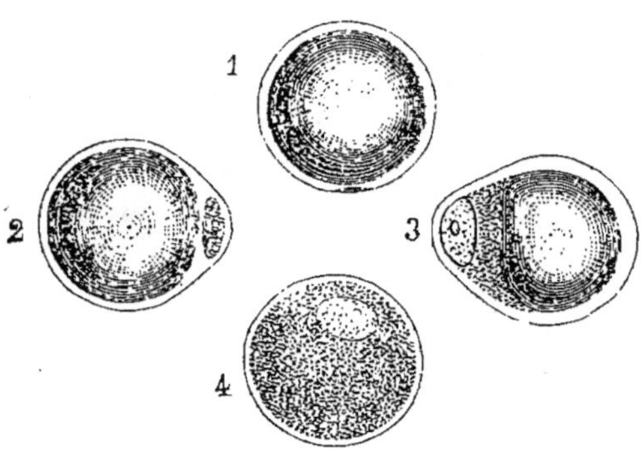

FIG. 68. — Irritation des cellules adipeuses.

1. Le noyau commence à augmenter de volume — 2. Il est plus volumineux. — 3. Il s'entoure de protoplasma, et la matière grasse se résorbe. — 4. La matière grasse a complètement disparu, elle est remplacée par du protoplasma.

CHAPITRE II.

DU SYSTÈME CARTILAGINEUX.

Préparation — Le tissu cartilagineux est certainement l'un des plus faciles à étudier ; il suffit de faire des coupes minces au moyen d'un rasoir. Pour rendre plus visible le contenu des cavités de cartilage, on peut plonger pendant 24 heures des lamelles cartilagineuses dans la liqueur suivante :

℞	Eau distillée.	15 gr.
	Iodure de potassium.	4 gr.
	Iode.	0 gr. 50 cent.

Faites dissoudre et conservez dans un flacon bouché à l'émeri.

Après l'immersion, le cartilage prend une teinte jaunâtre, et les cellules ont une couleur plus foncée.

Les lamelles cartilagineuses se dessèchent rapidement : il est préférable de les étudier dans un véhicule, eau ou glycérine.

L'acide picrique constitue un excellent réactif pour l'étude des cellules de cartilage. Au début de son action, il ne déforme pas le protoplasma des cellules, comme les autres réactifs ; il a encore pour avantage de toujours faire apparaître le noyau (Cornil et Ranvier). Pour rendre évidente la capsule qui, refoulée par les cellules de cartilage, tapisse la paroi des cavités de cartilage, il faut traiter la pièce par les alcalis ou l'acide acétique, qui augmentent la transparence de la substance fondamentale. On peut encore isoler ces capsules en faisant bouillir et macérer le cartilage dans les alcalis et les acides ; cet isolement s'obtient de lui-même dans les cartilages élastiques, ou réticulés, des grands mammifères (Kölliker).

Pour procéder avec ordre dans l'étude du tissu cartilagineux, et surtout pour faciliter le travail du lecteur, nous étudierons successivement : 1° le tissu cartilagineux en général ; 2° les variétés du cartilage.

I. — Du tissu cartilagineux en général.

Dans tout tissu, on trouve un élément anatomique, toujours identique à lui-même et caractéristique. Pour le tissu cartilagineux, cet élément est la *cellule cartilagineuse*. La définition histologique du cartilage n'est donc pas basée sur la nature de la substance intercellulaire, comme le voulait Robin ; elle n'est pas davantage basée sur sa consistance. C'est ainsi que les cartilages tarses des paupières ne sont pas de nature cartilagineuse, car les cellules cartilagineuses ne peuvent pas y être constatées.

Dans cette étude, nous envisagerons successivement : 1° la cellule cartilagineuse ; 2° la substance cellulaire qui réunit les cellules ; 3° le périchondre ou membrane qui limite le cartilage en certaines régions.

1° Cellule cartilagineuse. — La cellule cartilagineuse se forme aux dépens des cellules conjonctives, ce qui permet de ranger le cartilage parmi les tissus conjonctifs. Elle est facile à étudier quand on a fait sur un cartilage frais une coupe suffisamment fine avec un rasoir. Elle se présente alors sous la forme d'une cellule elliptique ayant 5 à 20 μ de diamètre. Le protoplasma qui la remplit est finement granuleux : elle présente à son centre un noyau arrondi, contenant un ou deux nucléoles très réfringents. Cette cellule est essentiellement caractérisée par une membrane d'enveloppe, assez épaisse, à double contour, sécrétée par le protoplasma cellulaire même (fig. 69).

Cette enveloppe est désignée sous le nom de *capsule cartilagineuse*. Chaque cellule cartilagineuse jouit de la propriété de se reproduire avec facilité. La multiplication s'effectue, au sein même de la capsule, pour donner naissance à deux *cellules-filles* qui s'individualisent à leur tour par la sécrétion d'une nouvelle capsule, si bien qu'au centre de la *capsule primitive* on rencontre *deux capsules secondaires*. Au début de leur existence, les cellules cartilagineuses sont molles et petites ; mais, en se développant, elles deviennent plus solides et augmentent notablement de volume.

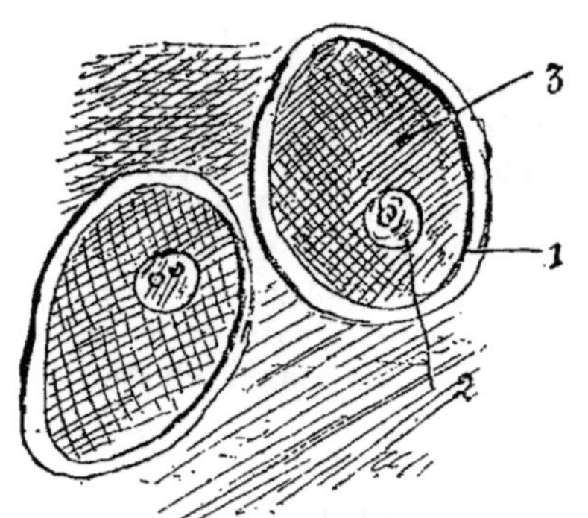

FIG. 69. — Cellules cartilagineuses.

1. Double capsule. — 2. Noyau de la cellule. — 3. Protoplasma périnucléaire.

La cellule cartilagineuse est souvent désignée sous le nom de *chondroblaste*.

2° Substance intercellulaire. — Cette substance sert de soutien aux cellules du cartilage et présente des cavités destinées à recevoir les chondroblastes : ces cavités sont désignées sous le nom de *chondroplastes*. Chimiquement, la substance intercellulaire des cartilages se reconnaît à ce que par la coction elle donne de la *chondrine*. Elle appartient histologiquement aux éléments anatomiques non cellulaires. Cette manière de voir est absolument différente de celle de Robin, qui regardait la substance fondamentale du cartilage comme formée par les cellules cartilagineuses elles-mêmes.

La substance intercellulaire peut se présenter sous des aspects différents, qui ont fait distinguer plusieurs variétés de cartilages. Quand elle est transparente et de structure uniforme, le cartilage est *hyalin* (cartilages articulaires). Si la substance cartilagineuse est parcourue par des fibres élastiques, limitant dans leurs mailles des espaces destinés à recevoir les cellules cartilagineuses, le cartilage prend le nom de *fibro-cartilage élastique réticulé* (épiglotte, pavillon de l'oreille, sommet des cartilages aryténoïdes). Dans certains cas enfin, la substance fondamentale est formée surtout de fibres conjonctives entourant les cellules cartilagineuses, c'est alors le *fibro-cartilage vrai* (disques intervertébraux, disques interarticulaires).

3° **Périchondre.** — Dans certaines régions (cartilages costaux, disques intervertébraux, etc.), le tissu cartilagineux est recouvert par une membrane très mince, comprenant dans son épaisseur des fibres conjonctives et des cellules plates ; cette membrane est le *périchondre*. Le périchondre n'existe pas dans tous les cartilages : constant autour des fibro-cartilages, il fait défaut dans les parties des cartilages articulaires destinées au frottement, pour n'entourer que les parties rapprochées du périoste ; à ce niveau, d'ailleurs, les deux membranes se continuent entre elles. Le périchondre joue par rapport au cartilage un rôle à la fois protecteur et reproducteur. Il reproduit le cartilage par la transformation de ses cellules conjonctives en cellules cartilagineuses. Son rôle est donc absolument comparable à celui du périoste.

Nutrition, accroissement et vieillesse des cartilages. — Le tissu cartilagineux est absolument dépourvu de vaisseaux et de nerfs, il emprunte par endosmose aux tissus voisins les matériaux nécessaires à sa nutrition. Dans un seul cas, le cartilage peut être envahi par des éléments vasculaires ; c'est au moment de l'ossification, comme nous le verrons en étudiant le tissu osseux.

Les cartilages s'accroissent : 1° par l'augmentation de la substance intercellulaire, qui en se développant écarte les cellules les unes des autres ; 2° par le passage des cellules de l'état embryonnaire à l'état adulte ; 3° par la multiplication des cellules-mères et la mise en liberté des cellules-filles ; 4° par de nouvelles cellules cartilagineuses venues du périchondre.

C'est grâce à cet accroissement incessant que le squelette cartilagineux peut suivre jusqu'à vingt-cinq ans les divers degrés de croissance du corps humain.

Arrivé à l'état adulte parfait, le cartilage se maintient tel pendant un certain temps, puis après un certain nombre d'années, comme tous les tissus de l'organisme, il vieillit, et on observe alors les phénomènes suivants. De la graisse se développe au sein des cellules cartilagineuses ; des sels calcaires se déposent dans la substance fondamentale, le cartilage *se calcifie*, mais il ne s'ossifie pas, comme on l'avait prétendu, car il lui manque l'élément essentiel de l'os, l'ostéoplaste, ou cellule osseuse.

Développement du tissu cartilagineux. — Le tissu cartilagineux se développe de bonne heure, aux dépens des cellules embryonnaires du *mésoblaste*. — Il apparait d'abord au niveau de la corde dorsale, pour former les protovertèbres. Le professeur M. Duval a signalé à ce propos, dans son cours de 1888, un fait intéressant. La corde dorsale est primitivement formée par des cellules globuleuses, possédant un noyau entouré d'un protoplasma ratatiné, et souvent groupées dans une même coque. Ces cellules, se rapprochant des cellules cartilagineuses, ont reçu le nom de *cellules cartilaginiformes :* en s'unissant entre elles, elles forment une bande de *tissu cartilaginiforme*, qui sert de tuteur pour le développement des protovertèbres et disparaît quand le squelette cartilagineux du rachis est suffisamment résistant. Une fois formé, le tissu cartilagineux s'accroit, comme nous l'avons déjà dit, par la multiplication endogène des cellules existantes et par la formation de nouveaux chondroblastes, aux dépens des cellules conjonctives de la région.

II. — Des variétés du tissu cartilagineux.

Les cartilages peuvent être divisés en deux grandes catégories : les uns ne sont que transitoires et sont destinés à être remplacés par du tissu osseux ; les autres, au contraire, sont permanents. Le cartilage *fœtal* est le type de la première variété : les cartilages *articulaires, costaux, du larynx*, appartiennent à la seconde. Nous étudierons successivement ces cartilages.

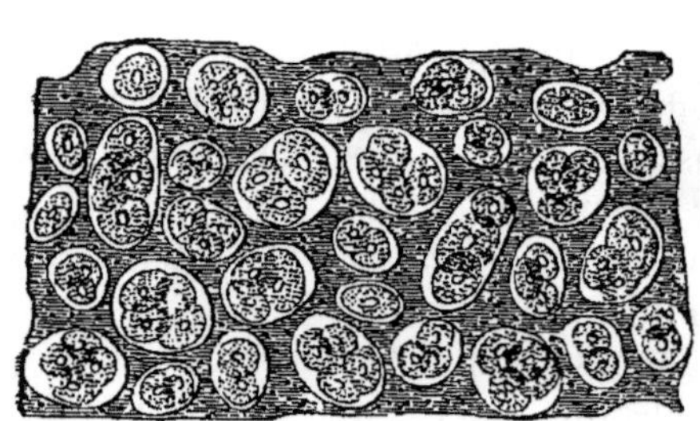

Fig. 70. — Cartilage fœtal au moment de l'ossification. On y voit la substance fondamentale et les cellules en prolifération ; ces cellules se multiplient si rapidement, que la capsule cartilagineuse n'a pas le temps de se former.

1° *Cartilage fœtal*. — On donne ce nom au cartilage qui précède les os du tronc et des membres; chez le fœtus de deux mois, il forme à lui seul la charpente du corps, à l'exception du crâne. Dans une substance fondamentale homogène, on voit les cellules de cartilage plus volumineuses que dans le cartilage adulte. En raison du mouvement nutritif existant, ces cellules se multiplient rapidement et sont par conséquent nombreuses dans les cavités qui les renferment, au point de devenir polyédriques par suite de la pression qu'elles supportent de la part des cellules voisines. On peut voir des cellules dont le noyau s'est déjà divisé, et l'on peut quelquefois assister au phénomène de l'étranglement du noyau qui se segmente.

2° *Cartilage permanent.* — Comme leur nom l'indique, les car-

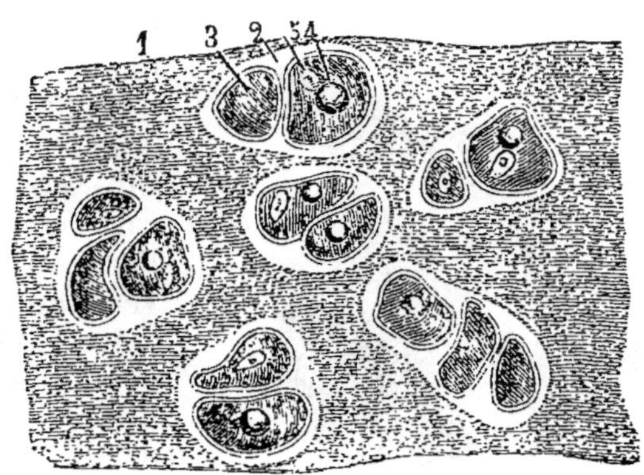

Fig. 71. — Cartilage permanent, hyalin.

1. Substance fondamentale. — 2. Cavité de cartilage. — 3. Cellule cartilagineuse. — 4. Gouttelette graisseuse dans une cellule cartilagineuse. — 5. Noyau de la cellule. Une capsule entoure chaque cellule.

tilages permanents sont ceux qui ne changent pas, qui doivent toujours rester à l'état de cartilage, à moins d'altération : ce sont les *cartilages articulaires*, les *cartilages costaux* et tous ceux qui sont annexés à l'arbre respiratoire. Ce cartilage se trouve aussi

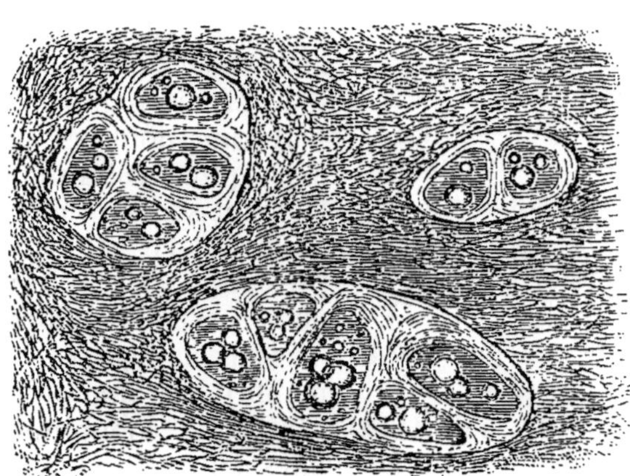

Fig. 72. — Cartilage costal. Préparation prise sur un chien adulte. Gr. 580.

sur les surfaces osseuses des symphyses, dans la gouttière du cuboïde ; dans la petite échancrure sciatique, au-dessous du point de réflexion du tendon de l'obturateur interne ; dans le crochet de l'apophyse ptérygoïde, au-dessous du tendon du péristaphylin externe ; sur le calcanéum, à la face profonde de la bourse séreuse qui sépare cet os du tendon d'Achille, et sur la poulie du tendon du grand oblique de l'œil.

La substance fondamentale est ici un peu granuleuse ; les cavités renferment des cellules de cartilage de moyen volume, quelquefois nombreuses, jusqu'à 20. Dans les cartilages articulaires, les cavités sont plus petites que dans les autres. Les cartilages costaux et ceux de l'arbre respiratoire sont recouverts du *périchondre*.

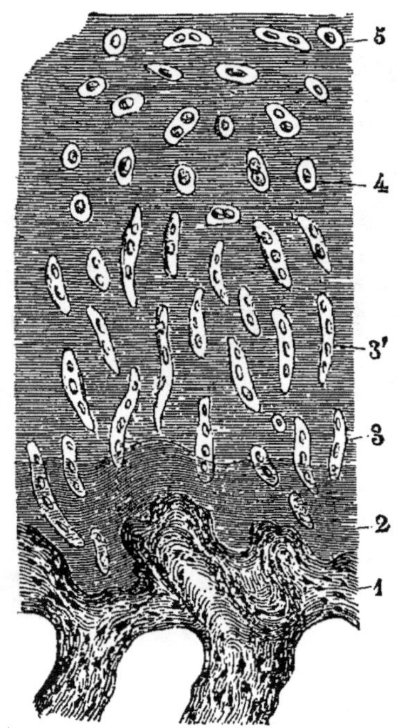

FIG. 73. — Coupe d'un cartilage articulaire à l'extrémité d'un os.

1. Tissu osseux avec ostéoplastes. — 2 Couche intermédiaire au cartilage et à l'os remplie de sels calcaires et contenant quelques chondroplastes. — 3, 3, 4, 5. Chondroplastes avec leurs différentes dispositions dans les couches superficielle, moyenne et profonde du cartilage.

Les cavités du *cartilage articulaire* peuvent être divisées en trois couches : une couche superficielle, baignée par la synovie, dans laquelle ces cavités sont aplaties, allongées, petites, parallèles à la surface du cartilage et contenant ordinairement une seule cellule : cette disposition, permettant d'enlever la mince couche superficielle du cartilage, a fait croire à certains anatomistes qu'il existait là un feuillet épithélial ; une couche moyenne, dont les cavités arrondies, plus volumineuses, renferment souvent deux cellules ; enfin une couche profonde qui présente des cavités très longues, perpendiculaires à la surface du cartilage, et contenant un nombre variable de cellules.

Hénocque (Soc. de Biol. 1872) a fait une communication intéressante sur la structure des cartilages articulaires. Les *stries*, les *fibrilles* décrites autour des cavités de cartilage sur des pièces fraîches, ou après macération dans l'acide chromique très dilué, ne sont autre chose que des *interstices, véritables canaux faisant communiquer les cavités de cartilage entre elles*. Le traitement du cartilage par le *chlorure d'or* le démontre.

Ayant placé sous le microscope une préparation de cartilage colorée en rouge par une *solution acidulée d'hématoxyline*, si on fait glisser entre les lamelles du verre deux gouttes de *solution* d'*alun* au 30e, on voit se dessiner les interstices à mesure que la préparation passe du rouge au violet.

On facilite aussi l'apparition des interstices en laissant macérer le cartilage dans une *solution de perchlorure de fer au 50e* et en portant ensuite la préparation dans une *solution de ferro-cyanure de potassium*.

3° *Fibro-cartilage élastique réticulé.* — On appelle ainsi les cartilages dont les cellules sont plongées au milieu d'une substance fondamentale parcourue par de nombreuses fibres élastiques. A cette variété appartiennent l'épiglotte, les aryténoïdes, le pavillon de l'oreille, la trompe d'Eustache, les cartilages corniculés de Santorini et ceux de Wrisberg.

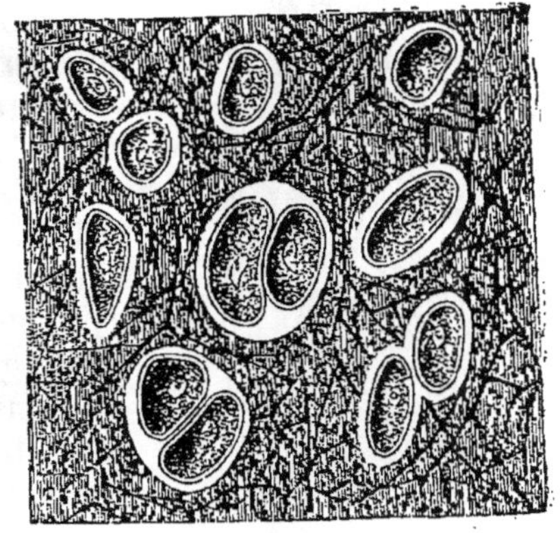

FIG. 74. — Cartilage réticulé. On y voit le réseau des fib·es élastiques, les cellules cartilagineuses, les capsules et les cavités de cartilage.

4° *Fibro-cartilage vrai.* — On appelle ainsi des organes dans lesquels les cellules cartilagineuses sont séparées par une masse d'aspect fibroïque. Généralement, les cellules sont superficielles et forment une couche régulière ; quelques-unes sont infiltrées entre les éléments du tissu fibreux. Ces cellules sont très nettes ; on les trouve souvent réunies et pourvues chacune d'une capsule secondaire dans une capsule commune ou mère. La substance même du fibro-cartilage est constituée par du tissu fibreux. Sappey a décrit des vaisseaux et des nerfs dans les fibro-cartilages. Dans certains fibro-cartilages, la partie centrale est dépourvue de vaisseaux ; dans ce cas, ceux-ci se dirigent de la circonférence vers le centre, et rétrogradent avant d'y arriver, pour former une couronne d'anses vasculaires autour du centre. Ceci s'observe pour les fibro-cartilages des articulations temporo-maxillaire, sterno-claviculaire et cubito-carpienne. On doit ranger encore parmi les fibro-cartilages celui qui tapisse les surfaces articulaires de l'articulation temporo-maxillaire, les disques intervertébraux, excepté à leur partie centrale, les cartilages tarses, les disques semilunaires du genou, les bourrelets glénoïdiens et cotyloïdiens, etc.

On appelle *chondromes* les tumeurs cartilagineuses qui se développent ailleurs que dans l'épaisseur des os. Lorsqu'elles prennent leur point de départ dans les os, on les appelle *enchondromes*. Dans ce cas, comme dans le précédent, il ne se produit pas une transformation du tissu en substance cartilagineuse, mais un développement hétérotopique de cette substance. On trouve les chondromes dans le testicule, la parotide, la mamelle, le périoste, la peau, les muscles. Ces tumeurs sont peu ou pas vasculaires. S'il y a des vaisseaux, on trouve quelquefois autour d'eux des éléments de la moelle. Toutes les variétés de cartilage peuvent se trouver dans ces tumeurs ; le plus souvent, les cavités de cartilage qui s'y rencontrent rappellent celles du cartilage fœtal.

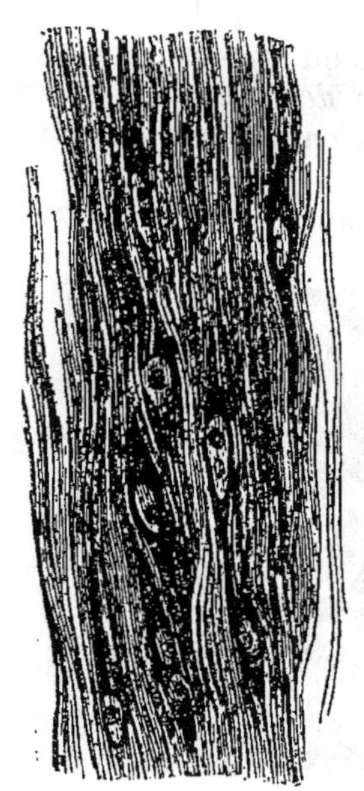

FIG. 75. — Fibro-cartilage vrai.

Le microscope est indispensable pour leur diagnostic. Il est, en effet, des tumeurs fibreuses dures, dans lesquelles il se fait quelquefois des concrétions, et que l'on prend pour des tumeurs cartilagineuses. Il en est d'autres qui sont réellement cartilagineuses, et cependant elles sont presque fluctuantes. On les décrit souvent sous le nom de tumeurs colloïdes. Elles se reproduisent, chez certains sujets, soit sur place, soit dans des régions voisines.

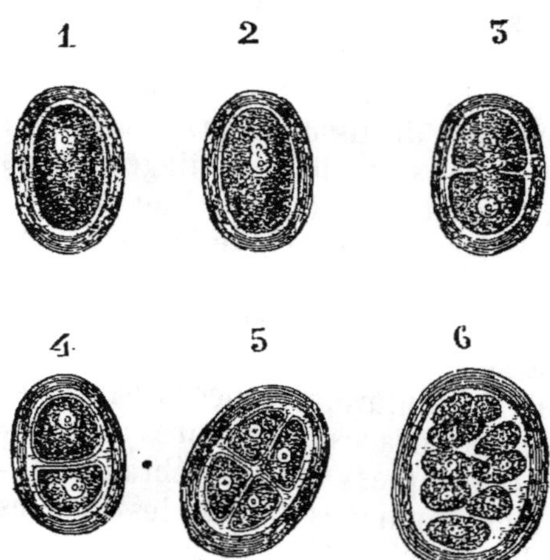

FIG. 76. — Multiplication endogène des cellules cartilagineuses.

1. Une cellule cartilagineuse. — 2. Division du noyau. — 3. Division consécutive du protoplasma de la cellule. — 4. Il existe deux cellules ; chacune s'est entourée d'une capsule. — 5. Segmentation plus avancée ; il y a quatre cellules pourvues chacune d'une capsule. — 6. La prolifération marche rapidement.

Applications pathologiques. — Il est fréquent d'observer l'accumulation de gouttelettes graisseuses dans le protoplasma des cellules de cartilage. Quelquefois même, la graisse est tellement abondante qu'on croirait avoir sous les yeux une cellule adipeuse. Dans ce cas, il faut se rappeler que le noyau est toujours apparent sur l'un des points de la paroi. Cette infiltration est fréquente, surtout dans les cartilages costaux et laryngés, chez les

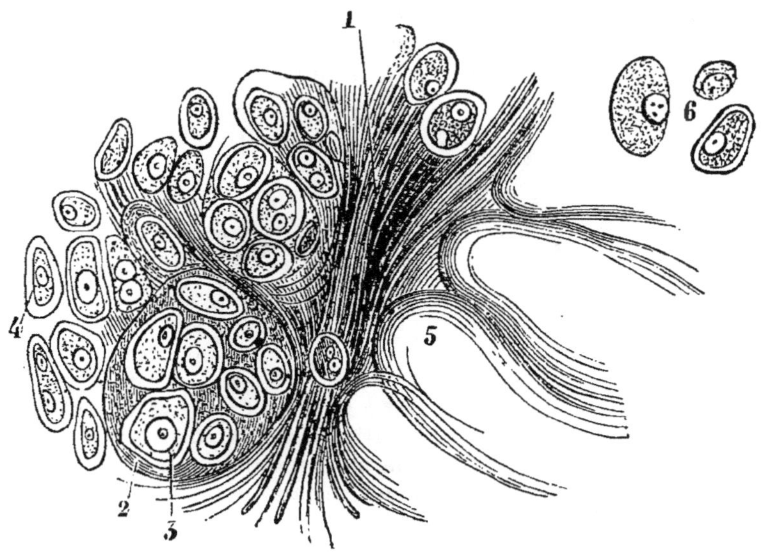

FIG. 77. — Enchondrome.

1. Faisceau fibreux. — 2. Substance cartilagineuse homogène. — 3. Cellule de cartilage avec son contenu, dans un chondroplaste. — 4. Cellule cartilagineuse avec son contenu, entourée par une ligne indiquant la limite du chondroplaste. — 5. Portions de faisceaux fibreux entourant les lobules cartilagineux. — 6. Cellules cartilagineuses isolées : à gauche, vieille cellule libre ; au-dessus, cellule jeune ; à droite, vieille cellule avec une ligne indiquant son enveloppe. (Grossissement de 300 diamètres.)

individus avancés en âge ; ces cartilages présentent en même temps une *dégénérescence muqueuse* de leur substance fondamentale, désignée par quelques auteurs sous le nom de *ramollissement* du cartilage.

Autrefois, on niait la possibilité de l'*inflammation* du cartilage, par le seul fait que ce tissu n'est point vasculaire. Nous savons aujourd'hui qu'on peut chercher les résultats de l'inflammation ailleurs que dans la vascularisation des tissus, dans les cellules elles-mêmes. Le cartilage est, en effet, susceptible d'inflammation au même titre que les autres tissus ; dans cet état, on observe une prolifération très active des cellules cartilagineuses, en même temps que la substance fondamentale devient fibreuse ou se ramollit. On observe souvent, en pareil cas, des granulations graisseuses dans le protoplasma des cellules. Ces altérations se montrent dans le rhumatisme articulaire aigu, etc.

Le tissu cartilagineux n'est pas apte à se régénérer ; aussi ses blessures ne se cicatrisent pas par de la substance cartilagineuse, mais bien par du tissu fibreux.

Le tissu cartilagineux n'est jamais le siège d'hypergenèse, on n'observe pas de *tumeurs cartilagineuses* prenant leur point de départ sur des cartilages ; la génération hétérotopique du tissu cartilagineux est, au contraire, fréquente.

CHAPITRE III.

SYSTÈME CONJONCTIF.

Préparation. — En examinant à plusieurs reprises de petits fragments bien étalés du tissu conjonctif provenant de diverses régions, on finit par se faire une idée de la disposition des éléments de ce tissu. On peut cependant employer certains artifices pour voir quelques-uns de ces éléments avec plus de netteté

Pour apercevoir les fibres élastiques, par exemple, on plonge la préparation dans l'acide acétique, qui transforme les fibres du tissu conjonctif en une masse cristalline, transparente.

Pour bien voir les faisceaux et les cellules du tissu conjonctif, on se sert d'une solution de nitrate d'argent au 1/100. Une injection sous-cutanée faite à un animal avec un peu de cette solution détermine la production d'une boule d'œdème artificiel (Ranvier) dans laquelle les éléments fixés peuvent être facilement étudiés.

L'alcool comme agent fixateur, le picro-carmin comme réactif colorant, permettent encore de bien étudier le tissu conjonctif par la dissociation.

Définition. — On appelle *tissu conjonctif* une substance blanchâtre, blanc grisâtre ou blanc jaunâtre, suivant les points où on l'examine, unissant entre eux les divers organes, comme les muscles, répandue à profusion dans l'organisme, où elle forme aux organes une sorte de ciment qui les unit, et pénétrant jusque dans l'épaisseur des tissus pour unir entre elles leurs parties constituantes.

Le tissu conjonctif a reçu diverses dénominations qu'il est utile de connaître, parce que tous les auteurs ne se servent point du même terme pour le désigner.

Le *tissu conjonctif* des anatomistes allemands et de Sappey représente le *tissu cellulaire* de Haller, de Bichat et de la plupart des anatomistes français, le *tissu lamineux* de Robin; on lui donne aussi, quelquefois, le nom de *tissu réticulé, aréolaire, muqueux, connectif* ou *unissant*, et *coalescent*.

Chacune de ces dénominations a sa raison d'être: ainsi, ce tissu est dit conjonctif, connectif ou unissant, parce qu'il réunit entre eux les divers organes de l'économie; on lui donne le nom de cellulaire, réticulé ou aréolaire, parce que, au moyen de l'insufflation, on développe dans son épaisseur des cavités ou aréoles; enfin, on l'appelle lamineux parce qu'il est composé de lamelles appliquées les unes contre les autres et limitant les aréoles que détermine l'insufflation. Nous adoptons l'expression conjonctif, parce qu'elle est la plus généralement employée par la plupart des micrographes. A côté de son rôle connectif, le tissu conjonctif joue un rôle considérable dans l'évolution de l'organisme. Il est l'origine d'un grand nombre de tissus: nous avons déjà vu dériver de lui les systèmes adipeux et cartilagineux, nous verrons bientôt qu'il donne encore naissance au tissu osseux, au système lymphatique.

§ 1. — **Distribution.** — On le trouve partout, non seulement entre les organes, mais encore dans leur épaisseur; il existe comme élément accessoire dans un grand nombre de tissus. D'une manière générale, on le divise en trois sections: 1° le tissu conjonctif sous-cutané; 2° le tissu conjonctif profond ou sous-aponévrotique; 3° le tissu conjonctif splanchnique.

1° Le tissu conjonctif sous-cutané forme au-dessous de la peau une couche plus ou moins épaisse, qui est partout en communication avec elle-même. Cette couche, placée entre la peau et l'aponévrose sous-jacente, communique en plusieurs points avec le tissu cellulaire sous-aponévrotique, particulièrement à la racine des membres: aine, aisselle, et dans tous les points où des vaisseaux et des nerfs traversent l'aponévrose.

Velpeau, avec raison, divisait le tissu conjonctif sous-cutané en deux couches: la *couche aréolaire* et la *couche lamelleuse*. La première, située immédiatement sous le derme, lui est adhérente et renferme une plus ou moins grande quantité de graisse. C'est cette couche qui forme le tissu cellulo-graisseux sous-cutané.

La couche lamelleuse, plus profonde, constitue le *fascia superficialis*; elle est formée par un tissu conjonctif à fibres lâches, peu résistantes, formant une sorte de membrane qui facilite le glissement de la couche aréolaire sur l'aponévrose sous-jacente; elle ne contient pas de graisse proprement dite, mais seulement quelques lobules adipeux isolés.

2° Le tissu conjonctif profond ou sous-aponévrotique est aussi partout en continuité avec lui-même; il entoure les muscles, les vaisseaux, les nerfs; il existe aussi dans l'épaisseur des muscles, dont il sépare les divers faisceaux, les faisceaux primitifs eux-mêmes, entre lesquels il porte le nom de *perimysium*.

A mesure qu'il devient plus profond dans l'épaisseur des membres et surtout dans l'épaisseur des organes, il se dépouille peu à peu du peu de graisse qu'il contenait, il devient plus blanc, plus homogène, plus gélatineux, de sorte que, dans la profondeur des organes, il simule une couche sirupeuse interposée aux diverses parties qui les constituent.

Il forme une gaine aux vaisseaux; il constitue la gaine des nerfs, *névrilème*. A la racine des membres, il entoure les ganglions lymphatiques superficiels et profonds, et de là il communique avec le tissu cellulaire splanchnique, en envoyant une traînée celluleuse autour des vaisseaux et des nerfs. C'est ainsi que le tissu conjonctif du membre inférieur se confond avec celui de l'abdomen par les traînées celluleuses qui passent: 1° par le canal crural, en accompagnant les vaisseaux fémoraux et iliaques externes; 2° par la grande échancrure sciatique, en accompagnant le muscle pyramidal, les vaisseaux fessiers, ischiatiques, honteux internes, et les nerfs fessier, honteux interne, grand et petit sciatique; 3° par le trou obturateur, en accompagnant le nerf et les vaisseaux obturateurs. Celui du membre supérieur communique avec le tissu conjonctif du thorax, par la traînée celluleuse qui accompagne les vaisseaux sous-claviers et le premier nerf dorsal. Enfin, le tissu conjonctif profond des parois du thorax et de l'abdomen entre en communication avec la mince couche de tissu conjonctif située entre la dure-mère et le canal rachidien, en suivant les vaisseaux et les nerfs qui passent par les trous de conjugaison.

3° Le tissu conjonctif des cavités splanchniques est rare dans la cavité crânienne, où il concourt à la formation de la pie-mère.

Celui du thorax est situé dans le médiastin, où il entoure tous les organes qui y sont contenus. Il forme une couche plus ou moins épaisse autour du péricarde et de la plèvre. On en trouve une couche mince et très condensée entre le poumon et la plèvre viscérale, tandis qu'il en existe une plus grande quantité autour du cœur, sous le péricarde viscéral. Le tissu conjonctif du thorax communique avec celui de l'abdomen à travers les ouvertures du diaphragme, particulièrement l'ouverture aortique. Par les vaisseaux sous-claviers, il est en continuité avec le tissu conjonctif profond du membre supérieur; par la trachée, les artères carotides et les veines jugulaires, il se continue avec celui du cou. Enfin, en suivant le trajet des vaisseaux et des nerfs intercostaux, situés sous la plèvre, il communique avec le tissu conjonctif du canal rachidien.

Le tissu cellulaire, ou conjonctif, ne résiste pas à la suppuration; le pus le détruit avec la plus grande facilité, et il se forme à ses dépens. Aussi les suppurations rapides s'étendent en surface en suivant les nappes de tissu cellulaire, comme on le voit pour le *phlegmon diffus* superficiel ou sous-cutané. Ces suppurations fusent en suivant les trainées celluleuses; c'est ainsi qu'un abcès profond du cou fuse dans le thorax. C'est en suivant le tissu cellulaire qui perfore les aponévroses des membres qu'un phlegmon superficiel devient profond, c'est-à-dire sous-aponévrotique.

Le tissu conjonctif de la cavité abdominale est rare et serré autour des viscères sous le péritoine viscéral; il est très abondant à la face profonde du péritoine pariétal, principalement dans les régions lombaire, iliaque et pelvienne.

De la cavité abdominale, le tissu conjonctif sous-péritonéal envoie des prolongements vers le membre inférieur, autour des vaisseaux fémoraux, du nerf crural, du pyramidal, des vaisseaux et nerfs qui traversent la grande échancrure sciatique. Il envoie des trainées celluleuses dans la cavité thoracique, autour des organes qui traversent le diaphragme, l'aorte principalement. Il entre en communication avec le tissu conjonctif du canal rachidien en suivant, comme celui du thorax, les vaisseaux qui passent par les trous de conjugaison.

§ 2. — **Propriétés physiques et chimiques**. — Le tissu conjonctif est blanc. Il est souvent chargé de graisse et prend alors une couleur jaunâtre plus ou moins prononcée. On l'appelle souvent tissu cellulo-adipeux, parce que les tissus cellulaires et adipeux sont réunis dans presque tous les points de l'économie.

Le tissu conjonctif se gonfle au contact de l'eau. Exposé à l'air, il se dessèche, devient cassant et translucide. Si on le plonge dans l'eau après dessiccation, il reprend les caractères qu'il possédait auparavant. L'ébullition le convertit en gélatine.

§ 3. — **Structure**. — Le tissu conjonctif est formé de lamelles minces, d'une étendue ordinairement peu considérable, limitant des espaces ou aréoles communiquant toutes entre elles. Ces espaces sont virtuels et ne deviennent appréciables, de même que les cavités séreuses, qu'après avoir été insufflés ou remplis de liquide. C'est dans les aréoles qu'est déposée la substance graisseuse. On peut se rendre compte de cette structure aréolaire, lorsqu'on insuffle un animal auquel on fait une ouverture à la peau; c'est ainsi que procède le boucher qui veut dépouiller l'animal qu'il vient d'assommer. Le développement de l'emphysème sous-cutané, consécutif à une plaie, montre également la communication qui existe entre les mailles du tissu conjonctif.

§ 4. — **Texture.** — Parmi les éléments qui entrent dans la constitution du tissu conjonctif, les uns sont *capitaux* et lui donnent un aspect spécial; les autres, *accessoires*, sont surajoutés, mais ne sont pas indispensables à la conception du tissu (cellules adipeuses, fibres élastiques, cellules lymphatiques).

Cellules conjonctives. — Ce sont des éléments anatomiques cellulaires, qui peuvent être étudiés assez facilement après l'action du nitrate d'argent ou par la coloration avec le picro-carmin. Grâce à ces procédés, on constate que les cellules du tissu conjonctif se présentent sous la forme de grandes plaques de protoplasma granuleux, minces, polygonales, parfaitement plates, quand on les examine de face, mais présentant ordinairement un aspect fusiforme quand on les examine de profil. Leur noyau, ovoïde, est assez volumineux et présente suivant son grand axe une strie fine. L'aspect fusiforme des cellules conjonctives se modifie souvent par les rapports qu'affectent ces éléments avec la substance fibrillaire qui les entoure. Dans certaines régions (aponévroses, ligaments), les cellules conjonctives présentent des crêtes d'empreinte dues à la pression des fibres voisines, ce qui nous explique pourquoi souvent elles ont une forme étoilée. D'autres fois les extrémités des cellules présentent des prolongements très minces, effilés, qui ne se continuent jamais avec les fibres conjonctives.

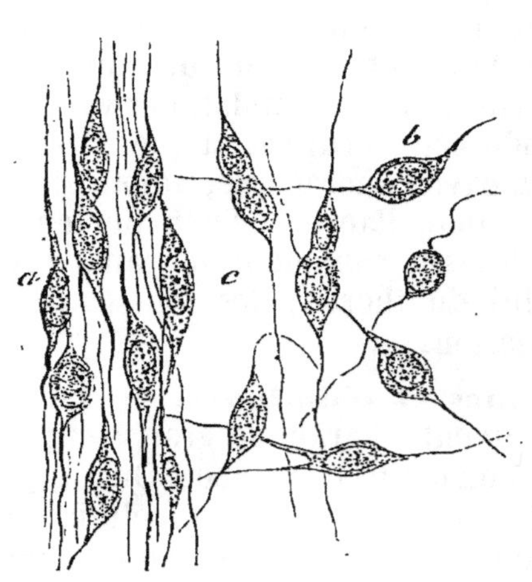

Fig. 78. — Cellules du tissu conjonctif. — Cellules embryonnaires.

Nous devons signaler, en terminant, une variété de cellules conjonctives, dont le noyau globulaire, volumineux, est entouré d'une très mince couche de protoplasma. Ces cellules sont des *cellules conjonctives embryonnaires;* elles sont l'origine des éléments cellulaires d'un grand nombre de systèmes (cartilagineux, osseux, etc.). On les rencontre encore accidentellement chez

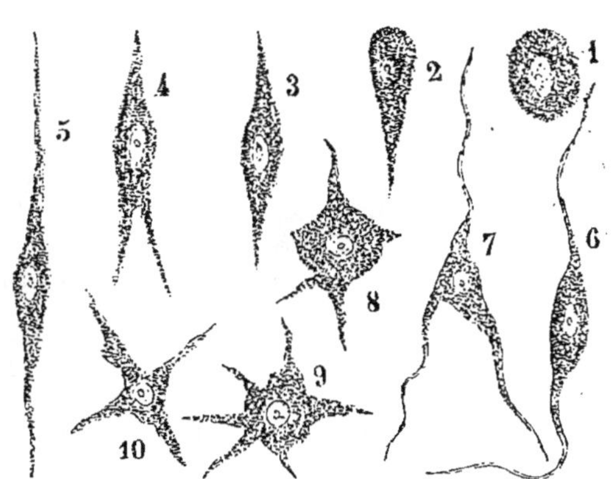

Fig. 79. — Différentes formes des cellules conjonctives.

1. Cellule globuleuse embryonnaire. — 2, 3, 4, 5. Cellules fusiformes. — 6, 7. Cellules à prolongements. — 8, 9, 10. Cellules étoilées.

l'adulte, dans une variété de tumeurs qu'elles caractérisent, les *sarcomes*. Ces cellules embryonnaires avaient été désignées par Robin sous le nom de *cellules embryo-plastiques*.

Substance fondamentale ou fibrillaire. — La substance fondamentale du tissu conjonctif appartient à la catégorie des éléments anatomiques non cellulaires. Elle offre des aspects différents suivant les variétés du tissu conjonctif, dont Ranvier distingue trois catégories : le *tissu conjonctif lâche* ; le *tissu conjonctif réticulé* ; le *tissu lamelleux ou engainant*.

1° *Tissu conjonctif lâche.* — La substance fondamentale est formée de faisceaux ondulés, dirigés parallèlement les uns aux autres, séparés par des cellules conjonctives ou des cellules adipeuses (fig. 80).

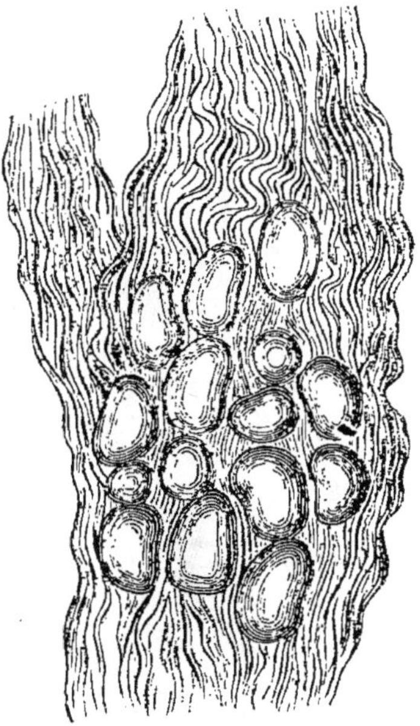

Fig. 80. — Tissu conjonctif lâche formé de faisceaux ondulés séparés par des cellules adipeuses.

Ces faisceaux présentent souvent sur leur trajet des étranglements, qui sont dus à la présence de fibres annulaires ou spiroïdes, de nature conjonctive et non pas élastique, comme on l'avait prétendu. Le faisceau conjonctif est entouré d'une membrane d'enveloppe, qui envoie à son intérieur des cloisons séparant les fibrilles. La membrane d'enveloppe et les cloisons se colorent fortement en rouge par le picro-carmin.

Ces faisceaux sont formés par le groupement de fibrilles excessivement fines, cylindriques, à double contour. Les faisceaux du tissu conjonctif lâche se séparent facilement les uns des autres. Ceci nous explique les décollements consécutifs aux vastes suppurations. Comme types de tissu conjonctif, nous pouvons citer le tissu conjonctif sous-cutané, le tissu conjonctif du médiastin.

2° *Tissu conjonctif réticulé.* — Dans cette variété, les faisceaux conjonctifs, beaucoup plus fins, s'anastomosent les uns avec les autres, en limitant des aréoles plus ou moins larges. Les cellules conjonctives occupent les interstices des faisceaux qui modifient différemment leurs formes. Les ganglions lymphatiques sont un type de tissu conjonctif réticulé.

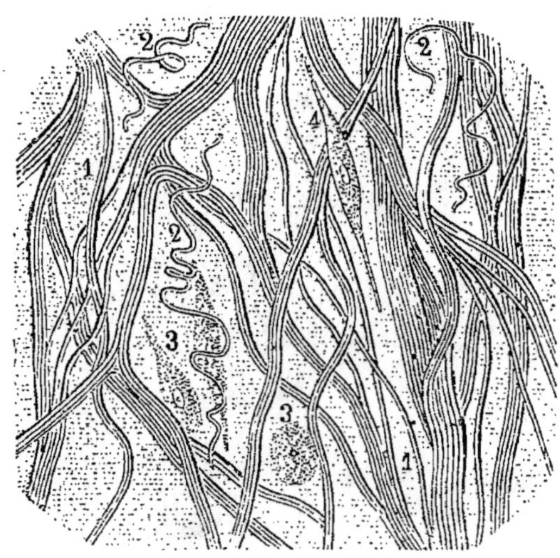

Fig. 81. — Tissu conjonctif réticulé.

1, 1, 1. Faisceaux conjonctifs. — 2, 2, 2. Fibres élastiques. — 3, 3, 4. Cellules conjonctives.

3° *Tissu lamelleux ou engainant.* Cette variété se rencontre dans les gaines des nerfs, dans le sarcolemme des muscles. Les fibres y sont parallèles les unes aux autres, excessivement ténues, réunies en couches des plus minces, se superposant pour former de fines lames membraneuses. Les cellules conjonctives sont comprises dans les interstices des lames. Elles sont très aplaties et présentent des crêtes d'empreinte très marquées.

Eléments accessoires. — Les fibres élastiques et les cellules adipeuses sont généralement associées aux éléments du tissu conjonctif.

Nous n'avons pas besoin de revenir sur les cellules adipeuses que nous avons déjà étudiées en détail dans leur distribution avec le système adipeux.

Quant aux fibres élastiques, elles sont très abondantes dans certaines formes de tissu conjonctif : derme, périoste, parois vasculaires. Ailleurs, comme dans les ligaments et les tendons, les fibres élastiques sont fines et s'anastomosent entre elles pour former un réseau à larges mailles. On peut dire, d'une manière générale, que l'élément élastique se rencontre dans les points où le tissu conjonctif subit des tiraillements, des allongements, et où il est besoin de résistance.

Les rapports des fibres élastiques avec les corpuscules du tissu conjonctif sont indifférents. Il en est souvent de même de ceux qu'elles affectent avec les faisceaux des fibres qu'elles croisent sous les angles les plus divers. Cependant, le plus souvent, les fibres élastiques sont parallèles aux faisceaux de tissu conjonctif.

On rencontre encore dans les mailles du tissu conjonctif des éléments cellulaires qui sont incessamment en déplacement. Ces cellules, baignées de toute part par un liquide incolore (lymphe), sont les *cellules lymphatiques* ou *leucocytes*.

Nous devons enfin signaler que dans le tissu conjonctif en voie de formation les mailles contiennent une grande quantité de matière albuminoïde. On dit alors que le tissu est *muqueux*. Avec un peu d'attention, on retrouve dans ce tissu des cellules conjonctives étoilées anastomosées entre elles par leurs prolongements, et des fibrilles excessivement fines qui affirment la nature conjonctive du tissu.

Vaisseaux et nerfs. — Les *vaisseaux* manquent absolument dans le tissu muqueux ; mais, dans les autres régions, ils sont plus ou moins abondants. Dans le tissu mou interstitiel des organes et dans le tissu cellulaire sous-cutané, on trouve des capillaires sanguins formant autour des faisceaux conjonctifs des mailles assez serrées.

Les *lymphatiques* ont leur origine dans les espaces des faisceaux conjonctifs ; ceci nous explique la présence des cellules lymphatiques dans le tissu conjonctif.

Les *nerfs* traversent le tissu conjonctif sans lui abandonner de branches. Ce tissu est d'ailleurs presque absolument insensible.

§ 5. — **Des différentes variétés de tissu conjonctif.** — Nous signalerons seulement ces variétés. Plusieurs ont d'ailleurs déjà été étudiées, et nous en retrouverons encore d'autres, chemin faisant, dans le cours de nos études sur les systèmes. *Le tissu conjonctif muqueux* est formé d'éléments conjonctifs peu abondants, noyés dans une substance amorphe et semi-liquide, la gélatine de Warthon (cordon ombilical). Le *tissu embryonnaire* est caractérisé par des cellules globuleuses, grosses, sphériques, contenant d'énormes noyaux et beaucoup plus nombreuses que les

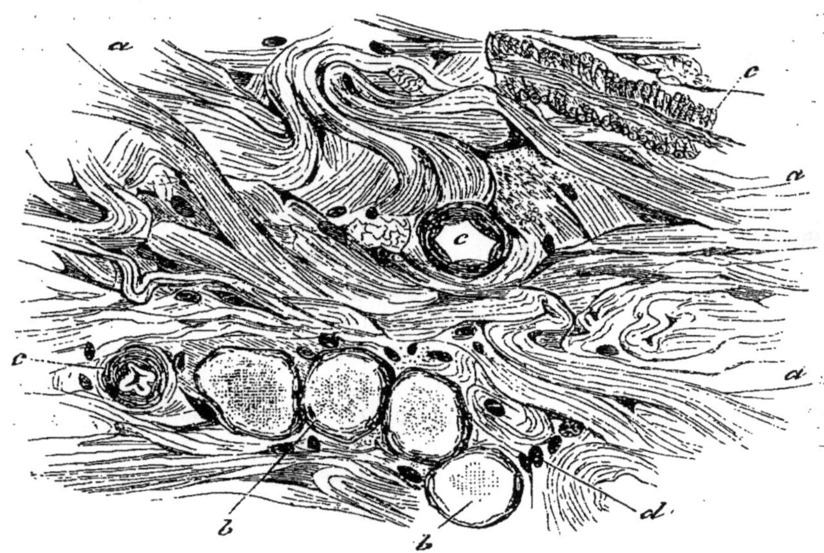

Fig. 82. — Tissu conjonctif de l'intestin d'après une coupe des trois tuniques.

a, a. Faisceaux onduleux de fibres de tissu conjonctif. — *b, b.* Vésicules adipeuses. — *c, c.* Vaisseaux sanguins. — *d.* Cellules conjonctives.

faisceaux qui l'entourent. Nous n'avons pas à revenir sur les tissus conjonctifs *lâche, réticulé, lamelleux*, que nous avons étudiés en détail. Enfin, nous verrons bientôt que le tissu conjonctif se présente avec des caractères différents dans les *tendons, les membranes,* les *séreuses.* En somme, par la multiplication de ses aspects, il serait difficile, on le voit, de reconnaître histologiquement le tissu conjonctif, si l'on n'avait pas une connaissance exacte de ses éléments fondamentaux, *la cellule* et les *fibrilles conjonctives.*

§ 6. — **Usages. — Propriétés physiologiques.** — Le tissu conjonctif sert évidemment à faciliter le glissement des organes; il sert aussi de réservoir à la substance graisseuse.

Dans les cavités splanchniques, les viscères très mobiles sont pourvus de séreuses; mais certains d'entre eux glissent par l'intermédiaire du tissu conjonctif qui les entoure ; exemple : la trachée, l'œsophage. Ordinairement, le tissu le plus voisin de l'organe qui est le siège du glissement devient plus lâche.

Le tissu conjonctif sous-aponévrotique facilite le glissement des organes profonds.

Le tissu conjonctif sous-cutané est destiné à recevoir la substance graisseuse dans sa couche aréolaire, tandis que la couche lamelleuse sert à faciliter le glissement de la peau. Lorsque le glissement de ces divers organes s'effectue, les lamelles de tissu conjonctif se meuvent les unes sur les autres, et leur mouvement est facilité par une couche onctueuse, analogue au liquide qui humecte la surface des séreuses, de sorte que le glissement dans le tissu conjonctif est une vraie locomotion des lamelles les unes sur les autres. Lorsque ces mouvements sont exagérés, ou longtemps répétés, on observe la destruction de quelques-unes de ces lamelles et la réunion de plusieurs aréoles en une seule. Pendant que cette cavité virtuelle se forme, les lamelles des aréoles rompues sont refoulées et constituent une sorte de paroi à cette nouvelle cavité, qui peut s'agrandir dans une certaine proportion : c'est ainsi que se forment les bourses séreuses sous-cutanées. (Voy. *Système séreux.*) Les unes se forment par suite des mouvements du fœtus dans la cavité utérine, mais la plupart se développent après la naissance.

Le tissu conjonctif jouit d'une sensibilité fort obscure.

§ 7. — **Mode de formation du tissu conjonctif.** — Chez l'embryon, les parties qui doivent devenir tissu conjonctif sont composées uniquement de cellules embryonnaires arrondies. Entre ces cellules se développe la substance intermédiaire amorphe, qui constitue alors la substance conjonctive simple, dont on n'extrait que de la mucine. Peu à peu, cette substance se modifie, elle se transforme insensiblement, et plus tard on peut, par la cuisson, en extraire de la gélatine. Les fibres du tissu conjonctif résultent de la division spontanée de la substance intermédiaire qui devient fibreuse : le tissu conjonctif est alors constitué, et il se montre tout d'abord entre les faisceaux musculaires, au moment où ceux-ci commencent à se développer.

§ 8. — **Applications pathologiques.** — De l'étude du tissu conjonctif découlent des considérations importantes en rapport avec un grand nombre de faits pathologiques. Nous dirons quelques mots des infiltrations gazeuses et liquides, de la suppuration, des bourgeons charnus et de la membrane pyogénique, des cicatrices, des sarcomes.

1º La communication des aréoles du tissu conjonctif entre elles est mise hors de doute par les diverses *infiltrations*. Ne sait-on pas qu'une plaie de poitrine, pénétrante ou non, peut s'accompagner d'une infiltration gazeuse (emphysème) de toute la couche de tissu conjonctif sous-cutané des parois du thorax, de l'abdomen, etc.? La rupture du poumon, déterminant l'emphysème interlobulaire, n'est-elle pas suivie d'une infiltration gazeuse, qui gagne, à travers le pédicule pulmonaire, le tissu conjonctif du médiastin, et qui s'étend vers les régions du cou et des parois thoraciques? Les infiltrations liquides ne se comportent pas autrement. Pratiquez une ponction sur la face dorsale du pied d'un malade affecté d'œdème des extrémités inférieures : le liquide séreux, produit de l'hydropisie, exhalé par les vaisseaux capillaires dans les aréoles du tissu conjonctif, s'écoulera à peu près complètement du membre correspondant par la piqûre, et ne permettra pas de douter de la communication des aréoles du tissu conjonctif. Il en est de même du sang, qui s'infiltre dans la couche sous-cutanée à la suite d'une contusion, dans les mailles de la pie-mère à la suite d'une hémorrhagie méningée, dans les paupières et sous la conjonctive dans une fracture de la base du crâne.

2º Dans les plaies enflammées, les cellules conjonctives prolifèrent avec rapidité; elles se multiplient et donnent à la solution de continuité un aspect plus ou moins bourgeonnant. En même temps, les leucocytes irrités s'échappent des mailles du tissu conjonctif pour recouvrir la plaie de sérosité, de pus.

Le même phénomène de prolifération s'observe dans les productions morbides solides, car le plus grand nombre des tumeurs est formé par la multiplication des corpuscules du tissu conjonctif. C'est encore la prolifération des éléments conjonctifs qui s'observe dans l'athérome au début, dans les varices, et qui donne aux vaisseaux malades leur aspect et leur consistance pathologiques.

3º Le tissu conjonctif est le siège des *phlegmons*, des *abcès*, et par conséquent de la suppuration. Il serait impossible, je crois, de trouver du pus dans un tissu dépourvu de tissu conjonctif. Il semble que ce liquide soit le résultat de la désorganisation de ce tissu et de la fibrine exhalée par les vaisseaux capillaires au moment de l'inflammation. (Voy. *Système vasculaire, Inflammation.*) Lorsque le tissu conjonctif devient le siège d'une inflammation circonscrite, on dit qu'il y a *phlegmon circonscrit*. Si l'inflammation envahit une grande étendue de ce tissu et qu'en même temps il se développe des symptômes généraux d'une certaine gravité, c'est un *phlegmon diffus*.

L'*abcès* est une collection purulente dans une cavité accidentelle. Toutefois, on donne assez souvent ce nom aux épanchements de pus dans les séreuses splanchniques et articulaires. L'abcès chaud est constamment la conséquence du phlegmon qui se termine par suppuration. (Voy. *Système vasculaire, Inflammation, Origine du pus.*)

Le *pus* est un bon instrument de dissection, il détruit le tissu conjonctif et sépare, par conséquent, les organes. Dans la couche sous-cutanée, il se propage avec une rapidité considérable, ravageant sur son passage les cloisons du tissu conjonctif. Les adhérences du derme aux aponévroses apportent un obstacle à cette marche envahissante du pus, comme on le voit à la paume de la main, à la plante du pied, et, à un degré moindre, sur la ligne médiane de la paroi abdominale. Les trainées de tissu conjonctif servent ordinairement de guide à la suppuration. Rien de plus fréquent que de voir le pus, fourni par la carie vertébrale, suivre le trajet de l'artère aorte, du plexus sacré et du grand nerf sciatique, pour se montrer sous forme d'abcès dans la région fessière. Plus fréquemment, venu de la région lombaire, le pus fuse dans l'épaisseur du muscle psoas, et suit le tissu conjonctif contenu dans ce muscle. Il n'est pas rare de voir le pus des vertèbres suivre le trajet des vaisseaux et des nerfs intercostaux, pour se montrer sur la paroi thoracique, à une distance plus ou moins considérable de la colonne.

Lorsqu'un abcès existe depuis un certain temps, il se forme sur ses limites une couche rougeâtre que les anciens auteurs ont nommée *membrane pyogénique* ; or, cette membrane n'existe pas. Ils ont doué cette membrane pyogénique de la faculté de sécréter le pus [1]. Voici ce qu'il faut entendre par membrane pyogénique et sécrétion du pus :

Lorsqu'une collection purulente s'est développée dans le tissu conjonctif, le pus, qui était d'abord infiltré dans les aréoles de ce tissu, s'est réuni en foyer en détruisant une plus ou moins grande quantité des cloisons qui séparent les aréoles. Le pus, en augmentant de quantité, refoule excentriquement les tissus environnants. Remarquons qu'à ce moment il n'y a pas de membrane pyogénique, et cependant le pus est exhalé. Ces divers tissus refoulés, muscles, vaisseaux, nerfs, etc., deviennent le siège d'une exsudation fibrineuse (lymphe plastique, exhalée par les vaisseaux), qui forme sur les parois de l'abcès une couche d'une épaisseur qui varie entre un et deux millimètres. Dans cette couche se montrent des vaisseaux de nouvelle formation qui s'anastomosent avec ceux des vaisseaux voisins refoulés, et des cellules conjonctives embryonnaires. Telle est la couche fibrineuse, conjonctive et vascu-

1. Hunter appelait cette surface : *membrane glandulaire.*

laire, qu'on a décrite comme une membrane spéciale et à laquelle on a donné la propriété de sécrétion.

4° Des *bourgeons charnus* se trouvent à la surface des plaies qui suppurent. Ces bourgeons ont la même structure que la couche dite membrane pyogénique ; ils n'en diffèrent que par leur aspect mamelonné et par leur situation superficielle. Ils sont, par conséquent, formés de fibrine exhalée, de vaisseaux de nouvelle formation et de cellules embryonnaires. La vitalité de ces bourgeons charnus est quelquefois excessive, et l'on est forcé de la réprimer par des cautérisations au nitrate d'argent.

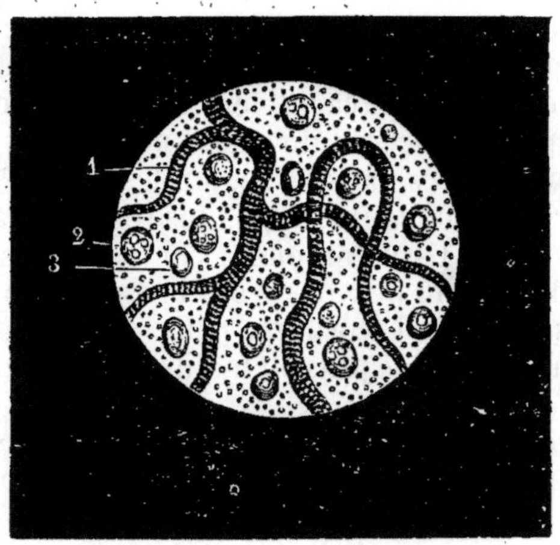

Fig. 83. — Structure des bourgeons charnus et de la couche dite membrane granuleuse.

1. Anses vasculaires. — 2, 3. Leucocytes ou globules du pus.

5° Les *cicatrices* succèdent aux plaies, aux ulcères. Jadis, on admettait qu'elles étaient toujours précédées par la suppuration, mais il est admis aujourd'hui que, grâce à l'antisepsie, des cicatrices se produisent sans la moindre goutte de pus. Il y a alors *réunion ou cicatrisation par première intention,* pour employer le mot consacré. Dans les deux cas, les éléments conjonctifs prolifèrent, s'accolent et laissent persister une dépression de nature fibreuse, indélébile. Au bout d'un certain temps, la cicatrice se rétracte par résorption de la lymphe abondamment sécrétée au début de la cicatrisation et aussi à cause de la nature fibreuse de la cicatrice.

6° Les *sarcomes,* jadis désignés sous le nom de tumeurs fibroplastiques, sont de nature conjonctive et peuvent se développer sur tous les points du corps. Ces tumeurs peuvent être constituées par des cellules embryonnaires globuleuses, très productives (*Sarcomes globo-cellulaires*). D'autres fois, la tumeur contient surtout des cellules fusiformes, allongées, moins vivaces (*Sarcomes fusicellulaires*). Cette dernière variété est moins grave et récidive plus difficilement que la première.

CHAPITRE IV.

SYSTÈME ÉLASTIQUE.

Préparation. — Le meilleur réactif qui permet de bien étudier le tissu élastique est l'acide picrique, qui colore les fibres en jaune d'or. Pour obtenir une bonne préparation, on fait dans le tissu conjonctif une injection de picro-carmin et, dans la boule d'œdème artificiel ainsi produit, on peut voir facilement par la dissociation les éléments conjonctifs colorés en rouge et les fibres élastiques colorées en jaune. L'iode colore aussi les fibres élastiques en jaune. Les solutions d'acide osmique à 1 0/0 permettent de voir les fines striations que présentent les fibres élastiques. Enfin, en faisant bouillir les tissus conjonctifs qui contiennent des éléments élastiques, on dissout tous les éléments conjonctifs; seuls, les éléments élastiques résistent et peuvent être facilement étudiés.

Dans ce système, nous étudierons tous les tissus élastiques répandus dans les points les plus divers de l'organisme. Nous savons déjà que l'élément élastique constitue un des principaux éléments accessoires du tissu conjonctif lâche ou condensé. On rencontre le tissu élastique en grande quantité dans le poumon; il forme à lui seul certains organes, tels que les ligaments jaunes des vertèbres, la tunique moyenne des artères, le ligament cervical de quelques animaux.

Propriétés générales. — Le tissu élastique appartient à la catégorie des tissus conjonctifs; ses fibres d'ailleurs dérivent de la même substance amorphe que les fibrilles conjonctives.

Le tissu élastique est jaune. Sa propriété principale est d'être élastique; on peut, en effet, comparer son rôle à celui que joueraient des lames plus ou moins épaisses de caoutchouc placées dans les mêmes points. Il a une consistance assez ferme; son tissu paraît homogène.

L'élément élastique, vu au microscope, possède un pouvoir réfringent considérable. Ses bords sont nets et foncés; le centre, plein, est jaune et brillant. Les déchirures de cet élément sont très nettes, et les parties divisées s'enroulent immédiatement sur elles-mêmes. Cet élément est essentiellement élastique; il s'allonge lorsqu'il est distendu et peut, dans quelques régions, acquérir le double de sa longueur. Il revient subitement sur lui-même lorsqu'on cesse la traction.

Le tissu élastique contient la moitié de son poids d'eau, qu'il peut perdre par la dessiccation, et reprendre rapidement si on le plonge ensuite dans ce liquide.

Les réactifs chimiques sont à peu près sans influence sur ce tissu. Ni l'eau, ni l'alcool, ni l'éther, ni les acides ne l'altèrent. Il partage cette propriété de résistance aux agents chimiques avec les épithéliums. Je ferai remarquer, toutefois, que l'acide picrique colore en jaune le tissu élastique, et que ce tissu se dissout dans l'acide acétique après une coction de plusieurs jours. Une solution de potasse concentrée agissant à froid finit par gonfler et pâlir les fibres élastiques ; mais elles se dissolvent rapidement, si on fait bouillir ce liquide. Sa composition chimique n'est pas exactement connue.

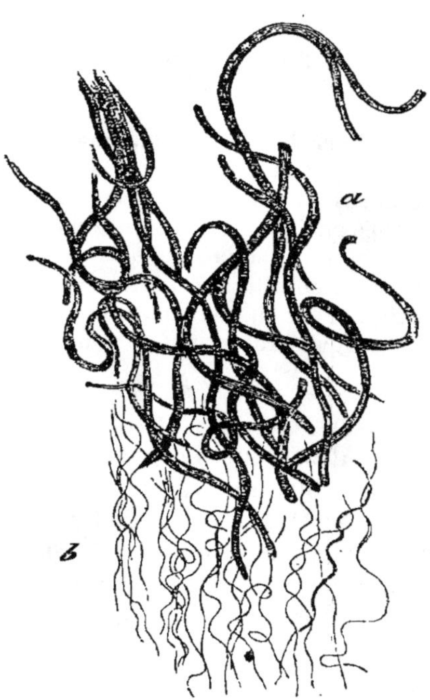

Fig. 84. — Fibres élastiques.

Structure. — Ce tissu renferme un élément anatomique fondamental, élastique, et quelques éléments accessoires, fibres et cellules du tissu conjonctif, vaisseaux capillaires.

Quand on les examine au microscope après dissociation, les éléments élastiques se présentent sous la forme de fibres légèrement ondulées, limitées par des bords très nets et formées d'un centre brillant fortement coloré en jaune. Après l'action de l'acide osmique, le centre présente une légère striation. Les fibres élastiques présentent des dimensions variables ; les unes sont très fines, les autres relativement volumineuses. Leurs diamètres varient de 1 μ à 10 μ.

La disposition des fibres élastiques est variable. On voit des fibres allongées, régulières, qui s'anastomosent avec des fibres voisines pour former des réseaux ; d'autres, plus grosses, se divisent en 2, 3 fibres plus petites. Enfin, dans certaines régions, les fibres forment, en s'anastomosant, un réseau très serré désigné sous le nom de *reticulum élastique*. C'est dans la tunique élastique des artères, et spécialement dans celle de l'aorte, qu'on trouve ce reticulum élastique. On l'appelle encore *reticulum fenêtré,* parce que les lames élastiques présentent en plusieurs points des trous ou fenêtres.

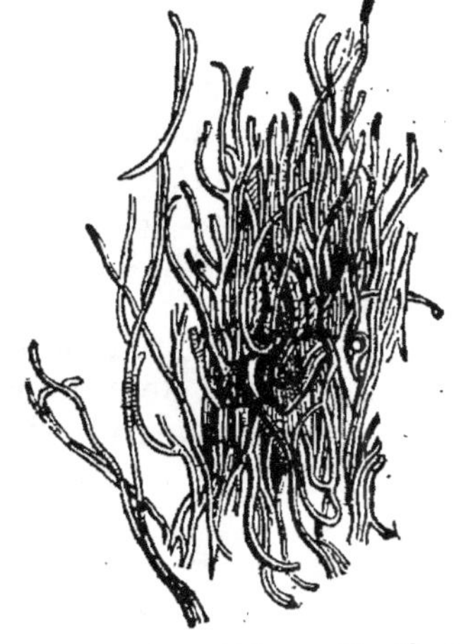

FIG. 85. — Fibres élastiques ramifiées et anastomosées.

Les *éléments accessoires* du tissu élastique sont extrêmement variables. Ainsi, le tissu élastique pur, comme celui de la tunique moyenne des artères, est dépourvu de vaisseaux et de tissu conjonctif. Dans d'autres régions, au contraire, il est mêlé, en différentes proportions, au tissu conjonctif, qui présente tous ses éléments propres.

Distribution et fonctions. — Le tissu élastique est destiné à donner de l'élasticité à certains organes, à certains tissus. Il fait l'office de ressort.

Il forme à la surface du poumon une couche sous-pleurale, et constitue les parois des lobules; aussi le poumon est-il éminemment élastique et peut-il être comparé à un ressort tendu pendant l'inspiration, et se détendant spontanément pendant l'expiration. C'est en vertu de cette élasticité que l'expiration ordinaire se fait sans le secours des muscles.

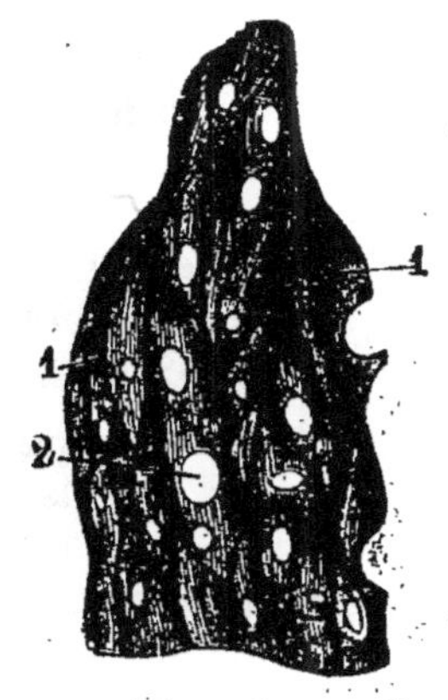

FIG. 86. — Lame élastique de la tunique moyenne des artères.

Le tissu élastique donne aux parois artérielles une grande élasticité, nécessaire à la circulation. (Voy. *Système vasculaire.*)

Les ligaments jaunes, situés entre les lames des vertèbres, d'une épaisseur et d'une force considérables, montrent de la manière la plus évidente quel est le rôle du tissu élastique. Dans la station verticale, la colonne vertébrale est sollicitée en avant par le poids des viscères; mais, d'un autre côté, elle est maintenue en arrière par la contraction des muscles du dos et de la nuque. Or, la contraction musculaire est essentiellement intermittente et ne dure jamais plus de quelques minutes; par conséquent, la force constante des viscères lutte contre la force intermittente des muscles.

C'est précisément pendant le relâchement musculaire que les ligaments jaunes élastiques font l'office d'un ressort sans cesse tendu et luttant contre le poids des viscères.

Nous verrons bientôt que le tissu élastique n'est complètement développé qu'à l'âge de deux ou trois ans. Or, on sait que, dans la première année qui suit la naissance, la colonne vertébrale de l'enfant est incurvée en avant, et que les muscles postérieurs ne sont pas assez puissants pour lutter contre le poids des viscères. Avant cet âge, les courbures de la colonne ne sont pas encore formées.

En somme, le tissu élastique est partout en antagonisme avec l'action de la pesanteur ou de la contraction musculaire.

Les propriétés vitales de ce tissu sont fort obscures; sa nutrition présente la plus grande analogie avec celle des cartilages articulaires.

Mode de formation. — Dans les premiers temps de la vie fœtale, on ne trouve pas de tissu élastique, il y a du tissu conjonctif à la place qu'il doit occuper. Son évolution commence vers le troisième ou quatrième mois; elle est terminée vers l'âge de deux ou trois ans.

Les fibres du tissu élastique, comme les fibres conjonctives, appartiennent à la catégorie des éléments anatomiques non cellulaires. Elles se développent d'ailleurs aux dépens du même tissu amorphe que les fibres conjonctives. Entre les cellules conjonctives déjà formées apparaissent de fines granulations qui naissent dans le tissu amorphe de la région ; ces granulations s'allongent et finissent par présenter les caractères des fibres élastiques. Très fines d'abord, ces fibres finissent par acquérir des dimensions plus considérables et par s'anastomoser entre elles pour présenter les caractères anatomiques que nous avons étudiés.

Accroissement. — Il n'est pas douteux que les fibres élastiques s'accroissent et que les grosses fibres ont d'abord été fines. On sait aussi que des membranes élastiques résultent de l'accroissement, de la soudure des fibres; mais on ne connait pas plus les phénomènes intimes de leur accroissement que celui de leur développement. On suppose que de nouvelles molécules s'ajoutent à leur surface ; c'est là une simple hypothèse.

Applications pathologiques. — Le tissu élastique n'est le siège d'aucune espèce de tumeur. On n'a jamais constaté aucune maladie propre au tissu élastique. De même que les cartilages et le tissu fibreux, il peut rester longtemps en contact avec des parties enflammées sans s'altérer ; il ne s'altère pas non plus par la macération.

CHAPITRE V

SYSTÈME ÉPITHÉLIAL.

Préparation. — Dans l'étude du système épithélial, on peut se proposer deux buts : ou bien, on veut étudier isolément les cellules ; ou bien, on veut étudier l'ensemble qu'elles forment par leur réunion, les surfaces épithéliales.

Dans le premier cas, on a recours à la dissociation par les procédés chimiques. Les diverses solutions employées dissolvent le ciment intercellulaire et laissent les cellules flotter librement. Les liquides le plus employés sont l'alcool au 1/3, le sérum iodé, les solutions de potasse à 40 0/0, qui non seulement dissocient les cellules épithéliales, mais les fixent et permettent aux réactifs colorants d'agir.

Quand on veut étudier les surfaces épithéliales, on a recours soit aux imprégnations avec le nitrate d'argent, soit à des réactifs durcissants. Pour les imprégnations, on se sert de solutions à 1/200; elles s'emploient surtout dans la préparation des séreuses. La membrane à étudier est préalablement étalée sur une lame ; on l'arrose avec la solution de nitrate d'argent, puis on l'expose quelques instants à la lumière solaire ; quand la préparation prend une teinte louche, on la lave dans l'eau distillée, et enfin on la monte dans le baume de Canada après déshydratation. Ce procédé permet de se rendre un compte exact de la disposition des contours cellulaires ; mais il ne met pas en évidence les noyaux. Ceux-ci se voient mieux sur les pièces qui ont séjourné dans d'autres réactifs, tels que le liquide de Kleinenberg, l'alcool absolu, l'acide picrique. Après l'action de ces solutions, on fait des coupes ou on étale les membranes, et on colore par le carmin, ou l'hématoxyline, ou le carmin de Grenacher.

Quand l'imprégnation s'adresse à une surface épithéliale qu'on ne peut pas étaler, il est préférable d'injecter les solutions de nitrate d'argent.

Les épithéliums se prêtent très facilement à l'étude de la karyokinèse, il suffit pour cela de les irriter sur un animal vivant, comme l'a fait M. Toupet dans des expériences que nous avons déjà signalées.

Le système épthélial est constitué par un ensemble de cellules ou *épithéliums* disposés en couches plus ou moins régulières qui limitent des surfaces. Quelquefois, les épithéliums sont agglomérés sous forme de petites masses, comme on l'observe dans certaines glandes.

Dans ce dernier cas, le tissu épithélial est souvent très remanié, l'organe qu'il contribue à former ne possède plus qu'une vague ressemblance avec les épithéliums; M. Renaut désigne les organes ainsi constitués sous le nom de *tissus para-épithéliaux*. Nous n'étudierons dans ce chapitre que le tissu épithélial proprement dit.

Caractères généraux.

Les épithéliums sont des cellules fixes, unies entre elles par un ciment intercellulaire, étendues en surface et jamais pénétrées par les vaisseaux.

Le tissu épithélial est le tissu le plus répandu dans l'économie; il forme le revêtement cutané; il tapisse les organes viscéraux, dont il représente la partie la plus importante; on le retrouve dans les séreuses et sur la paroi interne de tous les vaisseaux.

Les surfaces épithéliales sont formées par des cellules étendues comme un véritable vernis. Toutes ces cellules ont généralement les mêmes dimensions : elles ne reposent pas directement sur les organes qu'elles recouvrent; une couche mince de tissu amorphe, se colorant faiblement par les réactifs, les supporte, c'est la *basement-membrane* de Todd et Bowmann, la *membrane vitrée* de M. Renaut. Cette membrane est si peu évidente dans certaines régions, qu'on avait nié son existence.

Les cellules épithéliales sont réunies les unes aux autres par le *ciment intercellulaire*. C'est lui qui dans le péritoine fixe d'une manière si intense le nitrate d'argent quand on fait des imprégnations. Il est absolument différent, comme constitution histochimique, de la membrane vitrée.

Isolée du ciment intercellulaire et de la membrane vitrée, la cellule épithéliale se présente à nous sous des formes variables et offre à étudier une partie adhérente aux tissus qu'elle recouvre ou *pôle d'insertion*, une partie centrale, le *corps cellulaire*, une partie libre ou *pôle superficiel*. Le *pôle d'insertion* repose sur la membrane vitrée; le *corps cellulaire*, plus ou moins volumineux, contient en sa partie centrale un noyau; le *pôle libre* met

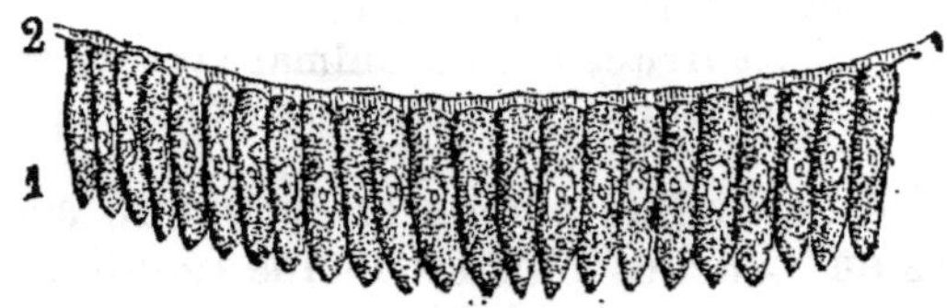

FIG. 87. — Épithélium de l'intestin grêle du lapin.

1. Cellules. — 2. Cuticule traversée par des canalicules.

la cellule en contact, soit avec les liquides normaux de l'organisme (sang, sérosité), soit avec des gaz (poumons), soit avec des produits de nature diverse, tels que substances alimentaires, salive, urine (intestin, glandes, rein).

Dans un certain nombre de cellules épithéliales, le protoplasma se condense au niveau du pôle libre pour former une sorte de plateau qui protège la cellule. Ce plateau, désigné sous le nom de *cuticule*, s'unit aux cuticules des cellules voisines et souvent est percé de petits canaux (fig. 87). C'est sur ces cuticules qu'on voit dans certains cas des *cils vibratiles*.

Dans les mêmes cellules, le protoplasma peut se condenser vers le pôle d'insertion, ou bien encore sur les parties latérales, comme dans les cellules du corps muqueux de Malpighi où on observe sur toute la périphérie de la cellule des pointes saillantes développées aux dépens du protoplasma. Ces différentes productions sont désignées par M. Renaut sous le nom de *formations exoplastiques*. Il désigne au contraire sous le nom de *formations endoplastiques* les figures dessinées par la condensation du protoplasma à la partie centrale de la cellule ou autour du noyau.

Généralement souples et molles, les cellules épithéliales acquièrent dans certaines régions de l'économie une consistance assez ferme pour résister aux agents chimiques et mécaniques : telles sont les cellules de l'épiderme et les cellules des ongles et des cheveux.

Variétés d'épithéliums.

Il est difficile d'établir une bonne division des épithéliums. On ne peut pas se baser sur leur origine embryologique ; les trois feuillets du blastoderme donnent naissance à des cellules présentant souvent le même type. La fonction de chaque cellule ne permet pas davantage d'établir une classification, chaque épithélium ayant une fonction spéciale. Il est donc préférable de diviser avec le professeur Renaut les épithéliums en : 1° *épithéliums simples*, qui sont formés par une seule et unique rangée de cellules; 2° *épithéliums stratifiés*, formés par plusieurs assises de cellules. Cette différence peut être comprise plus facilement par une comparaison. Dans un bâtiment, les carrelages faits de plusieurs briques juxtaposées représentent l'épithélium simple, tandis que les moellons superposés et réunis par du ciment pour former les murailles représentent l'épithélium stratifié. Ces deux classes d'épithéliums présentent d'ailleurs des types très variables que nous allons étudier.

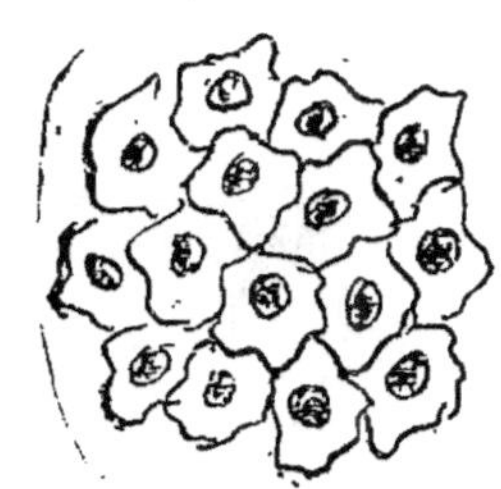

FIG. 88. — Endothélium.

1° Epithéliums simples. — Les cellules qui les constituent peuvent être *plates*, très minces, tantôt losangiques comme dans la tunique interne des artères, tantôt irrégulièrement polygonales comme dans la séreuse péritonéale. Ces cellules ont été désignées sous le nom d'*endothéliums* (fig. 88).

Jadis on considérait ces épithéliums comme provenant du feuillet moyen (His) ; mais aujourd'hui le mot endothélium désigne seulement des cellules épithéliales plates.

Les cellules épithéliales plates sont plutôt des agents de protection; mais les cellules que nous allons maintenant étudier sont de véritables cellules fonctionnelles. On les décrit sous le nom d'*épithéliums cylindriques*. Ces cellules sont plus hautes que larges. La forme cylindrique représente un type général qui peut se modifier par la pression réciproque des cellules. Dans cette catégorie rentrent, en effet, les cellules épithéliales cubiques, sphériques, prismatiques, coniques, polyédriques. Nous prendrons pour type de notre description les cellules cylindro-coniques, qui sont le plus répandues (fig. 89).

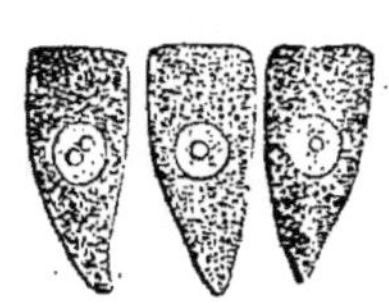

Fig. 89. — Trois cellules d'épithélium cylindrique.

Le pôle d'insertion de ces cellules est généralement effilé; il repose sur la membrane vitrée. Le corps cellulaire est formé d'un protoplasma plus ou moins granuleux ; les noyaux ordinairement sphériques et volumineux sont plus rapprochés du pôle libre. Ce pôle est le plus souvent garni d'une cuticule sur laquelle peuvent se mouvoir dans certains cas des cils vibratiles.

Quand ces cellules portent des cils vibratiles, elles donnent naissance à un nouveau type épithélial, les *épithéliums ciliés*. Les cils vibratiles sont de petits filaments protoplasmiques qui se continuent avec le protoplasma cellulaire et traversent les canaux de la *cuticule* ou *plateau* (fig. 90). Ces cils se meuvent toujours dans une même direction, ils peuvent conserver leur motilité pendant un temps assez long, même après la mort ; Gosselin, dans ces conditions, a vu les cils vibratiles conserver leurs mouvements pendant 60 heures. Quand on peut étudier dans leur ensemble les mouvements des cils vibratiles, on constate qu'ils s'exécutent avec un ensemble parfait et, suivant la comparaison

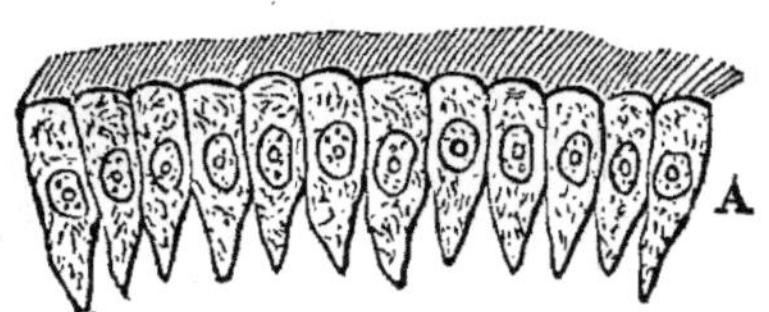

Fig. 90. — Cellules épithéliales à cils vibratiles.

classique, ils rappellent un champ de blé, dont les épis ondulent sous le vent.

2° Epithéliums stratifiés. — Au lieu de se présenter sur une

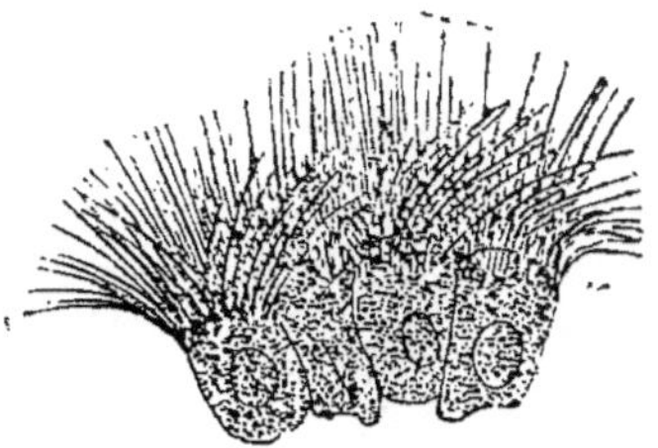

Fig. 91. — Cellules à cils vibratiles (branchies de la moule).

seule couche, les cellules épithéliales se surperposent en ou 3 couches. En allant des couches profondes aux couches superfi-

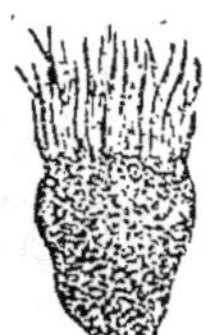

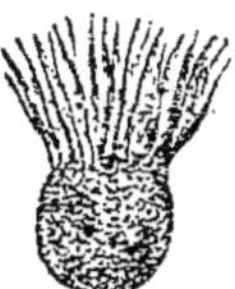

Fig. 92. — Cellules ciliées isolées.

cielles de l'épithelium, on trouve : 1° une couche de cellules rondes ou polyédriques, granuleuses, *cellules génératrices* ; 2° une couche de cellules cylindro-coniques, dont le pôle d'insertion est taillé obliquement ; 3° une couche de cellules superficielles qui peuvent présenter deux formes. Ou bien, ces cellules sont plus ou moins aplaties, et l'épithélium est dit *pavimenteux stratifié* (fig. 94), oubien, elles sont cylindriques et munies de cils vibratiles, et l'épithélium est *stratifié cylindrique à cils vibratiles* (fig. 92).

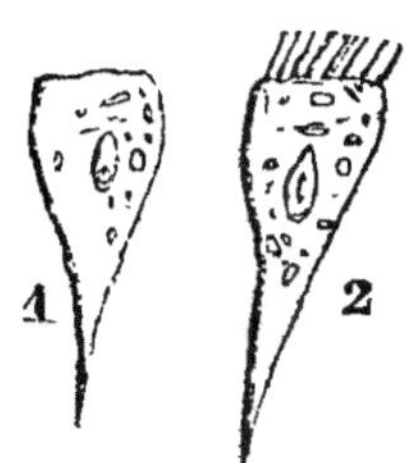

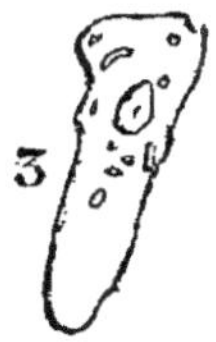

Fig. 93

1. Cellule cylindro-conique. — 2. cellule à cils vibratiles. — 3. cellule cylindrique.

Il est à remarquer que dans ces épithéliums stratifiés, les couches superficielles sont formées par des cellules, provenant toutes de la couche génératrice, mais se transformant et s'adaptant pour leur nouvelle situation.

Dans notre description des épithéliums,

nous nous sommes tenu à des types généraux ; mais nous devons faire remarquer que les cellules épithéliales peuvent subir dans leur forme des modifications qui sont en rapport avec des fonctions spéciales. Ainsi, quand les cellules épithéliales veulent s'adapter aux fonctions glandulaires, elles deviennent *caliciformes* (fig. 96).

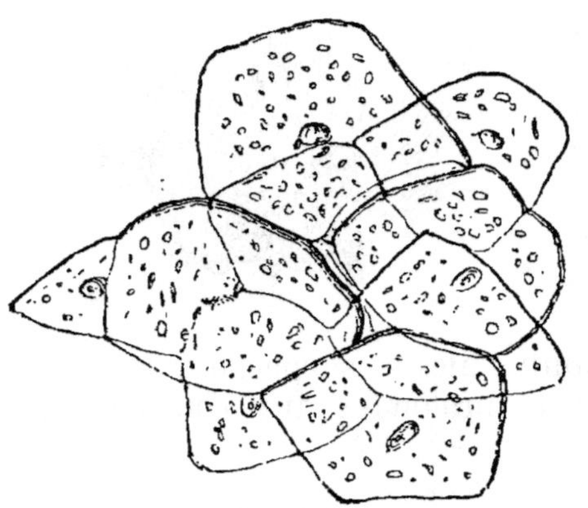

Fig. 94. — Cellules d'épithélium pavimenteux stratifié, prises sur la langue.

Dans ces conditions, la cellule caliciforme est une modification de la cellule cylindrique ; le pôle d'insertion se prolonge par un pied de formation exoplastique qui rattache la cellule à la membrane vitrée ; le corps cellulaire est condensé vers ce pôle, enserrant de toutes parts le noyau ; quant au pôle libre, il est déprimé, ne présente pas de cuticule et par suite de cette dépression, la cellule présente dans son ensemble la forme d'un calice, d'un verre, etc. La partie évasée de la cellule est toujours remplie par du mucus.

Les cellules épithéliales peuvent encore se différencier pour

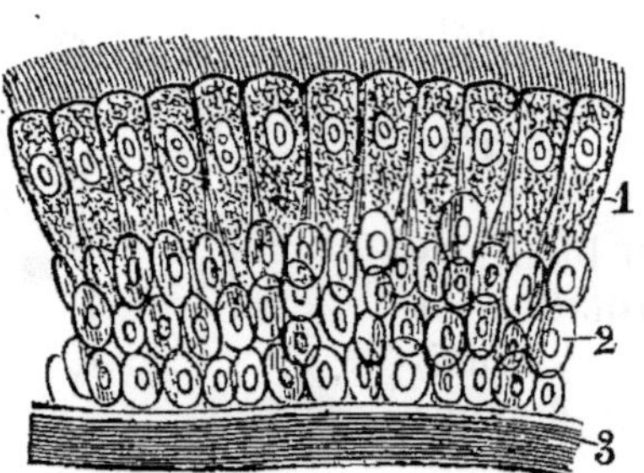

Fig. 95. — Epithélium stratifié cylindrique cilié (trachée).

1. Cellules à cils vibratiles. — 2. Cellules génératrices. — 3. Derme de la muqueuse.

produire du mouvement. Nous avons déjà parlé des cils vibratiles qu'on rencontre sur un grand nombre de cellules cylindriques ; mais nous devons encore dire un mot des cellules *myo-épithéliales* ou cellules de Kleinenberg. Elles sont caractérisées par ce fait qu'à leur pôle d'implantation se trouve accumulée de la substance contractile lisse ou striée (fig. 97). Ces cellules se rencontrent dans les glandes sudoripares de l'homme et dans les glandes sous-maxillaires de l'âne.

Les cellules épithéliales peuvent encore se différencier pour aboutir à la formation de cellules motrices pigmentaires ou pour donner naissance à des cellules destinées à la sensibilité ; dans ce

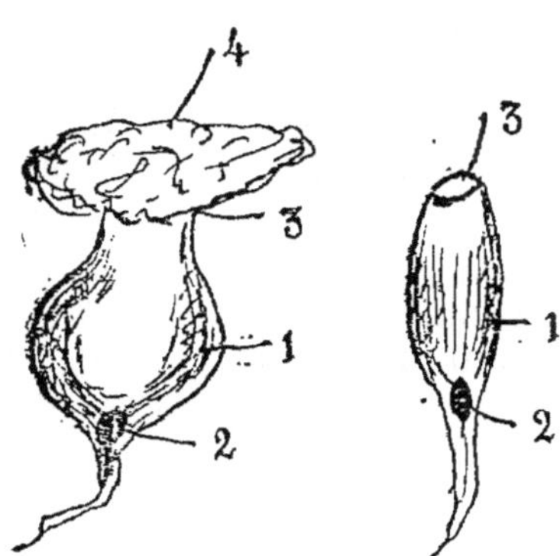

FIG. 96. — Cellules caliciformes.

1. Corps cellulaire. — 2. Noyau — 3 Ouvertures des cellules — 4. Mucus sécrété.

dernier cas, elles prennent le nom de *neuro-épithéliums*. Nous retrouverons ces deux variétés de cellules en étudiant plus tard la cornée et le système nerveux.

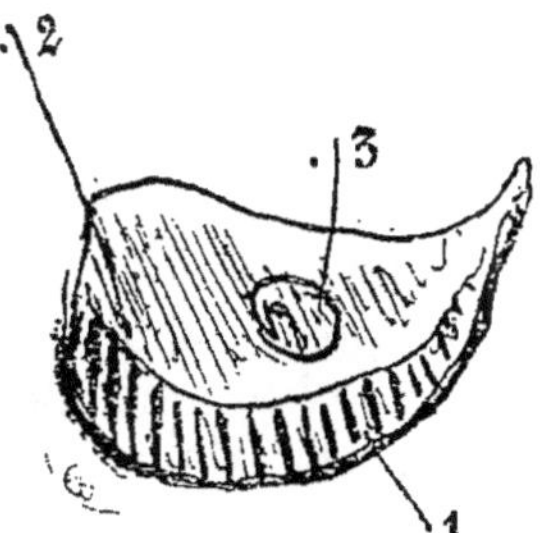

FIG. 97. — Cellule myo-épithéliale.

1. Substance contractile. — 2. Corps cellulaire. — 3. Noyau.

Développement. — Les trois feuillets du blastoderme donnent naissance à des éléments épithéliaux : du feuillet externe viennent les cellules épithéliales qui constituent l'épiderme et qui recouvrent les parois des glandes de la peau ; du feuillet moyen naissent les épithéliums des vaisseaux et des séreuses ; l'épithélium des muqueuses et des glandes intérieures prend son origine dans le feuillet interne ou muqueux du blastoderme.

Le feuillet moyen, ou mésoblaste, donne naissance aussi aux épithéliums du poumon et des organes génito-urinaires.

Au début, les cellules épithéliales sont arrondies, et leur forme caractéristique ne se manifeste que plus tard ; elles peuvent être tout à fait vésiculaires.

Nutrition. Mue. — Dépourvues de vaisseaux et de nerfs, les cellules épithéliales se nourrissent par imbibition, à la manière des cartilages ; les phénomènes d'assimilation et de désassimilation sont plus marqués dans les jeunes cellules épithéliales et dans les épithéliums formateurs.

Un phénomène étrange et qui fait voir la différence qui existe entre l'épithélium fonctionnel et l'épithélium de revêtement, c'est le renouvellement incessant des éléments de ce dernier. La mue de l'épithélium est évidente, personne ne doute de la mue de l'épiderme ; quant à celle de l'épithélium des muqueuses, on la constatera en examinant avec le microscope les liquides qui sont en contact avec ces membranes. Il suffit, en effet, de placer sous le champ du microscope une portion de mucus bronchique pour y constater la présence de cellules épithéliales à cils vibratiles ; une goutte d'urine, de salive, etc., pour apercevoir des éléments épithéliaux qui se sont détachés des surfaces parcourues par ces liquides.

Dans l'utérus, indépendamment du renouvellement incessant des cellules épithéliales, on remarque une desquamation périodique de la muqueuse utérine accompagnant l'écoulement menstruel.

La chute des cellules épithéliales est manifeste sur la peau de l'embryon. Ces cellules se détachent pendant que l'embryon est situé au milieu des eaux de l'amnios ; elles se mélangent à la matière excrétée par les glandes sébacées et forment avec elle cet enduit abondant, *vernix caseosa*, qui est un obstacle à la macération de la peau du fœtus.

L'enduit que l'on constate sur la langue d'une personne à jeun n'est autre chose qu'un amas de cellules épithéliales de la langue, détachées et macérées dans la salive.

Les éléments épithéliaux sont transitoires ; dans un temps donné et variable, chaque cellule épithéliale naît, se développe, devient de plus en plus superficielle et meurt. Prenons l'épiderme pour exemple (fig. 97 *bis*). Au niveau des papilles, les cellules sont cylindriques, plus superficiellement elles grossissent et deviennent globuleuses, puis elles se recouvrent de dentelures qui s'engrènent avec celles des cellules voisines ; dans une couche plus superficielle, elles sont encore plus volumineuses, puis elles se transforment en lamelles dont la superposition donne naissance à la lame cornée de l'épiderme ; enfin elles tombent.

Dans la muqueuse du larynx et de la trachée, le même phénomène se produit : la couche la plus superficielle des cellules est seule recouverte de cils vibratiles, se renouvelant sur les éléments celluleux qui succèdent à ceux qui se détachent.

Les épithéliums fonctionnels ne desquamment pas comme les épithéliums de revêtement, ils se reposent quand leur fonction est accomplie et recouvrent d'eux-mêmes leurs propriétés quand il est nécessaire.

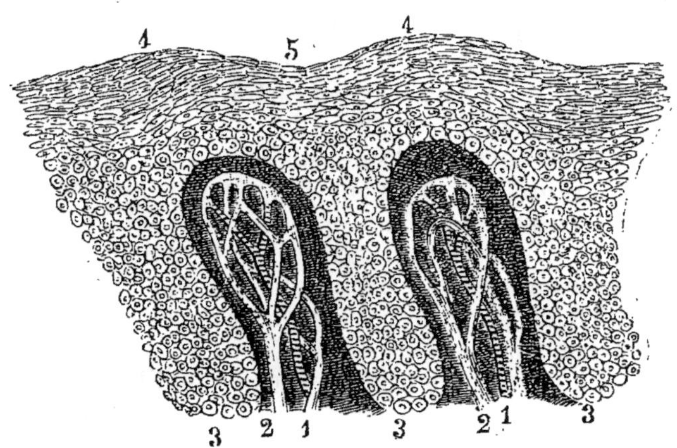

Fig. 97 *bis*. — L'épiderme avec deux papilles.

1 et 2. Artère et veine de la papille. — 3, 3, 3. Jeunes cellules. — 4, 4, 5. Lamelles cornées de l'épiderme.

Fonctions. — 1° *Epithéliums protecteurs ou de revêtement.* — Sans aucun doute, l'épithélium protège les tissus sensibles et vasculaires situés au-dessous de lui. Il représente (pour l'épiderme, ceci est incontestable) une sorte de vernis formant une limite aux éléments sous-jacents.

Le rôle protecteur de ces éléments est immense. Nous savons, en effet, que la peau et les membranes muqueuses n'absorbent pas les bactéries si l'épithélium est intact. C'est ainsi que le virus syphilitique est absorbé lorsqu'il y a une érosion de la partie qui subit le contact. Le même phénomène s'observe à la bouche, au mamelon, à l'anus. Il découle naturellement de ce qui précède qu'il est imprudent de pratiquer la succion d'une plaie envenimée, si la muqueuse buccale n'est pas intacte.

Lorsque deux surfaces pourvues d'épithélium sont mises en contact, on ne voit jamais d'adhérences se produire; mais l'épithélium vient-il à disparaître par une cause quelconque sur les deux surfaces en même temps, on voit aussitôt ces deux surfaces adhérer et leurs vaisseaux se confondre. Il est important de se souvenir du rôle de l'épithélium en pareil cas : il nous explique, en effet, pourquoi, à la suite des brûlures, il se produit si souvent des adhérences. Ne voit-on pas le même phénomène dans l'inflammation des grandes séreuses qui se dépouillent tout d'abord de leur épithélium, et qui contractent des adhérences avec ou sans interposition de fibrine ?

Quoi qu'il absorbe, on peut dire d'une manière générale que l'épithélium apporte un certain obstacle à l'absorption. N'est-ce pas pour cela qu'on soulève l'épiderme au moyen de la vésication, lorsqu'on veut faire absorber par la peau certains médicaments, la morphine, par exemple ? Ne voit-on pas, tous les jours, des accidents consécutifs à des fomentations narcotiques ou autres, à la surface d'une plaie, tandis que les mêmes fomentations ne produisent aucun effet sur la peau saine ? Cependant, il est reconnu aujourd'hui que, par l'irritation des cellules épithéliales, on peut déterminer des inflammations : ainsi, si, après avoir vigoureusement frotté l'épiderme, on met en contact avec lui une culture de staphylocoques, on peut déterminer l'apparition d'un furoncle.

2° *Epithéliums fonctionnels.* — Ces épithéliums sécrètent soit du mucus (cellules caliciformes), soit des ferments (cellules à ferments), et ils ne se détruisent pas, comme nous l'avons déjà dit. Nous retrouverons avec plus de détails ces épithéliums quand nous étudierons le système glandulaire. Les épithéliums fonctionnels sont encore susceptibles de produire du mouvement ou de la sensibilité (cellules myo-épithéliales et neuro-épithéliales).

3° *Cils vibratiles.* — Nous avons vu que tous les animaux sont pourvus de ces filaments. On les rencontre à profusion chez beaucoup de mollusques, l'huître, par exemple. Il semble que, chez ces animaux, les cils vibratiles, très développés, aient pour fonction de renouveler le liquide qui les entoure et de rejeter au loin les excrétions.

Les mouvements des cils vibratiles consistent dans une succession d'inclinations et d'élévations. Selon Valentin et Purkinje, il faut distinguer dans les cils plusieurs mouvements : 1° un *mouvement de flexion*, dans lequel le cil simule un doigt qui se fléchit et se relève, mouvement très commun; 2° un *mouvement en entonnoir*, dans lequel l'extrémité libre du cil décrit un cercle complet; 3° un *mouvement de pendule*, dans lequel l'extrémité libre du cil décrit un mouvement de va-et-vient; 4° un *mouvement d'ondulation*, dans lequel le cil ressemble à un ruban qui flotte au gré du vent. Le nombre de leurs mouvements varie entre 100 et 300 par minute. Ces mouvements, complètement indépendants du système nerveux, persistent pendant plusieurs heures après que les cils ont été séparés du corps. Chez les reptiles, ils persistent plus longtemps; Günther nous apprend qu'il a observé le mouvement des cils pendant plusieurs semaines chez une tortue dont il avait empêché le dessèchement après la mort.

Les mouvements des cils sont excités et même ranimés par les attouchements. Les narcotiques ne les empêchent pas. Ces mouvements sont prolongés par le contact du sérum, du sang, de l'urine, du lait. La bile paralyse instantanément les mouvements des cils ; l'acide acétique, les autres acides concentrés, l'ammoniaque, agissent de la même manière.

Les cils vibratiles produisent, sur les substances qu'ils sont susceptibles d'agiter, un mouvement inverse de leur mouvement d'inclinaison. Ce n'est qu'en se redressant qu'ils impriment leur impulsion. On peut s'en assurer en plaçant sur une surface vibratile une goutte d'eau contenant des granulations pigmentaires en suspension.

Applications pathologiques. — Tous les épithéliums peuvent devenir fréquemment le siège d'hypergenèse. Sous l'influence d'une cause inconnue, on voit, en un point quelconque, une activité prodigieuse dans la formation de l'élément épithélial :

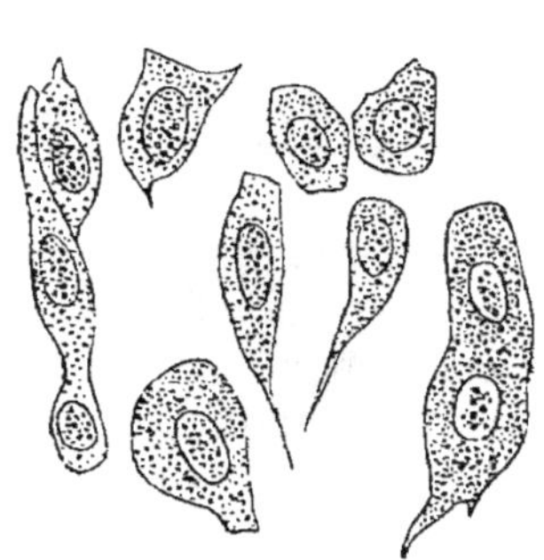

Fig. 98. — Cellules épithéliales prises sur une tumeur papillaire du trigone vésical. Noyaux multiples. (Cadiat.)

là où dix cellules seraient nécessaires, il s'en développe des centaines, des milliers, et en définitive il survient une tumeur. Si cette tumeur siège à la surface d'une muqueuse ou de la peau, ce qui est plus rare, on dit qu'elle est de nature *épithéliale*. C'est l'*épithélioma* (il est reconnu que la tumeur peut prendre son point de départ dans l'épithélium des petites glandes situées dans l'épaisseur de la peau ou de la muqueuse).

Cette *prolifération* peut s'observer dans les organes glandulaires, foie, testicules, parotide, mamelles, dans les ganglions lymphatiques. Toutes ces hypergenèses épithéliales, dont la cause essentielle, vraisemblablement de nature bacillaire, nous est inconnue, constituent la classe des *cancers* dont nous avons déjà parlé en étudiant la cellule. Si ces tumeurs sont limitées à une petite portion des muqueuses ou de la peau, si elles n'ont pas de grandes tendances envahissantes, on les désigne plutôt sous le nom de *cancroïdes*. Dans ces tumeurs *épithéliomateuses*, les noyaux cellulaires et les cellules elles-mêmes prennent les formes les plus bizarres, se différenciant absolument des cellules types qui leur ont donné naissance, d'où leur nom de *cellules métatypiques*.

CHAPITRE VI

DU SYSTÈME FIBREUX.

Préparation. — Pour la préparation des ligaments, voir les articulations; pour celle des aponévroses, voir la myologie. Les préparations microscopiques de tissu fibreux sont faciles à faire : il suffit de prendre de petits lambeaux d'un tissu fibreux quelconque, et de les étaler sous le champ d'un microscope. Du reste, les procédés employés pour la préparation du tissu conjonctif sont applicables à ce tissu.

Dans le système fibreux sont compris tous les organes formés de tissu fibreux : ligaments, aponévroses, etc.

On entend par tissu fibreux un tissu blanc ou blanc grisâtre, résistant, dépourvu d'élasticité et de contractilité, et servant presque toujours d'enveloppe ou de lien aux organes.

Le tissu fibreux n'est qu'une variété du tissu conjonctif dans laquelle les fibres et les cellules conjonctives sont très serrées les unes contre les autres, de manière à former un tissu très résistant. La différence établie entre ces deux variétés d'un même tissu tient bien plus à un aspect macroscopique qu'à la structure microscopique.

§ **1. — Siège, disposition générale.** — Le tissu fibreux est très répandu dans l'économie. Il réunit les os dans les diarthroses et constitue les *ligaments* ; il forme aussi les ligaments des amphiarthroses, et de plus, en s'interposant à leurs surfaces articulaires, il concourt à former les fibro-cartilages. Indépendamment des ligaments périphériques, il forme une sorte d'enveloppe fibreuse aux articulations mobiles. Il entre dans la constitution du *périoste*, et forme le *périchondre*. Telle est sa distribution sur le squelette.

On trouve ce tissu disposé sous forme de membranes qu'on appelle *aponévroses*. Elles se rencontrent au-dessous du tissu conjonctif sous-cutané, où elles constituent les aponévroses d'enveloppe des membres. Elles existent aussi sur le tronc, où elles sont plus minces et moins régulières. De leur face profonde, les aponévroses d'enveloppe envoient des cloisons, d'une épaisseur variable, qui divisent le membre en un certain nombre de compartiments ou régions ; on les désigne sous le nom d'aponévroses inter-musculaires ; elles entourent chaque muscle, dont elles constituent la gaîne fibreuse. Cette gaine elle-même fournit des prolongements intérieurs qui se portent dans l'épaisseur des muscles pour en séparer les faisceaux ; mais déjà l'amincissement progressif de ces prolongements est devenu tel, que le tissu fibreux n'est plus que du tissu conjonctif.

Au niveau des tendons, le tissu fibreux forme des *gaînes* qui se continuent avec celles des muscles, dont elles se distinguent par leur épaisseur plus considérable et par la présence d'une séreuse qui les sépare des tendons.

Dans certaines régions, ce tissu forme des membranes destinées à protéger ou à maintenir certains organes: c'est ce qu'on voit pour les *aponévroses* du cou, du périnée, de la région inguinale et de la région inguino-crurale.

Le tissu fibreux forme aussi des membranes qui doublent les grandes *séreuses*. Autour de l'arachnoïde, il forme la dure-mère ; il constitue le sac fibreux du péricarde, la membrane fibreuse qui double la vaginale ; on le trouve sous forme d'un mince feuillet fibreux au-dessous de la plèvre costale. Sous le feuillet pariétal du péritoine, il est réduit à l'état de tissu conjonctif.

Beaucoup de viscères sont entourés par une membrane fibreuse ; exemple : capsule fibreuse du foie, du rein, du testicule, etc.

Le tissu fibreux forme la tunique externe des artères, des veines et des lymphatiques.

Dans le tube digestif, il existe une membrane continue de tissu fibreux entre les tunique, muqueuse et musculeuse du pharynx ; ce tissu fibreux forme les diverses aponévroses pharyngées. Dans le reste du tube digestif, il existe, entre la couche musculeuse et la couche muqueuse, du tissu conjonctif lâche, absolument différent du tissu fibreux et qui forme la couche celluleuse de l'intestin.

Le tissu fibreux entoure les nerfs sous le nom de *névrilème*. Cette enveloppe est souvent formée de tissu conjonctif.

Il forme aussi la *sclérotique* et la *cornée*.

§ 2. — **Caractères du tissu fibreux.** — D'une blancheur plus ou moins accentuée, le tissu fibreux se fait remarquer par sa résistance et par sa ténacité. Il est absolument dépourvu d'élasticité. Dans toutes les régions, il est en continuité avec lui-même, et les anciens s'étaient imaginé que toutes les aponévroses du corps partaient d'un point central qu'ils plaçaient dans le centre phrénique.

Le tissu fibreux, soumis à une ébullition prolongée dans l'eau, se transforme en gélatine. Il est peu hygrométrique, sa matière amorphe maintient les fibres appliquées exactement les unes contre les autres, et empêche la pénétration des liquides. Aussi ce tissu ne participe-t-il à l'œdème que dans des limites extrêmement restreintes.

Les membranes fibreuses ne forment point des séparations complètes entre les régions et les organes. On voit, par exemple, que les aponévroses d'enveloppe des membres présentent des ouvertures à travers lesquelles passent des vaisseaux, des nerfs et des traînées de tissu conjonctif. C'est par ces mêmes ouvertures que l'inflammation peut se propager de la face superficielle de ces membranes à leur face profonde.

§ 3. Structure. — On trouve dans sa composition des faisceaux fibreux et des corpuscules du tissu conjonctif qui en constituent l'élément fondamental; on y rencontre aussi des fibres élastiques, une matière amorphe particulière et des vaisseaux.

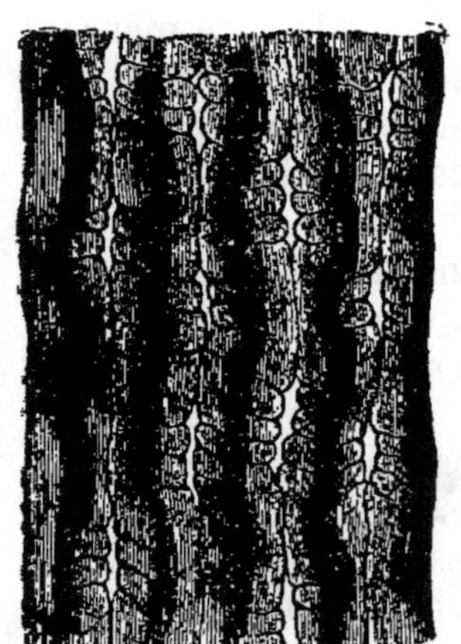

Fig. 99. — Fragment de tendon avec des corpuscules étoilés.

Les *faisceaux fibreux* sont formés par des fibres de tissu conjonctif; ils sont volumineux, très résistants, un peu ondulés, visibles à l'œil nu (de 100 à 200 μ), sous forme de stries ou de filaments blanchâtres. Ils s'entre-croisent dans tous les sens, comme dans le périoste et la dure-mère; cependant ils sont quelquefois parallèles, comme dans les disques intervertébraux et la sclérotique. Leurs fibres adhèrent entre elles par l'intermédiaire de la substance amorphe.

Les cellules conjonctives présentent le même aspect que dans les tendons; elles ont des crêtes d'empreinte très nettes et sont très allongées. Les fibres conjonctives, qui les entourent de toutes parts, forment précisément les crêtes d'empreinte en comprimant fortement le protoplasma cellulaire.

Les *fibres élastiques* qu'on y rencontre sont petites et plus nombreuses que dans le tissu tendineux ; on en trouve une ou deux par chaque faisceau de fibres de tissu conjonctif. Leur quantité varie selon les régions.

Les *vaisseaux* du tissu fibreux sont peu abondants dans les ligaments, tandis que certaines parties fibreuses, le périoste et la sclérotique, en sont abondamment pourvues.

Les *nerfs* font défaut dans ce tissu.

Telle serait la structure du tissu fibreux, d'après les auteurs.

Selon Sappey, on trouve dans le tissu fibreux des ligaments : fibres et cellules conjonctives, cellules de cartilage, fibres élastiques, artères et veines fort nombreuses, nerfs très multipliés, cellules adipeuses.

1° *Les fibres de tissu conjonctif* ont la même disposition que nous avons indiquée plus haut.

2° Les cellules conjonctives ne seraient, d'après Sappey, que des cellules de cartilage déformées.

3° Les *cellules de cartilage* ont été constatées par Sappey dans presque tous les ligaments, surtout au voisinage de leur insertion. Ces cellules sont nombreuses dans les ligaments interosseux ; on peut les observer très nettement sur les ligaments latéraux de l'articulation tibio-tarsienne, le ligament rotulien et le ligament latéral interne du genou.

4° Les *fibres élastiques* se montrent sous forme de fibres de noyaux (fibres élastiques en voie de développement, d'après Sappey) et sous forme de fibres élastiques fines. Les plus volumineuses se trouvent dans les ligaments qui sont les plus riches en cellules de cartilage : ligaments croisés du genou, ligaments interépineux. Les fibres élastiques représentent à peine la centième partie du tissu ligamenteux ; elles coupent perpendiculairement la direction des faisceaux fibreux, qu'elles semblent entourer comme des liens.

5° Les *vaisseaux* des ligaments sont si nombreux, que ces organes sont aussi vasculaires que le périoste. Les artères pénètrent dans le tissu fibreux, se divisent et se subdivisent pour donner naissance à des réseaux capillaires qui entourent les faisceaux de ce tissu. On peut constater, sur les artères qui pénètrent dans les ligaments, les trois tuniques de ces vaisseaux. Chaque artère est accompagnée par une seule veine, rarement par deux.

6° Les ligaments reçoivent un grand nombre de *nerfs*, comme le périoste. Ces nerfs accompagnent les artères, se divisent dichotomiquement sur certains points, émettent ailleurs de simples rameaux, et s'anastomosent avec les nerfs voisins. Les ligaments du genou, l'interne surtout, sont remarquables par l'abondance des rameaux nerveux.

7° Les *vésicules adipeuses* occupent les interstices des faisceaux fibreux et les entourent souvent.

Sappey n'admet pas les idées généralement reçues sur la physiologie et sur quelques points de l'anatomie pathologique des ligaments. Pour ce savant, la *sensibilité* des ligaments est très vive, mais d'une nature spéciale, bien différente de celle des parties superficielles du corps. Cette sensibilité est très obtuse à toutes les irritations mécaniques ; elle est, au contraire, réveillée par la torsion ou la distension des ligaments. Les douleurs de l'entorse ne tiendraient pas au tiraillement des nerfs périphériques articulaires, mais bien à celui des ligaments eux-mêmes. Sappey admet encore, ce qui est plus difficile à démontrer, que les phlegmasies articulaires aiguës ou chroniques exaltent cette sensibilité, qui passe à l'état de douleur la plus atroce. Il en serait de même de la goutte.

Dans les tumeurs blanches, les capillaires veineux offrent un état variqueux très prononcé. Au bout d'un certain temps, ils exhalent de la lymphe plastique, se déchirent et laissent échapper quelques parcelles de sang (Sappey).

§ 4. — **Développement.** — Le tissu fibreux est précédé chez l'embryon par cette variété du tissu conjonctif qu'on appelle le tissu muqueux. Les fibres conjonctives prennent une consistance plus ferme, elles se rapprochent intimement les unes des autres et enserrent les cellules qui donnent au tissu son cachet spécial de tissu conjonctif.

§ 5. — **Physiologie du tissu fibreux.** — Le tissu fibreux fait, pour ainsi dire, partie du squelette, en ce sens qu'il en fixe les diverses pièces, et il sert de moyen de contention à la plupart des tissus.

Très résistant et dépourvu d'élasticité, le tissu fibreux jouit d'une insensibilité complète ; on peut, en effet, tordre en tous sens les ligaments et les aponévroses d'un animal sans déterminer chez lui la moindre douleur. Selon Flourens, le tissu fibreux deviendrait sensible lorsqu'il est modifié par un état pathologique. Ce que Flourens considère comme la règle n'est qu'une exception très rare ; les expériences de Jobert sur les animaux et l'observation journalière des chirurgiens prouvent jusqu'à l'évidence que les tissus fibreux sont insensibles, même à l'état pathologique. Nous venons de voir les conclusions contraires de Sappey. L'avenir nous éclairera.

§ 6. — **Applications pathologiques.** — *a.* Des lésions graves peuvent résulter du défaut d'élasticité du tissu fibreux. En effet, lorsqu'il est soumis à une pression lente et continue, il finit par céder, il se distend et ne revient plus sur lui-même : c'est ainsi que se développent les *staphylomes* de la cornée et de la sclérotique.

b. Dans certains cas, cette distension devient excessive ; c'est ce que l'on observe dans les *tumeurs anévrismales,* dont le sang refoule la tunique externe des artères pour s'en former une enveloppe ou *sac*.

c. La plupart des membranes fibreuses ne cèdent point aussi facilement à la distension, elles opposent aux liquides une barrière presque infranchissable. Il suffit de voir ce qui se passe au périnée, dans les *infiltrations urineuses*, dont on peut indiquer mathématiquement la marche par la seule disposition anatomique des aponévroses de cette région. Il en est de même dans les *infiltrations sanguines* sous-aponévrotiques, qui mettent toujours un temps plus ou moins considérable avant de se montrer sous la peau ; c'est pour cela que l'ecchymose des paupières, dans les fractures de la base du crâne, est toujours tardive et précédée de l'ecchymose sous-conjonctivale (l'obstacle est ici une mince membrane fibreuse appelée ligament large des paupières). Le même phénomène s'observe à la suite de certaines fractures, du col chirurgical de l'humérus, par exemple.

d. Les tissus fibreux opposent une grande résistance à la *suppuration*. Ils guident la marche du pus, et il est rare, à moins d'une inflammation extrêmement vive, de voir ce liquide perforer une membrane fibreuse. Cette influence de la disposition des tissus fibreux sur la marche du pus est telle, qu'on peut d'avance indiquer le trajet que suivra la suppuration dans tel ou tel cas donné. C'est ainsi qu'on peut prévoir la formation d'un abcès du pli de l'aine, à la suite d'une carie des vertèbres lombaires, le pus suivant la gaine du psoas. D'après les mêmes principes, on comprendra combien le pronostic doit varier dans les *abcès* du cou, selon qu'ils seront sous-cutanés, ou sous-aponévrotiques ; dans le premier cas, peu grave, l'abcès s'ouvrira du côté de la peau ; dans le second, au contraire, le pus glissera sous la face profonde de l'aponévrose cervicale et pourra pénétrer dans le thorax en détruisant sur son passage le tissu conjonctif, et il s'infiltrera dans le médiastin.

e. La résistance des membranes fibreuses augmente souvent les difficultés du diagnostic ; dans certaines régions, elles sont si résistantes qu'il est presque impossible de percevoir la *fluctuation* d'un abcès sous-jacent, et que le chirurgien est souvent obligé d'arriver au diagnostic par le raisonnement. Dans le diagnostic des phlegmons profonds, à la cuisse, par exemple, il est difficile d'obtenir la fluctuation à travers l'aponévrose fémorale. Ce sont les aponévroses qui cachent à nos moyens d'exploration les symptômes des *varices* profondes des membres et la plupart de ceux de la *phlébite* profonde, etc.

f. Toutes les fois qu'une inflammation se développe dans un organe entouré de tissu fibreux, toutes les fois qu'il se produit un épanchement sanguin un peu abondant au-dessous d'une membrane fibreuse, ces tissus résistants ne se laissent point distendre et donnent lieu à de vives douleurs, ainsi qu'à la compression des parties profondes. C'est ce qu'on désigne en chirurgie sous le nom d'*étranglement*. On l'observe par suite de la résistance de la sclérotique dans les *ophthalmies*, de la tunique albuginée dans l'orchite, et souvent cet étranglement accompagne l'*anévrisme faux primitif*. C'est pour faire disparaître les douleurs de l'étranglement que Velpeau a proposé le débridement de la tunique albuginée dans l'orchite, avec la pointe d'une lancette.

g. Les *tumeurs cancéreuses*, dont la marche est envahissante, rencontrent quelquefois un obstacle dans les membranes fibreuses. Ceci est surtout remarquable dans le cancer de la peau de la verge, qui n'attaque que tardivement les corps caverneux ; aussi Lisfranc donnait-il le conseil de disséquer d'abord les tumeurs cancéreuses de cette région jusqu'à l'enveloppe fibreuse, que l'on trouve souvent intacte.

h. Le tissu fibreux peut se rétracter. Cette *rétraction* s'observe dans deux cas : 1° sur les ligaments qui sont raccourcis dans certaines luxations, et dans la flexion permanente des articulations ; 2° sur l'aponévrose palmaire. La rétraction, dans le premier cas, fait des progrès à mesure que la luxation devient plus ancienne ; elle est à peu près complète à trois ou quatre mois, et elle accompagne une distension plus ou moins considérable des ligaments qui sont tiraillés sur le côté opposé de la même articulation. La rétraction de l'aponévrose palmaire, dont on ignore absolument la cause, et que Gerdy attribuait sans raison à l'inflammation, peut s'observer chez tous les sujets. Partielle ou générale, cette rétraction plisse la paume de la main dans le sens transversal, et détermine la flexion permanente d'un ou de plusieurs doigts. Cette difformité, difficile à guérir, cède quelquefois à l'action de l'iodure de potassium.

i. On a observé dans des cas, rares il est vrai, l'*ossification* des ligaments, qui peut être générale ou partielle. Cette ossification s'explique facilement, puisque souvent dans l'insertion osseuse des ligaments on retrouve des ostéoblastes.

On a vu plusieurs fois des sujets dont tous les ligaments articulaires étaient ossifiés, à tel point que, véritables statues, ils ne pouvaient être nourris que par des aliments plus ou moins liquides introduits dans leur bouche à travers une ouverture artificielle résultant de la brisure de plusieurs dents.

j. Lorsque le tissu fibreux est *déchiré*, il se régénère très lentement. Il peut séjourner longtemps au milieu des tissus enflammés, au contact du putrilage des tumeurs blanches, sans subir d'altération; à la longue, cependant, il finit par se laisser imbiber et par se distendre : c'est ce qu'on observe dans les ligaments du genou, à la suite de certaines hydarthroses et tumeurs blanches.

k. Les gaînes fibreuses, dont nous avons parlé, sont plus ou moins résistantes. Autour des tendons arrondis, elles forment des tubes dans lesquels les premiers glissent. Dans les amputations, il faut placer le moignon sur un point déclive, pour éviter les *fusées purulentes* qui ne manqueraient pas de se produire, sans cette précaution, dans les gaines tendineuses. Dans les entorses, et même dans les mouvements exagérés des articulations, sans entorse, on peut observer la *luxation* des tendons et la rupture de la gaîne fibreuse. Il n'est pas rare d'observer cette lésion sur les tendons des muscles péroniers latéraux. Nous l'avons vue, dans le service de Maisonneuve, chez un homme de peine qui s'était luxé les tendons des muscles radiaux. On voit souvent à la suite de ces luxations, comme cela existait chez ce malade, l'inflammation consécutive de la séreuse tendineuse, c'est-à-dire la *ténosite crépitante* ou *aï*.

l. Le tissu fibreux peut se rencontrer dans certains cas pathologiques, il forme alors ce qu'on désigne sous le nom de fibromes. Les polypes naso-pharyngiens, les fibromes utérins rentrent dans ce cadre. On désigne également sous le nom de fibromes les tumeurs dans lesquelles il y a prolifération de tissu conjonctif lâche. Dans certains cas, les cellules conjonctives des tumeurs fibreuses sont revenues à l'état embryonnaire, la tumeur est alors mixte et elle prend le nom de *fibro-sarcome*.

CHAPITRE VII.

SYSTÈME GLANDULAIRE [1].

Les *glandes, organes glandulaires*, qui par leur ensemble forment le *système glandulaire*, sont très difficiles à définir. Dans leur ensemble elles présentent des caractères généraux communs,

1. Pour l'étude complète du tissu glandulaire, voyez aussi les épithéliums, et les glandes en particulier

qui permettent de reconnaitre immédiatement leur nature; mais, prise isolément, chaque variété s'individualise si nettement et se différencie si complètement des autres variétés qu'on n'a pas de base anatomique pouvant servir à une définition générale. En prenant, au contraire, pour base la physiologie, on peut dire avec Milne-Edwards et Frey que : tout appareil, qui emprunte au sang des matériaux qu'il n'utilise pas pour sa propre nutrition, soit qu'il les rejette au dehors de l'organisme, soit qu'il s'en serve pour élaborer d'autres éléments anatomiques destinés à entretenir la vie ou à reproduire l'espèce, est une *glande*.

Cette définition, fondée sur la fonction physiologique, permet de faire rentrer dans le système glandulaire des organes très divers en apparence : testicules, ovaires, reins, glandes salivaires, glandes du tube digestif, ganglions lymphatiques, glandes vasculaires sanguines, poumons, etc.

A cette définition de l'appareil glandulaire on peut ajouter deux caractères anatomiques importants, c'est que : 1° *les glandes possèdent des cellules épithéliales très développées et très actives;* 2° *elles sont en rapport intime avec l'appareil circulatoire.*

Classification des glandes. — Le système glandulaire de l'organisme humain est très développé; on rencontre des glandes dans la peau, les muqueuses, les viscères; leurs dimensions varient suivant les régions, mais leur présence est constante.

La classification des glandes ne peut être établie que sur leur forme. Dans sa conception la plus simple, une glande doit être considérée comme formée par une cavité vésiculeuse qui peut être ouverte ou fermée.

Les glandes à vésicules ouvertes sont reliées à l'extérieur par un canal excréteur chargé de conduire au dehors leurs produits de sécrétion; les glandes à vésicules fermées n'ont aucune communication directe avec l'extérieur.

A. — *Glandes à vésicules ouvertes.*

Ces glandes peuvent être divisées en deux catégories : 1° les *glandes en grappe;* 2° *les glandes en tube.*

1° Glandes en grappe. — Elles sont formées par un certain nombre de petites vésicules plus ou moins sphériques, *acini*, qui vont se jeter dans un canal collecteur. Dans leur ensemble, ces glandes peuvent être comparées à une grappe de raisin, dont les grains représentent les acini, et la tige qui les porte, le canal excréteur. Les glandes ainsi constituées sont des *glandes en grappe, simples* (glandes sébacées, glandes œsophagiennes) (fig. 100).

Si plusieurs glandes en grappes simples se réunissent pour former une grappe plus complexe par l'abouchement dans un canal principal de tous leurs canaux excréteurs, on a à faire à une

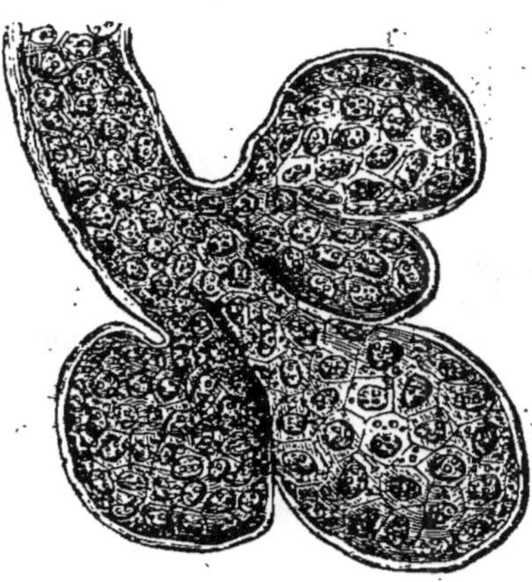

Fig. 100. — Un acinus comprenant quatre vésicules glandulaires et un canal sécréteur.

glande en grappe composée, et on désigne sous le nom de lobules les diverses glandes simples qui entrent dans sa constitution (glandes salivaires; glandes de Brünner, dans le duodénum; glande mammaire) (fig. 101).

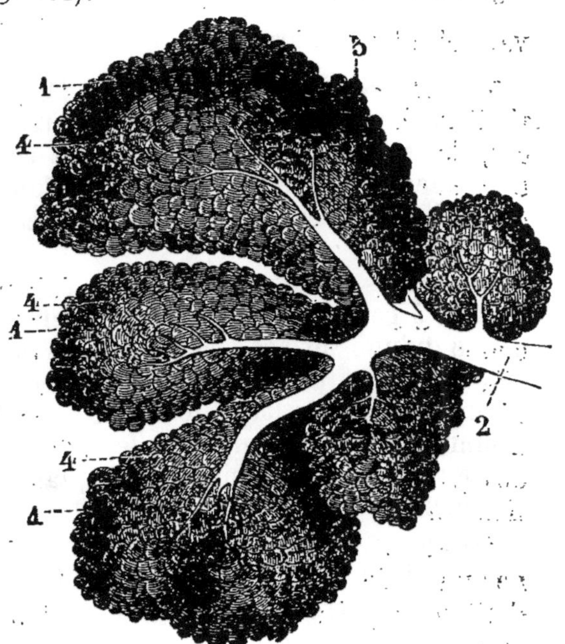

Fig. 101. — Lobe de a glande mammaire, d'après Kölliker.

1, 1, 1. Lobules bosselés de la glande. — 2. Canal excréteur. — 3. Ramifications de ce cana dans les lobules. — 4, 4, 4. Culs-de-sac de la glande ormant une surface bosselée.

2° Glandes entube. — Les glandes en tube, comme leur nom l'indique, sont formées par un tube, qui est ouvert à l'une de ses extrémités et fermé à l'extrémité opposée, renflée en cæcum. Le schéma de la fig. 102 donne une idée très nette de la constitution idéale de ces glandes.

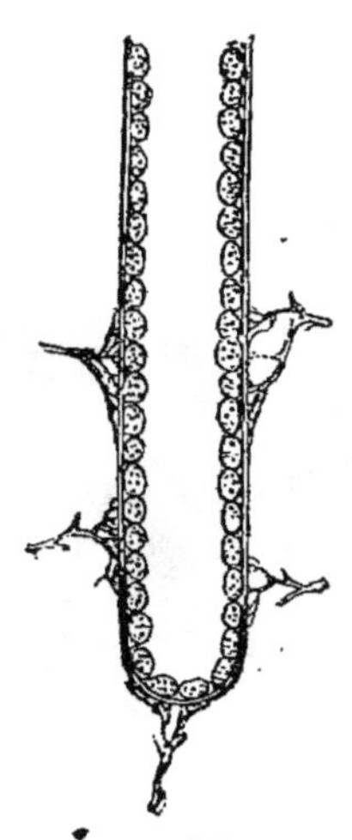

FIG. 102. — Schéma d'une glande en tube.

Si la glande est rectiligne et formée par un seul tube, elle est *simple* (glandes de Lieberkülm, glandes cérumineuses, glandes de la muqueuse utérine).

Souvent, dans une de ses parties, le tube s'enroule sur lui-même et prend une disposition flexueuse qui rappelle le glomérule de Malpighi ; on dit alors que la glande en tube est *glomérulée ;* glandes sudoripares, voy. fig. 103.

Enfin, une troisième variété peut s'observer dans les glandes en tube ; que plusieurs glandes simples ou glomérulées se rendent individuellement à un même canal collecteur, tout en s'envoyant, chemin faisant, des anastomoses qui donnent à leur réunion un cachet d'unité tout spécial, l'on aura une *glande en tube composée.* Nous avons dans le testicule ou glande séminale un merveilleux type de cette variété glandulaire.

Structure. — Quelle que soit la glande que l'on examine, si l'on étudie *l'élément glandulaire,* on peut, dans tous les cas, le ramener au même type, et ce type est représenté par une membrane mince, ayant sur l'une de ses faces une couche épithéliale, et sur l'autre des vaisseaux capillaires disposés en réseau.

Toutes les glandes, disons-nous, doivent être ramenées par la pensée à cette membrane type : en effet, ces organes ne sont autre chose qu'une surface sécrétante plus ou moins vaste, repliée sur elle-même, et, pour ainsi dire, condensée en un point de l'organisme, surface de laquelle suinte le produit de la sécrétion. Cette membrane est conformée de telle façon qu'elle représente tantôt des grains plus ou moins parfaits, tantôt des tubes plus ou moins flexueux.

La figure 104 montre étalée la membrane type, qui peut donner une idée de toute glande. La face supérieure, formée d'épithélium, représente la couche épithéliale de l'élément glandulaire ; la couche sous-jacente n'est autre chose que la paroi propre de cet élément ; enfin les ramifications vasculaires qui sont placées au-dessous montrent le réseau vasculaire sur a surface extérieure de la paroi.

Si nous comparons cette membrane aux éléments glandulaires des deux espèces de glandes, nous voyons :

1° Que la structure de la glande en tube n'en diffère en aucune façon. En effet, le *tube* possède une paroi propre comme la membrane type ; cette paroi est revêtue à l'intérieur par une couche d'épithélium, à la manière de la membrane type ; enfin, de même que cette dernière, le tube présente un réseau vasculaire à la surface extérieure de la paroi propre (fig. 102).

2° Que la glande en grappe présente une structure identique à celle de toutes les autres. La paroi propre de la glande en *grappe* revêt la forme d'un tube renflé à son extrémité terminale et présentant à l'intérieur de ce renflement des dépressions ou culs-de-sac glandulaires, analogues aux alvéoles d'un gâteau de ruche d'abeille. Cette paroi propre, revêtue intérieurement d'épithélium et à l'extérieur d'un réseau de vaisseaux, ne diffère nullement des éléments glandulaires ayant forme de tubes ou de follicules (fig. 102).

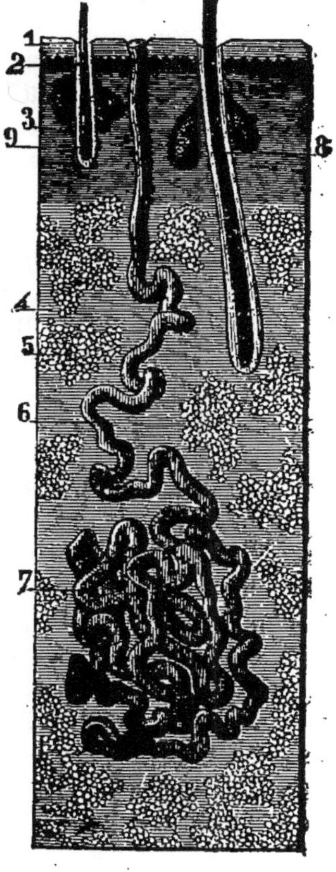

Fig. 103. — Glande en tube flexueux (glande sudoripare).

Les éléments glandulaires présentent donc la plus grande analogie dans leur conformation. Étudions leur texture intime, nous verrons si l'épithélium et la membrane propre sont les mêmes dans toutes les glandes.

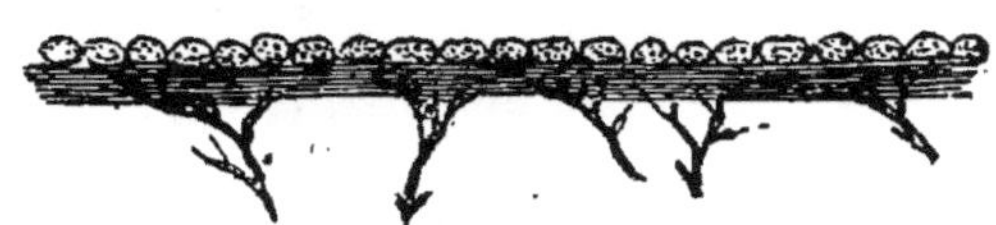

Fig. 104. — Schéma de l'élément glandulaire étalé sous forme de membrane. La paroi propre est revêtue d'une couche d'épithélium, du côté de la surface sécrétante, et reçoit des vaisseaux par sa surface adhérente.

Texture. Elément glandulaire. — Nous passerons successivement en revue l'épithélium, la paroi propre, les vaisseaux et les nerfs.

Épithélium. — L'épithélium glandulaire diffère à peine de l'épithélium en général; c'est lui qui constitue les cellules glandulaires. Il recouvre la surface interne de toute la portion sécrétante des glandes, et au niveau de la portion excrétante, il se continue insensiblement avec les cellules épithéliales des canaux excréteurs. Il ne faudrait point voir entre ces deux espèces d'épithélium une différence marquée, elle est tout à fait insensible. Dans quelques glandes, il n'y a aucune différence appréciable, et lorsqu'elle existe, elle tient uniquement à un changement de forme ou à une augmentation de volume des cellules épithéliales glandulaires. Ces cellules sont pourvues d'une enveloppe délicate.

Dans quelques glandes, les culs-de-sac ne sont pas seulement tapissés par l'épithélium, mais entièrement remplis de cellules.

Deux formes d'épithélium seulement se rencontrent dans les glandes de l'homme : l'épithélium cylindrique et l'épithélium pavimenteux, avec les modifications suivantes : les cellules pavimenteuses, au lieu d'être aplaties en forme d'écaille comme sur les surfaces épithéliales, sont volumineuses [1] et affectent une forme cubique [2], changement de forme dû à l'accumulation de matériaux au centre de la cellule. Les glandes sébacées et les glandes gastriques sont remarquables sous ce rapport.

Dans les glandes qui sécrètent du mucus, comme la glande sous-maxillaire du chien, sur laquelle des études ont été faites par plusieurs savants depuis les belles expériences de Ludwig et de Cl. Bernard sur la corde du tympan, on trouve deux espèces de cellules, grandes et petites. Les petites occupent le fond, l'extrémité du cul-de-sac glandulaire ; elles ont un noyau arrondi et leur masse est granuleuse. En raison de leur position et de l'adhérence qu'elles contractent entre elles, elles se montrent au microscope sous forme de croissants qui ont été indiqués et bien décrits par le professeur Giannuzzi. D'après les recherches histologiques modernes, les cellules en croissant de Giannuzzi doivent être considérées comme des cellules *myo-épithéliales*. (Voy. *Epithéliums.*) Les grandes cellules [3] occupent le reste de

1. Leur diamètre varie de 6 μ à 12 μ Les plus grosses sont celles des glandes gastriques et du foie ; elles mesurent de 20 μ à 30 .

2. En raison de la forme des culs-de-sac, la plupart de ces cellules ont la forme d'une pyramide dont la base repose sur la paroi propre du cul-de-sac, tandis que le sommet tronqué en regarde la cavité.

3. On peut dissocier les cellules muqueuses, les grandes cellules, en faisant macérer pendant quelques heures un fragment de glande sous-maxillaire dans du sérum iodé ou dans une solution de bichromate de potasse, 2 : 1,000.

la surface du cul-de-sac ; elles sont volumineuses, presque sphériques, transparentes, et renferment un noyau aplati, entouré d'une petite quantité de protoplasma ratatiné et appliqué sur le côté de la cellule qui adhère à la membrane propre.

Lorsqu'on a excité la sécrétion de la glande sous-maxillaire par la galvanisation de la corde du tympan, on constate que les grandes cellules, dites *muqueuses* parce qu'elles sécrètent du mucus, ont disparu, et qu'il ne reste plus que les cellules de Giannuzzi. Cette opinion n'est pas absolument conforme à la vérité, car les cellules myo-épithéliales joueraient seulement un rôle dans l'excrétion et non pas dans la sécrétion du mucus.

L'opinion de Ranvier est plus exacte. D'après cet auteur, après la galvanisation prolongée de la corde du tympan, les cellules muqueuses persisteraient, mais elles auraient rejeté le liquide qu'elles contenaient [1]. Cette galvanisation amènerait en même temps des phénomènes qui rappellent ceux que nous avons constatés dans un grand nombre de cellules pendant l'inflammation, c'est-à-dire augmentation de volume du noyau, qui devient arrondi, et gonflement du protoplasma atrophié qui remplit en partie la cellule. On trouverait également les cellules des croissants de Giannuzzi augmentées de volume, et quelquefois toutes les cellules d'un cul-de-sac devenues granuleuses [2].

Paroi propre. — La paroi propre des glandes est formée par un tissu conjonctif excessivement fin et délicat, que met bien en évidence le picro-carmin dans les préparations histologiques. Cette paroi conjonctive représente comme le squelette de la glande, sur lequel repose l'élément actif et fondamental, l'*épithélium glandulaire*. Entre les cellules épithéliales et cette paroi conjonctive s'interpose une membrane vitrée (basement-membrane de Todd et Bowmann). Dans quelques glandes, comme la prostate des fibres musculaires lisses s'ajoutent un tissu conjonctif.

Vaisseaux. — Les vaisseaux capillaires forment un réseau situé autour de la paroi propre de l'élément glandulaire ; ils se comportent avec elle comme autour du myolemme des muscles, c'est-à-dire qu'ils ne la traversent pas. Dans les glandes, dont les cellules glandulaires ne sont pas entourées de paroi propre, comme le foie, les capillaires entourent chaque cellule.

1. De sorte que le liquide sécrété par la glande serait uniquement formé par le mucus venu des cellules muqueuses.

2. Observations faites sur des fragments de glande sous-maxillaire durcis dans l'acide picrique et colorés avec le picro-carminate d'ammoniaque ; grossissement, 400 à 600 diamètres.

Les vaisseaux lymphatiques sont nombreux dans les glandes, ce qu'il est facile de constater à leur sortie de l'organe. Naissent-ils par un fin réseau à la surface de la paroi propre? Font-ils suite seulement aux espaces lymphatiques qui entourent les éléments glandulaires, comme on le voit dans le testicule et dans le corps thyroïde? Il est difficile de résoudre cette question. Nous devons dire cependant qu'il existe, entre les tubes séminifères et les acini des glandes en grappe, des espaces considérables dans lesquels circule la lymphe. Ces espaces sont limités par des faisceaux de tissu conjonctif; dans le testicule, ils se continuent avec les vaisseaux lymphatiques venus du parenchyme de cet organe. (His.)

Nerfs. — Les nerfs accompagnent les vaisseaux des glandes, ils se terminent en partie dans les parois vasculaires et en partie dans l'élément glandulaire. Leur nombre est très restreint; cependant les glandes lacrymales et salivaires en sont abondamment pourvues. D'après Krause, les dernières ramifications nerveuses se détachent du conduit sécréteur des grains glanduleux, et se terminent par des extrémités libres sur la paroi propre; ces filaments ultimes sont pâles, mesurent 2 μ, et sont pourvus de noyaux. Krause a signalé de petits ganglions nerveux sur le trajet des nerfs de ces glandes.

D'après Pflüger, les filaments terminaux des nerfs traverseraient la paroi propre pour se perdre dans les cellules glandulaires elles-mêmes.

Terminaison des nerfs dans les glandes. — Rouget est le premier qui ait montré d'une manière incontestable la terminaison des nerfs dans les éléments glandulaires proprement dits. Ses observations ont eu lieu sur les cellules des glandules situées dans la queue des batraciens. (Soc. de Biol. 1873.)

Ces glandules sont formées par un amas de cellules épithéliales, qui s'écartent pour former au centre de l'organe une lacune représentant le canal excréteur. A la périphérie des glandules, on voit très nettement un tube nerveux, large, à double contour, qui émet des divisions allant se perdre dans les cellules glandulaires. Il conserve dans tout son trajet et jusque dans ses divisions sa gaîne de myéline. Comment se termine chaque division? Ce point n'est pas élucidé : lorsqu'on cesse de la distinguer, elle est encore entourée de myéline; c'est-à-dire qu'elle continue son trajet, car l'élément nerveux se débarrasse toujours de la myéline avant sa terminaison. Sans cela, le contact du cylindre-axe ne serait pas immédiat et l'action nerveuse ne saurait s'exercer. Il est donc probable que la myéline disparait; seul le cylindre-axe persiste, et comme les cellules glandulaires ont un protoplasma dépourvu d'enveloppe, le contact est direct; l'excitation nerveuse pourra éveiller l'activité sécrétante de la cellule.

On ne saurait trop insister, d'après Rouget, sur cette persistance de la myéline. Elle prouve, à n'en pas douter, que le tube n'est point à son dernier terme, car, dans ce dernier cas, le cylindre-axe est toujours nu, et il faut qu'il se débarrasse de cette substance isolante pour se mettre au contact des éléments sur lesquels il agit. Cette observation suffit pour ébranler fortement les conclusions du travail de Pflüger. En effet, on voit sur les figures de son mémoire que les nerfs qui pénètrent les cellules ont un double contour. Ils doivent donc poursuivre leur trajet. Mais les glandes salivaires, outre leurs cellules sécrétantes, possèdent de nombreux éléments dans lesquels pourraient se perdre les divisions ultimes du nerf. Bien que, dans ses observations, il n'ait pu arriver jusqu'au cylindre nu, Rouget échappe à cette objection, car les glandules de la queue des batraciens sont isolées et loin de tout organe animé par les nerfs. C'est donc bien dans l'épaisseur des glandules que les tubes nerveux se terminent, et l'on peut désormais, grâce à Rouget, considérer comme démontrée, au moins en ce cas, l'existence des nerfs glandulaires.

Caractères généraux des glandes. — Jusqu'à présent, nous avons fait connaître la division des glandes, signalé le peu d'importance qu'il faut y attacher, et ramené tous les organes glandulaires à l'unité, en prouvant qu'en définitive, quelles que soient leur forme et leur disposition anatomique, tous ces organes peuvent être réduits à une membrane particulière doublée d'épithélium sur l'une de ses faces et d'un réseau vasculaire sur la face opposée. Nous allons maintenant, pour compléter cette étude, examiner quels sont les caractères communs de disposition anatomique appartenant à chaque groupe de glandes.

1° Les *glandes en tube*, qui comprennent le rein, le testicule, les glandes sudoripares, etc., ne se prêtent point à une description commune. (Voy. chacune de ces glandes.)

2° Les *glandes en grappe* sont celles dont les caractères anatomiques sont le mieux tranchés. Nous avons vu qu'en dernière analyse, la glande en grappe représente un acinus (de ἄκινος, grain de raisin) placé à l'extrémité d'un tube. Ainsi constitué, cet élément forme la glande en grappe simple, comme les glandes de l'œsophage, de la trachée, etc.

Dans la glande en grappe composée, il y a plusieurs acini, et il peut exister un très grand nombre, d'où partent des conduits qui convergent pour donner naissance à un canal excréteur commun. Toutes ces glandes ont entre elles la plus grande analogie, et on peut leur distinguer deux portions: l'une sécrétante et profonde, formée par le tissu propre de la glande, et l'autre excrétante, constituant un système de canaux ramifiés.

La *portion sécrétante* d'une glande en grappe est composée de tous les petits grains glanduleux, ou acini de l'organe, et d'une foule de petits tubes de même structure que les acini. L'acinus n'est pas un cul-de-sac; ce n'est pas l'extrémité fermée du canal excréteur, comme le croyait Malpighi, mais la réunion de plusieurs culs-de-sac microscopiques. Ces culs-de-sac, dont le nombre varie de 5 à 50, s'ouvrent dans un petit conduit, dit *sécréteur*, et sont souvent entourés d'une mince couche de tissu conjonctif, et quelquefois même de fibres musculaires de la vie organique qui donnent à leur ensemble l'aspect d'un petit grain. La mince couche de tissu qui les entoure ne s'enfonce presque pas entre les culs-de-sac, qui sont juxtaposés. Les vaisseaux sanguins se trouvent dans cette couche et ne pénètrent pas entre les culs-de-sac; ils forment des mailles plus ou moins serrées, selon les glandes. Les acini sont séparés les uns des autres par du tissu conjonctif, dans lequel on rencontre quelques fibres musculaires de la vie organique, et souvent des cellules adipeuses.

La paroi propre des culs-de-sac de l'acinus a une épaisseur variable d'une glande à l'autre; elle est tapissée à sa face interne par l'épithélium, qui quelquefois remplit complètement la cavité. La texture du conduit sécréteur est identique à celle du cul-de-sac.

Dès que les conduits sécréteurs provenant des culs-de-sac glandulaires se réunissent pour former le conduit excréteur commun, la texture n'est plus la même. Le conduit excréteur est formé, en effet, par une couche de tissu conjonctif, avec une plus ou moins grande quantité de fibres musculaires lisses. A la face interne du conduit excréteur, on trouve une simple couche épithéliale. L'épithélium est toujours différent de celui qui tapisse les conduits sécréteurs et les culs-de-sac glandulaires. C'est, en général, un épithélium cylindrique, à cellules plus petites que les cellules glandulaires.

D'après la disposition du conduit excréteur, qui se ramifie de plus en plus à mesure qu'il s'enfonce dans l'épaisseur de la glande, d'après l'existence de petits tubes sécréteurs particuliers faisant suite aux dernières divisions des canaux excréteurs, et se terminant aux acini, ou renflements bosselés, on est autorisé à comparer l'ensemble de toutes ces parties à une grappe de raisin. Les grains et leurs petits pédicules représentent les acini et les tubes sécréteurs, tandis que les canaux excréteurs sont représentés par les diverses ramifications qui supportent les pédicules des grains.

Cette comparaison s'applique également au poumon, dont la structure est identique à celle d'une glande en grappe. Si les acini des glandes et du poumon étaient arrondis et n'affectaient pas une forme polyédrique, par suite de la pression réciproque qu'ils exercent les uns sur les autres, la comparaison serait parfaite. Prenons une de ces glandes au hasard, le poumon ou le pancréas, par exemple, nous verrons cette analogie frappante que présente la glande avec une grappe de raisin.

Si, au lieu de considérer la glande avec les grains isolés, on

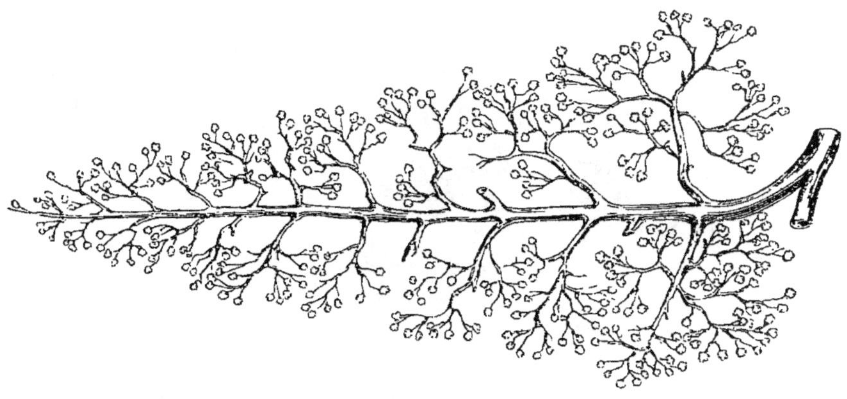

FIG. 105. — Schéma d'une glande en grappe (pancréas). On y voit les acini, les tubes sécréteurs et les canaux excréteurs, qui forment par leur réunion le canal principal, ou de Wirsung. On y voit aussi la réunion de ce canal avec le canal cholédoque à leur terminaison. — Analogie de cette glande en grappe avec une grappe de raisin et un poumon.

l'examine dans son ensemble, comme dans la figure 101, qui nous montre un lobule de glande mammaire, nous voyons que les acini, réunis et comprimés les uns contre les autres, présentent une grande analogie avec un raisin dont les grains très serrés se comprimeraient réciproquement.

Nous avons déjà vu que les acini sont entourés par une couche de tissu conjonctif contenant quelques fibres musculaires de la vie organique. Plusieurs acini se réunissent en envoyant leurs tubes sécréteurs sur un petit conduit excréteur commun, pour former un *lobule*. Les lobules sont séparés les uns des autres par des cloisons un peu plus épaisses; réunis en groupes, ils forment des *lobes* dont la réunion constitue la glande proprement dite.

Kölliker admet, en outre, l'existence d'une autre espèce de

glande dont le tissu serait uniquement constitué par des cellules en forme de réseaux. Le foie constituerait pour cet auteur l'unique glande de ce groupe. (Voy. *Foie*.)

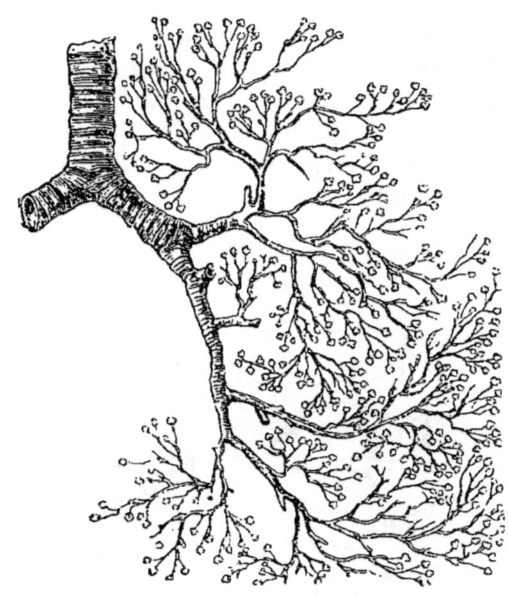

Fig. 106. — Schéma du poumon. On voit les lobules pulmonaires aux extrémités des dernières divisions bronchiques. L'ensemble rappelle la disposition des acini des glandes acineuses et de leurs conduits.

Rôle des glandes. — Le sang passe des artères dans les capillaires des glandes, et circule sur la paroi des éléments glandulaires avant de revenir par les veines. Il est très probable, et cela a été démontré pour quelques glandes, que le sang en retour n'a pas la même composition que celui qui est porté par l'artère. Pendant que le liquide nourricier circule dans les capillaires de la glande, il se produit un phénomène particulier: la partie liquide du sang, ou sérum, sort par exhalation à travers la paroi des capillaires, et traverse la paroi propre de l'élément glandulaire pour se mettre en contact avec l'épithélium qui tapisse cet élément. En traversant la paroi glandulaire et la couche épithéliale, le sérum du sang a subi une transformation: ici, il est changé en salive; là, il forme la bile.

Parmi les matériaux qui entrent dans la composition du liquide sécrété, il en est qui viennent incontestablement du sang, de sorte qu'on est obligé de douer le tissu glandulaire de la propriété particulière de choisir dans le sang les éléments qui conviennent au produit de sa sécrétion. Quelques-uns des principes qui concourent à la formation du liquide sécrété n'existent point tout formés dans le sang. On est donc forcé d'admettre que, indépendamment de la propriété élective que possède la glande, cet organe est doué aussi de la faculté de créer certains principes, au moins en ce qui concerne les *parenchymes glandulaires* proprement dits, c'est-à-dire ceux qui sécrètent une substance particulière, comme la ptyaline, la byle, etc.

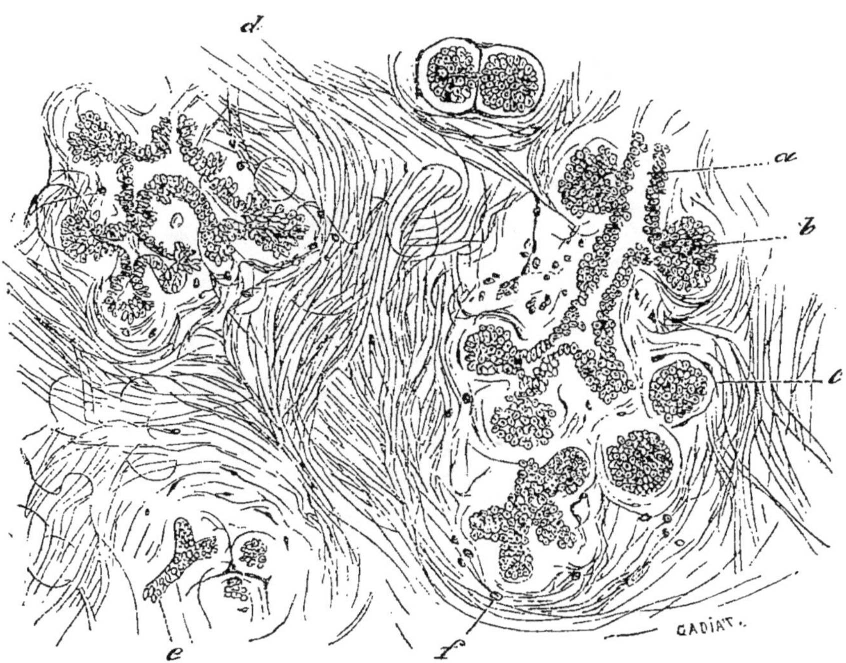

Fig. 107. — Mamelle de jeune fille de vingt et un ans n'ayant jamais fonctionné.

a. Conduits épithéliaux avec de petites cellules, sans paroi propre, pour la plupart. — *b.* Extrémité des conduits épithéliaux prête à entrer en voie de développement. — *c.* Paroi propre, visible sur certains conduits. — *d.* Tissu fibreux intermédiaire. — *e.* Petits conduits. — *f.* Corpuscules du tissu conjonctif intermédiaire. (Cadiat.)

La cause de la différence des liquides de sécrétion réside dans la nature de l'épithélium. Il est remarquable de voir toutes les glandes, sans exception, revêtues profondément, remplies même de cellules épithéliales, au point qu'on pourrait les ranger parmi les tissus épithéliaux. Kölliker, Goodsir et Luschka, et la plus grande partie des physiologistes, admettent qu'au moment de la sécrétion il se développe au fond des culs-de-sac glandulaires des *cellules* particulières *de sécrétion* qui se détruisent dans le cul-de-sac de la glande même et dont la dissolution donne au liquide ses propriétés. Nous savons, d'un autre côté, que certaines glandes se dépouillent de leur épithélium pendant la sécrétion, de sorte que ces organes ne présentent un revêtement épithélial qu'au moment du repos. Exemple : glandes salivaires, mamelles.

Il suffit de jeter les yeux sur les figures 107, 108 et 109 pour se rendre compte du changement de structure qui s'opère dans les culs-de-sac glandulaires au moment de la sécrétion [1].

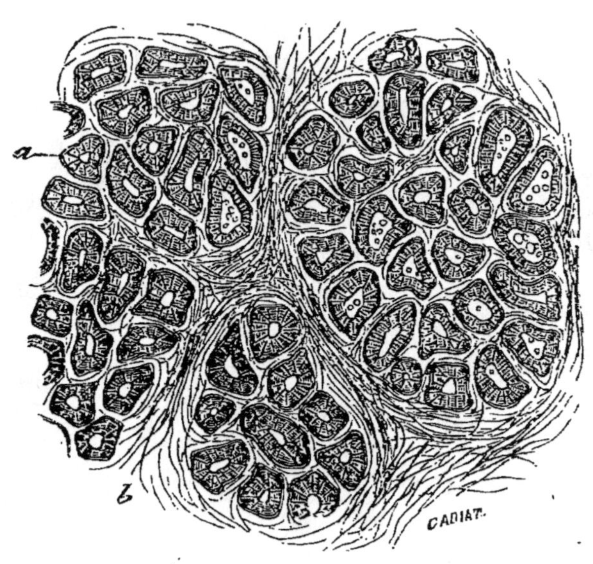

Fig. 108. — Glande mammaire pendant la lactation.

a. Culs-de-sac remplis d'épithélium régulièrement disposé. — *b.* Tissu conjonctif intermédiaire. (Cadiat.)

L'épithélium glandulaire donne aux glandes une propriété bien singulière : *l'action élective* qu'elles exercent sur le sang. Ainsi le rein prend l'urée qui ne passe par aucune autre glande ; le poumon, et les glandes sudoripares, à l'état de repos, sécrètent des gaz. Cette propriété élective des glandes ne s'exerce pas seulement sur les éléments contenus dans le sang, mais aussi sur les substances médicamenteuses et toxiques. C'est ainsi que le foie s'empare du phosphore et des préparations de plomb, le rein du nitrate de potasse et de l'iodure de potassium, les glandes salivaires des sels mercuriaux, le poumon de toutes les substances gazeuses et volatiles introduites dans le sang : éther, chloroforme, principe volatil de l'ail, alcool, etc.

Développement. — Les glandes de la peau naissent du feuil-

1. *Voy.* la sécrétion des glandes en particulier.

let externe du blastoderme, celles qui sont en connexion avec les muqueuses viennent du feuillet interne.

Dans le principe, ces glandes sont réduites à de petites saillies tuberculeuses qui se trouvent, non pas sur la surface libre de la

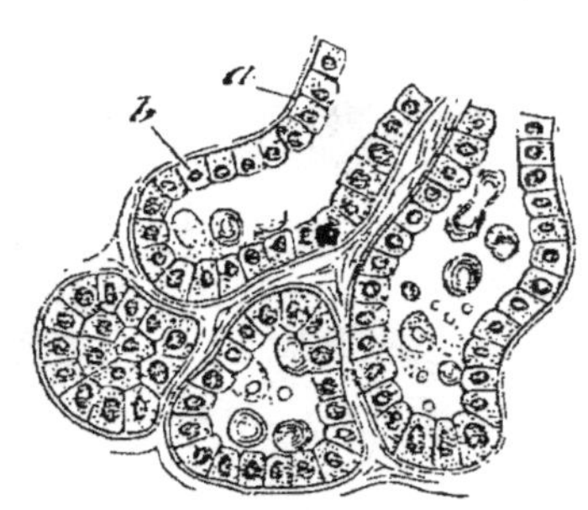

Fig. 109. — Cul-de-sac glandulaire de la mamelle d'une brebis pendant la lactation.

a. Paroi propre glandulaire — *b*. Épithélium. (Cadiat.

muqueuse, mais sur la surface adhérente. Ces saillies se divisent en deux séries: les unes correspondent à des dépressions de la surface libre de la muqueuse, les autres, pleines, non apparentes sur la surface muqueuse, s'excaveront plus tard. Elles sont constituées, ainsi que Remak l'a démontré, par des cellules épithé-

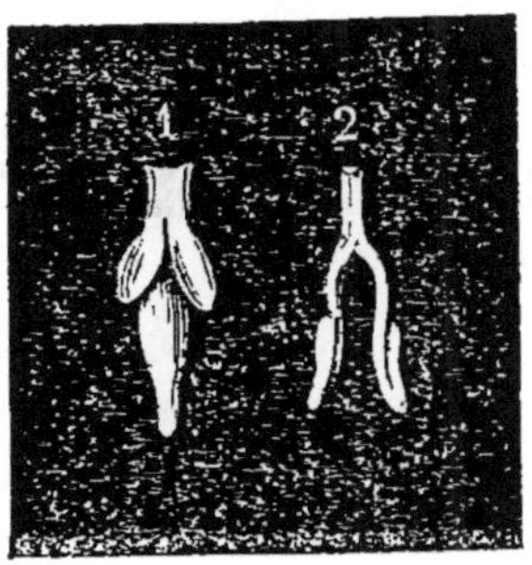

Fig. 110. — Développement des glandes en grappe.

1. Canal excréteur et trois lobubes en voie de développement. — 2. Un canal excréteur avec deux lobules. Le poumon se forme de la même manière.

liales en prolifération. Les canaux glandulaires sont formés aussi par des cellules épithéliales qui se placent en séries linéaires et qui forment un conduit par leur dissolution.

Lorsque la première formation du canal excréteur a eu lieu, elle établit une communication entre la glande et la surface muqueuse. Ce canal émet des branches et des rameaux vers l'amas de cellules jusqu'à ce que la glande ait atteint un volume définitif. Il ne faut pas considérer ces ramifications comme une extension simple du canal excréteur, mais comme la jonction de nouvelles cellules qui prolifèrent et viennent s'aboucher aux extrémités des petits canaux, en perdant une portion de leur paroi.

Quant à la paroi propre de l'élément glandulaire, sa formation est toujours consécutive à celle des cellules épithéliales.

La formation de la *paroi propre* peut être attribuée à la condensation du tissu conjonctif voisin, comme semble l'admettre Frey.

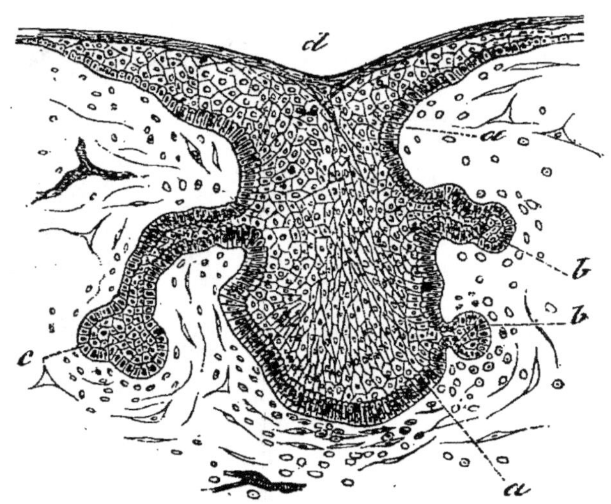

Fig. 111. — Développement de la glande mammaire.

a. Couche profonde de petites cellules prismatiques se continuant avec la couche de Malpighi. — *b*, *c*. Bourgeons épithéliaux en voie de développement. — *d*. Couche cornée de l'épiderme. (Cadiat.)

B. — *Glandes à vésicules fermées.*

Il existe dans le corps humain un certain nombre d'organes que l'on décrivait autrefois sous le nom de glandes et dans lesquels on recherchait en vain la présence d'un conduit excréteur.

Ces organes ont des rapports intimes avec le système vasculaire; ils sont arrosés par une grande quantité de sang, comme les vraies glandes. Leur produit serait versé dans le sang même, de sorte que le sang veineux se chargerait de leur produit de sécrétion.

Quelques auteurs, se basant sur les rapports que ces organes affectent avec le système lymphatique et aussi sur leur fonction, les ont décrits sous le nom d'*organes lymphoïdes*.

Nous devons avouer que les organes les plus divers ont été réunis dans ce groupe : la rate, le corps thyroïde, le thymus, les capsules surrénales, les ganglions lymphatiques, les amygdales, les glandes de Peyer, les glandes de la base de la langue, etc. Ces réserves étant faites, voici, selon nous, comment on doit comprendre les glandes à vésicules fermées.

D'une manière générale, ces organes, dits *lymphoïdes*, contiennent un élément particulier appelé *follicule clos*. Le follicule

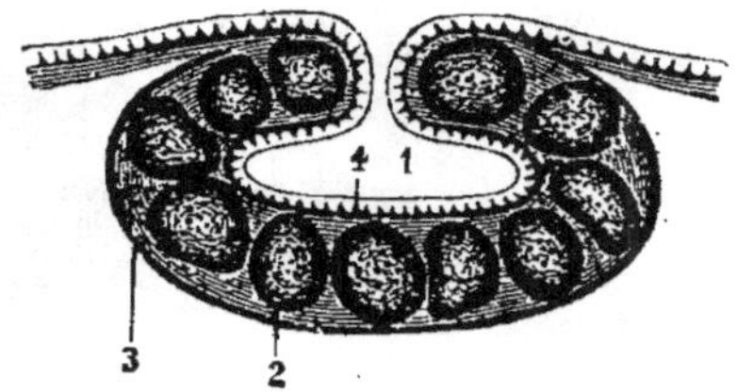

FIG. 112. — Coupe d'une glande folliculeuse de la base de la langue. (Gross. 25.)

1. Cavité de la glande tapissée d'épithélium. — 2. Follicules. — 3. Tissu conjonctif. — 4. Papilles de la muqueuse tapissant la cavité de la glande.

n'est pas, comme on l'a cru autrefois, un sac complètement fermé et contenant un liquide. Les follicules clos sont de petits organes arrondis, disséminés dans les organes lymphoïdes et se mettant en rapport intime avec les vaisseaux sanguins et lymphatiques.

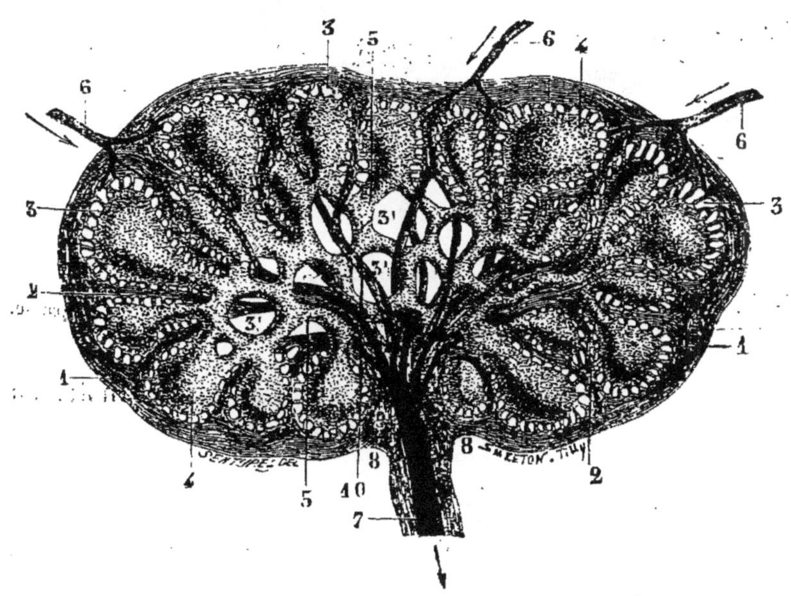

FIG. 113. — Structure d'un ganglion lymphatique.

On y voit l'enveloppe, les follicules clos, et les vaisseaux lymphatiques afférents efférents.

Le follicule clos, abondant dans la rate, dans les ganglions lymphatiques, est composé d'un tissu conjonctif spécial, *tissu adénoïde* de His, tissu conjonctif réticulé (Frey).

A la surface, le tissu du follicule clos est un peu dense, san une véritable paroi propre. A mesure qu'on se rapproche du

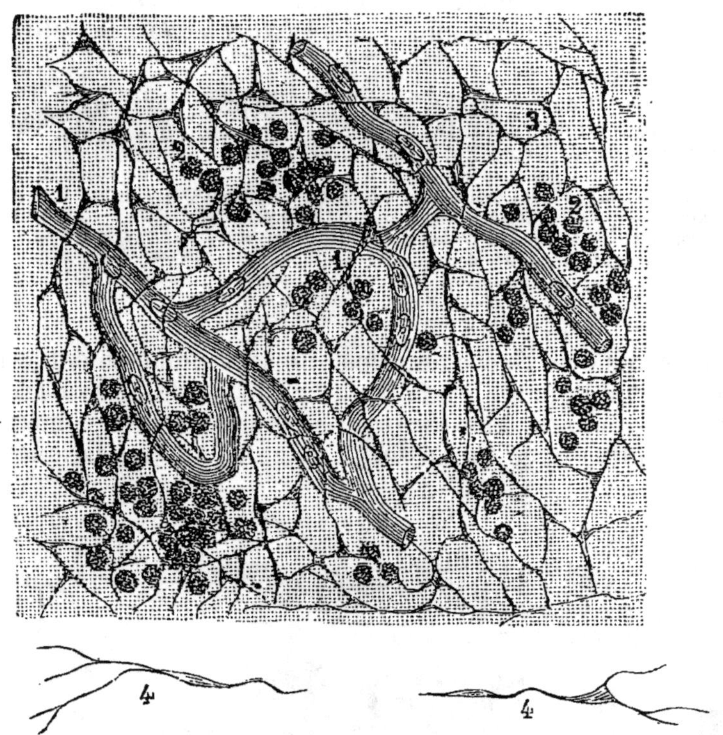

Fig. 114. — Tissu conjonctif réticulé, tissu adénoïde.

1, 1. Capillaires. — 2. Amas de cellules lymphatiques. — 3. Reticulum formé par les fibres anastomosées. — 4, 4. Deux corpuscules avec les fibres qui en dépendent.

centre, la densité du tissu diminue, elle devient de moins en

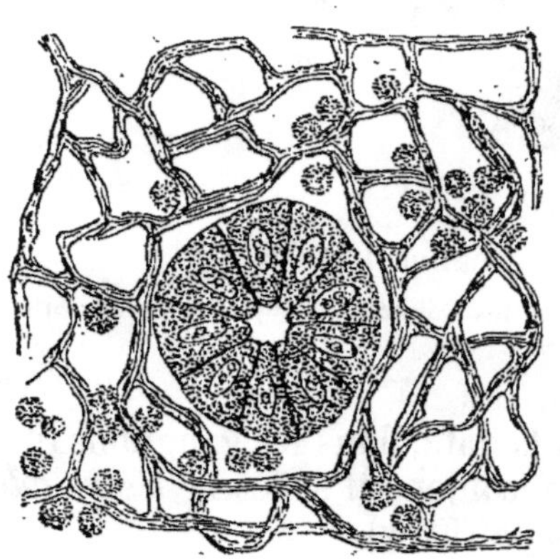

Fig. 115. — Coupe transversale d'une glande de Lieberkülm. Autour de cette glande se trouve le reticulum, le canevas dans les mailles duquel sont disséminées les cellules lymphatiques.

moins consistante, jusqu'au centre où elle parait *presque liquide*.

Ce tissu est une sorte de canevas cellulo-fibreux à fibres de tissu conjonctif entre-croisées et anastomosées, au point d'entre-croisement desquelles on trouve des corpuscules de tissu conjonctif. Entre les fibres et dans toute l'épaisseur du follicule, on rencontre des *cellules lymphatiques* nombreuses.

Le tissu adénoïde ne se trouve pas seulement sous forme de follicules ; on le rencontre aussi disséminé dans l'épaisseur de la muqueuse de l'intestin grêle, où il entoure les nombreuses glandes qui y sont disséminées. Nous ne nous étendrons pas davantage sur les glandes à vésicules closes ; nous les étudierons plus loin avec la structure de chaque organe en particulier.

CHAPITRE VIII.

DU SYSTÈME MUSCULAIRE.

Le système musculaire comprend tous les éléments contractiles qui font partie de l'organisme. Ces éléments forment trois tissus bien distincts : 1° le tissu musculaire strié ou de la vie animale ; 2° le tissu musculaire lisse ou de la vie organique ; 3° le tissu musculaire cardiaque.

Préparation. — Dans l'étude de la myologie, nous nous occuperons de la préparation des muscles en général ; nous indiquerons ici le mode de préparation du tissu musculaire. Pour étudier simplement la fibre musculaire, on peut se contenter de placer sous le champ du microscope un faisceau pris sur un animal vivant, une grenouille, par exemple ; on y constatera les stries qui en constituent le caractère principal. Les stries sont beaucoup plus apparentes lorsqu'on examine des fragments musculaires d'animaux supérieurs, et mieux encore d'un supplicié après la décapitation. On peut observer très facilement les fibres musculaires en dissociant les muscles des pattes de l'hydrophile ou du ditique.

Pour conserver pendant plusieurs semaines des pièces pouvant servir à l'étude du tissu musculaire, on recueille des fragments de muscles frais dans l'alcool ordinaire, dans l'alcool au 1/3, qui a l'avantage de faciliter les dissociations; on peut encore se servir d'une solution d'acide osmique à 1/100, dans laquelle on fait séjourner pendant quelques heures la pièce à examiner; on la fait ensuite dégorger dans l'eau pendant 24 ou 48 heures, et elle peut dès lors être conservée indéfiniment dans l'alcool.

C'est à l'état d'extension qu'il faut dissocier les muscles pour pouvoir étudier tous les détails de leur structure. S'il s'agit des muscles de l'hydrophile, il suffit de briser avec des ciseaux le tissu résistant qui entoure les pattes ; par cette ouverture pénètre le liquide fixateur, qui agit sur les muscles naturellement tendus. S'agit-il, au contraire, d'un muscle d'homme ou de mammifère, il faut fixer sur un petit morceau de bois le faisceau musculaire par de fines ligatures, en ayant soin de le tendre et de le fixer dans cet état par le réactif.

Les vaisseaux ne sont bien vus qu'après des injections vasculaires. Quant au myolemme et à ses noyaux, c'est encore le picro-carmin qui les met le mieux en évidence.

A. — Tissu musculaire de la vie animale.

Les muscles de la vie animale, ou de relation, sont ainsi nommés à cause de leurs fonctions et des rapports qui les relient au système nerveux du même nom. On les appelle aussi muscles striés, à cause de la disposition que présentent leurs fibres au microscope. Ils portent le nom de muscles extérieurs, parce qu'ils sont presque tous placés en dehors du squelette. On les nomme encore muscles volontaires, parce qu'ils sont soumis à l'influence de la volonté. Nous verrons plus tard que le tissu musculaire de la vie organique a reçu des dénominations opposées.

§ 1. — **Distribution.** — Les muscles de la vie animale forment la masse charnue des membres ; ils constituent une couche plus ou moins régulière autour de la tête ; le cou en renferme une grande quantité ; enfin, ils doublent le thorax à l'extérieur et concourent à la formation de la paroi abdominale. Quelques-uns, rares il est vrai, sont placés à l'intérieur du tronc ; ce sont : le psoas iliaque, le triangulaire du sternum.

§ 2. — **Disposition générale.** — Les muscles de la vie animale, sans exception, s'attachent au squelette par leurs deux extrémités, ou par une seule, ce qui est beaucoup plus rare. Les premiers sont destinés à faire mouvoir les diverses pièces du squelette ; les seconds, dont l'une des extrémités s'insère à la face profonde de la peau, sont appelés muscles peauciers et concourent par leur contraction au jeu de la physionomie.

Dans les muscles de la vie animale, on distingue la masse charnue ou musculaire, et les extrémités ou tendons. (Pour la description des tendons, voyez *Système tendineux*.)

La portion charnue, ou corps du muscle, est rouge et présente des caractères physiques que nous étudierons avec plus de fruit en traitant des propriétés physiologiques. Le corps du muscle est entouré par une gaine fibreuse, formée par les prolongements de l'aponévrose principale de la région. Il est souvent situé à côté d'autres muscles, dont il est séparé par une mince cloison de tissu conjonctif.

Le corps des muscles, en contact avec le squelette, glisse généralement sur lui; il en est souvent séparé par des bourses séreuses; dans quelques cas, il prend des insertions directes sur la surface de l'os, et dans ces points le périoste s'amincit et se confond avec les aponévroses d'insertion : cela s'observe pour le brachial antérieur et le triceps sur l'humérus, le triceps crural sur le fémur, le jambier antérieur sur le tibia, etc. Les gros vaisseaux sont ordinairement séparés des muscles par des cloisons de tissu conjonctif; mais, dans certains cas, ils les traversent, et alors, dans le point où le muscle est traversé, il existe un anneau fibreux destiné à modérer la compression que le muscle exerce sur les vaisseaux pendant sa contraction; le diaphragme est traversé par l'artère aorte et la veine cave inférieure, le grand adducteur par les vaisseaux fémoraux, le soléaire par les vaisseaux poplités.

Les nerfs se comportent de même, car le plus souvent ils accompagnent les vaisseaux. Cependant, il arrive assez fréquemment que de gros troncs nerveux traversent la masse charnue d'un muscle : le nerf radial traverse le triceps, la branche terminale profonde du radial traverse le court supinateur, le musculo-cutané du membre supérieur traverse le coraco-brachial, le nerf occipital traverse l'extrémité supérieure du trapège, le nerf spinal traverse le sterno-cléido-mastoïdien, et les nerfs tibial antérieur et musculo-cutané traversent le long péronier latéral.

§ **3. — Structure.** — Lorsqu'on examine à l'œil nu la partie charnue d'un muscle, on voit à sa surface des filaments parallèles au grand axe du muscle, ou tombant un peu obliquement sur lui. Ces filaments, désignés sous le nom de fibres musculaires par les anatomistes, sont des faisceaux [1] dont la longueur égale celle du muscle, et dont on ne peut étudier la structure qu'avec le secours du microscope. Si l'on coupe un muscle en travers, la surface de la coupe montre la section de ces mêmes faisceaux séparés par des espaces linéaires.

Sans instrument grossissant, on peut voir aussi que le tissu conjonctif forme, pour ainsi dire, la trame, la substance de soutien

1. Nous attirons spécialement l'attention du lecteur sur cette distinction du tissu du muscle à l'œil nu et au microscope, et aussi sur l'expression *faisceau :* le faisceau dont il est question ici est le faisceau secondaire : il se compose de faisceaux primitifs, visibles seulement au microscope.

de la portion charnue du muscle. En effet, tout autour de l'organe, on voit une enveloppe de tissu conjonctif, *gaine musculaire,* qui se continue avec la gaine qui entoure le tendon. De la surface interne de cette gaine se détachent des prolongements, des cloisons qui divisent le muscle en faisceaux graduellement décroissants. Les prolongements les plus minces séparent les faisceaux que nous venons de signaler. C'est dans les cloisons de tissu conjonctif que pénètrent les vaisseaux et les nerfs, c'est là qu'ils se ramifient avant de se terminer dans l'élément musculaire.

Si l'on veut avoir une connaissance plus approfondie du tissu du muscle, il faut se servir du microscope. Examinons donc : 1° les faisceaux musculaires dits secondaires ; 2° la trame du tissu conjonctif qui les sépare et qui entoure l'ensemble du muscle ; 3° les vaisseaux ; 4° les nerfs.

Faisceaux secondaires des muscles. — Les faisceaux secondaires, c'est-à-dire les fibres que l'œil peut suivre sur un muscle et qui en occupent toute la longueur, offrent une épaisseur qui varie depuis 300 μ jusqu'à un millimètre. Ils sont entourés par les cloisons les plus déliées du tissu conjonctif, ou *périmysium interne,* ce dont on peut se rendre compte en examinant directement la surface de la section de la partie charnue d'un muscle. Les éléments du tissu conjonctif ne pénètrent jamais au centre du faisceau secondaire, qui se compose uniquement de la réunion de filaments appelés faisceaux primitifs, entre lesquels passent les vaisseaux capillaires et les nerfs.

Les *faisceaux primitifs* sont des filaments microscopiques dont la largeur moyenne est de 30 μ à 50 μ [1], tandis que leur longueur, difficile à apprécier, serait de trois à quatre centimètres (Kölliker, Krause, Kühne). Ils ne sont pas cylindriques ; en se comprimant, ils deviennent anguleux et prennent la forme de polyèdres à angles arrondis. En même temps, ils s'amincissent aux deux extrémités, de manière à présenter un aspect fusiforme, ainsi que l'ont démontré Herzig, Kölliker et Krause.

Quand on étudie au microscope un faisceau primitif, après l'avoir dissocié et coloré, on constate qu'il présente : une *striation transversale* très nette ; une *striation longitudinale* plus vague.

Pour se rendre bien compte de la disposition des stries, il faut les étudier sur des muscles en état de relâchement et tendus; car, sur les muscles contractés, on n'a qu'une idée vague de la striation.

Les muscles tendus présentent des bandes transversales paral-

1. Les plus volumineux se montrent sur les membres ; ils mesurent jusqu'à 70 μ ; les plus minces, dont le diamètre descend jusqu'à 10 μ, se trouvent à la face.

lèles, alternativement claires et obscures. La bande claire est moins large que la bande obscure; aussi les désigne-t-on encore par les noms de *disque mince* et de *disque épais*. Sur les muscles non tendus et contractés, le rapport de volume des bandes se renverse et les bandes obscures deviennent les plus minces; aussi il est préférable de substituer aux deux noms précédents ceux de *disque clair* et de *disque foncé*.

C'est sur les muscles tendus qu'on peut le mieux étudier les stries; on constate que le *disque foncé* ou *disque épais* est divisé en deux parties égales par une fine ligne claire ayant les mêmes propriétés optiques que le disque clair, c'est la *strie intermédiaire de Heusen*. Le *disque clair* présente également en son milieu une fine *strie foncée*.

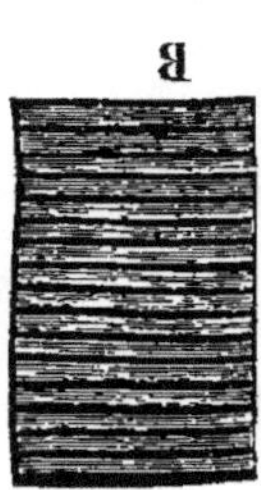

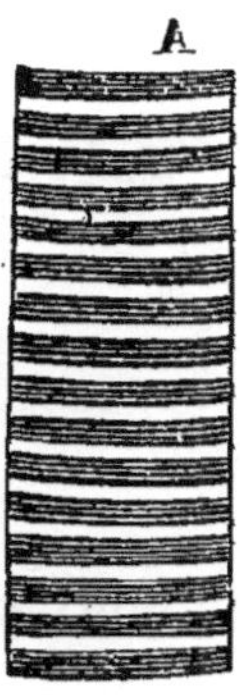

Fig. 116. — Faisceaux musculaires.

A. Faisceau musculaire à l'état de relâchement. — B. Le même en contraction.

Les *stries longitudinales* se reconnaissent à ce que les stries transversales sont coupées à intervalles réguliers par des points obscurs. Pour former les faisceaux secondaires, les faisceaux primitifs se placent bout à bout dans le sens de leur longueur, de manière à être parallèles les uns aux autres.

La plupart des auteurs admettent aujourd'hui que ces faisceaux primitifs sont entourés par une mince membrane, le *sarcolemme* ou *myolemme*, à l'intérieur de laquelle on trouve des filaments contractiles élémentaires, les fibrilles musculaires.

Le *sarcolemme* ou *myolemme* est une membrane délicate, mince et transparente, qui se voit bien surtout quand une rupture s'est produite au sein de la substance musculaire d'un faisceau primitif. Il a la forme d'un tube fermé à ses deux extrémités, et il est constitué par l'assemblage de fibrilles extrêmement fines, offrant toutes les réactions histologiques du tissu conjonctif. Entre le sarcolemme et la substance contractile, se trouvent de nombreux noyaux un peu allongés, contenant un ou deux nucléoles et entourés d'une zone granuleuse disposée en forme de nacelle (Max Schultze).

Pour bien étudier la fibrille musculaire, il faut faire des préparations avec les muscles des pattes de l'hydrophile, ou encore avec un muscle de grenouille qu'on fait macérer quelque temps dans l'acide picrique. On peut alors constater que la *fibrille musculaire* constitue la fibre primitive, l'élément anatomique du tissu musculaire strié. C'est un filament contractile d'une extrême ténuité. Il a une longueur moyenne de 3 à 4 centimètres ; son diamètre est de 1 μ à 1 μ 1/2 [1]. En général, sa surface est striée en travers comme celle du faisceau primitif. Les fibrilles sont disposées parallèlement à l'intérieur du myolemme pour former le faisceau primitif, mais on ne sait pas exactement combien en renferme chaque faisceau; Kölliker évalue à plus de 2,000 celles qui entrent dans la constitution d'un faisceau volumineux.

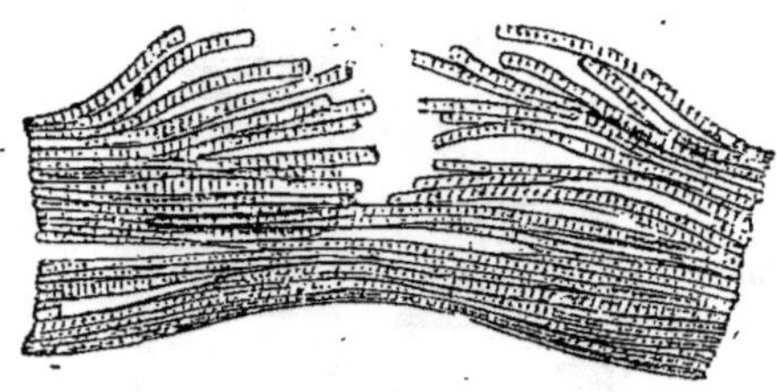

FIG. 117. — Un faisceau primitif dépourvu de myolemne ; les fibres sont déchirées en bas. (Grossissement, 250.)

Ce que nous avons dit précédemment des stries transversales des faisceaux primitifs s'applique également à celles des fibrilles, car les premières résultent de la juxtaposition des fibrilles, dont les stries, pâles et foncées, se correspondent dans le sens transversal. Dans certains cas, ces stries ne se correspondent pas exactement, elles alternent, et la surface du faisceau prend un aspect ponctué, comme on le voit dans les sphincters.

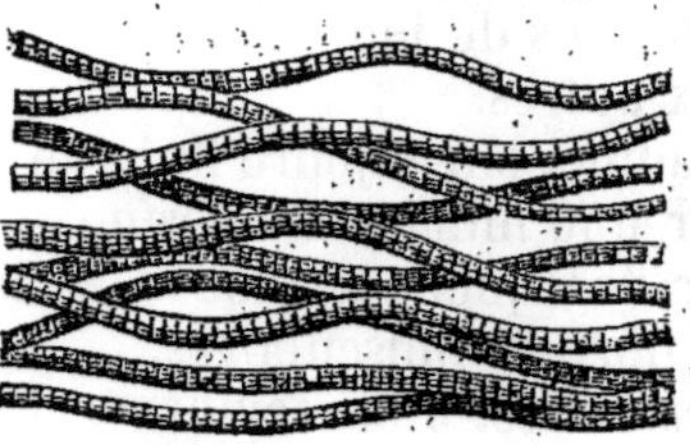

FIG. 118. — Fibrilles musculaires striées. (Grossissement, 650.)

Les fibrilles sont réunies entre elles par une *substance interstitielle,* homogène, qui les entoure.

C'est en étudiant le groupement des fibrilles dans un même fais-

1. La longueur de la fibrille est difficile à apprécier ; ce chiffre est admis provisoirement par Herzig, Kölliker et Krause ; la largeur 1 μ à 1 μ 1/2 a été évaluée par Harting.

ceau qu'on se rend compte des *colonnes musculaires* de Kölliker et des *champs de Cohnheim*. Nous avons vu que les faisceaux primitifs, volumineux, contiennent jusqu'à 2,000 fibrilles. Quoique celles-ci soient parallèles, elles ne constituent pas un faisceau homogène ; elles se groupent et forment à l'intérieur d'une même gaine sarcolemmique plusieurs petits faisceaux séparés par de la substance interstitielle. C'est à ces faisceaux que Kölliker a donné le nom de *colonnes musculaires*. On remarque quelques fibrilles qui se détachent d'une colonne pour se jeter sur les colonnes voisines, de la même manière que certains filaments unissent les faisceaux primitifs des nerfs. D'après ce qui précède, il est facile de se représenter l'aspect de la coupe transversale d'un faisceau primitif. A la périphérie, on verra une circonférence formée par la coupe

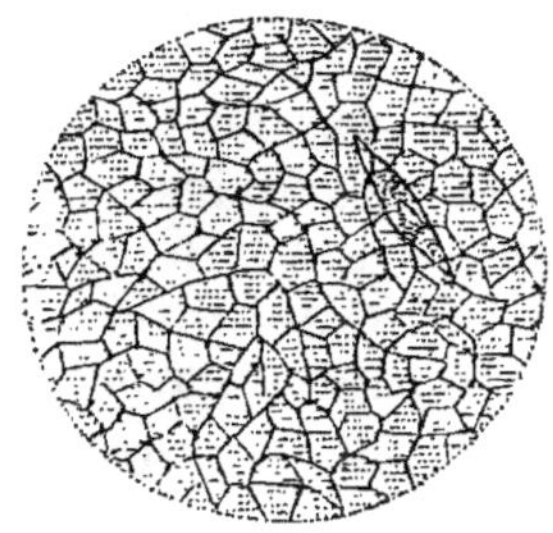

FIG. 119. — Coupe d'un faisceau primitif montrant les champs de Cohnheim. Les surfaces blanches indiquent la coupe des fibrilles, les lignes noires sont formées par la substance interstitielle limitant les champs de Cohnheim. La tache noire est un noyau situé entre les fibrilles.

du sarcolemme ; chaque fibrille coupée montrera sous le champ du microscope une surface égale à l'épaisseur de la fibrille, et la substance interstitielle sera représentée par des lignes qui sépareront les surfaces coupées des fibrilles. Ce sont les surfaces homogènes, représentant la section des fibrilles, qui constituent les *champs de Cohnheim* [1]. L'ensemble des champs de Cohnheim forme donc une belle mosaïque, dont les espaces polygonaux sont séparés par des lignes étroites de substance interstitielle.

L'*union du muscle au tendon* se fait par contact direct entre le myolemme du faisceau primitif et la fibre tendineuse. Ranvier a démontré qu'on trouve, du côté du tendon, une cavité cupuliforme destinée à recevoir la dent arrondie que présente le faisceau musculaire primitif; tandis que le tissu conjonctif de la fibre tendineuse se continue intimement avec le sarcolemme. Cette union du muscle et du tendon se ferait au moyen de deux ciments : l'un, se détrui-

1. Selon Kölliker, les *champs de Cohnheim* ne sont pas formés par la surface coupée des fibrilles, comme cet auteur l'admet, mais bien par celle des colonnes musculaires, de sorte que, dans les champs de Cohnheim, il y aurait plusieurs champs plus petits.

sant facilement par la coction, réunirait la dent musculaire et la cupule tendineuse ; l'autre, beaucoup plus puissant et plus résistant, unirait le sarcolemme et le tissu conjonctif péritendineux. Le périmysium interne du muscle se continue directement avec le tissu conjonctif qui sépare les faisceaux des fibres du tendon.

Tissu conjonctif. — Le tissu conjonctif qui entoure le muscle constitue le *périmysium externe,* autrement dit la *gaine musculaire,* ou l'*aponévrose d'enveloppe* du muscle. Continu à la gaine des tendons, le périmysium est formé par du tissu conjonctif condensé, entre les éléments duquel il existe de nombreuses fibres élastiques fines, quelques-unes isolées, la plupart anastomosées, et quelques vésicules graisseuses. Les cloisons, parties de la face interne de l'enveloppe commune et s'insinuant entre les faisceaux musculaires en s'amincissant de plus en plus, forment le *périmysium interne.* Le tissu conjonctif qui le constitue est moins riche en fibres élastiques et ne présente que quelques cellules adipeuses. Les cloisons les plus déliées de tissu conjonctif entourent les faisceaux secondaires, ceux qu'on voit à l'œil nu sous forme de filaments ayant la même longueur que le muscle. Nous avons déjà dit que le périmysium ne pénètre pas dans l'épaisseur de ces faisceaux pour séparer les uns des autres les faisceaux primitifs.

Vaisseaux. — Les *artères* pénètrent dans les muscles, le plus souvent obliquement, et se ramifient dans les cloisons qui séparent les gros faisceaux musculaires ; des divisions plus fines cheminent dans les cloisons plus minces ; enfin, les capillaires, qui font suite à ces divisions, entourent les faisceaux secondaires et s'introduisent dans leur épaisseur, pour former un réseau très riche entre les faisceaux primitifs.

Les vaisseaux *capillaires* ne pénètrent jamais dans l'épaisseur du faisceau primitif ; ils ne traversent pas le myolemme, d'où il faut conclure que les fibrilles se nourrissent par imbibition. Le réseau capillaire présente un aspect caractéristique : il forme, autour des faisceaux primitifs des mailles rectangulaires un peu, allongées dans le sens des faisceaux, de sorte que les capillaires longitudinaux sont parallèles aux faisceaux, tandis que les capillaires transversaux croisent leur direction pour s'anastomoser avec les capillaires longitudinaux voisins. Ces capillaires sont les plus fins du corps ; ils sont quelquefois plus petits que les globules sanguins, et peuvent ne présenter que 5 à 6 μ de diamètre. Les capillaires transversaux présentent des dilatations ampulliformes, correspondant à des veinules.

Les *veines,* nées des capillaires, cheminent, comme les artères, entre les gros faisceaux musculaires ; elles sont au nombre de deux pour chaque artère, excepté pour les muscles de la tête, où une seule veine correspond à une artère. Les veines musculaires contiennent un nombre considérable de valvules, dont le nombre diminue dès que le vaisseau abandonne le muscle.

Les *lymphatiques* existent dans les muscles ; on les voit accompagner les vaisseaux sanguins volumineux destinés à ces organes. Ils peuvent être suivis entre les principaux faisceaux musculaires, mais non au delà. Par analogie avec ce qui se passe pour les capillaires sanguins et dans quelques autres tissus, Sappey suppose qu'ils naissent entre les faisceaux primitifs; mais personne jusqu'à présent n'a pu le constater. Cet anatomiste les a injectés à la sortie des muscles grand fessier, grand adducteur, grand pectoral, sur le cœur et jusque dans les interstices musculaires du diaphragme. Kölliker pense qu'ils sont rares dans le muscle proprement dit, et qu'une certaine quantité d'entre ceux qu'on voit sortir des muscles viennent probablement du périmysium. Son opinion est d'autant plus probable qu'il est généralement admis que le système lymphatique prend son origine dans les interstices du tissu conjonctif.

Nerfs. — Les nerfs des muscles peuvent être divisés en nerfs vasculaires et nerfs musculaires.

Les *nerfs vasculaires* se rencontrent chez l'homme sur les parois des vaisseaux, tant que ceux-ci ont les caractères d'artérioles ou de veinules ; on ne peut pas les suivre sur les capillaires (Kölliker).

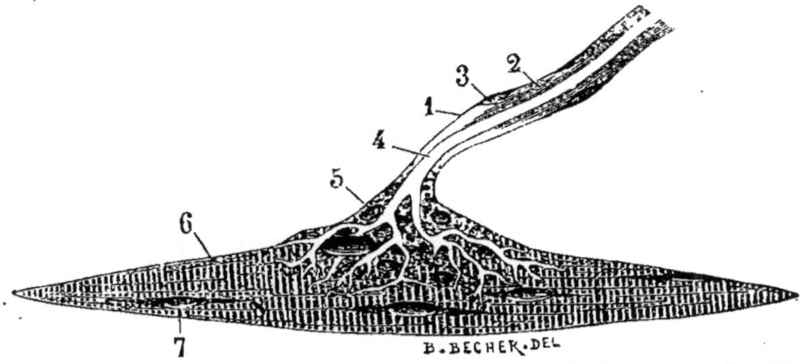

FIG. 120. — Tube nerveux se terminant dans le faisceau primitif, au-dessous du myolemme, d'après Rouget.

1. Gaine de Schwann. — 2. Myéline disparaissant au moment où le tube s'amincit. — 3. Noyaux de la gaine de Schwann. — 4. Cylinder-axis. — 5. Noyaux de la plaque terminale. — 6. Myolemme. — 7. Noyaux du myolemme.

Les *nerfs musculaires* pénètrent dans les muscles, vers leur moitié supérieure, à des hauteurs variables, en formant avec l'axe du muscle un angle aigu à ouverture dirigée en haut. Ils sont d'autant plus nombreux que les contractions musculaires doivent être plus précises et plus fréquentes ; aussi voit-on les muscles de la langue et surtout ceux de l'œil pourvus d'un nombre considérable de nerfs, si on les compare aux muscles des membres qui en reçoivent relativement une fort petite quantité. Une fois qu'ils ont pénétré dans le muscle, les nerfs se divisent dans l'épaisseur des cloisons du tissu conjonctif, pour se terminer ensuite sur les éléments musculaires proprement dits.

Le *mode de terminaison des nerfs musculaires*, qui si longtemps a occupé les anatomistes, est rangé aujourd'hui parmi les faits précis, grâce aux progrès de la technique histologique.

On admet aujourd'hui que, dans les muscles striés, les extrémités nerveuses aboutissent à une plaque terminale décrite pour la

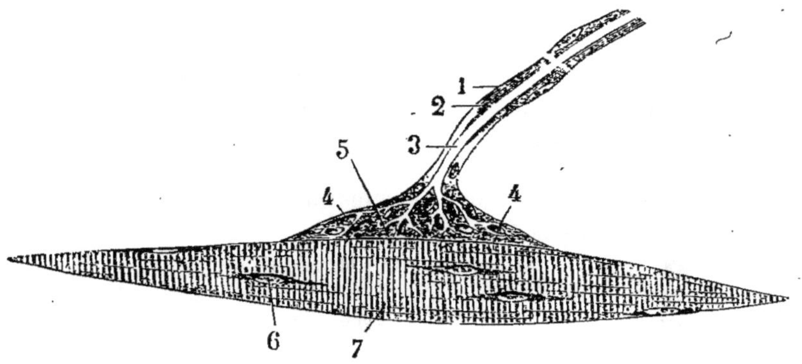

FIG. 121. — Tube nerveux se terminant sur le faisceau primitif, à la surface externe du myolemme, d'après Kölliker.

1. Gaine de Schwann. — 2. Myéline au moment où elle va disparaître. — 3. Cylinder-axis. — 4, 4. Plaque terminale et ses noyaux. — 5. Myolemme. — 6. Noyau du myolemme. — 7. Stries du faisceau primitif.

première fois par Rouget en 1862. Les études ont été faites chez les mammifères, et ces plaques motrices ont été retrouvées dans les muscles striés du lézard, du lapin, et enfin dans les muscles de l'œsophage chez l'homme. Chez la grenouille, la terminaison n'est pas la même ; les extrémités nerveuses forment dans les muscles une sorte de petit bouquet dont chaque bouton se met en contact avec les fibrilles musculaires.

La situation de la plaque motrice a été très discutée. Pour Rouget, elle occuperait la face profonde du sarcolemme ; pour Krause, elle serait située à sa face externe ; pour Kühne, il y aurait confusion du sarcolemme et du névrilème du nerf qui se rend au faisceau musculaire.

Au moment où les tubes nerveux arrivent au faisceau musculaire, ils perdent leur gaine de myéline, puis s'étranglent. Alors chaque fibrille nerveuse émet des arborisations, renflées par place et qui vont se terminer dans une masse granuleuse située entre le sarcolemme et la substance musculaire. Cette masse granuleuse est la plaque motrice, dans laquelle on retrouve trois sortes de

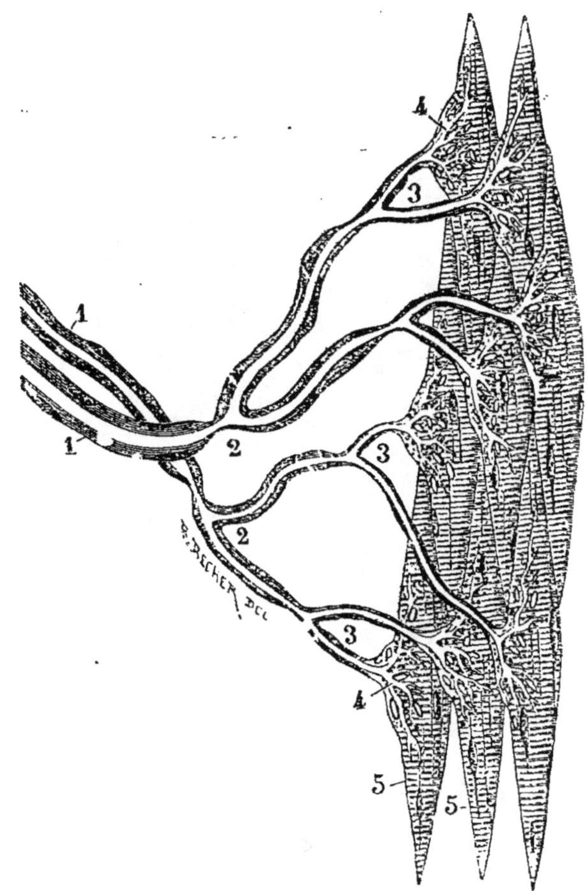

Fig. 122. — Schéma de la terminaison d'un nerf dans un groupe de faisceaux musculaires primitifs.

1. Nerf terminal se ramifiant en 2 et en 3. — 4. Ramifications terminales dans le faisceaux primitifs, 5, 5.

noyaux : 1° les noyaux de l'*arborisation* ; 2° les noyaux *vaginaux*, ils ne sont autres que les noyaux de la membrane recouvrant la plaque terminale et représentent les éléments nucléés de la gaine de Schwann ; 3° les noyaux *fondamentaux* qui appartiennent à la masse granuleuse et représentent réellement l'*élément moteur nerveux* de la plaque terminale de Rouget.

Chez la *grenouille* et chez *quelques poissons*, la plaque terminale semble dissociée, d'où l'aspect différent que nous avons déjà signalé. Les terminaisons individuelles de chaque rameau nerveux ont reçu le nom de *tiges terminales de Lowit*, et l'ensemble des figures qu'elles dessinent a reçu de Kühne le nom de *buisson nerveux*.

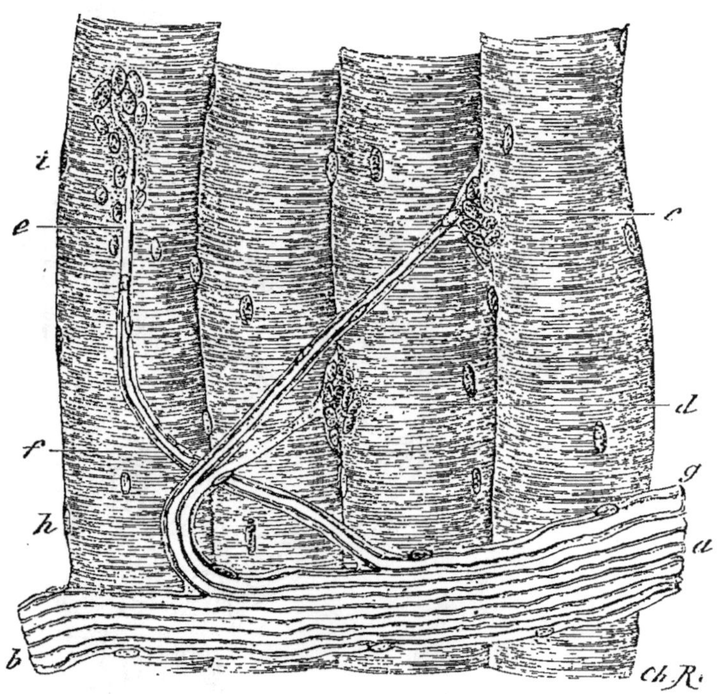

FIG. 123. — Terminaison des nerfs moteurs dans les muscles striés.

a, *b*. Faisceaux de tubes nerveux avec le périnèvre et la gaine de Schwann. — *c*, *d*, *e*. Plaques motrices avec leurs noyaux. — f. Tube nerveux isolé se dirigeant vers une plaque motrice. — *h*, *i*. Noyaux du myolemme. Dessin de Ch. Robin (Cadiat).

Remarques sur la structure de la fibre musculaire.

Il est curieux d'étudier les diverses interprétations qu'ont fournies les savants au sujet des stries musculaires et de la structure de la fibre musculaire.

1° La plus ancienne de celles que nous rapporterons date d'une trentaine d'années, c'est celle de Bowmann : le faisceau primitif, qu'il appelle fibre musculaire, n'est pas divisible en fibrilles. Cette fibre est composée de particules polyédriques qu'on appelle *sarcous elements* (fig. 124) ; ces particules adhèrent et sont juxtaposées parallèlement dans le sens de la longueur et dans le sens de l'épaisseur de la fibre ; si les adhérences longitudinales se détruisent, la fibre se réduit en fibrilles (fig. 125) ; si ce sont les adhé-

Fig 124. — Faisceau primitif sur lequel on aperçoit les *sarcous elements* juxtaposés et superposés.

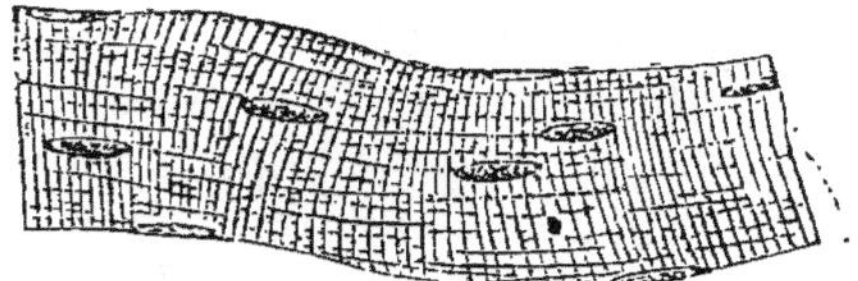

rences transversales, la rupture a lieu au niveau des parties claires, et la fibre se divise en une foule de petits disques, *dics* de Bowmann (fig. 126). Ces deux modes de division seraient aussi naturels l'un que l'autre, selon Bowmann ; aussi croit-il qu'on

Fig. 125. — Quatre fibrilles d'un faisceau primitif.

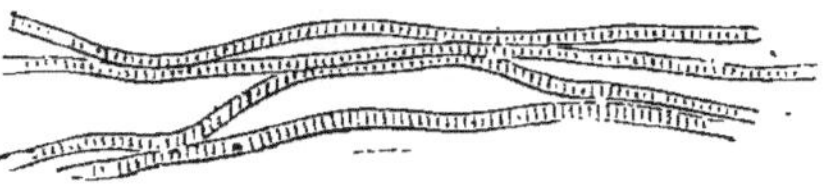

peut considérer la fibre musculaire comme un assemblage de fibrilles aussi bien que comme une colonne de disques superposés.

Au moment où les disques se séparent, on les voit souvent se diviser par groupes, parce que les noyaux du sarcolemme, contractant une certaine adhérence avec eux, les empêchent de s'isoler complètement (fig. 126 et 127).

Fig. 126. — Dics de Bowmann ; la désagrégation du faisceau primitif s'est faite en travers, au lieu de se faire en long.

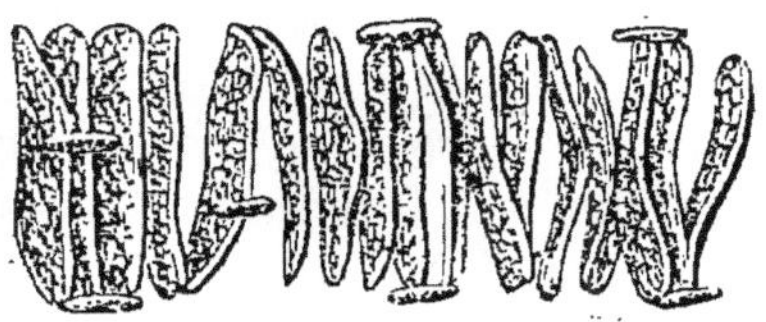

Brücke, Leydig et Remak partagent ces idées et n'admettent pas l'existence des fibrilles, celles-ci étant des produits artificiels. Toutefois, Leydig fait une réserve en faveur des muscles thoraciques des insectes, où il serait facile d'observer les fibrilles.

Cohnheim croit à l'existence des sarcous elements. Chaque champ de Cohnheim serait un petit prisme très court formant une pièce de mosaïque à la manière d'un petit pavé ; il n'admet donc pas la nature fibrillaire de la fibre musculaire.

Cornil et Ranvier regardent comme démontrée l'existence des sarcous elements ; ce dernier auteur trouve l'un des meilleurs arguments dans la réduction des fibrilles en petits fragments sous l'influence du picro-carminate d'ammoniaque. Chaque fragment de substance musculaire, dit *sarcous element*, est formé d'une plaque claire et d'une plaque foncée ; il a, chez l'homme, une longueur de 1 μ. Lorsqu'on traite les fibrilles par l'acide chlorhydrique, on voit les plaques claires devenir plus distinctes, probablement parce que la substance unissante des sarcous elements se gonfle avant de se dissoudre.

Cette opinion est le plus généralement admise aujourd'hui.

2° Rouget compare la fibrille musculaire au style d'insertion de la vorticelle ; il admet donc qu'elle a une forme spiroïde, et les divers disques seraient constitués par les spires. Cette interprétation ne repose pas sur l'observation anatomique.

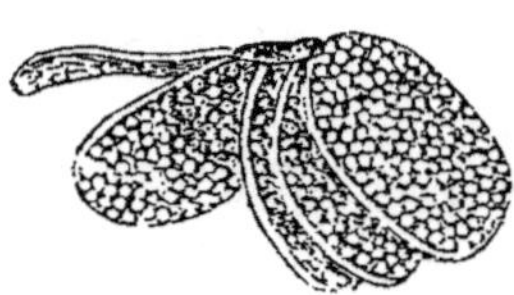

Fig. 127. — Quatre dics de Bowmann adhérents à un noyau du sarcolemme.

3° Kölliker, Robin et Wirchow ne croient pas à l'existence des sarcous elements de Bowmann. Pour ces auteurs, le faisceau primitif est une réunion de fibrilles à substance homogène au début, mais dans laquelle se forment, par suite des contractions, des régions plus denses, légèrement renflées, qui correspondent aux stries foncées. Les parties claires, plus délicates, seraient plus accessibles à l'action des réactifs, qui dissolvent la substance musculaire à leur niveau. Les sarcous elements de Bowmann seraient des produits artificiels, et les réactifs, qui dissolvent la substance charnue claire pour former ces petits fragments, finissent par dissoudre les fragments eux-mêmes. Contre l'opinion de Bowmann que les disques sont les parties foncées, Kölliker objecte que, chez l'écrevisse, ce sont les parties foncées qui sont les premières détruites, de sorte que les parties blanches constitueraient chez cet animal les sarcous elements. Si l'on admet l'existence des sarcous elements, il faut reconnaître deux espèces de substance unissante : l'une qui unit les sarcous elements en travers, l'autre qui les réunit en long. En effet, selon les réactifs employés, la séparation se fait dans l'un de ces sens ; les faisceaux primitifs traités par l'acide chlorhydrique se réduisent en disques, tandis que le traitement par une solution de bichromate de potasse les divise en fibrilles.

4° D'après Brücke, l'examen des éléments musculaires à la lumière polarisée permet d'admettre qu'il ne s'agit pas d'une substance homogène, mais bien d'une substance monoréfringente, contenant des éléments biréfringents, très petits et invisibles à l'œil nu. Brücke donne le nom de *disdiaclastes* à ces éléments microscopiques biréfringents, qui formeraient, par leur réunion, des éléments plus volumineux, les sarcous elements de Bowmann (Bereicht, 1858).

5º Kühne, cité par Hermann (Berlin, 1863), conclut à la fluidité de la substance musculaire, car : 1º lorsqu'on fait passer un courant électrique à travers l'élément musculaire vivant, la substance musculaire se transporte au pôle négatif, *phénomène de Porret* ; 2º Kühne a vu au centre d'une fibre fraiche de grenouille un hématode se mouvant en tous sens sans rencontrer d'obstacle mécanique. Pour cet auteur, le contenu liquide se solidifie sous l'influence de différents réactifs qui le désagrègent pour former soit les sarcous elements et les dics de Bowmann, soit les fibrilles des autres auteurs.

6º Merckel admet que chaque disque épais représente une case musculaire déjà décrite d'ailleurs par Krause ; mais il ajoute que cette case est divisée en deux cases égales et plus petites par la strie intermédiaire de Heusen. Ces cases seraient remplies par une substance molle, semi-liquide, assez mobile, qui, par sa contraction, donnerait les figures histologiques qu'on observe sur la fibre musculaire.

7º De toutes ces théories, celle qui compte aujourd'hui le plus de partisans est celle des *sarcous elements*, défendue par Bowmann, Brücke, Leydig, Remak, et admise par Ranvier.

§ 4. — **Physiologie des muscles de la vie animale.** — Les propriétés du tissu musculaire sont généralement peu étudiées par les élèves. Nous serions heureux si nous pouvions leur faire comprendre l'avantage immense qu'ils pourront retirer de l'étude de ces propriétés. En effet, il existe un grand nombre d'affections musculaires, médicales et chirurgicales, de la plus haute importance, et dont il est impossible de se rendre un compte exact, si l'on ne connait pas parfaitement la physiologie des muscles.

Nous examinerons la valeur des expressions suivantes : contractilité et contraction, rétractilité et rétraction, tonicité. Nous passerons ensuite à l'étude de l'état des muscles sur le cadavre.

Contractilité et contraction. — La *contractilité* est une propriété du tissu des muscles en vertu de laquelle ces organes se raccourcissent, sous l'influence de certains excitants. On appelle *contraction* le phénomène de raccourcissement qui s'opère par suite de l'excitation de la contractilité du muscle.

C'est comme si l'on disait : le muscle doué d'une propriété

spéciale est contractile ; si on le fait traverser par un courant électrique qui l'excite, il se raccourcit, il entre en contraction. La contraction est donc le résultat de la contractilité musculaire.

L'excitant par excellence de cette propriété est la volonté. Notre cerveau donne l'ordre à tel muscle de se contracter, et immédiatement il se contracte ; cet ordre est transmis au muscle par un fil télégraphique spécial qu'on appelle nerf de mouvement. Si ce nerf vient à être coupé, la volonté n'a plus d'action sur le muscle. On peut exciter la contractilité, et par conséquent produire

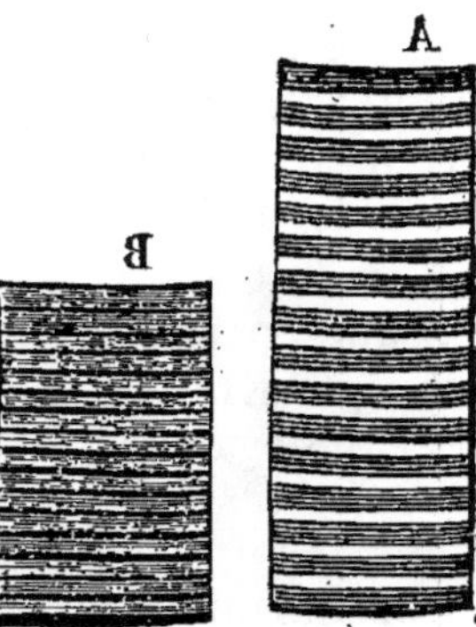

Fig. 128. — Faisceaux musculaires.

A. Faisceau musculaire à l'état de relâchement. — B. Le même contraction.

des contractions au moyen d'excitants mécaniques, chimiques et galvaniques portés sur la fibre musculaire elle-même ; mais, dans ce cas, la contraction est bien moins évidente que dans celui où l'on porte l'excitation sur le nerf du muscle. On se sert, en physiologie expérimentale, du galvanisme, qui constitue l'excitant le plus énergique après la volonté.

Pendant la contraction musculaire, les deux extrémités du muscle se rapprochent, et la partie moyenne augmente de volume en même temps qu'elle durcit. Pendant ce raccourcissement, si on examine un petit muscle d'insecte ou de grenouille, on constate qu'il ne se produit point dans la fibre musculaire de zigzags, comme on l'a cru longtemps, mais bien un simple raccourcissement.

Les muscles, en se contractant, font entendre un bruissement particulier que l'on peut constater au moyen du stéthoscope, et qui est dû à l'agitation fibrillaire. Ce phénomène est surtout sensible dans un muscle en contraction soutenue. Ce mouvement fibrillaire peut être perçu à l'œil nu.

Les physiologistes ont beaucoup discuté pour savoir si la contractilité est inhérente à la fibre musculaire ou aux éléments nerveux qui l'accompagnent. Il était difficile de résoudre la question, car il est à peu près impossible de détruire tous les éléments nerveux d'un muscle. Dans ces dernières années, Claude Bernard a tranché la question en employant un poison qui a le singulier privilège d'abolir l'excitabilité des nerfs, tout en laissant aux muscles le pouvoir de se contracter sous l'influence des excitants directs. Cette substance, solide, brun foncé, d'apparence résineuse, se dissolvant dans l'eau, est un poison végétal avec lequel les indigènes de l'Amérique méridionale empoisonnent leurs flèches : c'est le *curare*, ou *wourara*.

Voici l'expérience : on introduit sous la peau d'une grenouille quelques gouttes de dissolution de curare ; au bout de deux ou trois minutes, l'empoisonnement est complet. On enlève la peau de l'animal en mettant à nu les nerfs et les muscles. Il est alors facile de constater que toutes les excitations sur les nerfs sont sans influence sur la contractilité, tandis que les muscles entrent immédiatement en contraction si l'excitant agit directement sur eux.

L'expérience suivante sert de contre-épreuve : si, avant d'empoisonner l'animal, on coupe le nerf sciatique en même temps qu'on pratique la ligature des vaisseaux fémoraux, on remarque, après la mort, que le nerf, du côté où les vaisseaux ont été liés, a conservé la propriété de faire contracter les muscles sous l'influence des excitants. Cette expérience montre aussi que les poisons sont portés dans l'épaisseur des tissus par les voies de la circulation, car, dans l'expérience citée, le membre inférieur n'a pas été atteint par le poison, puisque l'artère fémorale est liée.

Nous verrons, en étudiant le système nerveux, que cet étrange poison n'a aucune action sur les nerfs sensitifs, en sorte que l'animal empoisonné est privé de toute sorte de mouvement, en même temps qu'il est susceptible de ressentir toute espèce de douleurs.

La contractilité musculaire disparaît si l'on prive complètement les muscles de la circulation sanguine. En effet, lorsqu'on pratique, sur un animal à sang chaud, les ligatures nécessaires pour empêcher l'arrivée du sang dans le membre inférieur, on remarque, au bout de quelques heures, que la contractilité musculaire est perdue ; mais on peut la faire reparaitre en enlevant la ligature et en rétablissant le cours du sang.

Quelques auteurs donnent le nom d'*irritabilité* à la contractilité musculaire.

Lorsque sur l'animal vivant on divise un nerf moteur (on observe ce phénomène chez l'homme à la suite des plaies), les muscles correspondants conservent leur contractilité pendant quelques jours ; mais, au bout de quatre jours, ils ne se contractent plus sous l'influence du courant électrique. Ils subissent alors très rapidement l'atrophie graisseuse (Duchenne de Boulogne).

Rétractilité. — La rétractilité est aussi une propriété inhérente à la fibre musculaire, et en vertu de laquelle un muscle se raccourcit d'une manière permanente, lorsque ses extrémités ont été maintenues rapprochées pendant un certain temps. On appelle *rétraction* l'acte par lequel le muscle revient sur lui-même. La rétraction, sorte de phénomène pathologique, ne disparaît pas, et lorsque le muscle est vraiment rétracté, il est raccourci pour toujours : c'est ce qu'on observe dans les luxations anciennes, dans les ankyloses, dans les pieds-bots, etc. Le muscle en rétraction est souvent frappé de dégénérescence. Cependant, certaines rétractions sont passagères et peuvent être produites par le froid. Exemple : torticolis.

Les contractures musculaires, qu'on observe chez les hystériques et qui disparaissent par le sommeil hypnotique et par la suggestion, sont aussi des rétractions passagères.

Lorsque les deux bouts d'un muscle divisé se raccourcissent en vertu de la tonicité, on dit quelquefois qu'ils se rétractent ; il faut prendre ici le mot rétraction dans le sens de raccourcissement.

Tonicité. — La tonicité, ou force tonique, est une propriété inhérente à la fibre musculaire. C'est une demi-contraction involontaire des muscles. Sur le vivant, les muscles en repos sont constamment à l'état de tonicité. Cette force tonique est évidente dans les sphincters, qui sont constamment fermés; elle est démontrée par les paralysies, qui détruisent la tonicité en plaçant les muscles dans le relâchement. On comprend pourquoi les matières s'écoulent des réservoirs dont les sphincters sont paralysés, pourquoi les muscles du côté sain entraînent ceux du côté opposé dans la paralysie faciale, pourquoi les membres se placent spontanément dans la flexion, lorsque les extenseurs sont paralysés, etc.

C'est en vertu de la tonicité musculaire que les deux extrémités d'un muscle divisé se raccourcissent.

Les muscles, par leur tonicité, règlent et mesurent les mouvements des muscles antagonistes, les extenseurs pour les fléchisseurs, et réciproquement.

La tonicité est un phénomène nerveux réflexe, dont le point de départ est la moelle épinière. Lorsqu'on interrompt la continuité nerveuse entre un muscle et la moelle épinière, le muscle perd sa tonicité. Si l'on enlève la moelle à un animal, tous les muscles du corps sont privés de tonicité.

Contractilité spontanée et contractilité provoquée. — Nous venons de décrire brièvement la *contractilité* et la *contraction*, la *rétractilité* et la *tonicité* des muscles. Nous avons considéré ces propriétés comme indépendantes, parce que nous avons cru utile d'expliquer la signification de ces expressions si souvent employées en pathologie. En nous plaçant au point de vue exclusivement physiologique, nous rattacherons, à l'exemple de Richet, toutes ces propriétés à la *contractilité*, que nous diviserons, à la manière de ce chirurgien, en *spontanée* et *provoquée*.

La *contractilité spontanée*, qui comprend la tonicité, l'élasticité et la rétractilité des muscles, est, selon l'expression de Richet, « la manifestation de cette propriété de raccourcissement inhé-« rente à la fibre charnue, en dehors de tout stimulant appré-« ciable à nos sens. Elle s'exerce d'une manière incessante et « continue, en sorte qu'il n'est pas exact de dire qu'un muscle « vivant soit jamais dans un relâchement absolu ».

En effet, lorsqu'un muscle est coupé en travers, dans toute son épaisseur, on voit les deux bouts s'écarter, sans cesse, d'une manière lente et continue, jusqu'à ce que des limites soient posées à cette rétraction. Voilà ce que Richet entend par contractilité spontanée.

La *contractilité provoquée*, ou *irritabilité*, est cette propriété que possède la fibre charnue de se contracter sous l'influence d'un stimulant. Richet l'appelle *provoquée*, par opposition à celle qu'il a appelée *spontanée*.

« Elle diffère de cette dernière en ce qu'elle se manifeste « d'une manière brusque et saccadée, et qu'elle ne dure guère « au delà de l'application de l'excitant qui la sollicite; tandis que « la contractilité spontanée, ainsi que nous venons de le voir, « s'opère lentement, insensiblement, d'une manière continue et « presque indéfinie, sans qu'on puisse la rapporter, d'ailleurs, à « aucun stimulant appréciable. » (Voy. Richet, *Anat. méd.-chir.*)

Nous ne pourrions nous étendre plus longtemps sur ce sujet sans nous exposer à des répétitions inutiles.

§ 5. — **État des muscles après la mort.** — Après la mort, les muscles conservent pendant un certain temps les propriétés inhérentes aux fibres musculaires ; elles sont ensuite remplacées par la rigidité cadavérique.

Sur les animaux à sang chaud et chez l'homme, sur un supplicié, par exemple, la contractilité musculaire persiste pendant dix à douze heures. Elle persiste également sur un muscle qu'on sépare d'un animal vivant.

Lorsque la contractilité disparait, cette disparition a lieu dans l'ordre suivant, chez les animaux à sang chaud, d'après Nysten. Le ventricule gauche du cœur perd d'abord sa contractilité, puis viennent le tube digestif, le ventricule droit, les muscles du tronc, ceux des extrémités postérieures, ceux des extrémités antérieures, et enfin les oreillettes du cœur.

La durée de la persistance de la contractilité varie selon le milieu dans lequel le cadavre est placé. Elle dure moins, par exemple, si le cadavre se refroidit lentement. Si on place le cadavre dans un milieu d'acide carbonique ou d'hydrogène sulfuré, la durée est moindre aussi. Les acides, l'alcool, l'éther, certains poisons, l'anéantissent plus ou moins rapidement.

Rigidité cadavérique. — C'est un durcissement de la fibre charnue, survenant en général de douze à dix-huit heures après la mort, et cessant au moment où commencent les premiers phénomènes de la putréfaction. La rigidité cadavérique est due à la *coagulation de la musculine*, substance qui compose en grande partie les fibres musculaires.

Cette raideur oppose une vive résistance au mouvement de flexion qu'on cherche à imprimer aux parties. Elle saisit les muscles dans la position où ils se trouvent. Elle commence par les extrémités des membres, d'où elle gagne insensiblement le tronc.

Elle est indépendante du système nerveux et se montre également sur les membres paralysés.

On peut produire artificiellement la rigidité cadavérique. Pour cela, Stannius liait sur un lapin l'aorte abdominale et l'artère crurale d'un membre ; trois heures après, la rigidité commençai dans le membre refroidi ; elle était complète au bout de cinq heures. S'il enlevait les ligatures et que l'animal survécût, la rigidité disparaissait au bout d'une heure ou deux.

Il ne faut pas confondre la rigidité cadavérique avec la congélation ; on voit quelquefois, en hiver, les liquides du cadavre se congeler et donner au sujet la consistance du marbre.

§ 6. — **Développement.** — Les éléments musculaires se développent aux dépens du feuillet moyen du blastoderme ; ils commencent à se montrer vers la fin du deuxième mois, chez l'embryon humain. Vers le quatrième mois, ils prennent une couleur rougeâtre, et ils se perfectionnent insensiblement.

Schwann admettait, à tort, que les fibres musculaires résultaient de la fusion d'un certain nombre de cellules rangées en séries longitudinales.

Aujourd'hui, depuis les observations de Lebert et de Remak, on admet généralement que chaque faisceau primitif se développe aux dépens d'une seule cellule embryonnaire, qui formerait le sarcolemme, ses noyaux et les fibrilles musculaires.

D'après Kölliker, on peut observer sur un embryon humain de sept à huit semaines des fibres à diverses phases de leur évolution. Aux mains et aux pieds, on trouve des cellules fusiformes contenant un seul noyau ; à mesure qu'on s'avance vers la racine du membre, les fibres deviennent de plus en plus

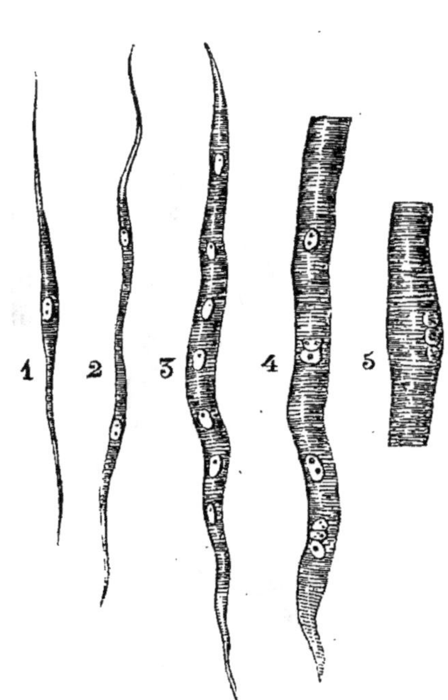

Fig. 129. — Développement des fibres musculaires striées.

1. Cellule fusiforme se transformant en fibre musculaire. — 2. Deux cellules fusiformes se réunissant par une extrémité pour donner naissance à une fibre musculaire. — 3. Fibre plus âgée avec de nombreux noyaux, offrant une plus grande épaisseur. — 4. Fibre encore plus âgée avec des noyaux. — 5. Portion de fibre plus développée avec noyaux groupés au-dessous du sarcolemme. Les noyaux sont le vestige des cellules primitives

longues, les noyaux se multiplient, et l'on voit à leur surface les indices des stries transversales. Si l'on suit le développement, on voit que les fibres s'épaississent et s'allongent, en même temps que le protoplasma de la cellule primitive se transforme en substance musculaire. Au quatrième mois, les fibres musculaires se présentent sous la forme d'un cylindre primitif composé de deux parties : 1° une *partie périphérique*, nettement striée en long et en large ; 2° une *partie centrale*, formée par des cellules qui, outre un noyau et ses nucléoles, contiennent de la matière glycogène.

Peu à peu, la partie centrale finit par diffuser au dehors de la partie périphérique striée, qui présente des fentes que traversent les cellules, et le cylindre primitif se trouve constitué.

Accroissement. — Les muscles, une fois formés, grandissent en longueur et en épaisseur. Les fibrilles n'augmentent pas en épaisseur, mais elles se multiplient pour grossir le diamètre du faisceau primitif (les fibrilles de l'adulte et celles du fœtus ont la même largeur) (Harting). On ne sait pas positivement si tous les faisceaux primitifs existent à la naissance, ou s'il peut s'en développer dans la suite.

§ 7. — Applications pathologiques. — L'hypertrophie, la dégénérescence graisseuse, l'atrophie, la contracture, les convulsions, etc., peuvent affecter les muscles de la vie animale.

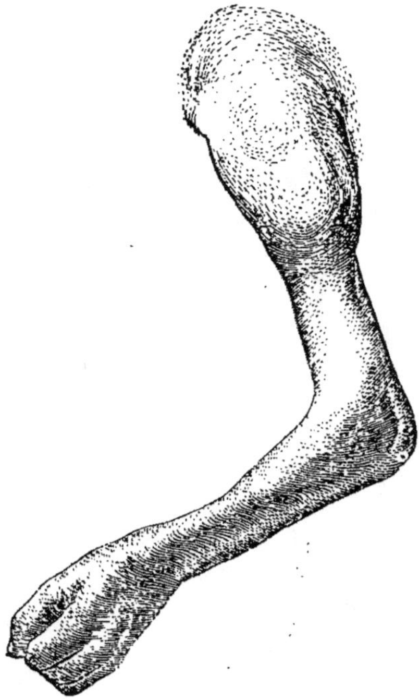

Fig. — 130. — Atrophie du membre supérieur gauche. La plupart des muscles de l'avant-bras sont atrophiés, le long supinateur est conservé ; il existe aussi une atrophie complète du triceps.

L'hypertrophie consiste dans l'augmentation de volume des fibrilles, qui refoulent le myolemme élastique ; mais il ne se développe pas de nouvelles fibres : c'est ce qu'on observe dans l'*hypertrophie* de l'utérus pendant la grossesse.

La *dégénérescence graisseuse*, appelée encore *atrophie graisseuse*, est une altération du tissu musculaire, consistant dans le développement, à l'intérieur du myolemme, de granulations graisseuses qui augmentent insensiblement de nombre et de volume, en même temps que les fibrilles s'atrophient. Au bout d'un certain temps, la partie charnue du muscle est formée de myolemmes remplis de substance grasse (fig. 130).

Il existe une autre espèce d'atrophie, l'*atrophie fibreuse*, dans laquelle les faisceaux primitifs diminuent de longueur et de largeur, et déterminent l'amincissement, la rétraction des membres. Au bout d'un temps variable, le myolemme se remplit de granulations non graisseuses.

La dégénérescence graisseuse des muscles avec atrophie s'observe dans une variété de maladie conduisant fatalement à la mort, l'atrophie musculaire progressive. Elle s'annonce généralement par une atrophie des muscles interosseux de la main et de ceux des éminences thénar et hypothénar ; cette atrophie gagne les muscles de l'avant-bras, où elle peut s'arrêter ; mais, le plus souvent, elle envahit progressivement tout le système musculaire et réduit le malade à un squelette recouvert par la peau.

Dans cette maladie, les cornes antérieures de la moelle seules sont atteintes, d'où les dégénérescences musculaires ; mais la sensibilité et l'intelligence demeurent absolument intactes.

Tous les actes qui nécessitent les contractions musculaires sont diminués ou abolis, et les malheureux qui sont ainsi frappés meurent avec toute leur intelligence : ils n'ont point le pouvoir de contracter les muscles pour respirer ; la mastication, la déglutition, etc., sont impossibles.

Dans cette singulière affection, le malade, complètement anéanti, n'a plus seulement la force de se supporter lui-même : il ne peut plus soulever ses membres, et sa tête tombe de tout son poids sur la poitrine.

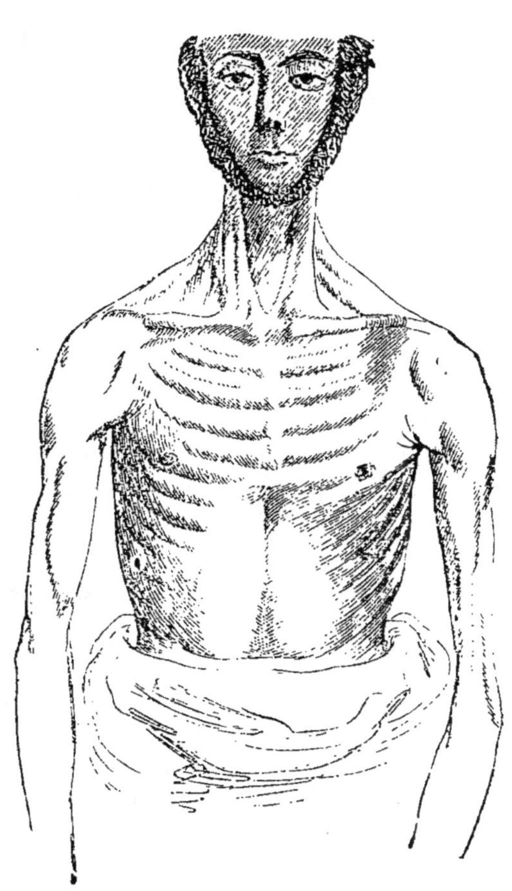

Fig. 131. — Atrophie complète des muscles pectoraux ; les côtes sont aussi visibles que si elles n'étaient recouvertes que par la peau.

La *contracture* est un état anormal d'un ou de plusieurs muscles consistant en une contraction permanente ; c'est une rétraction momentanée. Elle est le plus souvent produite par le froid ; exemple : torticolis. Dans la contracture, qui est souvent très douloureuse, les muscles se raccourcissent, et impriment des inclinaisons vicieuses aux différentes parties du corps. La contracture peut encore s'observer chez les hystériques, elle peut être transitoire, c'est le cas le plus fréquent ; mais elle peut devenir permanente et s'accompagner à la longue d'un plus ou moins grand degré d'atrophie musculaire, consécutive à une impotence fonctionnelle du membre atteint.

Les *crampes* sont des contractures momentanées. Elles reviennent quelquefois à intervalles réguliers.

On appelle *convulsions* des contractions musculaires successives et saccadées. Les convulsions *toniques* sont celles qui s'accompagnent d'un certain degré de contracture, et qui maintiennent le malade dans un état de raideur plus ou moins complète, comme dans le tétanos et l'épilepsie. Dans les convulsions *cloniques*, les contractions musculaires sont très énergiques et ne sont point accompagnées de contracture. Dans ces sortes de convulsions, le malade exécute des mouvements très étendus, comme on le voit dans la chorée et l'hystérie.

Dans les crises épileptiques, on remarque les deux variétés de contractions ; les convulsions *toniques* apparaissent les premières, elles ont, d'ailleurs, une durée beaucoup plus courte que les convulsions *cloniques*, qui leur succèdent.

B. — Tissu musculaire de la vie organique.

Les muscles de la vie organique, animés par le système nerveux du grand sympathique, ont encore reçu le nom de muscles lisses, à cause de l'absence des stries sur leurs éléments.

On les a appelés muscles intérieurs, parce qu'il en existe un grand nombre dans les cavités splanchniques. Enfin, on les nomme aussi muscles involontaires.

Préparation. — Pour préparer le tissu musculaire lisse, un des meilleurs procédés consiste à mettre des fragments d'intestin ou de vessie dans un tube à essai contenant de l'alcool au 1/3 : on agite ensuite fortement et on laisse reposer 24 heures. Dans ces conditions, en prenant de très fins fragments de tissu, on peut arriver, par la dissociation, à voir très nettement les fibres musculaires lisses.

§ **1. — Disposition générale.** — Les muscles de la vie organique sont extrêmement répandus. Ici, ils forment des membranes ; là, ils sont disséminés au milieu des tissus les plus divers. On les trouve à l'état de membrane : dans le tube digestif, depuis l'orifice supérieur de l'œsophage jusqu'à l'anus ; dans les voies respiratoires, depuis l'extrémité supérieure de la trachée jusqu'aux dernières ramifications bronchiques ; dans le système circulatoire, où ils forment une membrane à peu près continue sur les artères, les veines et les lymphatiques. Ils entrent dans la constitution des parois des voies spermatiques, des voies urinaires, de la trompe de Fallope, de l'utérus, du vagin, etc.

On trouve encore des fibres musculaires de la même espèce, mais disposées moins régulièrement, dans l'épaisseur du derme de la peau et des muqueuses, à l'intérieur de l'œil, où elles concourent à former l'iris et la choroïde, et où elles forment complètement le muscle ciliaire ; on les trouve encore disséminées dans

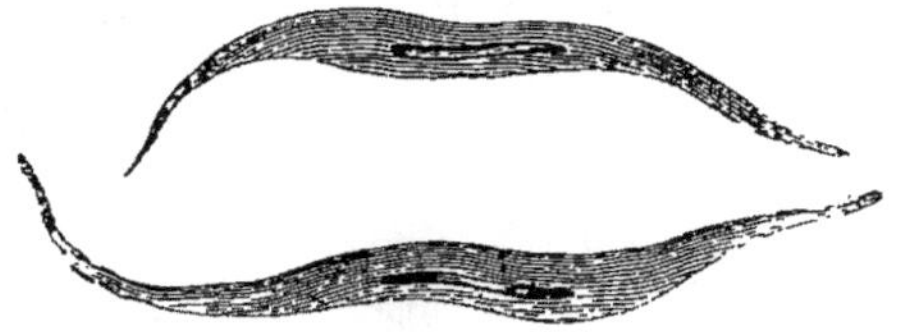

Fig. 132. — Deux fibres musculaires lisses avec noyau allongé et homogène.

l'épaisseur du parenchyme pulmonaire, dans la membrane d'enveloppe de la rate, dans le tissu cellulaire sous-péritonéal du petit bassin. Elles concourent à la formation du dartos.

§ 2. — **Structure**. — Lorsqu'on dissèque avec soin le tissu musculaire lisse, on voit qu'il est formé de *faisceaux* arrondis ou aplatis, réunis par du *tissu conjonctif* et recevant des *vaisseaux* et des *nerfs*.

Faisceaux musculaires. — Les faisceaux musculaires, *faisceaux secondaires*, sont représentés par des filaments qu'on peut suivre à l'œil nu sur les membranes musculaires, et qui dépassent rarement 2 dixièmes de millimètre. Ces faisceaux sont parallèles ou bien anastomosés en réseaux. En certains points, ils se continuent avec de petits tendons, comme Kölliker l'a montré pour les faisceaux musculaires de la portion membraneuse de la trachée, qui se terminent par des tendons de tissu élastique. Chacun de ces faisceaux renferme un certain nombre de *faisceaux primitifs*, unis les uns aux autres par du tissu conjonctif extrêmement fin.

Il y a à peine une vingtaine d'années, on croyait que l'élément musculaire lisse était constitué par des rubans à nombreux noyaux résultant de la soudure de plusieurs rangées de cellules [1] ; plus tard, on y trouva des filaments.

1. Ceci ne doit pas nous étonner, car la réunion des fibres musculaires lisses est tellement intime, qu'on ne peut les séparer que par des moyens artificiels.

Kölliker démontra que chaque fibre musculaire n'est qu'une cellule modifiée. Cette cellule, admise aujourd'hui par tous les anatomistes, est connue sous le nom de *fibre-cellule contractile*.

Fibres-cellules. — Chaque faisceau primitif renferme des *fibres musculaires lisses* et une matière amorphe qui les réunit.

Les fibres-cellules, isolées par la dissociation, se présentent sous la forme d'une petite masse renflée en son milieu et effilée à ses

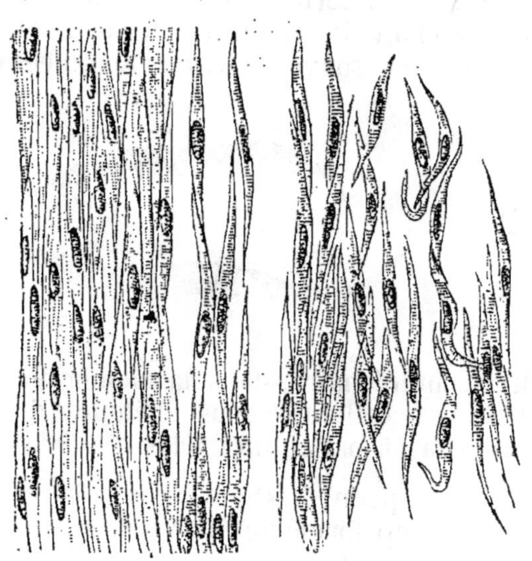

FIG. 133. — Fibres musculaires lisses. A gauche elles forment un faisceau ; à droite elles sont dissociées par les réactifs. (Grossissement, 200.)

extrémités. Elles sont formées d'une substance homogène dans laquelle on peut distinguer, à l'aide du microscope, des fibrilles longitudinales très nettes. Les noyaux sont ovoïdes, granuleux, plus rapprochés de l'une des extrémités de la fibre-cellule et entourés d'une petite masse protoplasmique. Leurs nucléoles ne sont pas apparents.

Ces cellules musculaires ont une longueur de 20 à 50 μ et une largeur égale à 2 ou 3 μ. Jamais, autour d'elles, on n'a trouvé de sarcolemme.

La forme en fuseau des cellules musculaires n'est pas constante, elles peuvent paraître aplaties, rubanées, bifides, quelquefois disposées en zigzag. Tous ces divers aspects tiennent souvent à l'action des réactifs histologiques ; mais il se peut aussi que dans les préparations les cellules se présentent de face ou de profil.

Les *rapports* de ces éléments sont intimes dans la constitution des faisceaux primitifs ; ceux-ci sont formés par des fibres parallèles, juxtaposées et engrenées les unes dans les autres par leurs extrémités. La matière amorphe qui les réunit est si peu abondante, et leur adhérence est telle, qu'il est presque impossible de les séparer sans avoir recours aux réactifs.

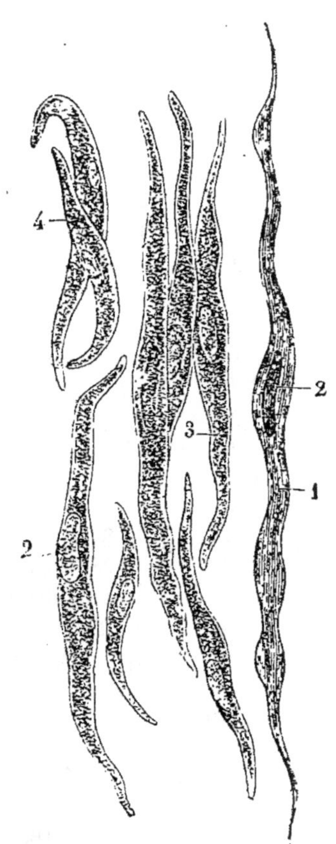

Fig. 134. — Variétés de fibres musculaires de la vie organique (fibres-cellules).

1. Fibre musculaire de l'intestin grêle. — 2. Fibre musculaire de l'enveloppe de la rate. Sur les deux fibres, le chiffre 2 indique le noyau. (Gross., 350 diam.) — 3 et 4. Diverses fibres musculaires vues à un grossissement de 300 diamètres.

Tissu conjonctif. — Une couche de tissu conjonctif recouvre les deux faces des membranes musculaires ; il s'insinue sous forme de cloisons extrêmement fines entre les faisceaux secondaires ; enfin, il envoie des cloisons très minces entre les faisceaux primitifs eux-mêmes. Ces cloisons, analogues au *périmysium* des muscles striés, sont formées d'éléments de tissu conjonctif avec des fibres élastiques fines [1]. On trouve, dans les cloisons d'un certain volume, des *cellules adipeuses* disséminées entre les éléments du tissu conjonctif, surtout à la vessie et au gros intestin.

Vaisseaux. — Les vaisseaux capillaires forment autour des faisceaux primitifs des mailles allongées, presque rectangulaires ;

1. Il est rare de rencontrer des fibres musculaires lisses qui ne soient pas accompagnées de fibres élastiques, celles-ci étant chargées de ramener le tissu à sa forme primitive après sa contraction.

on ne voit jamais les vaisseaux pénétrer dans l'épaisseur du faisceau primitif.

Nerfs. — Les ramifications terminales des nerfs s'anastomosent pour former un plexus autour des faisceaux primitifs. Les fibres de ce plexus ont généralement moins de 2 μ, et elles présentent de petits ganglions à leurs points d'anastomose. Ce plexus a été étudié par G. Arnold (iris), par His (vessie), par Auerbach (intestin), par Lehmann (vaisseaux).

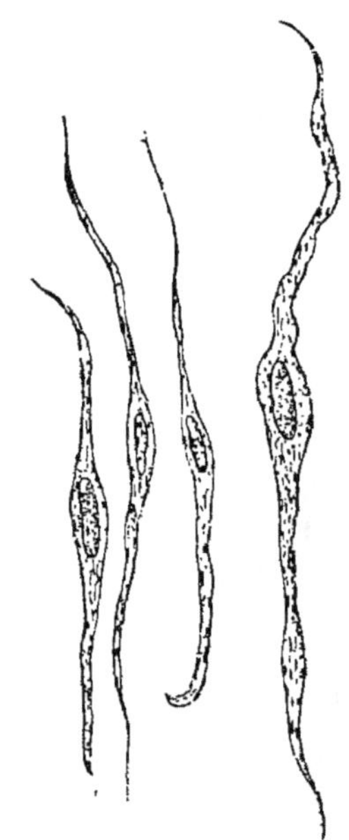

FIG. 135. — Fibres musculaires lisses de l'artère crurale du chien. (Gr. 350.) (Cadiat.)

D'après His et Klebs, il y aurait lieu de distinguer dans ces plexus trois parties : 1° un *plexus fondamental*, situé à la périphérie des faisceaux musculaires ; 2° *un plexus intra-musculaire ;* 3° un *plexus terminal* extrêmement fin, qui fournit probablement des *taches motrices* aux fibres-cellules contractiles (Löwit).

§ 3. — **Développement.** — Les fibres musculaires lisses sont des cellules embryonnaires dont le protoplasma se transforme en substance contractile, à mesure que la cellule s'allonge et que le noyau s'effile à la manière d'une baguette.

§ 4. — **Physiologie et applications pathologiques.** — *La contraction* du tissu musculaire de la vie organique présente des caractères particuliers. La volonté n'a aucune action sur elle ; elle peut se produire en dehors des nerfs du sentiment et du mouvement, et, par conséquent, dans les paralysies dépendantes du système nerveux cérébro-spinal. Elle est placée, en effet, sous l'influence du nerf grand sympathique, qui préside spécialement aux fonctions organiques.

Lorsqu'on soumet les fibres lisses à l'action d'un excitant, il se produit des contractions de nature particulière, et qui ont reçu le nom de *vermiculaires.* Ces contractions sont très lentes à s'établir, mais aussi elles sont lentes à s'éteindre après que l'excitant a exercé son action. Quoique la volonté n'ait point d'influence sur les contractions de ce tissu, il y a néanmoins quelques organes qui en sont formés et qui sont en partie soumis à la volonté : le rectum et la vessie, par exemple.

Ces organes creux sont animés par le grand sympathique, complétement soustrait à l'empire de la volonté ; mais ils reçoivent aussi quelques branches des nerfs sacrés, par l'intermédiaire desquels nous pouvons volontairement agir sur eux. Voici une preuve de la lenteur des contractions des fibres-cellules. L'homme urine, s'il le veut, et cependant, au moment où la volonté intervient dans l'acte de la miction, il se passe un certain temps entre le moment où il a voulu et celui où le premier jet d'urine s'élance ; si la vessie n'obéit pas instantanément à sa volonté, c'est que ses éléments contractiles, appartenant à la vie organique, se contractent très lentement.

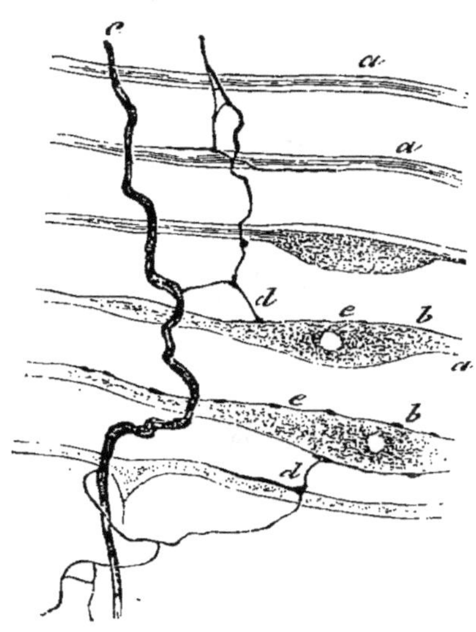

FIG. 136. — Terminaison des nerfs dans les fibres musculaires des culs-de-sac de l'estomac de la sangsue d'après Gscheidlen.

a, a. Fibres musculaires. — *b, b.* Noyaux des fibres musculaires. — *c.* Nerf. — *d.* Renflement punctiforme de la fibre nerveuse au voisinage de sa terminaison. (Cadiat.)

Les maladies du tissu musculaire de la vie organique ont été peu étudiées.

Nous avons déjà vu que ce tissu concourt à la constitution des *corps fibreux* de l'utérus.

Il n'est pas douteux que ses fibres ne puissent subir la *dégénérescence graisseuse*. Cette altération s'observe sur les artères, dans le développement des plaques athéromateuses et stéatomateuses. Ces dépôts graisseux déterminent l'atrophie des éléments élastique et musculaire ; la paroi artérielle perd ainsi sa résistance et son élasticité, et, sous l'influence de la tension sanguine, la tunique externe de l'artère est soulevée et forme le sac d'un anévrysme. (Voyez *Artères*.)

On observe quelquefois des *paralysies* du tissu musculaire de la vie organique. Elles siègent surtout sur le rectum et sur la vessie ; on les trouve également dans les parois de l'intestin. Cette paralysie des fibres intestinales est plus ou moins marquée dans la péritonite : elle est la cause de la tympanite qu'on observe dans cette maladie, parce que les fibres musculaires, ayant perdu leur tonicité, ne peuvent plus s'opposer à la distension des parois

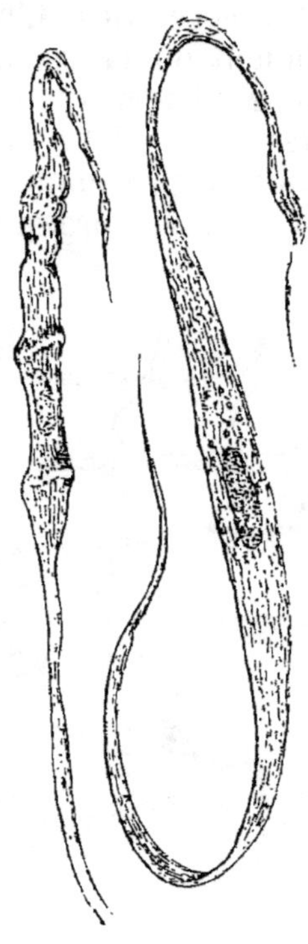

Fig 137. — Fibre musculaire d'un utérus de vache pendant la gestation. Gr. 350. (Cadiat.)

intestinales. Chez les hystériques, il existe quelquefois des portions isolées du tube digestif qui sont atteintes de paralysie. Dans ces paralysies hystériques, des gaz développent extraordinairement l'intestin dans le point paralysé, où ils peuvent constituer des tumeurs qui persistent quelquefois pendant des années entières, et qui, d'autres fois, sont passagères. On les appelle *tumeurs hystériques*.

CHAPITRE IX.

DU SYSTÈME NERVEUX.

Au point de vue anatomique, et bien plus au point de vue physiologique, on distingue deux systèmes nerveux : celui de la vie animale et celui de la vie organique.

A. *Système nerveux de la vie animale.* — Ce système se compose d'une partie centrale et de prolongements périphériques.

La partie centrale, désignée sous le nom de centres nerveux, d'axe cérébro-spinal, comprend l'encéphale et la moelle épinière, contenues dans la cavité céphalo-rachidienne.

Les prolongements périphériques, c'est-à-dire les nerfs, prennent tous leur origine dans les centres nerveux, pour se terminer dans les divers organes de l'économie.

Des renflements ou ganglions nerveux se rencontrent sur le trajet de quelques-uns des nerfs crâniens et de tous les nerfs rachidiens.

B. *Système nerveux de la vie organique.* — Un seul nerf constitue ce système ; mais ce nerf particulier présente une quantité innombrable de racines, de parties centrales et de prolongements : c'est le nerf grand sympathique ou nerf végétatif.

Il présente une origine, une structure et des fonctions qui lui sont propres. Toutefois, on trouve dans sa constitution des parties qui présentent la plus grande analogie avec certaines portions du système nerveux de la vie animale : ce sont les ganglions.

Nous étudierons le système nerveux dans l'ordre suivant : 1° éléments du tissu nerveux ; 2° les nerfs cérébro-spinaux ; 3° nerf grand sympathique ; 4° ganglions nerveux.

(Pour l'étude de la substance blanche et de la substance grise des centres nerveux, voyez l'*Encéphale* et la *Moelle épinière*, tome II.)

§ 1. — Éléments du tissu nerveux.

Préparation. — L'étude histologique du tissu nerveux offre de grandes difficultés de technique ; il est donc important d'avoir sous la main des réactifs sûrs et précis. Nous allons énumérer les réactifs les plus usuels, en donnant leur composition et leurs proportions, et nous dirons ensuite quel est le parti qu'on en peut retirer pratiquement.

Les réactifs usuels employés pour l'étude des éléments nerveux sont :

1° L'alcool ordinaire et l'alcool au 1/3.

2° Les solutions aqueuses d'acide osmique à 1 p. 100 et 1 p. 200.

3° Le liquide de Müller :

Eau.	100
Bichromate de potasse.	2
Sulfate de soude.	1

4° L'acide chromique en solutions aqueuses à 2 ou 3 pour 10000 parties d'eau.

5° Les solutions de nitrate d'argent à 1 p. 100 ou 200.

6° Le chlorure d'or en solution aqueuse à 1 p. 100 ou 300.

Ces réactifs ne conviennent pas tous également à l'étude des diverses parties du système nerveux.

Les solutions d'acide osmique conviennent plus particulièrement à l'étude des *fibres nerveuses :* elles fixent en place les parties constituantes du tube nerveux élémentaire en leur donnant une teinte noire plus ou moins foncée. Pour étudier un nerf, il est absolument indispensable de le tendre sur un petit morceau de bois avant de le plonger dans la solution osmiée : sans cette précaution préliminaire, l'étude du tube nerveux devient des plus pénibles.

L'alcool, quelquefois employé dans la préparation des tubes nerveux, permet au picro-carminate d'ammoniaque de colorer en rouge les noyaux de la gaine de Schwann.

Quel que soit le réactif employé, il faut toujours dissocier le tube nerveux avec des aiguilles très fines, pour avoir de belles préparations.

Dans l'étude des *cellules nerveuses*, c'est au liquide de Müller et aux solutions d'acide chromique qu'il faut donner la préférence. Ces réactifs ont, en effet, l'avantage de fixer très nettement les parties constituantes de la cellule nerveuse ; mais ils ont l'inconvénient de teinter fortement en jaune les tissus qu'on étudie, aussi faut-il avoir soin de soumettre ceux-ci à des lavages prolongés dans l'eau pour pouvoir les colorer. La fragilité des cellules nerveuses rend leur dissociation très délicate, et il est absolument impossible de la bien faire avec des aiguilles. Le mieux est de recueillir un petit fragment des cornes antérieures de la moelle, qui sont riches en cellules nerveuses, et de l'agiter un certain temps dans un tube à essai contenant de l'eau : après 24 heures, il se dépose au fond du vase un magma dans lequel il est facile de retrouver de belles cellules nerveuses avec leurs prolongements.

Les solutions faites avec le chlorure d'or conviennent surtout pour l'étude des *terminaisons nerveuses* qui prennent, sous l'action de ce réactif, une belle teinte violette. Malheureusement, les colorations obtenues par ce procédé sont souvent inégales.

Enfin, le nitrate d'argent rend des services pour les études de détails, surtout quand il s'agit de la fibre nerveuse.

La substance nerveuse diffère un peu dans les différentes parties du système nerveux, à cause de l'arrangement différent de ses éléments anatomiques. Disons cependant que, si on ne rencontre point ces derniers réunis dans toutes les parties, on constate du moins que les éléments fondamentaux ne font défaut en aucun point. Nous allons étudier le tissu nerveux en général, et décrire successivement les divers éléments qui le constituent.

Il existe dans le tissu nerveux deux éléments anatomiques fondamentaux qui lui donnent ses propriétés : le tube nerveux et la cellule nerveuse. Des éléments anatomiques accessoires concourent en grand nombre à sa constitution ; ce sont le tissu conjonctif, des vaisseaux capillaires, des cellules épithéliales, les corps amylacés et la névroglie. Ces trois derniers éléments seront étudiés avec les centres nerveux. (Voyez *Encéphale*.)

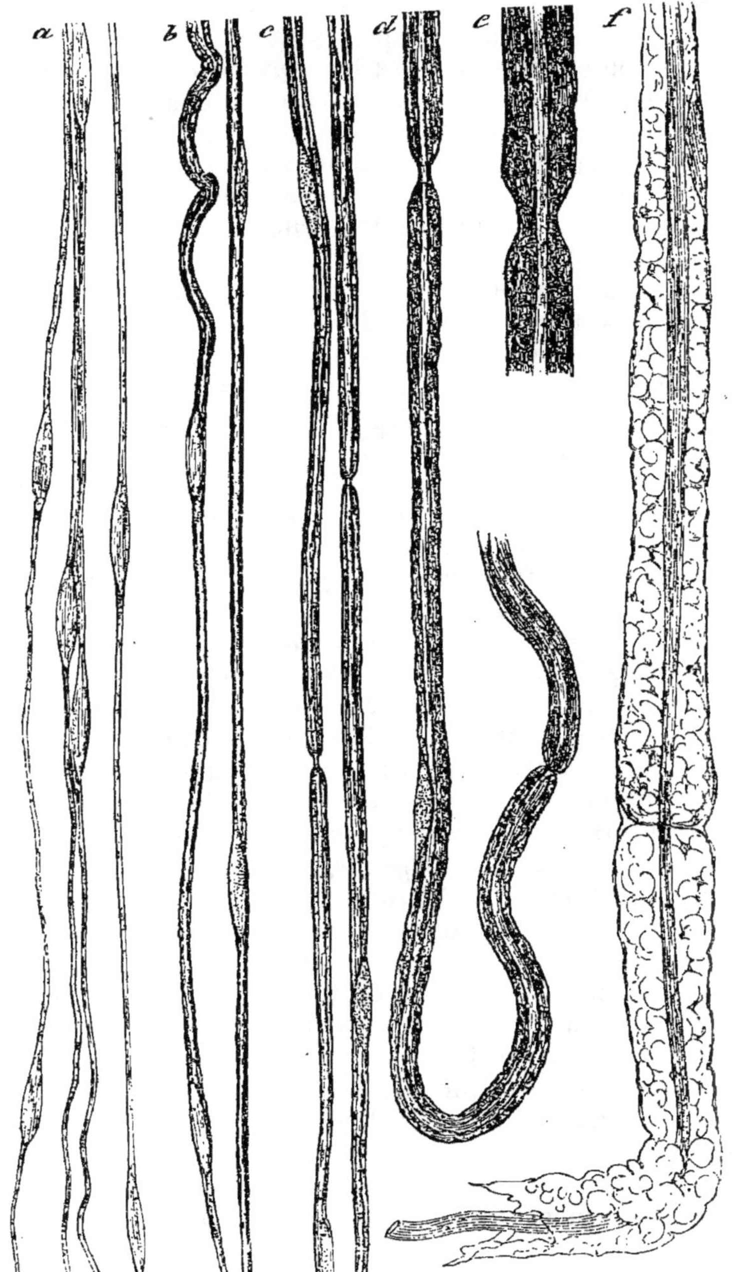

Fig. 138. — Eléments des nerfs.

a. Fibres de Remak. — b. Petits tubes minces sans étranglements. — c. Tube minces avec étranglements. — d. Tubes de moyenne dimension. — e, f. Tubes larges Gr. 580. (Cadiat.

Fibres nerveuses ou tubes nerveux [1]. — Les fibres nerveuses se rencontrent dans toutes les parties du système nerveux; on en considère deux espèces : les *fibres à myéline* et les *fibres sans myéline.* Ces dernières sont encore désignées sous le nom de *fibres de Remak,* du nom de l'anatomiste qui les a décrites.

En général, ces deux espèces de fibres sont nettement séparées; mais, dans certains cas, il n'en est pas de même, de sorte qu'il existe entre elles une transition insensible. Ainsi, lorsqu'une fibre à moelle se développe, elle est d'abord fibre pâle avant d'être fibre foncée ou à moelle. Il n'est pas rare de voir une fibre nerveuse foncée se transformer en fibre pâle par manque de moelle, comme on le voit dans les filets terminaux des nerfs de la cornée, du nerf olfactif, ou bien donner naissance à un faisceau de fibres pâles, comme dans les faisceaux primitifs des muscles de la grenouille. (Voy. *Nerfs des muscles.*)

1° Les *fibres à myéline* sont les plus nombreuses; on les trouve dans les nerfs et dans la substance blanche des centres nerveux. Ce sont des filaments d'une longueur considérable, qui s'étendent des parties grises du système nerveux central aux organes dans lesquels ils se terminent.

Si on examine par transparence les *fibres à myéline,* elles paraissent limpides et diaphanes; à la lumière directe, elles sont opaques, et même tout à fait blanches si elles sont réunies en grand nombre.

Leur diamètre, à peu près uniforme dans chaque tube nerveux, varie de l'un à l'autre, depuis 1 μ jusqu'à 20 μ.

La fibre nerveuse n'est pas homogène : elle est formée par un filament central, *cylindre-axe,* par une substance molle particulière qui entoure ce filament, *myéline,* et par une enveloppe qui recouvre le tout, *gaine de Schwann.*

Le *cylindre-axe* existe dans toutes les fibres nerveuses, même dans les fibres fines. Il mesure, en général, la moitié du diamètre de la fibre dont il fait partie. C'est un filament cylindrique ou aplati, pâle, grisâtre, homogène, et présentant une surface régulière. La substance qui le constitue se rapproche de l'albumine par ses propriétés chimiques; elle est solide, souple et flexible. Il représente la partie fondamentale sans laquelle un tube nerveux n'existe pas. On le retrouve dans les centres nerveux aussi bien que dans les extrémités nerveuses les plus délicates et les plus éloignées, alors même que la gaine de Schwann et la myéline ont disparu.

La *myéline* ou *moelle nerveuse,* qui entoure le cylinder-axis, est une substance homogène, analogue à une huile épaisse. Elle

1. Synonymes : *fibres nerveuses primitives, tubes primitifs.*

est formée en grande partie de matière grasse et communique aux nerfs leur couleur blanche. Lorsqu'on comprime un fragment de tube nerveux frais entre deux lames de verre, on voit la myéline s'échapper par les extrémités du tube sous forme de gouttelettes. On dit alors que la myéline se fragmente. Cette fragmentation est un des premiers phénomènes qui accompagnent les plaies nerveuses.

La *gaine de Schwann*, enveloppe des tubes nerveux, est une membrane transparente et très mince, immédiatement appliquée sur la myéline. En raison de sa transparence, elle est difficile à apercevoir sur un tube nerveux frais; mais lorsqu'on comprime ce tube entre deux lames de verre, la myéline qui s'écoule permet de voir la paroi du tube. La gaine de Schwann est analogue au myolemme des faisceaux primitifs des muscles; elle est formée par un tissu conjonctif extrêmement fin et présente sur sa face interne (celle qui est au contact de la myéline) des noyaux ovoïdes assez volumineux, absolument comparables aux noyaux du myolemme.

La gaine de Schwann présente, de plus, une particularité intéressante; elle est fréquemment interrompue par une série de petites ouvertures, faites comme à l'emporte-pièce et que les classiques décrivent sous le nom d'*incisures de Laneisi*. Les différents petits segments qui limitent ces incisures s'imbriquent entre eux absolument comme les tuiles d'un toit.

Enfin, dans toute l'étendue d'un tube nerveux, la gaine de Schwann et la myéline présentent une série d'étranglements, où elles semblent s'interrompre, tandis que le cylindre-axe continue sa route sans subir aucune modification. Dans ces conditions, le tube nerveux apparaît, dans son ensemble, comme formé par une série de petits renflements traversés et réunis par le cylindre-axe.

La gaine de Schwann n'a pas encore été démontrée sur les fibres du système nerveux central ni sur les fibres les plus fines des nerfs.

Variétés. — Le tube nerveux, tel que nous venons de le décrire, est un tube nerveux idéal, c'est celui qu'on observe quand les éléments anatomiques ont été convenablement fixés. Dans la pratique microscopique, il faut tenir compte des altérations cadavériques et des modifications que font subir aux nerfs les réactifs histologiques. Le plus souvent, en raison de ces deux causes, la myéline s'altère, se fragmente, se réunit en boule autour des noyaux de la gaine de Schwann, et par ses modifications, elle donne au tube nerveux l'aspect variqueux représenté à la fig. 139.

Il n'existe pas de différences de structure entre les fibres nerveuses sensitives et les fibres nerveuses motrices ; leur origine centrale seule varie.

Nos connaissances sur l'*origine* et la *terminaison* [1] des tubes nerveux ne sont pas encore complètes, cependant elles ont fait des progrès considérables dans ces dernières années. Chaque tube peut être considéré comme un fil électrique mettant en communication les cellules des centres nerveux avec les parties motrices ou sensibles du corps. L'extrémité centrale, considérée généralement comme origine, prend naissance de la façon suivante : au moment où le tube pénètre dans les centres nerveux, la gaine de Schwann disparaît et semble se confondre à la surface du cerveau ou de la moelle épinière avec les éléments de la pie-mère. Le tube nerveux, réduit au cylindre-axe et à la myéline, continue son trajet dans l'épaisseur de la substance blanche. Au moment où il approche de la cellule qui lui correspond, il se dépouille insensiblement de la myéline et ne présente plus que le cylinder-axis, qui se confond avec l'un des prolongements de la cellule nerveuse. Après un trajet plus ou moins long dans lequel la fibre nerveuse se divise rarement, l'extrémité périphérique, terminaison du tube, se ramifie pour former un bouquet d'extrémités libres (muscles), se porte sur une cellule terminale (rétine, oreille interne, pituitaire), finit dans un corpuscule spécial (corpuscules du tact), ou enfin donne naissance à de nombreux filaments, qui s'anastomosent entre eux pour former des *réseaux*, des *plexus*, comme Axmann l'a observé dans la peau de la grenouille et His dans la cornée. (Voy. *Terminaison des nerfs*.)

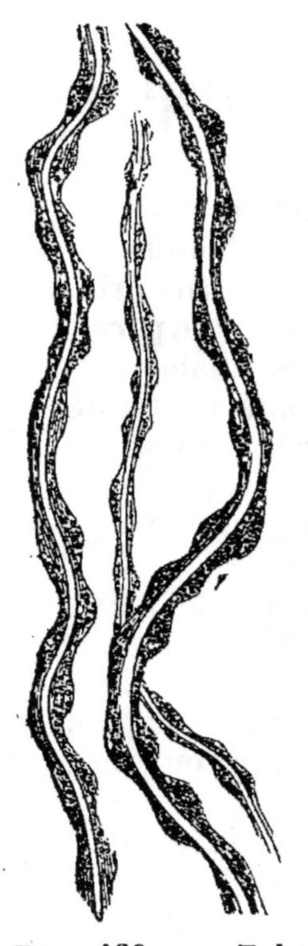

Fig. 139. — Tubes présentant l'altération variqueuse (tubes variqueux). On voit les renflements du tube correspondant aux noyaux de la gaine de Schwann.

1. Il convient de s'expliquer sur ce qu'il faut entendre par origine et terminaison : les uns appellent origine l'extrémité centrale de la fibre nerveuse, l'extrémité périphérique étant considérée comme terminaison ; anatomiquement, c'est plus simple. Physiologiquement, et en suivant le courant de l'influx nerveux, quelques auteurs disent que les nerfs moteurs naissent dans les centres nerveux, tandis que les nerfs sensitifs s'y terminent. Pour nous, l'origine sera le point d'insertion des nerfs sur les centres nerveux.

2° Les *fibres nerveuses sans myéline* ou *fibres de Remak* se rencontrent en grand nombre dans le système nerveux. Elles entrent dans la constitution des nerfs appartenant au système du grand sympathique ; on les rencontre encore aux extrémités terminales des *nerfs à myéline;* enfin, tous les plexus terminaux, si nombreux dans les viscères, sont formés par des fibres de Remak.

La *fibre de Remak* est essentiellement formée : 1° par un cylindre-axe ; 2° par une gaine de Schwann avec ses noyaux ; son volume est donc moins considérable que celui de la *fibre à myéline.* Quand elles arrivent à leurs terminaisons, ces fibres perdent leur gaine de Schwann.

Nota. — Quand on étudie les fibres de Remak dans certaines terminaisons (corpuscules de Pacini, de Meissner, de Krause, etc.), elles semblent subir des modifications dans leur structure. Nous examinerons ces modifications en étudiant les terminaisons nerveuses.

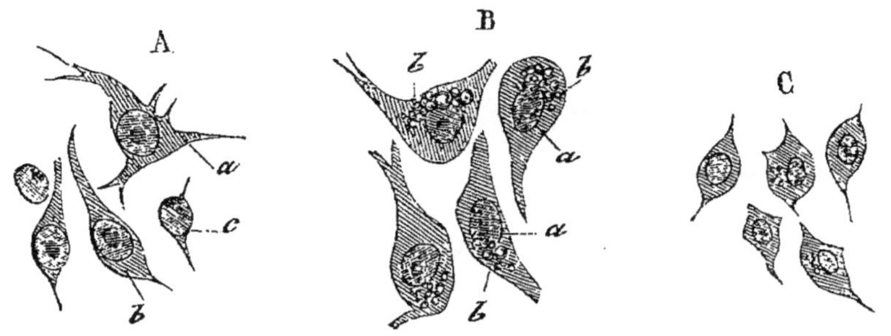

FIG. 140. — Cellules nerveuses.

A. Cellules du corps strié. — B. Cellules de la couche optique de l'homme. — C. Cellules des circonvolutions cérébrales du bœuf. Gr. 350. (Cadiat.)

L'*origine* et la *terminaison* des fibres de Remak sont très variables. Comme *origine,* elles terminent fréquemment les fibres nerveuses à myéline ; un certain nombre d'entre elles nait directement de la moelle épinière ; enfin, il en est qui font suite aux prolongements des cellules nerveuses que contiennent les ganglions du grand sympathique. Quant à leur *terminaison* , tantôt elles perdent leur enveloppe et se terminent dans des corpuscules spéciaux, corpuscules de Pacini, de Meissner et de Krause ; tantôt, dépourvues aussi d'enveloppe, elles se ramifient et se terminent par des extrémités libres très ténues, comme on le voit dans les cellules épithéliales de la cornée ; en d'autres points, elles conservent leur gaine et se terminent en s'élargissant pour constituer de petits plateaux, ainsi qu'on le voit dans les muscles.

Cellules nerveuses. — Les cellules nerveuses se rencontrent principalement dans la substance grise des centres nerveux et dans les ganglions ; on les trouve aussi aux extrémités terminales de certains nerfs (organes des sens, muqueuses). Leur *dimension* varie depuis 10 μ jusqu'à 140 μ, de sorte que les plus volumineuses se voient à l'œil nu sous forme de petits points grisâtres.

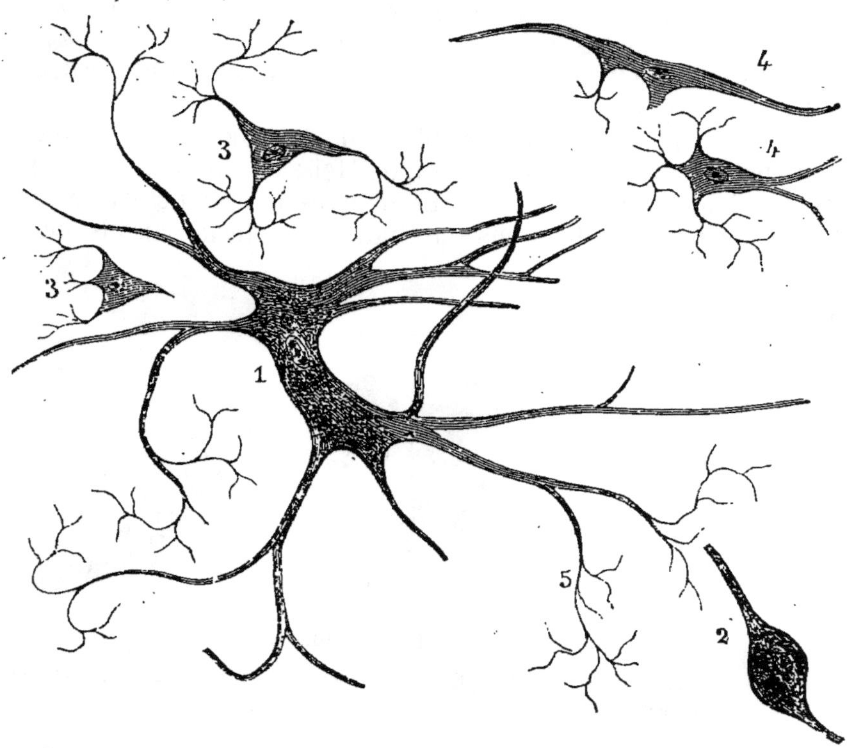

FIG. 141. — Variétés de cellules nerveuses provenant des centres nerveux.

1. Cellule *motrice*, *polyclone*, multipolaire, provenant des cornes antérieures de la moelle. — 2. Cellule *sympathique*, bipolaire, *diclone*, provenant du voisinage de la commissure postérieure de la moelle. — 3, 3. Cellules de la substance corticale du cerveau. — 4, 4. Cellules *sensitives*, prises sur les cornes postérieures de la moelle. — 5. Grossissement, 300 diamètres.

Leur *forme* est variable également : elles paraissent arrondies, à queue, fusiformes ou étoilées, selon qu'elles donnent ou non naissance à un, deux ou plusieurs prolongements. En raison du nombre des prolongements, elles sont *unipolaires, bipolaires* et *multipolaires,* selon qu'elles en fournissent un, deux ou plusieurs (on peut en compter jusqu'à huit).

Au point de vue de leur structure, il faut distinguer deux

espèces de cellules nerveuses : les cellules avec enveloppe, cellules ganglionnaires, qu'on ne trouve que dans les ganglions, et les cellules sans enveloppe, telles qu'on les rencontre dans les centres nerveux.

1° Les *cellules des centres nerveux,* ainsi que celles des parties terminales des nerfs, totalement dépourvues de membrane d'en-

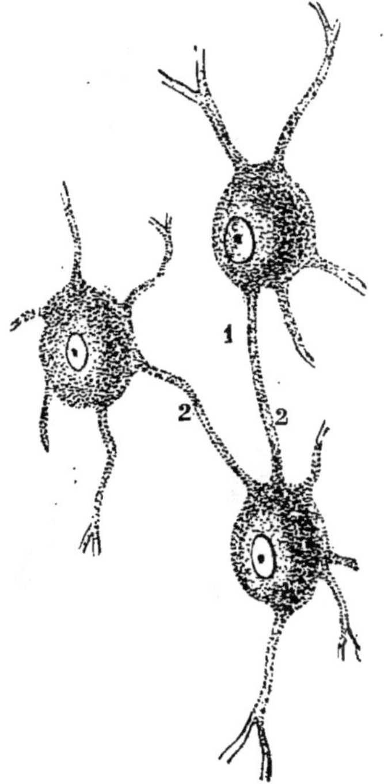

FIG. 142. — Cellules nerveuses du cerveau.

1. Trois cellules reliées entre elles par deux anastomoses. — 2, 2. Anastomoses.

veloppe, sont formées par une masse de protoplasma consistant et granuleux, qui renferme souvent une plus ou moins grande quantité de pigment. Au centre, on trouve un gros noyau franchement vésiculeux (de 3 à 18 μ), pourvu d'un gros nucléole (de 1 à 7 μ). Le protoplasma, dans les cellules volumineuses de la moelle, du cervelet et des ganglions, présente une structure fibrillaire (Kölliker et Schultze). Les granulations pigmentaires et autres s'accumulent ordinairement autour du noyau, lorsque la cellule n'en est pas complètement remplie. Les plus grosses cellules nerveuses se rencontrent dans les cornes antérieures de la moelle épinière.

2° Les *cellules nerveuses des ganglions* ne diffèrent des précédentes que par la présence d'une gaine extérieure pourvue ou non de noyaux. Cette gaine n'est pas une membrane de cellule, mais une sorte de capsule formée par une substance d'apparence homogène, contenant un grand nombre de noyaux. (Voy. *Ganglions.*)

Les prolongements des cellules nerveuses sont formés probablement d'une substance analogue à celle qui constitue le cylinder-axis. Les uns se portent d'une cellule à l'autre pour les mettre en

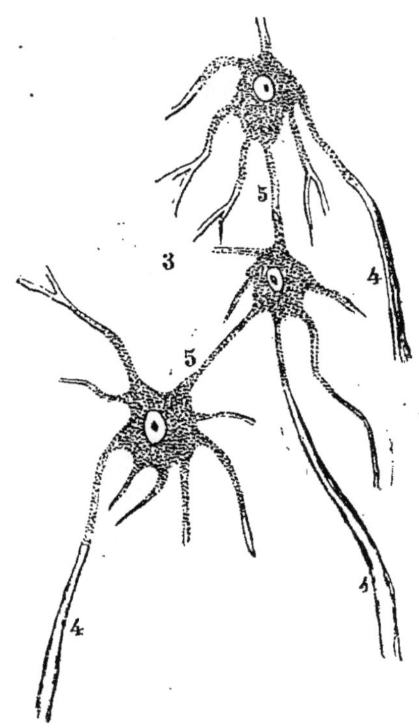

Fig. 143. — Trois cellules nerveuses anastomosées et unies aux nerfs.

3. Les trois cellules. — 4, 4. Continuité des pôles avec les fibres nerveuses. — 5, 5. Commissures unissant les cellules.

communication ; les autres pénètrent dans les tubes nerveux, dont ils vont former le cylindre-axe.

Avant de terminer cette étude des éléments nerveux (tubes nerveux et cellules nerveuses), nous devons signaler dans leur structure des particularités qui ne sont bien mises en évidence qu'au moyen des imprégnations de nitrate d'argent.

La substance nerveuse, en présence de ces solutions, prend un aspect strié tout particulier, ainsi qu'on peut le constater sur la figure 145. De plus, la gaine de Schwann des tubes nerveux présente à sa face externe un épithélium polygonal, de revêtement, et aux points d'anastomose des cellules qui le constituent, le nitrate d'argent dessine en noir des figures rappelant absolument les croix latines.

Tissu conjonctif. — Le tissu conjonctif est un élément accessoire important du tissu nerveux ; il concourt à former la *névroglie*

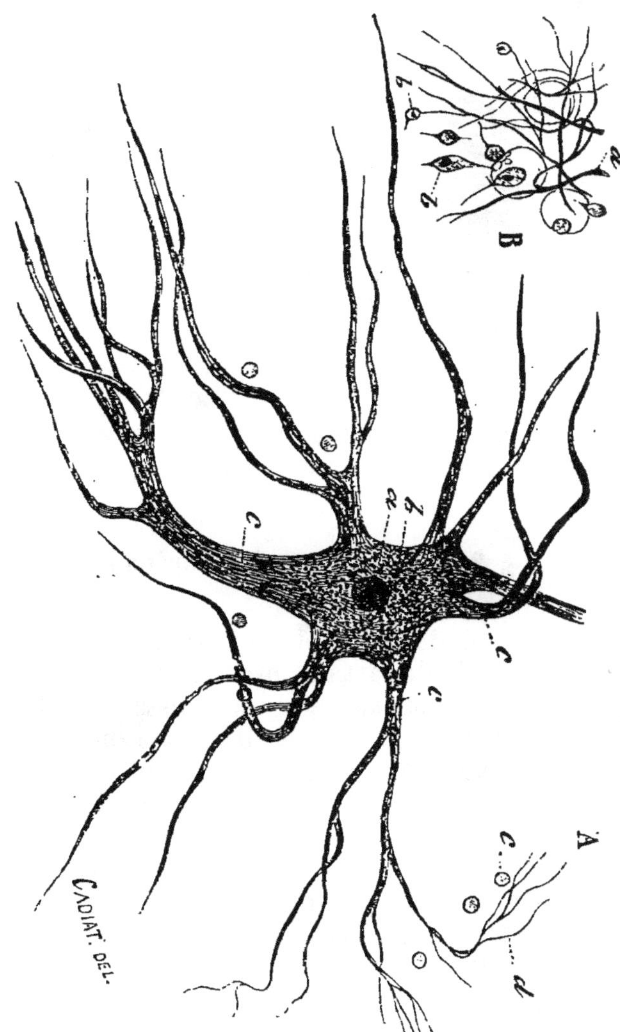

Fig. 144. — Grosse cellule nerveuse de la corne antérieure de la moelle du bœuf.

A. Cellule nerveuse. — *a'*. Noyau. — *b*. Protoplasma de la cellule. — *c*, *c*. Prolongements. — *d*. Ramifications des prolongements. — *e*. Myélocytes.
B. Prolongements de cellules, cylinder-axis, et myélocytes dans la substance grise. (Cadiat.)

des centres nerveux, le *névrilème* des nerfs, et il forme *l'enveloppe* des ganglions spinaux.

Vaisseaux capillaires. — Ils sont très abondants dans le

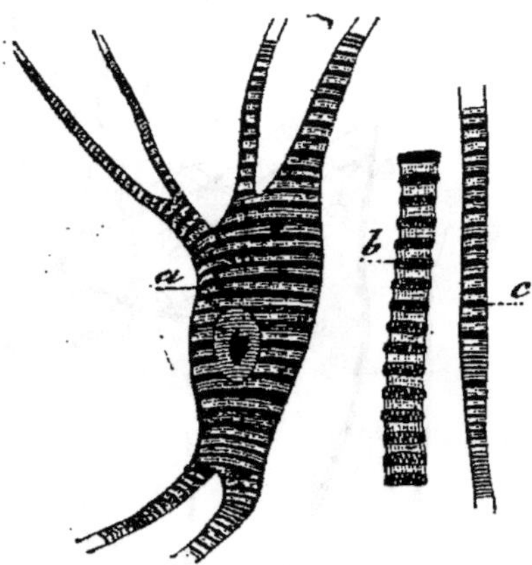

Fig. 145. — Cellule nerveuse et cylinder-axis préparés au nitrate d'argent.

a. Cellules. — *b*, *c*. Cylinder-axis. (Cadiat.)

tissu nerveux ; dans la moelle épinière et le cerveau, ils présentent des particularités intéressantes à étudier.

§ 2. — Nerfs cérébro-spinaux.

Les nerfs cérébro-spinaux sont des cordons blancs, étendus des centres nerveux à la plupart des organes et tissus de l'économie.

On appelle *nerfs crâniens* ceux qui naissent de l'encéphale et qui sortent par les trous de la base du crâne ; on en compte douze paires. Ceux qui partent de la moelle, et qui traversent les trous de conjugaison, sont les *nerfs rachidiens,* au nombre de trente et une paires.

Parmi les nerfs crâniens, les uns sont des nerfs de mouvement, les autres de sensibilité ; quelques-uns enfin, nerfs sensoriaux, sont spécialement destinés aux organes des sens. Les nerfs rachidiens naissent sur la moelle par deux ordres de racines distinctes, les unes motrices et les autres sensitives ; mais, au moment où les nerfs sortent des trous de conjugaison, les deux racines se confondent pour former un nerf mixte, d'où partiront des filets nerveux destinés au mouvement et à la sensibilité.

Nous allons successivement étudier le trajet des nerfs, leurs rapports, leur conformation extérieure, leurs anastomoses, leur structure, leur origine et leur terminaison.

a. **Trajet.** — Après avoir traversé le trou de la base du crâne ou celui de conjugaison, le tronc nerveux suit un trajet à peu près direct jusqu'à sa terminaison. Les troncs nerveux ne sont pas flexueux ; ils sont tellement rectilignes, avec des bords si nettement tranchés, qu'il est facile de les distinguer des vaisseaux.

b. **Rapports**. — Les nerfs affectent des rapports particuliers avec les vaisseaux ; ils suivent souvent le trajet des artères et des veines, et ils forment avec ces vaisseaux un paquet vasculo-nerveux que l'on rencontre dans beaucoup de régions. De même que les vaisseaux qu'ils accompagnent, ils sont entourés d'une gaine de tissu conjonctif plus ou moins condensé.

A la tête, il est remarquable de voir avec quelle constance les rameaux nerveux accompagnent les artères dans les trous et conduits dont les os sont pourvus.

Certains muscles sont traversés par des troncs nerveux : le sterno-mastoïdien par le spinal, le coraco-brachial par le musculo-cutané, le court supinateur par la branche profonde du radial, et le long péronier latéral par le sciatique poplité externe ; d'où le nom de nerfs perforants, par lequel ils sont souvent désignés.

c. **Conformation extérieure**. — Les nerfs sont de couleur blanche ; ils forment des cordons arrondis et pleins, que l'on ne confond pas avec les artères quand on prend l'habitude de leur contact. Leur surface est très rarement colorée en rose ou en rouge, comme cela se voit pour les artères. Mais on y remarque des stries longitudinales, ordinairement très visibles, et indiquant les faisceaux primitifs qui constituent le nerf.

Les troncs nerveux diminuent de volume à mesure qu'ils fournissent des branches collatérales, qui se détachent presque toujours en formant un angle aigu avec le nerf, au moins pour les membres.

La surface du nerf est régulière, uniforme. On trouve cependant sur le trajet de tous les nerfs sensitifs, sans exception, un ganglion nerveux qui est l'apanage des nerfs de sensibilité. Comme nous le verrons plus loin, la plupart des ganglions sont situés près de l'origine des nerfs, au niveau des trous osseux.

d. **Anastomoses**. — Les anastomoses sont fréquentes ; lorsqu'elles sont un peu nombreuses, elles constituent des plexus, souvent inextricables, comme cela se voit pour les plexus pharyngien, solaire, hypogastrique, etc. Dans leurs anastomoses, les nerfs ne présentent jamais de fusion entre leurs tubes ; ce sont simplement des tubes nerveux qui se séparent d'un nerf pour se porter sur un autre et s'accoler à lui.

e. **Structure**. — Si l'on examine un nerf à l'œil nu, on voit qu'il est formé par de longues fibres blanches disposées parallèlement et réunies entre elles par du tissu conjonctif. L'ensemble de l'organe est entouré également par une couche de tissu conjonctif dans lequel viennent se ramifier les vaisseaux.

Les *fibres nerveuses* ne se divisent point dans leur trajet ; elles s'étendent depuis leur origine jusqu'à la terminaison du nerf dans les tissus. Lorsque deux nerfs s'anastomosent, quelques fibres vont d'un tronc nerveux à l'autre, mais il n'y a pas fusion des fibres ; il en est de même des plexus nerveux dans lesquels plusieurs

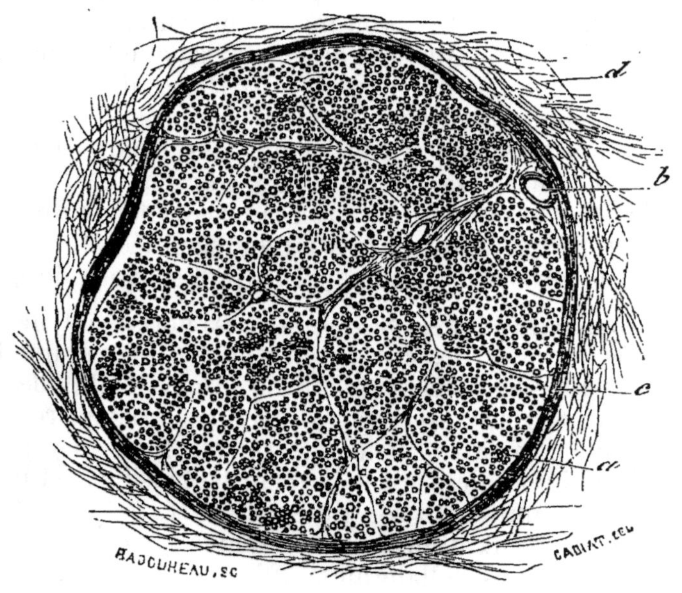

FIG. 146. — Coupe transversale d'un nerf.

a. Tubes nerveux. — *b*. Vaisseaux sanguins renfermés sous la gaine du périnèvre. — *c*. Périnèvre. — *d*. Névrilème.

rameaux nerveux s'entrelacent. Nous verrons qu'il n'en est pas ainsi au niveau de la terminaison des nerfs, où les fibres nerveuses se ramifient fréquemment, et quelquefois dans les ganglions nerveux, où l'on peut voir une cellule recevoir une fibre afférente et donner naissance à deux fibres efférentes.

Les fibres qui constituent les nerfs crâniens viennent de l'encéphale, ainsi que nous le verrons bientôt, et ces nerfs sont, en général, les uns sensitifs, les autres moteurs. Il n'en est pas de même pour les nerfs rachidiens, qui sont tous des nerfs mixtes ; les fibres qui constituent ces derniers viennent de trois sources : de la face antérieure de la moelle épinière (racines motrices), de la face postérieure de la moelle (racines sensitives), et des ganglions spinaux. (Voy. plus loin *Origine*.)

Nous avons vu que la présence d'un ganglion nerveux sur le

trajet d'un nerf indique que le nerf est sensitif; est-il possible de distinguer un tronçon nerveux moteur d'un tronçon nerveux sensitif dépourvu de ganglion? La seule différence qui existe entre ces deux espèces de nerfs, c'est que le nerf moteur est formé principalement de fibres larges, tandis que les fibres minces dominent dans le nerf sensitif. Donc, les nerfs crâniens moteurs sont en général pourvus de fibres larges, tandis que les nerfs sensitifs sont formés par des fibres minces; les nerfs rachidiens, qui sont mixtes, sont un mélange des deux espèces de fibres. Nous verrons qu'au niveau de leur terminaison les fibres larges se portent vers les muscles et les autres dans les parties sensibles.

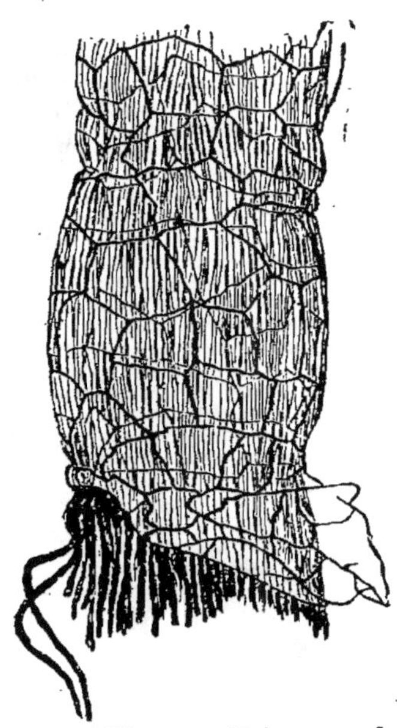

Fig. 147. — Faisceau de tubes nerveux avec la gaine de périnèvre (préparation au nitrate d'argent) (Cadiat).

Du reste, chaque fibre nerveuse prise isolément présente la structure que nous avons indiquée en décrivant cet élément.

Le *tissu conjonctif* forme aux nerfs une gaine analogue à celle qui existe autour d'un muscle. Connue sous le nom de *névrilème*, cette gaine s'accentue au niveau des points où les nerfs traversent la dure-mère[1] et accompagne ces organes jusqu'à leur terminaison, où elle présente quelques modifications que nous étudierons avec la terminaison des nerfs. De la face interne du névrilème partent de minces cloisons de tissu conjonctif qui divisent le nerf en gros faisceaux; ces cloisons envoient des prolongements de tissu conjonctif encore plus minces dans l'épaisseur de ces faisceaux, qu'ils divisent en faisceaux plus petits, appelés par quelques auteurs *faisceaux primitifs* du nerf. On voit qu'il y a une grande analogie entre la disposition du tissu conjonctif d'un nerf et celle que ce tissu affecte dans un muscle.

Le tissu conjonctif du névrilème proprement dit est un tissu fibrillaire résistant; on le trouve encore autour des principaux faisceaux nerveux; mais, dans les minces cloisons qui séparent les

1. Au moment où les racines nerveuses sortent des centres nerveux, la pie-mère leur fournit un mince névrilème, qui se trouve renforcé au niveau des trous de conjugaison par des expansions de la dure-mère.

faisceaux plus petits et les faisceaux primitifs, le tissu devient lâche, perd son caractère fibreux, et se montre comme une substance plus homogène pourvue de cellules conjonctives aplaties.

Cette modification du tissu conjonctif est encore plus sensible dans les parties plus ténues du nerf; on doit envisager le périnèvre comme du tissu conjonctif très fin et délicat.

Le *périnèvre*, que beaucoup d'auteurs ne séparent pas du névrilème, nous montre des caractères particuliers.

Il est formé par un tissu conjonctif excessivement mince et délié, qui entoure les faisceaux primitifs des nerfs.

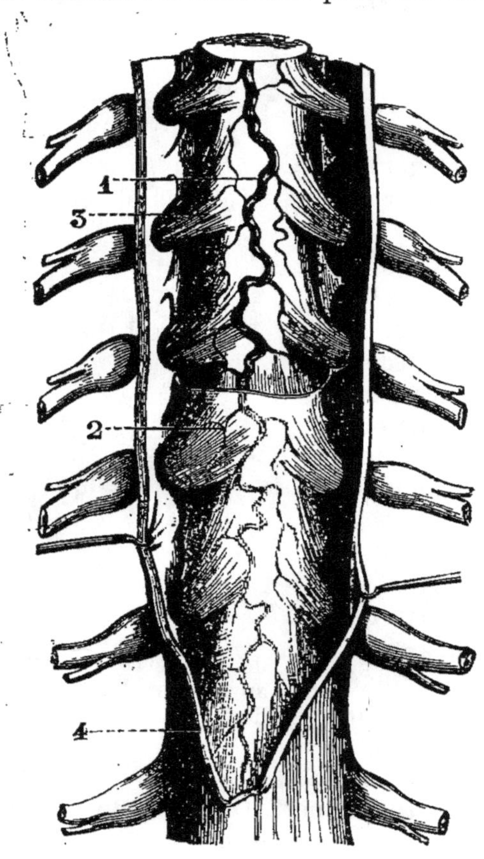

FIG. 148. — Tronçon de moelle avec ses enveloppes.

1. Pie-mère avec ses vaisseaux bien apparents. — 2. Feuillet viscéral de l'arachnoïde voilant en partie les vaisseaux de la pie-mère. — 3. Racines antérieures des nerfs rachidiens. — 4. Bords de la dure-mère incisée, écartés avec deux crochets. On voit le ligament dentelé sur cette figure.

Sa substance est homogène, très résistante, d'une épaisseur de 2 à 3 μ. Dans sa paroi, on trouve des noyaux longitudinaux de 3 à 5 μ de largeur sur 12 à 20 μ de longueur. Le périnèvre commence à se montrer sur les faisceaux primitifs, à la surface des centres nerveux, dès leur origine apparente; il les accompagne jusqu'à leur terminaison. Il cesse au niveau des points où les nerfs traversent les ganglions, pour reparaître ensuite.

Lorsque deux faisceaux nerveux s'anastomosent pour n'en former qu'un seul, leur périnèvre se fusionne et leur constitue une enveloppe commune ; il se divise lorsque deux faisceaux nerveux se séparent. L'idée d'anastomose et de division nerveuse se rattache à lui, et non au tube nerveux lui-même.

A la terminaison des nerfs, le périnèvre accompagne les nerfs sensitifs jusqu'à des corpuscules particuliers avec lesquels il se continue ; sur les nerfs moteurs, il cesse d'exister avant la terminaison du tube nerveux lui-même. Lorsqu'il accompagne des tubes nerveux isolés, il peut acquérir une épaisseur de 10 μ.

L'eau n'a aucune action sur le périnèvre, l'acide acétique le rend transparent, l'acide azotique étendu le durcit.

Les *vaisseaux* pénètrent dans le névrilème et dans ses cloisons. Ils forment un réseau capillaire à vaisseaux très ténus (7 μ) et à mailles polygonales dont le grand diamètre est parallèle à l'axe longitudinal des nerfs. Ces vaisseaux n'arrivent pas jusqu'aux tubes nerveux, ils entourent le périnèvre comme ils entourent le myolemme des muscles.

f. **Origine.** — Les nerfs prennent naissance sur les centres nerveux par des groupes de filaments, ou *racines*, qui se réunissent de manière à former un tronc nerveux. (Voy. tome II, *Névrologie*.)

g. **Terminaison.** — Depuis que le microscope a été appliqué à la recherche des terminaisons nerveuses, la science a fait des

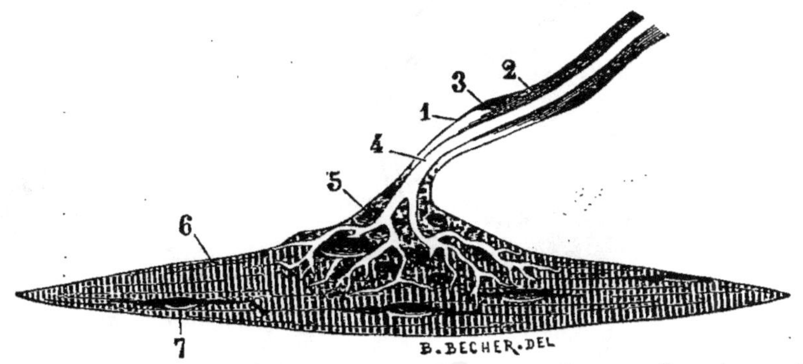

FIG. 149. — Plaque terminale à la terminaison d'un nerf moteur chez l'homme.

1. Gaine du tube nerveux. — 2. Myéline. — 3. Noyau de la gaine. — 4. Cylinder-axis. — 5. Noyaux de la plaque terminale. — 6. Sarcolemme. — 7. Noyau du sarcolemme. — 8. Substance musculaire.

progrès considérables. Les nerfs ne se terminent point par des anses, comme on le croyait il y a encore quelques années ; les anses que l'on rencontre sont des filaments nerveux récurrents, qui passent d'un nerf dans un autre nerf en remontant de la périphé-

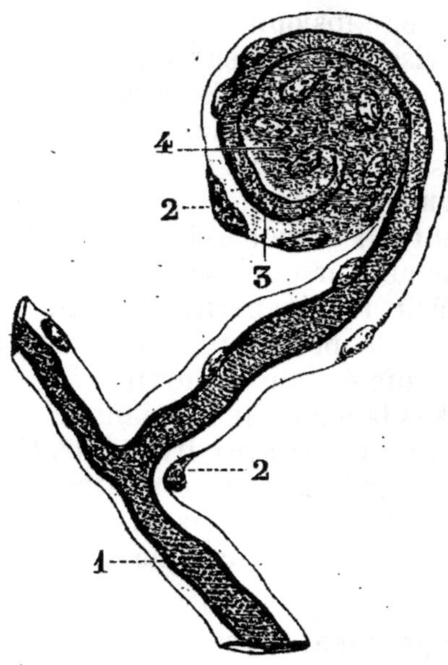

Fig. 150. — Corpuscule de Krause de la conjonctive, d'après Rouget.

1. Tube nerveux terminal, à moelle. — 2, 2. Gaine de Schwann avec ses noyaux. — 3. Boucle nerveuse formée par la partie terminale pâle du tube nerveux. — 4. Corpuscule formé de substance nerveuse parsemée de noyaux.

rie vers le centre, et qui expliquent le phénomène de la sensibilité récurrente.

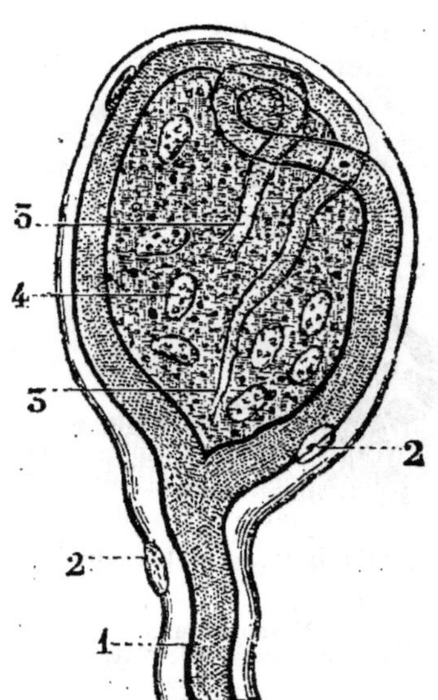

Fig. 151. — Corpuscule de Krause, avec bifurcation du filament nerveux terminal.

1. Tube nerveux à moelle. — 2, 2. Gaine de Schwann avec ses noyaux. — 3, 3. Terminaison du tube nerveux dépouillé de sa moelle. — 4. Substance nerveuse du corpuscule avec ses noyaux.

Tous les nerfs, sans exception, offrent cette particularité, que les fibres nerveuses se dépouillent de leur myéline et se transforment en fibres pâles au niveau de leur terminaison.

La terminaison ultime se fait : 1° par des corpuscules particuliers, affectant la forme de petites massues, situées à l'extrémité même de la fibre; 2° par des extrémités effilées et libres; 3° par un réseau.

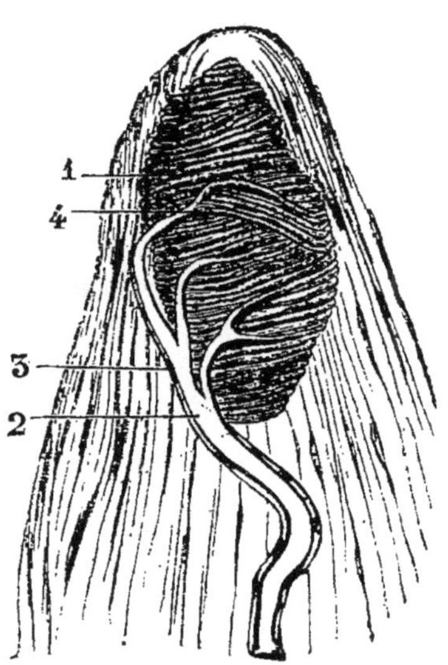

FIG. 152. — Corpuscule de Meissner, d'après Rouget.

1. Enroulement des tubes nerveux terminaux. — 2. Tube nerveux arrivant au corpuscule et se dépouillant de sa moelle. — 3. Il s'amincit. — 4. Il s'enroule.

Nous ne parlerons pas ici des nerfs sensoriels, qui seront complètement décrits avec les appareils dont ils font partie.

1° *Terminaison par les corpuscules.* — Les corpuscules terminaux se montrent sous différents noms et avec des formes diverses.

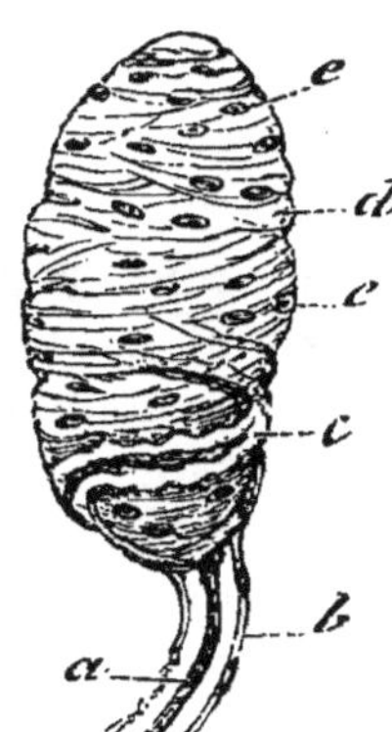

FIG. 153. — Corpuscule de Meissner chez l'homme; on voit les noyaux distincts.

a. Tube nerveux avec la myéline. — *b.* Spirales du tube nerveux. — *c.* Noyaux du corpuscule.

La *plaque terminale* est le corpuscule placé aux extrémités des fibres des nerfs moteurs; les *corpuscules de Krause*, de *Meissner* et de *Pacini* terminent une grande quantité de nerfs sensitifs. Quelquefois on observe de véritables cellules nerveuses aux extrémités des fibres pâles.

La *plaque terminale* est un renflement aplati placé à la surface des fibres musculaires striées; elle est en connexion avec la fibre nerveuse. Tous les nerfs moteurs se terminent ainsi chez l'homme; chez les animaux inférieurs, la grenouille notamment, on voit des filaments pâles partir de la plaque terminale et se répandre dans l'épaisseur de la fibre musculaire. (Voy. la fig. 149 et les nerfs des muscles striés.)

Les *corpuscules de Krause* se rencontrent aux extrémités termi-

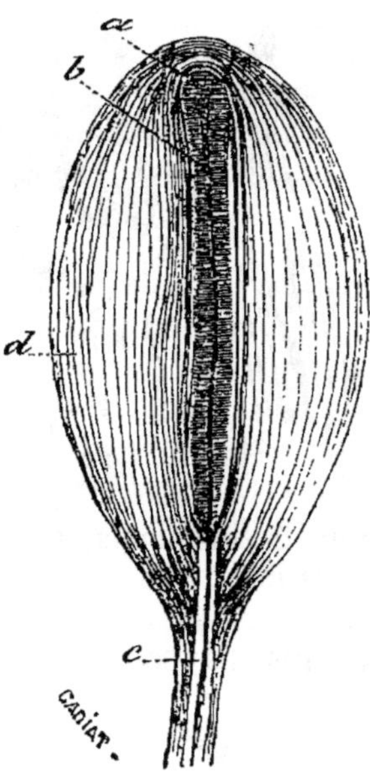

FIG. 154. — Corpuscule de Pacini.

a. Bulbe central. — *b*. Cylinder-axis. — *c*. Tube nerveux. — *d*. Couches concentriques de périnèvre.

nales des nerfs sensitifs, dans la peau et dans les muqueuses : conjonctive, langue, voile du palais, gland et clitoris. Chez l'homme, ces corpuscules sont ovoïdes, et leur grand axe a une longueur trois fois, six fois et même neuf fois supérieure au diamètre d'un globule rouge du sang, c'est-à-dire 21 μ, 42 μ et 63 μ. (Voy. la fig. 151 et les nerfs de la peau.)

Les *corpuscules de Meissner*, ou corpuscules du tact, sont trois ou quatre fois plus volumineux que les corpuscules de Krause. Ils sont abondants surtout à la pulpe des doigts et des orteils. On les observe dans les papilles nerveuses, dont ils occupent le sommet. Ils existent seulement chez l'homme et chez le singe (Krause, Meissner). (Voy. les fig. 152, 153 et les nerfs de la peau.)

Les *corpuscules de Pacini* sont encore plus volumineux, ils égalent le volume d'un grain de millet; leur grand axe mesure en moyenne 1 à 2 millimètres. On les trouve en abondance au niveau des doigts et des orteils. Ce corpuscule est formé par une série de capsules superposées, dont le filament nerveux occupe toujours le centre. (Voy. les fig. 154, 155 et les nerfs de la peau.)

Les *cellules terminales* sont toujours des cellules multipolaires. On les observe principalement à la terminaison des nerfs sensoriels, quelquefois aussi dans l'épaisseur des muqueuses, et en dehors des acini des glandes en grappe. Elles sont dépour-

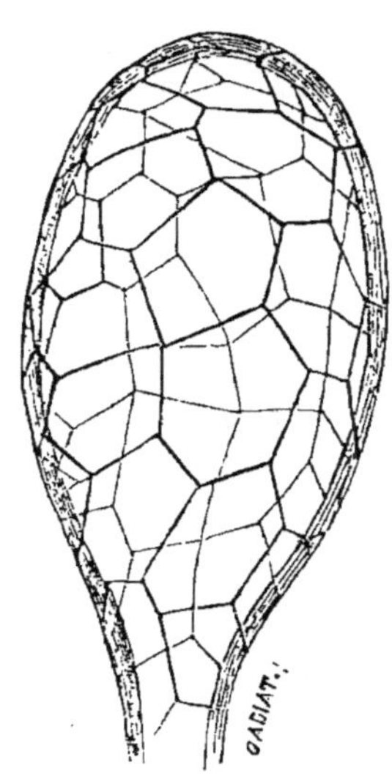

FIG. 155 — Corpuscule de Pacini dont les cellules ont été mises en évidence par le nitrate d'argent (Cadiat).

vues de membrane d'enveloppe, et constituent par conséquent de véritables protoblastes.

2° *Terminaison par des extrémités libres.* — Chez l'homme, ce mode de terminaison devient de plus en plus rare à mesure que l'histologie fait des progrès. On observe des extrémités nerveuses libres entre les cellules épithéliales de la cornée et dans les papilles de la langue. Les nerfs sensitifs des muscles semblent aussi se terminer par des extrémités libres. (Voy. les nerfs de la cornée et de la langue.)

3° *Terminaison par des réseaux.* — 1° Dans les muscles lisses, les tubes nerveux se ramifient au niveau de leur terminaison ; leurs ramifications s'anastomosent pour former un réseau. Ces fibrilles, larges au plus de 2 μ, sont pourvues de noyaux à leur point d'entre-croisement. Les réseaux entourent les faisceaux musculaires lisses, comme on l'a observé dans l'iris (J. Arnold), dans la vessie (His), dans le canal intestinal (Auerbach), dans les vaisseaux (His), [Frey]. Quelques auteurs admettent que des filaments plus ténus partent de ce réseau pour former un réseau plus fin entre les fibrilles elles-mêmes. 2° Tomsa a décrit, dans la peau de la main et dans la muqueuse du gland chez l'homme, un réseau de fibres terminales pâles se terminant dans de petites cellules analogues aux cellules nerveuses. (Frey, p. 400.) 3° Des réseaux nerveux ont été vus fréquemment chez les animaux : dans la muqueuse œsophagienne de la salamandre, par Billroth et Kölliker ; dans la muqueuse de l'intestin grêle de la grenouille, par Kölliker ; dans la conjonctive, par J. Arnold ; dans la peau de la grenouille, par Axmann et Ciaccio ; dans la peau de la souris, par Kölliker, etc.

Le Dr Jobert a fait des observations sur la terminaison des nerfs sensitifs (Soc. de Biol. 1873). Jobert avait déjà découvert, dans l'aile de la chauve-souris, un appareil tactile remarquable, développé autour des bulbes pileux ; il a de nouveau retrouvé cet appareil dans la queue des rongeurs. Cette queue est, comme on le sait, constituée par un certain nombre d'anneaux articulés les uns avec les autres et d'un rayon d'autant plus petit que de la base on s'avance vers la pointe. Les anneaux ne sont pas nus, mais bien recouverts par des espèces d'écailles imbriquées entre lesquelles apparaissent de rares poils, longs et raides. Or, chacun de ces poils est muni, au-dessous des glandes sébacées, d'une sorte de collier dû à l'épaississement du tissu conjonctif. Les tubes nerveux à moelle, au nombre de 4 à 6, se dirigent vers ces colliers. Dans leur trajet, ils se renflent en une cellule à noyau, se reforment en tant que tubes, puis se bifurquent en conservant leur myéline et vont, définitivement, se terminer dans le tissu des colliers, où ils s'enchevêtrent en un plexus d'une richesse extrême. Il est fort difficile de voir comment finit le cylindre-axe, peut-être par une pointe libre, ce que Jobert a cru reconnaître parfois. Mais il ne voudrait rien affirmer à ce sujet.

Le moindre contact, qui détermine un mouvement dans le poil, se communique immédiatement à l'appareil nerveux. On doit donc se trouver ici en présence d'un organe du toucher très parfait. C'est ce qu'il est très facile d'observer, d'après Jobert. Lorsqu'un rat marche ou court, il appuie sur le sol sa queue qui lui révèle le moindre accident de terrain, tout en lui servant d'organe de progression. Lorsqu'il veut sauter, il la replie, puis la redresse brusquement ; elle agit alors comme un ressort qui se détend et donne à l'animal l'impulsion nécessaire. Aussi, pour conserver les rats en cage et pour éviter leur évasion, ce qui parfois est difficile, il suffit souvent de leur couper la queue. Avec elle, ils perdent la plus grande partie de leur moyen d'action.

§ 3. — Nerf grand sympathique [1].

Le nerf grand sympathique est rattaché aux nerfs cérébro-spinaux par des racines ; son tronc, parsemé de ganglions nerveux, d'où le nom de nerf ganglionnaire, donne naissance à des branches innombrables qui se répandent dans les organes animés par le grand sympathique.

Les *racines* du grand sympathique naissent sur les nerfs rachidiens, qui envoient chacun deux faisceaux de fibres nerveuses au tronc du grand sympathique, aussitôt après leur sortie des trous de conjugaison. La plupart des nerfs crâniens fournissent aussi des racines à ce nerf ; des filaments nerveux se détachent des 3e, 4e, 5e et 6e paires crâniennes, et donnent naissance à la racine crânienne antérieure, qui descend le long de la carotide interne jusqu'au ganglion cervical supérieur, après avoir formé le plexus carotidien dans le canal du même nom. Il existe une racine crânienne postérieure qui naît des 9e, 10e, 11e et 12e paires, et qui se porte aussi à l'extrémité supérieure du ganglion cervical supérieur. Il serait peut-être plus rationnel de considérer les deux racines crâniennes comme des branches efférentes.

Les racines du grand sympathique sont formées de fibres nerveuses minces et larges, avec prédominance très marquée de fibres minces ou sensitives. Arrivées aux ganglions, c'est-à-dire au tronc du nerf, ces fibres se réunissent aux fibres propres nées des ganglions mêmes. Elles viennent de la moelle et directement des ganglions spinaux.

Le *tronc* du grand sympathique descend sur les parties antérieures et latérales de la colonne vertébrale jusqu'au sommet du coccyx ; on observe sur son trajet un grand nombre de ganglions nerveux que nous étudierons dans le chapitre suivant. Le tronc est formé par les racines, dont les fibres deviennent longitudinales, et par les fibres propres venues des ganglions. Il est difficile de poursuivre ces fibres, cependant il est certain qu'elles passent dans l'épaisseur des branches. En général, les racines pénètrent dans le tronc, et les branches vont s'anastomoser avec les cellules des ganglions. Le tronc du nerf sympathique et toutes ses branches sont constitués exclusivement par des fibres de Remak, de dimensions variables. Le grand sympathique présente, en effet, cette particularité d'être la seule partie du système nerveux, où l'on ne rencontre que des fibres sans myéline.

1. *Voyez* la description du grand sympathique au deuxième volume.

Les *branches* du grand sympathique sont innombrables ; elles naissent des ganglions, et la plupart s'anastomosent entre elles pour former des plexus. Les unes sont blanches, d'autres sont grisâtres et même grises, différences de coloration qui tiennent à la quantité plus ou moins considérable de fibres de Remak qui s'y trouvent contenues.

Si l'on fait la somme des branches nerveuses du grand sympathique au voisinage de leur terminaison, on voit qu'elle est de beaucoup supérieure à celle des branches au sortir des ganglions. Cette particularité est due à la présence de ganglions, et souvent de simples cellules ganglionnaires sur le trajet des nerfs ; au niveau de ces renflements, on observe presque toujours une multiplication des fibres nerveuses. (Voy. *Ganglions*.)

Le tissu conjonctif et les vaisseaux capillaires se comportent avec les branches du grand sympathique comme avec tous les nerfs cérébro-spinaux.

A mesure qu'elles approchent de leur *terminaison*, les fibres sympathiques deviennent de plus en plus fines et elles finissent par constituer, au-dessous des couches épithéliales des muqueuses, des réseaux nerveux très fins. On n'a pas pu suivre jusqu'à présent leurs extrémités terminales au delà de ces réseaux ou plexus.

§ 4. — Ganglions nerveux.

Les ganglions sont des renflements situés sur le trajet des nerfs et contenant des cellules nerveuses. On les rencontre sur les gros troncs nerveux des nerfs cérébro-spinaux et du grand sympathique, et sur le trajet des rameaux périphériques. Nous étudierons d'abord les ganglions centraux placés sur les gros troncs nerveux.

A. — *Ganglions spinaux*.

Les ganglions spinaux, situés sur le trajet des racines postérieures des nerfs rachidiens, sont ovoïdes ; leur grand diamètre est parallèle à la direction des racines nerveuses. Ils sont entourés par une enveloppe membraneuse qui fait suite au névrilème du nerf ; cette enveloppe est formée de tissu conjonctif. L'enveloppe du ganglion envoie des prolongements au centre, entre les diverses cellules; elle est pourvue de nombreux vaisseaux sanguins qui se portent sur les prolongements intérieurs et qui forment un réseau vasculaire autour de chaque cellule nerveuse.

Les fibres nerveuses afférentes du ganglion, venues de la moelle, forment un faisceau moins volumineux que celui des fibres efférentes, attendu que les premières, qui traversent le ganglion, se réunissent à d'autres fibres, dites *ganglionnaires*, naissant dans le ganglion même pour se porter dans les nerfs périphériques.

Le ganglion renferme, indépendamment de l'enveloppe et de ses prolongements, un grand nombre de cellules nerveuses et de fibres nerveuses qui le traversent. Nous étudierons les cellules et les rapports qu'elles affectent avec les fibres nerveuses.

Cellules ganglionnaires. — Sous ce nom, nous désignons les

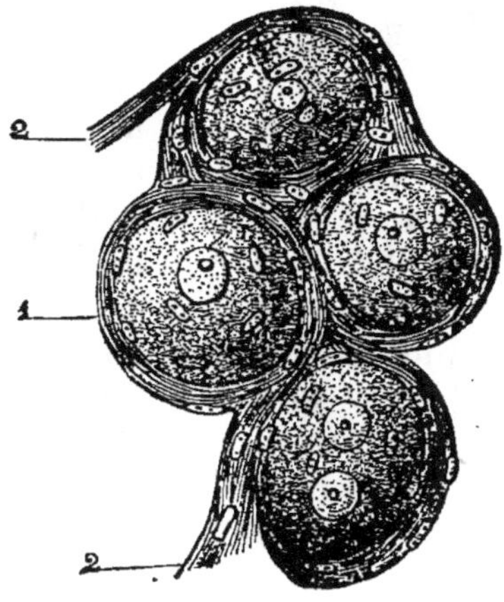

Fig. 156. — Quatre cellules ganglionnaires avec leur enveloppe, 1, se continuant avec les fibres de Remak en 2, 2.

cellules nerveuses des ganglions nerveux. Ces cellules offrent les caractères des cellules nerveuses, tels que nous les avons décrits page 184; elles ont la même forme, la même structure; elles sont si variées qu'on les désigne généralement sous le nom de petites, moyennes et grandes. Les cellules ganglionnaires diffèrent cependant des cellules nerveuses des centres par plusieurs caractères:

1° Elles atteignent rarement un volume aussi considérable et mesurent un diamètre de 45 à 70 μ environ.

2° Les cellules unipolaires prédominent dans les ganglions spinaux, et constamment le pôle est tourné vers la périphérie pour donner naissance à une fibre ganglionnaire [1]. On y trouve aussi des cellules bipolaires. Quant aux cellules multipolaires, elles ne se rencontrent pas dans les ganglions spinaux.

3° Les prolongements des cellules ganglionnaires paraissent ne point se diviser comme ceux des cellules des centres nerveux.

1. D'après Frey, toute cellule unipolaire était bipolaire, l'un de ses prolongements ayant été arraché. Il est probable que Frey a fait ses observations sur les cellules ganglionnaires du poisson, qui sont presque toutes bipolaires.

4° Les cellules ganglionnaires sont pourvues d'une enveloppe, non d'une membrane de cellule analogue à celle des cellules épithéliales ou adipeuses, mais d'une gaine, d'une sorte de capsule particulière dont il va être question.

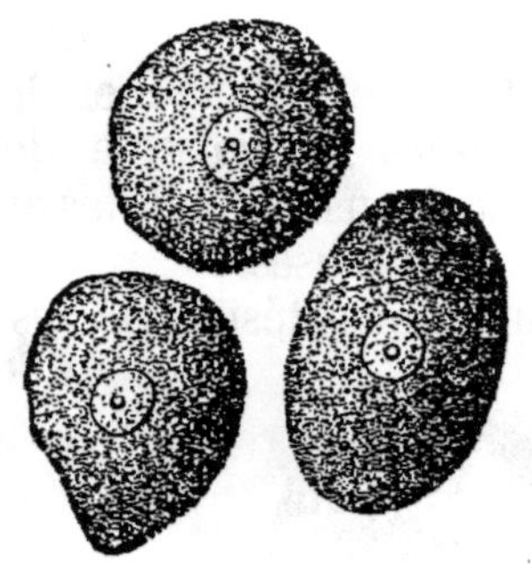

Fig. 157. — Trois cellules ganglionnaires dépourvues de leur enveloppe.

La gaine des cellules parait formée d'une substance homogène, presque toujours parsemée de noyaux. Il est difficile de savoir au juste quelle est sa nature. On a pris cette substance pour du tissu conjonctif. L. Beale et Remak la considèrent comme de nature nerveuse, attendu qu'elle donnerait naissance à des fibres de Remak.

Pour Kölliker, la gaine des cellules, de même que les cloisons qui séparent ces éléments, serait formée de substance conjonctive simple. Eberth, Kölliker et Valentin sont parvenus à démontrer que, dans les ganglions des mammifères, cette gaine est composée de petites cellules analogues aux cellules

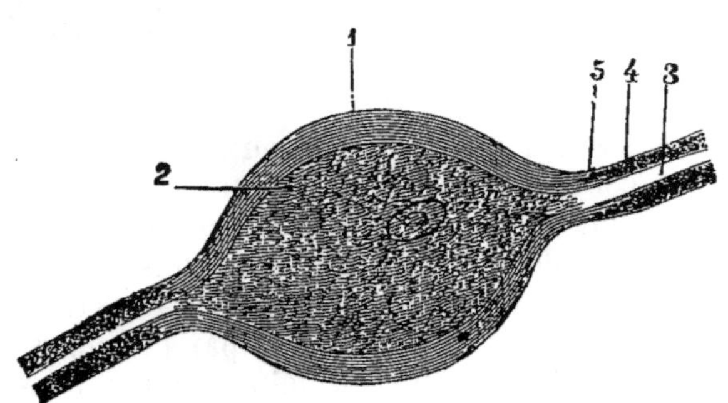

Fig. 158. — Cellule ganglionnaire (bipolaire) du brochet. (Grossissement, 350.)

1. Enveloppe de la cellule se continuant avec celle des tubes nerveux. — 2. Contenu de la cellule avec son noyau. — 3. Cylinder-axis transparent se continuant avec le contenu de la cellule. — 4. Myéline du tube nerveux. — 5. Son enveloppe.

épithéliales. Chaque noyau est le noyau d'une cellule. Ces cellules épithéliales, que Kölliker place dans les faux épithéliums, sont analogues à celles qui constituent la paroi des capillaires; leur contour est rendu visible lorsqu'on traite la substance par le nitrate d'argent.

Fibres nerveuses. — Les ganglions spinaux donnent naissance à deux espèces de fibres : celles qui, venues de la moelle, traversent le renflement nerveux, et les fibres ganglionnaires, qui prennent naissance dans le ganglion lui-même.

Les premières traversent le ganglion sans se confondre avec les cellules, avec lesquelles elles n'ont que des rapports de contact. Elles occupent principalement l'axe du ganglion, de sorte que les cellules sont en partie refoulées vers la périphérie. Il est ex-

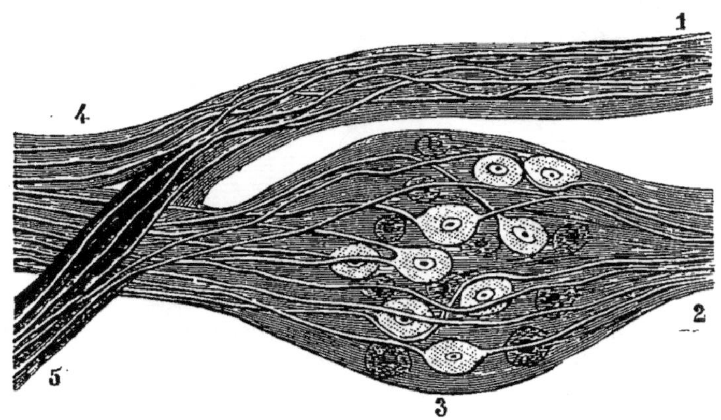

Fig. 159. — Ganglion rachidien.

1. Racine antérieure, motrice. — 2. Racine postérieure, sensitive ou ganglionnaire. — 3. Ganglion rachidien. — 4, 5. Entre-croisement des deux racines pour donner naissance à un nerf mixte. On voit, dans ce ganglion, des tubes traverser les cellules nerveuses, d'autres traverser le ganglion sans affecter des rapports avec les cellules, d'autres enfin prendre naissance (fibres ganglionnaires) dans les cellules elles-mêmes.

trêmement rare de voir une de ces fibres se bifurquer en traversant le renflement nerveux [1].

Les fibres ganglionnaires sont celles qui prennent naissance dans les cellules du ganglion et qui se dirigent vers la périphérie. Ces fibres sont pourvues de myéline. A leur origine, elles sont fort minces, de 3 à 5 μ ; elles décrivent un arc de cercle, et quelquefois un cercle complet autour des cellules d'où elles naissent, avant de se porter dans l'épaisseur du nerf, où elles augmentent rapidement d'épaisseur, jusqu'à égaler le diamètre des fibres larges, 15 μ et plus. Le cylinder-axis du tube se continue directement avec le contenu de la cellule, tandis que l'enveloppe,

1. Les ganglions de l'homme et des mammifères sont tout à fait différents de ceux des poissons ; notre description se rapporte aux premiers. Chez les poissons, il n'existe que des cellules bipolaires, traversées par les fibres des racines nerveuses ; il n'y a pas de fibres ganglionnaires. C'est d'après l'étude des ganglions des poissons que la plupart des auteurs décrivent les ganglions spinaux.

la gaine de Schwann, fait suite à la gaine qui entoure la capsule. Au moment où la cellule donne naissance à une fibre ganglionnaire, celle-ci est d'abord dépourvue de myéline ; cette substance se montre un peu plus loin.

Sur le trajet des racines postérieures des nerfs, indépendamment

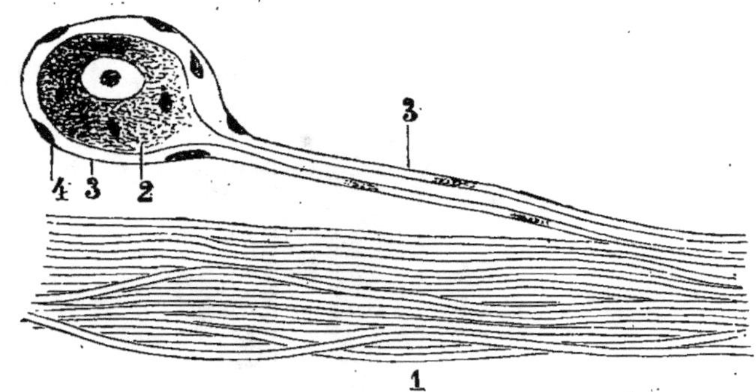

Fig. 160. — Un faisceau de racines du nerf coccygien pris dans le canal rachidien, dans la queue de cheval (chez l'homme).

1. Faisceau de tubes nerveux. — 2. Cellule ganglionnaire (ganglion solitaire). — 3. Gaine de la cellule ganglionnaire se prolongeant sur le tube 3 qui y prend naissance. — 4. Noyaux de cette gaine. (Grossissement, 350.)

des ganglions spinaux dont nous venons de parler, on trouve des cellules ganglionnaires agglomérées : ce sont les *ganglia aberrantia* de Hyrtl, qu'on trouve fréquemment sur les racines du cinquième nerf sacré. Ces ganglia aberrantia sont quelquefois formés d'une cellule solitaire, rattachée au nerf par un petit pédicule qui n'est autre chose que l'origine de la fibre ganglionnaire qui y prend naissance (fig. 160).

B. — *Ganglions sympathiques.*

Les ganglions du nerf grand sympathique sont fort nombreux ; les plus volumineux se trouvent échelonnés le long du tronc nerveux à la manière de grains de chapelet ; on en trouve dans le plexus solaire et dans d'autres plexus. Leur forme est irrégulière, à cause des nombreuses branches qu'ils fournissent.

La *structure* des ganglions sympathiques offre une grande analogie avec celle des ganglions spinaux. Ils sont limités par une enveloppe de tissu conjonctif qui envoie des cloisons entre les cellules nerveuses du centre du ganglion. Ces prolongements sont formés de substance conjonctive au milieu de laquelle sont situées les cellules nerveuses ; ils supportent les vaisseaux du ganglion.

Les cellules nerveuses sont plus petites que celles des ganglions spinaux ; elles ont en moyenne de 18 à 22 μ[1] ; elles sont plus pâles et quelquefois complètement incolores. Leur structure est la même que celle des cellules des ganglions spinaux ; elles sont

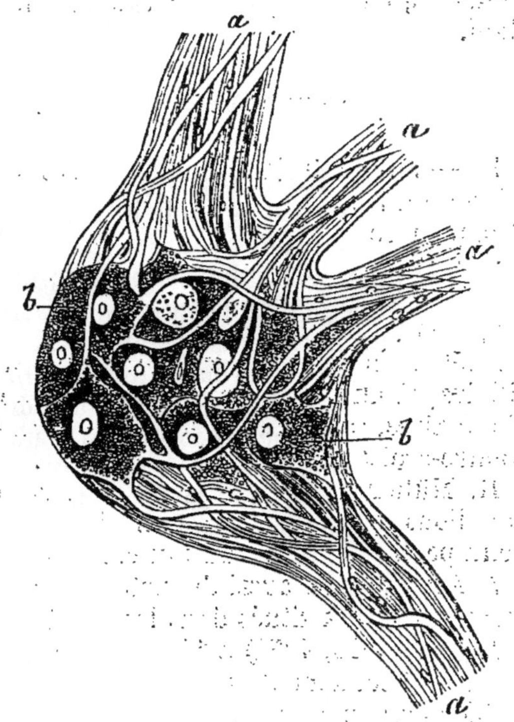

Fig. 161. — Ganglion du grand sympathique.

a, a, a, a. Filets nerveux émanant du ganglion, en connexion avec les cellules multipolaires *b, b.*, qui le constituent.

également entourées par une capsule de substance conjonctive. Comme les ganglions spinaux, les ganglions sympathiques possèdent surtout des cellules bipolaires qui donnent naissance aux fibres sympathiques.

Les fibres des ganglions sympathiques se comportent comme celles des ganglions spinaux : celles qui viennent des nerfs rachidiens et des ganglions voisins ne font que traverser les ganglions, sans s'unir aux cellules ; elles décrivent de nombreuses sinuosités dans le ganglion. Quant aux fibres ganglionnaires, ce sont des fibres minces qui naissent des cellules que nous venons d'étu-

1. Les petites cellules n'existent pas exclusivement dans le grand sympathique, car on en trouve dans le cerveau et dans la moelle. De même, il ne faudrait pas admettre que toutes les cellules sont petites, attendu que les plus grosses cellules nerveuses peuvent s'y rencontrer : seulement ces dernières sont rares.

dier ; ces fibres sont les plus fines que l'on trouve dans les nerfs périphériques.

Les fibres fines ganglionnaires dont il est question décrivent de nombreux détours, s'infléchissent fréquemment, et même se pelotonnent quelquefois autour des cellules avant de sortir du ganglion.

C. — *Ganglions des nerfs périphériques.*

1° — Sur le trajet des branches nerveuses du grand sympathique, on trouve une grande quantité de ganglions dont le siège et le nombre sont indéterminés. Dans quelques organes en particulier, on peut définir leur situation ; mais, pour certains d'entre eux, il est difficile d'affirmer s'ils appartiennent au grand sympathique ou aux nerfs cérébro-spinaux.

Dans le plexus nerveux situé au milieu des fibres du muscle ciliaire, Krause a signalé l'existence de petits renflements ganglionnaires, quelquefois formés par une seule cellule, au point d'entre-croisement des filets nerveux.

H. Müller a indiqué dans les nerfs de la choroïde de petits ganglions, quelquefois des cellules isolées sur les rameaux nerveux partis du plexus du muscle ciliaire.

J. Arnold a vu aussi de petits ganglions sur le trajet des rameaux nerveux situés dans les parois du larynx et des bronches.

Remak (1844, 1852) a décrit des ganglions de très petit volume, contenant seulement quelques cellules nerveuses, le plus souvent unipolaires, sur les nerfs des parois du cœur, dans les parois auriculaires et ventriculaires. On les désigne sous le nom de *ganglions de Remak* [1].

Des plexus nerveux remarquables, avec présence de petits ganglions au point d'entre-croisement des rameaux nerveux, ont été décrits dans le tube digestif par plusieurs auteurs, notamment par Meissner, Remak (1858), Auerbach (1862). L'un de ces plexus occupe le tissu cellulaire sous-muqueux de l'estomac et de l'intestin ; les petites cellules qui le constituent, ainsi que les fibres pâles qui réunissent les cellules, sont enveloppées par un névrilème parsemé de noyaux.

Un plexus nerveux intra-musculaire a été découvert par Auerbach (1862). Il l'a nommé *plexus myentericus*, à cause de sa situation entre les deux couches de fibres musculaires, longitudinale

1. Ces ganglions se rencontrent exclusivemen sur les rameaux nerveux fournis par le grand sympathique ; ils n'ont aucune connexion avec le pneumogastrique (Kölliker).

et circulaire, de l'intestin. Ce plexus occupe toute la longueur de l'intestin grêle et du gros intestin ; il offre une grande analogie de structure avec le précédent.

En 1852, Remak a décrit de petits ganglions sur le trajet des nerfs de la vessie du cochon.

Dès 1830, H. Müller en avait signalé dans les corps caverneux de la verge.

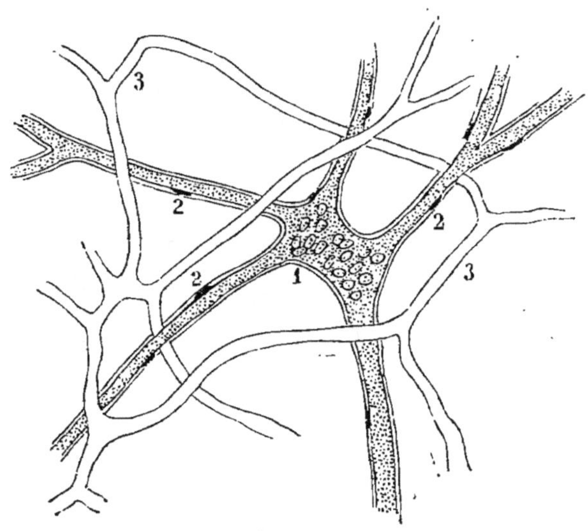

Fig. 162. — Ganglion du tissu cellulaire sous-muqueux de l'intestin grêle chez un enfant de dix jours. Le tissu a longtemps macéré dans l'acide pyroligneux (Frey).

1. Ganglion. — 2, 2, 2. Troncs nerveux partant du ganglion et noyaux de leur gaine. — 3, 3, 3. Réseau capillaire.

On en trouve encore dans le tissu cellulaire sous-muqueux du vagin et de l'utérus.

Krause en a découvert récemment dans les glandes salivaires et lacrymales des mammifères, autour des acini (Frey).

Dans tous ces ganglions, les cellules multipolaires font défaut ; on y rencontre surtout des cellules unipolaires, et quelquefois bipolaires et apolaires.

2° — Il existe un grand nombre d'autres ganglions nerveux dont on peut préciser le siège.

Indépendamment des *ganglia aberrantia* de Hyrtl, placés sur les racines sensitives des nerfs rachidiens, dans le voisinage des ganglions spinaux, on rencontre les renflements ganglionnaires suivants, la plupart bien connus :

a. Le ganglion de Gasser, sur le tronc du trijumeau. Ce ganglion, situé dans un repli de la dure-mère, au sommet du rocher, renferme des cellules de moyen volume, pourvues d'une gaine à noyaux, telle que nous l'avons décrite avec les ganglions spinaux. Sa structure rappelle celle de ces ganglions ; les fibres nerveuses passent entre les cellules ; celles-ci, unipolaires, rarement bipolaires, donnent naissance à des fibres de moyen calibre qui se dirigent vers la périphérie.

De petits ganglions périphériques, composés d'un petit nombre

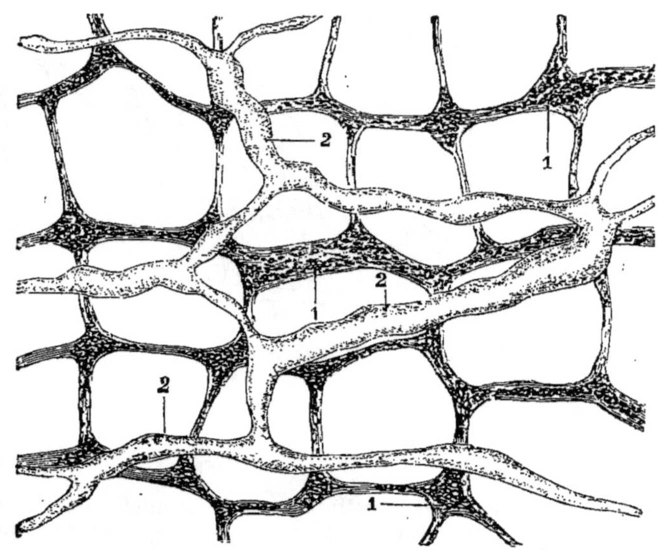

FIG. 163. — Plexus ganglionnaire de l'intestin grêle d'un cochon d'Inde ; *plexus myentericus*, d'après Auerbach.

1, 1, 1. Ganglions sur le trajet des nerfs anastomosés en réseau. — 2, 2, 2. Vaisseaux lymphatiques.

de cellules nerveuses, se rencontrent sur les ramifications terminales du nerf lingual.

Sur les diverses branches du trijumeau, on rencontre différents ganglions qui offrent une grande analogie de structure avec les ganglions sympathiques, si ce n'est que leurs cellules sont un peu plus volumineuses : tels sont les ganglions *ophthalmique, sphéno-palatin, otique, sub-lingual* et *sous-maxillaire*.

b. Le *ganglion géniculé* du facial, placé sur le premier coude de ce nerf, derrière l'hiatus de Fallope. De grosses cellules ganglionnaires forment ce ganglion, qui est traversé par les fibres du nerf intermédiaire de Wrisberg.

c. Les nombreux ganglions du glosso-pharyngien, parmi lesquels on trouve :

1. De petites *cellules ganglionnaires* isolées sur le trajet des racines de ce nerf et signalées par Bidder ;

2. Le *ganglion d'Ehrenritter*, un peu plus volumineux, situé sur les racines du glosso-pharyngien, avant que ces filaments aient atteint le trou déchiré postérieur ;

3. Le *ganglion pétreux* ou *d'Andersh*, le plus volumineux, placé dans le trou déchiré, et dont la structure est la même que celle des ganglions spinaux. Comme dans ces derniers ganglions, on trouve dans le ganglion pétreux des cellules unipolaires, donnant naissance à des fibres ganglionnaires qui se portent dans les branches périphériques ;

4. De nombreux *petits ganglions* sur les rameaux de ce nerf, qui se rendent à l'oreille moyenne sous le nom de rameaux de Jacobson ;

5. Enfin, de *petits ganglions* sur les ramifications de ce nerf, qui se distribuent à la langue et au pharynx.

d. Le *ganglion jugulaire* et le *plexus gangliforme* du pneumogastrique. Ces deux ganglions offrent la même structure que les ganglions spinaux.

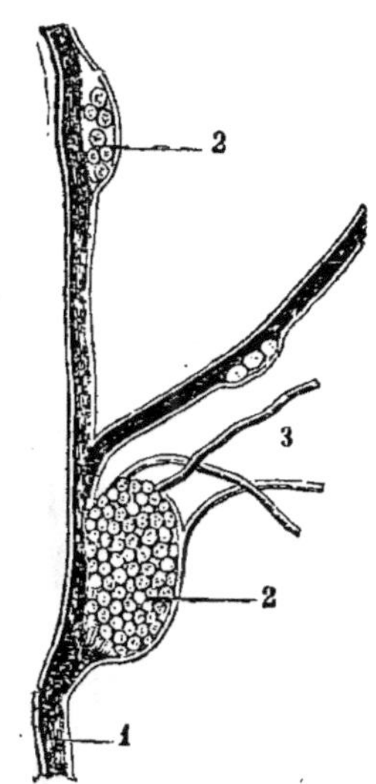

Fig. 164. — Rameau terminal du nerf glosso-pharyngien avec trois ganglions microscopiques.

3° — Nous venons de voir que les ganglions se rencontrent sur les nerfs sensitifs. Ce rapport entre les nerfs sensitifs et les ganglions est si constant, qu'on est dans l'habitude de considérer un nerf comme sensitif par la seule raison qu'il est pourvu d'un ganglion.

§ 5. — Développement des éléments nerveux.

Développement. — Les cellules nerveuses dérivent des cellules épithéliales qu'on rencontre dans l'ectoderme. D'après L. Beale et M. Schultze, une portion du protoplasma primitif persisterait autour du noyau. Le développement des fibres nerveuses n'est pas bien connu. On sait cependant que les filaments polaires qui partent des cellules donnent naissance, par une sorte de bourgeonnement, aux cylinder-axis. L'enveloppe du tube est formée par du tissu conjonctif. Quant à la myéline, on ne sait rien de positif sur son mode d'évolution ; elle apparait plus tard.

Lorsque la myéline ne s'est pas encore montrée dans les tubes nerveux, ceux-ci sont pâles et grisâtres ; ils constituent de véritables fibres de Remak.

Il est incontestable que les fibres nerveuses augmentent de diamètre après leur formation : ainsi, les fibres du nerf médian d'un embryon de quatre mois ayant en moyenne 3 μ, celles de l'enfant nouveau-né mesurent 10 μ, et celles de l'adulte 16 μ (Kölliker). Il ne se développe pas de nouvelles fibres, de sorte que l'augmentation de volume d'un tronc nerveux tient uniquement à l'augmentation du diamètre des éléments.

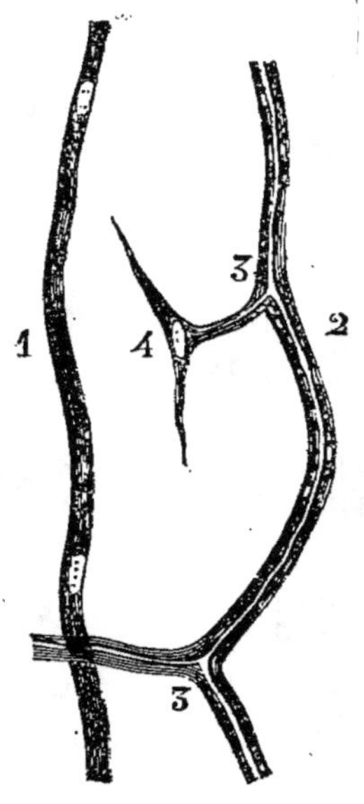

Fig. 165. — Développement des fibres nerveuses.

1. Tube pâle avec deux noyaux ; il n'y a pas encore de substance médullaire. — 2. Tube nerveux plus développé ayant un cylinder-axis et un peu de moelle. — 3. Bifurcation du tube nerveux. — 4. Cellule plasmatique non encore transformée, se confondant avec l'extrémité d'un tronc nerveux.

Dans les centres nerveux, le cylinder-axis des fibres se développe de la même manière, par élongation des prolongements des cellules ; la myéline apparait plus tard.

§ 6. — Fonctions des nerfs.

Nous croyons inutile de rappeler que le cadre de cet ouvrage ne nous permet pas de nous appesantir sur une question aussi vaste que celle des fonctions des nerfs. Nous n'oublions pas toutefois que nous nous sommes donné la tâche, tout en étant concis, d'initier les élèves, non seulement à la disposition anatomique des organes, mais encore à leurs fonctions et aussi à leurs altérations.

Sur un grand nombre de points, les physiologistes ne s'entendent pas encore ; toutefois, il faut reconnaitre que ce désaccord ne règne que sur de petits détails. Nous nous contenterons d'énoncer les faits véritablement acquis à la science.

La masse nerveuse contenue dans le crâne remplit les fonctions les plus importantes : elle est le siège de la volonté, du sentiment, du jugement et de ses conséquences, déduction, induction, etc. Elle est aussi le siège de la mémoire, des instincts ; elle est enfin l'instrument de l'intelligence.

La moelle épinière et les nerfs de la vie animale, serviteurs fidèles de l'encéphale, ne sont que des conducteurs analogues à ces fils télégraphiques inertes qui mettent instantanément en communication les points les plus éloignés : tels sont la moelle et les nerfs, dont les uns sont les conducteurs du mouvement, les autres de la sensibilité. Un exemple : vous vous brûlez le bout du doigt ; instantanément, votre cerveau, averti par les nerfs conducteurs de la sensibilité, donne aux muscles l'ordre de se contracter pour soustraire le doigt à la douleur, et cet ordre est transmis par les nerfs conducteurs du mouvement. Si ces derniers sont altérés, s'ils présentent une interruption sur leur trajet, les nerfs de sensibilité restant intacts, la douleur sera portée au cerveau qui ordonnera en vain aux muscles de se contracter. Vous serez impuissant, malgré la volonté, à soustraire le doigt à la douleur.

Les nerfs sont donc des conducteurs, ils sont par conséquent le siège de courants nerveux incontestables, mais de nature inconnue.

Le courant nerveux sensitif marche de la terminaison des nerfs vers le cerveau : on le dit *centripète*.

Le courant moteur va, au contraire, du cerveau vers les organes : il est *centrifuge*. Notre corps est donc le siège de courants nerveux incessants.

Dans les nerfs rachidiens qui sont mixtes, c'est-à-dire formés de tubes sensitifs et de tubes moteurs, tous les tubes sensitifs se portent sur la moelle épinière, sous le nom de *racines postérieures* des nerfs rachidiens ; ces racines se jettent sur la corne postérieure de la substance grise, en dehors du cordon postérieur de la moelle. Toutes ces parties sont dites sensitives, et lorsqu'on les irrite sur un animal, il manifeste de la douleur. Si elles viennent à être altérées ou détruites par une cause pathologique, il y aura une *paralysie de la sensibilité* dans les organes où elles se rendent.

Les tubes nerveux qui forment les nerfs moteurs se comportent d'une manière analogue. Sous le nom de *racines antérieures* des nerfs rachidiens, ils parviennent sur les cordons antérieurs de la moelle épinière, qu'ils traversent pour se jeter dans les cellules nerveuses de la corne antérieure de la substance grise. Si l'on irrite ces parties, on ne provoque pas la moindre douleur, mais des mouvements désordonnés, des convulsions. Lorsqu'elles sont altérées pathologiquement ou divisées, on observe une *paralysie du mouvement* dans les organes correspondants.

Propriétés des fibres nerveuses.

Les fibres nerveuses, nous l'avons vu, sont des conducteurs de la sensibilité et du mouvement. Mais il ne faudrait pas croire que la motricité ou la sensitivité soient des propriétés physiologiques de ces fibres nerveuses. Quoique les fibres nerveuses excitées déterminent une excitation des centres nerveux ou des muscles, selon qu'elles sont sensitives ou motrices, il ne faudrait pas croire que ce sont là des propriétés inhérentes à chaque espèce de fibre nerveuse. On peut, en effet, transformer un nerf de sensibilité en nerf de mouvement, et *vice versâ*, comme l'a fait Vulpian.

Les nerfs sont sensitifs, moteurs ou mixtes. Des nerfs exclusivement *sensitifs* ou *moteurs* se rencontrent parmi les nerfs crâniens, qui renferment aussi des nerfs mixtes. Les nerfs rachidiens ne sont pas spéciaux, ils sont tous mixtes. Au point de vue anatomique, tous ces nerfs sont identiques, à cette différence près que les nerfs sensitifs portent, sur un point quelconque de leur trajet, un ganglion nerveux, ordinairement rapproché de leur origine.

Sensibilité récurrente.

Cl. Bernard a fait connaître une relation fort curieuse existant entre nerfs sensitifs et moteurs. Un nerf sensitif et un nerf moteur s'uniraient pour former une *paire nerveuse* physiologique. C'est ce qu'il a constaté pour le facial et le trijumeau, qui seraient entre eux dans des rapports physiologiques analogues à ceux des racines antérieures et postérieures d'un même nerf rachidien.

Vers les parties terminales d'un nerf rachidien, une partie des filaments sensitifs rétrograderaient vers la moelle épinière, en passant dans les rameaux moteurs du nerf rachidien. De la même manière, au niveau des rameaux terminaux du trijumeau, des filets nerveux *sensitifs* rétrograderaient vers l'encéphale, en se mêlant aux rameaux moteurs du facial. Ces filets récurrents sont centripètes pour le facial, tandis que les filets du facial sont centrifuges.

Ce sont ces anastomoses entre nerfs moteurs et nerfs sensitifs qui établissent une paire nerveuse physiologique, pour Cl. Bernard. Le trijumeau et le facial formeraient donc une paire nerveuse.

Ces anastomoses entre nerfs sensitifs et nerfs moteurs sont démontrées par les expériences suivantes :

1° Divisez le tronc du nerf facial (nerf moteur) sur un chien. Le bout central du nerf divisé est insensible aux irritations mécaniques; le bout périphérique est sensible.

2° Divisez les racines antérieures (motrices) des nerfs rachidiens sur un animal. Le bout central est insensible, et le bout périphérique est pourvu de sensibilité.

Cette sensibilité du bout périphérique du nerf moteur divisé est transmise aux centres nerveux par les filets sensitifs anastomotiques que nous avons signalés aux extrémités des nerfs. On la nomme *sensibilité récurrente*. Elle a été étudiée par Magendie, Longet et Cl. Bernard.

La sensibilité récurrente a été découverte deux fois. Magendie et Longet l'avaient d'abord constatée, puis ils ne la retrouvèrent plus. Plus tard, Cl. Bernard la découvrit de nouveau, et fit voir qu'elle ne se montre qu'après que l'animal est remis de l'épuisement nerveux dans lequel le jette l'opération qu'on est obligé de faire sur lui pour l'expérience. C'est pour ne pas avoir observé ce phénomène que Magendie ne sut pas retrouver cette sensibilité qu'il avait constatée plusieurs fois. Cl. Bernard fait voir, à l'appui de son assertion, que la sensibilité récurrente existe toujours sur le bout périphérique du facial, parce que la mutilation nécessaire pour découvrir ce nerf est insignifiante.

Etat anatomique et physiologique des nerfs séparés des centres nerveux.

Lorsqu'on divise un nerf moteur ou sensitif sur un point quelconque de son trajet, il se produit *dans le bout périphérique* des altérations anatomiques que nous allons faire connaître; en même temps, les fonctions du nerf éprouvent des modifications.

1° Les altérations du *bout périphérique* commencent vers le cinquième jour après la section, et augmentent graduellement jusqu'à trois mois et plus.

Le cinquième jour, on constate les modifications suivantes qui vont s'accentuant tous les autres jours: la myéline se trouble, se fragmente et forme de petites gouttelettes qui se déposent sur les parois de la gaine de Schwann. Cette gaine elle-même s'atrophie, et, au bout de quelque temps, le cylindre-axe lui-même diminue de volume. Ce qu'il y a de plus intéressant à signaler dans ces diverses altérations, c'est qu'elles s'arrêtent toujours au niveau du premier étranglement qu'elles rencontrent sur le trajet du nerf. Quand ces altérations se sont prolongées un certain temps, la gaine de Schwann se plisse, le cylindre-axe est complètement atrophié et le nerf n'est plus qu'un cadavre inerte.

Nasse est le premier qui ait fait connaître cette sorte de dégénérescence du bout périphérique du nerf divisé. Les travaux de Shiff, de Vulpian et de Waller nous ont appris tout ce que nous savons aujourd'hui sur ces altérations.

En 1852, Waller a proposé d'utiliser ces lésions pour suivre les ramifications nerveuses dans leurs anastomoses, autrement dit pour *disséquer physiologiquement* des rameaux nerveux que le scalpel est impuissant à découvrir. A l'aide de ce procédé, on peut suivre les filets terminaux de la corde du tympan dans l'épaisseur de la langue. Il en est de même pour l'étude de la branche interne du spinal, qui se jette dans le pneumogastrique. C'est à ce procédé qu'on fait allusion lorsqu'on parle de la *méthode wallérienne.*

Le *bout central* ne s'altère pas après la section; cependant il est à remarquer que les tubes nerveux subissent une sorte d'atrophie, ils *diminuent de diamètre;* c'est ce qu'a constaté Vulpian sur le bout central des nerfs rachidiens divisés.

Hayem assure que l'arrachement et la résection du nerf sciatique amènent une dégénérescence atrophique des cellules nerveuses de la substance grise correspondant au point d'insertion du nerf sur la moelle.

2° L'*excitabilité* des nerfs divisés diminue graduellement à partir du moment de la section jusqu'au quatrième jour, où elle a complètement disparu; l'excitabilité des fibres motrices se perd *du point sectionné vers les muscles;* celle des fibres sensitives se perd, au contraire, *du point sectionné vers la moelle.*

3° Peu de jours après la section, *la contractilité musculaire diminue,* en même temps que *les éléments musculaires s'altèrent.* Cette altération consiste en une diminution progressive du diamètre des faisceaux primitifs; quelques faisceaux s'atrophient complètement et disparaissent. Longet a fait observer que la contractilité se conserve pendant *plus de douze semaines après la section des nerfs.*

Ces modifications dans la structure et les fonctions du muscle tiennent-elles à la section des fibres motrices du nerf, de ses fibres sensitives ou de ses fibres sympathiques?

Les expériences que Vulpian a faites sur les animaux

répondent à cette question : *les altérations des muscles sont dues à la section des fibres nerveuses motrices.*

1re expérience : la section du nerf lingual n'amène aucune modification des muscles de la langue ; *celle de l'hypoglosse amène rapidement l'atrophie des muscles.*

2e expérience : *la section du nerf facial* sur le plancher du quatrième ventricule, au moment où ses fibres motrices prennent leur origine réelle sur leurs noyaux d'origine (section faite dans l'épaisseur de la protubérance) *produit la dégénérescence du nerf* et s'accompagne de l'*atrophie des muscles.*

Quelle est la cause de l'altération des muscles ? Ce n'est pas le repos auquel les muscles sont condamnés, puisque les muscles conservent leur structure et leurs fonctions dans les membres inférieurs des paraplégiques.

Ce n'est pas l'irritation qui se propage aux muscles à partir du point de section, puisque l'altération musculaire se montre de la même manière et avec la même rapidité, quel que soit le procédé employé pour diviser le nerf.

Ce n'est pas une lésion vasculaire du muscle, car les vaisseaux restent sains.

Ce n'est pas davantage la propagation du travail de dégénérescence du nerf au muscle, puisque la réparation du muscle n'a pas lieu lorsque le bout périphérique du nerf moteur se répare sur place.

Pour que le muscle se régénère, il faut que le bout périphérique du nerf se restaure et communique avec les centres nerveux ; il faut, en un mot, que le muscle subisse l'influence des centres nerveux, comme l'a démontré Vulpian dans un mémoire lu à l'Académie des sciences, dans la séance du 8 avril 1872.

La véritable cause de cette altération *réside donc dans la solution de continuité qui existe entre le muscle et les centres nerveux, ceux-ci exerçant une action trophique (nutritive) sur les muscles, comme sur les nerfs moteurs eux-mêmes,* car la cause de la dégénérescence du nerf moteur est la même [1].

De ce qui précède on doit conclure qu'une paralysie consécutive à la section d'un nerf est incurable au bout d'un certain temps.

Voici un exemple qui prouve une fois de plus qu'il ne faut pas se hâter de conclure des expériences sur les animaux à l'homme.

1. La substance grise de la moelle est le centre trophique des racines motrices des nerfs rachidiens, les ganglions spinaux sont le centre trophique des racines sensitives. (Waller divise les racines postérieures d'un nerf rachidien entre la moelle et le ganglion, et il constate que l'altération anatomique des tubes nerveux se fait du point divisé vers la moelle.)

Le docteur *Reger,* médecin militaire à Potsdam, fit la suture du nerf radial à un soldat qui avait les muscles de l'avant-bras paralysés depuis plusieurs années. Il recouvra complètement l'usage de son bras. (*Gaz. méd. de Berlin*, 26 mai 1884.)

Dans ces derniers temps, Tillaux a pratiqué avec succès deux opérations analogues sur le nerf médian. Dans l'un des cas qui ont réussi, la paralysie datait de quatorze ans.

Moi-même, j'ai pratiqué deux fois avec succès la même suture des nerfs à Montevideo. Dans l'un des cas, il s'agissait d'une blessure du bras ayant divisé le nerf médian et l'artère humérale; dans l'autre, j'ai eu à suturer le radial qui avait été divisé pendant une opération pratiquée sur l'humérus.

De la regénération des nerfs divisés.

Etudions les phénomènes qui se passent entre les deux bouts de la division et dans les bouts eux-mêmes.

Il se passe deux espèces de phénomènes : 1° des phénomènes de régénération entre les deux bouts ; 2° des phénomènes de restauration dans les deux bouts.

Il est évident que le travail de réparation sera d'autant plus court que les deux extrémités du nerf divisé seront plus rapprochées. Ce travail a lieu lorsqu'il y a de 1 à 4 centimètres entre les deux bouts du nerf; il peut même se produire, d'après Vulpian, dans une étendue de 6 centimètres, mais non au delà.

Le *bout central* fait tous les frais du travail de réparation, son cylindre-axe bourgeonne et émet un chevelu abondant, excessivement fin et délié, qui va à la rencontre du *bout périphérique* atrophié.

Au moment où l'extrémité du prolongement atteint le bout périphérique, celui-ci devient le siège d'une restauration complète. Les cylinder-axis des tubes altérés s'entourent d'une nouvelle gaine médullaire; la gaine de Schwann se trouve remplie de nouveau. Cette restauration se fait dans toute l'étendue du nerf en même temps, et les propriétés des fibres nerveuses reparaissent.

Les mêmes phénomènes se produisent dans les nerfs sensitifs, moteurs et mixtes.

La restauration des nerfs ne s'observe pas seulement dans les cas où il se fait un travail de réparation entre les deux bouts, mais encore *dans les cas où les nerfs sont définitivement séparés les centres nerveux*. Il est donc reconnu qu'un nerf dont on a excisé une portion et dont les deux bouts ne sont pas réunis, se restaure au bout d'un certain temps. Il conserve sa propriété d'excitabilité, quoiqu'il ait perdu sa fonction. (Nous savons, en effet, que la fonction d'un nerf moteur, par exemple, est d'exciter la contractilité musculaire ; or, ce phénomène ne peut se produire, puisqu'il manque une condition essentielle, la continuité du nerf et des centres nerveux.)

Lorsqu'un nerf mixte divisé est soudé, on remarque que *la sensibilité se rétablit avant la motricité*. Ce retard dans la motricité tient à quelques modifications subies par les muscles, qui ne répondent que difficilement aux excitations.

Ce travail de régénération et de restauration nerveuses est d'autant plus rapide que l'animal est plus jeune :

Vulpian. Jeunes rats. — Excision de 6 mill. de sciatique ; durée du travail : dix-sept jours.

Schiff. Jeunes chats. — Excision de 3 cent. du lingual ; durée du travail : quatorze jours.

Vulpian. Jeunes animaux allaités. — Excision de 1 à 2 cent. de troncs nerveux divers ; durée du travail : cinq à six semaines.

CHAPITRE X.

SYSTÈME OSSEUX.

Nous comprendrons dans le système osseux tous les os qu entrent dans la constitution du squelette, et nous rattacherons à ce système le périoste et la moelle des os.

Définition. — Les os sont des organes blancs, durs, dont l'ensemble constitue le squelette, et dont le caractère distinctif est la présence, à leur surface, d'une membrane fibro-vasculaire appelée périoste.

Préparation. — Pour faire des préparations d'os entiers et de squelettes artificiels, c'est-à-dire sans ligaments, on commence par faire macérer les os pendant huit à neuf mois dans l'eau pure. Au bout de ce temps, on les nettoie plus ou moins complètement avec un linge rude, une rugine et une forte brosse pour terminer l'opération. On les plonge ensuite, pendant toute une nuit, dans de l'eau saturée de chlorure de chaux. Après cela, on les étend sur des claies, et on les expose à l'air libre et au soleil pendant un à deux mois, en ayant soin de les retourner souvent et de les arroser avec de l'eau.

Il y a une précaution à prendre pour les os des membres : il faut percer sur différents points de leur étendue, et surtout à leurs extrémités, de petits trous qui permettent à l'eau de pénétrer, et au sang et à la graisse de sortir.

Cette dernière précaution est surtout mise en usage lorsqu'on veut préparer rapidement des pièces sèches, pour les concours, par exemple. Dans ces circonstances, on remplace la macération dans l'eau par un courant à forte pression que l'on fait passer dans les os au moyen d'un système de tubes de verre et de caoutchouc.

Pour avoir des os parfaitement blancs, on peut s'y prendre de la manière suivante. Après une macération de huit à neuf mois dans l'eau, on place le squelette dans de l'eau de chaux complètement saturée (l'eau de chaux se prépare en plaçant dans l'eau pure des fragments de chaux vive dont l'eau ne dissout qu'une quantité déterminée). On renouvelle cette eau de chaux tous les deux jours, et au bout d'un certain temps, qui varie de quelques semaines à deux mois, la graisse est détruite et les os sont très blancs.

Quand on veut étudier au microscope le tissu osseux, on peut se proposer deux buts : ou bien étudier l'os à l'état sec ; ou bien l'étudier avec ses éléments anatomiques. Dans le premier cas, il suffit de détacher sur un os sec, et d'un trait de scie une tranche osseuse, qu'on use ensuite entre deux pierres ponces ou sur une meule à grain très fin, jusqu'à ce qu'on obtienne une lamelle transparente et excessivement fine. Sur une pièce ainsi préparée et montée dans le baume sec, on voit très nettement les canalicules et les divers orifices osseux.

Pour voir les cellules osseuses et la moelle des os, il faut procéder autrement, car le point le plus important est de ramollir et de décalcifier les os pour qu'ils puissent être coupés au rasoir. Le meilleur des réactifs à employer dans ce cas est le liquide de Kleinenberg, dont voici la composition :

Acide picrique en saturation dans l'eau : 1000 cent. cubes
Acide azotique : . . . . 2 cent. cubes

Ce liquide a le double avantage de dissoudre la substance calcaire et de fixer les éléments anatomiques de l'os qu'on veut étudier.

Enfin, quand on veut étudier les rapports du tissu osseux et de ses vaisseaux, on n'a qu'à injecter dans le système circulatoire d'un animal de la gélatine colorée au bleu de Prusse.

§ 1. — **Division**. — Pris dans leur ensemble, les os sont divisés en trois espèces : os longs, os plats, os courts.

Les *os longs* ont une étendue plus ou moins considérable ; quelques-uns sont très courts, comme les phalanges. Ils sont pourvus d'un canal, appelé *canal médullaire*. Leur corps, ou *diaphyse*, est formé de substance compacte. Leurs extrémités, ou *épiphyses*, représentent des os courts et sont formées, comme ceux-ci, par de la substance spongieuse revêtue d'une lamelle compacte. Les aréoles de la substance spongieuse communiquent toutes entre elles et avec le canal médullaire, de sorte qu'en perçant un os long à ses deux extrémités, on peut le faire traverser par un courant d'eau.

Les *os plats* ou larges sont formés de deux lames de substance compacte, comprenant entre elles une quantité ordinairement peu considérable de substance spongieuse. Au crâne, la lame qui regarde la cavité crânienne est appelée *table interne* ou *lame vitrée;* par opposition, l'autre s'appelle *table externe*. Le *diploé* est la substance spongieuse qui sépare ces deux tables.

Les *os courts*, ordinairement de petite dimension, sont formés de substance spongieuse et revêtus d'une lame compacte; ils ont la même structure que les extrémités des os longs. Les lamelles osseuses qui composent leur portion spongieuse sont toujours perpendiculaires aux surfaces de pression.

§ 2. — **Squelette.** — Le squelette peut être *naturel* ou *artificiel*. Le premier est celui dans lequel les os et les ligaments ont été conservés; le squelette artificiel, dont on se sert ordinairement pour l'étude, est formé par les os réunis entre eux au moyen de liens artificiels.

Le nombre des os qui constituent le squelette n'est pas le même pour tous les auteurs, parce que les uns considèrent les os de l'ouïe, par exemple, comme trop petits pour être comptés; parce que les autres ne comptent pas les sésamoïdes parmi les os; parce qu'enfin d'autres décrivent plusieurs os là où il n'en existe réellement qu'un seul, comme le sternum et l'os coxal.

Il y a dans le corps humain 208 os:

Colonne vertébrale.	26
Crâne.	8
Face.	14
Osselets de l'ouïe.	8
Os hyoïde.	1
Thorax.	25
Membres supérieurs.	64
Membres inférieurs.	62
	208

On trouve en outre dans le squelette des os irréguliers, les os *wormiens*, qui se développent dans les sutures du crâne, et les os *sésamoïdes*, qui se montrent dans l'épaisseur des tendons. La rotule est un os sésamoïde, mais tellement développé que nous avons cru devoir le ranger parmi les os du squelette.

§ 3. — **Conformation extérieure des os.** — Les os sont *situés* sur la ligne médiane, *os impairs;* ou bien sur les côtés, *os pairs*.

Leur *direction* est fort variable. Nous insisterons sur la direction de chaque os en particulier, dans l'ostéologie.

Leur *volume* et leur *poids* ont été peu étudiés. Cependant, selon de Luca, tous les os réunis chez l'homme de vingt-cinq à trente ans auraient un poids de 5 à 6 kilog., la moitié droite étant un peu plus lourde que la gauche. Une section du squelette au niveau de la deuxième vertèbre lombaire le diviserait en deux parties d'un poids égal. Nous verrons bientôt que le poids absolu, de même que le poids spécifique des os, diminue chez le vieillard.

Les os sont d'une résistance et d'une dureté considérables, qui diminuent chez le vieillard en même temps que leur poids. La raréfaction de la substance osseuse à cet âge est l'unique cause de tous ces changements. Ceci explique pourquoi les fractures sont plus fréquentes chez les vieillards.

La *forme* des os varie pour chacun d'eux. Leur surface est parsemée d'éminences, de dépressions et de trous.

Les éminences portent différents noms : apophyses, épiphyses, protubérances, épines, crêtes, rugosités, etc.

Les *apophyses* sont des saillies d'un certain volume situées à la surface des os, avec lesquels elles se continuent : apophyses coracoïde, olécrânienne, coronoïde, etc.

Les *épiphyses* sont également des saillies de l'os, mais elles en sont séparées par une couche de cartilage qui s'ossifie à une époque plus ou moins avancée ; elles ne diffèrent point alors des apophyses.

On appelle *protubérances* certaines saillies ordinairement moins développées que les apophyses : protubérances occipitales interne et externe.

Les *épines* sont des prolongements ordinairement minces ; on les décrit souvent sous le nom d'apophyses ; les crêtes sont des lignes plus ou moins saillantes ; enfin on appelle rugosités des surfaces inégales, recouvertes d'aspérités, et sur lesquelles s'insèrent des muscles.

Les *dépressions* sont, les unes articulaires, les autres non articulaires. Les premières tirent le plus souvent leur nom de la forme qu'elles présentent : cavités glénoïde et cotyloïde. Les cavités non articulaires forment des fosses, des sinus, des gouttières, des rainures, etc.

Les *trous* des os sont presque tous destinés au passage de vaisseaux et de nerfs ; on en observe quatre variétés, et on leur donne le nom d'orifices de premier, second, troisième et quatrième ordre.

Les orifices de premier ordre, assez larges, donnent accès à l'artère principale de l'os ; on les appelle *trous nourriciers*. Ces trous sont situés en avant pour les trois os longs du membre supérieur et se dirigent vers le coude; en arrière, pour les trois os longs du membre inférieur, et ils s'éloignent du genou. A la main, les trous nourriciers sont situés sur la face palmaire des os et s'éloignent de l'articulation métacarpo-phalangienne; ceux du pied, à la face plantaire, se comportent de même.

Les orifices de second ordre siègent aux extrémités des os longs, à la circonférence des os plats et à la surface des os courts; ils sont traversés aussi par de petites artères.

Les orifices de troisième ordre se montrent sur le corps des os longs et sur la surface des os plats et des os courts; ce sont de petits pertuis que l'on peut voir distinctement avec une loupe. Ces orifices, au nombre de 40 à 50 par centimètre carré, sont l'origine des canaux de Havers, qui s'enfoncent dans l'épaisseur de la substance osseuse.

Les orifices de quatrième ordre, microscopiques, innombrables, correspondent à des canalicules osseux qui viennent des ostéoplastes. Ces orifices ne contiennent pas de capillaires.

§ 4. — **Composition chimique. Structure du tissu osseux.** — La constitution des os est différente, suivant qu'on examine un os sec ou un os frais. L'os sec, qui forme le squelette artificiel dont on se sert pour l'étude, est uniquement constitué par la substance osseuse; tandis qu'à l'état frais, l'os est formé non seulement de substance osseuse, mais encore d'une membrane extérieure, le périoste; d'un contenu qui remplit les vides de la substance osseuse, la moelle; enfin de vaisseaux et de nerfs.

1° *Des os à l'état sec (substance osseuse).*

La substance de l'os est partout la même. Si l'on divise un os quelconque, on voit qu'il est formé, à la surface, par une couche blanche, condensée, plus ou moins épaisse, à laquelle on donne le nom de *substance compacte.* L'intérieur de l'os est constitué par de minces cloisons, qui s'entre-croisent pour limiter des cavités plus ou moins larges communiquant toutes entre elles dans le même os; l'ensemble de ces cloisons et de ces cavités forme la *substance spongieuse.* Dans certains points indéterminés de la diaphyse, et principalement aux extrémités du canal médullaire des os longs, on trouve des filaments osseux très déliés et entre-croisés, auxquels Gerdy a donné le nom de *tissu réticulaire.*

La substance compacte et la substance spongieuse sont d'une texture identique, et ne diffèrent que par la forme condensée de l'une d'elles, lâche et aréolaire de l'autre. S'il était permis d'établir cette comparaison, nous dirions que la substance spongieuse est à la substance compacte ce qu'un fragment de mie de pain est à la masse condensée et serrée qu'elle forme après avoir été pétrie.

Au point de vue chimique, les os sont composés d'une matière organique et d'une matière inorganique, soit qu'on examine la substance spongieuse ou la substance compacte, soit un os long, un os plat ou un os court. D'après Berzélius, ces deux matières seraient associées dans les proportions suivantes :

MATIÈRE ORGANIQUE.		
Matière animale réductible par la coction . .	32,17	33,30
Matière animale insoluble	1,13	
MATIÈRE INORGANIQUE.		
Phosphate de chaux.	51,04	66,70
Carbonate de chaux.	11,30	
Fluate de chaux.	2,00	
Phosphate de magnésie.	1,16	
Soude et chlorure de sodium.	1,20	
	100,00	

On peut séparer la partie organique d'un os de la partie inorganique. Si l'on fait brûler un os jusqu'à calcination, la matière organique est complètement détruite, et il ne reste plus que les sels, qui conservent encore la forme de l'os, mais qui se réduisent en poussière au moindre contact.

Si on le soumet à l'action de l'acide chlorhydrique étendu, les sels de l'os sont dissous, et il ne reste que la matière organique molle, élastique, conservant la forme de l'os. Cette matière ne se dissout pas dans les alcalis aussi facilement que la fibrine et l'albumine ; elle se décompose facilement par l'action de l'eau bouillante, qui la fait passer à l'état soluble. A cet état, elle prend le nom de gélatine, et se prend en masse par le refroidissement. Cette matière organique, différente de l'albumine, de la fibrine et de la gélatine au moment où elle vient d'être obtenue, a reçu le nom d'*osséine* ou *ostéine* (Robin et Verdeil). L'osséine ainsi obtenue, traitée par l'eau bouillante, laisse voir la mince pellicule qui tapisse la cavité des ostéoplastes.

Les proportions de matières organique et inorganique varient-elles avec l'âge ? C'était l'opinion de Bichat, combattue par Nélaton et Sappey. Ces savants ont remarqué :

1° Que la partie organique diminue jusqu'au complet développement des os, les sels augmentant dans les mêmes proportions ;

2° Depuis le moment où l'ossification est complète (vingt-cinq ans), jusqu'à l'extrême vieillesse, les proportions des deux substances ne changent pas;

3° Dans l'extrême vieillesse, on voit se produire un phénomène inverse à celui qu'on remarque sur les jeunes sujets, c'est-à-dire augmentation de la partie organique et diminution des sels.

Dans ces expériences, qui ont été faites sur des sujets de tout

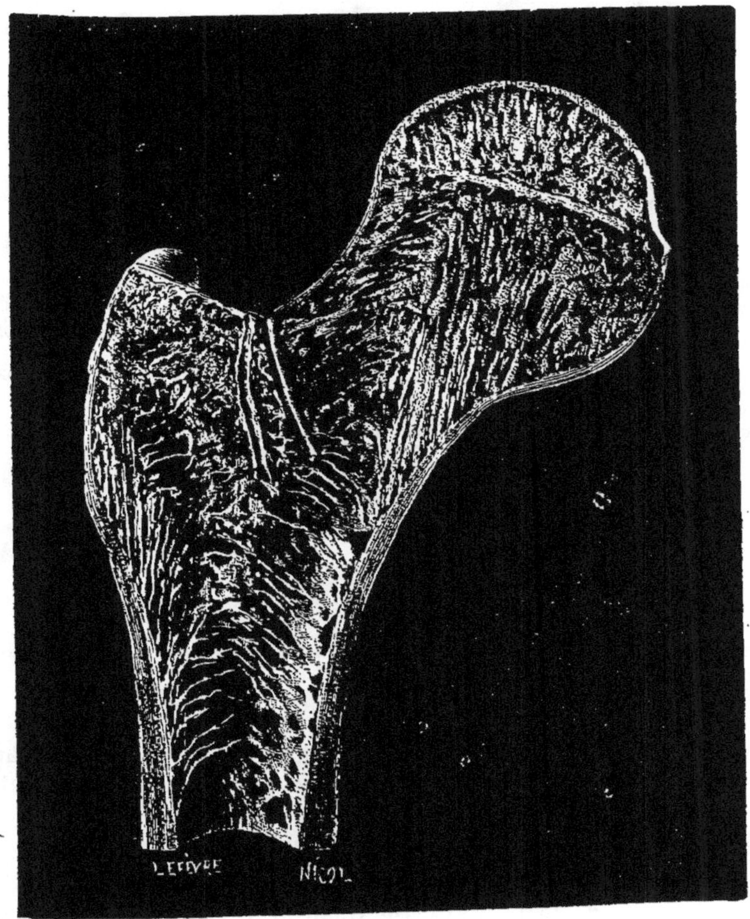

FIG. 166. — Substance spongieuse du col du fémur d'un adulte (cinquante ans). Les parois compactes du col sont un peu amincies.

âge, les différences entre les deux substances sont tellement minimes que nous continuerons à considérer la substance osseuse comme un composé défini : ce sont les conclusions de Nélaton et Sappey, c'était aussi l'opinion de Malgaigne.

Au point de vue microscopique, l'os sec est uniquement formé de substance osseuse ; celle-ci constitue l'élément anatomique fondamental du tissu des os frais.

La *substance osseuse* est une substance fondamentale, combinée intimement avec les sels calcaires qui la rendent rude et rigide. Elle est creusée de petites cavités appelées *ostéoplastes* et de canaux connus sous le nom de *canaux de Havers.*

Substance fondamentale. — Elle résulte de la combinaison intime d'une matière organique, matière collagène, l'*osséine,* et de sels, phosphate et carbonate de chaux principalement. Dure et

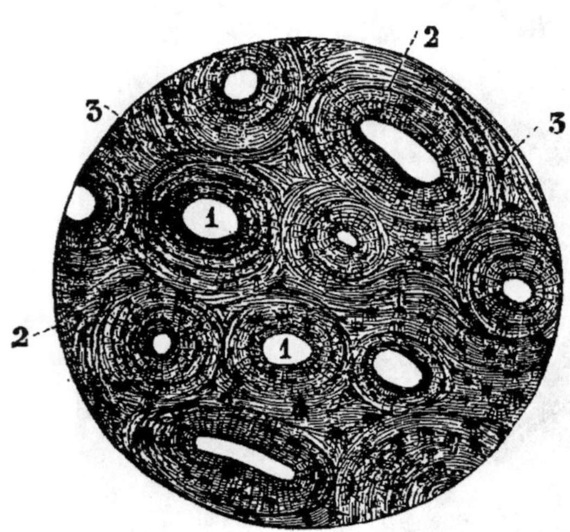

Fig. 167. — Coupe horizontale du fémur. (Grossissement, 90.)

1, 1. Coupe des canaux de Havers. — 2, 2. Système des lamelles de Havers. — 3, 3. Ostéoplastes.

rigide, cette substance est disposée par couches ; elle est, en un mot, lamelleuse ; quelquefois elle est homogène, granuleuse, ou même fibreuse.

Sur des os calcinés ou privés de leurs sels au moyen d'un acide, on peut voir distinctement les *lamelles osseuses,* qui affectent une disposition particulière dans les divers os.

La substance de chaque lamelle est homogène et parsemée d'un pointillé granuleux très fin, pointillé plus accentué surtout sur l'un des bords de la lamelle, de sorte que chacune d'elles paraît formée d'une zone claire et d'une zone granuleuse.

Dans quelques cas, la substance des lamelles paraît *homogène;* ailleurs elle a un aspect *fibreux.* Il existe parfois des fibres transversales, *fibres perforantes* de Sharpey. En 1856, Sharpey a décrit des fibres qui partent du périoste et qui, véritables fibres perforantes, s'enfoncent dans l'épaisseur des lamelles de la substance osseuse.

1° *Lamelles osseuses des os longs.* — *a.* Sur le corps des os longs (diaphyse), les lamelles osseuses se distribuent en quatre systèmes bien distincts. 1° Autour de chaque canal de Havers, on trouve une série de lamelles emboitées les unes dans les autres, formant le *système lamellaire de Havers.* 2° A la périphérie de l'os, sous le périoste, toute la diaphyse est recouverte par une couche de lamelles concentriques, le *système des lamelles périphériques.* 3° Des lamelles osseuses, également concentriques, entourent le canal médullaire et forment le *système des lamelles périmédullaires.* 4° Enfin, dans les interstices des canaux de Havers, indépendantes des systèmes lamellaires de ceux-ci, se montrent de nouvelles lamelles osseuses, reliées aux systèmes des lamelles périphériques

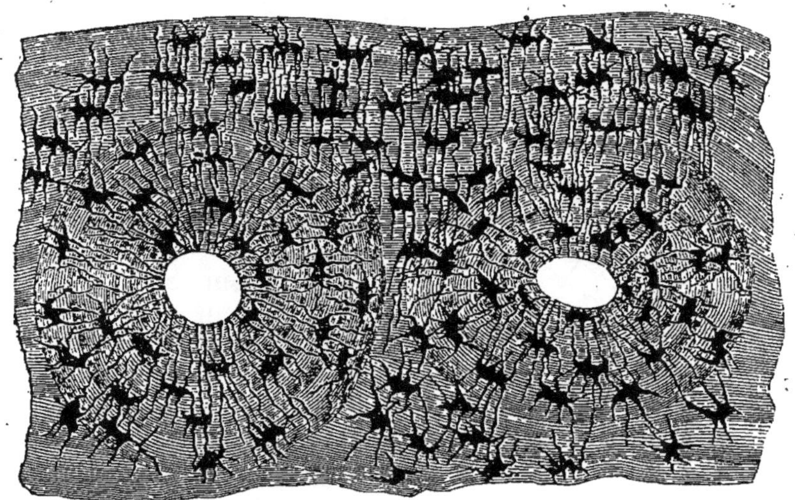

FIG. 168. — Tranche osseuse horizontale prise sur le corps du fémur. On y voit la coupe de deux canaux de Havers, les ostéoplastes avec leurs canalicules osseux. Autour des canaux de Havers on voit le système des lamelles de Havers. En haut on distingue le système des lamelles périphériques.

et médullaires ; en raison de leur situation, elles sont désignées par le nom de *système des lamelles intermédiaires.*

b. Sur les extrémités des os longs (épiphyses), on ne trouve que des *lamelles périphériques* (formant à la superficie de l'os la couche de tissu compact qui le recouvre) et des *lamelles intermédiaires,* qui constituent les aréoles du tissu spongieux.

2° *Lamelles des os plats et des os courts.* — Comme les extrémités des os longs, ces os ne possèdent que des lamelles périphériques et des lamelles intermédiaires. Les canaux de Havers y font complètement défaut. Dans les os plats, les lamelles périphériques forment les *tables interne et externe* et les lamelles intermédiaires forment le *diploé.*

Cette division des systèmes lamellaires est très importante à retenir; elle nous permettra de comprendre bientôt le développement du tissu osseux, tel qu'il est compris par Gegenbaur (en Allemagne) et M. Duval (en France).

Ostéoplastes. — Les ostéoplastes sont des cavités microscopiques creusées au sein de la substance fondamentale. Ils existent partout où il y a de la substance osseuse, et ils sont caractéristiques du tissu osseux : aussi les trouve-t-on entre les lamelles et dans leur épaisseur, dans la substance spongieuse la plus déliée comme dans la substance compacte. L'ostéoplaste se présente sous la forme d'une petite cavité[1] ovoïde, lenticulaire ou polyédrique. Sa couleur paraît foncée, presque noire, parce que l'air a pénétré dans la cavité. Les dimensions de ces cavités sont en moyenne : longueur, 20 à 50 μ; largeur, 5 à 15 μ; épaisseur, 5 à 10 μ. Leur nombre est si considérable que Harting l'a évalué à 910 en moyenne par millimètre carré.

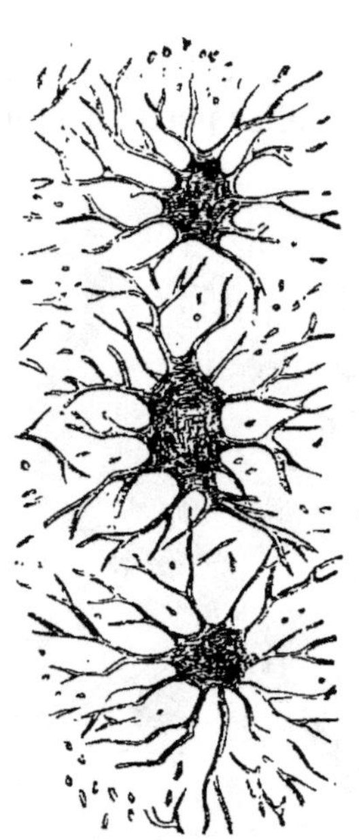

FIG 169. — Ostéoplastes vus à un grossissement de 450 diamètres. On voit sous forme de points noirs des canalicules osseux coupés en travers.

L'ostéoplaste émet de tous les points de sa surface une foule de prolongements creux qui communiquent avec sa propre cavité; ce sont les *canalicules osseux*. Ceux-ci, d'un diamètre de 1 à 3 μ, traversent la substance osseuse dans toutes les directions et se ramifient. Ces ramifications se terminent rarement en cul-de-sac; le plus souvent elles s'anastomosent avec des canalicules voisins, ou bien elles s'ouvrent dans les canaux de Havers, à la surface de l'os, dans le canal médullaire ou dans les aréoles de la substance spongieuse. La substance osseuse, à l'état sec, est donc parcourue par un système de conduits et de cavités qui vont de l'extérieur de l'os à l'intérieur, en formant un réseau très serré dans l'épaisseur de la substance osseuse. La couleur des canalicules est foncée comme celle des cavités où ils prennent naissance; leur direction est sinueuse.

1. Nous ne décrivons ici que la cavité de l'os sec; plus loin, nous étudierons la cellule qui y est contenue à l'état frais.

Les *rapports* des ostéoplastes et des canalicules osseux ne sont pas les mêmes dans tous les points du système osseux. Toujours les faces des ostéoplastes sont parallèles aux surfaces des lamelles, et les deux faces donnent naissance à un très grand nombre de canalicules. Ceux-ci traversent directement la substance des lamelles, et, comme les ostéoplastes décrivent des courbes concentriques autour des canaux de Havers, il en résulte que les canalicules osseux se dirigent des ostéoplastes vers les canaux de Havers sous forme de stries rayonnantes très serrées. Dans les la-

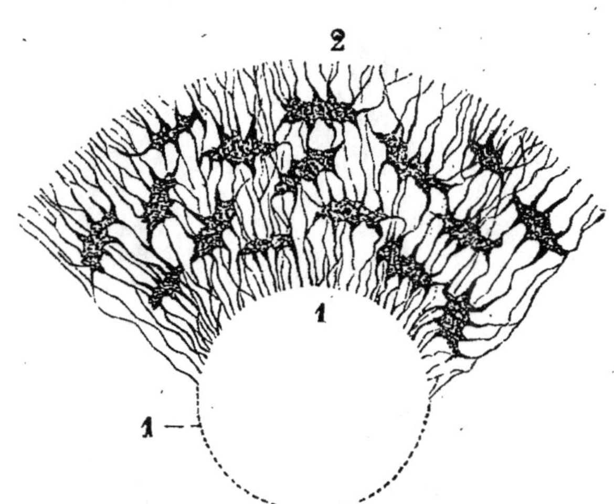

FIG. 170. — Système de cavités et de conduits sillonnant en tous sens la substance osseuse.

1, 1. Canal médullaire d'un os long et ligne ponctuée limitant ce canal, dans lequel s'ouvrent les canalicules osseux. — 2. Surface extérieure de l'os, sur laquelle s'ouvrent les canalicules.

melles périphériques et médullaires, les ostéoplastes, toujours parallèles aux lamelles, ne décrivent plus de courbes comme dans le système des lamelles des canaux de Havers. Dans les systèmes intermédiaires, les ostéoplastes sont irrégulièrement distribués et arrondis. Enfin, dans les cloisons de la substance spongieuse, leurs faces sont parallèles aux faces de la cloison osseuse, et leur grand axe est dirigé dans le sens de la longueur de la cloison.

Les canalicules osseux n'unissent que des ostéoplastes appartenant à un même système. Ainsi, les ostéoplastes des systèmes de Havers n'ont aucune communication avec les ostéoplastes des lamelles intermédiaires. D'après Gegenbaur et M. Duval, cette absence de communication tient à ce que les deux systèmes lamellaires se développent successivement.

Canaux de Havers [1]. — Les canaux de Havers sont des conduits microscopiques destinés à recevoir des vaisseaux et sil-

1. Synonymes : *canalicules vasculaires*, *canaux vasculaires*, *canalicules médullaires*.

lonnant toutes les parties de la substance osseuse. On trouve dans ces canaux des vaisseaux capillaires et des éléments de la moelle. Anastomosés entre eux, les canaux de Havers constituent un système canaliculé s'ouvrant par des orifices très nombreux à la surface des os, dans la cavité du canal médullaire et dans les aréoles de la substance spongieuse. Leur paroi est criblée d'une quantité considérable de petits pertuis formés par les embouchures des canalicules osseux.

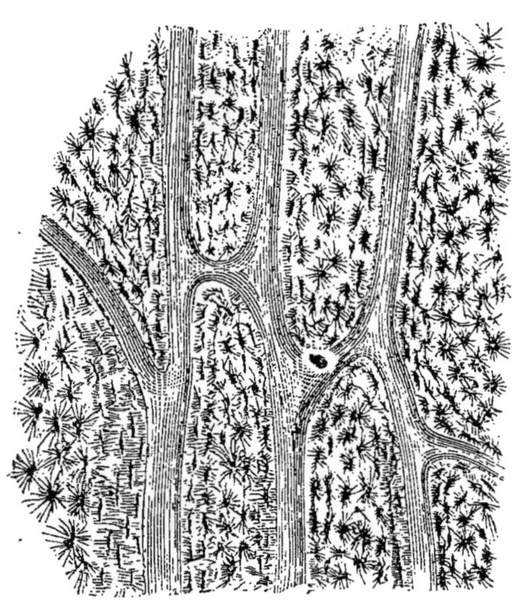

Fig. 171. — Lamelle superficielle d'un os long. On y voit les canaux de Havers. longitudinaux et parallèles au grand axe de l'os, leurs anastomoses transversales, et les ostéoplastes.

La *paroi* des canaux de Havers est formée par la substance osseuse elle-même, par un petit cylindre osseux qui constitue la plus centrale des lamelles dont il a été déjà question. Leur *largeur* est très variable : les uns sont extrêmement fins, 10 μ ; d'autres peuvent atteindre jusqu'à 400 μ et admettre l'extrémité d'une fine aiguille à coudre. Leurs anastomoses sont transversales, rarement obliques, de sorte que le réseau vasculaire forme des mailles rectangulaires allongées. L'*intervalle* qui les sépare est moindre dans les couches osseuses de nouvelle formation que dans celles qui sont complètement développées ; il est, en moyenne, de 150 à 300 μ. On comprend que les cloisons très minces de la substance spongieuse, ayant moins de 100 μ, en soient dépourvues [1].

1. On peut trouver des portions entières d'os formées de substance compacte sans canaux de Havers : une partie du palatin et de l'unguis, la lame papyracée de l'ethmoïde. Les osselets de l'ouïe, spongieux au centre, sont recouverts d'une lame compacte sans canaux de Havers.

Les *ouvertures* de ce système de canaux sont très nombreuses : les unes se voient à l'extérieur de l'os sous forme d'un pointillé noir (ces orifices, circulaires ou elliptiques, en bec de flûte, reçoivent à l'état frais les vaisseaux du périoste ; il y en a d'assez considérables) ; les autres sont situées du côté du canal médullaire ou des aréoles de la substance spongieuse ; elles laissent passer les vaisseaux sanguins qui, de la substance osseuse, se portent sur la moelle. Parmi ces ouvertures, il y en a de très larges ; elles se trouvent au point de contact des substances compacte et spongieuse, où le canal de Havers s'ouvre directement dans une aréole, par un orifice distinct ou par un élargissement progressif, de manière à former une sorte d'entonnoir. La *direction* des canaux de Havers est parallèle au grand axe de l'os.

2° *Des os à l'état frais (tissu osseux).*

La substance osseuse, telle que nous venons de l'étudier, représente l'os sec et la partie dure, fondamentale, du tissu osseux vivant. Pour compléter l'étude du tissu osseux vivant, il faut ajouter à celle de la substance osseuse la description : 1° du contenu des ostéoplastes, les *cellules* ; 2° du contenu des canaux de Havers, les *vaisseaux*, les *nerfs* et les *éléments de la moelle*. Nous compléterons cette étude par celle du périoste et de la moelle, si intimement unis aux os.

Cellules osseuses. — La cellule osseuse ou *ostéoblaste* a d'abord été étudiée par Virchow. Cet auteur la décrivait avec une membrane d'enveloppe à laquelle il faisait jouer un rôle capital ;

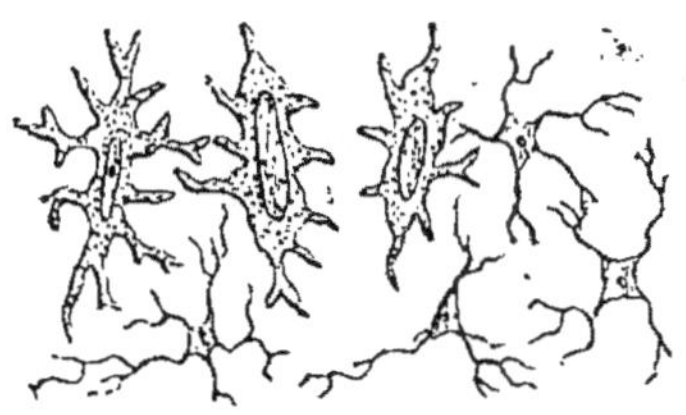

FIG. 172. — Diverses cellules osseuses avec leurs prolongements.

mais cette enveloppe est absolument rejetée aujourd'hui. Pour étudier la cellule osseuse, il faut faire des coupes sur un os décalcifié par le liquide de Kleinenberg et les colorer avec le picro-carminate d'ammoniaque. Dans ces préparations, la cellule osseuse apparait constituée par un protoplasma granuleux, au sein duquel se voit un noyau volumineux fortement coloré en rouge. Cette cellule, *absolument dépourvue de membrane d'enveloppe,* se présente avec des caractères différents chez l'enfant et chez l'adulte. Chez l'enfant, elle remplit exactement la cavité de l'ostéoplaste et envoie des prolongements protoplasmiques dans tous les canalicules osseux de la cavité ; chez l'adulte, le protoplasma se ratatine en un point de l'ostéoplaste et n'envoie de prolongements que dans les canalicules qui se mettent directement en rapport avec lui.

Vaisseaux. — Les *lymphatiques* des os n'ayant pas encore été observés, de l'avis de tous les anatomistes, nous n'avons à nous occuper que des *vaisseaux sanguins.*

Le tissu osseux est fort riche en vaisseaux ; ceux-ci sont pour la plupart contenus dans les canaux de Havers, où ils forment un réseau à mailles allongées et rectangulaires.

1o Dans les *os longs,* on voit pénétrer deux espèces de vaisseaux : ceux de la moelle et ceux de la substance osseuse.

a. Les vaisseaux de la moelle sont les plus volumineux ; une ou deux *artères* assez considérables traversent le trou nourricier du corps de l'os, un plus grand nombre pénètre dans les orifices des extrémités ; ces vaisseaux abandonnent quelques rares capillaires à la substance osseuse et se jettent, en conservant leurs trois tuniques, sur les lamelles de la portion spongieuse et sur la moelle, dont ils constituent le réseau vasculaire. Sur les limites de la moelle, à son contact avec la substance osseuse, à la surface interne du canal médullaire comme sur les parois des cloisons de la substance spongieuse, le réseau vasculaire est assez abondant pour mériter le nom de réseau médullaire que lui ont donné certains anatomistes; mais il ne faudrait pas voir là un périoste interne, contre l'existence duquel se sont élevés Gosselin et Regnault, ainsi que tous les anatomistes.

b. Les vaisseaux de la substance osseuse viennent du périoste même. Après s'être ramifiés dans cette membrane, les artérioles pénètrent dans les petits orifices qu'on aperçoit à l'œil nu sur la surface osseuse, et qui ne sont que les ouvertures des canaux de Havers (les ouvertures microscopiques de la surface de l'os, embouchures des canalicules osseux, ne donnent pas passage à des vaisseaux ; il est probable que, à leur niveau, les prolongements des corpuscules étoilés des ostéoplastes superficiels s'anastomosent avec ceux des corpuscules du tissu conjonctif contenu dans le périoste). La plupart de ces vaisseaux perdent une partie de leurs tuniques, ils sont réduits à une couche de tissu conjonctif tapissée d'épithélium ; quelques-uns forment de véritables capillaires. Ils parcourent les canaux de Havers qu'ils remplissent en général, et ils s'anastomosent du côté du canal médullaire et de la substance spongieuse avec les vaisseaux de la moelle.

Le sang apporté à l'os par tant de voies différentes revient par trois espèces de *veines*, qui passent par les mêmes ouvertures : l'une, volumineuse, traverse le trou nourricier ; un plus grand nombre sortent par les orifices des extrémités de l'os, enfin une grande quantité de veinules viennent de la surface osseuse pour se jeter dans le périoste.

2° Dans les *os plats* qui ont des trous nourriciers, comme l'os coxal, la circulation est sensiblement la même que dans les os longs ; une artère principale pénètre par le trou nourricier principal pour se porter dans la moelle et sur les cloisons de la substance spongieuse, tandis que de tous les points du périoste des artérioles et des capillaires s'insinuent dans la substance compacte de l'os. On aperçoit distinctement de nombreux petits trous qui laissent passer ces artérioles dans tous les os plats. Au crâne, en particulier, les veines ont une disposition spéciale : au lieu de sortir par des orifices distincts, elles communiquent avec les sinus de la dure-mère, après avoir décrit de nombreuses sinuosités dans des canaux creusés dans le diploé (canaux veineux de Dupuytren et Breschet).

3° Dans les *os courts*, il existe, sur tous les points qui ne sont pas revêtus de cartilage, une foule de petits trous d'inégale dimension qui reçoivent les petites artères. Leurs ramifications cheminent dans l'épaisseur du tissu osseux pour donner naissance à des veines qui sortent par des orifices différents. Dans le corps des vertèbres, il existe un gros trou à la face postérieure, du côté du canal rachidien ; c'est par cet orifice que passent les veines des vertèbres pour concourir à la formation des veines intra-rachidiennes.

Nerfs. — Les os possèdent des nerfs. Dans les os longs, ils pénètrent sous forme de rameaux très délicats par le trou nourricier et les orifices des épiphyses, en suivant les vaisseaux pour se porter à la moelle. Des filets nerveux venus du périoste entrent dans les canaux de Havers ; on ne connaît pas leur mode de terminaison. Dans les os plats et dans les os courts, il est facile également d'observer des filaments nerveux qui accompagnent les vaisseaux. Kobelt, Kölliker et Luschka ont démontré que les uns appartiennent au grand sympathique et que les autres sont des nerfs sensitifs de la vie animale. Kölliker aurait trouvé un *corpuscule de Pacini* sur un nerf, au niveau de son entrée dans le trou nourricier du tibia, et un autre sur le nerf principal du premier métatarsien.

Éléments de la moelle. — Les éléments de la moelle se rencontrent dans certains canaux de Havers ; ils sont placés entre les parois du canal et le vaisseau, et ils n'existent, comme substance de remplissage, que dans le cas où le vaisseau ne remplit pas exactement le canal.

Périoste.

Le périoste est une membrane fibro-vasculaire qui revêt les os et joue le double rôle d'organe protecteur et surtout *reproducteur*.

La *couleur* du périoste est blanchâtre, ou blanc jaunâtre, et sa *résistance* est considérable, comme celle des tissus fibreux en général. Son *épaisseur* varie selon les régions. Elle est ordinairement de quelques dixièmes de millimètre ; mais en certains points elle peut acquérir 2 et 3 millimètres, comme on le voit à la face antérieure du col du fémur, où l'épaisseur et la résistance du périoste maintiennent souvent en contact les fragments dans les fractures. Ce phénomène s'observe aussi à l'extrémité inférieure du fémur et à l'olécrâne, où le périoste est très épais. Elle est considérable aussi à la surface basilaire de l'occipital, qui forme la voûte du pharynx. C'est sur le périoste de cette région que s'implantent la plupart des polypes naso-pharyngiens. L'épaisseur du périoste est plus considérable chez l'enfant ; aussi, dans le jeune âge, les fractures sont-elles plus rarement accompagnées de déplacement ; exemple : fracture du corps du fémur.

L'*adhérence* de cette membrane au tissu osseux varie selon les régions. Elle est due aux vaisseaux et aux nerfs qui pénètrent dans les trous innombrables de la surface de l'os. Elle est due aussi à des filaments particuliers de tissu conjonctif, incrustés, en partie ou en totalité, de sels calcaires, partant du périoste et s'enfonçant perpendiculairement dans la substance osseuse : ces fibres sont connues sous le nom de *fibres perforantes* de Sharpey.

Assez forte dans certains points, l'adhérence du périoste est quelquefois peu accusée. C'est ainsi que les os de la face, le maxillaire inférieur surtout, se laissent facilement dépouiller de leur périoste.

Il en est de même pour la cavité orbitaire et la voûte palatine, où le périoste s'insinue dans les sutures et dans les orifices. A mesure qu'on avance en âge, cette membrane devient plus adhérente.

Le périoste présente : 1° une *face profonde* en rapport avec l'os, auquel elle est unie par ses nombreux prolongements ; 2° une *face superficielle*, en rapport avec les organes qui entourent l'os. Cette face contracte de nombreux rapports avec les tissus conjonctif, fibreux, tendineux, cartilagineux, séreux, musculaire, vasculaire, avec les organes des sens, la peau et les muqueuses.

Dans certains points de la face superficielle du périoste, on trouve du *tissu conjonctif*. Cela s'observe dans les points qui sont le siège de glissements, comme dans la région épicrânienne, où le périoste *péricrâne* est séparé de l'aponévrose par une couche celluleuse lâche. Il en est de même à la face interne du tibia, dans son tiers moyen.

Sur un grand nombre d'os, sur les os longs des membranes, par exemple, le périoste reçoit non seulement l'insertion des deux ligaments interosseux de l'avant-bras et de la jambe, mais encore celle des cloisons aponévrotiques qui se détachent de l'aponévrose principale du membre pour diviser en plusieurs groupes les mus-

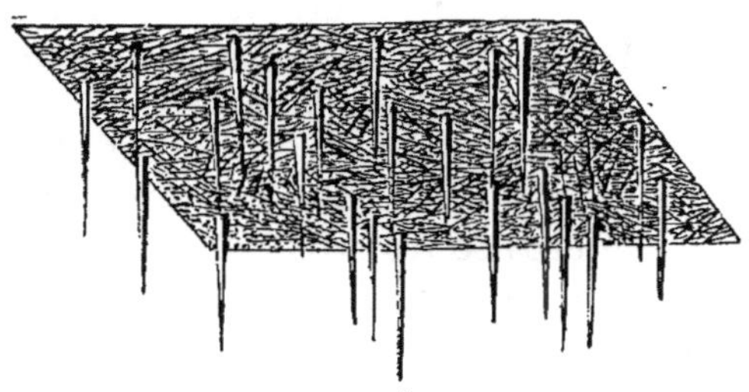

Fig. 173. — Fragment de périoste avec les fibres perforantes.

cles de la région. Le *tissu fibreux* qui compose ces cloisons et les ligaments se confond avec celui du périoste.

Aux extrémités des os, le périoste est recouvert par une couche de tissu fibreux assez épaisse qui le renforce, et qui se creuse des canaux, gaines tendineuses, pour laisser glisser les tendons. Cela s'observe surtout aux extrémités des os longs des membres, principalement au radius, au tibia, etc.

Aux extrémités des os, quand un ligament prend insertion, le périoste disparait, de sorte que le ligament s'implante directement sur la substance osseuse. Les fibres qui composent le périoste sont contiguës à celles du ligament.

Ce sont les nombreuses connexions du périoste avec le tissu fibreux qui ont fait considérer par quelques anatomistes cette membrane comme le point de départ des tendons, des ligaments et des aponévroses.

Aux points d'insertion des *ligaments* et des *tendons*, le périoste manque souvent, les éléments du tissu conjonctif du périoste se confondant insensiblement avec ceux du tendon [1]. Nous avons

1. Les tendons et les ligaments se fusionnant avec le périchondre pour adhérer aux surfaces cartilagineuses, et cette adhérence étant déjà solide au moment où se développent les éléments élastiques, il en résulte que, dans ces points, le périchondre, véritable périoste, est dépourvu de fibres élastiques.

déjà vu qu'à ce même niveau il n'existe aucune embouchure de canaux de Havers sur la surface osseuse.

Au niveau des articulations, le périoste s'amincit peu à peu, et cesse exactement sur les limites du *cartilage* articulaire, auquel il adhère assez pour pouvoir être enlevé avec lui après une macération prolongée.

A la tête, le périoste contracte une adhérence intime avec le cartilage sutural, qui remplit les sutures des jeunes sujets. C'est cette raison qui fait que le céphalœmatome, ou tumeur sanguine des nouveau-nés, développé entre le périoste et l'os, existe presque constamment à côté de la ligne médiane.

Le périoste affecte des rapports avec le *système séreux*. Sans parler de la dure-mère, qui possède des rapports étendus avec l'arachnoïde, nous voyons le périoste de la face interne des côtes être en rapport avec la plèvre. Dans des points nombreux, il est en rapport avec des séreuses tendineuses et sous-cutanées; les premières se trouvent aux extrémités des os longs, dans les points mêmes où l'on rencontre les gaines tendineuses, les secondes sur les saillies osseuses, épitrochlée, épicondyle, olécrâne, etc., etc., où la peau est soumise à des frottements.

La membrane nourricière des os est en rapport avec des *muscles* nombreux. Les uns glissent sur elle au moyen de tissu cellulaire; mais en certains points les fibres musculaires s'implantent directement sur le périoste, qui s'amincit à ce niveau ; exemple : le brachial antérieur sur l'humérus, le court péronier latéral, les extenseurs des orteils, les jambiers, le poplité, sur les os de la jambe, etc.

Quelques gros *vaisseaux* rares, tels que l'aorte et la veine cave inférieure, passent sur le périoste au niveau des vertèbres. Ils en sont séparés par du tissu cellulaire. C'est dans la plupart des points où le périoste est en rapport avec de gros vaisseaux que l'on peut sentir les pulsations artérielles; exemples : l'artère faciale sur le maxillaire inférieur, l'artère fémorale sur l'éminence iliopectinée et sur le tiers inférieur du fémur, l'artère tibiale antérieure à la partie inférieure de la face externe du tibia.

Le périoste pénètre dans l'*oreille interne* et se continue sur la face interne de la lame des contours et du limaçon, sur la face interne du vestibule et des canaux demi-circulaires. Il s'applique aussi sur la face interne du tympan secondaire de Scarpa, qui ferme la fenêtre ronde. Le périoste de l'oreille interne est très mince ; rosé chez le fœtus, blanc chez l'adulte, il exhale le liquide de Cotugno ou périlymphe. Le point de continuité entre le périoste de l'oreille interne et le périoste extra-crânien est l'aqueduc du limaçon. D'après Kölliker, il se transformerait sur tous ces points en substance conjonctive réticulée.

Le périoste présente peu de rapports avec la *peau*. Une seule région est dans ce cas : c'est la face interne du tibia, où dans toute son étendue, excepté au tiers supérieur et au tiers inférieur, elle est séparée de la peau seulement par une couche mince de tissu cellulaire. Aux extrémités des troisièmes phalanges, le périoste se confond avec le derme de la peau.

Dans les cavités de la face, les *muqueuses* sont extrêmement adhérentes au périoste, avec lequel leur derme se confond. C'est ce qui leur a fait donner le nom de *fibro-muqueuses*. Dans ces régions, le périoste adhère plus à la muqueuse qu'à l'os ; exemples : fosses nasales, voûte palatine, caisse du tympan, gencives. Il faut excepter la voûte du pharynx, où le périoste, bien que très adhérent à la muqueuse, est aussi très adhérent à l'os.

Dans certaines régions, le périoste mérite quelques considérations. Nous avons vu les particularités qu'il présente : 1° aux extrémités des os longs ; 2° au col du fémur ; 3° à la surface basilaire de l'occipital ; 4° à la voûte palatine et aux gencives ; 5° aux fosses nasales ; 6° dans l'oreille interne. Sur les os larges et sur les os courts, il se comporte comme sur les os longs, cessant d'exister au niveau des surfaces articulaires et affectant de nombreux rapports avec les divers tissus, surtout avec le tissu fibreux. Mais au *crâne* et à la *colonne vertébrale*, il présente quelques particularités intéressantes. A la voûte du crâne, le périoste ou péricrâne, au lieu de cesser au niveau des articulations, contracte une adhérence intime avec le cartilage sutural, qui adhère intimement aussi à la dure-mère. A la base du crâne et à l'extérieur de la colonne vertébrale, le périoste se comporte comme sur les autres points du squelette ; mais au niveau des trous de la base du crâne, il pénètre pour se continuer avec la dure-mère crânienne, comme il se continue à la voûte à travers les sutures, de sorte qu'on pourrait considérer ces deux membranes comme deux feuillets entre lesquels se seraient développés les os du crâne. La dure-mère est donc considérée avec raison comme un périoste interne, puisque la surface interne de ces os n'est pas pourvue d'une deuxième membrane fibreuse, que la dure-mère la tapisse dans tous les points, et qu'enfin l'expérience démontre que la dure-mère est douée des mêmes propriétés que le périoste. Il est vrai que ces propriétés ne sont pas aussi énergiques que celles du périoste, mais elles existent évidemment, et, seraient-elles encore plus faibles, on ne pourrait lui refuser le nom de *périoste*. Nous verrons bientôt que le périoste du crâne diffère aussi du reste du périoste, au point de vue physiologique. Au niveau des trous de conjugaison, le périoste des vertèbres pénètre dans le canal rachidien pour en tapisser toute la surface.

Structure. — Le périoste est composé : 1° d'un *tissu propre*, qui a des propriétés spéciales; 2° de *vaisseaux* ; 3° de *nerfs*.

Tissu propre. — Le périoste est surtout formé de tissu conjonctif, auquel s'ajoutent des éléments anatomiques différents, suivant que l'on considère la région superficielle ou la région profonde de la membrane. On y distingue deux couches : 1° une couche externe ou superficielle; 2° une couche interne ou profonde.

1° *Couche externe ou superficielle.* — On y trouve des fibres conjonctives et des fibres élastiques enchevêtrées de manière à former un feutrage assez dense dans lequel sont disséminées des cellules conjonctives plates.

2° *Couche interne ou profonde.* — Au feutrage fibro-élastique de la couche précédente viennent se joindre deux éléments nouveaux qui donnent à cette couche un caractère absolument spécial : ce sont des *cellules embryonnaires* et les *fibres de Sharpey*, que nous avons déjà signalées.

Les *cellules embryonnaires* ne se rencontrent normalement que chez l'enfant et le jeune homme; elles ont les caractères histologiques des ostéoblastes et, comme nous le verrons bientôt, elles jouent un rôle capital dans l'ossification sous-périostée. Elles ont fait donner par M. Ollier le nom de *couche ostéogène* à la couche profonde du périoste. Robin jadis avait nié l'existence de ces cellules; il admettait que dans ses expériences M. Ollier entraînait des ostéoblastes en décortiquant le périoste. Chez l'adulte, on ne retrouve pas de cellules embryonnaires dans le périoste, parce que le rôle ossificateur de la membrane est terminé.

Les *fibres de Sharpey* ne sont autre chose que des fibres conjonctives faisant suite aux fibres mêmes du périoste et pénétrant au sein du tissu osseux. Ces fibres, généralement désignées par le nom de *fibres perforantes*, méritent plus justement d'être appelées *fibres directrices*, car elles représentent la voie suivie par les cellules embryonnaires dans le travail de l'ossification sous-périostée.

Vaisseaux. — La vascularisation du périoste est très intense. Les *artères* sont fournies par les divisions de l'artère nourricière et par les ramifications des artères qui arrosent les parties molles voisines. Elles pénètrent dans la couche externe du périoste, s'y tamisent et vont former dans la couche interne un réseau vasculaire à mailles polygonales, duquel partent de fines artérioles qui se rendent dans le tissu osseux par les trous de troisième ordre (canaux de Havers).

Les *veines*, généralement indépendantes des artères, passent par les orifices de deuxième ordre et reviennent former dans le périoste un réseau veineux, correspondant au réseau artériel.

Les *vaisseaux lymphatiques* ne sont pas encore bien connus, quant à leur distribution anatomique ; mais leur existence n'est pas douteuse en pathologie. Il est d'observation journalière que les inflammations du périoste se communiquent avec la plus grande facilité aux parties molles qui entourent cette membrane.

Nerfs. — Ils sont assez nombreux. Indépendamment de ceux qui traversent le périoste pour se rendre dans l'épaisseur de l'os, on trouve des nerfs périostiques proprement dits. Ils se détachent des nerfs destinés aux os et se portent sur le périoste, où ils cheminent en se divisant ; ils finissent par se résoudre en extrémités libres (Kölliker, sur l'os coxal de l'homme ; J.-N. Czermak, sur l'os frontal du chien). Les ramifications nerveuses siègent dans la couche superficielle ou conjonctive du périoste ; elles paraissent plus nombreuses dans le périoste des extrémités articulaires des os longs, coude, genou, cou-de-pied.

Fonctions. — Le périoste sert à l'os d'organe protecteur et reproducteur ; c'est par ses cellules embryonnaires (ostéoblastes) qu'il reproduit du tissu osseux.

Les expériences d'Ollier [1] ont démontré ce pouvoir ossificateur du périoste. Il a pu par des transplantations de fragments de périoste, produire des os artificiels non seulement dans les tissus du même animal, mais encore dans les tissus mous d'une espèce différente (du chien au lapin). Il a pris des lambeaux du périoste sur un animal mort depuis une heure, et après les avoir greffés sur un autre animal de la même espèce, il a vu se reproduire un os présentant la forme du lambeau périostique, et des vaisseaux s'y développer. Ces expériences ont été faites dans la crête des coqs, sous la peau du crâne et de l'aine du lapin, et sur le cabiaï, le poulet, le pigeon.

Ollier a expérimenté aussi sur la dure-mère. Il a fait des transplantations de cette membrane, comme il l'avait fait pour le périoste, et il a remarqué qu'elle donnait naissance à de petits os parfaitement constitués et possédant les caractères anatomiques de la substance osseuse. Cette propriété de la dure-mère diminuerait avec l'âge. De plus, la surface externe seule de cette

1. Académie des sciences et *Gazette hebdomadaire* 1858-59-60.

membrane serait douée de la propriété de régénérer le tissu osseux, de sorte que la surface externe de la dure-mère devrait seule être considérée comme périoste. Les cloisons de la dure-mère, comme la faux du cerveau et la tente du cervelet, ne sont pas susceptibles de s'ossifier par la transplantation.

Bien que le périoste serve à la formation du tissu osseux, il ne faudrait pas croire qu'un décollement, même étendu, de cette membrane entraine nécessairement la mort de l'os. J.-L. Petit et Ténon s'étaient élevés dès le XVIIIe siècle contre cette pratique erronée qui consistait à recouvrir de topiques irritants les surfaces osseuses dénudées, dans le but d'en hâter la mortification, persuadé qu'on était que les os dénudés devaient inévitablement être frappés de mort.

Le périoste externe du crâne, de même que la dure-mère ou périoste interne, a une force de réparation beaucoup moins grande qu'ailleurs. L'absence de cal, dans la plupart des fractures de la base du crâne, le démontre. J.-L. Petit et Ténon dans le siècle dernier, Velpeau et Richet de nos jours, ont insisté sur ce point et ont fait voir que, dans les réparations osseuses du crâne, la surface de la plaie de l'os fournit plus de matériaux que les membranes elles-mêmes, comme cela s'observe après l'opération du trépan.

Développement. — Il n'est pas possible de préciser l'époque d'apparition du périoste. Les premiers éléments se montrent probablement dès le second mois ; les os sont cartilagineux, ils sont recouverts d'une couche de tissu conjonctif mou dont la substance intercellulaire se transforme rapidement en fibrilles, pendant que les corpuscules deviennent fusiformes, puis étoilés.

Les cellules embryonnaires (ostéoblastes) de la couche profonde du périoste sont fournies par la prolifération des cellules conjonctives qui reviennent à l'état embryonnaire.

Tant que les os sont cartilagineux, le périoste porte le nom de périchondre ; plus tard, le changement de nom n'entraîne aucune modification dans la structure de la membrane. A partir du cinquième mois, on voit dans les parties profondes de la couche conjonctive une condensation de la substance intercellulaire sous forme de filaments : ce sont des fibres élastiques fines qui se constituent. Dans les derniers mois de la vie fœtale, ces fibres grossissent, s'anastomosent pour former les réseaux élastiques, et un certain nombre d'entre elles se soudent par leurs bords pour former des lamelles élastiques. Les vaisseaux et les nerfs se développent sur place de bonne heure ; ils envoient même des rameaux dans le cartilage avant la formation du tissu osseux.

Moelle des os.

La moelle des os, *substance médullaire,* est cette matière molle qui remplit le canal médullaire des os longs et toutes les aréoles de la substance spongieuse. On trouve aussi des éléments de la moelle dans les principaux canaux vasculaires de la substance osseuse, et à la surface des os au-dessous du périoste.

La moelle est en contact direct avec les parois du canal médullaire et les cloisons de la substance spongieuse. Elle se présente sous deux aspects différents : elle est jaune ou rouge. La *moelle jaune,* qu'on pourrait encore appeler *graisseuse,* se rencontre dans le canal médullaire des os longs ; la *moelle rouge* occupe principalement les aréoles de la substance spongieuse, c'est-à-dire les os courts, les os plats et les extrémités des os longs.

Dans les os de la face, on trouve une moelle d'aspect spécial, transparente et incolore, la *moelle gélatineuse.* Elle peut se rencontrer dans tous les os chez certains malades arrivés à un degré de cachexie extrême.

La moelle des os longs ou courts est le siège de *battements* isochrones aux pulsations artérielles (Bæckel, *Thèses de Strasbourg,* 1872). Les battements ne sont pas dus à l'artère principale de l'os, mais aux capillaires de la moelle. Ils se produisent chaque fois que la moelle est à nu, à condition que la plaie cutanée ne soit pas considérable. Toute cavité formée par des parois rigides, tapissée de capillaires et remplie d'un liquide quelconque ou d'une masse molle, offre avec la cavité médullaire des os la plus grande analogie, et, comme telle, présente des battements isochrones aux pulsations artérielles.

Éléments de la moelle. — La moelle se compose de cellules médullaires et de cellules graisseuses, traversées par quelques filaments de tissu conjonctif, et recevant des vaisseaux et des nerfs. On trouve un peu de matière amorphe et des gouttelettes grasses entre ces éléments.

Cellules médullaires. — Nous appelons cellules médullaires toutes celles que l'on trouve dans la moelle en dehors des vésicules graisseuses et des corpuscules du tissu conjonctif ; les médullocelles et les myéloplaxes, dont nous allons parler, sont par conséquent des cellules médullaires. Ces cellules ont les caractères des cellules conjonctives embryonnaires, aussi Gegenbaur et M. Duval les regardent comme étant de nature et d'origine conjonctives.

Robin a signalé ces deux éléments anatomiques caractéristiques de la moelle; il leur a donné les noms de médullocelles et de myéloplaxes.

Les *médullocelles* se montrent, dit-il, sous forme de noyaux ou de cellules. Cet élément existe surtout dans les aréoles de la substance spongieuse des os. La variété *noyau libre* serait constituée par des noyaux arrondis, de la dimension d'un globule rouge du sang, granuleux, généralement sans nucléole et insoluble dans

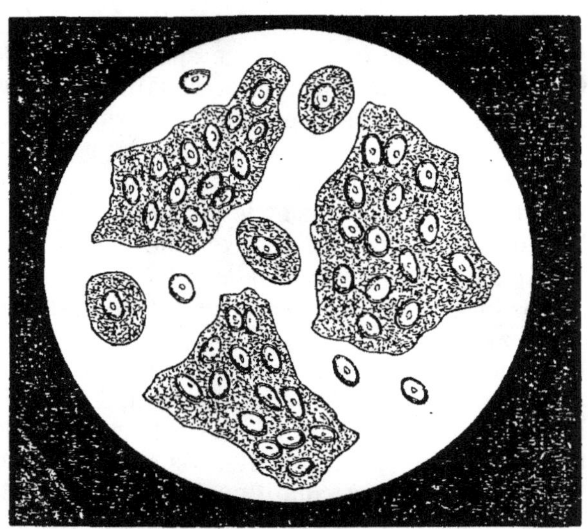

Fig. 174. — Médullocelles et plaques à noyaux multiples de la moelle. On y voit trois myéloplaxes, trois médullocelles à cellule et quatre noyaux libres.

l'eau et dans l'acide acétique. La variété *cellule* est représentée par une cellule à masse granuleuse, de 12 à 15 μ, contenant un noyau semblable aux précédents; elle pâlit sous l'influence de l'acide acétique.

Les *myéloplaxes* de Robin, *plaques à noyaux multiples* des autres auteurs, sont des éléments aplatis, de forme variée, quelquefois polyédriques, à bords irréguliers, composés d'une masse finement granuleuse, parsemée de noyaux ovoïdes (jusqu'à trente) de 7 à 10 μ chacun. Ces éléments se rencontrent aussi dans les aréoles de la substance spongieuse des os, rarement dans le canal médullaire. On les trouve surtout adhérents aux parois osseuses. Ils ont de 30 à 60 μ et jusqu'à 100 μ.

On est en droit de se demander si ces deux éléments sont différents, ou s'ils ne représentent que deux formes d'un même élément. Cette dernière supposition nous parait conforme à l'étude des faits. Robin ne donne aucun caractère chimique qui permette de les distinguer. Les seules différences seraient les suivantes : 1° les noyaux, de même dimension d'ailleurs, seraient arrondis dans les médullocelles et ovoïdes dans les myéloplaxes; 2° l'élément cellulaire serait arrondi dans l'un et aplati dans l'autre.

La question serait-elle jugée par les tumeurs à médullocelles et par les tumeurs à myéloplaxes, qui peuvent se montrer formées de l'un ou l'autre de ces éléments?

Nous ferons observer : 1° que ces éléments ont à peu près le même siège ; 2° qu'il est démontré aujourd'hui que les myéloplaxes se segmentent fréquemment pour donner naissance à des cellules plus petites et arrondies ; 3° que leurs réactions ne diffèrent pas ; 4° que les tumeurs à myéloplaxes renferment le plus souvent quelques médullocelles, et *vice versâ*.

Nous ne sommes pas le seul à porter un tel jugement. Kölliker (page 292, 2e fascicule, 2e édition française) écrit : « Je ne ferai « que signaler, relativement aux cellules à noyaux multiples, « *dont le développement peut facilement être rapporté aux cellules* « *à noyau unique*, que ces cellules se transforment *aussi* en cel- « lules osseuses. » Cornil et Ranvier s'expriment d'une manière analogue (page 7, *Manuel d'histologie pathologique*) : « Les cellules « à noyaux multiples que l'on rencontre à côté d'elles (cellules à « noyau unique)... offrent les mêmes propriétés générales; la « substance protoplasmique qui les forme *possède exactement* les « mêmes réactions. »

Nous admettrons donc que les médullocelles et les myéloplaxes constituent le même élément, la *cellule de la moelle, cellule médullaire*, sous deux aspects différents : 1° sous forme de cellules plus ou moins arrondies ; 2° sous forme de *plaques à noyaux multiples* représentant une masse de protoplasma avec noyau, pouvant donner naissance par bourgeonnement aux cellules arrondies.

Les *éléments de la moelle* sont disséminés dans toutes les parties de l'os. Mais il ne faudrait pas croire à l'existence, dans les canaux de Havers et sous le périoste, d'une *moelle osseuse* ayant des caractères identiques à ceux de la moelle contenue dans les cavités diaphysaires ou les trabécules épiphysaires ; ce n'est point dans ce sens qu'il faut comprendre les expressions de *moelle périostale* et de *moelle endostale*. Ce que les histologistes et certains pathologistes distinguent sous ces noms ne constitue pas, à proprement parler, la moelle des os telle qu'on la comprend en anatomie descriptive, mais ces expressions correspondent plutôt aux diverses phases du *développement* du tissu osseux.

On voit sous le périoste les éléments qui sont la caractéristique anatomique de la moelle, c'est-à-dire les *cellules embryonnaires* de la moelle qui sont les analogues des médullocelles.

Ces cellules embryonnaires ou médullocelles se retrouvent dans les canaux de Havers volumineux, et ce sont elles qui, en subissant certaines transformations, prennent un aspect particulier et transitoire qui leur a mérité une dénomination spéciale, celle d'*ostéoblastes*. Les déductions les plus importantes à retenir dans les recherches histologiques les plus modernes se rapportent donc plutôt au processus de genèse de l'os, aux conditions de sa régénération ou de ses dégénérescences inflammatoires. Partout où le tissu osseux se forme, là où il s'accroît, alors qu'il est le siège d'irritation inflammatoire, l'on peut constater l'existence des cellules embryonnaires de la moelle, et c'est par ces considérations de physiologie générale qu'on a été amené à mieux comprendre le rôle de la moelle dans l'inflammation des os, et à lui attribuer plus d'importance.

Il nous suffirait même de rappeler ici les raisons que Gosselin a invoquées (*Nouveau Dict. de méd. et de chir.*) pour ne pas séparer l'ostéite de la périostite et de l'ostéomyélite : « C'est, dit-il, parce « qu'une longue observation m'a appris qu'en pathologie ces trois « parties, le *périoste*, l'*os* et la *moelle*, déjà si étroitement liées « dans leurs dispositions anatomiques et leurs fonctions, sont « solidaires les unes des autres, atteintes par les mêmes causes « morbides, et en définitive malades simultanément à des degrés « divers. »

Grâce aux travaux des histologistes, et de Ranvier au premier rang, nous savons quelle est la condition intime de cette solidarité, c'est-à-dire que c'est en partie la persistance des éléments embryonnaires de la moelle sous le périoste, dans les plus gros canaux de Havers, dans les espaces médullaires, et que c'est en partie la néoformation des éléments ou du tissu embryonnaire de la moelle sous l'influence d'un processus irritatif qui expliquent la rapidité de propagation de l'inflammation d'une des parties constituantes de l'os à l'autre.

On saisira tout l'intérêt de ces détails relativement aux liens qui unissent les diverses inflammations des os, *périostite, ostéite, ostéomyélite*.

Cellules graisseuses. — Elles sont nombreuses dans la moelle jaune ; elles ne sont pas réunies en masses ou lobules, et leur structure ne diffère pas de celle des cellules du tissu adipeux.

Tissu conjonctif. — Il est très délicat, absolument dénué de fibres élastiques, et formé par des fibres conjonctives excessivement fines. Ces fibres, en s'anastomosant les unes avec les autres, forment un fin réseau qui représente en somme le squelette soutenant les divers éléments de la moelle osseuse. Aux points d'anastomoses des fibres, on trouve des cellules conjonctives plates, souvent infiltrées de graisse.

Vaisseaux. — *L'artère nourricière,* dans les os longs, arrivée dans le canal médullaire, se bifurque, et chacune des divisions va s'anastomoser aux extrémités de l'os avec les vasseaux de second ordre. Toutes ces artères, se divisant et se subdivisant, forment un réseau vasculaire extrêmement riche, situé en partie entre la substance osseuse et la moelle; les vaisseaux arrivent à la moelle avec leurs trois tuniques, après avoir abandonné quelques fins capillaires à la substance osseuse. Ils forment un réseau capillaire dont les mailles polygonales ont les angles arrondis. Les mailles ont deux ou trois fois le diamètre des capillaires. Les *lymphatiques* ne sont pas connus.

Nerfs. — Les *nerfs* de la moelle accompagnent l'artère nourricière de l'os. Ils pénètrent dans le canal médullaire et se divisent comme l'artère nourricière, dont ils suivent les branches. Ils disparaissent dès que les artères, en pénétrant dans la substance médullaire, se dépouillent des fibres musculaires. Ces nerfs sont plutôt destinés à la paroi vasculaire qu'à la moelle elle-même.

La *matière amorphe* qui réunit ces éléments est rougeâtre et demi-transparente ; elle est très granuleuse, surtout après la mort.

On trouve aussi dans la moelle des *gouttelettes graisseuses* indépendantes des cellules graisseuses. On les rencontre dans les cas où l'on a la certitude qu'elles ne viennent pas de cellules déchirées.

C'est là une sorte d'huile de moelle.

Fonctions. — La moelle comble les cavités osseuses ; elle joue un rôle important dans l'ossification ; enfin Bizzozero et Neumann lui attribuent un *rôle hématopoiétique*, que nous allons étudier rapidement. Ce rôle hématopoiétique s'accomplit différemment chez les ovipares et les vivipares. Chez les *ovipares*, les médullocelles se transforment *in toto* pour produire les hématies ; chez les *vivipares*, d'après Malassez, ces cellules produisent par gemmation un bourgeon qui se sépare ensuite de la cellule génératrice pour former une hématie. Le globule rouge néoformé traverse plus tard les parois vasculaires et pénètre dans le torrent circulatoire. Quelle que soit son importance, ce rôle hématopoiétique de la moelle est secondaire, du moins au point de vue qui nous occupe.

Développement. — Les premiers rudiments de la moelle se montrent dès le commencement du travail d'ossification ; ils forment cette matière molle contenue dans les boyaux du cartilage en voie de transformation. C'est dans la clavicule, vers le 60e ou le 65e jour, qu'on rencontrerait les premiers éléments (Robin). Dès l'origine, la moelle est rougeâtre et composée uniquement d'une substance liquide, remplie de jeunes cellules arrondies, rougeâtres elles-mêmes, à noyau très apparent et à protoplasma granuleux, dérivant de la multiplication des cellules de cartilage. Ces cellules prennent des directions différentes : les unes se transforment en cellules osseuses, les autres en éléments définitifs de la moelle. Peu de temps après, il se forme sur place des vaisseaux dont le nombre s'accroit rapidement. Plus tard, les nerfs et les cellules adipeuses se développent. Les nerfs se montrent dans les derniers mois de la vie fœtale ; quant aux cellules graisseuses, elles sont rares à la naissance et se multiplient peu à peu.

Chez les oiseaux, la plupart des os contiennent de l'air au lieu de moelle, à partir de l'évolution complète de ces animaux. Pendant leur développement, tous les os sont remplis de moelle.

FORMATION DES OS.

Le tissu osseux, avant d'être constitué, passe en général par deux phases que depuis longtemps on a appelées *l'état muqueux* et *l'état cartilagineux*. *L'état osseux* est l'ossification proprement dite.

§ 1. — Etat muqueux.

L'état muqueux des os est pour ainsi dire un état nul ; on veut dire par l'état muqueux que le squelette n'existe pas, et que les parties qui doivent se cartilaginifier, puis s'ossifier, participent de l'état général de l'embryon, qui a une consistance molle, muqueuse. En effet, si l'on examine les éléments de l'embryon dans des points où le cartilage doit se former, on constate qu'il existe seulement des cellules embryonnaires n'ayant aucun des caractères de la substance cartilagineuse.

§ 2. — État cartilagineux.

L'état cartilagineux correspond à cette période où, à la place des os, on trouve des cartilages ayant la forme de l'os futur. Ces organes cartilagineux sont pleins, c'est-à-dire qu'il n'existe pas d'espaces médullaires ; ils offrent, du reste, toutes leurs parties : ainsi, les os longs sont pourvus de la diaphyse, des épiphyses, des apophyses, etc.; de plus, ils sont revêtus d'une membrane, le *périchondre,* qui prendra plus tard le nom de *périoste.* Tous les os ne passent pas par l'état cartilagineux ; tels sont : la voûte du crâne, comprenant la portion écailleuse du temporal et la moitié postérieure de la portion écailleuse de l'occipital, l'aile interne de l'apophyse ptérygoïde, le cercle tympanal et tous les os de la face. Les autres pièces du squelette sont souvent soudées entre elles pendant l'état cartilagineux : tous les os du bassin ne forment qu'une pièce; il en est de même des côtes et du sternum, qui sont réunis, ainsi que des os de la base du crâne ; mais la colonne vertébrale et les membres sont formés d'autant de pièces cartilagineuses séparées qu'il y aura d'os.

Au moment où l'état cartilagineux va se dessiner, on constate une modification des cellules embryonnaires, qui revêtent les caractères des cellules cartilagineuses. Par leur réunion, elles forment un tissu peu consistant ; chaque cellule s'entoure d'une fine membrane, *capsule de cartilage;* un peu plus tard, il se développe entre les capsules une substance fondamentale transparente. Le cartilage grandit, non seulement par l'addition de cette substance fondamentale, mais aussi par la prolifération des cellules.

La *corde dorsale* correspond à la période cartilagineuse du squelette.

§ 3. — État osseux.

L'ossification se fait de deux manières : 1° dans le *cartilage* (*ossification enchondrale*): 2° sous le *périoste* (*ossification sous-périostique*).

1° *Ossification enchondrale.*

Deux théories se trouvent en présence pour expliquer ce mode d'ossification. MM. Cornil et Ranvier en France, Müller en Allemagne admettent que le tissu osseux est formé par la transformation des cellules cartilagineuses en cellules osseuses (*théorie de la transformation*) ; Gegenbaur, en Allemagne, enseigne que les cellules cartilagineuses sont simplement remplacées par les cellules osseuses (*théorie de la substitution*). M. Duval défend d'une manière énergique cette dernière théorie : dans son cours, en 1888, il a exposé d'une façon très ingénieuse que la cellule cartilagineuse et la cellule osseuse sont produites toutes les deux par une transformation de la cellule conjonctive embryonnaire ; elles sont donc cellules-sœurs et par suite ne peuvent pas être vis-à-vis l'une de l'autre *cellule-mère ou cellule-fille.*

La théorie de la substitution fait jouer à l'ostéoblaste le rôle capital dans l'ossification enchondrale, qu'elle assimile ainsi à l'ossification sous-périostique. Tout en simplifiant l'explication des faits observés, cette théorie satisfait donc plus pleinement l'esprit de l'observateur.

Quelle que soit la théorie adoptée, les faits observés sont les mêmes dans les deux cas; nous allons donc étudier *de visu* des préparations d'os en voie de développement, quitte à donner, chemin faisant, les deux interprétations.

Etude histologique de l'ossification enchondrale. — Pour étudier l'ossification enchondrale, on prend, à l'union de la diaphyse et de l'épiphyse d'un os long, un fragment osseux. L'os doit être choisi sur un sujet de 15 ans, alors que l'ossification est en pleine activité. Après avoir décalcifié le fragment recueilli, on y pratique au rasoir des coupes suffisamment fines qu'on colore par le picro-carminate d'ammoniaque. La préparation ainsi obtenue montre dans leur ensemble toutes les phases de l'ossification. Elle présente, en allant du cartilage à l'os, six zones que nous allons étudier.

1re *Zone.* — Il existe une couche de cartilage hyalin avec tous ses caractères normaux (*Zone du cartilage normal*).

2e *Zone.* — Les cellules cartilagineuses sont le siège d'une multiplication intense. Toutes les cellules ont produit à leur intérieur de nombreuses cellules-filles, entourées de leurs capsules propres. La capsule primitive de la cellule-mère s'est allongée dans une direction perpendiculaire à la surface du cartilage, et toutes les cellules se trouvent rangées dans un ordre parfait (*Zone chondroïde de Broca, ou mieux zone du cartilage sérié de Ranvier*).

3e *Zone.* — Les cellules cartilagineuses ont le même aspect et la même disposition ; mais la substance intercellulaire s'est incrustée de sels calcaires (*Zone du cartilage calcifié*). Les premières incrustations calcaires correspondent aux points d'ossification qu'on décrit sur tous les os [1].

4e *Zone.* — Les cellules cartilagineuses se sont élargies; leurs cavités agrandies et devenues irrégulières se sont ouvertes les unes dans les autres. A la partie centrale de ces nouvelles cavités sont accumulées de jeunes cellules embryonnaires, ce sont des *ostéoblastes;* les cavités ainsi formées et remplies d'ostéoblastes ont été appelées par M. Ranvier *boyaux ou alvéoles*, et on a désigné par

1. Les points d'ossification apparaissent d'abord au centre d'un os, où ils forment les *points primitifs*. Ils sont le centre du travail d'ossification, Plus tard, d'autres points apparaissent aux extrémités des os et forment ce qu'on appelle les *points complémentaires*

le nom de *rivulation* le travail physiologique qui aboutit à cette transformation du cartilage.

Les sels calcaires infiltrés dans la substance intercellulaire donnent à cette zone l'apparence du tissu osseux ; mais ce n'est qu'une

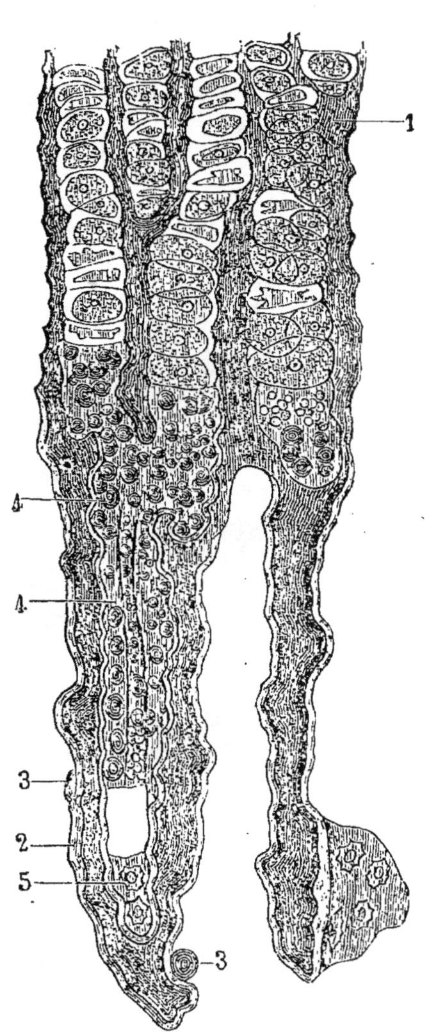

Fig. 175. — Section longitudinale du point d'ossification du corps d'un métatarsien chez l'embryon du veau, d'après H. Müller.

1. Substance fondamentale du cartilage avec ses cellules. — 2. Substance osseuse. — 3, 3. Cellules médullaires en voie de transformation osseuse. — 4, 4. Moelle au milieu de laquelle on voit un vaisseau qui se forme. — 5. Corpuscule osseux presque complètement développé.

apparence, aussi cette couche est-elle désignée sous le nom de *zone ossiforme ou ostéoïde.*

5e *Zone.* — Les cavités cellulaires sont encore plus dilatées ; mais les éléments embryonnaires sont groupés à leur périphérie. Dans les deux théories, ces cellules embryonnaires sont regardées comme des ostéoblastes. Les partisans de la transformation les font provenir d'une modification des cellules cartilagineuses; les partisans de la substitution admettent qu'elles arrivent toutes formées dans le cartilage et qu'elles sécrètent la matière osseuse (*osséine*) en même temps qu'elles contribuent à la formation des systèmes lamellaires. Cette couche est appelée *zone d'ossification*.

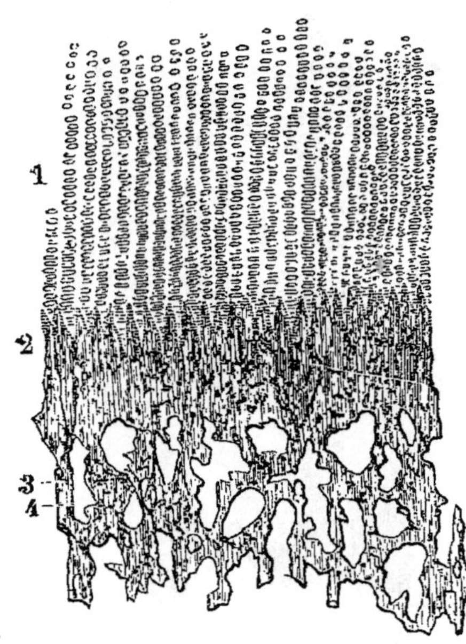

Fig. 176. — Coupe d'un point d'ossification dans le corps du fémur d'un nouveau-né.

1. Cellules cartilagineuses en séries longitudinales. — 2. Bord du point d'ossification avec ses dentelures de substance osseuse; plus bas est une couche de substance compacte. — 3, 4. Substance spongieuse formée par résorption de la substance compacte. Les espaces médullaires 4 sont vides de moelle. (Grossissement, 20. Kölliker.)

6e *Zone*. — C'est du tissu osseux complet dans lequel on ne rencontre que des systèmes lamellaires intermédiaires, dans les interstices desquels sont répandus les éléments de la moelle ; le canal médullaire n'est pas encore formé. On appelle cette zone, la *zone de l'os*.

De l'apparition et du rôle des vaisseaux.

Jusqu'à présent, nous avons laissé de côté l'étude des vaisseaux ; il est temps que nous les étudiions.

Pour les partisans de la *transformation*, les vaisseaux apparaissent quand se forment les boyaux cellulaires, c'est-à-dire dans la *couche ossiforme ;* ils se répandraient alors autour des boyaux néoformés.

Pour les partisans de la *substitution*, les vaisseaux pénétreraient dans les cellules du cartilage sérié et joueraient le rôle capital dans la circulation. C'est alors que se résorberaient les cellules cartilagineuses et qu'apparaîtraient les ostéoblastes.

Gegenbaur n'assigne pas d'origine précise aux cellules osseuses; mais M. Duval émet l'hypothèse, très vraisemblable d'ailleurs, que ces cellules se détachent des parois vasculaires qui, à cette époque, seraient surtout formées par des cellules embryonnaires.

La théorie de la substitution possède actuellement d'ardents défenseurs : en France, Pouchet et Tourneux ; en Allemagne, Löwen, Studa ; en Suède, Hannouer. Dans leurs recherches, MM. Pouchet et Tourneux ont constaté que les cellules cartilagineuses sériées qui n'étaient pas éventrées par les vaisseaux se flétrissaient et ne donnaient pas de tissu osseux.

Sans nous prononcer d'une manière catégorique, nous ferons remarquer que la *théorie de la substitution* simplifie l'étude de l'ossification ; avec elle l'os, tant dans le cartilage que sous le périoste, serait produit par les cellules embryonnaires du tissu conjonctif.

Quel est le tissu osseux formé ?

Dans le tissu osseux produit par l'ossification enchondrale, on ne trouve que tissu spongieux, simplement représenté par le *système des lamelles intermédiaires*. Le *système des canaux de Havers* se forme, comme nous allons le voir, aux dépens du périoste. Il n'y a dès lors rien d'étonnant à ce que les *ostéoplastes* des deux systèmes n'aient aucune communication par leurs canalicules osseux, ainsi que nous l'avons constaté, en étudiant l'os sec.

Quel est le rôle du cartilage ?

Puisqu'avec la *théorie de la substitution*, le cartilage ne se transforme pas directement en tissu osseux, on doit se demander quel rôle il joue dans l'ossification ? On admet qu'il sert de tuteur à l'os en voie de développement; dès lors, on trouverait dans sa présence un fait analogue à celui qu'on observe pour le cartilage de Meckel, qui se résorbe et disparait après le développement du maxillaire inférieur auquel il sert de tuteur.

2° *Ossification sous-périostée.*

L'ossification sous-périostée, successivement étudiée par Duhamel (1737), Flourens (1838), niée par Bichat (1831), est définitivement entrée dans le domaine scientifique, comme un fait acquis, grâce aux remarquables travaux d'Ollier.

Les préparations destinées à l'étude de ce genre d'ossification, doivent être faites avec des pièces recueillies chez un jeune sujet.

C'est la couche *profonde* ou *ostéogénique* du périoste qui fait tous les frais du travail. Les cellules embryonnaires, accumulées dans cette région, pénètrent dans l'os en suivant la voie tracée par les fibres directrices de Sharpey. Les ostéoblastes se disposent autour de ces fibres et sécrètent la matière osseuse destinée à ormer les lamelles du système de Havers, qui viennent com-

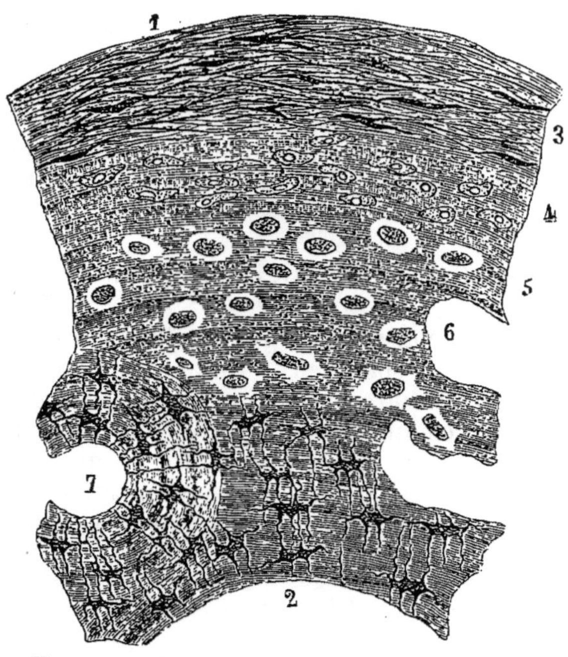

FIG. 177. — Fragment de tranche transversale de l'humérus sur un embryon de huit mois, montrant l'ossification par le périoste.

1. Surface externe du périoste. — 2. Surface courbe correspondant à la section d'un canal de Havers. — 3. Périoste. — 4. Tissu ostéogène nouveau. — 5. Tissu ostéogène à une période plus avancée. — 6. Espace médullaire. — 7. Coupe d'un canal de Havers entouré de substance osseuse complètement formée, avec ses osteoplastes.

bler les vides laissés par les lamelles intermédiaires, produites elles-mêmes par l'ossification enchondrale. En même temps, les cellules embryonnaires du périoste contribuent à former les cellules médullaires de la moelle qu'on rencontre à l'intérieur des canaux de Havers.

De l'apparition et du rôle des vaisseaux.

Pendant que se forment les systèmes lamellaires de Havers, les vaisseaux partent du périoste et pénètrent dans les canaux de ces systèmes; ils pénètrent jusqu'à la partie centrale de l'os, où ils s'anastomosent avec les vaisseaux de la partie qui sera bientôt le canal médullaire. Le rôle des vaisseaux est beaucoup moins important dans l'ossification sous-périostée que dans l'ossification enchondrale, puisque le périoste, par sa couche ostéogénique, fournit directement les ostéoblastes. Il est cependant bien permis de dire que ces vaisseaux entretiennent dans le périoste une vitalité très intense en rapport avec le travail actif que fournit cette membrane.

De la formation du tissu compact.

Dans l'étude que nous venons de faire, nous avons vu le tissu *spongieux* se former aux dépens de l'ossification enchondrale (*système des lamelles intermédiaires*) et de l'ossification sous-périostée (*système lamellaire des canaux de Havers*) ; il reste à expliquer la formation du *tissu compact (système des lamelles périphériques et système des lamelles périmédullaires)*.

Ces deux systèmes se forment alors que le tissu spongieux est complètement développé ; ils couronnent, pouvons-nous dire, le travail de l'ossification.

A un moment donné, le travail du périoste s'arrête, les fibres de Sharpey ne conduisent plus d'ostéoblastes dans les canaux de Havers et la couche ostéogénique borne son travail à déposer à la périphérie de l'os des couches concentriques de tissu osseux, qui limitent les systèmes de Havers et les lamelles intermédiaires; l'ensemble de ces couches osseuses concentriques représente le *système des lamelles périphériques*.

En même temps, les cellules embryonnaires les plus centrales résorbent une partie des lamelles voisines, pour former le canal médullaire. De ces cellules une partie se transforme pour donner naissance aux éléments de la moelle ; l'autre partie se condense tout autour du canal médullaire, jusqu'à former une série de couches osseuses concentriques, les *lamelles péri-médullaires*.

3° *Ossification des différents os.*

a. — *Os longs*. Dans ces os, le développement complet s'accomplit aux dépens des deux ossifications (enchondrale et sous-périostique). Dans le cartilage se forment le tissu spongieux et les lamelles péri-médullaires; aux dépens du périoste se forment la couche périphérique de tissu compact et les canaux de Havers.

b. Os courts. — Ces os, dont la partie centrale est formée de tissu spongieux, ne contiennent pas de canaux de Havers. Ils sont donc formés, dans leur partie spongieuse, par le système des lamelles intermédiaires (ossification enchondrale), tandis que le tissu compact périphérique (lamelles périphériques) est une dépendance de l'ossification sous-périostée.

c. Os plats. — Ils doivent être divisés en deux catégories : 1° *les os cartilagineux ;* 2° les *os membraneux.*

1° Les *os cartilagineux* (côtes, sternum, os de la base du crâne) présentent les mêmes particularités de développement que les os courts.

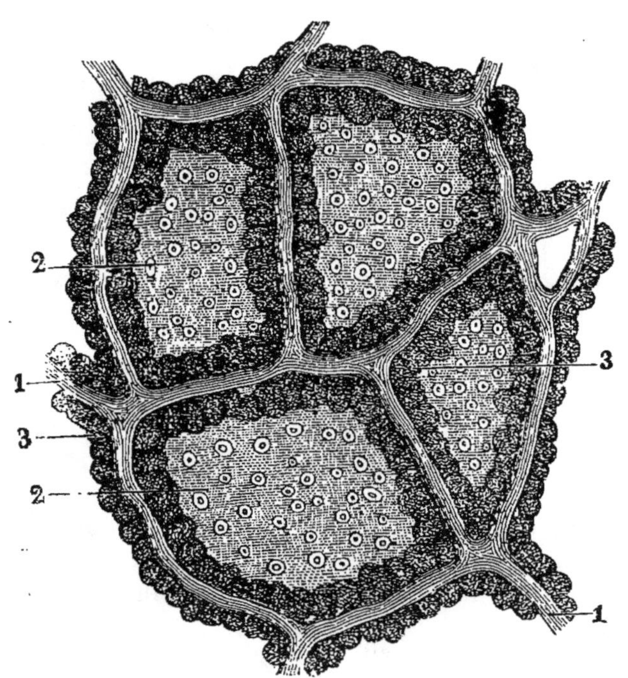

Fig. 178. — Lamelle osseuse venant du maxillaire d'un fœtus de veau.

1, 1. Traînées osseuses de formation récente, non encore envahies par les ostéoblastes. — 2, 2. Substance médullaire avec vaisseaux sanguins. — 3, 3. Ostéoblastes. (Grossissement, 300. Kölliker.)

2° Les *os membraneux* (os de la voûte crânienne) se développent aux dépens du tissu conjonctif qui forme leurs membranes. On peut dire que leur ossification est exclusivement sous-périostée, d'autant mieux que par leurs expériences, Flourens d'abord, et plus récemment Ollier ont démontré que la dure-mère a tous les caractères du périoste. Les fibres conjonctives, sillonnant les membranes qui seront plus tard les os de la voûte crânienne, représentent de très belles fibres de Sharpey suivant lesquelles cheminent les ostéoblastes pour aller former le *diploé* (fig. 178 et 179). Quand le diploé (tissu spongieux) est formé, le périoste sécrète les lames de tissu compact qui forment les *tables interne et externe.* Tout ce travail ossificateur est précédé par l'apparition des vaisseaux.

Les os de la voûte du crâne n'étant pas susceptibles de s'accroître, comme les os cartilagineux, il persiste à leurs points d'union des *ponts-membranes*, les *fontanelles*, qui s'ossifient seulement quelques années après la naissance, quand le développement du crâne est complet.

Dans ces os, en vertu des mêmes lois qui régissent les os courts

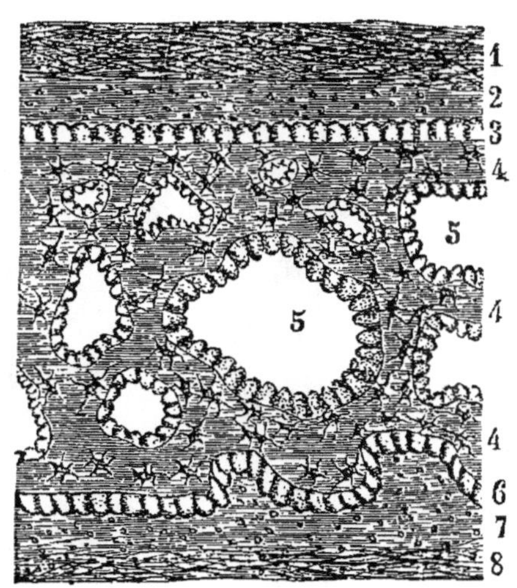

Fig. 179. — Fragment de pariétal d'un fœtus de veau.

1. Dure-mère ou périoste externe. — 2, 3. Couche ostéogénique. — 4. Tissu osseux. — 5. Aréoles du tissu spongieux. — 6, 7, 8. Périoste interne et ses couches.

et les autres os plats, les éléments de la moelle se forment aux dépens des ostéoblastes et se déposent dans les aréoles du tissu spongieux.

4° *Accroissement des os.*

L'accroissement des os se fait en longueur et en épaisseur.

a. Accroissement en longueur. Les os s'accroissent en longueur par les extrémités de leurs diaphyses et exclusivement par elles [1]. Cet allongement s'opère grâce à une couche de cartilage

1. C'est Duhamel du Monceau qui, vers le milieu du dernier siècle, constata expérimentalement ce fait. Il pratiqua trois trous sur la diaphyse du tibia d'un poulet, au milieu et aux deux extrémités, ayant bien soin de ne point dépasser la limite du cartilage épiphysaire. Il fit passer dans ces trous un fil d'argent, et il tua le poulet au bout d'un certain temps, alors que le tibia s'était allongé. L'espace qui séparait les trois fils d'argent était resté le même, tandis que l'os s'était accru de deux centimètres environ ; il était évident que cet allongement s'était fait aux extrémités. Hunter a obtenu les mêmes résultats en plantant des clous dans les os de quelques animaux. Ces savants pensaient que l'allongement avait lieu par extension du tissu de l'os. Flourens a démontré qu'il n'en est pas ainsi, et que l'allongement se produit par l'addition de couches osseuses nouvelles déposées par le cartilage épiphysaire du côté de la diaphyse.

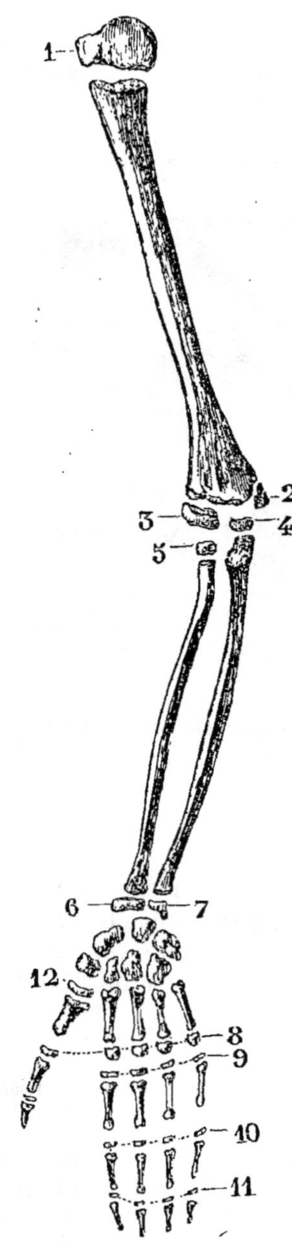

Fig 180. — Diaphyses et épiphyses des os longs du membre supérieur (d'après une pièce naturelle du musée Orfila).

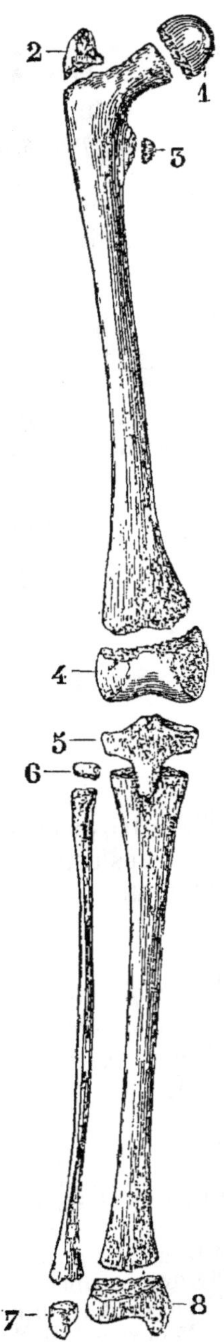

Fig. 181. — Diaphyses et épiphyses du fémur, du tibia et du péroné (d'après une pièce naturelle du musée Orfila).

interposée entre la diaphyse et l'épiphyse ; c'est le cartilage épiphysaire qui disparait seulement quand le développement de l'os est complet.

b. Accroissement en épaisseur. Cet accroissement se fait aux dépens du périoste, qui dépose incessamment jusqu'à 40 ans des couches de substance osseuse à la périphérie de l'os [1].

5° *Résorption physiologique et raréfaction des os.*

A mesure que les os s'accroissent par l'addition de nouvelles couches à leur surface, il se produit un singulier phénomène dans la profondeur de leur tissu : leur substance diminue, se résorbe. La résorption qui s'est opérée primitivement à l'intérieur de l'os pour la formation des canaux médullaires et des aréoles de la substance spongieuse se continue d'une manière plus lente, de sorte que l'*os se détruit à l'intérieur à mesure qu'il se forme à l'extérieur.* Ce phénomène est tel que, d'après Kölliker, *l'os entier se régénère plusieurs fois ;* il se produit dans tous les os, mais il est surtout sensible au niveau de la diaphyse des os longs.

A un certain âge, la résorption osseuse, n'étant plus compensée par l'accroissement, prend des proportions plus considérables, et l'on peut dire qu'elle constitue presque un état pathologique. On dit alors qu'il y a *raréfaction osseuse.* Vers l'âge de quarante à cinquante ans, ce phénomène, déterminé par les seuls progrès de l'âge, se produit à l'intérieur des os, dont les lamelles de la substance spongieuse s'amincissent, pendant que les aréoles prennent du dévelopement. Les lames de substance compacte qui forment la surface des os et la paroi des canaux médullaires s'amoindrissent par la résorption des couches profondes.

La raréfaction, qui fait des progrès à mesure qu'on avance en âge, est beaucoup plus marquée sur certains points du squelette, au col du fémur, au calcanéum et au corps des vertèbres, par exemple. Ces parties osseuses, qui étaient formées de substance spongieuse, finissent par se creuser d'une vraie cavité analogue à un canal médullaire, et se remplissent de moelle graisseuse. C'est ce qui explique l'affaissement des vertèbres produisant la diminution de la taille chez les vieillards; c'est à la même cause qu'il faut rapporter la fréquence, plus grande à cet âge, des fractures du col du fémur et du calcanéum.

1. Qui ne connaît l'expérience qui consiste à entourer d'un anneau métallique un os chez un animal en croissance ? Au bout d'un certain temps, on peut constater que l'anneau a pénétré dans le canal médullaire. Cette expérience, faite par Duhamel, et répétée par Hunter et Flourens, est décisive.

Applications pathologiques.

De l'étude du système osseux découlent une quantité innombrable de déductions pathologiques. Le cadre de cet ouvrage ne nous permet pas de nous étendre longuement sur ce sujet ; néanmoins, nous ne négligerons rien pour initier les élèves à la pathologie du système osseux, dans lequel on rencontre un si grand nombre de maladies, encore mal connues pour la plupart.

a. **Ostéomyélite.** — Jadis on admettait, quand une collection purulente se formait à la superficie de l'os, que le périoste seul était en jeu, et que par son inflammation il avait donné lieu à la formation d'un *abcès sous-périostique.* Aujourd'hui qu'on connaît mieux la structure du tissu osseux et qu'on sait quels liens ont entre elles ses parties constituantes, on admet que tout est malade dans ces cas-là : périoste, moelle et systèmes lamellaires. La mieux connue des affections osseuses est la *périostite phlegmoneuse diffuse* ou *ostéomyélite,* qui a été magistralement décrite par M. Lannelongue ; et il n'est pas douteux qu'elle ne rentre dans le cadre des maladies infectieuses, car on a retrouvé dans son pus des micro-organismes pyogènes.

Comme conséquences de l'ostéomyélite, nous devons signaler les *périostoses, l'ostéite raréfiante ou condensante* qui ne sont en somme que le résultat du travail exagéré qu'accomplit l'ossification sous l'influence de l'inflammation.

b. **Carie.** — La carie est, au même titre que l'ostéomyélite, une altération nutritive de l'os qui se développe sous l'action prolongée d'un microbe et qui aboutit à une suppuration lente, une sorte d'effondrement partiel des points osseux malades.

c. **Nécrose.** — La nécrose est la conséquence naturelle des affections que nous venons de signaler. En même temps que dans un os il se fait un travail destructeur, ses parties saines deviennent le siège d'un travail réparateur très actif, dans lequel on peut reconnaître l'ossification normale, souvent exagérée. Il se produit de l'os sain qui isole et entoure de toutes parts les portions d'os mortifié qu'on désigne sous le nom de *séquestres.*

Si le séquestre s'est formé dans les couches superficielles du tissu osseux, il s'élimine assez facilement après avoir formé sous le périoste un abcès sous-périostique qui décolle sur une plus ou moins grande étendue les parties molles environnantes. Quand, au contraire, le séquestre s'est produit profondément, et que de toutes parts il est entouré par du tissu osseux sain, on dit qu'il est *invaginé* : dans ce cas, il ne peut être retiré qu'après l'évidement de l'os.

Au point de vue anatomo-pathologique, le séquestre se présente sous la forme d'une petite masse spongieuse, assez légère, plus ou moins rugueuse, absolument dépourvue de vaisseaux et d'ostéoblastes et rappelant en somme par sa structure le tissu osseux sec.

d. **Tubercules.** — Les tubercules osseux s'observent assez fréquemment. Ils ont surtout pour siège le tissu spongieux, dans lequel ils forment des masses plus ou moins volumineuses contenant des éléments embryonnaires, des leucocytes et des bacilles de Koch. Ces tubercules détruisent le tissu osseux au sein duquel ils se sont développés, et repoussent devant eux les parties molles par le pus qu'ils produisent. Ces collections purulentes ont encore été désignées sous le nom *d'abcès froids, d'abcès par congestion, d'abcès migrateurs.*

e. **Hyperostose et exostose.** — L'*hyperostose* est une maladie caractérisée par l'augmentation de volume de toute l'étendue de l'os.

On appelle *exostoses* les tumeurs des os formées par la substance osseuse. On admettait autrefois des exostoses ostéo-cartilagineuses : ce sont des enchondromes ; il en a été question avec les cartilages.

f. **Tumeurs.** — Des *tumeurs fibreuses*, ou fibromes, se développent rarement dans l'épaisseur des os, ou à leur surface, dans la couche périostique, comme les polypes naso-pharyngiens sur l'apophyse basilaire de l'occipital.

Les *anévrysmes des os* ou *tumeurs sanguines* ne sont que des tumeurs érectiles du tissu osseux, avec développement considérable des vaisseaux. Ces tumeurs sont rares, et ont souvent été confondues avec des tumeurs à myéloplaxes et avec des cancers.

Elles sont caractérisées par un accroissement rapide de la tumeur, par la présence de battements isochrones à ceux du pouls, et d'un bruit de souffle coïncidant, lorsqu'il existe, avec ces battements.

Les os présentent quelquefois des *kystes*, fréquents surtout dans le maxillaire inférieur.

Le *cancer* des os est rarement primitif, il est presque toujours secondaire à un cancer des parties molles voisines, et alors il a les caractères histologiques du cancer auquel il a été consécutif.

Le *sarcome* des os est fréquent, il est formé aux dépens des cellules osseuses, qui en se multipliant finissent par former des tumeurs plus ou moins volumineuses. Les ostéo-sarcomes sont généralement globo-cellulaires, ils constituent une variété de tumeurs très graves et qui, même après des opérations radicales, récidivent avec la plus grande facilité.

Dans certains cas, aux éléments du sarcome se joignent en abondance des éléments fibreux ; la tumeur est alors plus dure et moins grave, elle prend le nom de *fibro-sarcome*.

Dans certaines formes de sarcome, on peut retrouver les éléments cellulaires de la moelle, surtout les *myéloplaxes*. Ces tumeurs à myéloplaxes se développent sans cause connue, mais on ne les observe pas après le développement complet du tissu osseux.

g. **Rachitisme.** — On observe quelquefois des maladies tenant à une lésion de la nutrition des os, le rachitisme et l'ostéomalacie. Le *rachitisme*, maladie des enfants, est caractérisé par un arrêt dans le développement des os. Les extrémités des os longs se tuméfient par suite du tassement de la substance osseuse nouvellement formée, et trop molle pour supporter le poids du corps ; le corps de l'os, peu consistant, est lui-même le siège des torsions les plus bizarres.

h. **Ostéomalacie.** — L'*ostéomalacie* est une maladie caractérisée par un ramollissement de la substance osseuse, amenant des déformations considérables du squelette. L'os devient mou et très flexible ; la substance compacte se transforme en substance spongieuse, la surface de l'os est criblée de pores, et la moelle est transformée en une bouillie d'une couleur lie de vin.

Dans cette maladie, propre à l'âge adulte, on constate une diminution considérable dans la proportion des sels et une augmentation proportionnelle de la matière organique.

L'ostéomalacie, qui pardonne rarement, détermine des lésions microscopiques de la substance osseuse, bien différentes de celles qu'on trouve dans le rachitisme.

Dans la moelle, on constate l'hypergénèse et l'hypertrophie des médullocelles, et une quantité prodigieuse de cellules graisseuses. Des granulations graisseuses et des médullocelles envahissent les canaux de Havers. Ces granulations graisseuses s'infiltrent en outre dans la substance fondamentale de l'os. Les couches les plus superficielles du tissu osseux présentent les ostéoplastes altérés et devenus fusiformes ; leurs canalicules ont disparu, même dans les couches un peu plus profondes.

i. **Fractures.** — L'étude du système osseux nous fait comprendre certains phénomènes particuliers aux *fractures*.

Consolidation des fractures. Cal. — Si l'on étudie le foyer d'une fracture datant de plusieurs semaines ou de plusieurs mois, on remarque que les fragments sont consolidés. Le foyer de la fracture a été comblé par une substance dure réunissant les deux fragments, et qu'on appelle *cal.*

Le cal est donc le tissu cicatriciel des fractures. C'est un tissu osseux de nouvelle formation. Dans les premiers temps de son existence, il présente une certaine mollesse, il est malléable; mais ensuite il durcit et prend tous les caractères de l'os normal. Le cal se recouvre tardivement de périoste, et plus tard il participe aux mêmes phénomènes de nutrition que le tissu osseux en général. Dans les os longs, il remplit ordinairement toute l'épaisseur du canal médullaire, et la moelle est interrompue au niveau du point qui a été le siège de la fracture.

Dans l'étude du cal, on distingue trois parties : l'une occupant le canal médullaire, c'est le *bouchon ;* une autre située à l'extérieur de l'os, entourant la fracture à la manière d'un anneau ou d'un bracelet, on lui donne le nom de *virole externe ;* enfin une troisième, *portion intermédiaire*, qui réunit les deux autres et qui est exactement située entre les deux surfaces fracturées. Le bouchon n'existe que dans la fracture du corps des os longs ; si la fracture siège à l'extrémité spongieuse de l'os ou sur un os plat, le liquide épanché remplit les aréoles du tissu spongieux au voisinage de la fracture. Examinons la formation du cal.

Une fracture étant produite, que se passe-t-il dans le foyer ? Nous parlons, bien entendu, des fractures simples, c'est-à-dire exemptes de complication.

Dans la plupart des cas, la brisure de l'os s'accompagne de déchirure du périoste, et la moelle est divisée.

La surface fracturée des deux fragments fournit immédiatement du sang par les vaisseaux du tissu osseux qui sont divisés. Les vaisseaux du périoste et ceux de la moelle contribuent aussi pour leur part à la formation de cet épanchement sanguin. Les muscles eux-mêmes, lorsqu'ils sont divisés, fournissent du sang. Ce liquide s'épaissit, les globules sanguins disparaissent, et il se fait au sein du liquide épanché des transformations successives ; il passe d'abord par l'état cartilagineux, et se convertit ensuite en os.

Il n'y a qu'une espèce de cal, et la division du cal, établie par Dupuytren, en *provisoire* et *définitif,* n'est pas fondée.

CHAPITRE XI

DU SYSTÈME SÉREUX.

Le système séreux est formé par l'ensemble des membranes qui tapissent les cavités closes.

On appelle *tissu séreux* le tissu dont elles sont formées. Il appartient au groupe des tissus de la substance conjonctive ; il est en effet une des formes condensées du tissu conjonctif, et il donne comme ce tissu de la gélatine par la coction.

Ces membranes étaient considérées par Bichat comme des sacs sans ouvertures. Velpeau a fait voir que les membranes séreuses sont plutôt des surfaces, et que la comparaison que faisait Bichat d'une membrane séreuse à un bonnet de coton n'est vraie que pour les séreuses splanchniques.

Velpeau, imité par les auteurs, a divisé les séreuses en quatre classes : 1° *séreuses splanchniques,* 2° *séreuses articulaires,* 3° *séreuses tendineuses,* 4° *séreuses sous-cutanées.*

Elles ont toutes pour caractère commun de présenter une surface lisse, polie, humectée d'un liquide filant destiné à faciliter le glissement de quelque organe. Cette surface, que l'on pourrait comparer à la face interne d'une vessie vide, glisse sur elle-même, et limite une cavité virtuelle qui n'existe, à proprement parler, qu'à l'état pathologique, lorsque, par exemple, la plèvre est le siège d'un épanchement gazeux (pneumothorax) ou d'un épanchement liquide, ou qu'une synoviale est affectée d'hydarthrose.

1° *Séreuses splanchniques ou grandes séreuses.*

Cette classe comprend l'arachnoïde, la plèvre, le péricarde, le péritoine et la tunique vaginale.

Partout continues, ces membranes sont comparables à un sac sans ouverture, excepté le péritoine qui présente, chez la femme, une petite ouverture faisant communiquer la cavité péritonéale avec l'intérieur de la trompe de Fallope.

Ces membranes ont une surface intérieure libre ou superficielle, lisse et recouverte d'épithélium, qui regarde la cavité même de la séreuse, et une surface extérieure adhérente ou profonde, tomenteuse, formée de tissu conjonctif. On peut supposer une séreuse libre : elle représenterait une vessie vide, dont la surface intérieure serait épithéliale et la surface extérieure formée de tissu conjonctif. La membrane séreuse (prenons la plèvre pour exemple) enveloppe le viscère, le poumon, *feuillet viscéral*, puis se réfléchit sur la surface interne de la cavité thoracique, *feuillet pariétal*. A la manière de Bichat, on peut comparer cette membrane à un bonnet de coton, dont la partie profonde, qui est en contact avec la tête, représente le feuillet viscéral de la séreuse, tandis que la partie superficielle, en rapport avec l'air libre, rappelle le feuillet

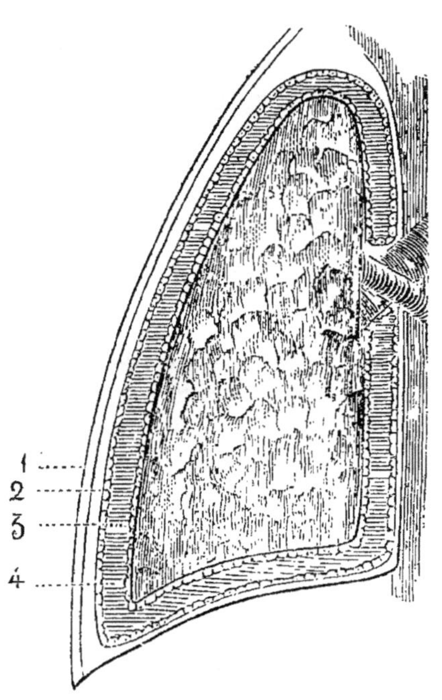

FIG 182. — Grande séreuse (plèvre).

1. Paroi. — 2. Feuillet pariétal. — 3. Feuillet viscéral écarté à dessein pour montrer la cavité, 4, de la séreuse. A droite de la figure, on voit la bronche et les vaisseaux pulmonaires, autour desquels la plèvre forme une gaine en se réfléchissant.

pariétal. La cavité située entre les deux feuillets du bonnet de coton simule la cavité séreuse ; enfin le bord de cette coiffure qui entoure la tête, et qui réunit le feuillet profond du bonnet au feuillet superficiel, représente les moyens de communication qui établissent la continuité du feuillet pariétal et du feuillet viscéral.

Le feuillet pariétal des séreuses est ordinairement plus épais que le feuillet viscéral ; il est souvent doublé de tissu fibreux, et il est un peu transparent.

Le feuillet viscéral, plus mince, n'est point en général séparable des viscères qu'il recouvre ; sa transparence est plus grande que celle du feuillet pariétal.

Les deux feuillets sont en continuité par des prolongements, sortes de gaines entourant les divers organes qui se portent des viscères aux parois de la cavité.

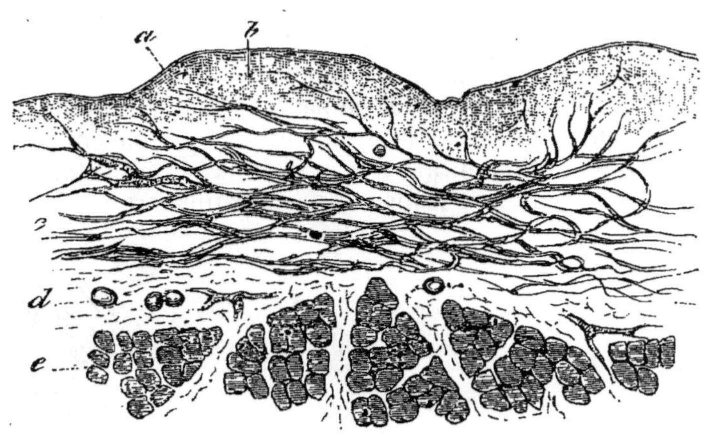

Fig. 183. — Coupe du péritoine au niveau de la paroi abdominale.

a. Couche hyaline. — *b*. Tissu séreux proprement dit. — *c*. Réseau élastique. — *d*. Tissu conjonctif sous-séreux. — *e*. Faisceaux musculaires (Cadiat).

Éléments qui entrent dans leur structure. — Il n'est pas possible de décrire ici la structure de toutes les séreuses ; nous donnons des indications générales, que le lecteur complétera en étudiant chaque séreuse en particulier.

Il y a deux couches dans une séreuse : le derme et l'épithélium. On peut dire que le *derme* n'est autre chose que du tissu conjonctif condensé sur les parois de la cavité. En effet, il renferme tous les éléments de ce tissu. Les fibres de tissu conjonctif forment, comme dans les membranes fibreuses, des faisceaux entre-croisés, fortement condensés au voisinage de l'épithélium. Les cellules conjonctives présentent les caractères généraux que nous avons étudiés avec ce tissu. Des fibres élastiques nombreuses existent dans cette couche ; tantôt elles s'entrelacent, tantôt elles s'anastomosent et forment de véritables réseaux. Cette couche est vasculaire, et les vaisseaux, d'autant plus fins qu'on les observe plus près de l'épithélium, forment un réseau à mailles serrées et polygonales ; ils viennent du tissu sous-séreux, qu'il est difficile de séparer nettement du derme de la séreuse. Dans les séreuses

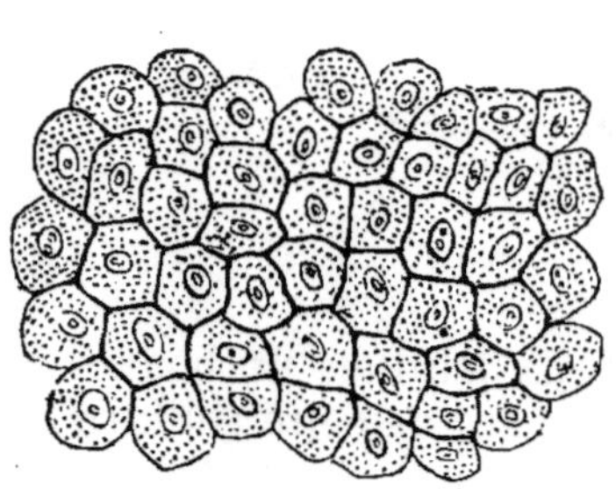

Fig. 184. — Endothélium de la séreuse pleurale.

un peu épaisses, ces vaisseaux forment deux ou trois plans superposés, et n'arrivent jamais jusqu'à l'épithélium.

On rencontre dans les séreuses quelques capillaires lymphatiques qu'on met en évidence en les traitant par le nitrate d'argent.

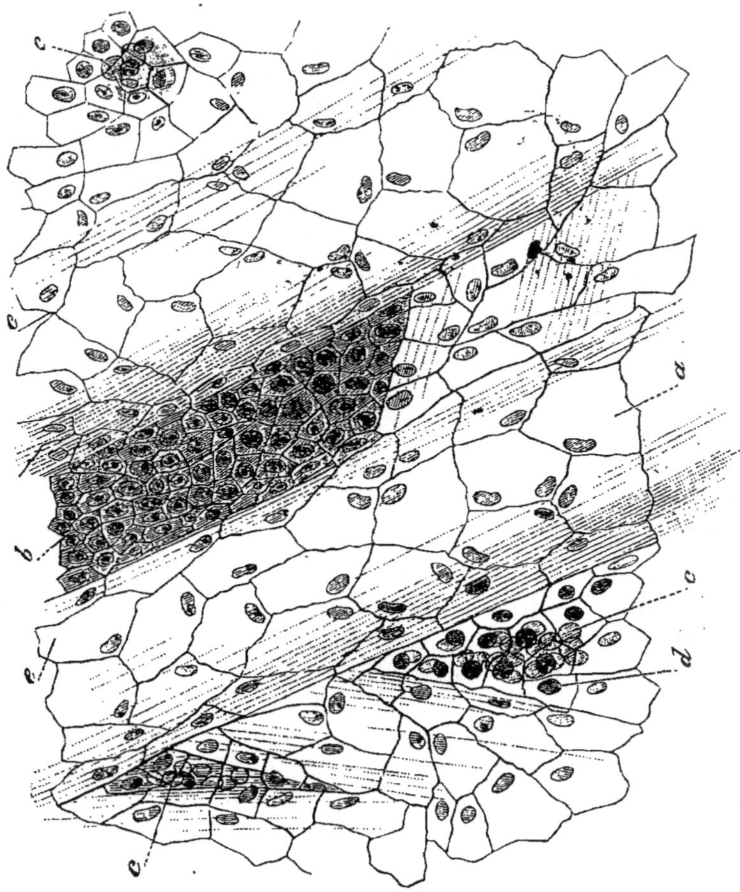

Fig. 185. — Épithélium du péritoine au niveau du centre phrénique (préparation de MM. Tourneux et Hermann).

a. Cellules endothéliales. — b. Centre de génération situé entre deux faisceaux tendineux. — c, c. Centres de génération reproduisant les *puits lymphatiques* de quelques auteurs. — d. Noyaux de cellules faisant saillie à la surface des cellules (Cadiat).

Ils présentent en certains points des dilatations, sorte de *lacunes*, décrites sous ce nom par les Allemands, mais devant être considérées comme des dilatations des vaisseaux, puisqu'elles sont tapissées par le même épithélium que les vaisseaux.

Nous avons déjà vu, en étudiant le tissu épithélial, que les séreuses étaient recouvertes par des *cellules endothéliales* plates, régulières, et à bords très nettement dessinés. Elles possèdent généralement un noyau assez volumineux.

La surface des séreuses présenterait chez la plupart des animaux des orifices, véritables *stomates*, situés entre les cellules épithéliales. Signalées dès 1862 par Von Recklinghausen, ces ouvertures sont considérées par ce savant comme autant d'embouchures des vaisseaux lymphatiques dans les séreuses. Les stomates se laisseraient traverser par les cellules lymphatiques contenues dans les séreuses, de sorte que ces membranes seraient considérées comme l'une des sources des cellules lymphatiques (leucocytes). Ces stomates sont encore souvent désignés par le nom de *puits lymphatiques*.

Quelques séreuses paraissent dépourvues de ces stomates chez certains animaux, particularité qui entraine des variétés pathologiques des plus singulières. C'est ce qu'affirmait G. Pouchet, en 1873, à la Société de biologie. Il a présenté un *axolotl* blanc, atteint d'ascite, en faisant remarquer que cet épanchement séreux s'observe aussi chez les autres batraciens dépourvus de stomates dans le péritoine, comme chez les *tritons*. Il en est de même chez la *carpe*. On ne trouve pas l'ascite, au contraire, chez la *grenouille*, le *crapaud* et la *rainette*, qui présentent les orifices lymphatiques décrits par Recklinghausen.

Développement. — Ce n'est que vers la quatrième semaine de la vie embryonnaire que l'arachnoïde commence à se montrer. On commence à apercevoir le péricarde presque en même temps, et après les deux premiers mois les membranes séreuses sont manifestes. Les synoviales ne se montrent que plus tard, et ce n'est qu'à la naissance qu'on peut véritablement constater leur présence. C'est à Velpeau qu'on doit les premières notions sur le développement des membranes séreuses.

Usages. — Les séreuses servent à faciliter le glissement des viscères sur les parois des cavités splanchniques, et sur les autres viscères qui y sont contenus; exemple : cerveau, cœur, poumon, testicules et viscères abdominaux. Pour faciliter ce glissement, les séreuses, qui ont une structure identique à celle des glandes, comme nous l'avons déjà vu, sécrètent, du côté de la surface épithéliale, un liquide qui ne s'accumule pas dans la cavité. Il humecte la surface des deux feuillets d'une substance onctueuse, comparable aux matières grasses dont on enduit les parties des machines qui sont soumises à des frottements souvent répétés.

Le liquide sécrété par les séreuses contient les leucocytes, ou cellules lymphatiques, et des cellules épithéliales détachées de la surface de la séreuse.

Applications pathologiques. — Dans les *hydropisies*, maladies caractérisées par le passage de la sérosité du sang à travers la paroi des capillaires, les séreuses sont fréquemment le siège d'épanchements séreux. Dans ces cas, elles sont toutes affectées à divers degrés, de sorte qu'il est commun de trouver en même temps dans une hydropisie : l'hydrocéphale, l'hydrothorax, l'hydropéricarde, l'ascite et l'hydrocèle. Ces épanchements séreux ne déterminent pas dans les séreuses d'altérations proprement dites ; cependant, lorsqu'ils existent depuis longtemps, ils leur donnent une coloration blanchâtre et déterminent une augmentation de leur épaisseur. Leur surface lisse est en contact avec un liquide transparent et fluide, contenant de l'albumine en dissolution.

Les séreuses sont fréquemment affectées d'*inflammation*. En général, lorsqu'une séreuse s'enflamme, elle se dépouille de son épithélium au niveau du point enflammé, et aussitôt cette partie de la séreuse exhale un liquide plastique, formé de fibrine, qui s'annonce à l'auscultation par un bruit de frottement léger. L'arachnoïde semble ne pas se comporter comme les autres dans ces cas. Le point enflammé continue à fournir l'exsudation fibrineuse ; si elle est peu considérable, elle détermine l'adhérence du feuillet pariétal au feuillet viscéral, et gêne les mouvements des viscères : on dit alors que l'inflammation est sèche ; exemple : pleurésie, péricardite et péritonite sèches. Lorsque l'exsudation est rapide et abondante, le liquide s'accumule dans la cavité séreuse, sépare le feuillet viscéral, et par conséquent le viscère, de la paroi, finit parfois par remplir complètement la cavité séreuse et par la distendre, comprime le viscère dont il gêne les fonctions, et détermine un soulèvement de la paroi, comme cela se voit dans la péritonite avec épanchement, dans la pleurésie et dans la péricardite. Le liquide de l'épanchement contient en suspension des flocons albumino-fibrineux, et il est lui-même une dissolution concentrée de ces deux substances. La fibrine exsudée par la séreuse enflammée et les flocons fibrineux contenus dans le liquide se condensent en partie, tant sur le feuillet pariétal que sur le feuillet viscéral. Ces fausses membranes peuvent adhérer entre elles plus ou moins complètement, si le viscère vient au contact de la paroi pendant leur formation. On comprend qu'après la résorption de l'épanchement, ces fausses membranes, ayant acquis plus de consistance, donnent lieu à un bruit de frottement beaucoup plus intense que celui du début.

Adhérences pathologiques salutaires. — La nature utilise souvent cette propriété des séreuses de former de fausses membranes, et l'adhérence de leurs divers feuillets sous l'influence de l'inflammation. Il peut arriver, par exemple, qu'un abcès des parois thoraciques, ayant déterminé par son voisinage l'adhérence des feuillets de la plèvre, traverse ces adhérences, perfore le poumon, et soit évacué par la bouche. Il n'est pas rare de voir un abcès ou un kyste de la face supérieure du foie déterminer des adhérences entre le péritoine hépatique et le péritoine diaphragmatique, et plus loin entre la plèvre diaphragmatique et la plèvre pulmonaire, de manière à former un tout continu entre le foie, le péritoine, le diaphragme, la plèvre et le poumon. C'est à travers tous ces tissus réunis que le pus ou le contenu du kyste se fraye un chemin pour être évacué par la voie des bronches, de la trachée, du larynx et de la bouche.

La nature utilise cette propriété dans bien d'autres circonstances, par exemple dans le cas où un calcul de la vésicule biliaire passe directement de la vésicule dans le côlon transverse, dans le cas où une ulcération intestinale de la fièvre typhoïde arrive à la séreuse et détermine son adhérence avec un feuillet voisin qu'elle détruit à son tour, de sorte qu'il existe une ouverture faisant communiquer deux anses intestinales sans ouverture du péritoine qui les recouvre.

Les médecins et les chirurgiens ont mis à profit ces adhérences séreuses, si salutaires en certains cas ; c'est ainsi que Récamier a établi un admirable procédé pour ouvrir les abcès et les kystes du foie ; il déterminait, au moyen de caustiques, une inflammation adhésive entre le péritoine de la paroi abdominale et celui qui recouvre le foie, avant d'enfoncer l'instrument dans la tumeur. C'est d'après ces principes que Jobert a institué son excellente méthode de l'adossement des séreuses dans les plaies des intestins et autres.

2° *Séreuses articulaires, synoviales.*

Les synoviales sont des membranes séreuses qui tapissent la surface interne des articulations mobiles, et qui sécrètent la *synovie*, liquide destiné à faciliter les mouvements des surfaces articulaires.

Ces membranes n'occupent point toute l'étendue de l'articulation, et en cela elles diffèrent des grandes séreuses ; les surfaces articulaires en sont dépourvues. Elles doublent la surface interne des ligaments, et dans les points où une portion d'os, comme le col du fémur, est contenue dans la cavité articulaire, elles se réfléchissent sur cette partie osseuse, dont elles recouvrent le périoste jusqu'au cartilage articulaire.

Le tissu de la synoviale se continue avec le bord libre des cartilages articulaires. Malgré cette continuité, l'endothélium de la synoviale se prolonge sur le cartilage dans une étendue de quelques millimètres, et se termine par un bord finement dentelé que forment les cellules épithéliales de cette membrane. Ce bord forme autour de la surface articulaire une sorte de couronne dont le centre est celui de la surface articulaire.

La surface externe des synoviales est en rapport avec les ligaments, auxquels elle adhère, quelquefois avec des tendons et presque toujours avec le périoste, avant d'atteindre le cartilage articulaire. On peut, dans certaines parties, séparer la membrane synoviale des parties qu'elle recouvre, principalement dans les points où elle se réfléchit des ligaments sur les os.

Structure. — Les synoviales sont composées de deux couches : l'une externe formée de tissu conjonctif condensé, de vaisseaux et de nerfs ; l'autre interne, endothéliale.

La *couche externe* est constituée, dans la partie sous-endothéliale, par des faisceaux de tissu conjonctif parallèles et entremêlés de fibres élastiques fines et de cellules conjonctives fusiformes et étoilées. Entre cette couche et les ligaments, on voit le tissu conjonctif se condenser et se rapprocher des caractères du tissu fibreux des ligaments ; ses faisceaux s'entre-croisent et les fibres élastiques fines, plus abondantes, forment des réseaux au milieu desquels on rencontre des cellules adipeuses, et quelquefois des cellules de cartilage isolées.

Les vaisseaux, nombreux, forment un réseau à mailles serrées, situé au-dessous de la couche endothéliale, et s'avancent sur le cartilage dans une étendue de 1 à 2 millimètres, pour se terminer par des anses régulières. Ils se confondent avec les vaisseaux des ligaments, et peuvent être suivis jusqu'à l'extrémité libre des franges synoviales.

Les nerfs sont très rares dans ces membranes. D'après Sappey, ceux qu'on y trouve seraient destinés aux ligaments.

Les synoviales ne contiennent pas de glandes dans leurs parois.

La *couche interne*, ou endothéliale, est constituée par de grandes cellules, cellules endothéliales, plates, polygonales, de 11 à 17 μ de diamètre et contenant un noyau arrondi de 4 à 7 μ.

Ce que quelques auteurs ont décrit sous le nom de *follicules synoviaux* serait formé par de petites dépressions de la membrane synoviale, à travers les éraillures des ligaments (Robin). Ces culs-de-sac offrent une grande analogie avec des organes glandulaires, car ils sont tapissés d'une couche régulière d'épithélium cylindrique : on leur donne le nom de *dépressions folliculiformes*. Ils sont le siège des kystes synoviaux.

Prolongements synoviaux. — Les synoviales présentent deux espèces de prolongements : les uns passent par des ouvertures situées au milieu des ligaments pour faciliter le glissement des tendons, comme on l'observe à l'épaule pour le glissement des tendons du sous-scapulaire et de la longue portion du biceps; les autres, plus nombreux et plus déliés, flottent dans la cavité articulaire sous le nom de franges synoviales.

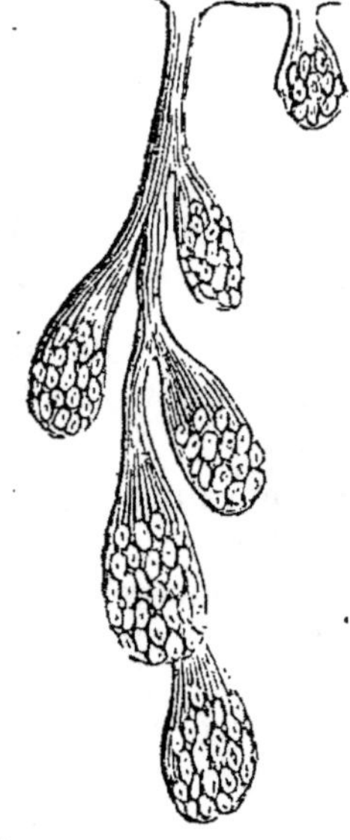

Fig. 186. — Frange synoviale avec ses villosités considérablement grossies. On voit leur centre rempli de cellules graisseuses, qu'on prendrait volontiers pour un épithélium.

Les *franges synoviales*, qui ont été appelées glandes de Clopton-Havers, sont très nombreuses et se voient sur presque toutes les articulations, au genou et à la hanche surtout. Elles sont presque toutes situées sur les points de la synoviale voisins des cartilages, et par conséquent du périoste.

Les franges synoviales sont formées par du tissu conjonctif lâche, revêtu de cellules épithéliales semblables à celles de la synoviale. Quelquefois elles présentent des cellules adipeuses et rarement quelques cellules cartilagineuses isolées. Elles sont très vasculaires, et leurs vaisseaux consistent en artérioles, veinules et capillaires formant des anses sur le bord des franges. Sur leur extrémité et sur leurs bords, elles présentent de petits prolongements aplatis, filiformes ou coniques, appelés *villosités synoviales* par Luschka et Henle. Ces villosités ont la structure des franges, si ce n'est qu'elles ne sont pas ordinairement vasculaires. Elles sont quelquefois formées uniquement d'épithélium.

Usages. — Les synoviales sont destinées à faciliter les glissements des surfaces articulaires. Elles rentrent, comme les grandes séreuses, dans la catégorie des organes glandulaires par leur structure et par leur fonction. Pour faciliter les glissements, elles sécrètent un liquide onctueux, filant et visqueux, la *synovie*. Ce liquide tient en suspension quelques cellules endothéliales détachées de la paroi synoviale, des gouttelettes graisseuses provenant de la déchirure de quelques cellules graisseuses, et des leucocytes ou cellules lymphatiques.

La synovie est alcaline.

COMPOSITION DE LA SYNOVIE (ROBIN).	
Eau.	928 00
Chlorure de sodium. . .	6 00
Carbonate de soude (des traces).	
Phosphate de chaux. . .	1 40
Phosphate ammoniaco-magnésien (des traces).	
Synovine (analogue à l'albumine).	64 00
Matières grasses. . . .	0 60
Total. . .	1000 00

SYNOVIE DU BŒUF (FRÉRICHS).	
Eau.	948 54
Mucus et épithélium. .	5 60
Graisse.	0 76
Albumine et extractifs.	35 12
Sels.	9 98
Total. . .	1000 00

Applications pathologiques. — L'étude des synoviales nous aide à comprendre plusieurs phénomènes pathologiques développés dans les articulations, par exemple le développement des kystes synoviaux, des corps mobiles articulaires, des ankyloses et de quelques lésions vitales des articulations.

Le *kyste synovial* ou *ganglion* est une dilatation des dépressions folliculiformes qu'on rencontre dans les synoviales. Il se montre sous forme de tumeur mobile, de la grosseur d'un pois à une noisette, autour des articulations, du poignet, par exemple. Le kyste renferme un liquide épais, visqueux, qui ne peut pas toujours rentrer dans la cavité articulaire, à cause de l'étroitesse de son orifice. Il détermine de la douleur, et on le fait disparaître ordinairement par l'écrasement au moyen des doigts; souvent ces kystes sont complètement séparés de la synoviale. La ponction et l'injection iodée qu'on emploie quelquefois dans le traitement de cette lésion, ne sont pas exemptes de danger.

Les *corps mobiles articulaires,* quelquefois appelés improprement corps étrangers, peuvent être formés par un fragment cartilagineux détaché d'une surface articulaire ; mais assez souvent ils sont dus à la production, en dehors de la synoviale, de matières plastiques qui rentrent insensiblement dans la cavité de l'articulation. D'après l'opinion la plus généralement admise aujourd'hui, ces exsudats plastiques seraient consécutifs à des coups ou à des phlegmasies localisées autour des synoviales. Au bout d'un temps plus ou moins considérable, par suite des mouvements de l'articulation et de la tendance au vide produit par ces mouvements, l'exsudat plastique induré repousse la synoviale et tend à pénétrer dans la cavité. La synoviale se laisse refouler vers l'articulation, forme au corps dur qui la repousse une enveloppe analogue à un sac herniaire, et finit même par lui fournir un pédicule qui s'allonge de plus en plus jusqu'à ce qu'il se rompe, de sorte que le corps mobile situé dans l'articulation est entouré par une pellicule qui faisait autrefois partie de la synoviale. Plus souvent encore, les corps mobiles articulaires prennent leur origine dans les franges synoviales. Celles-ci contiennent des cellules cartilagineuses, qui se multiplient extraordinairement et donnent naissance à un corps dur qui peut acquérir le volume d'un haricot, corps mobile, retenu par le pédicule de la frange synoviale qui finit par se rompre.

L'inflammation affecte souvent les synoviales. Connue sous le nom d'*arthrite*, cette maladie est caractérisée par du gonflement, de la rougeur et une vive douleur au niveau du point malade. Elle devient quelquefois chronique et peut persister longtemps en cet état; mais il arrive souvent, surtout chez les sujets lymphatiques et scrofuleux, que la synoviale suppure après s'être recouverte de bourgeons charnus, et qu'elle se termine par une *tumeur blanche*. Dans la tumeur blanche, il existe des fongosités détruisant tous les tissus qui constituent l'articulation. On sait que, dans cette maladie, la lésion de la synoviale peut ne pas être primitive et se montrer consécutivement à la lésion du tissu osseux.

3° *Séreuses tendineuses.*

Ce qui caractérise les séreuses, c'est l'existence d'une couche épithéliale à la surface d'une membrane formée principalement de tissu conjonctif ; à ce titre, les séreuses splanchniques et les synoviales sont de véritables séreuses ; mais celles qui nous occupent, de même que les séreuses sous-cutanées qui vont suivre, étant à peu près dépourvues d'épithélium, devraient être appelées *surfaces séreuses* ou *fausses séreuses*.

Si l'on songe un instant à leur mode de formation, on hésitera à leur donner le nom de séreuses. En effet, les séreuses tendineuses et sous-cutanées sont des cavités formées, sous l'influence des frottements, par la rupture des cloisons du tissu conjonctif et la réunion des aréoles qu'elles séparent, pour former une cavité unique. La paroi est formée par le refoulement du tissu conjonctif environnant.

Ces cavités closes sont tapissées à leur intérieur d'un endothélium formé aux dépens des cellules conjonctives.

Les *surfaces séreuses tendineuses* sont situées au niveau des tendons qui sont le siège de frottements étendus. Elles sont d'autant plus spacieuses que les mouvements sont plus marqués. Les unes entourent complètement le tendon, on les appelle séreuses tendineuses *engainantes* ou *vaginales ;* les autres, *séreuses vésicu-*

laires, sont aplaties, en forme de vésicules, et situées au-dessous des tendons plats.

Les premières se rencontrent autour de la plupart des tendons, du poignet, du genou, des malléoles, etc. On rencontre les séreuses vésiculaires entre les tendons du grand dorsal et du grand rond, entre la tubérosité bicipitale et le tendon du biceps, au-dessous du tendon du moyen fessier, au-dessous des tendons de la patte d'oie, etc.

En quelques points, les séreuses tendineuses communiquent

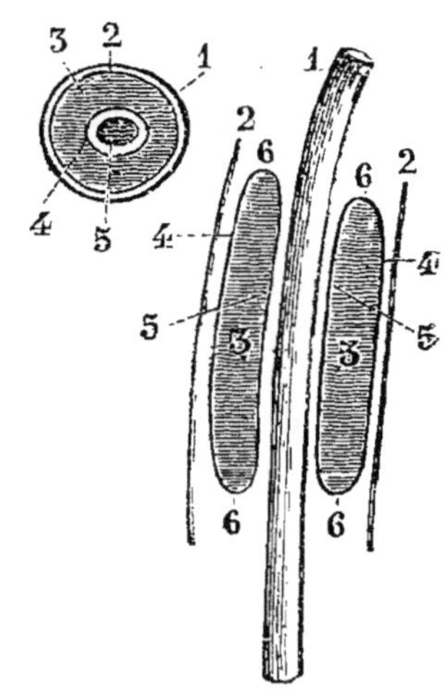

FIG. 187. — Séreuse tendineuse. A droite de la figure, on voit une coupe longitudinale de la séreuse du tendon et de la gaine.

1. Tendon. — 2, 2. Gaine tendineuse. — 3, 3. Cavité de la séreuse. — 4, 4. Feuillet de la séreuse tapissant la gaine. — 5, 5. Réflexion de la séreuse autour du tendon. (Ce feuillet, exagéré pour la démonstration, ne peut pas être séparé sur le tendon.) — 6, 6, 6, 6. Extrémités de la séreuse tendineuse formant un cul-de-sac.

A gauche de la figure, on voit une coupe perpendiculaire. — 1. Gaine. — 2. Séreuse tapissant la gaine. — 3. Cavité. — 4. Réflexion de la séreuse sur le tendon. — 5. Tendon.

avec la cavité d'une articulation ; exemple : tendons du biceps et du sous-scapulaire pour l'articulation scapulo-humérale, insertion supérieure du poplité pour le genou, etc.

Les séreuses tendineuses vésiculaires ont la même disposition et la même structure que les bourses séreuses sous-cutanées. Elles sont formées par une paroi de tissu conjonctif fort mince, qui recouvre la surface de la gaine et du tendon ; elles ont une longueur qui varie de 1 à 10 centimètres environ. A leurs extrémités, les parois de la séreuse tendineuse se jettent autour du tendon auquel elles adhèrent, et elles limitent ainsi une cavité dans laquelle le tendon glisse comme le cœur dans le péricarde. On peut se faire une idée de la forme de ces surfaces séreuses en examinant la forme qu'elles affectent lorsqu'elles sont le siège d'un épanchement, à la suite d'une inflammation ou d'une hydropisie ; le tendon est plongé au milieu du liquide pathologique qui le baigne, et qui forme une sorte de bourrelet aux deux extrémités de la gaine.

TABLEAU DES SÉREUSES TENDINEUSES.

A. Tête.

Sous le tendon de réflexion du péristaphylin externe.
— — du grand oblique de l'œil.

B. Membre supérieur.

1° *Épaule.*

Sous le tendon du sous-scapulaire [1].
— du sous-épineux [1].
Autour de la longue portion du biceps [1].
Entre les tendons du grand rond et du grand dorsal.

2° *Coude.*

Sous le tendon inférieur du biceps.
— — du triceps.

3° *Poignet.*

Autour du tendon du grand palmaire.
— des tendons de tous les fléchisseurs.
— — des deux radiaux externes.
— du cubital postérieur.
— de l'extenseur propre du petit doigt.
— de l'extenseur commun des doigts et de l'extenseur de l'index.
— du long abducteur du pouce.
— du court extenseur du pouce.
— du long extenseur du pouce.

4° *Doigts.*

Autour des tendons des fléchisseurs profond et superficiel ; les séreuses du pouce et de l'auriculaire sont un prolongement de la séreuse qui entoure les fléchisseurs au carpe.

C. Membre inférieur.

1° *Hanche.*

Sous le tendon du moyen fessier.
— de réflexion de l'obturateur interne.

2° *Genou.*

Sous le tendon rotulien, à sa partie inférieure.
— du biceps.

1. Ces séreuses communiquent avec la synoviale articulaire ; celle du sous-épineux n'est pas constante. Le professeur Zoja a constaté deux fois le défaut de communication entre la séreuse du sous-scapulaire et la synoviale de l'articulation.

Autour du tendon du demi-tendineux, en dedans du genou.
Sous le tendon du demi-membraneux.
Entre les tendons du demi-membraneux et du jumeau interne.
Sous le tendon du poplité au fémur [1].
Entre les tendons des muscles de la patte d'oie et le tibia.

3° *Cou-de-pied.*

Autour du tendon du jambier antérieur.
— — de l'extenseur propre du gros orteil.
— — de l'extenseur commun des orteils.
— — du jambier postérieur et du fléchisseur commun des orteils (séreuse distincte pour chaque tendon).
— — du fléchisseur propre du gros orteil.
— — des péroniers latéraux, en arrière de la malléole externe (séreuse unique pour les deux tendons).

4° *Pied.*

Entre le tendon d'Achille et le calcanéum.
Autour du long péronier, sur la face externe du calcanéum.
— court péronier, sur la face externe du calcanéum.
— long péronier, sous le cuboïde.
— fléchisseur des orteils, gaine isolée pour chaque orteil.

Il existe aussi des *séreuses sous-musculaires :*

1° Entre le point de réunion du bord spinal et de l'épine de l'omoplate, sous un point tendineux du trapèze.

2° Entre la face profonde du deltoïde et l'articulation scapulo-humérale.

3° Entre la face profonde du grand fessier et le tendon du moyen fessier sur le grand trochanter.

4° Entre le grand fessier et l'ischion.

5° Entre le psoas iliaque et l'articulation coxo-fémorale.

Cette dernière communique quelquefois avec la synoviale de l'articulation. D'après Zoja, la communication n'aurait lieu qu'une fois sur neuf, ce qui est conforme à nos observations. Richet est assurément dans l'erreur quand il affirme que la communication est fréquente.

6° On peut encore ranger parmi les séreuses sous-musculaires le canal de Fontana, séreuse circulaire située entre la sclérotique et le muscle ciliaire.

Parmi les nombreuses séreuses que nous venons d'énumérer, quelques-unes sont vésiculaires; la plupart sont vaginales ou engainantes: celles de la longue portion du biceps, de la région du carpe, du cou-de-pied, des tendons des doigts, etc.

1. Cette séreuse communique avec la synoviale du genou.

Structure. — La structure des séreuses tendineuses et sous-musculaires varie. Il en est quelques-unes, assez rares, que l'on doit considérer comme formées d'une membrane, ainsi qu'on peut le constater pour les séreuses situées au-dessous du psoas iliaque, du deltoïde, etc.

Les séreuses engainantes, appelées aussi gaines synoviales, ne présentent de membrane que par places; elles en sont dépourvues au niveau des points où le tendon et la gaine frottent l'un contre l'autre pendant le glissement. En quelques points isolés, cependant, on peut retrouver une portion de membrane, comme on le voit pour la gaine des fléchisseurs des doigts.

Cette membrane est formée de faisceaux entre-croisés de tissu conjonctif, quelquefois anastomosés, et de fibres élastiques fines. Dans les points où elle est épaisse, c'est-à-dire où le tissu conjonctif se condense, on observe de plus des cellules conjonctives parallèles aux faisceaux de tissu conjonctif. Au niveau des parties qui supportent une grande pression, le tissu qui forme la gaine, de même que celui du tendon, prend de la consistance et une structure fibro-cartilagineuse. En quelques endroits même, où la pression est énergique, sur des os, par exemple, le tissu devient tout à fait cartilagineux; exemples: petite échancrure sciatique, gouttière du cuboïde, gouttière de la malléole externe, face postérieure du calcanéum au-dessus de l'insertion du tendon d'Achille.

On admet généralement aujourd'hui que les séreuses tendineuses possèdent un endothélium, formé de cellules plates et polygonales.

Les séreuses tendineuses, dans les points où elles sont constituées par une membrane, renferment un réseau capillaire assez serré; les vaisseaux forment en certains points de petits prolongements analogues aux franges synoviales des articulations. On n'y a pas vu de lymphatiques ni de nerfs.

Applications pathologiques. — Les séreuses tendineuses sont sujettes à plusieurs maladies. Elles peuvent s'enflammer. Cette inflammation, appelée *aï* ou *ténosite crépitante,* survenue sous l'influence du froid ou d'une violence extérieure, est caractérisée par une douleur violente, de la rougeur, et surtout par un craquement particulier qui se fait entendre pendant le glissement du tendon dans sa gaine, et qui est dû aux rugosités développées sur la séreuse par l'inflammation. Souvent il se fait dans la séreuse une accumulation considérable de liquide.

Les séreuses tendineuses servent quelquefois de conducteurs à l'inflammation. C'est pour cela qu'on voit quelquefois le *panaris* du pouce et du petit doigt donner lieu à un phlegmon diffus de la main et de l'avant-bras, par l'intermédiaire des séreuses tendineuses de ces deux doigts. Elles communiquent presque toujours avec la séreuse générale des muscles fléchisseurs que l'on trouve derrière le ligament annulaire antérieur du carpe.

Elles peuvent être froissées, dans les luxations des tendons, par exemple. Leur froissement peut amener la ténosite ou un *épanchement liquide*, séreux, dû à l'irritation de la séreuse. Le rhumatisme détermine aussi le développement de liquide dans ces séreuses. Elles sont distendues et forment une saillie allongée qui suit la direction du tendon, le long duquel on peut percevoir la fluctuation. Ces collections liquides se montrent surtout dans la gaine des péroniers latéraux, et principalement à la suite de la *luxation* de leurs tendons. On les observe quelquefois dans la séreuse, qui facilite le glissement des tendons au-dessous du ligament annulaire antérieur du carpe. Ce ligament donne à cette tumeur liquide la forme d'un bissac dont l'étranglement correspond au ligament annulaire même.

Ces épanchements séreux sont souvent consécutifs à des mouvements forcés. Dans ces cas, on les observe le plus fréquemment dans la gaine des péroniers latéraux, du jambier postérieur, et quelquefois du long abducteur du pouce.

Des corps mobiles riziformes, analogues à ceux de l'hygroma, se rencontrent quelquefois dans le liquide des séreuses tendineuses. (Voyez *Séreuses sous-cutanées.*)

4° *Séreuses sous-cutanées, bourses sereuses, bourses muqueuses.*

Les *bourses sereuses*, ou *bourses muqueuses*, sont des cavités situées dans le tissu cellulaire sous-cutané, et destinées à faciliter le glissement de la peau dans les régions où elles existent. Ce ne sont pas des membranes séreuses, mais bien des surfaces. Elles ne se montrent pas chez le fœtus en même temps que la peau, leur développement est postérieur, et la plupart ne se forment qu'après la naissance. Les bourses séreuses se développent, d'une manière générale, sur les saillies osseuses et sur tous les points du corps soumis à des frottements répétés. Ce sont ces frottements qui en déterminent la formation ; voici comment : par suite des mouvements de la peau, le tissu cellulaire sous-cutané devient plus lâche à ce niveau, et peu à peu les cloisons du tissu cellulaire qui limitent les aréoles de ce tissu finissent par céder et se déchirent. En même temps que cette déchirure s'opère, les cloisons celluleuses qui persistent sont refoulées vers la surface de la nouvelle cavité en voie de formation, elles sont condensées à ce niveau, et finissent par former à la cavité une paroi résistante. A première vue, cette paroi simule une membrane, mais il ne faut pas s'y méprendre : la membrane n'existe pas, il n'y a qu'une surface, qu'une paroi ; cette surface de la bourse séreuse est lisse, unie et onctueuse.

Le développement des bourses muqueuses indique que les parois, formées de tissu conjonctif condensé, présentent des faisceaux superposés de tissu conjonctif, avec des fibres élastiques fines et des corpuscules de tissu conjonctif situés entre les faisceaux. Ces parois sont riches en vaisseaux sanguins, mais elles ne présentent ni vaisseaux lymphatiques ni filets nerveux. *Les bourses muqueuses sont complètement dépourvues d'épithélium à l'état normal;* cependant, d'après Kölliker, quelques-unes seraient revêtues d'une couche d'*épithélium pavimenteux* à cellules polygonales, aplaties et pourvues d'un noyau dans les points où il n'existe pas de fortes pressions; mais dans les endroits où la pression est considérable, il n'y aurait pas d'épithélium. Sur les bourses séreuses du chien, du chat et du veau, Reichert a trouvé un épithélium semblable à celui de la surface interne des vaisseaux.

On trouve quelquefois de petits prolongements vasculaires sur les parois des grandes bourses séreuses, comme dans les synoviales.

D'après le mode de formation des bourses séreuses, il est facile de comprendre qu'elles se développeront anormalement dans quelque point du corps soumis à des frottements anormaux et répétés. On comprend aussi que certaines bourses séreuses ne se montrent point d'une manière constante chez tous les sujets.

Je divise les bourses séreuses sous-cutanées en quatre groupes. Dans le premier je décris les bourses séreuses *normales et constantes;* dans le deuxième, les bourses séreuses *normales et non constantes;* dans le troisième, les bourses séreuses *pathologiques ;* enfin, dans le quatrième, les bourses séreuses *professionnelles*. Ces dernières sont d'une grande importance pour le médecin légiste, si l'on considère surtout que généralement la peau est épaisse et calleuse au niveau des bourses séreuses professionnelles.

Le premier travail original qui ait paru sur ce sujet est une excellente thèse de Padieu, en 1839, à laquelle presque tous les auteurs ont emprunté le tableau qu'il a présenté sur les bourses séreuses, tableau fort complet pour l'époque à laquelle il a été publié. En 1862, Max. Vernois a fait connaître l'existence d'une certaine quantité de bourses professionnelles inconnues avant cette époque. Enfin, en 1865, le professeur Giovanni Zoja, de l'Université de Pavie, a publié une thèse de concours contenant une description détaillée et très exacte des séreuses tendineuses, vésiculaires et sous-cutanées.

Un grand nombre de bourses muqueuses ont été découvertes par Béclard père et par Velpeau.

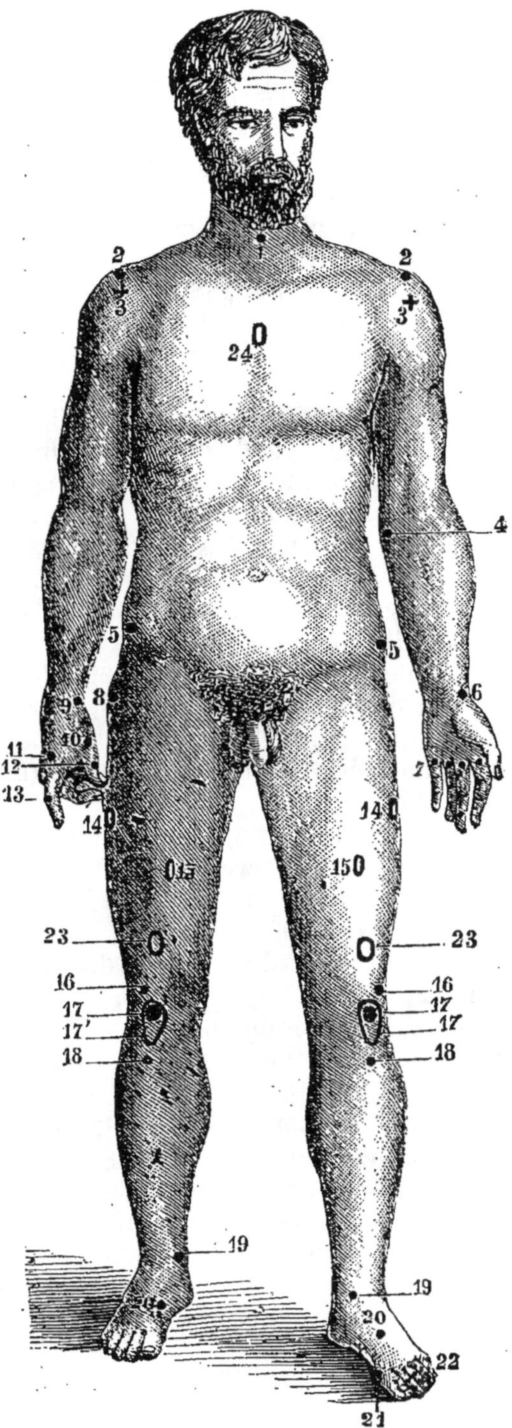

Fig. 188. — Séreuses sous-cutanées. Les points noirs indiquent les séreuses normales et constantes, les cercles indiquent les séreuses anormales, et les croix les séreuses sous-musculaires.

1° *Bourses séreuses normales et constantes.*

Autour de la boule graisseuse de Bichat. . . .	*Verneuil.*
Sur l'angle de la mâchoire inférieure.	*Béclard.*
Au-dessous de la symphyse du menton.	*Velpeau.*
Entre l'os hyoïde et la membrane thyro-hyoïdienne.	*Malgaigne.*
Sur la pomme d'Adam (fig. 188, 1).	*Béclard.*
Sur l'acromion (fig. 188, 2).	*Béclard.*
Sur l'épitrochlée (fig. 188, 4, et fig. 189, 3, 3). .	*Béclard.*
Sur l'épicondyle (fig. 189, 5).	*Velpeau.*
Sur l'olécrâne (fig. 189, 4, 4), découverte en 1782 par.	*Camper.*
Sur l'apophyse styloïde du radius (fig. 188, 6). .	*Bourgery.*
Sur l'apophyse styloïde du cubitus (fig. 189, 6, 6).	*Bourgery.*
Sur la face dorsale des articulations métacarpo-phalangiennes (fig. 188, 11).	*Béclard.*
Sur la face palmaire des articulations métacarpo-phalangiennes (fig. 188, 7).	*Velpeau.*
Sur la face dorsale des articulations des phalanges entre elles (fig. 188, 13).	*Béclard.*
Sur l'épine iliaque antéro-supérieure (fig. 188, 5, 5).	*Bourgery.*
Sur le grand trochanter (fig. 188, 8, et fig. 189, 7).	*Béclard.*
Sur l'ischion (fig. 189, 8, 8).	*Velpeau.*
Sur la moitié inférieure de la rotule (fig. 188, 17, 17), découverte en 1782 par.	*Camper.*
En avant de la rotule, entre l'os et l'aponévrose sous-jacente à la séreuse précédente [1]. . . .	*Luschka.*
Sur l'angle supérieur et externe de la rotule (fig. 188, 16, 16).	*Padieu.*
Sur les tubérosités des condyles du fémur (fig. 189, 11, 12).	*Velpeau.*
Sur les tubérosités du tibia.	*Velpeau.*
Sur la tubérosité antérieure du tibia.	(?)
Sur la crête du tibia.	*G. Zoja.*
Sur la crête du péroné (fig. 189, 13).	*G. Zoja.*
Sur la malléole interne (fig. 188, 19, 19). . . .	*Velpeau.*
Sur la malléole externe (fig. 189, 14).	*Velpeau.*
Sur les faces postérieure et inférieure du calcanéum (fig. 189, 18, 18).	*Lenoir.*
Sur la face dorsale des articulations des orteils (fig. 188, 22)	*Béclard.*

1. *Arch. von Müller* 1850. On trouve quelquefois au-devant de la rotule deux ou trois bourses séreuses superposées.

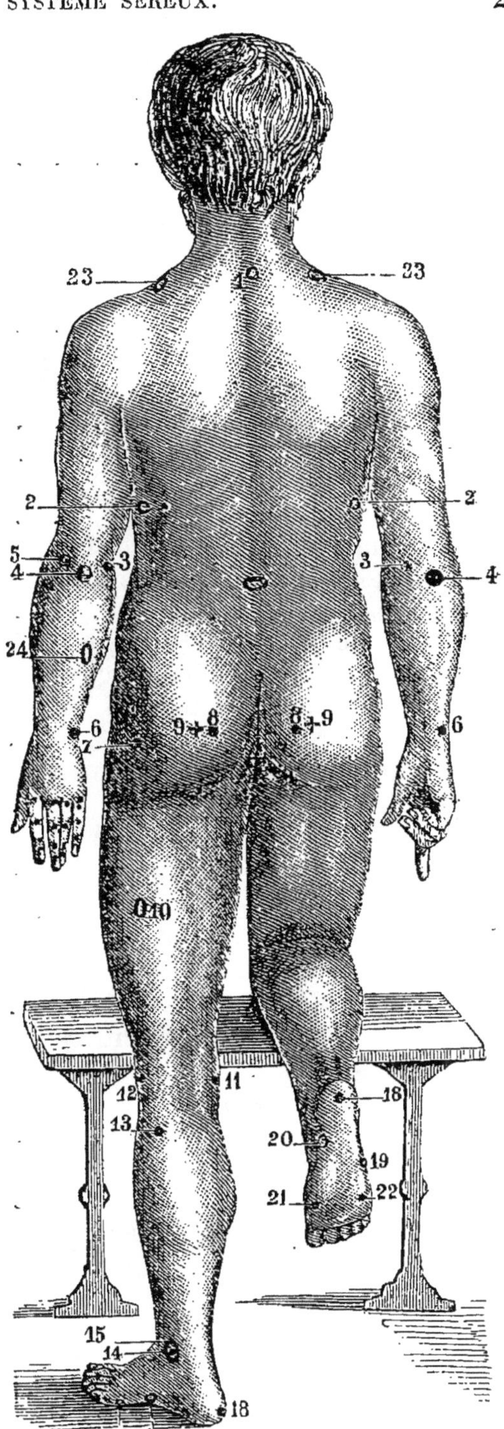

Fig. 189. — Séreuses sous-cutanées de la partie postérieure du corps.

Sur la face plantaire de la tête du cinquième métatarsien (fig. 189, 22). . . . . Lenoir.
Sur la face plantaire de la tête du premier métatarsien (fig. 189, 21). . . . . Lenoir.

2° *Bourses séreuses normales et non constantes.*

Sur l'apophyse épineuse de la septième vertèbre cervicale (fig. 189, 1). . . . . *Beclard.*
Au-devant de la partie convexe de la clavicule. . (?)
Sur la face externe du muscle grand dorsal (fig. 189, 2). . . . . *Béclard.*
Sur la région lombaire (fig. 189) . . . . *Cruveilhier.*
Sur la face externe de la cuisse (fig. 188, 14, 14, et fig. 189, 10). . . . . *Velpeau.*
Sur la face antérieure de la cuisse (fig. 188, 15, 15). . *Velpeau.*
Sur la face dorsale du scaphoïde du pied (fig. 188, 20, 20). . . . . *Velpeau.*
Sur le tubercule du scaphoïde du pied (fig. 189, 20). *Velpeau.*
Sur l'articulation tarso-métatarsienne. . . . . . *Brodie.*
Sur la face interne de la tête du premier métatarsien. . . . . *Brodie.*
Sur l'extrémité postérieure du cinquième métatarsien (fig. 189, 16, 19). . . . . *Velpeau.*
Sur la face externe de l'extrémité antérieure du cinquième métatarsien (fig. 189, 17). . . . . *Velpeau.*

3° *Bourses séreuses pathologiques.*

Sur la saillie des pieds-bots. . . . . *Brodie.*
Sur le moignon des amputés, entre le bout de l'os et la cicatrice. . . . . (?)
Sur le sommet de la gibbosité des bossus. . . . (?)
Sur les hernies anciennes. . . . . *Broca.*
Sur les tumeurs volumineuses et anciennes. . . (?)
Sur les cors aux pieds. . . . . (?)
Sur les durillons des pieds et des mains. . . . (?)

4° *Bourses sereuses professionnelles.*

Les unes se montrent sur des points du corps où il n'en existe pas normalement; les autres sont des bourses séreuses normales dont le développement est exagéré par le frottement.

A. — *Bourses séreuses professionnelles se développant dans des régions où il n'en existe pas à l'état normal*[1].

Cordonniers.	En avant de la partie inférieure de la cuisse (fig. 188, 23, 23).
Chiffonniers.	A la région lombaire, en forme de triangle.
Corroyeurs.	Au coude qui porte la *marguerite*.
Doreurs sur métaux. . . .	A la partie antérieure et interne de l'avant-bras gauche.
Frotteurs d'appartements.	Au cou-de-pied droit.
Joueurs d'orgues.	Au-devant du grand trochanter droit et de la partie inférieure de la cuisse droite.
Menuisiers.	Au-devant du sternum (fig. 188, 24).
Ouvriers en papiers peints.	A la partie postérieure du cubitus gauche.
Portefaix	A la face externe du grand dorsal.
Porteurs d'eau.	Au bord externe et supérieur du trapèze (fig. 189, 23, 23).
Porteurs à la halle . . .	Au vertex.
Ramoneurs.	Au sacrum et aux deux genoux.
Scieurs de long (ouvriers du bas).	Au-dessus du carpe droit sur le vertex, et au-dessus de l'articulation acromio-claviculaire gauche.
Manouvriers.	Aux mains, au-dessous des durillons.

B. — *Bourses séreuses professionnelles consistant dans l'agrandissement d'une séreuse normale.*

	Développement exagéré :
Bijoutiers-graveurs. . . .	Des deux séreuses olécrâniennes.
Bijoutiers-guillocheurs. .	De la séreuse olécrânienne droite seulement.
Bituminiers.	Des deux séreuses pré-rotuliennes (fig. 188, 17, 17).
Casseurs de pierres (sur les routes).	De la séreuse pré-rotulienne gauche (par exception).
Couvreurs	Des deux séreuses pré-rotuliennes (fig. 188, 17' 17').

1. Kœberlé (*Dict. de méd. et de chir. pratique*) décrit une bourse séreuse dans l'épaisseur des grandes lèvres, chez les femmes qui ont abusé du coït.

Parqueteurs-raboteurs. . Des deux séreuses pré-rotuliennes (fig. 188, 17', 17').

Religieuses. . . . . . . Des deux séreuses pré-rotuliennes (fig. 188, 17', 17').

Tailleurs. . . . . Des séreuses de la malléole externe (fig. 189, 15), de la tête du péroné et de l'extrémité postérieure du cinquième métatarsien.

Tisserands. . . . . . . De la séreuse de l'épine iliaque antérieure et supérieure.

Les bourses séreuses n'existent pas seulement sous la peau, on en trouve aussi au-dessous de la partie charnue de certains muscles, dont elles facilitent le glissement. On les rencontre au-dessous du psoas iliaque, en avant de l'articulation coxo-fémorale; sous la partie charnue du deltoïde (fig. 188, 3, 3); sous le grand fessier, au niveau de l'ischion et du grand trochanter (fig. 189, 9, 9), etc. (Voyez *Séreuses tendineuses.*)

Ces bourses séreuses peuvent devenir le siège d'épanchements et former des kystes sous-musculaires.

Quelquefois celles qui correspondent aux articulations communiquent avec la synoviale.

Applications pathologiques. — Elles sont relatives aux inflammations, aux phlegmons.

Les bourses séreuses sous-cutanées s'enflamment assez fréquemment. Cette *inflammation* détermine l'injection, la rougeur de la paroi et une accumulation de liquide séreux, séro-sanguinolent, séro-purulent ou purulent dans la cavité.

On la reconnait à une tuméfaction douloureuse, avec chaleur et rougeur de la peau au niveau de la bourse séreuse. La fluctuation devient bientôt manifeste.

Les antiphlogistiques et les vésicatoires, qui réussissent ordinairement, n'épargnent pas toujours au malade l'incision par le bistouri. En songeant à la formation des bourses séreuses et à la structure de leur paroi, composée de tissu cellulaire refoulé, on comprendra que l'inflammation doit souvent se propager au tissu cellulaire voisin. C'est ce qui arrive en effet, et beaucoup de bourses séreuses enflammées sont le point de départ de phlegmons diffus.

On peut s'en rendre compte dans les phlegmons de la main et de l'avant-bras en particulier, à la suite de durillons forcés. On rencontre, en effet, à la paume de la main des hommes se livrant à des travaux manuels pénibles, des points calleux de la peau qu'on appelle durillons, au-dessous desquels se trouve une bourse séreuse qui peut s'enflammer (durillon forcé). L'inflammation gagne de proche en proche les parties latérales de la racine du doigt, et passe insensiblement sous la peau de la face dorsale de la main, d'où le phlegmon peut se propager à l'avant-bras.

L'inflammation des bourses séreuses passe quelquefois à l'état *chronique*, qui peut survenir lentement sans passer par l'état aigu, et constituer un kyste. Dans ce cas, le liquide contenu dans la cavité est séreux, quelquefois un peu épais, et contient de petits corps flottants pris par Raspail et Dupuytren pour des corps animés. Ces corps, appelés riziformes, ou hordéiformes, à cause de leur ressemblance avec des grains de riz ou d'orge, sont formés par des concrétions fibrineuses. Lorsqu'ils sont nombreux, on peut, en pressant la tumeur, déterminer leur collision et une certaine crépitation. La paroi de ces kystes est épaisse et dure, et peut mesurer jusqu'à un centimètre. Elle est formée par la paroi celluleuse de la bourse séreuse et par de la fibrine concrète.

Les bourses séreuses sous-cutanées sont quelquefois affectées d'hydropisie ou *hygroma*. La cavité se remplit de liquide, lentement, sans douleur. Il est très difficile d'établir une limite entre cette hydropisie et l'inflammation, dans les cas où elle se montre lentement. Il en est de même des inflammations des grandes séreuses, qu'on sépare difficilement des hydropisies : on est obligé de donner le nom d'hydrophlegmasies à ces lésions intermédiaires. En chirurgie, on confond souvent, sous le nom d'hygroma, et l'hydropisie et l'inflammation chronique.

Quoi qu'il en soit, il n'en est pas moins vrai que toutes les maladies qui affectent les bourses séreuses se montrent beaucoup plus fréquemment chez les ouvriers, qui les irritent par les frottements. C'est pour cela que le parqueteur présente souvent un hygroma de la séreuse pré-rotulienne ; le tailleur, de la séreuse de la malléole externe, etc., etc.

La séreuse pré-rotulienne est le plus fréquemment atteinte ; après elle, c'est la séreuse olécrânienne.

CHAPITRE XII.

SYSTÈME TENDINEUX.

Préparation. — Le meilleur procédé pour étudier la structure d'un tendon est la dissociation. Les tendons qui, dans la queue du rat, terminent les muscles spinaux, conviennent surtout à cette étude. On prend un de ces tendons, on le fixe par ses deux extrémités avec un peu de paraffine sur une lame de verre et on le dissocie dans le picro-carminate d'ammoniaque avec de très fines aiguilles. Quand la dissociation a été bien faite, on a dans la glycérine une préparation qui met bien en évidence les cellules et les fibres conjonctives colorées en rose et les fibres élastiques qui sont d'un beau jaune.

Le tissu qui constitue les tendons est presque exclusivement formé de tissu conjonctif ; il fait donc partie du groupe des tissus de la substance conjonctive. Ces organes blanc nacré, situés pour la plupart aux extrémités des muscles qu'ils rattachent aux os, se montrent sous forme de cordons plus ou moins arrondis. Quelques-uns sont membraniformes et décrits, souvent à tort, comme des aponévroses : tels sont le centre phrénique, l'aponévrose occipito-frontale et les aponévroses de la paroi abdominale.

Le tissu conjonctif des tendons se présente sous deux formes : il est compact, condensé, pour former les faisceaux du tendon, et il présente une forme plus ou moins lâche dans la gaine et les cloisons interstitielles.

Structure. — Les éléments qui entrent dans la constitution du tissu tendineux sont : des fibres de tissu conjonctif, des cellules conjonctives des fibres élastiques, des vaisseaux et des nerfs. Quelquefois on y rencontre des cellules cartilagineuses et des cellules graisseuses.

Fibres du tissu conjonctif. — Les unes constituent les faisceaux tendineux proprement dits : elles occupent toute la longueur du tendon, sont disposées parallèlement et forment de petits faisceaux, *fibres tendineuses* ou *faisceaux primitifs* du tendon, de 60 à 110 μ d'épaisseur, dont l'œil peut très bien suivre la direction rectiligne. Ces faisceaux, présentant de petites ondulations régulières qui leur donnent un aspect strié, s'accolent à des faisceaux voisins pour former des faisceaux secondaires, dont l'épaisseur égale et dépasse même celle d'un gros fil. Souvent ces faisceaux s'anastomosent entre eux à angle aigu. On peut donc comparer le tendon à une réunion de fils parallèles et résistants étendus des muscles aux os.

Le tissu conjonctif qui forme les fibres tendineuses est condensé. Il existe, en outre, dans le tendon une forme lâche de tissu conjonctif qui entoure le tendon, auquel il constitue une gaine, et qui s'insinue sous forme de cloisons dans l'épaisseur du tendon.

La *gaine,* entourant le tendon, se continue avec celle du muscle et avec le périoste à ses extrémités. Cette gaine, dont l'épaisseur et la résistance sont en raison directe du volume du tendon, est formée de fibres de tissu conjonctif entre-croisées, transversales pour la plupart, et reçoit les vaisseaux du tendon. De sa surface interne se détachent des cloisons de tissu conjonctif lâche qui s'in-

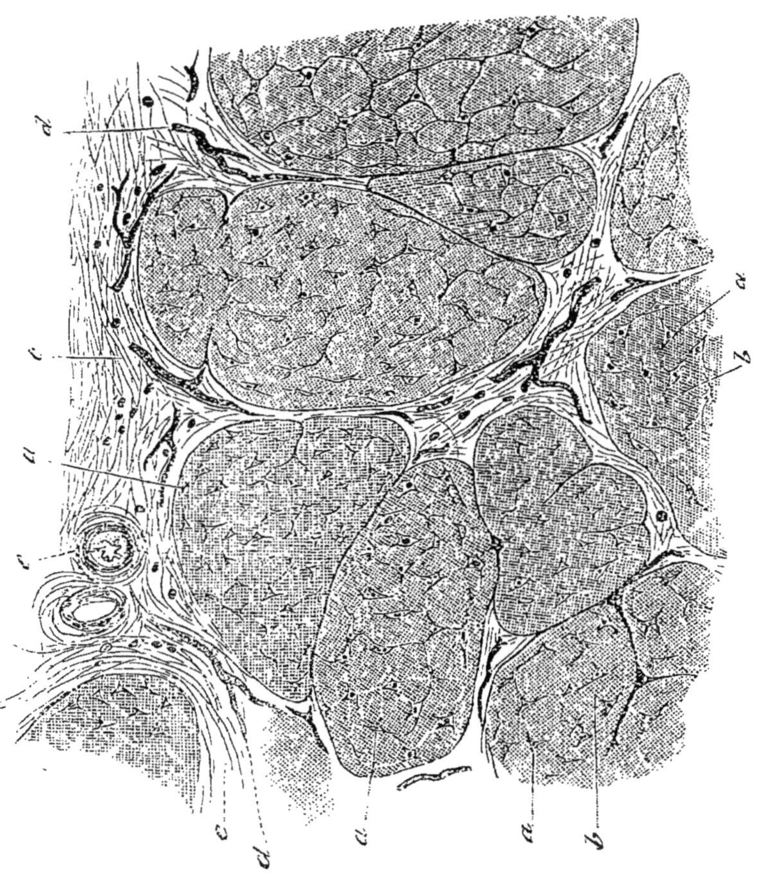

Fig. 190. — Coupe d'un tendon pris sur un fœtus à terme. Entre les faisceaux se trouvent des cloisons de tissu conjonctif avec des vaisseaux sanguins.

a, *a*. Cellules des tendons. — *b*. Faisceaux de fibres séparant les cellules. — *c*. Cloisons de tissu conjonctif. — *d*. Vaisseaux sanguins. — *e*. Artère (Cadiat).

terposent aux faisceaux tendineux secondaires ; ces cloisons, à éléments principalement transversaux, donnent naissance à des lamelles plus minces qui se portent entre les faisceaux primitifs, de sorte que si l'on suppose l'ensemble de la gaine et des cloisons isolé des faisceaux tendineux, la gaine figurera un tube à l'intérieur duquel seront disposés parallèlement une foule de canaux dont la cavité représente la loge du faisceau tendineux.

La structure des cloisons celluleuses est des plus simples. Ce sont des fibrilles de tissu conjonctif, ou mieux de tissu conjonctif fibreux. (Voy. *Système conjonctif.*) Dans leur épaisseur se trouvent des cellules conjonctives, quelques fibres élastiques très fines, les vaisseaux et les nerfs.

Dans les tendons aplatis, comme les aponévroses de l'abdomen, il n'y a pas de gaine; les cloisons celluleuses sont fournies par la couche de tissu conjonctif qui recouvre les deux faces du tendon membraniforme.

Cellules conjonctives. — Les cellules conjonctives qu'on observe dans les tendons, nommées encore *cellules tendineuses*, présentent un aspect absolument spécial. Elles doivent être étudiées sur des dissociations faites suivant l'axe longitudinal des tendons et sur des coupes transversales. Dans le premier cas, les cellules tendineuses, irrégulièrement arrondies, apparaissent aplaties contre les faisceaux tendineux et par place présentent des crêtes d'empreinte dues aux fibres conjonctives avoisinantes. Sur des coupes transversales d'un tendon, ces mêmes cellules présentent un aspect étoilé et rappellent un peu par leur forme les ostéoplastes; d'un corps cellulaire central partent des prolongements protoplasmiques, très courts, qui vont se perdre au sein des fibres tendineuses. Cet aspect caractéristique des cellules tendineuses est dû à la pression qu'elles supportent de la part des fibres denses et serrées qui les entourent.

Fibres élastiques. — Elles sont rares, très fines et difficiles à observer. Leur distribution est irrégulière au milieu du tissu conjonctif qui sépare les faisceaux primitifs. Cependant, dans les cloisons plus épaisses, ces fibres sont plus nombreuses, transversales, et s'anastomosent entre elles.

Vaisseaux et nerfs. — Les *vaisseaux sanguins* des tendons n'existent que dans leur gaine, où ils forment des réseaux capillaires très développés et à larges mailles. Dans les grands tendons, les capillaires pénètrent dans l'épaisseur des cloisons principales, mais ils ne s'avancent pas jusqu'au centre, qui en est dépourvu. Dans les petits tendons, les vaisseaux ne dépassent pas la gaine extérieure. Les *lymphatiques* ne sont pas connus. Kölliker et Luschka ont vu des *nerfs* pénétrer avec les vaisseaux dans quelques tendons volumineux. En 1866, Sappey a présenté à l'Académie des sciences un travail dans lequel il affirme qu'il existe autour des faisceaux primitifs des tendons un réseau capillaire dont les vaisseaux ne pénètrent pas dans le faisceau. Sappey a pu suivre des filets nerveux accompagnant les vaisseaux et formant de véritables plexus nerveux dans l'épaisseur des cloisons du tissu conjonctif. La terminaison de ces nerfs, qui existeraient dans tous les tendons, n'est pas connue. Malgré la présence de ces nerfs, les tendons sont complètement insensibles.

Le centre non vasculaire du tendon se nourrit par imbibition.

Quelquefois on trouve entre les faisceaux tendineux des *cellules cartilagineuses* et des *cellules graisseuses*. Les premières se rencontrent principalement au niveau des points où les gros tendons (tendon d'Achille) s'implantent sur les os. Les cellules graisseuses s'observent surtout dans les tendons à faisceaux peu serrés, comme dans les muscles intercostaux.

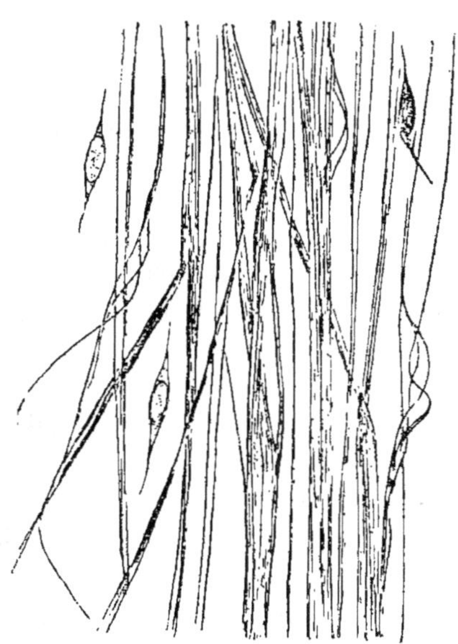

Fig. 191. — Fibres de tissu conjonctif des tendons (Cadiat).

Union des tendons au muscle et à l'os. — 1° *Adhérence du muscle.* Comme nous l'avons dit dans l'étude du tissu musculaire, l'union des muscles et des tendons se fait par juxtaposition, au moyen de deux ciments de consistance différente. Le sarcolemme du muscle et la gaine fibreuse du tendon sont réunis par un ciment résistant, tandis que le tissu musculaire et le tissu tendineux sont unis par un tissu beaucoup moins solide. (Voy. *Tissu musculaire.*) — 2° *Adhérence à l'os.* Le plus souvent le tendon adhère directement à la surface osseuse sans qu'il y ait la moindre apparence de périoste intermédiaire (gros tendons). Lorsque les tendons sont petits ou aplatis, ils se confondent en même temps avec les éléments du périoste. Si le tendon s'insère sur un *cartilage,* il se confond avec le périchondre ; s'il doit adhérer à une membrane fibreuse, comme les tendons de l'œil, les faisceaux tendineux adhèrent intimement à la membrane fibreuse et s'y perdent d'une manière insensible.

Variétés de tendons. — Il existe tout un groupe de tendons dont la structure s'éloigne un peu de la description précédente : ce sont les tendons qui sont soumis à de fortes pressions, principalement au niveau des points où ils se coudent, où ils se réflé-n sur des parties osseuses : sous le cuboïde, derrière les malléoles, etc.

Le changement de structure que nous signalons se produit

également dans les parois de la gaine fibreuse dans laquelle glisse le tendon et dans les points correspondants. Il semble que dans ces régions la surface du tendon se transforme en fibro-cartilage, et que cette transformation gagne les parties plus profondes du tissu tendineux, à mesure que la pression augmente. C'est pour cela qu'on trouve un épaississement fibro-cartilagineux considérable sur le tendon du long péronier, au niveau de son point de réflexion sur le cuboïde, ainsi que sur le jambier postérieur, au point que ces noyaux indurés pourraient être pris pour des os sésamoïdes, qui s'y développent, du reste, quelquefois.

Le microscope permet de constater que leur surface, dans une épaisseur variable, renferme, au milieu de ses éléments de tissu conjonctif, des *cellules de cartilage* en nombre souvent considérable. Au milieu de ce tissu, devenu en même temps très pauvre en fibres élastiques, les cellules de cartilage se montrent entourées d'une mince membrane. Parmi ces cellules, les unes sont arrondies, solitaires, mesurent de 12 à 17 μ et renferment un noyau de 6 à 7 μ ; d'autres sont ovoïdes ; quelques-unes, volumineuses, de 50 à 70 μ, contiennent jusqu'à vingt cellules-filles. En général, les cellules sont plus nombreuses dans les points épaissis signalés plus haut.

Développement. — Il présente beaucoup d'analogie avec celui du tissu conjonctif. Dans les points où doit se former un tendon, il existe des cellules arrondies qui passent par l'état fusiforme et finissent par prendre la forme étoilée, à mesure que la substance inter-cellulaire se condense et se résoud en fibrilles qui constitueront plus tard les faisceaux tendineux. Leur forme étoilée est tellement caractéristique, que Virchow les désigne sous le nom de cellules tendineuses. Les tendons en voie de formation sont vasculaires.

Ce que nous savons de la formation du tissu conjonctif adulte s'applique de tous points au tissu tendineux, qui n'est qu'une de ses variétés.

Applications pathologiques. — Quand les tendons sont sectionnés ou rompus, ils entraînent généralement, dans le membre auquel ils appartiennent, une impotence fonctionnelle plus ou moins marquée. Le tissu tendineux, par contre, n'est presque jamais primitivement atteint par les inflammations, il résiste même très énergiquement à la suppuration, à ce point que, dans les vastes suppurations des membres, on les trouve intacts quoique baignés par le pus.

Il peut s'établir des adhérences entre les tendons et leurs gaines séreuses, et les adhérences entravent les fonctions des tendons. Enfin on peut par la suture rapprocher les deux bouts sectionnés d'un tendon, qu'unit alors un tissu cicatriciel très résistant et suffisant pour rétablir la fonction perdue.

CHAPITRE XIII

SYSTÈME VASCULAIRE.

Nous décrirons dans le système vasculaire : les artères, les veines, les capillaires, le tissu érectile et les vaisseaux et les ganglions lymphatiques.

ARTICLE PREMIER

DES ARTÈRES.

Les artères sont des tubes élastiques et contractiles, destinés à porter à tous les organes de l'économie le sang qui vient du cœur.

Dispositions générales. — Deux grosses artères partent du cœur : l'artère pulmonaire, artère de la petite circulation, qui part du ventricule droit pour se porter au poumon : et l'artère aorte, artère de la grande circulation, qui porte le sang rouge à tous les organes du corps, excepté au poumon.

Cette dernière s'éloigne du cœur en se divisant et en se subdivisant jusqu'aux parties les plus reculées, de sorte que l'ensemble du système artériel présente une plus grande capacité vers sa terminaison.

Les artères forment des tubes toujours arrondis, qui conservent leur forme, même après la mort, à cause de l'élasticité de leur paroi. Si on les coupe, elles restent *béantes*.

Le *calibre* des artères diminue insensiblement et présente une grande régularité. Depuis les orifices du cœur, où se trouvent les valvules sigmoïdes, jusqu'aux capillaires, on ne rencontre aucune espèce de valvules.

Leur *couleur* est jaune, lorsqu'on les examine du côté de leur surface interne ou sur la tranche d'une coupe ; vue extérieurement, elle est d'un blanc grisâtre ; les plus petites sont un peu rosées. On les confond quelquefois avec des nerfs ; mais si on les presse entre les doigts, on sent qu'elles ont une cavité, et elles ne présentent point les stries longitudinales qu'on observe à la surface des nerfs.

Le *trajet* des grosses artères est direct ; elles sont le plus souvent rectilignes, et à mesure qu'on se rapproche des petites artères, on voit des flexuosités plus ou moins prononcées se montrer sur leur trajet, aux artères de la tête, par exemple.

Les *rapports* de ces vaisseaux sont très variés. Les artères en contact avec les *os* y déterminent des dépressions, des gouttières ; au niveau des *articulations,* elles s'abritent du côté de la flexion, et lorsqu'elles traversent un *muscle,* l'ouverture de celui-ci est presque toujours garnie d'un anneau fibreux qui protège l'artère, comme on le voit pour l'aorte qui traverse le diaphragme, la fémorale qui perfore le troisième adducteur, et la poplitée, au niveau du soléaire. Les artères glissent ordinairement dans les interstices musculaires ; elles côtoient et elles croisent souvent des muscles qui guident le chirurgien dans la recherche des vaisseaux, et qu'on nomme pour cette raison muscles *satellites* ; exemples : le sterno-cléido-mastoïdien est satellite de la carotide primitive, le biceps de l'humérale, le long supinateur de la radiale, le couturier de la fémorale, le jambier antérieur de la tibiale antérieure, le pédieux de la pédieuse. Les artères sont sous-aponévrotiques ; quelques-unes font exception ; exemples : celles des doigts, des orteils, du cuir chevelu, de la face, et l'artère sous-cutanée abdominale. Les artères sont, à peu près constamment, accompagnées par des *veines ;* si l'artère est volumineuse, il existe une seule veine, qui se trouve ordinairement placée plus près de la peau ; les artères plus petites ont deux veines satellites, et elles sont placées entre les deux. Il y a deux exceptions à cette règle : dans le cordon ombilical, au lieu de voir deux veines accompagner une artère, on aperçoit deux artères qui accompagnent une veine ; il en est de même pour la veine et les artères coronaires du cœur. On observe deux veines pour une artère dans les membres au-dessous de la poplitée et de l'axillaire. Dans la plupart des artères de la tête, on ne trouve qu'une veine pour chaque artère. Au niveau du tronc, les artères intercostales et lombaires ne sont accompagnées que par une veine, tandis que l'épigastrique et la mammaire interne, de même que toutes les branches collatérales des artères du bassin et de la sous-clavière, ont deux veines satellites. Les artères sont accompagnées aussi par des *vaisseaux lymphatiques* profonds, qui rampent sur leur paroi. On voit souvent des nerfs accompagner ces vaisseaux, et l'on trouve dans beaucoup de régions un faisceau vasculo-nerveux entouré d'une gaine celluleuse, et constitué par une artère, une veine et un nerf. Il est fréquent de voir le nerf placé au-devant de l'artère, et la croisant en bas et en dedans : c'est ce qu'on voit au bras, pour le nerf médian; à la cuisse, pour le nerf saphène interne, et à la jambe, pour le tibial antérieur. Du *tissu cellulaire* entoure les artères et adhère à leur gaine; on voit quelquefois chez les vieillards une vraie séreuse artérielle, analogue aux séreuses tendineuses, se développer autour de l'artère par suite de la fréquence de ses mouvements. Cette particularité s'observe surtout à la carotide primitive.

Les *branches* qui naissent des artères sont collatérales ou terminales. Les branches collatérales forment à leur point de départ un angle aigu, rarement droit, avec le tronc de l'artère. A l'angle de séparation de ces vaisseaux, on observe du côté de la cavité une arête en forme de croissant, dont la concavité regarde le cœur, et qu'on appelle *éperon*. Aux extrémités des branches terminales et collatérales, ces vaisseaux s'envoient réciproquement de petites branches de communication qui se confondent pour former des anastomoses.

Selon la manière dont se fait cette fusion, on lui donne les noms d'*anastomose* par inosculation, par convergence ou angulaire, et par communication transversale. Les exemples les plus apparents sont : les deux artères coliques supérieures, droite et gauche, qui s'anastomosent *par inosculation*, au niveau du côlon transverse; les deux artères vertébrales, qui se réunissent par *anastomose angulaire* sur la gouttière basilaire, et les artères cérébrales antérieures, qui s'anastomosent par *communication transversale*.

§ 1. — Structure et propriétés des tuniques artérielles [1].

Les artères, vaisseaux élastiques et contractiles qui portent le sang du cœur aux capillaires, sont des tubes d'une structure complexe et d'un intérêt capital. L'exposition de ce sujet est difficile; il y a une quantité de détails indispensables à mentionner, en raison de la liaison intime qui les rattache à une foule de phénomènes pathologiques.

1. Nous avertissons le lecteur qu'il ne pourra tirer aucun avantage de l'étude des artères, s'il n'a préalablement étudié le tissu conjonctif, le tissu élastique, le tissu musculaire et les épithéliums, ces éléments étant mélangés et superposés en proportions variables sur les artères de différent calibre. Il faut faire surtout une étude approfondie des éléments élastiques, et de leurs variétés si répandues dans les artères. Du reste, on peut dire que les *vaisseaux sont des tubes formés de tuniques superposées, dans lesquelles le tissu conjonctif, les éléments élastique et musculaire lisse sont diversement combinés.*

Les artères possèdent trois tuniques : 1° une tunique externe; 2° une tunique moyenne; 3° une tunique interne. Chacune de ces couches artérielles possède une structure particulière et jouit de propriétés physiologiques spéciales; c'est pourquoi, pour procéder avec ordre, nous étudierons séparément chaque tunique. Nous terminerons cette description anatomique par l'étude des vaisseaux et des nerfs des artères.

1° Tunique externe.

a. Propriétés physiques et physiologiques. — La tunique externe des artères, *tunique adventice,* forme une couche continue sur toute l'étendue du système artériel. Cette tunique est *résistante* et ne partage pas la friabilité des tuniques moyenne et interne, qui se laissent rompre par un fil à ligature, tandis que la tunique

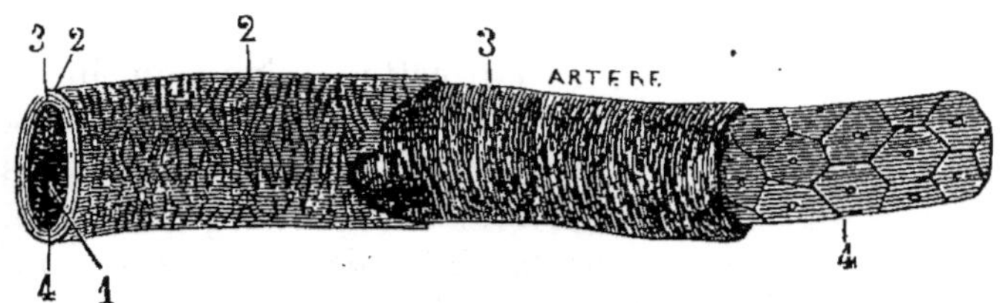

FIG. 192. — Figure schématique montrant les trois tuniques d'une artère.
1. Coupe de l'artère. — 2, 2. Tunique externe. — 3, 3. Tunique moyenne. — 4, 4 Tunique interne.

externe résiste. En raison de sa structure et de sa séparation possible de la tunique moyenne, elle *se laisse distendre* par le sang artériel pour former le sac des anévrysmes; on voit à quel point elle peut se séparer de la tunique moyenne, dans l'anévrysme disséquant, dont le courant sanguin parcourt quelquefois toute la longueur de l'aorte descendante.

Sur les *grosses artères*, *l'épaisseur* de la tunique externe n'atteint pas 100 μ, puis elle augmente à mesure que les artères diminuent de volume; sur celles de *moyen* calibre : fémorale, poplitée, tibiale, humérale, radiale, etc., elle devient plus épaisse que la tunique moyenne et atteint 100 à 350 μ. On voit la tunique externe diminuer de nouveau sur les *petites artères*, et s'amincir insensiblement jusqu'à sa disparition complète, tout en conservant une épaisseur relative un peu supérieure à celle de la tunique moyenne. De la sorte, on voit que la tunique externe, plus épaisse sur les artères moyennes, diminue dans les deux sens à mesure qu'on se rapproche des grosses et des petites.

b. Structure. — La tunique externe contient des fibres élastiques et surtout du tissu conjonctif.

Le tissu conjonctif qui entre dans sa structure est représenté par des faisceaux denses, résistants, anastomosés dans tous les sens, ce qui nous explique la résistance toute particulière de cette couche. Quant aux fibres élastiques, elles occupent plutôt la face profonde de la tunique externe; mais leur disposition varie suivant le calibre du vaisseau et suivant qu'il est plus ou moins éloigné du cœur.

Dans les *grosses artères*, les fibres élastiques forment, à la partie profonde de la tunique, une véritable couche élastique que l'on désigne par le nom de *lame élastique externe*. Cette lame envoie par sa face superficielle quelques fibres élastiques dans la couche conjonctive qui la recouvre, tandis que, par sa face profonde, elle entre directement en rapport avec la tunique moyenne. On peut dire, en somme, que dans ces artères la tunique externe se décompose en deux couches : une *couche conjonctive*, une *couche élastique*.

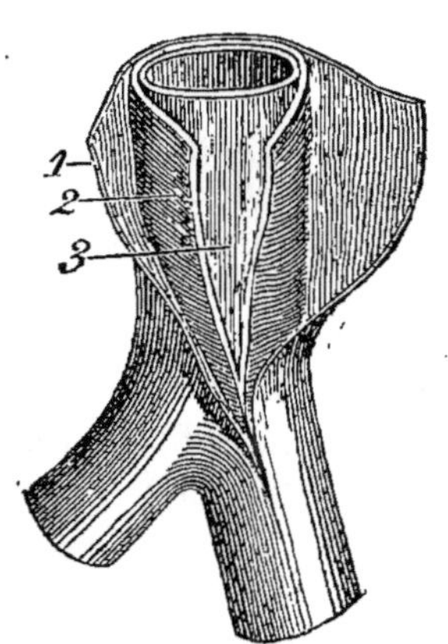

FIG. 193. — Tronçon d'artère avec ses trois tuniques.

Sur les *artères de moyen calibre*, ces deux couches sont déjà moins nettes. La lame élastique externe persiste cependant; mais elle devient de moins en moins évidente à mesure que les dimensions de l'artère diminuent; si bien que sur les *petites artères* les éléments élastiques et conjonctifs s'entre-mêlent irrégulièrement, mais il y a prédominance de tissu conjonctif. On voit alors la tunique externe s'affaiblir progressivement, de sorte que sur les *artérioles* on ne peut plus la décrire comme une couche à part. A ce niveau, en effet, les fibres conjonctives s'entre-mêlent avec les fibres musculaires de la tunique moyenne; il n'existe plus alors le moindre élément élastique.

c. Limites. — La tunique externe prend naissance au niveau des zones fibreuses des orifices artériels de la base du cœur, et revêt l'origine de l'aorte et de l'artère pulmonaire [1]. Après un court trajet de 3 centimètres environ, elle est renforcée par le sac fibreux du péricarde, qui se confond avec elle. Elle se continue

1. A sa sortie du cœur, l'artère pulmonaire reçoit l'insertion de quelques fibres musculaires de l'infundibulum du ventricule droit.

ensuite sur toutes les artères jusqu'à ce qu'elle soit transformée en une couche amorphe, qui *se termine* elle-même sur les artérioles mesurant 15 μ. *En dehors*, la tunique externe est en rapport avec le tissu conjonctif qui forme la *gaine celluleuse* de l'artère, dans laquelle gaine sont situés les vasa vasorum qui se rendent aux parois artérielles. C'est cette gaine que l'on sépare avec la sonde cannelée lorsqu'on dénude une artère dont on veut pratiquer la ligature. *En dedans*, la tunique externe est adossée à la tunique moyenne sans intermédiaire d'aucune substance; leur séparation serait assez facile, si les vasa vasorum et les nerfs ne passaient pas de la tunique externe dans la moyenne.

2° Tunique moyenne.

a. Propriétés physiques et physiologiques. — La tunique moyenne, *membrane annulaire*, offre une grande épaisseur, principalement dans les artères volumineuses. Elle est jaune dans les grosses artères, de même que les ligaments jaunes des vertèbres, formés, comme elle, de tissu élastique. A mesure qu'on se rapproche des petites artères, la couleur jaune diminue pour passer au rose, puis au rouge, changement de coloration dû à la diminution des fibres élastiques et à la présence de plus en plus considérable des fibres musculaires. C'est la tunique moyenne qui donne aux artères leur couleur; on l'aperçoit par transparence à travers la tunique externe; ceci explique pourquoi les artères des membres, et surtout les petites artères, de couleur rosée ou rougeâtre, seraient si facilement prises pour des veines, si l'on n'était pas guidé par les rapports anatomiques.

La tunique moyenne est *élastique* et *contractile*. L'élasticité, plus marquée dans les grosses artères, joue un grand rôle dans la circulation artérielle; elle permet aux artères de se dilater pour admettre l'ondée sanguine venue du ventricule, et de revenir sur elles-mêmes pour concourir à chasser le sang vers les capillaires. La contractilité se montre surtout sur les artères de petit calibre, où l'élément contractile est très développé; elle est plus en rapport avec les circulations locales qu'avec la circulation artérielle générale; elle est en rapport intime avec les nerfs vaso-moteurs, qui se terminent dans la membrane musculaire.

La *résistance* de la tunique moyenne est également considérable; les trois tuniques réunies forment un tube élastique dont la résistance fait équilibre à la tension du sang artériel qui dilate sans cesse les artères, de sorte que celles-ci représentent un ressort sans cesse tendu. Il y a, pour ainsi dire, une lutte entre le sang, qui fait effort contre les parois artérielles, et ces parois élastiques qui tendent à revenir sur elles-mêmes en comprimant le sang; aussi son épaisseur est-elle, en général, en rapport avec le degré de tension artérielle. C'est ainsi que la tunique moyenne de l'artère splénique est très épaisse pour lutter contre l'effort du sang qui se porte vers la rate, que les parois de l'artère pulmonaire sont moitié plus minces que celles de l'artère aorte, la tension artérielle étant beaucoup moins considérable dans l'artère pulmonaire. C'est surtout la tunique moyenne qui donne aux artères leur résistance; en effet, dès qu'une lésion fait perdre à un point de la tunique moyenne son élasticité, on voit le sang soulever ce point de l'artère, y former une saillie, et distendre la tunique externe, ce qui constituera plus tard un anévrysme; cela s'explique, la tension sanguine a triomphé de la résistance de l'artère en ce point.

La tunique moyenne est *friable*, elle se brise sous le fil à ligature qui serre l'artère; au moment où elle se brise ainsi, son élasticité détermine le renversement du bout sectionné à l'intérieur du vaisseau. Lorsqu'on exerce une violente traction sur une artère, la tunique moyenne se déchire *toujours circulairement*, en raison de la disposition circulaire des éléments qui la constituent; après la rupture de la tunique moyenne, la tunique externe résiste encore; étant extensible, elle se laisse distendre, elle s'allonge sous l'influence de la traction, elle s'effile, et au moment où elle finit par se briser, ses débris reviennent vers la tunique moyenne et forment à l'artère divisée une sorte de bouchon qui empêche souvent l'hémorrhagie. Les instruments qui remplacent si avantageusement le bistouri en chirurgie : écraseur linéaire, serre-nœud, etc., ont été évidemment construits d'après la connaissance que les inventeurs avaient de la friabilité de la tunique moyenne; en effet, lorsque l'écraseur linéaire écrase le pédicule d'une tumeur, sa chaîne triturante broie lentement les tissus, la tunique moyenne des artères ne résiste pas longtemps, elle se brise, tandis que la tunique externe, résistante encore, ne cède que plus tard, alors que ses parois sont appliquées sur elles-mêmes par le broiement, de manière à boucher l'orifice du vaisseau. Disons en passant que cette occlusion ne diminue pas seulement le danger de l'hémorrhagie, mais aussi celui des accidents de phlébite et d'infection purulente.

L'épaisseur de la tunique moyenne diminue assez régulièrement des grosses artères vers les petites. Sur les plus volumineuses, elle forme les trois quarts de l'épaisseur de la paroi artérielle, elle est beaucoup plus épaisse que les tuniques interne et externe réunies. Au niveau des artères de moyen calibre, elle est d'une épaisseur à peu près égale à celle de la tunique externe,

100 à 300 μ ; puis elle s'amincit sensiblement jusqu'aux petites artères, où elle ne dépasse guère 50 μ.

b. Structure. — Nous venons de voir que les artères sont plus ou moins contractiles, suivant qu'elles sont plus ou moins éloignées du cœur : cette différence dans leur contractilité tient à une modification dans la structure de leur tunique moyenne. Se basant sur ces caractères anatomiques, les auteurs ont admis deux variétés d'artères : 1° les *artères à type élastique ;* 2° les *artères à type musculaire.* A ces deux groupes on en doit joindre un troisième, les *artérioles*, qui présentent également des particularités de structure.

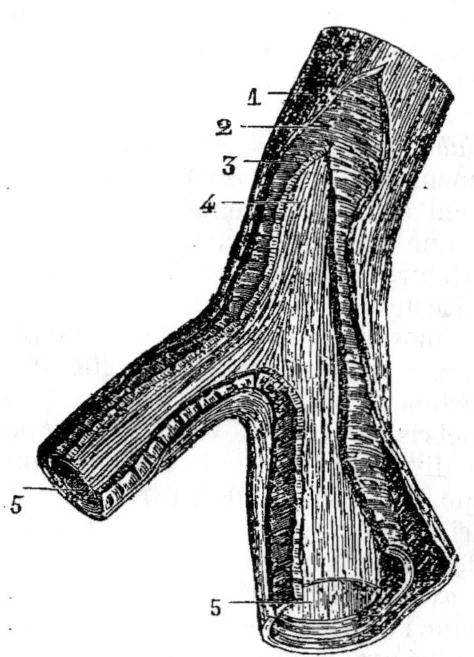

FIG. 194. — Les trois couches d'une artère.

1° *Artères à type élastique* (aorte, carotides, tronc de l'artère pulmonaire). Leur tunique moyenne est décomposable en une série de couches élastiques successives ; cette disposition est surtout nette dans l'aorte de l'adulte. Après avoir fait macérer pendant quelques heures une artère à type élastique dans une solution d'acide tartrique à 1 p. 100, on peut décomposer la tunique moyenne de l'aorte en 40 lames environ qui présentent l'aspect suivant. Elles sont formées de fibres élastiques anastomosées entre elles transversalement, de manière à former des lames planes, sur lesquelles on observe de nombreux orifices circulaires ou légèrement elliptiques. Des fibres se détachent des deux faces de chaque lame pour l'unir aux lames voisines. On a désigné ces lames par le nom de *réticulum élastique fenêtré.* Les fibres élastiques forment le réticulum ; quant aux fenêtres, elles sont comblées par des *fibres-cellules*, qui représentent les éléments musculaires de la tunique ; le tissu conjonctif y est rare. Tous les détails histologiques que nous venons de donner prouvent que ces artères méritent bien le nom d'*artères élastiques.*

2° *Artères à type musculaire* (fémorale, humérale, radiale, etc.).

— Les artères à type musculaire présentent dans leur tunique moyenne une prédominance marquée de fibres lisses ; sur une coupe, en effet, la tunique semble être exclusivement constituée par des fibres-cellules nombreuses, réunies par groupe et séparées les unes des autres par des fibres conjonctives. Les fibres élastiques sont intimement mélangées aux fibres musculaires, et on les rencontre d'autant moins abondantes que le vaisseau a un calibre plus petit et qu'il est plus éloigné du cœur.

3° *Artérioles.* — Dans les artérioles qui sont intermédiaires aux dernières ramifications artérielles et aux capillaires, la tunique moyenne ne contient plus d'éléments élastiques, on y trouve seulement des fibres-cellules jointes bout à bout et s'enroulant en hélice pour permettre la contraction du vaisseau dans le sens transversal et dans le sens longitudinal.

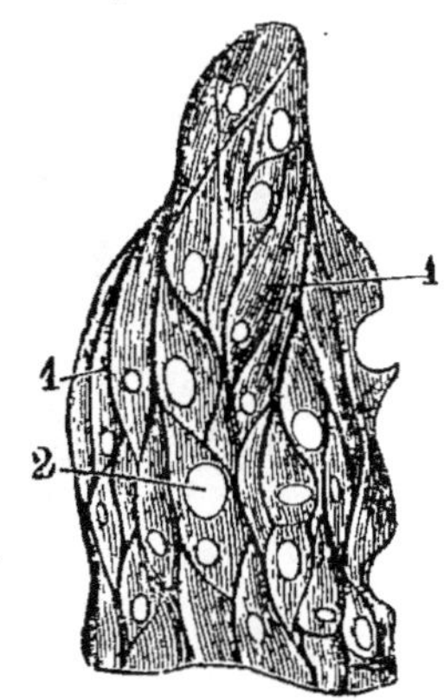

Fig. 195. — Lame élastique fenêtrée de la tunique moyenne des artères (Grossissement, 350).

c. *Limites.* — La tunique moyenne *commence* aux zones fibreuses artérielles du cœur, avec lesquelles les membranes élastiques contractent des adhérences. Cette tunique, élastique d'abord, élastique et musculeuse ensuite, musculeuse seulement plus tard au niveau des petites artères, diminue graduellement d'épaisseur et passe aussi insensiblement du jaune au rose, puis au rouge, jusque sur les artérioles mesurant de 15 à 20 μ. Elle *cesse* à ce niveau en même temps que la tunique externe, et au moment où elle s'arrête, on voit encore quelques fibres musculaires, très petites, éparses çà et là sur la paroi de ce qui va être le capillaire. *En dehors*, la tunique moyenne adhère à l'externe par les vasa vasorum, comme nous l'avons déjà dit ; aucune substance n'est interposée aux deux tuniques. *En dedans*, elle est intimement unie à la tunique interne, dont elle ne peut être facilement séparée.

3° Tunique interne.

a. *Propriétés physiques et physiologiques.* — La tunique interne, *tunique commune du système vasculaire à sang rouge* de Bichat, *tunique séreuse* de quelques auteurs, *tunica intima* (Leydig), de couleur blanchâtre, est la plus mince des trois tuniques artérielles. Adhérente à la tunique moyenne, elle en présente les propriétés physiologiques ; elle est friable comme elle et se brise sous le fil à ligature : elle se déchire toutes les fois que la tunique moyenne se déchire; comme la tunique moyenne, elle est élastique, et elle complète, pour ainsi dire, les propriétés de résistance et d'élasticité de cette tunique. Elle mesure 2 μ seulement sur les petites artères, elle peut en acquérir 60 à 100 sur les artères de moyen calibre, et augmenter encore un peu sur les grosses ; au niveau des petites artères, elle est plissée, sur le cadavre, dans le sens longitudinal et quelquefois aussi transversalement.

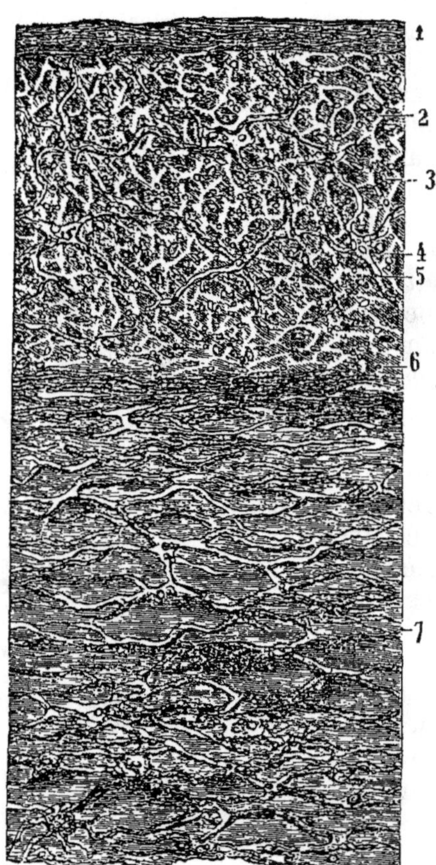

Fig. 196. — Coupe d'un fragment de l'artère carotide primitive (homme).

1. Tunique interne. — 2 à 6. Tunique moyenne. — 3. Coupe d'une fibre musculaire transversale. — 4. Même coupe au niveau du noyau de la fibre. — 5. Fibres élastiques en réseau. — 7. Tunique externe avec son tissu conjonctif et son réseau de fibres élastiques. — (Grossissement, 400.)

b. Structure. — La tunique interne, complètement dépourvue de vaisseaux, ne renferme ni éléments musculaires ni tissu conjonctif; elle est composée de deux éléments parfaitement distincts et formant deux couches: l'*endothélium* et du *tissu élastique.*

L'*endothélium* est le même dans tout le système artériel. Il est formé de cellules régulièrement losangiques, aplaties, munies en leur centre d'un noyau ovalaire. Ces cellules sont séparées du tissu élastique qu'elles recouvrent par une membrane vitrée (basement-membrane de Todd et Bowmann). L'endothélium joue vis-à-vis de l'artère un rôle exclusivement protecteur ; il permet l'écoulement régulier et constant du courant sanguin. Quand les cellules endothéliales de la tunique interne sont altérées ou dégénérées, on dit qu'il y a *endartérite*, et cette altération est le point de départ de tous les troubles pathologiques qu'on peut observer dans les artères.

La couche de *tissu élastique* qu'on trouve au-dessous de l'endothélium vasculaire a reçu le nom de *lame élastique interne*, par opposition à la couche de même tissu qu'on rencontre à la partie

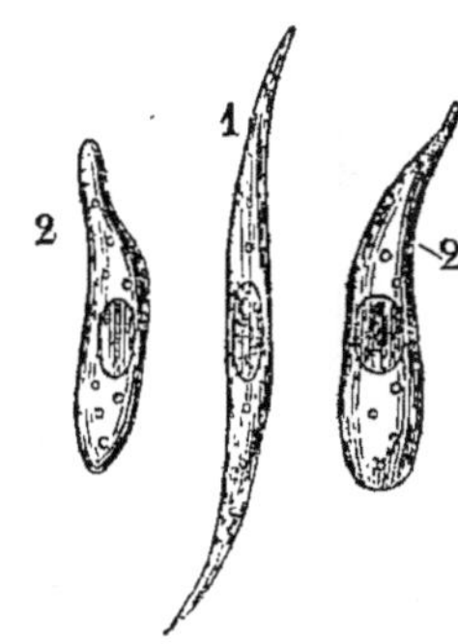

FIG. 197. — Cellules épithéliales de l'intérieur des vaisseaux, vues à un grossissement de 350 diamètres. La cellule du milieu vient d'une artère ; les deux autres, plus courtes, sont extraites d'une veine.

profonde de la tunique externe. Cette lame élastique interne est d'autant plus développée que l'artère est plus volumineuse, aussi diminue-t-elle progressivement de dimensions à mesure qu'on l'observe dans les moyennes et les petites artères. Il n'existe plus de tissu élastique dans les *artérioles*.

c. *Limites*. — La couche épithéliale fait suite à celle de l'endo-

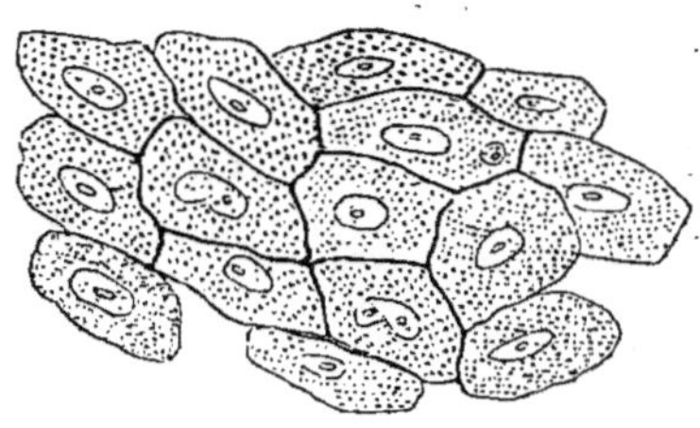

FIG. 198. — Épithélium de l'artère crurale, vu à un grossissement de 320 diamètres, d'après Virchow.

carde, du côté du cœur ; elle se continue, du côté opposé, avec les vaisseaux capillaires, dont elle forme la paroi. Elle est en contact avec le sang en dedans, et elle adhère par sa face externe à la couche élastique. Celle-ci, très adhérente à la tunique moyenne, semble faire suite aux éléments élastiques de la couche sous-épithéliale de l'endocarde. Du côté opposé, elle s'amincit extrêmement sur les petites artères de 100 μ environ, et on n'en trouve plus trace sur les artérioles de 50 à 60 μ.

4° Vasa vasorum.

Les *vasa vasorum*, ou *vaisseaux nourriciers*, fournis par les artères voisines, se répandent dans la tunique externe, et de là dans les couches superficielles de la tunique moyenne ; ils forment, dans la tunique externe, un réseau à mailles pour la plupart arrondies, comme dans le tissu conjonctif ; dans la tunique moyenne, ils donnent naissance à un réseau à mailles allongées dans le sens transversal et à très petits vaisseaux. Quant à la tunique interne et aux couches profondes de la tunique moyenne, il est certain qu'elles sont complètement dépourvues de vaisseaux.

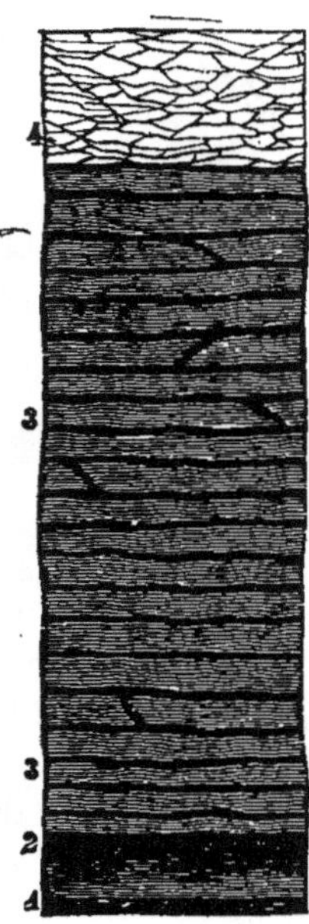

Fig. 199. — Section transversale de l'aorte.

1. Tunique interne avec son revêtement épithélial. — 2. Union de la tunique interne et de la tunique moyenne. - 3, 3. Tunique moyenne avec ses lames élastiques, le tissu conjonctif et les fibres musculaires ; les lignes foncées indiquent les lames élastiques. — 4. Tissu conjonctif de la tunique externe.

Les artères ayant un diamètre inférieur à 1 millimètre n'ont pas de vasa vasorum. Les petites artères ne contiennent de vasa vasorum que dans la tunique externe ; ce n'est que dans les artères de moyen calibre et dans les grosses artères que la tunique moyenne est vasculaire.

5° Nerfs.

Les *nerfs vasculaires*, ou *vaso-moteurs*, viennent du grand sympathique et des nerfs de la vie animale ; ils accompagnent les vaisseaux, à la surface desquels ils sont situés, puis ils pénètrent dans leur épaisseur, principalement au niveau des petites artères, abondamment pourvues de fibres musculaires. On ne connait pas exactement le mode de terminaison de ces nerfs ; on tend à penser qu'ils finissent par des réseaux terminaux. Les artères les plus riches en nerfs sont incontestablement celles de l'abdomen, du bassin, du thorax et de la tête. Tous ces nerfs sont absolument dépourvus de myéline.

Nous décrirons les nerfs vaso-moteurs à l'article *Capillaires*, où nous renvoyons le lecteur.

§ 2. — Circulation artérielle.

On donne le nom de circulation au mouvement incessant des liquides dans des canaux ramifiés et clos de toutes parts.

Les liquides en circulation sont la lymphe et le sang ; ils ont chacun leur circulation indépendante. Nous allons étudier la circulation du sang : nous étudierons celle de la lymphe avec le système lymphatique.

La circulation ne se fait pas de la même manière dans les divers départements du système circulatoire : le cœur, les artères, les capillaires et les veines. La circulation du cœur sera étudiée après la description de cet organe. Il est, sans doute, inutile de rappeler qu'il existe une petite circulation, dont le cercle est formé, en suivant le courant sanguin, par le ventricule droit, l'artère pulmonaire, le poumon, les veines pulmonaires et l'oreillette gauche ; tandis que la grande circulation, étendue du ventricule gauche à l'oreillette droite, comprend l'aorte et toutes ses divisions, les capillaires et toutes les veines qui aboutissent en définitive à l'oreillette droite. Nous nous occuperons ici de la circulation artérielle.

A chaque contraction, les ventricules envoient dans les artères un flot de sang qu'on appelle *ondée sanguine ;* ce sont ces contractions qui constituent la principale cause de la marche du sang dans les artères. La circulation, dans ces vaisseaux, se fait par secousses intermittentes correspondant aux contractions ventriculaires ; et si l'on coupe une artère sur un animal vivant, le sang s'écoule par un jet saccadé, en rapport avec les contractions du cœur.

Nous passerons en revue le rôle que jouent l'élasticité et la contractilité des artères, la tension artérielle, le pouls et les obstacles à la circulation du sang artériel.

Élasticité des artères. — Les artères sont élastiques à la manière de tubes de caoutchouc, et cette élasticité était nécessaire pour que le système artériel, toujours plein, pût admettre les nouvelles colonnes de liquide envoyées par la contraction ventriculaire. Les parois des artères jouent le rôle de vrais ressorts ; elles se laissent dilater dans toute l'étendue du système en même temps, toutes les fois que l'aorte reçoit une nouvelle ondée sanguine. Comme elles sont élastiques, leurs parois reviennent sur elles-mêmes. Les artères, par leur élasticité, n'ajoutent aucune force à la circulation du sang, elles rendent simplement ce qu'elles ont reçu ; elles ont été dilatées et elles reprennent leur forme primitive.

Contractilité. — Les petites artères sont contractiles ; on peut s'en assurer en mettant à nu un de ces tubes sur un animal, et en excitant la contraction de ses parois. Cette contractilité des petites artères, jointe à leur élasticité, tend à régulariser le cours du sang artériel. C'est la contractilité des artères qui finit de vider le système artériel sur le cadavre, et chasse tout le sang dans les veines. C'est aussi parce qu'elles sont contractiles que les petites artères ne donnent pas de sang à la surface des plaies des amputations ; dans ces cas, la contraction des fibres musculaires est excitée par le contact de l'air ou de l'eau froide projetée sur la plaie.

Tension artérielle. — On donne ce nom à la pression que le sang exerce sur les parois des artères. Si l'on fait une ouverture à une artère, le sang s'échappe avec une impétuosité qui donne une idée de la pression exercée par le sang sur les parois artérielles, c'est-à-dire de la tension. On comprend que la tension augmente au moment de chaque contraction du cœur, mais elle ne cesse point dans l'intervalle qui sépare deux contractions.

Cette pression exercée par le sang sur les parois artérielles ne cessant jamais, il est évident que le système artériel est constamment tendu et bandé comme un *ressort*. Cette lutte constante entre les efforts du sang qui tend à sortir et la résistance des parois élastiques est une cause immense de tension du sang.

On a mesuré la tension du sang artériel au moyen d'un petit appareil nommé *hémodynamomètre*. C'est un tube rempli de mercure, que l'on adapte à un trou pratiqué sur la paroi artérielle. Le mercure du tube reçoit la pression du sang qui le repousse à une hauteur correspondant à la force d'impulsion. On remarque ainsi que la tension du sang est à peu près la même dans toutes les artères volumineuses. Sur les petites artères, l'ondée artérielle perd de sa force, et la tension est moindre.

Sur un point quelconque des grosses artères, on constate que la pression du sang fait équilibre à une colonne de mercure de 15 centimètres de hauteur. Sur les valvules sigmoïdes, par exemple, on évalue la pression qu'exerce le sang sur ces replis membraneux, après chaque contraction ventriculaire, à 1 kilog. 75 gr., poids énorme que la colonne sanguine, poussée par les ventricules, doit soulever à chaque systole ventriculaire.

Au moment de chaque contraction ventriculaire, l'impulsion que le ventricule donne à l'ondée sanguine augmente la tension du sang, et la colonne de mercure s'élève de 1 centimètre environ. Un jet de sang artériel avec ses saccades donne une idée de la tension artérielle et du renforcement que lui communique le cœur.

Les *mouvements respiratoires* exercent une influence sur la tension artérielle, et cette influence se manifeste par des oscillations de la colonne mercurielle dans l'hémodynamomètre. A chaque inspiration, la poitrine en se dilatant accélère la marche du sang veineux, qui se précipite vers le thorax, où il existe une tendance au vide ; en même temps, cette tendance au vide exerce aussi une action sur le sang artériel, en le retenant, pour ainsi dire, dans le thorax à chaque inspiration, et diminuant ainsi, dans une certaine proportion, la tension du sang.

La tension du sang est *diminuée* par les pertes de sang, par l'action de l'éther et du chloroforme, par les purgatifs salins qui agissent en enlevant au sang une partie de sa sérosité. L'alimentation insuffisante et l'inanition diminuent la tension du sang. Elle est plus forte après les repas. On comprend que l'absorption soit moins active lorsque le système circulatoire est bien tendu, tandis qu'elle se fait avec beaucoup plus de facilité lorsque la tension est moindre. Voilà pourquoi beaucoup de chirurgiens ont pris l'habitude de nourrir leurs malades immédiatement après les amputations.

Pouls. — Le pouls est le battement visible et palpable des artères. Chaque pulsation correspond à une contraction ventriculaire, et chez l'homme sain, de même que chez la plupart des malades, on peut compter le nombre des pulsations du cœur par les battements du pouls. Elles sont de soixante-dix environ par minute. Le pouls n'existe que dans le système artériel, et on peut le constater jusque sur les plus petites artères. Il se produit sur tous ces vaisseaux en même temps, et il est dû à la contraction du cœur et à l'ondée sanguine qu'elle fait pénétrer dans le système circulatoire. Il semble extraordinaire que le pouls de l'artère radiale, très éloignée du cœur, se produise en même temps que la contraction du ventricule. Il suffit de rappeler que la distension des artères a une limite ; et comme les liquides sont incompressibles, on comprend qu'une colonne d'eau, contenue dans un tube et poussée par une extrémité, se meuve dans toutes ses parties en même temps. Il y a bien un petit retard du pouls des artères éloignées sur les contractions du cœur, mais comme il ne porte que sur un septième ou un douzième de seconde, nous pouvons le négliger.

Obstacles au cours du sang artériel. — A mesure que le sang se rapproche des capillaires, les pulsations diminuent d'intensité et la tension artérielle est moindre. C'est que, dans sa marche, le sang est obligé de lutter contre plusieurs obstacles : 1° le frottement qu'il exerce contre les parois des artères lui fait perdre une partie de sa force ; 2° les courbures des artères sont aussi une cause de ralentissement, car le frottement augmente, et le sang emploie une partie de sa force à les redresser ; 3° la marche du sang est aussi un peu enrayée par les éperons qui se trouvent aux points de bifurcation des artères ; 4° au moment où les artères se dilatent, elles rencontrent des organes qui les limitent, et le sang perd une partie de sa force en les repoussant ; 5° une partie de la force artérielle du sang est encore perdue par l'allongement de l'artère au moment où l'ondée sanguine la pénètre ; 6° le cours du sang se trouve encore ralenti, parce que ce liquide passe d'un espace plus étroit dans un espace plus large : c'est là une condition défavorable au cours des liquides, car on remarque que, dans le système artériel, l'artère aorte est plus petite que la somme des branches qu'elle fournit ; 7° les anastomoses sont un obstacle au cours du sang : en effet, deux colonnes liquides, se rencontrant, perdent une partie de leurs forces. Tous ces obstacles, en faisant perdre au sang de sa force d'impulsion, tendent à régulariser son cours, de telle sorte qu'au moment de pénétrer dans les capillaires il a complètement perdu son intermittence.

§ 3. — Applications pathologiques et opératoires.

Elles sont relatives à la ligature des artères, aux plaies et aux anévrysmes traumatiques, à l'artérite, à la dégénérescence et aux anévrysmes spontanés, à l'ossification.

1° Ligature. — On pratique la ligature des artères pour remédier à une hémorrhagie artérielle, ou pour tenter la cure d'un anévrysme. Pour lier ces vaisseaux, on se sert de fils minces et résistants. Avant de passer le fil à ligature, il faut avoir soin avec une sonde cannelée de dénuder l'artère, c'est-à-dire de la séparer du tissu conjonctif qui entoure sa tunique externe. Après avoir fait le nœud, le chirurgien serre le fil avec force. La tunique externe, qui est très résistante, ne se laisse point diviser, tandis que les deux autres, qui sont friables et élastiques, sont rompues et se rétractent vers le centre du vaisseau. Il se forme au niveau de la surface de section un caillot obturateur ; et, au bout de quelque temps, une cicatrice ferme définitivement la lumière du vaisseau.

On comprend que la ligature d'une artère un peu volumineuse doit déterminer certains troubles physiologiques. Lorsqu'on lie la fémorale dans le cas d'anévrysme poplité, on remarque, immédiatement après la ligature, que les battements des artères ont cessé au-dessous. Bientôt après, le membre est engourdi, et la contractilité musculaire diminue. La peau perd sa coloration rosée et présente une teinte d'un blanc mat, en même temps que le membre se refroidit insensiblement. Pendant ce temps, les branches collatérales qui prennent naissance au-dessus de la ligature et qui s'anastomosent avec celles qui sont placées au-dessous, se dilatent peu à peu, de sorte qu'au bout d'un certain nombre d'heures, variable selon la région, la circulation artérielle est rétablie au-dessous de la ligature. Pendant que le sang s'efforce de distendre les vaisseaux collatéraux, le sang contenu dans la tumeur anévrysmale se coagule et la guérison peut avoir lieu. Dans quelques cas, la circulation collatérale ne se développe pas, et le membre est frappé de gangrène.

2° **Plaies par arrachement.** — La structure des artères nous explique la manière singulière dont se comportent les plaies par arrachement. Il est ordinaire, en effet, de voir l'arrachement de diverses parties de notre corps par des machines ou par des morsures n'être suivi d'aucun écoulement sanguin. Dans ces cas, au moment de la traction, les tuniques moyenne et interne, friables, se sont rompues avant la tunique externe, résistante et extensible, qui s'allonge au niveau de la rupture et qui s'étire en s'amincissant au point d'obturer l'artère, sur l'orifice de laquelle elle forme un véritable bouchon.

3° **Action de l'écraseur.** — Les avantages de l'*écraseur linéaire*, qui permet d'enlever des tumeurs volumineuses sans hémorrhagie, nous sont expliqués de la même manière. Au moment où la chaine de l'instrument broie l'artère, les tuniques interne et moyenne sont divisées instantanément en raison de leur friabilité, tandis que la tunique externe, plus résistante, ne se laisse diviser qu'un peu plus tard par une trituration de sa paroi qui obture l'orifice du vaisseau. Dans certains cas cependant, l'orifice produit par l'écraseur sur la continuité du vaisseau se ferme mal, le caillot obturateur se détache et l'on voit se produire, au bout de quelques heures, des hémorrhagies souvent mortelles. On dit alors qu'il y a *hémorrhagie secondaire*.

4° **Plaies des artères.** — La connaissance de la structure et des propriétés des parois artérielles sert infiniment pour l'intelligence des plaies de ces vaisseaux. Les plaies des artères sont divisées en pénétrantes et non pénétrantes. Si elle n'est pas pénétrante et qu'elle intéresse la tunique externe seulement, ou bien l'externe et la moyenne en même temps, la plaie guérit comme dans les autres tissus, par exhalation de lymphe plastique, et, si elle est exposée à l'air, par la production de bourgeons charnus.

On n'admet plus aujourd'hui que la tunique interne puisse former une hernie (anévrysme mixte interne) à travers la plaie.

Les plaies pénétrantes peuvent être produites par des instruments piquants, tranchants et contondants. Si les piqûres n'atteignent pas la dimension d'un millimètre, la petite plaie se cicatrise et le vaisseau recouvre complètement sa fonction, sans qu'il y ait hémorrhagie. Si la plaie atteint ou dépasse un peu cette dimension, il s'écoule un peu de sang qui s'infiltre dans le tissu cellulaire du voisinage et forme un caillot qui obture la plaie, et à la suite duquel la cicatrisation se produit. Mais il peut arriver que cette inflammation adhésive ne se montre pas, et que les bords de l'ouverture deviennent le siège d'une ulcération qui détermine des hémorrhagies consécutives.

Les plaies pénétrantes les plus graves sont produites par des instruments tranchants, et sont faites perpendiculairement à l'axe du vaisseau. Si l'artère est complètement divisée, on comprend la gravité de cette blessure ; si la section est incomplète, la plaie tend à s'arrondir à cause de l'élasticité de l'artère. Dans ce cas, il peut se former un anévrysme faux primitif ou faux consécutif. Voici comment :

5° Anévrysmes traumatiques. — Lorsqu'une plaie artérielle se montre, le sang s'écoule au dehors, et il peut arriver que l'ouverture extérieure de la blessure cesse de fournir du sang, soit par suite de la coagulation du sang à ce niveau, soit par le défaut de parallélisme de la plaie de la peau et de celle des parties profondes. Le sang continue à sortir de l'artère, s'épanche dans les tissus qui l'entourent, et les refoule. On appelle cet épanchement sanguin au milieu des tissus, *anévrysme faux primitif* ou *diffus*. Il peut arriver que la blessure de l'artère se cicatrise par un bouchon fibrineux. A cause du peu de vascularité de la tunique moyenne, ce bouchon lui adhère très faiblement, mais il est fortement uni à la tunique externe qui s'est reformée au-dessus de lui. L'artère qui a été blessée présente donc une cicatrice peu solide ; si une cause quelconque vient, au bout d'un certain temps, des mois ou des années, augmenter la tension du sang artériel, cette cicatrice sera soulevée par ce liquide, et comme elle est très adhérente à la tunique externe qui est extensible, le sang soulèvera en même temps cette tunique. La tumeur ainsi formée est l'*anévrysme faux consécutif ou circonscrit,* dont le sac est constitué par la tunique externe de l'artère surmontée de la cicatrice.

6° Artérite. — Les artères sont susceptibles d'inflammation. Quel est le siège de l'artérite ? Autrefois on croyait que l'artérite était une inflammation franche de la tunique interne avec vascularisation, ce qui était faux, d'après l'idée qu'on avait alors de l'inflammation. Il s'est fait une réaction, et, il y a quelques années, on niait que la tunique interne pût s'enflammer, puisqu'elle ne contient pas de vaisseaux ; on plaça alors le siège de la phlegmasie dans la tunique externe vasculaire, on transforma l'endartérite en périartérite. La vérité est que ces deux lésions existent, isolément ou simultanément.

Endartérite. Athérome. — L'endartérite peut se montrer à l'état aigu ou chronique. L'*endartérite aiguë* est appelée aussi *proliférante ;* on la rencontre surtout à la surface interne de l'aorte, où elle détermine de petites plaques arrondies, à surface chagrinée, de consistance élastique, presque gélatineuse, qu'on désigne souvent sous le nom de *plaques gélatiniformes* de l'aorte. Dans les points affectés d'endartérite aiguë, on constate dans la tunique externe la présence d'une *périartérite* de même étendue, déterminant un épaississement considérable de cette tunique.

L'*endartérite aiguë* a son point de départ dans les cellules endothéliales de la surface interne des artères. Souvent elle est consécutive à une infection microbienne. Les cellules endothéliales subissent la dégénérescence granuleuse ; et souvent on voit se développer des cellules embryonnaires qui envahissent de proche en proche la tunique moyenne.

Dans l'*endartérite chronique*, les cellules embryonnaires s'organisent en tissu conjonctif adulte, et un grand nombre d'entre elles subissent souvent la dégénérescence graisseuse. Cette transformation donne lieu à l'*athérome.*

L'*athérome* peut donc résulter d'une endartérite aiguë ou chronique ; mais on peut aussi le voir se développer chez les gens âgés et chez ceux qui sont prématurément séniles : il est alors le résultat de troubles de nutrition graves qui altèrent l'organisme. Quoi qu'il en soit, l'athérome a généralement son point de départ dans la tunique interne des artères. Les cellules endothéliales subissent la dégénérescence granulo-graisseuse et forment, par place, des plaques ramollies, jaunâtres, tranchant sur le fond normal et uniforme de l'endartère sain (*pustule athéromateuse*). De la tunique interne les lésions se propagent à la tunique moyenne, les éléments élastiques s'altèrent peu à peu, les fibres musculaires dégénèrent, la tunique externe elle-même s'altère, et il se forme, dans l'épaisseur de l'artère, de petites anfractuosités (*foyers athéromateux*) remplies de détritus qui peuvent être déversés dans le courant circulatoire par ulcération de la pustule athéromateuse. C'est dans ces cas qu'on observe des *embolies.* D'autres fois, il se fait une sorte de régression dans le travail destructif, les tuniques artérielles s'infiltrent de sels calcaires, les artères deviennent dures au toucher et fragiles (*artères en tuyaux de pipe*). Dans ces cas, on dit qu'il y a *infiltration calcaire ;* il n'est pas juste de dire que les artères se sont ossifiées, car il leur manque l'élément caractéristique du tissu osseux, l'ostéoplaste.

Les *anévrysmes spontanés* résultent du défaut de résistance des points athéromateux des artères. Pourquoi ? La tunique moyenne, la plus résistante des trois, s'altère au niveau des plaques athéromateuses ; les fibres musculaires deviennent graisseuses, les fibres élastiques se résorbent; il en résulte une atrophie de la tunique moyenne. On admet généralement que la *poche,* le *sac anévrysmal* est formé uniquement par la tunique externe (anévrysme mixte externe). Cornil et Ranvier assurent que tous les anévrysmes ont un sac formé par la réunion de la tunique interne et de la tunique externe, avec atrophie de la tunique moyenne [1].

On voit, d'après ce qui précède, et d'après ce que nous avons dit plus haut des anévrysmes traumatiques, qu'on doit donner le nom d'anévrysme à une *tumeur formée par du sang artériel liquide, communiquant avec la cavité d'une artère.* Cette tumeur détermine un soulèvement régulier des parties molles qui la recouvrent, sans changement de leur couleur ou de leur température. La main, appliquée sur un anévrysme, est soulevée par un mouvement d'expansion de cette tumeur coïncidant avec le pouls. Au moment où ce soulèvement a lieu, on perçoit par l'auscultation un bruit de souffle produit par les vibrations des bords de l'ouverture faisant communiquer l'anévrysme avec l'artère, au moment de l'entrée du sang dans la tumeur, au moment de la contraction du cœur, et, par conséquent, de la diastole artérielle.

Pendant l'existence de l'anévrysme, il se fait des concrétions fibrineuses qui forment des couches stratifiées et blanchâtres, emboitées comme les squames d'un oignon, à la surface interne du sac anévrysmal ; ces caillots se forment lentement, et il peut arriver, si la tumeur ne s'agrandit pas, que la stratification fibrineuse se continue jusqu'à l'ouverture et amène la guérison de l'anévrysme.

Périartérite. Anévrysmes miliaires. — La *périartérite* siège dans la tunique externe ; elle est fréquente. Je veux attirer ici l'attention sur un seul point, sur la périartérite des artérioles de l'encéphale et sur les *anévrysmes miliaires.* Il y a quelques années, on considérait l'athérome artériel, c'est-à-dire la transformation graisseuse de la tunique interne, suite d'endartérite, comme la cause la plus fréquente de l'hémorrhagie cérébrale. Bouchard

1. Cornil et Ranvier, *Arch. de Physiol.*, 1868, t. I, p. 566.

et Charcot[1] ont fait voir que l'athérome manque dans le cinquième des cas d'hémorrhagie cérébrale, tandis que les anévrysmes miliaires, résultat de la périartérite, se rencontrent dans tous les cas.

Ces anévrysmes étaient connus de Cruveilhier, Calmeil, etc.; mais aucun auteur n'avait songé, avant Bouchard et Charcot, aux conséquences pathogéniques qu'on pouvait déduire de la présence de ces anévrysmes, qui se montrent *constamment* sur les artères des sujets morts d'hémorrhagie cérébrale.

Les anévrysmes miliaires sont petits, depuis 200 μ jusqu'à

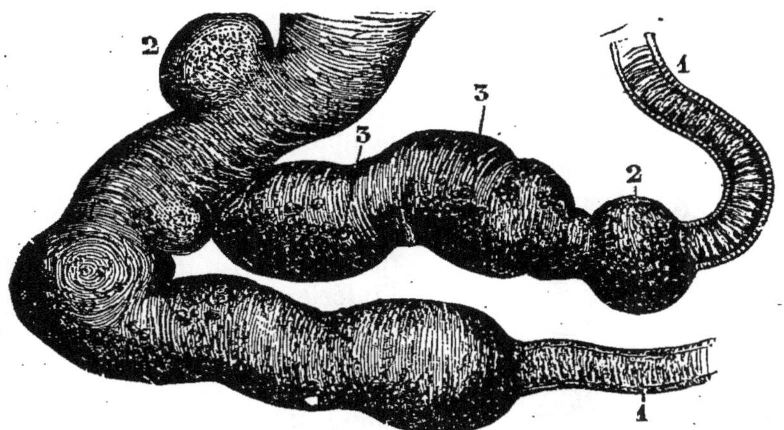

Fig. 200. — Formation des anévrysmes miliaires sur une artériole affectée de périartérite.

1, 1. Artérioles. — 2, 2. Premier degré des anévrysmes miliaires. — 3, 3. Dilatation ampullaire de l'artériole (d'après Bouchard et Charcot).

1 millimètre, et même quelquefois un peu plus. Comme ils sont attachés aux vaisseaux, on peut les voir flottants sur les parois d'un foyer hémorrhagique qu'on a nettoyé avec précaution. On trouve du sang au centre de l'anévrysme, dont la paroi est formée par la tunique interne et la tunique externe revêtues de la gaine lymphatique.

Bouchard et Charcot ont constaté que les anévrysmes miliaires sont le résultat de la périartérite. Chez les sujets qui portaient ces petites tumeurs, ils ont constamment trouvé une inflammation de toutes les artérioles du cerveau, s'accompagnant quelquefois de l'atrophie des parois des grosses artères de la base du cerveau

1. Bouchard et Charcot, *Nouvelles Recherches sur la pathogénie de l'hémorrhagie cérébrale. Archiv. de Physiol.*, t. I, 1868.

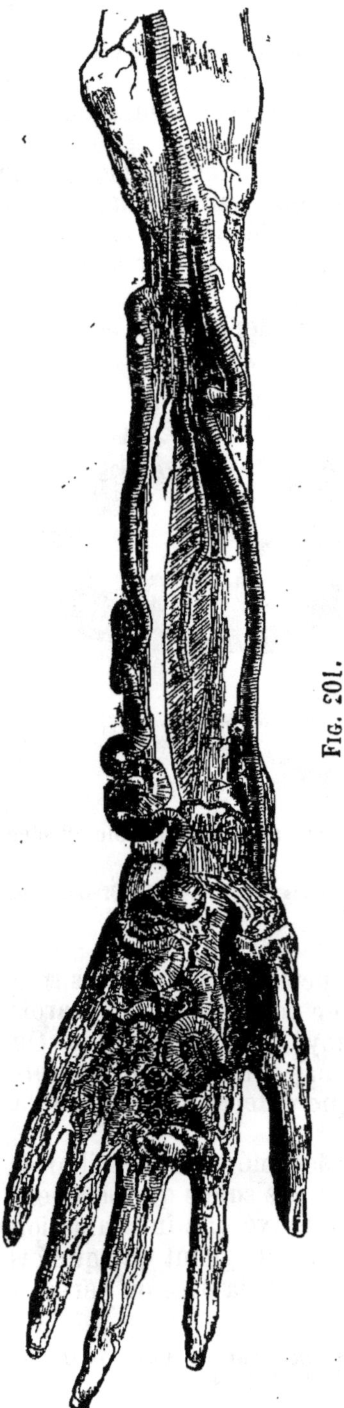

Fig. 201.

et de celles des méninges. Tantôt la périartérite s'accompagne d'un épaississement des parois artérielles, résultat de la prolifération des éléments de la gaine adventice et de la tunique externe; tantôt on observe des dilatations ampullaires, qui coïncident avec un défaut d'épaississement et avec l'atrophie de la tunique moyenne. Ces dilatations ampullaires sont le point de départ des anévrysmes miliaires [1].

7° Infiltration calcaire des artères. — Elle a été à tort nommée ossification, puisque, comme nous l'avons dit, on n'y trouve pas d'ostéoplastes. Elle est caractérisée par de petites plaques calcaires qui font saillie à l'intérieur du vaisseau et qui s'en détachent quelquefois, pour être emportées par le torrent circulatoire dans une artère plus ou moins éloignée (embolies).

8° Embolies artérielles. — Sous le nom d'*embolus,* on comprend tout corps solide voyageant dans les vaisseaux. Si le vaisseau est une artère, on dit qu'il y a *embolie artérielle.* Ces corps peuvent être des dépôts calcaires, mais plus souvent des caillots

1. Il semblerait que l'altération artérielle dont nous parlons ne soit pas limitée au cerveau. Liouville a constaté, en même temps que les anévrysmes intra-cérébraux, des anévrysmes miliaires dans les parois de l'*œsophage* et du *cœur.* D'autres observateurs en ont constaté sur les artères de quelques autres viscères, toujours en coïncidence avec les anévrysmes miliaires de l'encéphale.

fibrineux, comme on l'observe quelquefois dans l'endocardite aiguë et chronique. Dans ces maladies, en effet, il se produit facilement, au niveau des orifices et des valvules du cœur, des concrétions fibrineuses qui peuvent être lancées par la contraction ventriculaire dans une artère plus ou moins éloignée. C'est ainsi que, dans ces maladies, on peut voir survenir brusquement une hémiplégie consécutive à l'arrivée d'un caillot obturateur dans l'une des artères cérébrales.

9° Dilatation artérielle. — La dilatation artérielle est une maladie rare ; la figure 201 est un exemple de dilatation avec allongement des artères de l'avant-bras : elles sont flexueuses et donnent lieu à une tumeur pulsatile, noueuse et réductible par la pression.

Lorsque la dilatation de l'artère est limitée à un point de l'artère, on la décrit avec les anévrysmes, et on lui donne le nom d'*anévrysme fusiforme*.

ARTICLE DEUXIÈME

DES VEINES

Les veines sont des vaisseaux chargés de porter le sang en retour vers le cœur.

Dispositions générales. — La capacité du système veineux est supérieure à celle du système artériel ; elle est double, selon quelques auteurs.

Les veines ont des parois molles et flasques, qui s'aplatissent lorsqu'elles ont été divisées.

Elles présentent une couleur plus foncée que celle des artères, avec lesquelles il est difficile de les confondre.

Elles accompagnent ordinairement les artères et présentent, au niveau des flexuosités de ces dernières, un trajet à peu prés rectiligne qui sert quelquefois à faire distinguer ces deux vaisseaux, à la faciale, par exemple. Cependant il y a des régions où les veines marchent isolément, comme les sinus de la dure-mère, les veines azygos et autres veines extra-rachidiennes, les veines intra-rachidiennes, la veine porte, la veine sus-hépatique et les veines sous-cutanées.

Le système veineux comprend deux espèces de veines : *sous-cutanées* et *profondes*. Ce sont ces dernières qui accompagnent généralement les artères. Quant aux veines sous-cutanées, elles sont situées dans la couche de tissu cellulaire qui sépare la peau de l'aponévrose. Elles se dessinent sur la peau sous forme de lignes bleuâtres plus ou moins saillantes. A leur terminaison, elles traversent les aponévroses pour se jeter dans le système veineux profond. Dans leur trajet, elles envoient des branches de communication qui traversent les couches aponévrotiques pour s'anastomoser avec les veines profondes. Dans certaines régions, les veines traversent des tissus fibreux, avec lesquels elles contractent des adhérences, de telle sorte que si l'on vient à les couper, elles restent béantes comme les sinus : c'est ce qu'on observe pour les veines jugulaires, à la partie inférieure du cou, pour le plexus veineux situé entre les deux feuillets de l'aponévrose moyenne du périnée, et pour quelques autres. Les veines sous-cutanées représentent une circulation complémentaire de la circulation veineuse profonde : en effet, dans les divers mouvements, les muscles, comprimant les veines profondes, gênent, dans ces vaisseaux, la circulation du sang, qui se réfugie dans les veines superficielles. On peut aisément observer ce phénomène sur les bras des ouvriers qui contractent énergiquement leurs muscles, et sur le corps d'un cheval qui vient de courir.

Valvules. — On trouve à la surface interne des veines des replis appelés valvules, destinés à empêcher le retour du sang vers les capillaires, lorsqu'il y est sollicité par une cause quelconque. Elles sont surtout abondantes dans les membres où le sang est obligé de lutter contre la pesanteur ; elles sont plus nombreuses dans les veines sous-cutanées. Beaucoup de veines sont cependant dépourvues de valvules : les veines cérébrales et rachidiennes, les veines pulmonaires, la veine porte, la veine sus-hépatique, les veines utérines.

Les valvules sont des replis membraneux disposés par paires, de distance en distance ; elles représentent deux petits paniers de pigeon placés face à face, regardant le cœur par leur concavité et oblitérant complètement la veine par leur adossement, lorsqu'ils sont abaissés. Lorsque le sang chemine vers le cœur, les valvules sont relevées et s'adaptent parfaitement à la paroi veineuse ; elles se redressent et obturent le calibre de la veine, si le sang tend à rétrograder. On en trouve quelquefois trois sur le même point, et rarement quatre.

Au point d'insertion des valvules, il existe fréquemment une dilatation du calibre de la veine, qui forme sur son trajet un petit renflement nommé *sinus*.

Structure.

Destinés à rapporter au cœur le sang noir venu des capillaires, ces vaisseaux sont construits sur le même plan que les artères. Ils sont formés par la superposition de plusieurs *couches*, et possèdent aussi des *vaisseaux* et des *nerfs* ; nous trouverons en outre ici des replis membraneux ou *valvules*.

Il est juste de remarquer cependant que les veines sont beaucoup moins riches que les artères en éléments musculaires et élastiques. Ceci nous explique pourquoi les parois veineuses sont plus minces et plus molles que les parois artérielles. Non seulement elles ne présentent pas des fibres musculaires et des fibres élastiques aussi développées que les artères, mais ces éléments sont disposés si irrégulièrement dans leurs parois que la distinction d'une tunique externe et d'une tunique moyenne n'est plus possible. C'est pourquoi nous ne décrirons que deux tuniques aux veines : une tunique externe et une tunique interne.

Les veines n'offrent pas la même régularité de composition que les artères; chaque veine montre, pour ainsi dire, une particularité de structure. A ce point de vue, on peut les diviser en deux groupes : 1° celles qui offrent des parois molles, dépourvues d'adhérences et pouvant s'affaisser; 2° celles dont les parois sont adhérentes aux tissus voisins, de sorte qu'elles restent béantes lorsqu'on les divise. Nous décrirons les premières sous le nom de *veines libres*, et les autres sous celui de *veines adhérentes*.

A. — *Veines libres.*

La plupart des veines sont comprises dans ce groupe : toutes celles des membres, celles des parois thoraciques et abdominales, les veines cérébrales, jugulaires, pulmonaires, les veines caves et la veine porte, etc. D'une manière générale, toutes ces veines possèdent deux tuniques.

1° Tunique externe. — La tunique externe contient à la fois des éléments musculaires, des fibres élastiques et du tissu conjonctif. Le *tissu conjonctif* représente la majeure partie de la tunique. Assez condensé à la périphérie de la veine, il devient un peu plus lâche quand on se rapproche de sa partie centrale. Les fibres conjonctives s'entre-croisent dans tous les sens, et dans les intervalles qu'elles limitent on trouve des *fibres élastiques* disposées irrégulièrement, ne formant plus des lames ininterrompues comme dans les artères, et très peu développées.

Les *fibres musculaires* se présentent sous deux formes ; on trouve des fibres *longitudinales*, qui sont plus superficielles, et des fibres circulaires, plus profondes. Les éléments du tissu conjonctif se continuent même entre les fibres musculaires, de sorte qu'on ne peut pas dire qu'il existe dans les veines une couche musculaire continue.

Les fibres musculaires que nous venons de décrire dans les veines sont des fibres *musculaires lisses*. Autour des gros troncs veineux qui arrivent aux oreillettes, on trouve des *fibres musculaires striées* qui se détachent des parois auriculaires pour se continuer sur la tunique externe. On ne peut pas dire que ces éléments striés appartiennent en propre aux veines, il est plus logique de dire qu'ils sont une continuation des sphincters musculaires qui entourent les veines au moment où elles pénètrent dans les oreillettes.

Que deviennent ces éléments dans les valvules ?

Dans une valvule, nous devons distinguer deux régions : le point d'insertion et la valvule elle-même. Au point d'insertion de la valvule, sur le bourrelet que forme son bord adhérent, on retrouve les trois éléments élastique, musculaire et conjonctif que nous avons décrits dans la tunique externe : mais, dans la portion libre et mobile de la valvule, on ne retrouve que des fibres élastiques et du tissu conjonctif.

La structure de la tunique externe des veines peut se modifier dans certaines conditions ; un de ses éléments peut prendre un développement exagéré. C'est ainsi que dans la *veine cave inférieure* et dans les *veines sous-clavières* le tissu musculaire est très peu développé, tandis qu'au contraire il est très abondant dans la *veine porte* et dans la *veine splénique*.

2° Tunique interne. — La tunique interne des veines comprend deux couches : la couche sous-endothéliale et la couche endothéliale proprement dite.

La *couche sous-endothéliale* rappelle par sa disposition la lame élastique interne des artères ; mais elle est moins nettement dessinée et on y rencontre à la fois des fibres conjonctives et élastiques enchevêtrées.

La *couche endothéliale* est formée de cellules losangiques comme les cellules de l'endothélium artériel ; mais ces cellules sont plus allongées. C'est par ce caractère qu'on peut les distinguer.

L'endothélium des veines se continue d'une part avec les cellules endothéliales de l'endocarde des oreillettes, et d'autre part avec celles des capillaires qui rattachent le système veineux au système artériel.

La couche endothéliale se continue sur les deux faces des valvules.

3° Vaisseaux et nerfs. — Les vasa vasorum des veines n'existent pas sur les veines très petites. Ces vaisseaux, fournis par les artères voisines, se ramifient dans la tunique externe des petites veines ayant plus d'un millimètre ; ils ne pénètrent pas plus profondément. Sur les veines moyennes et grosses, les vasa vasorum se portent dans toute l'épaisseur de la tunique moyenne et arrivent jusqu'à la surface externe de la tunique interne. Il existe des *nerfs* sur les parois veineuses, mais en petite quantité; on n'est pas fixé sur leur mode de terminaison.

De quelques veines en particulier. — 1° Presque toutes les *veines du cerveau* et *de la pie-mère* sont dépourvues de fibres musculaires. Ces veines ne possèdent dans leur tunique externe que du tissu conjonctif, et elles sont absolument dépourvues de valvules.

2° Les *veines de la rétine* sont aussi dépourvues de fibres musculaires. Il en est de même des *veines du placenta maternel.*

B. — *Veines adhérentes.*

Sous le nom de veines adhérentes, nous comprenons toutes celles dont les parois sont maintenues écartées, béantes, après une section ; ces veines, qui offrent toutes une structure spéciale, sont les *sinus de la dure-mère,* les *canaux veineux des os,* les *veines sus-hépatiques* et *utérines* maintenues béantes par le tissu du foie et de l'utérus après leur division ; les *veines jugulaires* et *sous-clavières,* maintenues béantes par le tissu fibreux de l'orifice supérieur du thorax, afin de favoriser l'écoulement du sang vers le cœur pendant l'inspiration ; les *veines de l'aponévrose moyenne du périnée,* situées entre les deux feuillets de l'aponévrose, auxquels elles sont adhérentes.

1° Sinus de la dure-mère. — Les sinus de la dure-mère ont une structure toute différente de celle des autres veines. Ils sont formés par une lamelle mince et transparente qui tapisse la dure-mère. Cette lamelle est composée de deux couches, l'une *interne,* formée par l'endothélium déjà décrit, l'autre *externe,* constituée par du *tissu conjonctif,* entremêlé par places, de *fibres élastiques fines.* Cette couche se continue sans ligne de démarcation avec le tissu de la dure-mère.

Les filaments qui cloisonnent irrégulièrement certains sinus, comme le sinus longitudinal supérieur et le sinus caverneux, sont formés de tissu fibreux continu à la dure-mère, et recouverts d'une couche mince de tissu conjonctif et de cellules endothéliales.

2° Canaux veineux des os. — Les canaux veineux des os sont tapissés par des cellules endothéliales. Ils présentent, en dehors de la couche endothéliale, une couche de tissu conjonctif adhérant intimement au tissu même de l'os. Ces canaux veineux, qui restent béants lorsque l'os est divisé, se montrent principalement dans les os plats du crâne, où ils constituent les *canaux de Breschet et de Dupuytren ;* on les trouve aussi dans le corps des vertèbres, sur leur face postérieure, où ils s'ouvrent pour communiquer avec les veines intra-rachidiennes. Dans les os longs, le sang veineux revient en partie par des veines nombreuses, parmi lesquelles quelques-unes, situées dans l'épaisseur des épiphyses, affectent exactement la structure des canaux veineux du crâne.

3° Veines sus-hépatiques. — Les veines sus-hépatiques, nées de petites veines au centre des lobules du foie, forment plusieurs troncs qui se jettent dans la veine cave inférieure, au moment où celle-ci traverse le bord postérieur du foie. Ces veines, dépourvues de valvules, restent béantes lorsqu'on divise le foie, parce que la tunique externe est adhérente aux lobules hépatiques. La *tunique externe* de ces veines contient des faisceaux musculaires lisses très développés, dirigés longitudinalement et mélangés à du tissu conjonctif et à des réseaux de fibres élastiques fines. La *tunique interne* mesure une grande épaisseur, de 50 à 60 μ.

Les *veines utérines,* dépourvues de valvules, ont des parois minces dans l'état de vacuité de l'utérus; leur structure est la même que celle des autres veines. Dans l'état de grossesse, les fibres circulaires de la tunique externe deviennent extrêmement volumineuses, et il se développe une grande quantité de fibres musculaires lisses longitudinales dans la tunique externe, ainsi que dans la tunique interne, au-dessous de l'épithélium.

Les *veines jugulaires,* qui traversent l'orifice supérieur du thorax, et les *veines de l'aponévrose moyenne du périnée* n'offrent rien de remarquable dans leur structure ; seulement leur tunique externe reçoit l'insertion des faisceaux du tissu conjonctif qui unissent les parois veineuses aux tissus fibreux du voisinage, de telle sorte que ces veines restent béantes quand on les divise. On sait que cette disposition favorise le cours du sang veineux vers le cœur pendant l'inspiration et, malheureusement aussi, l'entrée du sang dans les veines, lorsque celles-ci sont blessées.

Circulation veineuse.

Le sang circule dans les veines d'une manière sensiblement uniforme et presque indépendante de l'action du cœur.

La circulation ne présente pas dans toutes les veines une harmonie aussi parfaite que dans les artères.

L'impulsion du cœur ne se faisant plus sentir dans ces vaisseaux, et le sang ayant rencontré des obstacles multipliés dans les artères et dans les capillaires, il est évident que la tension du sang sera beaucoup moindre que dans les artères. Du reste, les parois des veines sont beaucoup moins élastiques, et ne reviennent pas rapidement sur elles-mêmes quand elles sont distendues.

Mesurée à l'*hémodynamomètre*, la tension veineuse varie et fait équilibre à une colonne de mercure qui mesure ordinairement 2 centimètres. La tension du sang veineux est donc huit fois moins forte que celle du sang artériel.

Les causes qui font varier la tension artérielle exercent aussi une influence sur la tension veineuse ; mais la plus active de toutes ces causes est certainement la respiration.

Causes qui déterminent le cours du sang veineux. — La cause première de la circulation veineuse réside dans les *contractions du cœur*, qui chassent le liquide sanguin de proche en proche à travers les artères et les capillaires. Nous savons déjà qu'on n'observe plus dans le système veineux les intermittences de la circulation artérielle, et que le sang s'écoule d'une veine coupée sous forme de jet continu. Ce jet ne s'élève pas ordinairement à plus de 20 centimètres, tandis que celui des artères monte jusqu'à 2 mètres. La tension veineuse étant peu considérable, les causes qui accélèrent la circulation dans les veines doivent posséder une certaine énergie. Nous voyons, par exemple, la *contraction musculaire* contribuer puissamment à la marche du sang veineux ; pendant cette contraction, les valvules se redressent pour empêcher le sang de rétrograder dans les capillaires, et ce liquide comprimé par les muscles active sa marche. A cause de l'absence de contraction, on voit l'accumulation du sang veineux et des infiltrations se produire au membre inférieur par suite d'un repos prolongé.

Dans les veines dépourvues de valvules et qui descendent de la tête, le *poids* du sang, et le *vis à tergo* représenté par la force d'impulsion que le sang des capillaires communique, déterminent la circulation veineuse avec le secours des mouvements respiratoires.

Dans la veine porte, dépourvue aussi de valvules, la circulation reconnaît pour cause : le *vis à tergo*, la réplétion des capillaires par une portion du chyle, et la *contraction* des nombreuses fibres musculaires qu'on trouve dans cette veine.

La circulation des veines pulmonaires est prodigieusement activée par l'*élasticité* du poumon, qui revient sur lui-même au moment de l'expiration, et qui chasse, pour ainsi dire, le sang contenu dans les veines.

La circulation dans les veines est encore activée par la contraction des parois de ces canaux, contraction lente à se produire et lente à s'éteindre, comme dans tous les muscles de la vie organique.

Déjà, plusieurs fois, il a été question de l'influence des *mouvements respiratoires* sur la circulation veineuse. A chaque inspiration, la dilatation du thorax tend à faire un vide qui est immédiatement comblé, d'un côté, par l'air qui se précipite dans les poumons, et, d'un autre côté, par le sang veineux qui afflue de toutes parts vers le cœur. A la base du cou et au niveau du diaphragme, cette accélération du cours du sang veineux est favorisée par l'adhérence qui existe entre les parois des veines et le tissu fibreux environnant. Nous avons la preuve de cette aspiration du sang, au moment de l'inspiration, dans la *pénétration de l'air* dans les veines, lorsqu'une blessure profonde est faite dans le cou. Ce qui prouve encore l'accumulation du sang dans ces canaux pendant l'expiration, c'est la dilatation des veines de la tête et du cou, très apparente chez les personnes qui retiennent leur respiration. On peut observer en même temps une augmentation du volume du foie, très sensible à la percussion, et que des respirations accélérées font ensuite disparaître. L'accélération du cours du sang trouve encore une cause dans la position du système veineux, qui se rétrécit à mesure qu'on se rapproche du cœur. Enfin, les femmes coquettes savent fort bien que les saillies veineuses de la main et de l'avant-bras disparaissent par l'élévation de la main, de sorte que l'élévation de l'extrémité du membre favorise le cours du sang veineux.

Obstacles à la circulation veineuse. — Le sang veineux lutte contre des obstacles nombreux avant d'arriver au cœur. Dans beaucoup de veines, la *pesanteur* apporte une difficulté sérieuse à la circulation. Les *constrictions* de toutes sortes : jarretières, cordons de jupe, manches, cravates et cols trop serrés, sont autant d'obstacles au cours du sang veineux.

A chaque contraction du cœur, il s'opère un reflux du sang vers les veines qui s'abouchent dans cet organe, et l'on peut constater sur l'animal vivant que ce reflux se produit jusqu'au tronc brachiocéphalique en haut, et jusqu'aux veines rénales en bas. Dans certaines lésions du cœur, le sang veineux traverse difficilement cet organe, dont la contraction auriculaire se fait sentir jusqu'aux veines jugulaires ; les pulsations que présentent ces veines à ce niveau constituent le *pouls veineux*.

Applications pathologiques et opératoires.

1° Saignée. — Nous avons vu que les veines sous-cutanées constituent un système circulatoire complémentaire du système veineux profond. La position superficielle de ces veines explique pourquoi on les choisit pour pratiquer l'opération de la *phlébotomie*. On pique de préférence la veine médiane céphalique, parce qu'elle ne se trouve pas en rapport avec des organes importants, et l'on exerce une compression au-dessus du coude pour gêner le retour du sang vers le cœur et obtenir ainsi une dilatation de la veine. Pendant l'écoulement du sang, on recommande au malade de presser, par des mouvements successifs, un objet quelconque dans sa main, afin que les muscles, par leur contraction, forcent le sang à se porter vers les veines superficielles, effet qu'il est facile de constater par un jet de sang qui suit immédiatement la contraction.

2° **Entrée de l'air dans les veines.** — L'adhérence des veines au tissu fibreux de la base du cou nous fait prévoir que ces veines resteront béantes si l'on vient à les couper : aussi faut-il s'entourer des plus grandes précautions lorsqu'on opère sur ces parties, car la moindre blessure de ces veines est suivie de l'introduction brusque de l'air dans le cœur. Cet accident, presque toujours mortel si l'air pénètre en grande quantité, est déterminé par la dilatation de la cage thoracique au moment de l'inspiration et l'aspiration de l'air au niveau de la plaie.

3° **Phlébite.** — La phlébite est l'inflammation des parois des veines, qui s'épaississent et présentent une coloration rouge plus ou moins foncée. Dans cette inflammation, le sang se coagule et détermine sur tout le trajet du point enflammé un cordon dur, très sensible au toucher, si la veine est superficielle, et présentant de petits renflements, des sortes de nodosités dues à la présence des valvules. Si la veine est superficielle, on voit de la rougeur le long de ce cordon. La douleur est excessive, et le malade présente un symptôme qui ne manque jamais, c'est l'œdème au-dessous du point malade, et une certaine dilatation des veines du voisinage. Il existe, en même temps, des symptômes fébriles en rapport avec l'intensité de l'inflammation. Si la phlébite guérit sans suppuration, elle porte le nom de *phlébite adhésive*, et la veine enflammée se confond avec le caillot qui la remplit pour former un cordon fibreux, de sorte que, dans la majorité des cas, elle a perdu sa perméabilité.

S'il y a suppuration, la phlébite est appelée *suppurative*, et dans ce cas le pus peut se montrer en dehors de la veine et former un abcès; ce sont les plus heureuses circonstances.

On admet aujourd'hui que les phlébites sont consécutives à des altérations veineuses d'origine microbienne. Cette manière de voir permet de comprendre la production de l'*infection purulente*.

4° Phlegmatia alba dolens. — Il se développe quelquefois chez les femmes en couches, quelquefois chez les tuberculeux et les cancéreux, une maladie particulière, la *phlegmatia albâ dolens*.

La phlegmatia alba dolens se montre, dans presque tous les cas, sur l'un des membres inférieurs, et rarement sur le supérieur. M. Widal a démontré d'une manière incontestable que la phlegmatia alba dolens est produite chez les femmes en couches par le microbe de l'infection puerpérale. Il est logique d'admetre que sa cause est également microbienne dans les autres cas. C'est ce qui semble confirmer l'opinion ancienne qui assimilait à une phlébite la phlegmatia alba dolens, puisque la cause de la coagulation est la même. On constate dans cette maladie un œdème considérable du membre inférieur, accompagné de douleurs très vives, augmentant par la pression, et la présence d'un cordon analogue à celui qu'on rencontre dans la phlébite. A cause de ces symptômes, on donne encore à cette maladie le nom d'œdème blanc ou douloureux.

Nous avons déjà parlé des caillots qui voyagent dans les artères, embolies artérielles; ces caillots migrateurs se trouvent aussi dans les veines, où ils ont reçu le nom d'embolies veineuses.

Les *embolies veineuses* sont très fréquentes dans la phlegmatia alba dolens, elles se font surtout dans l'artère pulmonaire; ceci nous explique pourquoi on recommande avec tant d'insistance aux malades de garder un repos absolu au lit; un mouvement brusque suffit, en effet, pour produire par embolie pulmonaire, en détachant un fragment de caillot, une asphyxie souvent mortelle très rapidement.

5° Varices. — Les veines deviennent quelquefois le siège d'une dilatation morbide et permanente qui constitue les varices. Devenues variqueuses, les veines présentent un épaississement de leur paroi, et quelquefois même du tissu cellulaire ambiant. Les varices affectent le plus souvent les membres inférieurs, et principalement le gauche ; elles siègent de préférence dans les veines sous-cutanées, dans les branches d'origine de la saphène interne. On observe souvent des varices des veines spermatiques (*varicocèle*), des veines du rectum (*hémorrhoïdes*). Lorsque les parois veineuses présentent cette dilatation qui dépend d'un vice de la constitution, et, en outre, de quelques causes déterminantes, elles ne reviennent presque jamais à leur état primitif, et le chirurgien est obligé de se borner, le plus souvent, à un traitement palliatif.

6° Anévrysme artérioso-veineux. — La différence de tension dans les veines et dans les artères, et le mode de circulation du sang dans ces vaisseaux nous expliquent les phénomènes, les symptômes qui se produisent dans l'anévrysme artérioso-veineux.

On appelle ainsi la communication d'une artère avec une veine survenant à la suite d'une plaie de ces deux vaisseaux, d'une saignée maladroite dans laquelle la lancette a traversé la veine et l'artère, et rarement d'une ulcération simultanée des deux vaisseaux.

Cette communication peut se faire entre trois et même quatre vaisseaux, de sorte que plusieurs de ces anévrysmes peuvent être superposés dans la même région.

Dans les cas les plus simples, il peut arriver deux choses : ou bien la plaie faite aux deux vaisseaux détermine une simple communication de la cavité de la veine avec celle de l'artère ; dans ce cas, la lésion porte plus spécialement le nom de *varice anévrysmale;* ou bien, après la blessure, il s'épanche une certaine quantité de sang entre l'artère et la veine; le tissu cellulaire est refoulé et constitue une paroi à cette collection sanguine qui forme une sorte de petit anévrysme faux primitif. Dans ce cas, la tumeur anévrysmale existant entre la veine et l'artère, on donne plus spécialement à la lésion le nom d'*anévrysme artérioso-veineux.*

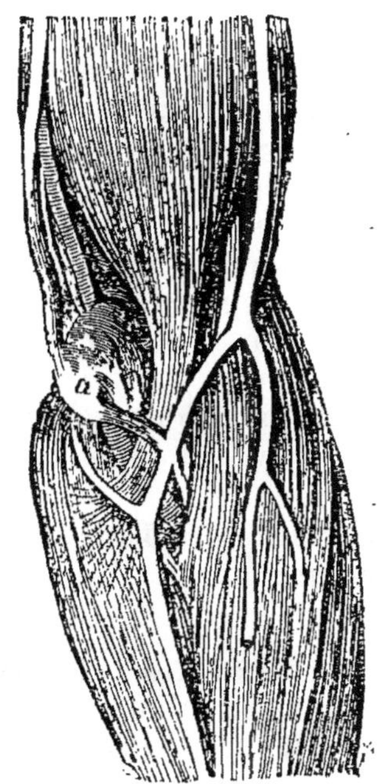

FIG. 202. — Anévrysme artérioso-veineux du pli du coude. La tumeur *a* est intermédiaire à l'artère et à la veine.

La varice anévrysmale peut se montrer en même temps sur plusieurs vaisseaux superposés, ou coexister avec l'anévrysme proprement dit. Ces deux variétés ne diffèrent que par la présence ou l'absence de la tumeur, mais les symptômes sont les mêmes. Ils dérivent tous de la physiologie.

Le sang de l'artère passe sans cesse dans la veine, en vertu de la tension beaucoup plus considérable dans le premier de ces vaisseaux.

Entre deux contractions du cœur, la diminution de la tension artérielle n'est pas assez forte pour permettre l'accès du sang veineux dans l'artère. Le courant artériel passant en partie dans la veine, on conçoit que le pouls soit plus petit au-dessous de la lésion que dans l'artère du côté opposé. Le sang veineux est gêné dans sa circulation, car il chemine des capillaires vers le cœur, et il rencontre au niveau de la lésion un courant qui vient en sens inverse et qui contrarie son cours. Ceci explique la dilatation variqueuse, quelquefois considérable, que l'on observe au-dessous de la lésion ; quelquefois l'extrémité du membre prend une coloration bleuâtre. Le passage du sang artériel dans la veine détermine la vibration des bords de l'ouverture, et cette vibration se traduit par un frémissement qui se propage aux parois des vaisseaux dans une certaine étendue, et souvent par un bruit particulier pouvant être entendu à une grande distance, et que les malades comparent ordinairement au bourdonnement d'une guêpe. Ce bruissement, *frémissement vibratoire* ou *susurrus*, qui présente une recrudescence coïncidant avec la contraction ventriculaire, est produit par l'entrée du sang dans la veine.

Lorsqu'il existe une tumeur, elle est réductible par la pression. La compression de l'artère au-dessus de la tumeur fait disparaître tous les symptômes, qui augmentent lorsqu'on comprime au-dessous.

Les pulsations se prolongent dans les troncs veineux dilatés, au-dessous et au-dessus de la lésion, dans une étendue de 5 à 6 centimètres.

Dans le cas d'anévrysme artérioso-veineux, la tumeur peut se montrer sur l'artère ou sur la veine, comme le montrent les deux figures ci-contre.

8° Embolies veineuses. — Les embolies veineuses s'observent assez fréquemment. Ce sont des caillots qui se détachent d'un point quelconque du système veineux et qui cheminent rapidement vers les artères pulmonaires, après avoir traversé les cavités droites du cœur. Souvent ces embolies, en arrivant au poumon, déterminent la mort subite ; elles peuvent se montrer dans toutes les maladies qui s'accompagnent de coagulations sanguines dans les veines. C'est par ces embolies qu'on doit expliquer la plupart des morts subites qui se montrent chez les femmes après l'accouchement. La coagulation sanguine siège ici dans les veines du bassin.

ARTICLE TROISIÈME

CAPILLAIRES

Les vaisseaux capillaires constituent un système de canaux ordinairement anastomosés en réseaux, *réseaux capillaires*, intermédiaires aux artères et aux veines. Ces réseaux reçoivent le sang artériel ; c'est là que se passent les phénomènes de nutrition, les échanges entre le sang et les éléments anatomiques des tissus; c'est là que se font les combustions, que le sang perd son oxygène et se charge d'acide carbonique; c'est là également que les veines prennent le sang noir qu'elles rapportent vers le cœur. Il faut donc s'attendre à trouver ici des parois vasculaires différentes de celles des artères et des veines, des parois permettant l'endosmose, et dépourvues par conséquent d'éléments élastiques.

Définition. — Sous le nom de *capillaires* on doit entendre, avec la plupart des auteurs, des *vaisseaux ayant une seule tunique*

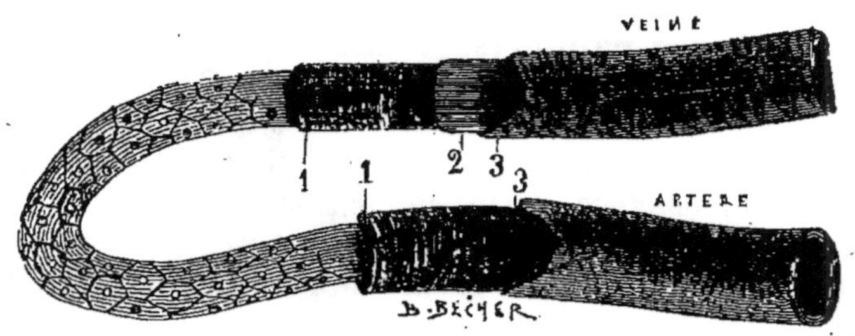

Fig. 203. — Figure schématique montrant un capillaire en continuité avec une artère et une veine. Les chiffres indiquent les trois tuniques de l'artère et les quatre tuniques de la veine.

et formant un réseau intermédiaire aux artères et aux veines. Dès qu'une deuxième couche s'ajoute à la couche unique des capillaires, leurs fonctions changent : dès lors, ils deviennent *artérioles* ou *veinules*, suivant que la couche surajoutée se montre du côté des artères ou du côté des veines. Leurs parois, excessivement minces, permettent à l'endosmose de s'accomplir pour assurer les phénomènes de nutrition.

Limite. — Cette limite est très difficile à établir, car c'est insensiblement que les artérioles et les veinules deviennent des capillaires; on admet cependant d'une façon générale que les vaisseaux capillaires ont de 3 à 15 μ de diamètre.

Nous ne rappelons que pour mémoire l'opinion de Robin, qui distinguait trois variétés de capillaires, et qui faisait rentrer dans cette classification des artérioles et des veinules. Cette manière de voir est absolument rejetée aujourd'hui.

Dimensions. — Depuis 15 μ jusqu'à 4 μ, on peut observer toutes les variétés de capillaires. Les plus petits se rencontrent dans les *muscles*, dans les *nerfs* et dans la *rétine* ; ils mesurent de

4 à 7 μ ; ils sont un peu plus larges dans le système tégumentaire, *peau* et *muqueuses*, de 7 à 10 μ ; ceux du système glandulaire, *foie, rein, glandes salivaires, poumon*, mesurent de 10 à 12 μ ; les plus volumineux, enfin, se trouvent dans le *tissu osseux*, et principalement dans la substance compacte, où ils ont de 12 à 15 μ ; on trouve même des artérioles et des veinules dans quelques canaux de Havers. On admet généralement qu'il n'existe pas de capillaire dans lequel les globules sanguins ne puissent pénétrer. Le globule, ayant 7 μ, peut s'allonger en vertu de son élasticité et franchir un capillaire de 5 μ ; il traverse rarement et avec une grande difficulté les capillaires de 4 μ ; des capillaires plus petits n'admettraient pas les globules.

Distribution et rapports. — Les capillaires existent dans presque tous les tissus, mais non dans tous : les *cartilages articulaires*, la *tunique interne des artères et des veines*, les *couches profondes de la tunique moyenne des artères*, la *couche élastique sous-endothéliale de l'endocarde*, les *épithéliums*, les *ongles* et les *poils* en sont totalement dépourvus. Parmi les tissus privés de capillaires, nous citerons encore la *cornée* de l'adulte, le *cristallin* et la *cristalloïde*, l'*ivoire* et l'*émail*.

Dans les tissus où ils existent, les capillaires forment des réseaux à mailles variables, arrondies, anguleuses, ou allongées selon la forme et la disposition des éléments anatomiques. Du reste, certains éléments ou groupes d'éléments ne sont jamais traversés par les capillaires; *aucun élément anatomique : cellule, fibre*, etc., *ne se laisse traverser par les capillaires ;* voilà une loi qui ne souffre aucune exception ; pensez aux *tubes nerveux*, aux *cellules épithéliales*, aux *vésicules graisseuses*. On peut ajouter que *certaines unités anatomiques, formées par un groupe d'éléments, ne reçoivent jamais de vaisseaux capillaires*, et que leur nutrition se fait à distance : c'est ce qu'on observe pour les *faisceaux primitifs des muscles* et les *faisceaux primitifs des nerfs ;* le sarcolemme des muscles et le périnèvre des nerfs sont entourés par le réseau capillaire. Voyez les *acini* des glandes en grappe : les vaisseaux arrivent à leur surface et forment un réseau à la surface externe de la paroi propre de l'élément glandulaire ; mais ils ne pénètrent pas jusqu'à l'épithélium. Exceptons les *acini* du poumon, dont la paroi, d'une nature différente, est traversée par les capillaires, afin de permettre à cet organe de remplir sa fonction d'excrétion gazeuse.

Membrane adventice. Gaines lymphatiques. — Dans plusieurs tissus, les vaisseaux capillaires ne sont pas en contact avec les éléments anatomiques mêmes du tissu; ils sont entourés par une couche de tissu conjonctif, connue sous le nom de *membrane adventice*, membrane qui peut offrir diverses dispositions. Tantôt c'est une couche de tissu conjonctif lâche, homogène, à noyaux ; tantôt c'est du tissu conjonctif réticulé (tissu adénoïde), qui entoure les capillaires, comme dans les organes lymphoïdes ; quelquefois, surtout sur les capillaires un peu volumineux, la couche du tissu conjonctif est séparée du capillaire par un petit intervalle destiné à la circulation lymphatique. Dans ce dernier cas, la membrane adventice prend le nom de *gaine lymphatique*. Robin avait déjà décrit cette gaine, en 1859, sur les capillaires du cerveau. (*Journal de Physiologie*, t. II.)

Structure. — Ce qui, au point de vue de leur structure, caractérise les capillaires, c'est leur *endothélium*. Cet endothélium est formé par des cellules aplaties, très allongées, munies d'un gros noyau plat. Les contours cellulaires sont très nettement dessinés par les imprégnations au nitrate d'argent, quand on opère sur un morceau de péritoine tendu.

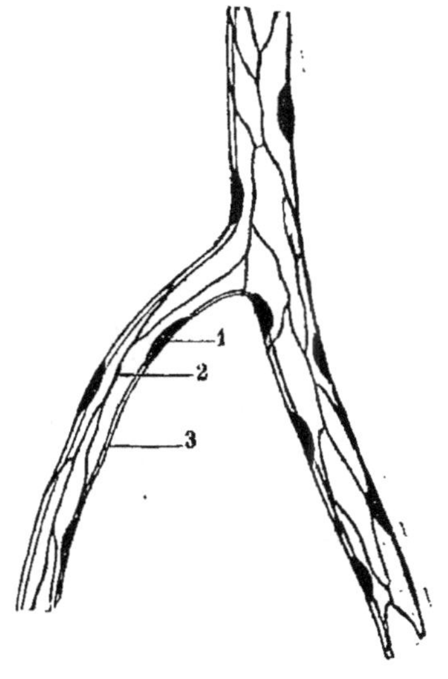

FIG. 203 *bis*. — Endothélium des capillaires.

Les cellules endothéliales des capillaires se continuent d'une part avec les cellules endothéliales des artérioles, et d'autre part avec celles des veinules.

On comprend ainsi qu'il n'y ait pas d'interruption dans l'endothélium vasculaire sur la route que doit parcourir le sang, dans le système circulatoire, en un mot.

On trouve encore à la périphérie des capillaires une mince couche de tissu conjonctif. Elle se présente quelquefois sous forme de fibres extrêmement fines formant aux capillaires une paroi externe très délicate ; mais le plus généralement ce tissu conjonctif est représenté par des cellules conjonctives assez volumineuses, surtout pendant la période de développement de l'organisme.

Les cellules qui forment ainsi une paroi externe aux capillaires sont faciles à étudier sur le péritoine dont on a coloré les noyaux par l'hématoxyline ou le carmin de Grenacher. Elles sont elliptiques, allongées, et séparées les unes des autres par des intervalles à travers lesquels peuvent facilement passer les leucocytes, au moment où s'accomplit le phénomène de la *diapédèse*.

Le passage des leucocytes à travers les parois capillaires ne se comprend pas aussi facilement quand les vaisseaux sont entourés d'une paroi fibro-conjonctive, même très mince.

Dans ces cas, on constate sur la périphérie du vaisseau une série de petits orifices nommés *stomates*, à travers lesquels peuvent facilement se déplacer les globules blancs.

L'absence de toute espèce d'éléments musculaires prouve que les capillaires ne sont pas contractiles, comme on l'avait soutenu jadis. Si on observe quelquefois une sorte de pulsation dans les vaisseaux capillaires, il faut savoir que ce phénomène, purement pathologique, est dû à la transmission du pouls artériel jusque dans les capillaires. On observe le pouls capillaire dans l'insuffisance aortique.

Du rôle des vaisseaux capillaires dans la circulation.

Nous avons vu que les vaisseaux capillaires représentent en réalité un système vasculaire intermédiaire aux veines et aux artères. Comment s'établit la communication entre les deux circulations ?

Les phénomènes de la circulation capillaire sont faciles à observer dans la membrane digitale d'une patte de grenouille. On fixe la patte de l'animal sur un porte-objet et on examine ses capillaires avec un faible grossissement et par transparence. Il est alors facile de constater que les globules rouges passent lentement, un à un, les uns chassant les autres devant eux. Cette progression des globules rouges s'accomplit sous l'influence du *vis à tergo* transmis au sang des capillaires par le sang artériel.

Quand une hématie arrive à une bifurcation vasculaire, elle se place à cheval sur la ligne de séparation des deux vaisseaux, jusqu'à ce qu'un nouveau globule rouge vienne la déplacer. Les globules rouges occupent le centre des capillaires.

Les globules blancs, au contraire, circulant dans les capillaires, se maintiennent contre la paroi endothéliale. Ils y adhèrent même dans certains cas, si bien que, dans l'inflammation, les globules blancs, en s'accumulant ainsi, finissent par traverser la paroi du capillaire.

On a pu dire, dans ces conditions, que l'inflammation n'était qu'une exagération des phénomènes physiologiques normaux de la circulation des globules blancs dans les capillaires. Cette interprétation est surtout vraie pour les capillaires lymphatiques.

Disposition. — La conformation du réseau capillaire des organes étant subordonnée à la disposition des éléments anatomiques, il en résulte que *la forme du réseau capillaire est toujours la même dans le même organe, dans le même tissu, elle le caractérise;* de sorte qu'en voyant une injection capillaire, un anatomiste exercé peut dire à quel tissu, à quel organe appar-

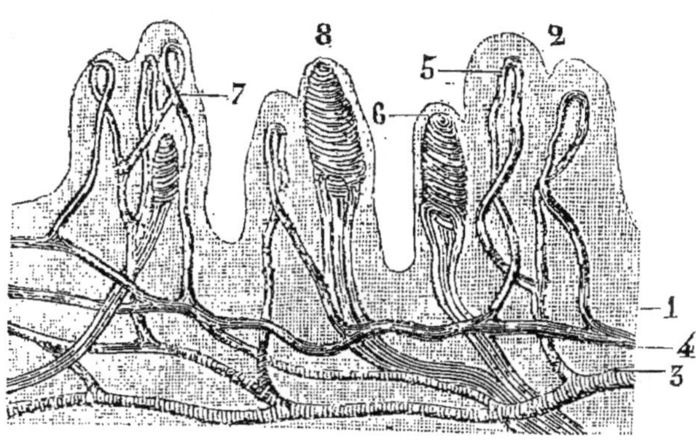

Fig. 204. — Capillaires des papilles de la peau.

tiennent ces vaisseaux; cette règle souffre peu d'exceptions. Un réseau capillaire à *mailles arrondies* s'observe lorsque les éléments qui séparent les vaisseaux sont sphériques, comme autour des *cellules adipeuses* et des *culs-de-sac des glandes en grappe*, ou quand les vaisseaux contournent des orifices de petites glandes en tube, comme à la *surface muqueuse de l'estomac ou de l'intestin.* On rencontre des réseaux à *mailles polygonales* lorsque les capillaires entourent des éléments polygonaux, comme les *cellules hépatiques.* On trouve des capillaires en forme *d'anses simples* dans les *papilles filiformes du derme* (fig. 204). Lorsque la saillie est plus large et plus longue, comme dans les *villosités* intestinales, les deux branches de l'anse sont réunies par des vaisseaux transversaux, de sorte que l'ensemble du réseau offre une forme conique. Un réseau *à mailles allongées et étroites* existe autour des éléments anatomiques allongés et disposés régulièrement : c'est ce qu'on observe dans les *muscles* et les *nerfs.*

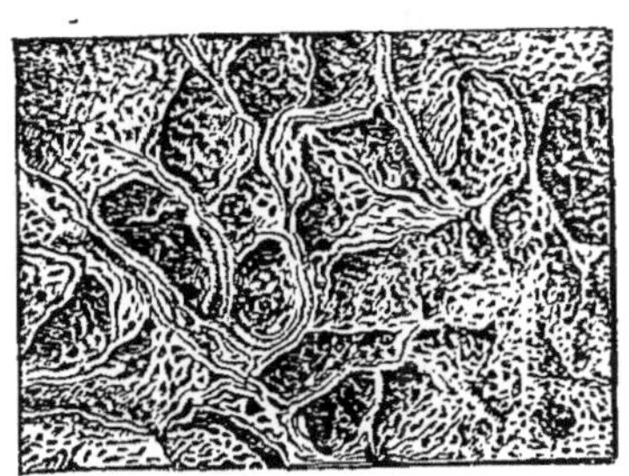

Fig. 205. — Réseau capillaire étalé à la surface interne des lobules pulmonaires.

Dans un même réseau capillaire, tous les vaisseaux ont sensiblement le même diamètre.

Développement. — On admet généralement aujourd'hui que les capillaires se forment aux dépens des éléments du tissu conjonctif, grâce à la présence de certaines cellules spéciales nommées *cellules vaso-formatives*. Ces cellules ont la plus grande analogie avec les leucocytes, elles repoussent devant elles les cellules conjonctives embryonnaires qui s'écartent pour leur livrer passage. De ces cellules embryonnaires, les unes se transformeraient en cellules endothéliales plates, les autres persisteraient, conservant leur forme, et formeraient la paroi externe du capillaire. Ce travail vaso-formateur s'accomplit primitivement, en certains points qui ont reçu le nom d'*îlots vaso-formateurs*.

Physiologie.

Vus au microscope, les vrais capillaires paraissent amorphes et *transparents;* sans les noyaux dont ils sont parsemés, on parviendrait difficilement à les apercevoir. Leur paroi est douée d'un haut degré d'*élasticité,* au point qu'on ne peut donner qu'approximativement le diamètre d'un capillaire ; le même capillaire rempli de sang aura un diamètre supérieur au diamètre du même vaisseau vide. Lorsqu'un globule doit traverser un petit capillaire (le diamètre du globule est de 7 μ), le globule s'allonge en même temps que le capillaire s'élargit.

Lorsqu'on examine avec un microscope le sang en circulation dans les capillaires, on constate que les globules rouges voyagent en colonne serrée au centre du liquide, et que les globules blancs sont particulièrement placés contre les parois des vaisseaux, dans une couche transparente; ils circulent plus lentement que les autres. Les globules blancs, étant plus volumineux que les globules rouges, ne peuvent traverser les petits capillaires; cela fait concevoir que des capillaires d'un certain volume établissent une communication entre les artères et les veines, d'autant mieux que les globules blancs ont des dimensions relativement considérables (9 à 11 μ).

En 1860, Sucquet a décrit, sous le nom de *vaisseaux dérivatifs,* des vaisseaux établissant une communication directe entre les artérioles et les veinules, de sorte que le sang ne passerait pas par les capillaires, ce qui parait antiphysiologique. Ces vaisseaux dérivatifs se montrent, d'après Sucquet, à la paume des mains, à la plante des pieds, au coude, au genou, sur la ligne médiane de la face. Sappey nie l'existence de ces vaisseaux, qu'il a cherchés avec le plus grand soin, et il est convaincu qu'on a pris pour des vaisseaux dérivatifs des anastomoses entre deux artérioles ou deux veinules. Vulpian est arrivé à la même conclusion, en injectant dans les artères de l'eau tenant de la poudre de lycopode en suspension ; cette poudre n'arrive pas dans les veines, parce qu'elle ne peut pas pénétrer dans les capillaires ; mais elle y arriverait, dit Vulpian, si les vaisseaux dérivatifs existaient.

Les parois des capillaires sont sans cesse traversées par des courants liquides, portant ou non des gaz en dissolution, de dehors en dedans et de dedans en dehors. C'est à travers ces parois que s'opèrent les échanges entre le plasma du sang et les fluides extérieurs ; c'est aussi à travers ces mêmes parois que transsudent les liquides qui doivent former les liquides de sécrétion. La paroi des capillaires résiste à l'action des réactifs chimiques, elle offre une résistance considérable aux alcalis caustiques, ce qui lui donne des caractères spéciaux et la rapproche du sarcolemme des muscles.

La *nutrition des tissus* résulte de l'échange qui se fait au niveau des capillaires. C'est dans le réseau capillaire que l'oxygène inspiré abandonne le sang pour se combiner aux tissus ; c'est dans ces tissus que se produit l'acide carbonique qui pénètre dans les capillaires et colore en noir le sang veineux. Ces combinaisons chimiques incessantes s'accompagnent de production de calorique. Telle est la principale source de la chaleur animale.

Nerfs vaso-moteurs ; leur influence sur la circulation capillaire. — Comme le dit fort bien Vulpian dans ses leçons de physiologie, les vrais capillaires ne se contractent pas, et l'on ne devrait entendre par capillaires que les plus petits vaisseaux, formés d'une seule membrane anhiste, contenant des noyaux longitudinaux dans son épaisseur. Ces vaisseaux présentent une certaine élasticité, mais ils ne contiennent aucun élément contractile ; les nerfs vaso-moteurs n'ont sur eux aucune influence *directe*.

Cependant l'usage, souvent plus fort que la raison, nous force à admettre parmi les capillaires des vaisseaux qui les unissent aux artérioles et aux veinules. C'est ainsi que Robin a été conduit à admettre trois variétés de capillaires, et lorsqu'on parle de la contractilité des vaisseaux capillaires, cette expression s'applique aux vaisseaux d'un certain calibre contenant des éléments musculaires dans l'épaisseur de leur paroi, c'est-à-dire aux *artérioles* et aux *veinules*.

De même que les muscles de la vie animale sont soumis aux influences du système nerveux cérébro-spinal, de même les muscles de la vie organique présentent une contraction que régit le système nerveux ganglionnaire ou du grand sympathique. Les fibres musculaires de la vie organique que l'on trouve dans les vaisseaux ne sont pas soustraites à l'influence de ce nerf.

Stilling a donné le nom de *nerfs vaso-moteurs* aux filets nerveux qui sont situés sur les parois des artères et des artérioles et qui président à la contraction de leurs éléments musculaires. Cl. Bernard, Marey, Vulpian, Schiff, ont étudié spécialement l action des nerfs vaso-moteurs dont on ne connait pas encore le mode de terminaison.

Les nerfs vaso-moteurs sont fournis par le grand sympathique, qui accompagne toutes les artères, et on peut les suivre à l'œil nu sur les vaisseaux de la tête, du thorax et de l'abdomen.

Les vaisseaux qui se rendent aux organes glandulaires reçoivent aussi une autre espèce de nerfs vaso-moteurs, fournis par le système nerveux de la vie animale, et exerçant sur les vaisseaux une influence inverse de celle du grand sympathique.

Commençons par examiner les nerfs vaso-moteurs principaux, c'est-à-dire fournis par le grand sympathique. Ils ont la propriété d'exciter la contraction des fibres musculaires des vaisseaux artériels et des artérioles. Ils jouent un rôle extrêmement important dans le développement des congestions actives, des phlegmasies. Leur rôle est immense dans certaines maladies, telles que la fièvre typhoïde et beaucoup d'autres.

L'expérience mémorable que Cl. Bernard a faite sur un lapin montre de la manière la plus manifeste l'influence des nerfs vasomoteurs sur la circulation.

En coupant le grand sympathique au niveau du cou, ou en extirpant le ganglion cervical supérieur du grand sympathique, il suspend complètement l'action de ce nerf sur les vaisseaux du côté correspondant de la tête. On voit, en effet, cette section être bientôt suivie d'augmentation de chaleur dans le côté correspondant de la tête ; en même temps, la rougeur de la peau et la congestion des muqueuses correspondantes se manifestent. Ces symptômes, caractérisés, en définitive, par une congestion considérable, sont dus à la paralysie des éléments contractiles des vaisseaux qui se laissent dilater par le sang.

Ce qui prouve que la dilatation vasculaire tient à la paralysie de ces nerfs vaso-moteurs, c'est que si l'on galvanise le bout central du grand sympathique, on détermine de nouveau la contraction des éléments musculaires des vaisseaux. Les symptômes, rougeur et chaleur, disparaissent, et les tissus correspondants deviennent pâles jusqu'à ce qu'on cesse l'excitation du bout périphérique, auquel moment les symptômes de paralysie des muscles vasculaires se manifestent de nouveau.

Nous avons dit plus haut que les vaisseaux des organes glandulaires recevaient une deuxième espèce de nerfs vaso-moteurs provenant du système nerveux de la vie animale. Ludwig et

Cl. Bernard les ont étudiés, surtout dans la glande sous-maxillaire, qui les reçoit de la corde du tympan, branche du facial. Ce qu'il y a de très remarquable, c'est que ces nerfs ont une action inverse de celle des vaso-moteurs du grand sympathique.

Nous avons vu que la section du grand sympathique dilate les vaisseaux ; la section de la corde du tympan resserre, au contraire, les vaisseaux de la glande sous-maxillaire, et ceux-ci se dilatent lorsqu'on galvanise le bout du nerf coupé qui tient à la glande. (Voyez, pour plus de détails, le chapitre : *Système glandulaire et sécrétions*.) Cl. Bernard admet l'existence de ces deux espèces de nerfs vaso-moteurs dans toutes les glandes.

Voici quelques lignes extraites d'un discours prononcé, en **1866**, à la séance de rentrée de l'Ecole de médecine de Nantes, par le professeur Laënnec. Ces lignes, d'un style élégant et pittoresque, expliquent mieux qu'aucune description le rôle des nerfs vaso-moteurs :

« Par les nerfs vaso-moteurs, dont le nom rappelle l'usage, les cellules nerveuses président à la répartition locale du liquide sanguin dans les différents départements de l'organisme. Par la contraction des armatures musculaires des dernières ramifications artérielles, le courant circulatoire est diminué dans un organe : par leur relâchement, cette région devient turgescente.

« En laissant arriver une quantité plus ou moins considérable de sang dans les capillaires de la face, les vaso-moteurs ajoutent à l'harmonie des traits de l'homme blanc l'expression si mobile et si vivante de la couleur. »

Avant de terminer, nous citerons une expérience qui fait parfaitement comprendre l'action des nerfs vaso-moteurs. Lorsqu'on passe brusquement, en appuyant fortement, l'extrémité de l'ongle sur la peau, on excite les nerfs vaso-moteurs correspondants, et une ligne blanche indique immédiatement que le sang a été chassé des vaisseaux. Mais cette excitation a été si vive, qu'elle est immédiatement suivie d'une sorte de collapsus, de paralysie momentanée, indiqués par une ligne d'un rouge assez vif remplaçant la ligne blanche, et déterminés par la réplétion des vaisseaux. C'est là le propre des nerfs vaso-moteurs, de subir une sorte d'affaissement après une vive excitation.

Un autre exemple fera bien comprendre l'action de ces nerfs.

Brown-Séquard a dit depuis longtemps que les nerfs vaso-moteurs de la tête prennent leur origine dans la moelle allongée. Or, si nous examinons les phénomènes qui se passent du côté de la tête, dans une attaque d'épilepsie, nous pouvons les expliquer par l'action des nerfs vaso-moteurs. Dans l'attaque d'épilepsie, il existe une surexcitation de la moelle allongée. Au début de l'attaque, l'excitation des nerfs vaso-moteurs, chassant le sang des vaisseaux de la tête, détermine la pâleur de la face et la perte de connaissance. Un peu plus tard, la dépression de l'influx nerveux des vaso-moteurs se traduit par la rougeur de la face et des symptômes de congestion cérébrale.

La moelle épinière donne naissance, sur les différents points de sa surface, à des nerfs vaso-moteurs qui traversent les ganglions du grand sympathique avant d'arriver aux vaisseaux. C'est là l'*origine apparente* de ces nerfs. Schiff a remarqué que ceux du membre supérieur, qui se jettent sur l'artère sous-clavière, prennent leur origine dans la partie supérieure de la portion dorsale de la moelle épinière. La partie inférieure de la moelle fournit ceux de la jambe et du pied, tandis que les nerfs vaso-moteurs de l'abdomen, du bassin et de la cuisse, naissent de la moelle à la partie inférieure de la région dorsale.

Quelle est leur *origine réelle?* La plupart des physiologistes, en Allemagne surtout, professent que les fibres de ces nerfs, après avoir pénétré dans la moelle, parcourent cet organe de bas en haut jusqu'au bulbe rachidien, où elles se mettraient en communication avec les cellules nerveuses contenues dans le bulbe. En un mot, le bulbe rachidien serait le centre de toutes les actions vaso-motrices réflexes, le point de départ de l'excitation permanente qui entretient partout le *tonus* vasculaire ; ce serait le *centre vaso-moteur*.

Schiff fait exception pour les nerfs vaso-moteurs des viscères abdominaux.

Le 2 mars 1874, Vulpian a fait part à l'Académie des sciences d'expériences qu'il a faites pour renverser la théorie allemande et démontrer : 1° *qu'on n'est pas en droit d'admettre un centre vaso-moteur unique, siégeant dans le bulbe rachidien ;* 2° *que les nerfs vaso-moteurs ont, comme les nerfs musculo-moteurs de la vie animale, des centres spéciaux d'origine et d'action réflexe, échelonnés dans la substance de la moelle épinière ;* 3° *que chacun de ces centres peut agir isolément sur les fibres vaso-motrices auxquelles il donne naissance, et qu'il peut subir séparément les diverses influences modificatrices qui font varier le* tonus *vasculaire.*

« Si tous les nerfs vaso-moteurs, dit Vulpian, provenaient d'un centre unique, situé dans le bulbe rachidien, une section transversale de la moelle épinière, faite au niveau de la partie supérieure de la région cervicale, devrait paralyser complètement tous les vaisseaux, dans tous les points du corps, et aucune autre lésion, soit de la région dorsale de la moelle, soit des nerfs vaso-moteurs eux-mêmes, ne devrait pouvoir augmenter cette paralysie.

« Or, si l'on coupe transversalement la moelle épinière, au niveau de la seconde vertèbre cervicale, sur un mammifère curarisé et soumis à la respiration artificielle, et si l'on note la température des membres postérieurs après cette opération, on pourra voir, si l'on fait sur le même animal une hémisection transversale de la moelle, vers le milieu de la région dorsale, la température s'élever encore quelque peu dans les deux membres postérieurs, surtout, en général, dans le membre du côté correspondant. Sur des grenouilles non curarisées, en opérant de même, on pourra constater directement que les vaisseaux de la membrane interdigitale, du côté de l'hémisection médullaire, sont plus dilatés que ceux de l'autre membre postérieur.

« Je dois dire que cette expérience ne donne pas des résultats absolument constants, du moins chez les mammifères ; mais il n'en est pas de même si l'on coupe l'un des nerfs sciatiques sur un animal (chien, lapin, cobaye, grenouille) qui a subi une section transversale complète de la moelle cervicale, près du bulbe rachidien. Les vaisseaux du membre postérieur, du côté où le nerf est coupé, se dilatent plus que ceux de l'autre membre postérieur. Ce fait avait déjà été signalé, en 1855, par Schiff. J'ai vu aussi, mais non constamment, la section du cordon cervical du sympathique, faite sur des mammifères, après que la moelle cervicale avait été coupée transversalement dans la région supérieure, produire une nouvelle élévation de température dans l'oreille correspondante.

« On peut conclure de ces expériences que les vaisseaux, malgré la section transversale de la moelle cervicale, conservent encore un certain degré de contraction tonique, et que ce *tonus* n'est aboli complètement que lorsque les nerfs vaso-moteurs sont séparés de leurs centres d'origine intra-médullaires par des lésions portant sur leur trajet, soit dans la moelle épinière, soit en dehors de cet organe. On ne peut donc pas admettre que tous les nerfs vaso-moteurs aient leur foyer d'origine dans le bulbe rachidien.

« Or j'ai constaté par différentes expériences que l'on peut, sur un animal chez lequel on a coupé transversalement la moelle, vers la partie antérieure (ou supérieure) de la région dorsale, déterminer des actions réflexes vaso-constrictives dans les membres postérieurs.

« Les actions réflexes vaso-dilatatrices se produisent dans les mêmes conditions.

« Les observations cliniques permettent de constater aussi, chez l'homme, la production de rougeurs réflexes sur la peau des membres inférieurs, lorsque ces membres sont paralysés par suite d'une lésion de la moelle épinière.

« D'autre part, dans toutes les lésions des centres nerveux, qui exaltent la réflectivité de la moelle épinière, on voit que les congestions réflexes se produisent plus rapidement et durent plus longtemps que dans les conditions normales. C'est ainsi que, chez les hémiplégiques, on provoque l'apparition de ces rougeurs réflexes au moyen d'excitations mécaniques, telles que le frottement d'une pointe mousse sur la peau, plus facilement et d'une façon plus durable sur les membres paralysés que sur les membres sains. C'est encore ainsi que, chez les paraplégiques, lorsque la paralysie du mouvement est plus prononcée dans un membre que dans l'autre, on voit pareillement les excitations mécaniques du tégument cutané déterminer, dans le membre le plus paralysé, des rougeurs réflexes plus rapides et plus permanentes que dans le membre du côté opposé.

« Si l'on rapproche les unes des autres toutes ces données expérimentales et cliniques, il est impossible de croire à l'existence d'un centre vaso-moteur unique, situé dans le bulbe rachidien. D'ailleurs, il faut bien le dire, cette hypothèse parait bien peu acceptable, *à priori,* lorsqu'on songe que toutes les régions du corps peuvent être, par mécanisme d'action vaso-motrice réflexe, le siège de constrictions ou de dilatations vasculaires circonscrites. »

Applications pathologiques.

1° Dégénérescence graisseuse. — Les capillaires peuvent devenir le siège d'une *altération graisseuse* ou *athéromateuse,* dans laquelle des granulations graisseuses, isolées ou accumulées en amas irréguliers, donnent à la paroi une épaisseur plus considérable, tout en affaiblissant sa résistance.

2° Tumeurs érectiles. — Les *tumeurs érectiles* sont constituées par la dilatation des capillaires et la formation de nouveaux vaisseaux. Dans ces tumeurs, on trouve simplement une augmentation de calibre et un allongement des capillaires sans aucun changement de structure. On y trouve aussi une hypergénèse des fibres de tissu conjonctif. Les tumeurs érectiles envahissent souvent les radicules du système artériel ; elles présentent une couleur rouge d'intensité variable, elles sont superficielles et donnent lieu quelquefois à des battements isochrones à ceux du pouls. On les nomme tumeurs érectiles artérielles. Lorsque les radicules veineuses font partie de la dilatation, comme cela s'observe aussi au niveau de quelques muqueuses, la bouche, par exemple, ces tumeurs, dites tumeurs érectiles veineuses, sont plus volumineuses et présentent fréquemment une coloration bleuâtre.

3° Inflammation. — L'*inflammation* peut se montrer dans tous les tissus de l'économie pourvus de vaisseaux capillaires ; et si elle se présente plus fréquemment dans tel ou tel tissu, on n'en connait nullement la cause.

On voit quelquefois une inflammation spéciale dans certains tissus non vasculaires, comme dans le tissu cartilagineux. Dans ce dernier cas, l'inflammation est caractérisée par la prolifération des

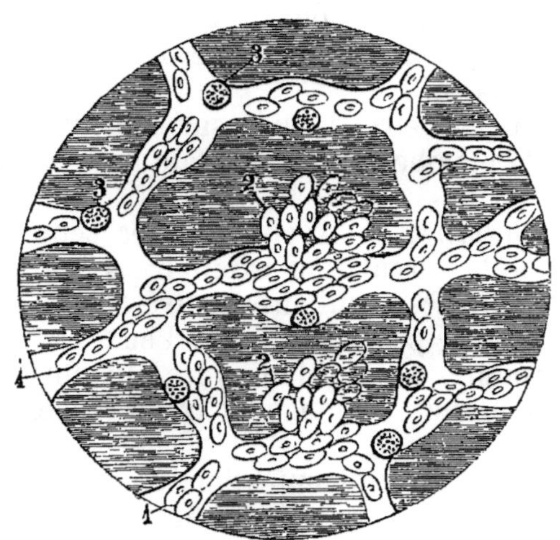

FIG. 206. — Vaisseaux sanguins de la membrane natatoire d'une grenouille, vus à un grossissement de 200 diamètres, et montrant le premier degré de l'inflammation, déterminée par le contact d'un liquide irritant. On y voit les vaisseaux dilatés sur certains points, rétrécis sur d'autres, et quelques ruptures vasculaires laissant échapper les globules.

1, 1. Globules rouges ovales dans les capillaires. — 2, 2. Globules rouges sortis des vaisseaux rompus et infiltrés dans le voisinage. — 3, 3. Globules blancs (leucocytes).

cellules cartilagineuses et le ramollissement de la substance intercellulaire.

Tous les phénomènes anatomiques et pathologiques de l'inflammation se montrent dans les vaisseaux capillaires, ou en dérivent.

Il est évident que les nerfs vaso-moteurs de ces capillaires régissent la plupart des actes de cet état morbide.

Certainement les anciens restaient dans le cercle de la vérité lorsqu'ils définissaient l'inflammation : une maladie des tissus caractérisée par rougeur, chaleur, douleur et tuméfaction. Ces quatre mots sont l'expression symptomatique de l'inflammation ; mais ils ne donnent pas la moindre idée de sa nature, et aujourd'hui cette définition est insuffisante.

Définition. — On considère aujourd'hui l'inflammation comme une exagération des phénomènes physiologiques normaux de la nutrition. Nous avons vu en effet que, dans la circulation à travers les capillaires, les leucocytes sont en contact avec la paroi vasculaire et adhèrent souvent à elle, produisant souvent une accumulation de globules blancs en un point déterminé. Ce phénomène s'exagère dans l'inflammation, et quand l'accumulation des leucocytes est trop considérable, ces organismes traversent les parois vasculaires, *diapédèse,* et s'accumulent dans les tissus, entre les éléments anatomiques. Pour que ces phénomènes puissent s'observer, il faut préalablement une irritation mécanique ou chimique du capillaire.

L'inflammation peut être étudiée sur une patte de grenouille dont on a irrité la membrane interdigitale avec un acide concentré (fig. 206).

Circulation capillaire. — Avant d'irriter cette partie vivante, on remarque que la circulation capillaire se fait avec une parfaite régularité dans les capillaires entre-croisés. Le calibre de ces vaisseaux ne varie pas pour chacun d'eux, et l'on voit parfois, à l'une des extrémités des capillaires les plus fins, un globule un peu volumineux hésiter, s'allonger et traverser lentement le vaisseau.

Lorsque la cause de l'inflammation a commencé à agir, les capillaires se rétractent, et le cours du sang est accéléré dans leur cavité. Aussitôt après, on observe une dilatation des mêmes vaisseaux, la circulation se ralentit, les globules se heurtent les uns contre les autres, et on voit déjà la circulation arrêtée dans quelques capillaires. La contraction primitive de ces vaisseaux est due à une excitation des nerfs vaso-moteurs, tandis que la dilatation consécutive est causée par leur paralysie. Tel est le *début* de l'inflammation.

La *stase sanguine* se communique de proche en proche aux capillaires du voisinage, de sorte qu'après un temps assez court, le tissu enflammé n'est plus le siège d'aucune circulation.

On peut voir alors des *déchirures* spontanées se produire dans les parois des vaisseaux capillaires, et les globules sanguins sortir des vaisseaux.

Période d'exsudation. — C'est ici que va se montrer le phénomène le plus important et caractéristique de l'inflammation, la formation d'une quantité variable de fibrine, indépendante de celle qui existe dans le sang. Il semble que cette fibrine provienne par exhalation de tous les éléments anatomiques qui entrent dans la composition du tissu enflammé. Elle se forme sur place, elle s'interpose, en prenant de la consistance, aux divers éléments du tissu malade; et si ce tissu est une membrane à surface libre, la fibrine est exhalée sur cette surface. Le microscope décèle dans ces exsudats une grande quantité de cellules arrondies, résultant de la prolifération des corpuscules du tissu conjonctif. C'est la production et la coagulation de la fibrine qui détermine l'*hépatisation rouge* de la pneumonie, l'*induration* qui précède la formation du pus dans un phlegmon, l'*induration rouge* dans le ramollissement du cerveau, l'induration de la tuméfaction du testicule dans l'*orchite*, etc. C'est elle qui détermine les *fausses membranes de la pleurésie*, de la péricardite et de la péritonite. C'est elle encore qui constitue les *épanchements inflammatoires* fibrineux que l'on trouve dans les phlegmasies des membranes séreuses que nous venons de nommer. N'est-ce pas elle aussi qui forme ces *embolies fibrineuses* qui se détachent du cœur dans l'endocardite aiguë pour être lancées dans une artère qu'elles oblitèrent ? Enfin, dans ces phlegmasies spéciales et spécifiques qu'on appelle maladies diphthéritiques, c'est la fibrine qui forme, par exhalation, les fausses membranes, comme on le voit dans le *croup* et dans l'*angine couenneuse*.

Arrivée à ce degré, l'inflammation peut rétrograder. Il se fait alors une résorption de la fibrine et une rétrocession de tous les actes morbides que nous venons de voir se produire dans le tissu enflammé. Les vaisseaux eux-mêmes recouvrent leur perméabilité. On dit, dans ce cas, que la phlegmasie s'est terminée par *résolution*. C'est ce qu'on observe le plus souvent dans la pneumonie. Il peut arriver aussi, l'inflammation s'arrêtant à ce degré, que la résorption de la fibrine ne se produise pas immédiatement et qu'elle donne au tissu une consistance et une dureté assez considérables. On appelle terminaison par *induration* ce résultat de la phlegmasie. On observe quelquefois, dans les inflammations, la *gangrène* comme terminaison. Cette mortification des tissus survient dans certains cas d'inflammation étendue, intense, et dans lesquels le tissu enflammé, et pour ainsi dire étranglé, est dans l'impossibilité de se distendre. L'état général de l'individu et la nature de l'inflammation jouent certainement un rôle dans le développement de la gangrène.

Période de suppuration. — La terminaison par suppuration se voit fréquemment. La production du pus est toujours consécutive à l'exhalation de la fibrine et ne peut pas exister sans elle.

Des *gouttelettes graisseuses* se rencontrent quelquefois entre les éléments du pus.

ARTICLE QUATRIÈME

DU TISSU ÉRECTILE

Les veines et les artères ne communiquent pas seulement par le système capillaire; dans certaines régions, pour des besoins physiologiques particuliers, les capillaires sont modifiés et représentent un tissu susceptible de dilatation et de rétraction, auquel on donne le nom de tissu érectile. On le rencontre surtout dans les organes génitaux des deux sexes; il forme les corps caverneux et les parois du canal de l'urèthre chez l'homme ; dans le sexe féminin, il constitue le bulbe du vagin, etc.

On a dit que le tissu érectile n'est pas, à proprement parler, placé entre les artères et les veines, mais entre les veines et les capillaires, de sorte qu'il est constitué par les extrémités veineuses dilatées.

Structure. — Ce tissu est formé par une membrane extérieure qui le limite, par des cloisons ou trabécules parties de la surface interne de l'enveloppe, et s'entre-croisant en tous sens pour limiter des espaces ou aréoles, communiquant toutes entre elles et dans lesquelles le sang est contenu, en sorte que ce tissu ressemblerait à une éponge, d'où le nom de tissu spongieux qu'on lui donne quelquefois. D'un côté, le tissu érectile reçoit les veines ; d'un autre côté, on voit les vaisseaux capillaires s'ouvrir dans les aréoles. Il se laisse dilater, parce que des éléments élastiques entrent dans sa constitution; il est contractile, parce qu'il renferme des fibres musculaires, et il résiste à une pression très forte, parce qu'il renferme des éléments fibreux. Les aréoles sont tapissées dans toute leur étendue par de l'endothélium vasculaire. Examinons la disposition de tous ces éléments, et nous comprendrons complètement la structure du tissu érectile.

En 1867, Legros a publié sur les tissus érectiles un mémoire fort intéressant et dans lequel il a fait une étude complète du tissu spongieux.

Selon Legros, l'endothélium de la tunique interne des veines existe dans les aréoles du tissu érectile ; les cellules endothéliales sont difficiles à observer. C'est pour cette raison qu'il ne les admit pas à l'époque de ses premiers travaux.

L'élément fondamental de ce tissu, et qui en forme la charpente, est l'*élément élastique*, qui se montre en grande quantité sur les trabécules et surtout dans l'enveloppe de ce tissu. Les fibres élastiques forment des réseaux anastomosés et se présentent quelquefois sous forme de lamelles.

Les *fibres musculaires lisses* sont, d'après Legros, moins abondantes qu'on ne l'admet communément. On les trouve réunies en petits faisceaux, surtout sur les trabécules les plus fines. Quelques trabécules même sont uniquement formées par un faisceau musculaire recouvert d'endothélium. Selon le même observateur, on ne trouve pas de fibres musculaires dans la verge de l'éléphant.

Le *tissu fibreux* ne fait pas partie du tissu érectile, à proprement parler; il constitue une gaine dans laquelle sont contenus les autres éléments. On trouve encore quelques fibres de tissu conjonctif au milieu des éléments élastiques.

La description que Legros donne des capillaires artériels de ce tissu tendrait à le faire considérer comme faisant partie du système capillaire et non des veines. Il admet que les *artères hélicines* arrivent directement jusqu'aux aréoles. Elles sont pourvues d'un appareil musculaire tellement puissant, que, dans les injections, on peut leur faire supporter une pression douze fois plus forte que dans la tension artérielle. Au moment de leur terminaison dans les aréoles, les fibres musculaires cessent brusquement, et la tunique interne se continue avec la surface interne des aréoles.

Indépendamment des vaisseaux qui s'ouvrent directement dans les aréoles, il existe encore des capillaires ordinaires qui se portent dans l'épaisseur de la paroi et des trabécules pour nourrir les éléments qui les constituent; ils sont en petit nombre, comme dans les autres tissus élastiques.

Les *nerfs* pénètrent en nombre assez considérable dans l'épaisseur des tissus érectiles et se perdent sur les éléments contractiles des vaisseaux.

Physiologie. — Les tissus érectiles ont pour fonction de déterminer dans certains organes une augmentation de volume et une rigidité qu'on appelle *érection*. Prenons, par exemple, celle du pénis.

L'érection est déterminée par l'accumulation du sang dans ces tissus; et si une blessure profonde vient à les intéresser, il s'écoule une quantité considérable de ce liquide.

Si l'on veut se rendre compte du mécanisme de l'érection, on constate une grande divergence d'opinions parmi les auteurs.

Kobelt croit que le sang est retenu dans le tissu érectile par certains muscles à fibres striées du périnée.

Sappey attribue cette action au muscle péripénien qu'il a décrit.

Pour Rouget, le sang serait retenu dans le tissu érectile par la contraction même des trabécules de ce tissu.

Kölliker attribue l'érection à la paralysie des fibres musculaires des trabécules, qui permettent aux aréoles de se dilater.

Enfin, pour Robin, l'accumulation du sang dans les tissus érectiles pendant l'érection dépend d'une paralysie des nerfs vaso-moteurs qui augmente le calibre des petites artères de ce tissu, et par conséquent toute sa masse spongieuse.

Legros, rejetant toutes ces théories, place, comme Robin, la cause de l'érection dans les nerfs vaso-moteurs; mais, tandis que le maître explique le phénomène par une paralysie, lui, au contraire, admet qu'il y a une excitation de ces nerfs. Il établit d'abord, d'après des expériences, que le grand sympathique a une influence sur le développement du tissu érectile, développement qui est troublé par la paralysie ou la section de ce nerf. Une expérience a été faite sur la crête érectile d'un coq vivant, chez lequel l'extirpation du ganglion cervical supérieur, alors qu'il n'était que poussin, a nui à l'évolution de la moitié correspondante de la crête.

Le fait précédent et de nombreuses expériences prouvent que les tissus érectiles sont soumis à l'influence du grand sympathique. Nous ne pouvons, dans cet ouvrage, suivre l'auteur dans toutes ses explications ; mais nous dirons avec lui que *les tissus érectiles ne sont que des capillaires modifiés, susceptibles de se congestionner activement sous l'influence d'une excitation physiologique ou pathologique du grand sympathique.*

Cette excitation détermine dans les artères une contraction successive des parois, et, par suite, un afflux de sang plus considérable.

ARTICLE CINQUIÈME

DES LYMPHATIQUES

On appelle système lymphatique la réunion de vaisseaux blancs chargés de *lymphe* que l'on trouve dans presque toutes les parties du corps, et de glandes lymphatiques que les vaisseaux traversent avant de déverser leur contenu dans le sang.

§ 1er. — Vaisseaux lymphatiques.

Les lymphatiques sont des vaisseaux blancs, en général petits, remplis d'un liquide qu'on appelle *lymphe*, et qui convergent pour former deux canaux connus sous les noms de *grande veine lymphatique droite* et de *canal thoracique*.

L'*origine* des lymphatiques a lieu dans les espaces du tissu conjonctif, auxquels font suite des capillaires lymphatiques extrêmement fins.

Les vaisseaux lymphatiques sont très abondants au niveau des ouvertures naturelles : paupières, narines, bouche, anus, vulve, méat urinaire. Ils sont aussi très abondants dans le derme et surtout aux extrémités des membres.

A leur origine, les vaisseaux lymphatiques n'ont aucune communication avec les vaisseaux sanguins.

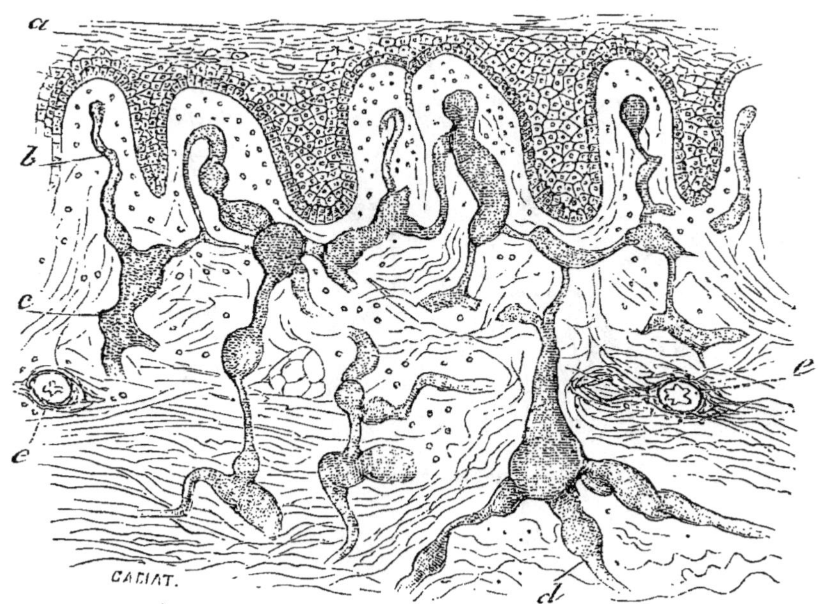

Fig. 207. — Lymphatiques de la peau de la dernière phalange d'un doigt.

a. Épiderme. — *b.* Vaisseaux lymphatiques. — *c.* Vaisseaux plus profonds, formant de larges réseaux et munis de nombreuses valvules (Cadiat).

Au point de vue de leur forme, les lymphatiques doivent être divisés en deux catégories : 1° les *troncs lymphatiques* proprement dits ; 2° les *capillaires lymphatiques.*

A. — *Troncs lymphatiques.*

Les troncs lymphatiques sont représentés par des vaisseaux, de petit diamètre, bien visibles seulement après qu'ils ont été injectés par le mercure. Ces vaisseaux accompagnent les vaisseaux sanguins superficiels et profonds des membres. On les trouve aussi sur les parois des vaisseaux qui se rendent aux viscères.

Les troncs lymphatiques se jettent les uns dans les autres et ils se terminent dans deux troncs relativement volumineux, le *canal thoracique* et la *grande veine lymphatique.*

Les troncs lymphatiques sont divisés en *superficiels* et *profonds*.

Leur *trajet* est à peu près direct; ils sont rectilignes et très rapprochés les uns des autres. Ils s'anastomosent entre eux de manière à envelopper les troncs vasculaires d'un véritable plexus lymphatique.

Quand ces vaisseaux arrivent à la racine des membres, ou au hile des viscères, ils traversent généralement des *ganglions lymphatiques*(voir plus loin).

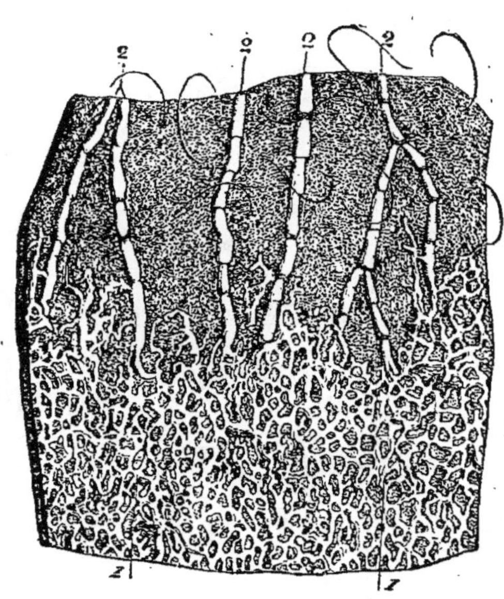

Fig. 208.

1, 1. Réseau lymphatique donnant naissance aux vaisseaux lymphatiques, 2, 2, 2, 2.

C'est seulement sur ces troncs lymphatiques qu'on observe des valvules. Ces valvules sont quelquefois à l'état d'ébauche seulement, quelques-unes sont complètes. Il est un fait constant à signaler, c'est qu'au niveau des points où se trouvent les valvules, les vaisseaux lymphatiques sont notablement renflés, et ces renflements sont très appréciables extérieurement (fig. 208).

Les vaisseaux lymphatiques, nous l'avons déjà dit, se rendent dans le système veineux, en formant deux gros troncs. L'un, *grande veine lymphatique droite*, présentant de 2 à 4 centimètres de longueur, est situé sur le côté droit de la racine du cou, en dedans du scalène antérieur, et se jette à l'union des veines sous-clavière et jugulaire interne. Ce petit tronc reçoit tous les vaisseaux lymphatiques des organes de la moitié droite du corps située au-dessus du diaphragme. Tous les autres lymphatiques se jettent dans le *canal thoracique*. Ce canal, étendu le long de la colonne vertébrale, prend son origine au niveau de la deuxième vertèbre lombaire par une dilatation appelée *citerne de Pecquet*. Situé dans le médiastin, il longe la face antérieure de la colonne vertébrale, en la croisant de bas en haut et de droite à gauche. Il croise aussi la face postérieure de l'œsophage, et vient se jeter dans le système veineux, au confluent des veines jugulaire interne et sous-clavière gauche.

Tous les vaisseaux lymphatiques se *terminent* donc dans le

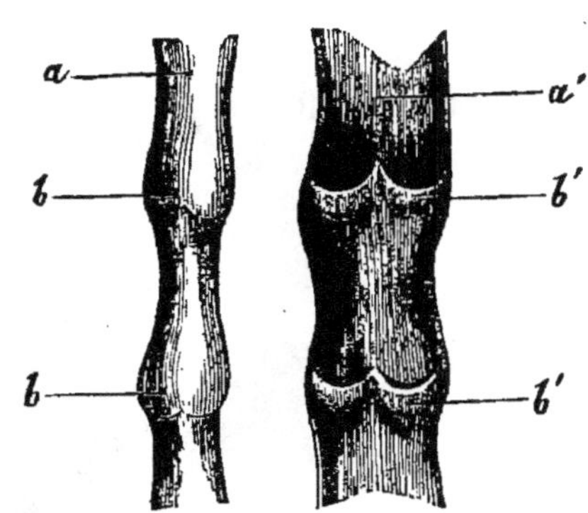

FIG. 208 *bis*.

A gauche on voit un vaisseau lymphatique entier. — *a*. Extrémité qui regarde le cœur. — *b*, *b*. Renflements correspondant aux valvules.

A droite, le lymphatique est ouvert. — *a'*. Extrémité qui regarde le cœur. — *b'b'* Valvules.

système veineux ; mais, dans leur trajet, ces vaisseaux semblent se perdre dans l'épaisseur de renflements appelés ganglions lymphatiques. Cette terminaison n'est qu'apparente, et les vaisseaux ne font que traverser ces glandes, qui exercent une action spéciale sur le liquide qu'ils contiennent. Presque tous les lymphatiques traversent un ou plusieurs ganglions avant d'arriver aux deux troncs de terminaison.

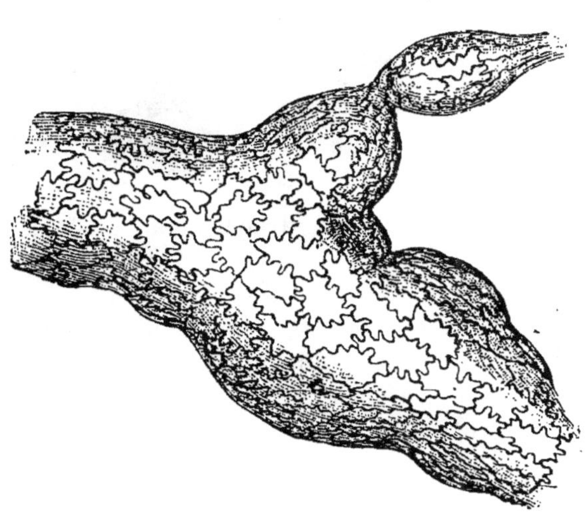

FIG. 209. — Endothélium d'un conduit lymphatique du péricarde (Cadiat).

Il est un groupe de vaisseaux lymphatiques qui se distinguent des autres par leur fonction : nous voulons parler des *vaisseaux chylifères,* qui partent de l'intestin grêle, où ils naissent par une dilatation, au centre des villosités. Ces vaisseaux sont chargés de porter le chyle dans le canal thoracique après avoir traversé les ganglions mésentériques.

Structure. — La structure des vaisseaux lymphatiques se rapproche beaucoup de celle des veines ; toutefois les éléments musculaires y sont plus nettement séparés.

Tunique externe. — Elle est formée dans sa partie superficielle de fibres conjonctives dirigées dans tous les sens, assez serrées et auxquelles se mêlent quelques fibres élastiques.

A la partie profonde de cette tunique on trouve de nombreuses fibres musculaires, très nettes, mais dirigées dans tous les sens,

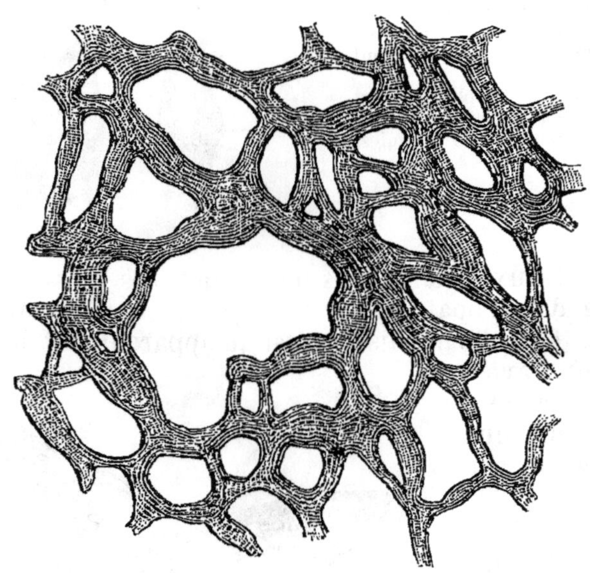

FIG. 210. — Réseau lymphatique de la face profonde de l'estomac (Cadiat).

si bien qu'il est impossible d'y découvrir une disposition régulière. Ce sont des fibres musculaires lisses.

Tunique interne. — La tunique interne, ou endothéliale, est constituée en allant de dehors en dedans, par une mince lame élastique, par une couche de tissu conjonctif excessivement délicat (couche sous-endothéliale), et par un endothélium qui présente des caractères particuliers. Ses cellules sont allongées comme celles des veines ; mais elles s'en distinguent par leurs bords qui ne sont pas rectilignes. Ils sont festonnés, en zigzags, si bien que les cellules, dans leur ensemble, rappellent un peu par leur engrènement réciproque l'aspect d'un jeu de patience (fig. 209).

Limites des tuniques. — Les tuniques des vaisseaux lymphatiques que nous venons d'étudier se continuent jusqu'aux capillaires lymphatiques. A ce point, les cellules endothéliales se continuent dans les capillaires; mais on n'y trouve plus que des vestiges de la tunique externe. Celle-ci n'est plus représentée que par des éléments conjonctifs.

Valvules. — Les valvules, qu'elles soient complètes ou incomplètes, sont formées par une sorte de plissement des tuniques, si bien qu'on retrouve dans leur structure du tissu conjonctif, des fibres élastiques, quelques fibres musculaires. Sur les faces en contact avec la lymphe, on constate la présence d'un endothélium en tout semblable à celui que nous avons décrit dans les vaisseaux lymphatiques.

Capillaires lymphatiques.

Les capillaires lymphatiques représentent l'origine des vaisseaux lymphatiques que nous venons d'étudier, et ils se continuent eux-mêmes avec les lacunes du tissu conjonctif, dans lesquelles les auteurs modernes, d'un commun accord, placent les origines vraies du système lymphatique.

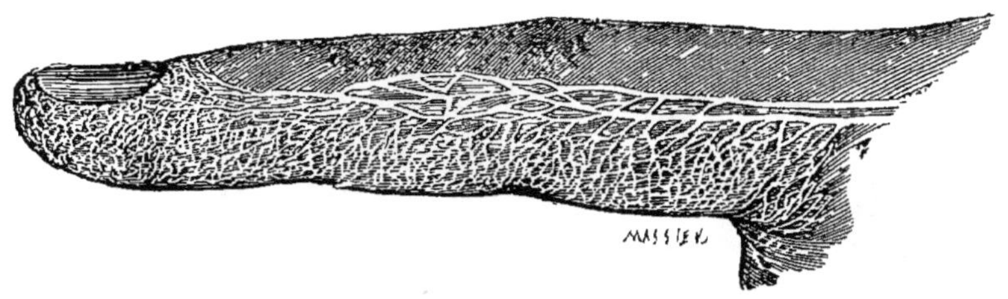

FIG. 211. — Vaisseaux lymphatiques d'un doigt.

Ces capillaires forment, à leur origine, de petits réseaux plus ou moins serrés, qui finissent par donner naissance à un ou plusieurs troncs lymphatiques (fig. 210 et 211).

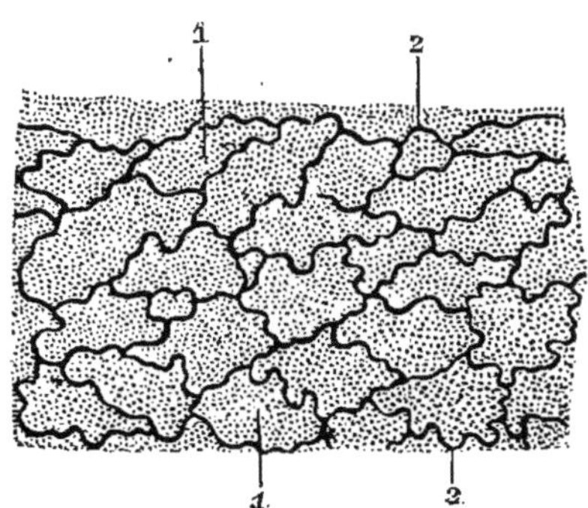

FIG. 212 — Endothélium des capillaires lymphatiques.

1. Cellules tapissant la surface interne des capillaires lymphatiques. Le contour, 2, de ces cellules a été rendu sombre par l'imprégnation de nitrate d'argent.

Dans les capillaires lymphatiques on ne trouve pas trace de

tissu musculaire ; le vaisseau se trouve réduit à une paroi externe conjonctive, souvent formée de simples cellules plates comme dans les capillaires sanguins. A la surface interne de cette paroi conjonctive, on trouve l'endothélium dont les cellules ont les caractères de celles que nous avons décrites sur les vaisseaux lymphatiques et qui se voient facilement quand on pousse dans l'extrémité d'un doigt, ou bien dans le tissu cellulaire sous-cutané de la grenouille, une injection de nitrate d'argent dans l'eau distillée à 1 ou 2 pour 100 (fig. 212).

Les capillaires lymphatiques sont dépourvus de valvule.

§ 2. — Ganglions lymphatiques.

Les ganglions lymphatiques sont de petits organes elliptiques, qu'on rencontre sur le trajet des vaisseaux lymphatiques et qui

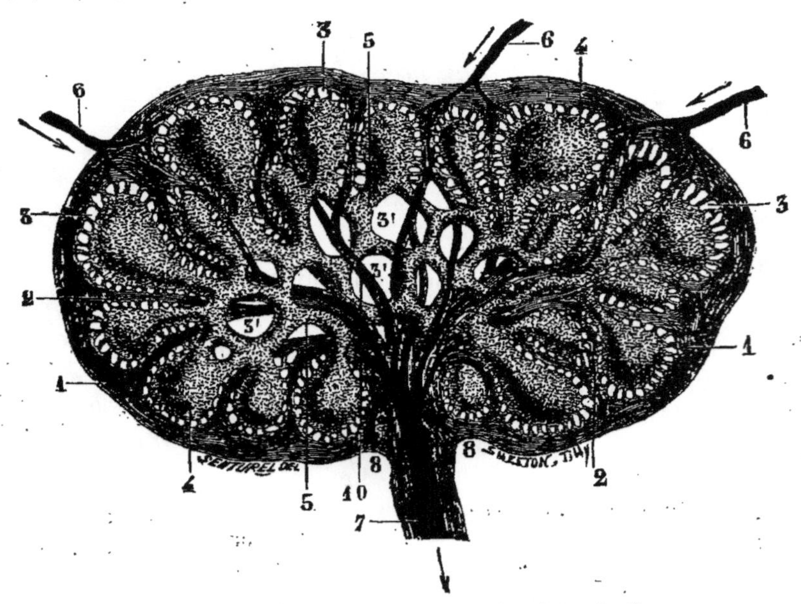

Fig. 213. — Structure d'un ganglion lymphatique.

1. Capsule d'enveloppe.— 2. Cloisons conjonctives. — 3. Sinus lymphatiques.— 4. Follicules. — 5. Canaux folliculaires. — 6. Vaisseaux lymphatiques afférents. — 7. Vaisseau lymphatique efférent. — 8. Hile. — 9. Tissu conjonctif du hile. — 10. Cloisons conjonctives centrales.

occupent plus spécialement la racine et les plis articulaires des membres. On les trouve aussi au voisinage des viscères, vers les points où pénètrent les vaisseaux sanguins. Les ganglions lymphatiques ont généralement la forme d'un petit rein, et on leur décrit un *hile,* petit point déprimé et limité par où sortent les vaisseaux lymphatiques.

Leur volume varie depuis celui d'un grain de millet jusqu'à celui d'un haricot.

Pour étudier les ganglions lymphatiques, le mieux est de les injecter avec de la gélatine colorée au bleu soluble. On coupe alors le ganglion solidifié en ayant soin de faire passer le rasoir par le hile, et on constate qu'il présente deux régions ou zones

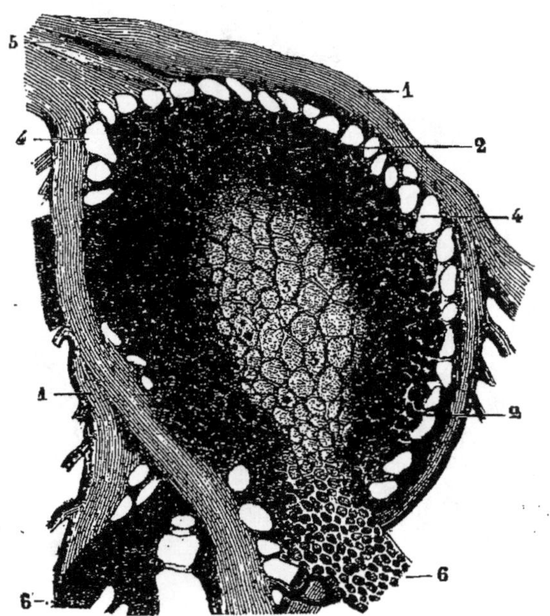

Fig. 214.

1. Capsule. — 2. Sinus. — 3. Follicule. — 4. Rapports du follicule et du sinus. — 5. Canaux folliculaires.

distinctes : une région périphérique dans laquelle l'injection, en pénétrant, a formé comme de petits lobes : c'est la *zone corticale ;* une région centrale dans laquelle la gélatine s'est répandue irrégulièrement : c'est la *zone médullaire.*

Zone corticale. — En allant de dehors en dedans, on trouve dans cette couche : la *capsule* fibreuse du ganglion ; les *sinus* et les *follicules* lymphatiques.

La *capsule d'enveloppe* du ganglion se présente sous la forme d'une couche épaisse de tissu conjonctif dans lequel on trouve des fibres anastomosées dans tous les sens. Tandis qu'à la périphérie, la capsule contracte des rapports plus ou moins intimes avec les tissus qui l'environnent, elle envoie, par sa face profonde, des prolongements qui cloisonnent le ganglion lymphatique. Les loges, ainsi limitées, se continuent avec les sinus lymphatiques.

Les *sinus lymphatiques* sont représentés par du tissu conjonctif aréolaire situé au-dessous de la capsule d'enveloppe. Les mailles

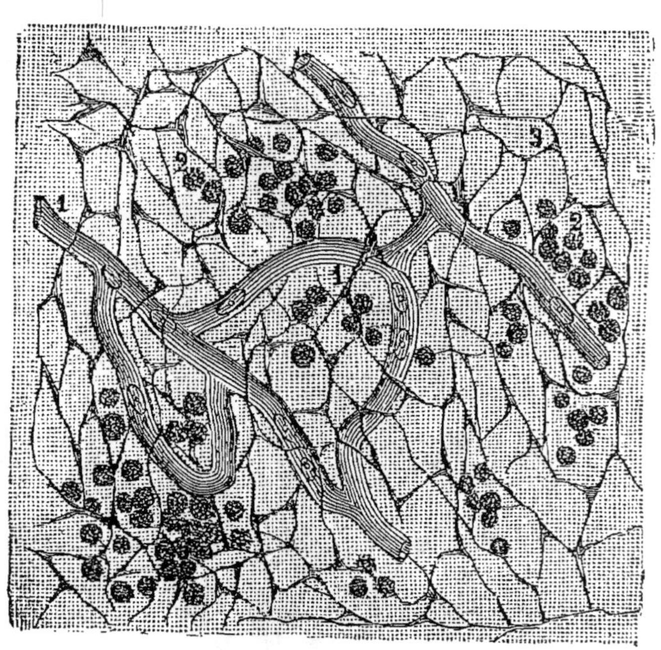

FIG. 215. — Tissu réticule des ganglions.

1. Capillaires. — 2. Cellules lymphatiques ou leucocytes. — 3. Réticulum.

de ce tissu livrent passage à des cellules lymphatiques et sont elles-mêmes recouvertes par un endothélium semblable à celui des capillaires lymphatiques. Ces sinus sont destinés à laisser circuler la lymphe qui se rend dans les follicules.

Les *follicules lymphatiques* remplissent l'espace laissé libre par les sinus. Ils présentent à étudier deux parties distinctes: le corps du follicule et le canal qui lui fait suite, ou *canal folliculaire.*

Le corps du follicule remplit l'espace vide formé par le sinus lymphatique qui l'entoure. Il est légèrement renflé à sa partie moyenne et se continue avec un prolongement canaliculaire, le canal ou cordon folliculaire. Les deux parties du follicule sont formées par du tissu conjonctif réticulé, mais dont les mailles sont excessivement fines quand on les compare à celles des sinus lymphatiques. Toutes les trabécules qui s'anastomosent ainsi au sein des follicules lymphatiques sont recouvertes par des cellules endothéliales.

Zone médullaire. — La zone médullaire du ganglion lymphatique est formée par un tissu réticulé à mailles très fines, dans lequel viennent se résoudre en aréoles excessivement fines les extrémités des canaux folliculaires.

En se rapprochant du hile, on voit apparaître au sein des trabécules de la zone médullaire des capillaires ou canaux lymphatiques. On retrouve des cellules endothéliales sur les trabécules. En somme, tout ce tissu réticulé forme dans le ganglion lymphatique un véritable système caverneux dans lequel circule la lymphe.

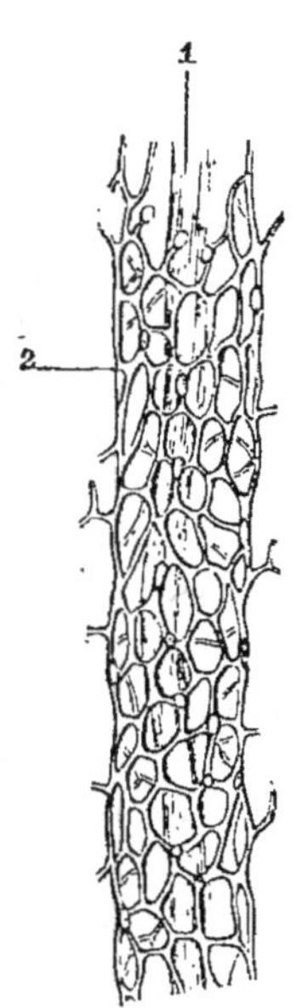

Fig. 216. — Substance médullaire.

1. Capillaire. — 2. Trabécules.

Vaisseaux sanguins. — Les artérioles pénètrent dans le ganglion lymphatique par toute la périphérie d'une part, et par le hile d'autre part. Elles pénètrent dans la capsule d'enveloppe, cheminent dans les cloisons fibreuses du ganglion, forment par leurs capillaires un réseau très fin autour des follicules et dans le système caverneux de la zone médullaire. Les veines sortent à la fois par la périphérie et par le hile. Les vaisseaux sanguins servent à la vascularisation du ganglion ; mais en aucun point, il n'y a communication directe entre la circulation lymphatique et la circulation sanguine.

Vaisseaux lymphatiques afférents et efférents. — Nous voici arrivés au point le plus délicat de la structure des ganglions : il s'agit de savoir *comment la lymphe traverse le ganglion*, et *quelle est la continuité entre les vaisseaux afférents et efférents*. La réponse à la première de ces questions n'est pas difficile : les vaisseaux afférents versent la lymphe à la surface des follicules, celle-ci baigne cette surface et circule lentement dans les intervalles que nous avons décrits entre les follicules et les cloisons fibreuses, puis elle arrive dans la couche médullaire, baigne de la même manière la paroi des canaux lymphatiques, et passe enfin dans le vaisseau efférent.

Les *vaisseaux lymphatiques afférents* perdent leurs caractères de vaisseaux lymphatiques au moment où ils pénètrent dans le ganglion ; de même, les *vaisseaux efférents* ne prennent les caractères d'un lymphatique qu'à la sortie du ganglion. Entre les vaisseaux afférents et les vaisseaux efférents, il existe un système de lacunes, un espace qui entoure les follicules et les canaux lymphatiques, et que nous avons déjà mentionné sous le nom de *sinus lymphatique*, en décrivant les follicules. Les sinus lymphatiques communiquent tous entre eux. Etendus des vaisseaux afférents aux vaisseaux efférents, ils entourent les follicules et les canaux lymphatiques, qu'ils séparent des cloisons fibreuses ; ils sont traversés par les filaments de tissu conjonctif qui vont des follicules aux cloisons. Ces sinus reçoivent la lymphe des vaisseaux afférents et la transmettent aux vaisseaux efférents. Ils forment comme des enveloppes aux follicules, tandis qu'au niveau des canaux lymphatiques de la portion médullaire, ils simulent les aréoles d'un tissu érectile.

Les vaisseaux lymphatiques afférents sont ordinairement assez nombreux ; ils se ramifient à la périphérie du ganglion dont le hile regarde du côté du canal thoracique. En pénétrant dans l'enveloppe fibreuse du ganglion, le vaisseau perd ses caractères, sa paroi se confond avec le tissu conjonctif de l'enveloppe fibreuse, et il s'ouvre par une ou plusieurs ouvertures béantes dans les sinus lymphatiques qui entourent les follicules. Quelquefois ils se ramifient dans une ou plusieurs cloisons, et s'ouvrent plus loin dans un autre point des sinus lymphatiques.

Les *vaisseaux efférents*, sont plus difficiles à observer à leur origine, au moment où ils se continuent avec le système caverneux médullaire. La lymphe passe des aréoles de la couche médullaire dans un conduit situé au milieu du tissu conjonctif du stroma du hile, puis, au sortir de ce hile, on voit un ou plusieurs vaisseaux efférents avec leur structure normale et pourvus de valvules.

On voit donc qu'il n'y a pas de vaisseaux lymphatiques, à proprement parler, dans les ganglions.

Fonctions. — Les ganglions lymphatiques sont les organes spéciaux dans lesquels se forment les leucocytes. Le follicule lymphatique est en quelque sorte le laboratoire dans lequel s'accomplit ce travail de formation. Son fin réticulum, la multitude des cellules lymphatiques qu'on y rencontre, et les rapports intimes de cet organe avec les vaisseaux sanguins, sont les preuves de son activité physiologique.

Une autre preuve de ce rôle formateur des ganglions est tirée de la différence de la lymphe qui arrive aux ganglions et de celle qui en sort. La lymphe des vaisseaux afférents contient des leucocytes déformés, peu vivants, tandis qu'on retrouve ces mêmes cellules, vivantes et actives, dans la lymphe des vaisseaux efférents. Cette transformation des leucocytes n'a donc pu s'effectuer que dans le ganglion lymphatique.

Applications pathologiques. — Les vaisseaux et ganglions lymphatiques sont les voies par lesquelles se propagent presque toujours les infections, qu'elles soient aiguës ou chroniques.

La *lymphangite* représente en quelque sorte le premier degré de l'infection aiguë. Elle peut se présenter sous deux formes. La lymphangite est *réticulaire* quand elle s'est développée sur un réseau lymphatique; elle est au contraire *linéaire*, quand elle a pour siège les gros troncs lymphatiques, ceux des membres, par exemple. Dans le premier cas, la lymphangite est caractérisée par une rougeur diffuse, limitée au réseau lymphatique enflammé; dans le second cas, cette même rougeur dessine sous la peau les troncs lymphatiques envahis, qui sont gros et durs au toucher.

La lymphangite, telle que nous venons de l'indiquer, est *superficielle*; son diagnostic n'offre aucune difficulté. Quand la lymphangite est *profonde*, on ne peut établir son diagnostic que d'après les commémoratifs, la douleur, l'œdème, et l'adénite.

L'*adénite* est l'inflammation des ganglions lymphatiques. Elle accompagne généralement la lymphangite, mais elle peut se montrer sans qu'il y ait inflammation évidente des lymphatiques afférents. Le ganglion enflammé suppure fréquemment; mais il n'est pas rare qu'il devienne le point de départ d'une inflammation dans le tissu cellulaire qui l'entoure, et l'on dit alors qu'il y a *adéno-phlegmon*.

Le *bubon* n'est qu'une variété d'adénite siégeant dans les ganglions inguinaux.

A côté de ces altérations des voies lymphatiques dans les infections aiguës, nous devons signaler celles qu'on observe dans les infections chroniques.

Les ganglions lymphatiques sont le siège fréquent d'engorgements chroniques; on les observe dans la syphilis, la tuberculose atténuée ou scrofule, le cancer, le sarcome. Dans tous ces cas ils sont infectés secondairement et on retrouve, en les examinant au microscope, des altérations qui ne trompent pas sur la nature de l'infection. Dans le cancer et le sarcome, c'est un très mauvais signe que de rencontrer l'engorgement ganglionnaire, car il prouve une malignité très grande du mal qui s'est propagé aux ganglions. Dans ce cas, la récidive des tumeurs est à peu près certaine, et l'ablation des ganglions malades (qui semblent mettre une barrière à l'infection) ne conjure même pas la récidive presque fatale.

CHAPITRE IV

LIQUIDES DE L'ORGANISME

Les liquides que l'on rencontre dans le corps sont le produit des glandes, ou bien ils sont contenus dans les vaisseaux de la circulation. Les liquides de sécrétion seront étudiés avec les diverses glandes qui les fournissent. Dans ce chapitre, nous étudierons seulement la *lymphe* et le *sang*. Nous ne donnerons sur ces deux liquides que des notions restreintes, car leur étude est surtout du domaine de la physiologie.

ARTICLE PREMIER

LYMPHE

Origine et circulation de la lymphe. — Il est difficile d'assigner une origine à la lymphe, car elle baigne l'organisme de toutes parts, et c'est avec raison que plusieurs auteurs ont proposé de la regarder comme le milieu intérieur du corps humain. La lymphe se trouve en abondance dans les espaces du tissu conjonctif (origine du système lymphatique); elle est recueillie par les vaisseaux lymphatiques; et grâce à la grande veine lymphatique et au canal thoracique, elle est versée dans le torrent circulatoire.

Caractères physiques. — Quelle que soit sa provenance, la lymphe est liquide quand elle sort des cavités naturelles. Sa couleur est légèrement opaline; sa réaction est alcaline. Quand on la laisse à l'air et au repos pendant un certain temps, elle se coagule en partie, formant un caillot fibrineux et un sérum dont la teinte est variable suivant que la lymphe contenait plus ou moins de globules rouges.

Caractères chimiques. — La composition chimique de la lymphe est assez variable suivant les espèces animales et même suivant les individus. On admet généralement que pour 1,000 parties de lymphe on trouve :

Eau. . . .	925	à	960	parties.
Albumine. .	60	à	30	—
Fibrine. . .	5	à	2	—
Sels. . . .	10	à	8	—

Elle contient en outre du sucre en proportions très appréciables, des gaz et notamment de l'acide carbonique. L'oxygène y fait complètement défaut.

La lymphe est sécrétée en abondance par l'organisme; c'est ainsi qu'on estime la quantité de lymphe répandue dans nos tissus à un tiers ou un quart du poids total du corps.

Caractères microscopiques. — La lymphe contient des leucocytes, des globules rouges, des granulations graisseuses.

1° *Leucocytes.* — Ils représentent les éléments cellulaires les plus importants de la lymphe, aussi les désigne-t-on encore sous le nom de *cellules lymphatiques*. On tend de plus en plus à admettre que les leucocytes prennent leur origine dans les cellules du tissu conjonctif qui perdraient leurs caractères de cellules fixes et deviendraient par adaptation spéciale des cellules migratrices.

Ces cellules présentent les formes les plus variables. Généralement arrondies, elles sont formées d'un protoplasma très mobile qui pousse des prolongements dans tous les sens, soit pour faciliter les mouvements du leucocyte, soit pour englober dans sa masse des particules solides ou d'autres éléments cellulaires avoisinants. Les mouvements accomplis ainsi par les leucocytes ont reçu le nom de *mouvements amiboïdes*.

A l'intérieur de ce protoplasma, qui est absolument dépourvu de membrane limitante, on trouve un ou plusieurs noyaux.

Les leucocytes contiennent de la *matière glycogène,* ainsi qu'on s'en rend facilement compte en faisant agir sur eux une solution iodo-iodurée qui colore en violet les granulations glycogéniques.

Les cellules sont très avides d'oxygène, ainsi qu'on peut s'en convaincre en mettant sur une lame de verre une goutte de lymphe qu'on recouvre d'une lamelle. Tous les leucocytes se précipitent vers les bords de la préparation pour se mettre en rapport avec un milieu oxygéné. Dès que l'oxygène manque aux leucocytes, ils meurent. Alors, ils s'arrondissent, deviennent globuleux, troubles, et n'envoient plus de prolongements protoplasmiques.

Cette mort des leucocytes se traduit par une accumulation plus considérable de graisse dans les endroits où les cadavres de ces cellules elles-mêmes se trouvent accumulés; c'est pourquoi la graisse est abondante dans le pus de certains abcès.

2° *Globules rouges.* — Les globules rouges, que nous étudierons bientôt avec le sang, se rencontrent en petite quantité dans la lymphe. La plupart d'entre eux sont absorbés par les leucocytes qui les entourent de leurs prolongements.

3° *Granulations graisseuses.* — Les granulations graisseuses sont assez abondantes dans la lymphe. C'est surtout dans les vaisseaux lymphatiques qui reviennent de l'intestin qu'elles sont le plus abondantes. En effet, au moment de la digestion, ces vaisseaux charrient une lymphe épaisse, colorée en jaune par la graisse. Cette lymphe intestinale est un liquide à part, décrit sous le nom de *chyle*, et pour la même raison on a désigné par le nom de *chylifères*, les vaisseaux chargés de sa circulation. Le chyle ne se distingue en somme de la lymphe que par une plus grande quantité de graisse. On pourrait ne décrire qu'un seul et même liquide; mais l'usage a tellement consacré ces deux termes, *chyle* et *lymphe*, que nous ne nous sentons pas encore le courage d'y renoncer.

ARTICLE SECOND

SANG

Le sang peut être comparé à une sorte de *sève* de couleur rouge, circulant d'une manière continue à travers le corps vivant. Il se compose d'un liquide, *plasma*, contenant en suspension des corpuscules flottants extrêmement nombreux, les *globules sanguins*. Il appartient à la chimie de faire connaître la composition du

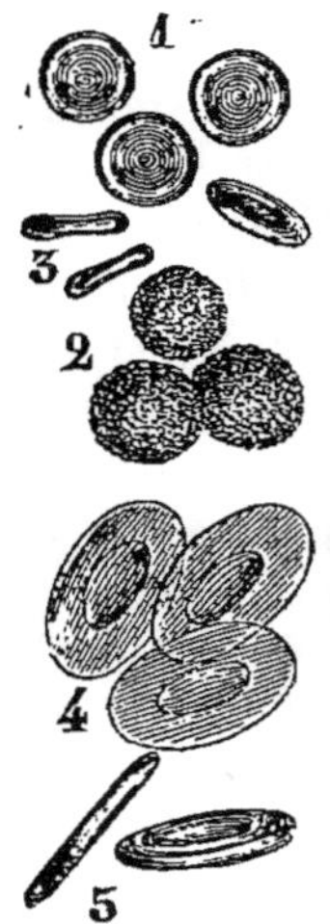

FIG. 216 *bis*. — Globules sanguins (Grossissement, 400).

1. Globules rouges de l'homme vus de face; l'un d'eux paraît elliptique, parce qu'il est vu presque de profil. — 2. Globule blanc ou leucocyte, ou corpuscule de la lymphe, ou cellule lymphatique. — 3. Deux globules rouges vus complètement de profil. — 4. Trois globules de grenouille. — 5. Les mêmes vus de profil.

sérum, d'étudier l'analyse du sang; au point de vue histologique, nous nous occuperons particulièrement des globules.

Lorsqu'on examine une goutte de sang [1] au microscope, on

1. Pour étudier les globules sanguins, il faut délayer le sang avec un liquide qui empêche leur destruction, une solution de sulfate de soude au vingtième, par exemple.

aperçoit un *nombre* infini de cellules se pressant les unes contre les autres. On peut dire sans exagération qu'il y en a plus de 10 millions dans une goutte, car Welcker, qui a étudié spécialement leur dénombrement, est arrivé à admettre la présence de 5 millions de globules dans un millimètre. cube de sang. Il y a plus de globules dans le sang artériel que dans le sang veineux, et d'après Lehmann, plus dans les veines sus-hépatiques que dans la veine porte.

En explorant avec soin ces corpuscules sanguins, on finit par découvrir, au milieu des globules rouges, quelques *granulations graisseuses* et des cellules de forme arrondie, plus volumineuses que les globules rouges : ce sont les *globules blancs* ou *leucocytes ;* on trouve un globule blanc pour trois cents globules rouges.

1° Globules rouges, cellules sanguines [1].

Forme. — Décrits encore sous le nom d'*hématies*, les globules rouges ont la forme d'une lentille biconcave, à bords arrondis. Lorsqu'ils se présentent de face sous le champ du microscope, ils paraissent jaunâtres, circulaires, avec une tache claire centrale qui correspond à la partie amincie du globule. Il est assez facile de prendre cette tache pour un noyau de cellule ; mais les globules n'en ont pas. Vus de profil, les globules se montrent sous forme de bâtonnets, puisqu'on n'en voit que les bords ; s'ils se montrent un peu inclinés, ils ont la forme d'une ellipse variable suivant le degré d'inclinaison.

La *forme discoïde* des globules de l'homme se rencontre chez tous les mammifères, *excepté le chameau, le lama et l'alpaca,* qui ont des globules elliptiques. La *forme elliptique* se montre dans les autres classes des vertébrés, *oiseaux, reptiles* et *poissons*, excepté chez certains poissons inférieurs, les *cyclostomes,* par exemple, qui ont des globules discoïdes comme les mammifères.

Dimensions, volume. — Le volume des globules rouges de l'homme varie, mais dans des limites assez restreintes. On peut admettre comme chiffres moyens 7 μ de largeur et 1 μ 5 d'épaisseur. Les dimensions extrêmes indiquées par les divers observateurs sont 4 μ 5 et 9 μ 3 pour la largeur, 1 μ et 2 μ 1 pour l'épaisseur (Harting).

Chez les animaux dont les globules sont discoïdes, ces éléments ne s'écartent pas beaucoup des dimensions précédentes ; ceux de l'*éléphant*, cependant, ont 9 μ, et ceux du *cheval,* 5 μ. Les glo-

1. Les globules du sang ont été découverts par Malpighi, à la fin du XVIIe siècle.

bules elliptiques du *chameau*, du *lama* et de l'*alpaca* mesurent 8 μ. Chez les oiseaux, les reptiles et les poissons, les globules elliptiques mesurent 16 μ de longueur sur 8 μ de largeur; cependant ils sont en général un peu plus petits chez les reptiles, 15 μ, et chez les poissons osseux, 14 μ. Chez certains animaux inférieurs, les globules deviennent énormes: 21 μ chez la *grenouille*, 37 μ chez la *salamandre*, 126 μ chez le *protée ;* ces derniers sont visibles à l'œil nu.

Structure. — L'étude de la structure des globules est hérissée de difficultés, ces éléments se modifiant avec la plus grande facilité sous l'influence des agents extérieurs. Aussi les auteurs ne sont-ils pas d'accord sur cette question.

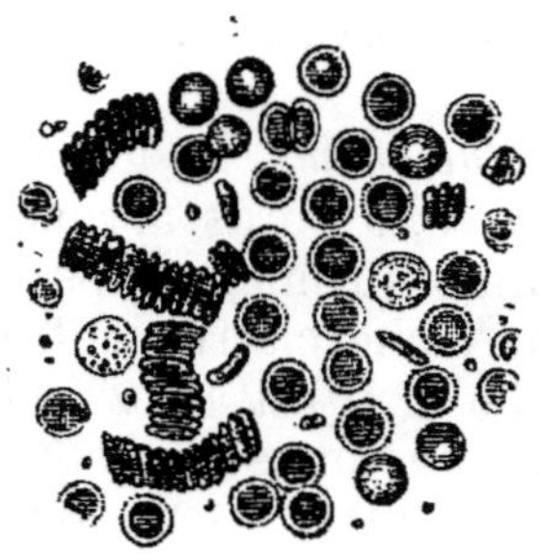

Fig. 217. — Globules sanguins extraits de l'extrémité du doigt. A droite de la figure ils sont isolés; les uns sont aplatis et reposent sur une face, d'autres sont obscurs au centre, tandis qu'une troisième variété présente une partie centrale transparente. Ces différences tiennent au point du foyer auquel on les considère. — A gauche de la figure. les globules se sont empilés les uns sur les autres en plusieurs points. On aperçoit aussi deux leucocytes et quelques granulations (Grossissement, 250 diamètres).

Il est généralement admis aujourd'hui que le globule rouge est une cellule dépourvue d'enveloppe.

Le *contenu* du globule est formé par du protoplasma réticulé, formant des mailles, dans lesquelles se dépose l'hémoglobine. Chez l'adulte et les mammifères, les hématies sont dépourvues de *noyaux;* mais chez l'embryon et les batraciens ces noyaux sont constants.

Propriétés physiques. — Les globules rouges ne présentent pas de contractilité; on n'a jamais constaté de *mouvements amiboïdes* dans ces corpuscules. Les globules rouges ont une surface parfaitement lisse; ils sont doués d'un grand degré d'*élasticité*, à tel point qu'un globule peut s'allonger en forme de boudin pour traverser un capillaire de petite dimension. Dans le sang vivant, ils conservent leur forme normale; mais ils s'altèrent avec facilité, comme nous allons le voir.

Modifications des globules. — Ils sont *plus lourds* que le sérum, ils forment un dépôt rouge dans le sang défibriné; mais dans le *plasma* (sérum contenant la fibrine dissoute), ils n'ont pas le temps de se déposer, ils sont emprisonnés par la fibrine, qui se coagule pour donner naissance au *caillot*.

Les globules rouges se combinent avec l'*oxygène*, qui leur donne une couleur rouge vermeil, et qui les rétracte légèrement; l'*acide carbonique* a la propriété d'en chasser l'oxygène et de les gonfler un peu en leur donnant une coloration noire.

Lorsque le sang est *extrait des vaisseaux*, si on en laisse une goutte s'évaporer sous le microscope, les globules se rapetissent d'un quart environ; ils deviennent bosselés, dentelés, framboisés à leur surface, phénomène dû à l'exosmose et à la rétraction de la cellule par suite du desséchement lent; en même temps, ils s'accolent et s'empilent en petites colonnes. Si l'on dessèche rapidement cette goutte de sang, les globules restent circulaires et en forme de disques.

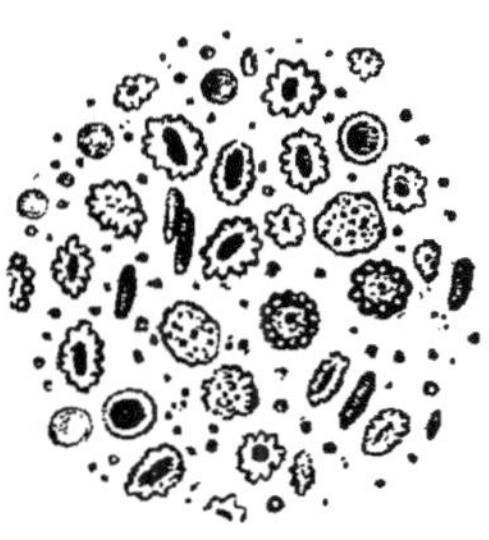

Fig. 218. — Globules sanguins déformés par l'exosmose et le desséchement. (250 diam.)

Au contact de l'*eau*, le globule conserve sa surface unie, ses deux faces se gonflent, et il devient complètement sphérique; puis il se décolore en cédant à l'eau sa matière colorante. Pour se convaincre que l'*eau ne le dissout pas*, on ajoute de la teinture d'iode, qui le fait apparaître en le fonçant un peu.

L'ammoniaque fait perdre aux globules leur élasticité en les rendant visqueux; l'oxygène leur rend cette propriété.

Ils sont plus ou moins rapidement dissous par l'acide acétique, l'acide tartrique, l'acide sulfurique étendu. (Robin.)

Le suc gastrique et le liquide du cæcum les durcissent, les rendent friables, et les dissocient en particules noirâtres. L'action du second est beaucoup plus énergique. Le suc intestinal a sur eux une action analogue à celle du suc gastrique. (Robin.)

Dans une solution concentrée d'*urée*, les globules prennent une forme étoilée, puis ils se dissolvent insensiblement en se divisant en petits fragments arrondis de différentes grosseurs.

Chauffés à 52°, les globules se modifient: ils offrent des dépressions, des étranglements, ils se divisent spontanément en petites masses arrondies, de dimensions variables, qui se montrent isolément, ou bien agglomérés en forme de chapelet, de raquette, etc.

Les auteurs signalent encore l'action d'une foule de substances sur les globules. Leur connaissance n'offre aucun intérêt.

On trouve accidentellement d'autres corpuscules dans le sang, en dehors des globules blancs et des granules graisseux; ils sont le plus souvent le résultat d'un état pathologique.

Voici quelle est la composition chimique des globules rouges du sang. La substance qui en forme la masse est la *globuline.* Une substance spéciale, cristallisable, donne aux globules leur coloration : c'est l'*hémoglobine,* substance cristallisable. On obtient ces cristaux en traitant par l'éther le sang défibriné et en plaçant le mélange dans la glace. L'hémoglobine contient du fer.

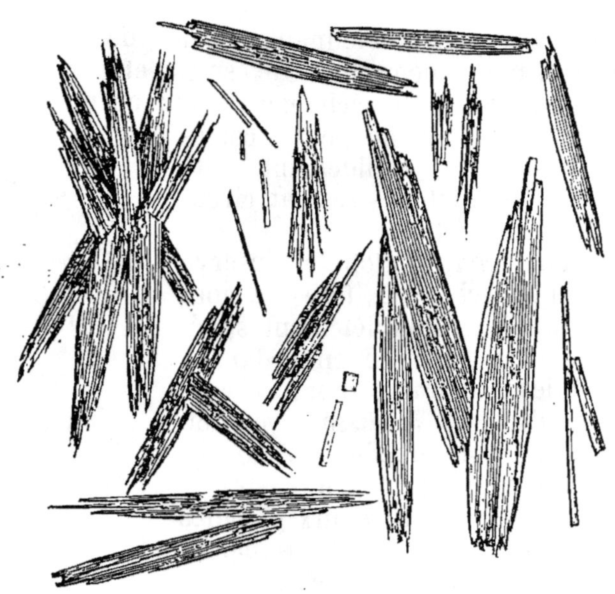

FIG. 219. — Cristaux d'hémoglobine du sang de chien (Cadiat).

D'autres cristaux peuvent être retirés du sang, mais par décomposition de l'*hémoglobine ;* tels sont l'*hématoïdine* et l'*hémine.*

L'*hémine*, chlorhydrate d'hématine, ou cristaux de Teichmann, s'obtient en chauffant légèrement un mélange de sel marin, de sang et d'acide acétique cristallisable. Ils contiennent du fer.

L'*hématoïdine* est un autre produit de décomposition de l'hémoglobine ; elle ne contient pas de fer. Ce sont des cristaux prismatiques de couleur orangée qu'on rencontre fréquemment dans les anciens épanchements sanguins.

Développement. — Au début de la vie embryonnaire, les premiers corpuscules sanguins sont des cellules incolores, dont on ne connaît pas positivement l'origine, cellules dont la production est constante pendant la première période de la formation des globules. Ces cellules ont un noyau et sont pourvues de granulations. Celles-ci disparaissent, la cellule se charge d'hématine et le noyau persiste ; dès lors elles ont tous les caractères des globules de l'adulte, et elles possèdent de plus un noyau, qui disparaîtra lorsque l'embryon aura acquis une certaine longueur, un centimètre selon les uns, deux ou trois selon les autres. Les globules embryonnaires *se multiplient par scission;* ils grossissent, s'allongent, prennent une forme analogue à celle des globules des reptiles. Leur noyau se divise en plusieurs noyaux plus petits, pendant que la masse de la cellule se segmente en autant de fragments qu'il y a de noyaux. On peut appeler cela la *première période de la formation des globules sanguins.*

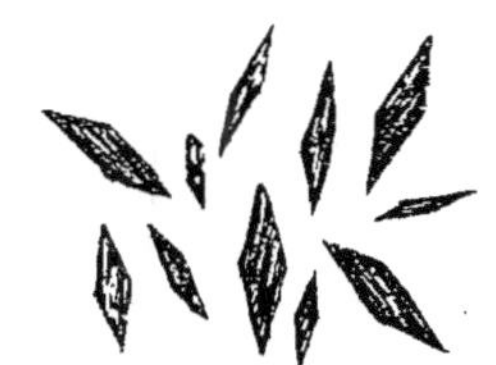

FIG. 220. Cristaux d'hémine.

Une *deuxième période* se montre au moment où le foie commence à se développer. On voit alors la scission des cellules s'arrêter dans les vaisseaux; le centre de formation des globules existe dans le foie. Le placenta est formé; les éléments nutritifs, venus de la mère, sont apportés en totalité dans le foie par la veine ombilicale. A ce moment, la scission des cellules incolores cessant dans les vaisseaux, on peut voir sortir des vaisseaux du foie une grande quantité de cellules incolores, dont le diamètre varie entre 4 et 9 μ, et qui se comportent ensuite comme les cor-

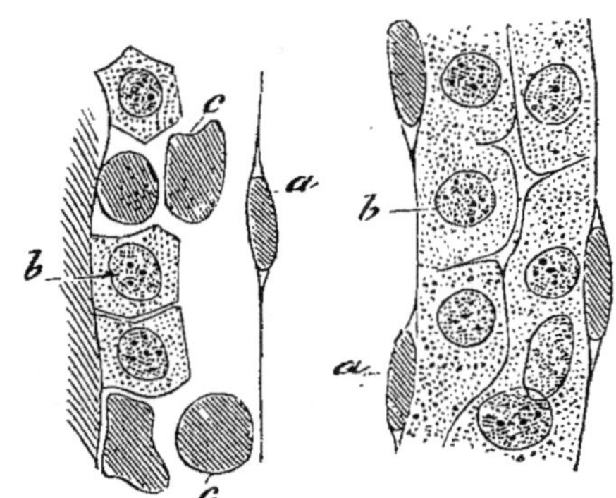

FIG. 221. — Formation des globules rouges du sang dans le feuillet moyen de l'embryon de lapin, d'après un dessin de G. Pouchet.

a. Épithélium vasculaire. — *b.* Commencement de la formation des globules. — *c.* Globules déjà colorés, ayant perdu leur noyau (Cadiat).

puscules incolores primitifs, c'est-à-dire se segmentent et se transforment en corpuscules rouges.

On ne sait pas positivement si ces corpuscules incolores naissent spontanément dans le foie, ou s'ils viennent de la rate par l'intermédiaire de la veine porte. Il est néanmoins certain que, chez le fœtus, on peut voir beaucoup de globules blancs dans le sang de la veine splénique, qui va de la rate au foie. Kölliker affirme même qu'il a constaté la formation de globules rouges dans la rate, même quelque temps après la naissance.

La deuxième période diminue à mesure que les ganglions lymphatiques se développent et produisent des corpuscules lymphatiques, véritables globules blancs. Alors commence la *troisième période de la formation des globules sanguins,* qui se montre au

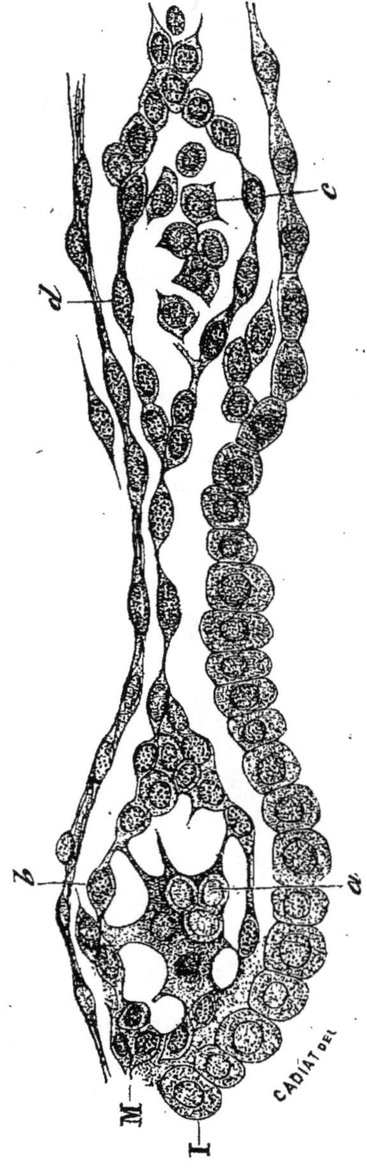

Fig. 222. — Formation des globules sanguins dans l'aire vasculaire du poulet.

a. Globules rouges commençant à se former, encore enveloppés dans la masse qui leur a donné naissance. — *b*, *d*. Cellules formant la paroi du vaisseau. — *c*. Globules libres dans un vaisseau déjà presque formé. — M. Feuillet moyen du blastoderme. — I. Feuillet interne.

moment où les corpuscules lymphatiques sont formés par les ganglions et par la rate, et qui se continue, même chez l'adulte, pendant toute la vie.

2° Globules blancs.

Nombre. — Rien de plus variable que le nombre de ces globules, il y en a environ 3 1/2 de blancs pour 1000 de rouges. [1 : 335 (Moleschott) ; 1 : 290 (de Pury) ; 1 : 692 (Hirtl).] Ces chiffres moyens correspondent au sang d'un homme jeune, entre deux repas. Ils sont un peu moins nombreux chez les vieillards. Une foule de conditions peuvent faire varier ces proportions, comme on peut s'en assurer par les chiffres ci-dessous.

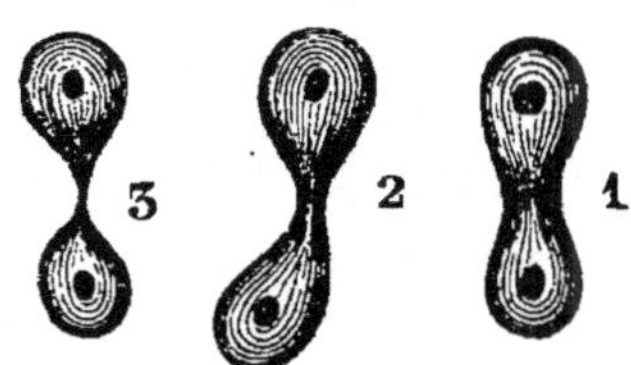

Fig. 223. — Phases de la scission dans un globule du sang d'un embryon de poulet.

1. Premier degré de l'étranglement. — 2. Degré plus avancé. — 3. L'étranglement est prêt à se rompre. (Grossissement, 350.)

Le nombre des globules blancs *diminue* sous l'influence du jeûne et de l'abstinence, pendant la grossesse, et à la suite de saignées ou d'hémorrhagies ; on le trouve *considérable* après le repas, surtout après l'ingestion d'une grande quantité de viande.

Le nombre des globules blancs est plus considérable dans le sang veineux que dans le sang artériel, et cela se conçoit, puisqu'ils sont versés dans le sang veineux et qu'ils se transforment en partie en traversant le poumon. Aussi le sang de l'artère pulmonaire, qui appartient au système veineux, en renferme-t-il plus que le sang des veines pulmonaires. Dans quelques veines en particulier, la proportion est considérable ; le sang qui sort du foie en renferme de 5 à 15 pour 1000.

Hirtl a constaté que le sang de la veine porte contenait 1 globule blanc pour 740 rouges, celui des veines sus-hépatiques en avait 1 pour 170 ; il est vrai de dire que Kölliker a trouvé dans la veine porte autant de globules blancs que dans les veines sus-hépatiques. Le même observateur, examinant le sang de l'artère et de la veine spléniques, a trouvé 1 globule blanc pour 2000 rouges dans l'artère, et 1 pour 60 dans la veine. On conçoit l'importance de ces observations au point de vue du lieu de formation et de destruction des globules blancs. Dans la leucocythémie, on peut observer jusqu'à 300 globules blancs pour 1000 rouges, et même plus.

Forme. — Les globules blancs sont arrondis, ils ont un aspect granuleux et un *contour irrégulier*. Ils perdent souvent leur forme et offrent des *mouvements amiboïdes* très énergiques, que l'on peut faire durer pendant plusieurs jours, pourvu qu'on maintienne les globules dans du sang frais. Ces mouvements se ralentissent avec le froid et acquièrent une grande énergie lorsqu'on les chauffe à la température du corps (M. Schultze). La surface des globules blancs étant visqueuse, on a constaté que les prolongements amiboïdes peuvent incorporer dans la masse de la cellule des matières pulvérulentes, comme de la poudre de cinabre et de carmin, et même des corpuscules de lait. Puisque nous

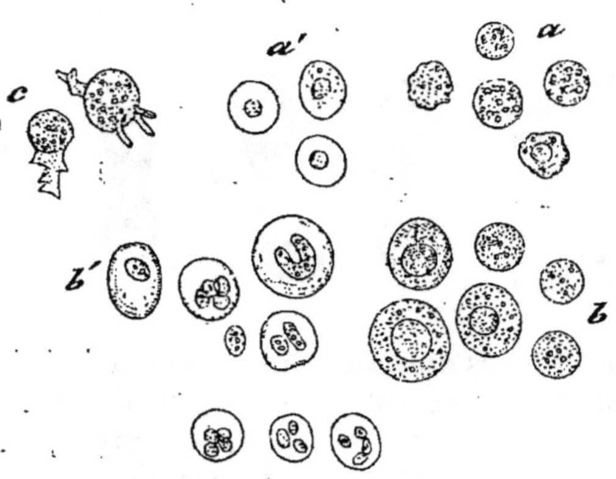

FIG. 224. — Leucocytes (d'après Ch. Robin)

a. Leucocytes normaux. — *a'*. Les mêmes traités par l'eau. — *b*. Leucocytes du sang de leucocythémiques. — *b'*. Leucocytes traités par l'acide acétique. — *c*. Leucocytes avec expansions sarcodiques (Cadiat).

avons mentionné la *viscosité* des globules blancs, ajoutons que cette viscosité les fait adhérer aux plaques de verre sur lesquelles on les examine, lorsque le liquide n'est pas trop abondant ; en raison de cette viscosité, les globules blancs circulent très lentement dans les capillaires, et se tiennent, pour ainsi dire, accolés contre les parois.

Volume. — Les globules blancs étant des cellules en formation, on conçoit que leur volume doit varier : aussi en trouve-t-on de petits, de moyens et de gros. Leur diamètre varie de 4 à 11 μ ; ceux qui mesurent de 9 à 11 μ sont les plus nombreux. Robin leur donne de 8 à 14 μ ; 14 μ est certainement un chiffre exagéré.

Densité. — Ils sont plus légers que les globules rouges ; on les rencontre en grand nombre dans les couches supérieures du sang défibriné. Ils sont aussi très nombreux dans la couenne qui recouvre le sang après une saignée, parce que, étant plus légers, ils sont soutenus par le coagulum fibrineux qui se fait au-dessous d'eux.

Structure. — Tous les histologistes admettent aujourd'hui que les leucocytes sont formés par une masse de protoplasma excessivement mobile, dépourvue de membrane d'enveloppe et possédant un ou plusieurs noyaux. De plus, on observe souvent dans leur masse de fines granulations.

Les leucocytes ne conservent leurs caractères que lorsqu'ils sont récemment formés. Lorsque, au contraire, ils sont nés depuis un certain temps, et lorsqu'ils sont hors des vaisseaux, ils présentent de nombreuses modifications.

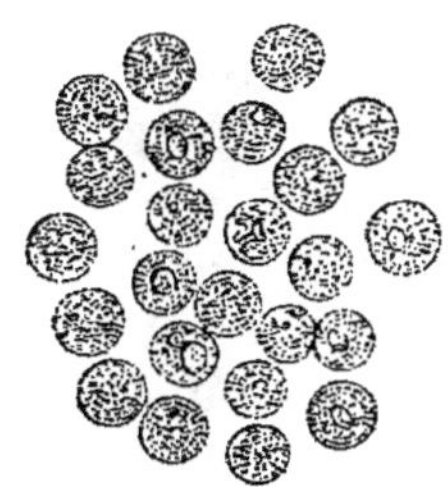

Fig. 225. — Globules blancs du sang, ou leucocytes. Ils commencent à s'altérer, car on observe sur quelques-uns la formation d'un noyau. (250 diam.)

Ils se déforment et présentent, pendant quelques heures, des expansions sarcodiques, mouvements amiboïdes, qui se forment et disparaissent presque aussitôt.

L'eau rassemble les granules au centre du leucocyte, où ils deviennent cohérents et prennent au bout d'un quart d'heure l'ap-

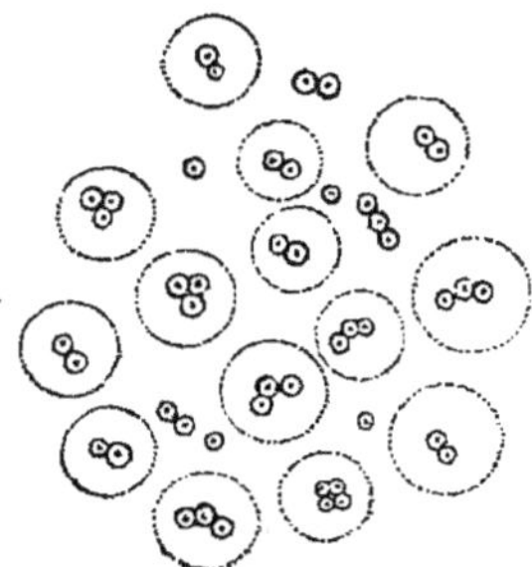

Fig 226. — Les mêmes, après l'action de l'acide acétique, qui a déterminé la formation de noyaux en dilatant les globules.

parence d'un noyau ovoïde. Cette formation de noyau s'observe constamment à l'état cadavérique et dans la salive, mais non dans le mucus des fosses nasales. Ils s'entourent d'une enveloppe.

L'acide acétique produit les mêmes phénomènes, mais beaucoup plus rapides. Il détermine le rassemblement des granulations en trois ou quatre masses qui simulent des noyaux ovoïdes, irréguliers ; au bout d'une demi-heure, il dissout l'enveloppe.

On les rencontre dans le mucus, le pus, le colostrum, le lait des mamelles enflammées, le sperme, le liquide prostatique, le liquide amniotique, l'humeur vitrée chez le fœtus, la sérosité des vésicatoires, la synovie, le liquide céphalo-rachidien. Les muqueuses, à l'état normal, n'en présentent pas à leur surface, mais le plus léger trouble de la circulation suffit pour les faire apparaître. Chez certaines personnes d'une mauvaise santé, les muqueuses exhalent habituellement des leucocytes. (Robin.)

C'est à la présence des leucocytes que le pus doit sa couleur et sa consistance.

Quelquefois, à la surface des muqueuses enflammées, par exemple, les leucocytes se remplissent de gouttelettes graisseuses, jaunâtres, maintenues réunies par une matière amorphe, attaquable par l'acide acétique qui dissout alors les gouttelettes graisseuses. On trouve surtout ces leucocytes dans les tissus enflammés, autour des épanchements sanguins. (Robin.)

Les leucocytes peuvent s'hypertrophier et acquérir un diamètre variant de 15 à 40μ. Ils peuvent être le siège d'hypergénèse, comme dans la leucocythémie (fig. 216), la cachexie paludéenne, l'infection purulente. On peut voir apparaître ces éléments anatomiques, suivre leur développement et être témoin de leurs altérations sur une plaie faite à la surface de la peau. On voit suinter de la plaie un liquide incolore : c'est le plasma, c'est de la lymphe plastique. Une ou deux heures après, on voit se former des corps sphériques, transparents, de 4 à 6 μ. L'eau et l'acide acétique y déterminent l'apparition de deux ou trois noyaux. Trois ou quatre heures après, ils ont acquis de 8 à 14 μ. On admet aujourd'hui que les leucocytes jouent un rôle capital dans la *phagocytose.*

Propriétés physiques. — Comme nous l'avons vu, les globules blancs sont incolores et jouissent de mouvements amiboïdes énergiques.

Ils s'accolent les uns aux autres, mais ils ne s'empilent pas comme des pièces de monnaie, à la manière des globules rouges.

Ils ne possèdent pas l'élasticité des globules rouges, et ils ne traversent pas les petits capillaires. Lorsqu'on examine le sang en circulation dans les capillaires, on voit que les globules rouges se tiennent au centre en colonne serrée, et qu'il existe entre eux et la paroi une mince couche transparente, dans laquelle on aperçoit quelques globules blancs, qui glissent lentement le long de la paroi, à laquelle ils semblent quelquefois accolés.

Modifications des leucocytes. — D'après Robin, les globules blancs *extraits des vaisseaux,* ou *ayant vieilli dans le sérum,* se modifient : les granulations se rassemblent vers le centre et donnent naissance à un noyau. Quelquefois ils se remplissent de granulations graisseuses.

L'*eau* les gonfle et rend leur surface unie; en même temps l'élément devient plus transparent et le noyau apparaît.

L'*acide acétique* a une action analogue à celle de l'eau, et rend le noyau, ou les noyaux, encore plus apparents. Sous l'influence de cet acide, le noyau peut prendre des formes diverses : tantôt il se montre en forme de croissant, tantôt il se divise en deux ou quatre petites masses isolées, et même en un plus grand nombre ; si l'on fait agir l'acide acétique un peu énergiquement, on peut constater la production d'échancrures à la surface, et même d'un étranglement, à la partie moyenne du globule, qui finit par se diviser en un certain nombre de petits corpuscules.

En général, les globules blancs résistent mieux que les rouges à l'action des réactifs.

Le *curare* a une action singulière sur les leucocytes du sang, ainsi que l'a montré de Tarchanoff dans une communication faite à la *Société de biologie* en 1874.

Prenant pour point de départ le travail d'un savant russe, M. Drosdorf, qui avait établi que chez les grenouilles curarisées les globules blancs du sang sont détruits, et qu'au bout de deux jours on ne retrouve plus dans le sang les globules blancs, de Tarchanoff est arrivé aux conclusions suivantes : *le curare agissant directement sur les globules blancs les détruit ;* lorsqu'on observe sous la chambre humide, en examinant le sang du cœur, sur les grenouilles curarisées pendant deux jours, on trouve que les globules blancs sont huit fois moins nombreux, et en même temps que les globules rouges sont quatre fois plus nombreux.

Mais si l'on examine les culs-de-sac lymphatiques, on les trouve gonflés et gorgés de globules blancs. En somme, sous l'influence du manque de mouvements musculaires et sous l'influence de la tension exagérée des capillaires sanguins, les globules blancs s'accumulent dans les espaces lymphatiques. Lorsque l'action du curare est épuisée, que les mouvements musculaires reviennent et que la tension vasculaire diminue, les espaces lymphatiques se vident, les globules blancs réapparaissent dans le sang et la composition morphologique de cette humeur redevient normale. Un phénomène analogue se produit lorsqu'on électrise la grenouille curarisée et dont les espaces lymphathiques sont gonflés ; les contractions musculaires déterminent l'affaissement des espaces lymphatiques et le retour des globules rouges dans le sang. Tels sont les phénomènes observés pour le moment ; ils semblent démontrer que la disparition, sinon complète, au moins relativement considérable des globules blancs du sang chez les grenouilles curarisées, serait une conséquence de l'absence des mouvements musculaires et de l'exagération de la tension vasculaire. Il n'y a pas destruction des globules blancs par le curare, ce poison passant très rapidement dans la circulation pour être éliminé par les reins ; on le retrouve seulement dans la vessie.

Origine et transformations. — Il est admis que les leucocytes ont pour origine les cellules fixes du tissu conjonctif mobilisées. Les ganglions lymphatiques sont leurs centres de régénération.

On considère généralement ces globules comme destinés à se transformer en globules rouges et à les réparer à mesure qu'ils disparaissent ; on croit cependant que quelques-uns se détruisent dans le torrent circulatoire sans passer par l'état de globules rouges. On peut assister à la transformation du globule blanc, qui diminue insensiblement de volume et se transforme en un disque arrondi, aplati, coloré, jaunâtre, se chargeant d'hématine. (Frey.) Ce changement s'opère dans toute l'étendue du système circulatoire, et il est probable qu'il prend toute son activité au niveau des poumons, au moment où il subit le contact de l'oxygène.

3° Granulations graisseuses.

On trouve dans le sang des granulations graisseuses en nombre variable et de même nature que celles du chyle. Tantôt elles sont très rares, tantôt elles sont si considérables que le sang revêt un aspect laiteux. On croit généralement que ces granulations viennent directement du chyle, qui verse de la graisse dans le sang à travers le canal thoracique : en effet, la graisse est surtout abondante après le repas. On les trouve constamment pendant la grossesse, et chez les sujets que l'on soumet à une diète prolongée, parce que leur graisse est sans cesse résorbée. Ces granulations graisseuses semblent disparaitre au moment où elles traversent le poumon, car on ne les rencontre plus dans le sang artériel.

Applications pathologiques.

Il n'entre pas dans notre plan d'examiner en détail toutes les maladies du sang ; cependant nous ne saurions nous dispenser d'en dire quelques mots, ne fût-ce que pour initier les élèves à leur étude.

Les principales altérations du sang consistent dans le changement du nombre des globules, dans l'augmentation, la diminution ou la transformation de la fibrine, et dans la diminution de l'albumine.

Lorsque le nombre des globules est considérablement augmenté, il y a *pléthore*. Au commencement de l'augmentation du nombre de ces éléments, on n'observe aucun trouble ; mais plus tard, le sang étant trop riche en globules, on constate des phénomènes congestifs vers tous les organes, et principalement vers le cerveau, rougeur de la face, pouls plein et dur, etc. Un régime débilitant, consistant surtout dans la réduction de la quantité des aliments, et de légères émissions sanguines améliorent cet état.

Lorsque le nombre des globules diminue jusqu'à un certain chiffre, qui peut atteindre 24 au lieu de 127, ce changement d'état du sang détermine une maladie qu'on appelle *anémie*. Cette altération des globules est souvent produite par des hémorrhagies. Le séjour dans un lieu obscur, l'étiolement, peuvent amener l'anémie : c'est ce qu'on voit chez les prisonniers qui séjournent dans les cachots, et aussi chez les ouvriers qui travaillent dans l'obscurité, comme on l'observe chez les mineurs d'Anzin.

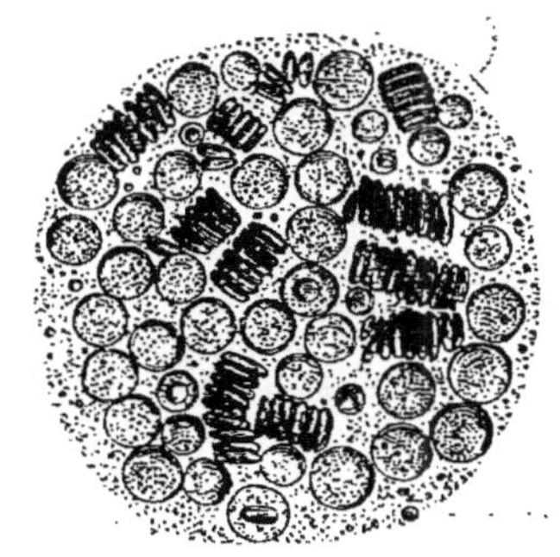

Fig. 227. — Aspect que présente une goutte de sang dans la leucocythémie (d'après Bennett).

L'anémie se développe quelquefois spontanément sous l'influence de certains troubles nerveux, comme cela s'observe fréquemment chez les jeunes filles à l'époque où l'utérus se prépare à remplir ses fonctions de menstruation. Ce mélange de symptômes nerveux et d'anémie a reçu le nom de *chlorose, chloro-anémie, pâles couleurs*. Cette maladie est presque spéciale à la femme, et se montre très fréquemment. Elle détermine des symptômes variés du côté de tous les appareils ; leur énumération même serait trop longue. C'est dans ces cas d'anémie qu'on administre aux malades des préparations ferrugineuses dont on abuse beaucoup, et qu'on ordonne quelquefois avec peu de discernement.

Les globules blancs sont quelquefois augmentés ; on peut voir leur nombre égaler et même surpasser ceux des globules rouges ; cette maladie a reçu le nom de *leucocythémie*. Nous ferons remarquer seulement que cette affection s'accompagne presque toujours d'accès fébriles intermittents quotidiens, et qu'elle amène une hypertrophie considérable du foie et de la rate, quelquefois aussi des glandes lymphatiques. Elle détermine une grande débilité, qui fait des progrès incessants jusqu'à la mort du malade. Il meurt par épuisement, à moins qu'il ne soit emporté par une hémorrhagie nasale, cérébrale, etc., ce qui se voit assez souvent. On ne connaît pas de moyens à opposer à cette fatale maladie.

L'augmentation des globules blancs du sang se rencontre encore dans la cachexie paludéenne, *fièvre intermittente chronique*, qui détermine l'hypertrophie du foie et surtout de la rate, en même temps que l'altération des globules. Elle présente une certaine analogie avec la leucocythémie, et donne lieu à des infiltrations séreuses multiples, ce qui n'arrive pas dans l'autre maladie.

Dans les maladies infectieuses, les *leucocytes* luttent contre les microbes par la phagocytose, et ils jouent un rôle capital dans l'inflammation. Leur activité physiologique est donc indispensable pour assurer la résistance de l'organisme.

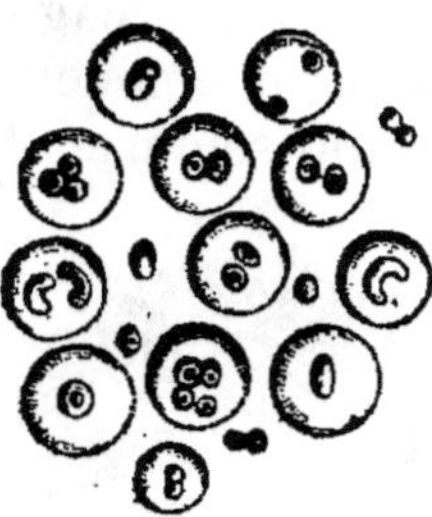

Fig. 228. — Aspect que présente une goutte de sang leucocythémique après l'addition d'acide acétique.

L'augmentation de la fibrine du sang est déterminée par les *phlegmasies*. Le rhumatisme articulaire aigu est la maladie qui élève le plus le chiffre de la fibrine qui peut monter de 3 à 9; vient ensuite la pneumonie, qui peut faire monter ce chiffre à 8, etc. Lorsque la fibrine est augmentée, le sang présente une plasticité plus grande; il se recouvre d'une *couenne inflammatoire* après qu'il a été extrait des vaisseaux. Cette couenne, qui se montre à la surface du caillot, est grisâtre ou d'un gris jaunâtre; elle est due à l'excès de fibrine qui surnage et se coagule immédiatement. Il ne faut pas confondre cette couenne inflammatoire avec une couenne semblable qui se rencontre dans l'anémie. La couenne de l'anémie est également due à la coagulation de la fibrine, qui se trouve en excès relativement aux globules qui ont diminué.

On donne le nom de *diapédèse* au phénomène de la sortie des leucocytes à travers la paroi des capillaires. Les amas de pus ne sont que des leucocytes sortis par diapédèse.

DEUXIÈME PARTIE

DES MICROBES

L'étude des *microbes*, ou *micro-organismes*, appartient autant à l'anatomie qu'à la physiologie et à la pathologie.

Nous nous occuperons dans cet ouvrage de ces infiniment petits, parce que nous pensons que les élèves qui étudient l'anatomie doivent connaître également les corpuscules dont nous parlons.

I. — Des microbes en général.

Les microbes sont des organismes infiniment petits qui nous entourent de toutes parts ou que nous portons en nous, et qui, après avoir pénétré dans notre organisme, quand ils trouvent des conditions favorables à leur développement, provoquent quelquefois des troubles profonds, soit par eux-mêmes, soit par leurs produits de sécrétion.

Nature et morphologie. — On admet aujourd'hui avec M. Pasteur que les microbes, ou bactéries, doivent être rangés parmi les *végétaux* inférieurs.

Variétés. — Les microbes se présentent sous deux aspects principaux : 1° le *micrococcus* ; 2° le *bacillus*.

Forme. — 1° Le *micrococcus*, nommé encore *coccus*, se présente sous la forme d'un petit point rond plus ou moins sphérique, excessivement petit, variant de 1/2 μ à 1 μ (fig. 229). Il se rencontre isolé ou bien uni à un autre micrococcus, formant alors comme un 8 de chiffre, c'est le *diplococcus* (fig. 229). Plusieurs coccus peuvent s'unir de manière à former une sorte de tige ininterrompue ; on a alors le *micrococcus en chaînette* (fig. 229). D'autres fois, les coccus réunis sans ordre forment des amas nommés *zooglées* (fig. 229) ; enfin, quand ils sont unis quatre par quatre, les coccus forment des *tétragénies*, comme dans la fig. 229.

2° Le *bacillus* ou *bacille* a la forme d'un petit bâtonnet plus ou moins court (tuberculose), quelquefois renflé à sa partie moyenne ou incurvé en virgule (bacille du choléra).

Tantôt sa masse est pleine et uniforme ; tantôt, au contraire, il présente sur sa longueur de petites stries transversales.

Comme le micrococcus, le bacille est rarement isolé, il peut se présenter en *zooglées ou en chaînette ;* quelquefois on trouve deux bacilles accolés par une de leurs extrémités, formant un *bacille double.* Enfin il n'est pas rare de voir autour des bacilles une sorte d'atmosphère visqueuse formant *capsule.* Cette capsule peut se remarquer également autour des coccus.

Dans certains cas, le bacille est renflé à une de ses extrémités, qui est comme terminée en massue ; le renflement représente une *spore,* pouvant se séparer du microbe, et dont nous parlerons plus tard à l'occasion de la reproduction bacillaire.

Couleur. — Examinés vivants, la plupart des microbes sont incolores et se présentent comme des petits corps réfringents sous le champ du microscope. Quelques-uns cependant sont colorés ; on dit alors qu'ils sont *chromogènes.*: tels sont le *micrococcus prodigiosus*, le *bacille de la diarrhée verte,* etc.

Volume.—Les microbes sont des organismes excessivement petits ; il est rare que leur longueur dépasse 3 μ. C'est pourquoi ces organismes ne peuvent être étudiés au microscope qu'avec des objectifs à immersion, construits spécialement pour les études bactériologiques.

Origine. — L'origine des microbes est des plus variables ; nous l'étudierons en détail à propos des milieux naturels. Il nous suffira de dire maintenant que, tandis que les uns vivent naturellement dans notre organisme, les autres viennent de l'extérieur, de l'air, des eaux ou du sol. (Voy. *Milieux naturels*, p. 372.)

Nombre. — Les microbes sont innombrables. A côté des espèces connues, il en est certainement un nombre beaucoup plus considérable que nous ne connaissons pas encore. D'ailleurs, si on fait ses recherches dans des milieux différents, on trouve une grande variabilité dans la quantité des microbes qui s'y rencontrent. (Voy. *Milieux.)*

Propriétés vitales des microbes. — Tous les microbes naissent, vivent, se multiplient et meurent. Ils présentent donc à étudier toutes les propriétés des êtres vivants.

Il y a pour tous les microbes une *température* de prédilection dans laquelle ils vivent et se multiplient merveilleusement. A mesure qu'on s'éloigne de cette température en plus ou en moins, leur vitalité diminue et finit par disparaitre.

Respiration. — Il faut aux microbes de l'oxygène pour vivre ; mais tandis que ce gaz doit être à l'état de pureté pour certaines espèces de bactéries, il en est d'autres qui le retirent par décomposition des milieux au sein desquels elles vivent. Dans le premier cas, on dit que les microbes sont *aérobies ;* les autres sont *anaérobies*.

Nutrition. — Non seulement les microbes respirent, mais ils se nourrissent. Ils doivent trouver, dans les terrains qu'ils habitent, au moins un des trois principes alimentaires nécessaires au développement des êtres vivants (azote, carbures d'hydrogène, substances minérales). Tantôt ils prennent directement ces principes nutritifs dans les milieux où ils se trouvent; tantôt ils s'assimilent les éléments de nutrition par la décomposition des milieux qu'ils habitent.

Sécrétions. Diastases. Ptomaïnes. — On appelle diastases les produits secrétés par les microbes; ils sont plus généralement connus sous le nom de *ptomaïnes* (Armand Gautier, Briéger). Les ptomaïnes jouent souvent un rôle considérable dans l'évolution des maladies.

Dans certains cas, elles sont très toxiques; elles prennent alors le nom de *toxines;* telle est la toxine sécrétée par le *bacille d'Eberth*, qui peut amener des accidents fort graves dans le cours de la fièvre typhoïde.

D'autres ptomaïnes sont absolument inoffensives; il en est même qui sont utiles à nos fonctions physiologiques, telles sont les ptomaïnes sécrétées par certains microbes de la digestion.

Reproduction. — La reproduction des microbes se fait suivant trois modes différents : 1° par *segmentation ;* 2° par *bourgeonnement ;* 3° par *sporulation*.

La reproduction par *segmentation* est particulière aux bacilles; elle s'accompagne des phénomènes suivants : le bacille s'immobilise, son protoplasma se rétrécit le plus souvent en sa partie moyenne; le rétrécissement s'exagère de plus en plus jusqu'au moment où il devient le siège d'une division complète; il y a alors deux bacilles. La segmentation peut être triple ou quadruple; mais dans tous les cas elle s'accomplit très rapidement.

La reproduction par *bourgeonnement* s'observe chez les *cocci*. Le coccus émet par un point de son protoplasma une expansion assez volumineuse qui augmente rapidement et finit par devenir un gros bourgeon, lequel, en se séparant du coccus primitif, donne naissance à un nouvel organisme en tout semblable au premier.

La *sporulation* est spéciale aux bacilles. En un point de la bactérie immobilisée apparait une granulation claire, transparente, que le microbe met bientôt en liberté, c'est la *spore*. Les *spores* sont beaucoup plus résistantes que les microbes dont elles émanent. Cette particularité nous permet d'expliquer l'infection tuberculeuse de l'appareil digestif. Les microbes sont, il est vrai, détruits par le suc gastrique ; mais les spores résistent et peuvent propager l'infection.

Motilité. — Les microbes sont animés de mouvements excessivement lents qui s'accomplissent, tantôt dans la direction de leur grand axe, tantôt par une série d'inflexions latérales (mouvements des têtards).

II. — Des milieux.

Pour qu'un microbe puisse évoluer, il faut qu'il trouve un terrain propice à son développement. Ce terrain a reçu le nom de *milieu*. Les milieux sont *naturels* ou *artificiels*. Les milieux naturels sont constitués par les endroits où l'on rencontre les microbes à l'état de liberté; les milieux artificiels sont obtenus dans les laboratoires par une série de manipulations qui permettent d'étudier le développement des microbes *in vitro*.

A. — Milieux naturels.

Tous les endroits où peuvent se développer les microbes peuvent être considérés comme des milieux naturels. L'atmosphère, l'eau, le sol, les corps vivants sont des milieux naturels. Ils ont chacun leurs microbes spéciaux et nous permettent de comprendre la transmissibilité, si facile et souvent si prompte, des maladies.

1° Atmosphère. — Dans toutes les parties de l'atmosphère on trouve des microbes ; ils ont été surtout étudiés par Pasteur, Pouchet, Miquel, Straus. C'est pendant les mois de mai, septembre, octobre et novembre qu'on trouve par mètre cube d'air le plus de microbes. M. Miquel en a compté de 105 à 170 à l'observatoire de Montsouris; ils sont très peu nombreux pendant les mois de janvier, février et juin. Les régions élevées en contiennent beaucoup moins.

Si, abandonnant l'air libre, on porte ses recherches sur les points où l'air est confiné, dans les habitations privées et les hôpitaux, par exemple, on constate que les microbes sont encore plus nombreux.

Dans certaines chambres mal aérées, on peut trouver jusqu'à 5.200 microbes par mètre cube d'air. Dans les salles d'hôpitaux, leur nombre peut atteindre des proportions fantastiques ; à l'hôpital de la Pitié, on a trouvé jusqu'à 28.900 microbes par mètre cube d'air.

Quel que soit le point sur lequel on porte ses recherches, il est facile de constater que les coccus sont toujours beaucoup plus nombreux que les bacilles (5 à 10 cocci pour un bacille). Les microbes les plus répandus dans l'air sont surtout ceux de la suppuration, des moisissures, etc.; accidentellement on peut y trouver des microbes entraînés par les poussières du sol. La multiplicité des microbes répandus dans l'atmosphère des salles d'hôpitaux nous explique les suppurations si abondantes et si prolongées, qu'on pouvait observer il y a quelques années, et qu'on observe encore dans certains services, où l'antisepsie la plus rigoureuse n'est pas mise en œuvre.

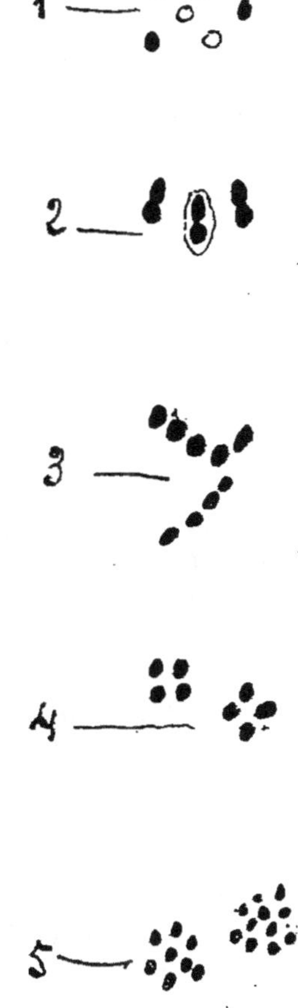

Fig. 229. — Micrococcus.

1. Coccus isolé. — 2. Diplococcus. — 3. Micrococcus en chaînette. — 4. Tétragénie. — 5. Zooglées de coccus.

2° Eau. — Dans l'eau, les microbes sont encore beaucoup plus nombreux que dans l'atmosphère. Ils sont fournis par l'air, les pluies, le sol et les infiltrations qui se produisent au voisinage des fosses d'aisances, des égouts collecteurs, des abattoirs, des usines industrielles, etc. Il est reconnu, en effet, que l'eau de source, qui a subi une sorte de filtration à travers les couches du sol, est absolument stérile; l'eau de certaines rivières, comme la Seine, au contraire, dans laquelle se déversent, soit directement, soit par infiltration, des eaux sales et délétères, contient une masse considérable de microbes. Ceci nous explique pourquoi, dans certains quartiers de Paris, il y a recrudescence de la fièvre typhoïde, quand l'eau de Seine est substituée aux eaux de la Vanne ou de la Dhuys. Parmi les microbes les plus répandus dans l'eau, nous citerons : le bacille de la fièvre typhoïde, celui du choléra, le microbe de la dysenterie, plusieurs microbes de la suppuration.

3° Sol. — Le sol est très riche en microbes, surtout dans ses couches superficielles. A mesure qu'on s'éloigne de sa surface, le nombre des bactéries diminue, et à deux ou trois mètres de profondeur, il n'en existe plus. M. Miquel, qui a voulu déterminer la quantité des microbes contenus dans le sol, est arrivé au chiffre renversant de huit à neuf cent mille microbes par gramme de terre ; les plus intéressants parmi cette multitude sont : la bactéridie charbonneuse, les microbes de la septicémie, le vibrion septique, le microbe du tétanos, etc.

4° Corps vivants. — Les corps vivants sont de véritables milieux de culture ; nous ne nous occuperons ici, à ce sujet, que du corps humain.

La *peau humaine* fourmille de microbes, surtout de microbes de la suppuration, d'où la facilité avec laquelle, pour la moindre écorchure, certains individus suppurent. Les bactéries ne s'observent pas dans l'*urine* et le *sang*, à l'état normal ; mais elles sont innombrables dans le *tube digestif* ; M. Vignal en compte jusqu'à 17 espèces dans la bouche, plus de 10 espèces dans l'intestin. L'*estomac* n'en contient pas normalement, parce que le suc gastrique les détruit par son acidité ; mais les spores résistent, et l'infection devient alors possible par la voie gastrique. La *salive* contient un nombre considérable de microbes, parmi lesquels l'un des plus importants est le microbe de la pneumonie (pneumocoque).

D'après les recherches de M. Straus, nous absorbons par le poumon six cents microbes à chaque inspiration, et nous n'en rejetons que quelques-uns à chaque expiration. Enfin, les *organes génitaux externes* de la femme, surtout ceux de la femme en couches, sont très riches en microbes.

Malgré la quantité de microbes que nous portons en nous-mêmes, nous ne sommes pas toujours infectés, parce que dans l'état de santé nos tissus résistent à leur action. C'est ce qu'on exprime en disant que le milieu est ou n'est pas en état de réceptivité.

B. — Milieux artificiels.

Les milieux artificiels ont pour but de permettre la culture des microbes *in vitro*, et par conséquent l'étude de leur développement. Ces milieux sont *solides* ou *liquides*, suivant qu'on emploie les procédés de Koch ou ceux de Pasteur.

Quelle que soit la méthode employée, l'expérimentateur doit avoir à sa disposition des appareils, au moyen desquels il puisse maintenir les milieux de culture à la température d'élection des microbes. Ces appareils, tous basés sur le même principe, mais de forme et de dispositions variables, sont les *étuves*. Pour répondre à toutes les indications désirables, une bonne *étuve incubatrice* doit : 1° être chauffée au gaz ; 2° être protégée le plus possible contre le rayonnement de la chaleur ; 3° être munie d'un régulateur qui permette d'obtenir une température constante.

Ne pouvant décrire en détail toutes les variétés d'étuves, nous dirons seulement quelques mots de la plus répandue, celle de M. d'Arsonval. Elle se compose de deux cylindres en laiton concentriques, formant à l'appareil une double paroi dans laquelle on verse de l'eau, qu'on chauffe au moyen d'un brûleur placé à la partie inférieure de l'étuve. La température de l'eau est constatée au moyen d'un thermomètre plongeant dans la masse liquide ; enfin le gaz, avant d'arriver au brûleur, traverse un régulateur à membrane qui, par sa présence, détermine exactement la quantité de combustible nécessaire pour obtenir une température constante de 37° à 40°. Sur une des faces de l'appareil, on peut placer une glace sans tain, à travers laquelle on peut surveiller les vases à culture placés au centre de l'étuve.

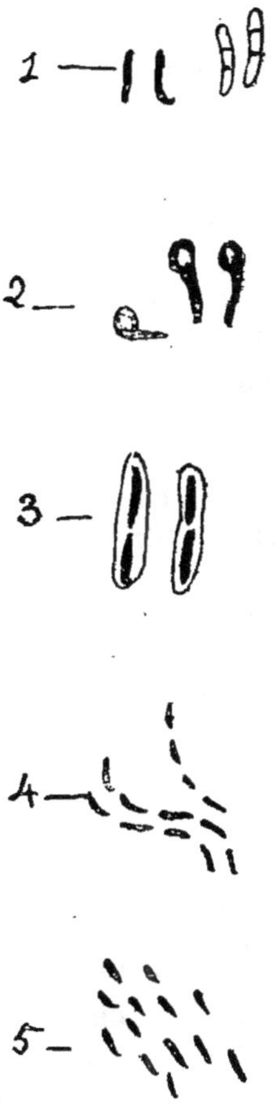

Avec une étuve bien graduée on peut se livrer à l'étude et à la culture des microbes, pourvu toutefois qu'on s'entoure de précautions antiseptiques absolues. Dans ce but, tous les instruments dont on se sert pour les cultures microbiennes doivent être préalablement stérilisés, c'est-à-dire dépourvus de tout germe microbien, par leur passage à une haute température. Celle-ci est obtenue soit par l'autoclave de Chamberland, soit par des étuves sèches pouvant être portées à 200°.

Fig. 230. — Bacilles

1. Bacilles isolés. — 2. Bacilles munis d'une spore. — 3. Bacilles doubles avec une capsule. — 4. Bacilles en chaînette. — 5. Bacilles en zooglées.

1° Culture dans les milieux liquides, ou procédés de Pasteur. — Pour ces cultures, on fait usage d'une série de vases dont le plus répandu et le plus commode d'ailleurs est le *matras Pasteur*. C'est un petit ballon à fond plat, dont le col est bouché par un bouchon de verre creux effilé à sa partie supérieure en forme de petit tube permettant l'accès de l'air, mais fermé par un peu d'ouate stérilisée. Ces flacons sont remplis à moitié avec des bouillons de culture et stérilisés ensuite dans les étuves sèches ou l'autoclave.

On se sert encore journellement de simples tubes à essai qu'on remplit de bouillon de culture, qu'on ferme avec de l'ouate et qu'on stérilise par les mêmes procédés que les matras Pasteur.

Les bouillons liquides les plus employés sont les *bouillons organiques animaux*. Leur confection a été très variée. Nous parlerons seulement ici des deux qu'on emploie le plus communément, le *bouillon de Miquel* et *celui de Löffler*.

Bouillon de Miquel. — On fait bouillir pendant cinq heures dans 4 litres d'eau 1 kilogramme de chair musculaire maigre de bœuf ; pendant toute la durée de l'ébullition on écume ; on laisse enfin reposer pendant 24 heures dans un endroit frais ; puis, on dégraisse très soigneusement le liquide, on le neutralise à la soude caustique et on le filtre après l'avoir de nouveau fait bouillir pendant dix minutes. En ajoutant 10 grammes de sel marin par litre, on obtient un liquide ayant 1,009 de densité à 20°, qui est alors distribué dans les tubes et les matras, et enfin stérilisé pendant deux heures, dans l'étuve à 110°.

Bouillon de Löffler. — Il s'obtient par macération. On fait macérer pendant 24 heures dans 1 litre d'eau 500 grammes de viande de bœuf réduite en pulpe et bien dégraissée. Après vingt-quatre heures, on exprime le tout à la presse, on ajoute 10 grammes de peptone, 5 grammes de sel marin, 2 à 3 grammes de glucose ; enfin, le liquide ainsi obtenu est filtré, distribué dans les vases à culture et stérilisé.

Quand les bouillons ont été confectionnés suivant les règles que nous venons de donner, ils peuvent être ensemencés.

Les *ensemencements* se pratiquent le plus ordinairement au moyen d'aiguilles de platine très fines, fixées dans un manche de verre par une de leurs extrémités, et terminées à l'autre par un petit crochet. Pour stériliser ces aiguilles, on les passe dans la flamme d'un bec de Bunsen jusqu'à ce qu'elles rougissent, et quand elles sont suffisamment refroidies, on les plonge dans les tissus ou les liquides à examiner. Puis, on dépose dans le bouillon les fines particules recueillies. Les bouillons sont alors ensemencés et portés dans l'étuve incubatrice. Ils ne tardent pas à se troubler, et l'on voit se faire, au fond du vase, un dépôt nuageux, formé par les colonies microbiennes nouvellement développées.

Quand on veut ensemencer du pus ou des liquides et qu'on n'a pas immédiatement sous la main des bouillons de culture, on les recueille dans des pipettes effilées à la lampe, fermées à leur plus grosse extrémité par un bouchon d'ouate et stérilisées.

Quand on a recueilli le liquide, il suffit de fermer la pointe du tube à la lampe pour ne la briser que plus tard, au moment de l'ensemencement.

2° Cultures dans les milieux solides ou procédés de Koch. — Cette méthode a marqué un réel progrès dans la pratique bactériologique, car elle permet de caractériser les diverses variétés de microbes par les figures que leurs colonies dessinent sur les milieux de culture. La stérilisation ne peut pas être obtenue avec les étuves sèches pour les milieux solides, qui s'altéreraient à de trop hautes températures ; il suffit de les porter trois fois à une température de 100°. Cette température constante est obtenue dans des poêles à vapeur, dans lesquels on maintient, pendant tout le temps nécessaire à la stérilisation, de l'eau chauffée à son point d'ébullition.

Le vulgaire tube à essai est surtout employé pour recueillir les milieux solides. On le remplace quelquefois par de petits godets en verre ou divers autres instruments dont il est inutile de nous occuper.

Les milieux solides peuvent être la gélatine, la gélose ou agar-agar, le sérum solidifié, la pomme de terre.

1° *Gélatine peptonisée.* — Dans un litre de bouillon de Miquel ou de Löffler on met 10 grammes de peptone sèche et 5 grammes de sel marin ; enfin on ajoute 100 grammes de gélatine blanche bien pure ramollie dans l'eau et égouttée. Quand ce mélange est fait, le tout est fondu à une température de 100° au bain-marie, jusqu'à ce que le milieu soit absolument transparent ; il est alors distribué dans les tubes à essai, qu'on ferme avec de l'ouate et qu'on stérilise par trois fois pendant une heure dans le poêle à vapeur. Il est absolument utile, pour la filtration, de maintenir la gélatine à son point de fusion ; aussi se sert-on d'un entonnoir à double paroi pouvant contenir de l'eau, qu'il est facile de maintenir à une certaine température en approchant de la paroi externe, métallique, un foyer de chaleur quelconque.

2° *Agar-agar ou gélose.* — Ce milieu se prépare en remplaçant la gélatine par 10 à 20 grammes de gélose ou agar-agar.

3° *Sérum.* — Sur un animal, de préférence sur un mouton, on recueille 1 litre de sang dans un flacon à long goulot ; quand la coagulation du plasma est accomplie, on retire le sérum avec une pipette stérilisée, on le gélatinise, on le distribue dans des vases à culture et on le stérilise.

4° *Pommes de terre.* — Pour certaines variétés de microbes, les pommes de terre constituent un excellent milieu de culture. La pomme de Hollande est la plus convenable. On la nettoie d'abord avec une brosse après l'avoir laissée tremper dans l'eau ; on la fait séjourner pendant quelque temps dans une solution de sublimé à 5 pour 1000, on la fait cuire au bain-marie, puis on la coupe avec un couteau stérilisé et on ensemence sur la surface de section.

Quand on cultive des microbes sur pommes de terre, il faut avoir une *chambre humide*, afin de maintenir les milieux dans un état d'asepsie rigoureuse. Cet appareil se compose de deux cuvettes en verre d'inégales dimensions et pouvant s'emboiter l'une dans l'autre. Quand on veut y déposer un milieu de culture, on les lave avec une solution de sublimé et l'on garnit le fond de la cuvette inférieure d'un papier buvard imbibé de la solution antiseptique.

Les ensemencements peuvent se faire sur les milieux solides par *piqûres* ou par *traînées*. Quand on ensemence par piqûre, on se sert d'une aiguille de platine non terminée par un crochet ; cette aiguille, chargée de la semence, est enfoncée dans le milieu perpendiculairement à la surface libre. Les microbes colonisent suivant cette piqûre et dessinent généralement des figures blanchâtres d'aspect variable.

La gélatine et l'agar-agar peuvent être inclinés dans le vase à culture, et l'inoculation est faite en ce cas en promenant l'aiguille de platine à la surface du milieu. Les cultures se font alors en surface et présentent un aspect différent des cultures obtenues par piqûres.

III. — Etude microscopique et triage des microbes.

Il est souvent utile de pouvoir reconnaitre presque immédiatement l'existence des microbes, c'est ce qu'on obtient par la *coloration*. D'autre part, dans un même liquide, dans un même tissu, on peut rencontrer une foule de bactéries réunies, qu'on a intérêt à séparer pour les étudier isolément. Cette dernière opération constitue le *triage*.

a. **Coloration.** — Un fait a frappé tout d'abord les bactériologistes : c'est la facilité et l'intensité avec laquelle les microbes fixent les couleurs d'aniline ; d'où l'application de cette propriété aux méthodes de coloration employées en technique bactériologique.

Le liquide colorant se prépare de la façon suivante : dans un tube à essai, rempli aux trois quarts d'eau distillée, on verse 4 à

5 gouttes d'huile d'aniline pure ; on ferme avec le pouce l'orifice du tube et l'on agite le liquide ainsi obtenu ; puis on filtre deux ou trois fois jusqu'à ce qu'on ait une eau d'aniline tout à fait transparente. On fait d'autre part une solution alcoolique concentrée de violet de gentiane, de fuschine, etc. Quand les deux solutions sont prêtes, on verse dans un verre de montre un peu d'eau d'aniline, à laquelle on ajoute quelques gouttes de la solution colorante, on dépose dans ce verre de montre les pièces à colorer, on les y laisse de dix minutes à une demi-heure. Ensuite on les porte pendant un temps à peu près égal dans la solution suivante, dite solution de Graam :

Iode métallique.	1 gr.
Iodure de potassium. . . .	2 gr.
Eau.	300 gr.

Au sortir de la solution de Graam, les pièces présentent une teinte brune des plus prononcées, qui se décolore absolument dans l'alcool fort. On monte enfin ces pièces dans le baume au xylol, après les avoir déshydratées par l'alcool absolu et éclaircies par l'essence de girofle.

Dans certains cas, s'il s'agit, par exemple, des bacilles de la tuberculose, on remplace la solution de Graam par de l'acide nitrique dilué dans 2 fois ou 5 fois son volume d'eau. Ce procédé a été très recommandé par Erlich.

Les préparations faites suivant ces méthodes sont, à l'œil nu, absolument transparentes et incolores ; mais au microscope les microbes se détachent en rouge ou en violet suivant la coloration employée. Pour examiner les préparations de microbes, on se sert d'*objectifs à immersions*.

La méthode colorante que nous venons de décrire peut s'appliquer à la recherche des microbes dans les liquides et dans les coupes. Toutefois, pour obtenir une coloration suffisante, quand il s'agit de coupes, elles doivent séjourner pendant 24 heures dans la solution colorante.

Par ces procédés on ne colore que les microbes, ce qu'on exprime en disant qu'il y a *simple coloration ;* mais il est souvent utile, surtout pour les coupes, de colorer les parties environnantes, afin de se rendre compte de la topographie des lésions et de leurs rapports avec les microbes. Dans ce but, on a recours aux méthodes dites de *double coloration*, et après avoir coloré les microbes, on se sert du picro-carmin, de solutions aqueuses de bleu de méthylène, de vert brillant pour colorer le fond de la préparation.

Ces quelques notes de technique bactériologique sont nécessairement très courtes ; nous renvoyons le lecteur aux traités spéciaux de bactériologie, s'il veut avoir des détails plus complets.

b. **Triage des microbes.** — Pour ne pas donner sur ce point des détails inutiles, nous indiquerons seulement les grandes lignes à suivre. C'est par la méthode dite des *plaques* qu'on opère ce triage. On procède de la façon suivante : dans un premier tube de gélatine on ensemence le liquide dont on veut trier les microbes ; quand la culture est faite, on ensemence un second tube avec le premier, et l'on fait de même avec le second pour un troisième, en ayant toujours soin de fondre la gélatine avant l'ensemencement. On est presque certain, par ce procédé, d'avoir isolé dans le dernier tube une seule espèce microbienne. La gélatine est alors versée sur des plaques de verre stérilisées qu'on superpose dans la chambre humide. Au bout de quelques jours, la plaque est recouverte de petits points blanchâtres isolés, représentant chacun une colonie microbienne ; chacune de ces colonies peut être ensuite ensemencée dans des milieux de culture, et l'on obtient ainsi des cultures pures.

La méthode des plaques est celle qui donne pour le triage des microbes les résultats les plus certains, surtout quand on prolonge suffisamment l'opération.

IV. — Action des microbes sur les tissus. — Résistance de l'organisme.

Nous savons que les microbes nous entourent de toutes parts ; nous devons maintenant nous demander comment ils pénètrent dans nos tissus, par quelles réactions ils manifestent leur présence, et enfin quelle est la résistance qu'ils trouvent dans notre organisme. Dans son discours au congrès de Berlin de 1890, le professeur Bouchard a résumé d'une façon magistrale l'état de la question ; nous ne saurions mieux faire que d'emprunter de nombreux détails à sa communication.

Action des microbes sur les tissus. — Les microbes, qu'ils nous viennent du dehors ou que nous les portions en nous, doivent, pour atteindre une région du corps et s'y développer, trouver une porte d'entrée. La moindre érosion leur sert de voie d'introduction, qu'elle soit muqueuse ou cutanée. Une fois introduits, ils recherchent immédiatement le terrain qui favorisera leur développement. Quand ils ont trouvé ce *terrain de culture*, ils manifestent leur présence par des altérations diverses et multiples.

Pour produire des désordres organiques appréciables, il n'est pas nécessaire qu'une quantité considérable de microbes nous envahisse : quelques-uns suffisent ; à peine installés, les microbes se multiplient avec une grande rapidité. Des recherches précises faites par *Buchner* et *Riedlin* ont démontré qu'en dix heures, un seul microbe cholérique pouvait engendrer un milliard de microbes semblables à lui. Les microbes agissent sur nos tissus de deux manières : 1° par eux-mêmes ; 2° par leurs produits de sécrétion.

1° *Les microbes agissent par eux-mêmes.* — En effet, ils empruntent aux tissus qu'ils envahissent les éléments nécessaires à leur alimentation, et se comportent, en somme, vis-à-vis d'eux comme vis-à-vis des milieux de culture artificiels. Les cellules fixes et surtout les cellules migratrices subissent presque immédiatement le contre-coup de leur présence. Dans une première phase, ces cellules sont irritées, et cette irritation se traduit histologiquement par des figures de karyokinèse, indices de la multiplication des cellules malades. Mais, la vitalité cellulaire s'émoussant, les éléments ne peuvent plus résister à l'influence microbienne, ils subissent la dégénérescence graisseuse, ou colloïde, et bientôt se mortifient, livrant la place aux microbes qui vont envahir des cellules demeurées saines. L'altération cellulaire fait ainsi la tache d'huile, elle devient finalement considérable et étendue. C'est surtout dans les espaces du tissu conjonctif et dans les voies lymphatiques que se manifestent les altérations cellulaires que nous venons de décrire.

2° *Les microbes agissent encore sur nos tissus par leurs produits de sécrétion ou diastases.* — Leurs effets destructeurs, suivant certains auteurs, seraient même dus surtout à ce dernier mode d'action. Ces *diastases ou ptomaïnes*, souvent très toxiques, ont sur l'organisme une action délétère très évidente. Pour avoir une preuve du fait que nous avançons, nous rappellerons une expérience, célèbre entre mille, faite par *MM. Roux et Yersin* avec la ptomaïne sécrétée par le *microbe de Löffler* dans la diphtérie. Ces auteurs ont filtré sur des filtres de porcelaine des bouillons de culture du microbe de Löffler, de façon à séparer le microbe de ses produits de sécrétion ; ils ont recueilli le liquide pur de tout microbe et l'ont inoculé à des animaux qui présentèrent, après l'inoculation, des accidents très graves, malgré l'absence du microbe pathogène.

D'autres faits du même ordre ont été observés avec d'autres ptomaïnes, et toutes ces observations ont marqué un progrès réel dans les expériences bactériologiques.

MM. Charrin et Roger ont pu établir quelle était l'action précise des ptomaïnes sur l'organisme.

Comme nous le verrons bientôt, nous résistons aux microbes surtout par le *phagocytisme* et par *l'état bactéricide*. Ces deux moyens de résistance s'exercent grâce à la diapédèse des globules blancs.

Les diastases sécrétées par les microbes empêchent précisément la diapédèse, non pas en agissant directement sur les leucocytes, mais en paralysant le centre vaso-dilatateur. Les vaisseaux lymphatiques et sanguins paralysés ne se laissent plus traverser par les leucocytes, et, du même coup, les microbes sont soustraits à la phagocytose.

A côté des diastases qui s'opposent à la diapédèse, il en est d'autres qui la favorisent. Souvent le même microbe sécrète des diastases qui, bien que douées d'actions contraires, contrarient mutuellement leurs effets et finissent par rendre le phagocytisme absolument impossible. Ces faits, d'observation pure, nous expliquent pourquoi les diastases et les ptomaïnes n'agissent pas nécessairement au point inoculé, mais retentissent sur tout l'organisme en troublant profondément l'état général des malades.

Tels sont les effets que produisent sur l'organisme les microbes et leurs diastases : nous devons cependant, en terminant, dire quelques mots des *diastases vaccinantes*. En modifiant dans des conditions déterminées les cultures de certains microbes, par la stérilisation, par exemple, comme l'a fait M. Charrin pour le bacille pyocyanique, on peut obtenir des liquides qui, injectés dans l'organisme, y déterminent une sorte d'immunité contre les attaques ultérieures du microbe. D'après M. Bouchard, les sécrétions produisent alors *l'état bactéricide* dans les tissus, elles n'empêchent pas la diapédèse et mettent l'organisme dans de bonnes conditions pour résister à une infection microbienne nouvelle et de même nature.

Il est à remarquer cependant que certains microbes, tout en se créant une immunité dans un tissu, favorisent l'infection par une autre espèce microbienne. C'est ainsi que, chez le lapin, le *micrococcus prodigiosus* favorise par sa présence le développement ultérieur du *bacillus chauvœi* (microbe du charbon symptomatique).

Résistance de l'organisme. — L'organisme résiste à l'infection microbienne principalement de deux façons : 1° par le *phagocytisme;* 2° par *l'état bactéricide*. 1° Le *phagocytisme* est la propriété qu'ont certaines cellules d'absorber les microbes et de les rendre moins virulents. Chez les animaux vertébrés, il s'accomplit surtout par les leucocytes et accessoirement par quelques cellules fixes des tissus. Le premier résultat de l'irritation microbienne, c'est le passage des leucocytes à travers les parois vasculaires, la diapédèse, parfaitement décrite par Cohnheim. Aux points irrités, surtout dans les espaces du tissu conjonctif, s'accumulent les leucocytes. Il s'établit alors une lutte entre eux et les microbes. Les leucocytes absorbent les agents infectieux, les incorporent dans leur protoplasma et les entraînent loin du foyer infecté, tout en leur faisant subir des dégénérescences. Ceci nous explique pourquoi des microbes peuvent se retrouver dans les profondeurs des tissus lymphoïdes, dans les tissus épithéliaux, dans le sang, bien qu'ils n'existent pas normalement dans ces milieux. Ils ont été entraînés par les leucocytes. S'il survient chez le malade une altération locale ou générale, la résistance des leucocytes s'amoindrit, le phagocytisme ne s'accomplit plus normalement, l'infection microbienne domine la scène. Ainsi se trouve expliqué le rôle du froid, du surmenage, de l'épuisement et de toutes les causes occasionnelles qui, avant les études bactériologiques, étaient considérées comme les agents principaux des maladies. Nous comprenons aussi l'expression nouvelle introduite dans la science médicale, la *réceptivité* de l'organisme ; un organisme est en état de *réceptivité,* quand il n'est pas en mesure de lutter, par le phagocytisme, contre les microbes qui l'envahissent.

2° L'*état bactéricide* est créé dans les tissus par des modifications chimiques et dynamiques survenues dans les éléments anatomiques, modifications qui n'amènent pas fatalement la mort des microbes inoculés, mais qui s'opposent à la rapidité de leur croissance et à leur multiplication. L'*état bactéricide* est créé normalement par la première atteinte d'une maladie infectieuse ; il y a alors immunité acquise. Les milieux organiques ne sont plus susceptibles de fournir aux mêmes agents infectieux le même terrain de développement. On sait depuis longtemps déjà que la variole et la fièvre typhoïde ne récidivent généralement pas chez le même individu; c'est parce que leur première atteinte crée l'état bactéricide.

L'immunité peut être créée encore par les inoculations vaccinales. On inocule alors à des individus sains des cultures de microbes atténuées : les microbes ne possèdent plus alors ni par eux-mêmes, ni par leurs diastases, la même action destructive. Ils agissent plus lentement, n'empêchent pas la diapédèse, et par suite permettent au phagocytisme de s'accomplir.

Si nous avons tant insisté sur tous ces faits, sans crainte même de nous répéter, c'est qu'ils nous permettent d'envisager à un point de vue plus élevé la pathogénie des maladies, l'*infection.* Tout se réduit en somme à une lutte entre l'organisme et le microbe, et l'effort du médecin doit être d'augmenter la résistance de son malade aux agents infectieux.

Non seulement nous trouvons dans les études bactériologiques l'explication des *infections;* mais elles servent encore de bases aux *théories vaccinales* qui jouent aujourd'hui un si grand rôle dans la pathologie, et qui préoccupent justement les savants. La découverte de la vaccine par Jenner, bien que très antérieure à la bactériologie, est le type des inoculations vaccinales. De nos jours, Pasteur s'est immortalisé par le vaccin du charbon et par le traitement de la rage. Koch, en Allemagne, après avoir, en 1882, découvert le bacille de la tuberculose, a fait récemment de louables efforts, qui malheureusement n'ont pas été couronnés de succès, dans le but de découvrir le vaccin de cette terrible maladie.

Classification des microbes.

La plus complète, la plus rationnelle des classifications doit être considérée comme une ébauche, parce que l'étude des micro-organismes est encore peu avancée.

Les premiers savants qui se sont occupés des micro-organismes, comme Ehrenberg, etc., les avaient divisés, uniquement d'après leur forme et leur aspect, en *bactérium,* filaments rigides, *vibrio,* filaments flexibles, et *spirillum,* filaments en hélice.

En 1872, Kohn publia une classification et divisa les microbes en quatre *tribus :* 1° les *sphérobactéries,* ou bactéries sphériques, ne renfermant que le genre *micrococcus ;* 2° les *microbactéries,* courts bâtonnets, comprenant le genre *bactérium ;* 3° les *desmobactéries,* bactéries filamenteuses, embrassant les genres *bacillus* et *vibrio ;* 4° les *spirobactéries,* bactéries spiralées, avec les genres *spirillum* et *spirochœte.*

Plus tard, Zopf forma des familles.

Classification de Zopf.

Bactéries.

1° *Coccacées.* 5 genres	2° *Bactériacées.* 6 genres	3° *Leptothricées.* 4 genres	4° *Cladothricées.* 1 genre
1° Streptococcus.	1° Bacterium.	1° Leptothrix.	1° Cladothrix.
2° Micrococcus.	2° Spirillum.	2° Beggiatoa.	
3° Merismopedia.	3° Vibrio.	3° Crenothrix	
4° Sarcina.	4° Leuconostoc.	4° Phragmidiothrix.	
5° Ascococcus.	5° Bacillus.		
	6° Clostridium.		

M. Macé adopte aujourd'hui la classification suivante comme la plus rationnelle.

Il admet trois familles divisées chacune en genres.

1re famille, les *coccacées*, comprenant les bactéries sphériques, se reproduisant par division, quelquefois par spores.

2e famille, les *bactériacées*, embrassant tous les microbes en bâtonnets, en cylindres, ou en filaments.

3e famille, les *beggiatoacées*, formée par des bâtonnets ou des filaments à partie basilaire, souvent fixe, et à sommet libre. Des corps arrondis, probablement des spores, se forment au centre de ces éléments.

a. La famille des *coccacées* se divise en 4 genres : 1° *micrococcus* ; 2° *sarcina* ; 3° *ascococcus* ; 4° *leuconostoc*.

Les micrococcus sont des éléments sphériques, isolés ou réunis en petit nombre ou en chapelets.

Les sarcina forment des amas cubiques, provenant de la division qui se fait en trois directions.

Les ascococcus sont des éléments en colonies massives, entourées d'épaisses enveloppes de gelée.

Les leuconostoc sont des éléments disposés en chaînes et enveloppés d'une gaine de gelée.

b. La famille des *bactériacées* se divise également en 4 genres : 1° *bacillus* ; 2° *spirillum* ; 3° *leptothrix* ; 4° *cladothrix*.

Le bacillus est un bâtonnet court et trapu.

Le spirillum est un élément courbé, formant souvent une spirale à plusieurs tours.

Le leptothrix est un filament droit, souvent très long.

Le cladothrix est un filament disposé en fausse ramification et possédant de vraies spores.

c. La famille des *beggiatoacées* comprend deux genres : 1° *beggiatoa* ; 2° *crenothrix*.

Le beggiatoa est un filament sans gaine de gelée.

Le crenothrix est formé de filaments avec une gaine gélatineuse.

Nous le répétons, cette classification, qui répond à l'état actuel de nos connaissances, ne saurait être considérée comme définitive.

Division des genres de la famille des coccacées.

A. Le genre *micrococcus* comprend des espèces pathogènes, des espèces chromogènes et des espèces ferments.

Les pathogènes ont été rencontrées dans les maladies de

l'homme et des animaux, les chromogènes produisent des pigments, les dernières occasionnent des fermentations. Cette division est la plus simple aujourd'hui, mais elle pourrait être modifiée demain.

1° Espèces pathogènes. — Les espèces pathogènes de micrococcus sont : a, le *m.* ou *staphylococcus pyogenes aureus* de Rosenbach ; b, le *m.* ou *staphylococcus pyogenes albus* de Rosenbach ; c, le *m.* ou *staphylococcus pyogenes citreus* de Passet ; d, le *m.* ou *staphylococcus pyogenes* de Rosenbach ; e, le *m. pyogenes tenuis* de Rosenbach ; f, le *m.* ou *staphylococcus cereus albus* de Passet ; g, le *m.* ou *staphylococcus cereus flavus* de Passet ; h, le *m. viridis flavescens* de Guttmann ; i, le *m.* ou *staphylococcus erysipelatis* de Fehleisen ; j, le *m. du clou de Biskra* de Duclaux ; k, le *m. pneumoniæ,* ou *pneumococcus* de Friedländer, ou *diplococcus pneumoniæ ;* l, le *m. Pasteuri* de Sternberg, ou *pneumococcus* de Fränkel, ou *pneumobacillus ;* m, le *m. intracellularis meningitidis* de Weichselbaum ; n, le *m. tetragenus* de Gaffky ; o, le *m. gonorrheæ* de Neisser, ou *gonococcus ;* p, le *m. lacteus faviformis* de Bumm ; q, le *m. subflavus* de Bumm, ou *diplococcus jaune blanc ;* r, le *m. albicans amplus* de Bumm ; s, le *m. albicans tardissimus* de Bumm ; t, le *m. citreus conglomeratus* de Bumm ; u, le *m. hœmatodes* de Babès ; v, le *m. fœtidus* de Rosenbach ; x, le *m. de calvans* de Thin ; y, le *m. choleræ gallinarum* de Pasteur ; z, le *m. poittacé* de Wolff ; enfin, le *m. bombycis* de Béchamp (microzyma), le *m. de la mammite contagieuse de la vache* de Nocard et Mollereau, le *m. de la mammite gangréneuse de la brebis* de Nocard, le *m. de la tuberculose zoogléique* de Malassez et Vignal ; le *m. de la septicémie consécutive au charbon* de Charrin ; le *m. diphtericus* de Kohn ; le *m. de la scarlatine, de la variole, de la rougeole, de la fièvre jaune, de la rage,* etc., etc.

2° Espèces chromogènes. — Les espèces chromogènes de micrococcus sont : a, le *m. prodigiosus* de Ehremberg ; b, le *m. fulvus* de Kohn ; c, le *m. roseus* de Flügge ; d, le *m. cinabarreus* de Flügge ; e, le *m. accrautiacus* de Schröter ; f, le *m. lecteus* de Schröter ; g, le *m. ochroleucus* de Prove ; h, le *m. flavus liquefaciens* de Flügge ; i, le *m. flavus desidens* de Flügge ; j, le *m. flavus tardigradus* de Flügge ; k, le *m. diffluens* de Schrötter ; l, le *m. versicolor* de Flügge ; *m,* le *m. cyaneus* de Schrötter ; n, enfin, le *m. pseudocyaneus* de Kohn.

3° Espèces ferments, ou à action indifférente. — Ces espèces sont, dans l'état actuel de la science, au nombre de sept : a, le *m. ureus* de Van Tieghen ; b, le *m. nitrificans* de Van Tieghen ; c, le *m. oblongus* de Boutroux ; d, le *m. viscosus* de Pasteur ; e, le *m. aquatilis* de Meade Bolton ; f, le *m. viticulosus* de Flügge ; g, enfin, le *m. candicans*.

B. Le genre *Sarcina*, créé par Goodsir, comprend un petit nombre d'espèces. Les *sarcines* ne sont, en somme, qu'une agglomération de micrococcus.

On connait la *s. ventriculi* de Goodsir, la *s. lutea* de Schröter, la *s. orantiaca* de Koch, la *s. pulmonum* de Hauser, la *s. aurea* de Macet, la *s. intestinalis* de Zopf, la *s. rosea* de Schröter, et la *s. paludosa* du même.

C. Le genre *Leuconostoc*, créé par Van Tieghen, comprend une seule espèce, le *Leuconostoc mesenteroïdes* de Cienkowsky. Les zooglées de cette espèce forment des masses de la grosseur d'une noisette et même du poing ; on les appelle en France *gomme de sucrerie*, et en Allemagne, *frai de grenouille*.

D. Le genre *Ascococcus*, nom créé par Billroth, ne comprend également qu'une espèce, l'*ascococcus Billrothi*, qu'on rencontre dans l'eau de viande putréfiée.

Division des genres de la famille des Bactériacées.

A. Le genre *Bacillus* comprend les mêmes groupes que le genre *Micrococcus*, c'est-à-dire des espèces pathogènes, des espèces chromogènes, et des espèces ferments.

1° **Espèces pathogènes.** — Les espèces pathogènes sont : a, le *b. antracis* de Davaine, ou *bactéridie charbonneuse* ; b, le *b. tuberculoses* de Koch ; c. le *b. lepræ* de Hansen ; d, le *b. typhosus* d'Eberth, ou *b.* typhique ; e, le *b. septicus* de Pasteur, ou vibrion septique ; f, le *b. Chauvei*, ou b. du chardon symptomatique ; g, le *b. mallei* de Löffler, ou b. de la morue ; h, le *b. diphteriæ* de Löffler ; i, le *b. du tétanos* ; j, le *b.* du rouget du porc de Löffler ; k, le *b. de la pneumo-antérite* du porc ; l, le *b. salivarius spepeticus* de Biondi ; m, le *b. crassus sputigenus* de Kreibohm ; n, le *b. pseudo-pneumonicus* de Passet ; o, le *b pneumonicus agilis* de Schou ; p, le *b. coli commune* d'Escherich ; q, le *b. lactis aerogenes* d'Escherich ; r, le *b. de la dysenterie épidémique* de Chantemesse et Widal ; s, le *b. de la diarrhée verte infantile* de Lesage ; t, le *b. Neapolitanus* d'Emmerich ; u, le *b. cavicida* de Brieger ; v, le *b. coprogenes fœtidus* de Schottelius ; x, le *b. subtiliformis* de Bienstock ; y, le *b. similis*, le *b. albuminis* et le *b. Bienstokii* de Bienstock ; z, le *b. pyogenes fœtidus* de Passet ; et enfin les *b. saprogenes* I, II et III de Rosenbach, le *b. oxytocus perniciosus*, le *b. septicus agrogenus*, le *b. pyo-*

cyaneus de Gessard ou *b. du pus bleu*, les *b. indicus et muricepticus* de Koch, etc., etc.

2° **Espèces chromogènes.** — Les principales espèces chromogènes sont : le *b. syncyanus* d'Ehrenberg, le *b. cœruleus* de Smith, le *b. violaceus* de Schröter, le *b. janthinus* de Zopf, le *b. chlorinus* d'Engelmann, le *b. viridis* et le *b. virens* de Van Tieghen, etc., etc.

3° **Espèces ferments.** — Voici les principales espèces : le *b. aceti* de Kützing, le *b. pastorianus* de Hansen, le *b. lacticus* et le *b. butyricus* de Pasteur, le *b. caucasicus* de Kern, le *b. tenuis* et le *b. filiformis* de Duclaux, etc., etc.

B. Le genre *Spirillum*, mot créé par Ehrenberg, comprend : le *sp. choleræ* de Koch, ou *b. du choléra*, ou *b. virgule* ; le *sp. Finckleri* ; le *sp. sputigenum* de Lewis ; le *sp. tyrogenum* de Deneke ; le *sp. Obermeyeri* de Cohn ; le *sp. rugula* de Müller ; le *sp. buccale* de Cohn ; le *sp. plicatile* d'Ehrenberg ; le *sp. serpens* de Müller ; le *sp. du mucus nasal*, etc., etc.

C. Le genre *Leptothrix* comprend le *b. bucalis* de Ch. Robin, la seule espèce connue.

D. Le genre *Cladothrix* ne comprend également qu'une seule espèce, le *c. dichotoma*.

Division des genres de la famille des Beggiatoacées.

A. Le genre *Beggiatoa* comprend le *b. alba* de Vaucher, le *b. nivea* de Barenhorst, le *b. arachnoïdea* d'Agardh, le *b. leptomitiformis* de Trévisan, le *b. mirabilis* de Cohn, et le *b. roseo-persicina* de Zopf.

B. Le genre *Crenothrix* est formé par l'unique espèce du *c. Kuhniana*.

Il nous est impossible de faire même une simple énumération des nombreux microbes. Il y a encore les innombrables bactéries de l'air, de l'eau, du sol et du corps humain.

TROISIÈME PARTIE

DE L'OSTÉOLOGIE

Nous renvoyons le lecteur au chapitre *Système osseux*, dans lequel nous avons traité de tout ce qui est relatif aux os en général. Nous allons procéder immédiatement à la description des diverses parties du squelette, après avoir indiqué aux élèves la méthode qu'ils doivent suivre ordinairement dans la description d'un os, soit dans les examens, soit dans les concours.

On voit des élèves posséder des connaissances anatomiques assez étendues, et ne savoir pas s'exprimer. Il faut s'habituer au *langage anatomique* ; c'est pour cela que nous avons pris l'habitude, dans nos cours, de faire parler les élèves et de les engager à se réunir pour étudier. L'anatomie est une science qu'on *étudie* surtout dans les livres et dans les amphithéâtres ; mais pour *parler cette science*, il faut de toute nécessité entendre le langage anatomique dans les cours ou le parler soi-même.

Les figures d'anatomie ne peuvent qu'aider l'élève qui étudie les os ; il est indispensable qu'il tienne entre ses mains l'os dont il suit la description.

Méthode générale de description d'un os.

1° Nom.
2° Espèce (long, plat ou court).
3° Pair ou impair.
4° Position.
5° Situation.
6° Direction.
7° Forme.
8° Volume.
9° Densité.
10° Dimensions.
11° Division ; exemples : sternum, os coxal.
12° Régions, faces, corps, extrémités.
13° Rapports.
14° Conformation intérieure.
15° Structure.
16° Développement.
17° Variétés anatomiques.

Ce plan, facile à suivre, est la base de toute description d'os. Nous allons dire quelques mots des expressions qui pourraient embarrasser un élève.

Position. — Quelques auteurs conseillent de placer l'os à décrire en face de soi, comme s'il appartenait à un squelette qu'on aurait sous les yeux. L'expérience nous a appris qu'un élève se rend plus facilement compte de la position d'un os isolé, en le plaçant dans la position qu'il occupe sur lui-même : il en suit ainsi beaucoup plus facilement les détails de la description.

Pour mettre un *os impair* en position, il suffit de mettre deux de ses parties en rapport avec *deux* plans du squelette *qui ne soient pas opposés l'un à l'autre*. Ainsi, par exemple, on met le sacrum en position en plaçant sa face concave *en avant* et son sommmet *en bas*, c'est-à-dire qu'on met la face concave en rapport avec le plan antérieur du squelette et son sommet avec le plan inférieur. On comprend que si nous avions nommé deux plans opposés du squelette, l'*antérieur* et le *postérieur*, par exemple, l'os ne se serait point trouvé en position, la position de la face antérieure de l'os entraînant naturellement celle de la face postérieure. Il serait donc absurde de dire : je place en avant la face concave et en arrière la face opposée.

S'il s'agit d'un *os pair*, les mêmes règles persistent, et il faut avoir soin de mettre une partie de l'os en rapport avec un troisième plan du squelette, afin de distinguer cet organe de celui du côté opposé. Ainsi, pour mettre le fémur en position, on dira : je place l'extrémité coudée *en haut*, la partie saillante du coude *en dehors*, et le bord rugueux du corps de l'os *en arrière*.

Direction. — Les élèves se trouvent souvent embarrassés quand ils doivent indiquer la direction d'un os. Pour la faire comprendre, on suppose habituellement le squelette placé dans une caisse fermée, et divisé en deux parties par un plan vertical et médian qui le partagerait d'avant en arrière en deux moitiés Le plan de la caisse situé en avant du squelette forme le plan *antérieur* ; le plan qui se trouve en arrière forme le plan *postérieur* ; les plans *externes* sont constitués par les côtés de la caisse. Les extrémités représentent les plans *supérieur* et *inférieur*. On appelle plan *médian* ou *interne* le plan fictif qui diviserait d'avant en arrière le squelette en deux parties égales. Tout organe placé près du plan médian est dit *interne* par rapport à un autre plus rapproché du plan latéral ; on dit que ce dernier est *externe*. Jamais les mots *interne* et *externe* ne doivent être employés comme synonymes d'*intérieur* et d'*extérieur* ; ceux-ci sont usités pour les parties pourvues d'une cavité.

Certains os et autres organes ont une direction simple. Ainsi, ils peuvent être verticaux. On dit alors qu'ils sont dirigés *de haut en bas* ou *de bas en haut*. Ils peuvent être horizontaux, et en ce cas être dirigés *d'avant en arrière*, c'est-à-dire du plan antérieur vers le plan postérieur ; ou dirigés *de dedans en dehors*, c'est-à-dire du plan interne ou médian vers le plan externe.

La direction peut ne pas être aussi simple. Supposons, par exemple, qu'un os long vertical, comme nous l'avons supposé plus haut, présente son extrémité supérieure inclinée un peu en dehors, ainsi qu'on le voit au fémur : on dit alors que l'os est dirigé obliquement *de haut en bas* et *de dehors en dedans*. Si l'extrémité supérieure, au lieu d'être inclinée en dehors, était inclinée en arrière, comme on le voit au sternum, on dirait alors que l'os est dirigé obliquement *de haut en bas* et *d'arrière en avant*.

La direction peut être encore plus compliquée. Si l'extrémité supérieure de l'os est inclinée du côté du plan externe et en même temps du côté du plan postérieur, c'est-à-dire en dehors et en arrière, on dit que l'organe est dirigé obliquement de haut en bas, d'arrière en avant et de dehors en dedans. Cela veut dire que l'une des extrémités est *supérieure*, *externe* et *postérieure*, c'est-à-dire rapprochée des trois plans de même nom, par rapport à l'autre extrémité qui est *inférieure, interne* et *antérieure*. Il faut, dans cette énumération, revenir constamment au point de départ ; nous nous ferons mieux comprendre par un exemple. Ainsi l'humérus est dirigé de *haut* en bas, d'*arrière* en avant, de *dehors* en dedans. Les mots « haut, arrière et dehors » sont le point de départ de chacune des trois directions et se rapportent à l'extrémité supérieure.

ARTICLE PREMIER.

TÊTE.

La tête est composée de vingt-deux os, non compris les osselets de l'ouïe : huit constituent le crâne, quatorze forment la face.

Préparation des os de la tête. — On prend la tête d'un adolescent ; à cet âge, les sutures ne sont pas encore ossifiées.

Premier procédé. — La tête ayant été dépouillée de ses parties molles et blanchie (ce qui demande plusieurs mois de préparation), remplissez le crâne de haricots secs ; bouchez le trou occipital et mettez la tête dans l'eau chaude. Les haricots se gonflent, distendent les parois du crâne et font éclater les sutures, de sorte qu'il devient facile de séparer les os.

Second procédé. — Ce procédé, moins simple, s'accompagne moins fréquemment de fracture des os. Il consiste à prendre une tête ayant macéré plusieurs semaines dans l'eau, et à ébranler les diverses parties osseuses au moyen des doigts et de petites tenailles. On se sert avantageusement, comme levier, d'un ciseau que l'on introduit entre les sutures. On commence généralement par les os malaires, ensuite on désarticule, en y mettant du temps et de la patience, les petits os de la face qui constituent la mâchoire supérieure; puis on enlève le frontal, l'ethmoïde, les pariétaux, les temporaux, et l'on termine en séparant l'occipital et le sphénoïde.

§ 1. — Crâne.

Le crâne est composé de huit os. Quatre impairs : frontal, ethmoïde, sphénoïde, occipital ; deux pairs : les pariétaux, les temporaux.

Caractères généraux des os du crâne.

Les os de la voûte du crâne sont des os plats ; leur substance spongieuse, appelée *diploé*, est comprise entre deux lames de substance compacte qu'on appelle les *tables interne* et *externe*. La table interne, qui regarde la cavité crânienne, est plus fragile et plus mince que l'autre ; c'est pour cela qu'on l'a appelée *lame vitrée*.

L'épaisseur de la voûte des os du crâne est de 5 millimètres en moyenne ; sur les parties latérales, elle n'offre plus que 3 et même 2 millimètres.

Les os de la base sont irréguliers et anfractueux.

Les parties les plus minces des parois du crâne sont : la partie antérieure de la fosse temporale, la voûte de l'orbite, les fosses occipitales.

Les parois du crâne sont percées de trous à travers lesquels passent des vaisseaux et des nerfs : ces trous traversent de part en part les différents os, ou bien, ce qui est plus rare, ils sont situés dans les sutures.

Lorsqu'on regarde l'intérieur d'un crâne, on y voit, indépendamment des trous : 1° sur les parties latérales, des gouttières dirigées en arrière et en haut, élégamment ramifiées et destinées à loger les divisions des artères et des veines méningées moyennes ; 2° sur presque tous les points de la cavité crânienne, des saillies en forme de mamelons et des dépressions qui semblent avoir été faites avec la pulpe des doigts, saillies et dépressions connues sous le nom d'*éminences mamillaires* et d'*impressions digitales* ; 3° sur la base du crâne, sur la ligne médiane de la voûte et à la partie postérieure, des gouttières destinées à loger les *sinus* de la dure-mère dont elles portent le nom.

La surface intérieure des os du crâne adhère à la dure-mère surtout à la base où cette membrane prend de fortes insertions, surles saillies osseuses, sur les sutures et sur les trous dans lesquels elle se prolonge.

L'adhérence de la voûte est moins forte. Il en résulte qu'on peut, sur le vivant, enlever des rondelles osseuses sans léser la dure-mère, c'est la *trépanation*. Dans ces derniers temps, pour permettre au cerveau comprimé de prendre un certain degré d'extension chez les enfants arriérés, presque idiots, le professeur Lannelongue a même enlevé un long fragment de la voûte crânienne dépassant douze centimètres en longueur et un centimètre en largeur. Cette opération, qui n'offre pour ainsi dire pas de danger, c'est la *crâniectomie*.

I. — Frontal ou coronal.

Position. — Placez *en avant* la surface convexe, *en bas* la surface qui présente à la partie moyenne une grande échancrure.

Os impair, médian, symétrique, situé à la partie antérieure du crâne ; il présente à étudier trois faces et trois bords.

Face antérieure. — Convexe ; elle présente sur la ligne médiane, et de bas en haut, la *bosse frontale moyenne*, ou *bosse nasale*, ou *glabelle* et la *suture frontale*, ou *suture métopique*, qui disparait chez l'adulte. Cette suture est formée par la réunion des deux parties qui forment le frontal chez les jeunes sujets.

Sur les côtés, on trouve une bosse, *bosse frontale*, dont la saillie est souvent en rapport avec un certain développement de l'intelligence. Au-dessus de cette bosse, la face antérieure est lisse et se porte, en fuyant, en haut et en arrière ; au-dessous, il existe une gouttière ; plus bas, une saillie décrivant une courbe à concavité inférieure : c'est l'*arcade sourcilière*, qui donne insertion par sa partie interne au muscle sourcilier. Toutes ces parties sont recouvertes par le muscle frontal et l'aponévrose épicrânienne.

De chaque côté de la face antérieure, on trouve une surface triangulaire allongée, à sommet supérieur, faisant partie de la fosse temporale, donnant attache au muscle temporal, et séparée du reste de la face antérieure par une ligne rugueuse qui se confond avec celle qui limite de tous côtés la fosse temporale. C'est la *facette temporale* du frontal.

Face postérieure. — On y trouve, sur la ligne médiane, de bas en haut : le *trou borgne*, qui loge une expansion de la dure-mère ; 2° la *crête frontale* ou *coronale*, de 3 à 4 centimètres de longueur, pour l'insertion de la faux du cerveau ; 3° le commencement de la *gouttière longitudinale supérieure*. On trouve au-dessous du trou borgne une large échancrure, *échancrure ethmoïdale*, qui s'articule avec l'ethmoïde.

De chaque côté de la ligne médiane, il existe : 1° une dépression, *fosse frontale*, dont la profondeur est le plus souvent en

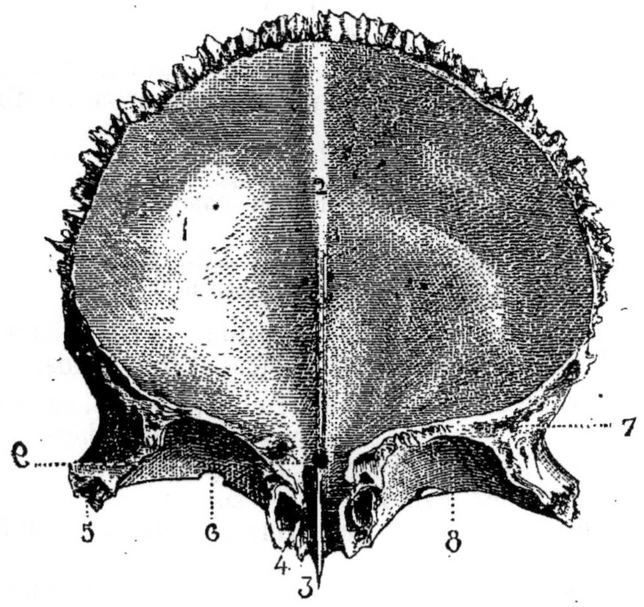

FIG. 231. — Frontal vu par sa face postérieure.

1. Fosse frontale. — 2. Origine de la gouttière longitudinale supérieure. — 3. Épine nasale du frontal. — 4. Apophyse orbitaire interne. — 5. Apophyse orbitaire externe. — 6. Trou sus-orbitaire, existant souvent à l'état d'échancrure. — 7. Surface articulaire pour la grande aile du sphénoïde. — 8. Voûte orbitaire. — 9. Trou borgne, au-dessous de la crête frontale.

rapport avec la saillie des bosses frontales ; 2° une saillie au-dessous, *bosse orbitaire*, formée par une paroi osseuse très mince. Cette face est parsemée dans toute son étendue d'éminences mamillaires et d'impressions digitales, beaucoup plus marquées sur la bosse orbitaire.

Face inférieure. — Elle présente : 1° sur ses parties latérales, la voûte de l'orbite, triangulaire, lisse, pourvue d'une fossette à sa partie externe, *fossette lacrymale*, destinée à loger la glande lacrymale, et d'une petite dépression à la partie interne et antérieure, aux extrémités de laquelle s'attache la partie cartilagineuse du muscle grand oblique de l'œil ; 2° sur la ligne médiane, l'*échancrure ethmoïdale*, s'articulant avec l'ethmoïde.

A la partie antérieure de l'échancrure ethmoïdale, on trouve des rugosités et une épine appartenant au bord antérieur. Les parties latérales de cette échancrure présentent des demi-cellules qui s'articulent avec celles de l'ethmoïde, et à la partie antérieure avec l'os unguis; on y trouve aussi les orifices des sinus frontaux et deux gouttières transversales qui se réunissent à des gouttières semblables de l'ethmoïde, pour former de chaque côté les deux *trous orbitaires internes,* étendus de la cavité crânienne à l'orbite.

Bord supérieur. — Dentelé, épais, articulé avec le bord antérieur du pariétal, il est taillé en biseau aux dépens de la table interne en haut, aux dépens de la table externe en bas, où il est plus mince; il décrit une courbe concave inférieurement.

Bord antérieur. — Il offre, sur la ligne médiane, la partie antérieure de l'échancrure ethmoïdale. On y trouve un prolongement, *épine nasale supérieure,* s'articulant en avant avec les os propres du nez; en arrière, sur la ligne médiane, avec la lame perpendiculaire de l'ethmoïde, et concourant de chaque côté à la formation de la voûte des fosses nasales.

Les rugosités très prononcées, qui sont situées à la partie antérieure de l'échancrure, s'articulent, en dedans avec les os propres du nez, et en dehors avec l'apophyse montante du maxillaire supérieur.

Sur les parties latérales, on voit *l'arcade orbitaire,* bord osseux lisse, concave inférieurement, épais en dedans, mince et tranchant en dehors. Elle est limitée en dedans et en dehors par deux saillies, *l'apophyse orbitaire interne,* qui s'articule avec l'unguis, et *l'apophyse orbitaire externe,* qui s'articule avec l'os malaire.

A la partie interne de l'arcade orbitaire, il existe tantôt un trou, *trou sus-orbitaire,* tantôt une échancrure, pour le passage du nerf sus-orbitaire et de l'artère sus-orbitaire. Un peu en dedans du trou sus-orbitaire, il existe une échancrure, convertie rarement en trou, pour le passage du nerf frontal interne et des vaisseaux qui l'accompagnent.

Bord postérieur. — Mince et tranchant, le bord postérieur n'existe pas sur la ligne médiane, où l'on trouve l'échancrure ethmoïdale. De chaque côté, ce bord est taillé en biseau aux dépens de la table interne, pour s'articuler avec les petites ailes du sphénoïde.

Aux extrémités de ce bord, on trouve une facette triangulaire très rugueuse et très large. Cette facette, qui s'articule avec une facette semblable de la grande aile du sphénoïde, est le point de réunion des trois bords de l'os qui se rendent à chacun de ses angles. Le bord supérieur se porte à l'angle externe, le bord postérieur à l'angle interne, et le bord antérieur à l'angle antérieur.

Développement. — Du quarantième au quarante-cinquième jour de la vie embryonnaire, on voit apparaître *deux points d'ossification* symétriques au niveau des arcades orbitaires. De ces points on voit rayonner des aiguilles osseuses dans toutes les directions. Vers la ligne médiane, à deux mois, elles se rencontrent et forment la partie inférieure de la *suture frontale*.

Les deux moitiés de l'os se serrent de plus en plus, mais elles sont séparées en haut par un espace angulaire qui formera l'angle inférieur de la *fontanelle antérieure*. La suture frontale s'ossifie ordinairement dans les premières années qui suivent la naissance, mais quelquefois elle persiste pendant toute la vie.

Cet os est creusé, à sa partie inférieure et médiane, de deux cavités, *sinus frontaux*, qui se montrent entre six et treize ans, et qui deviennent souvent très considérables chez les vieillards. Ces cavités sont ordinairement séparées par une cloison médiane; elles sont en communication avec le méat moyen des fosses nasales par l'intermédiaire de l'infundibulum de l'ethmoïde.

Un prolongement de la muqueuse pituitaire tapisse la surface de ces cavités.

Le frontal s'articule avec douze os : les deux pariétaux, le sphénoïde et l'ethmoïde, du côté du crâne; les malaires, les unguis, les maxillaires supérieurs et les os propres du nez, du côté de la face.

Pathologie.

1° Dans le *coryza* intense, la muqueuse des sinus est quelquefois affectée, ce qui explique la céphalalgie frontale qui existe dans ce cas. 2° Lorsque la muqueuse des sinus vient à *suppurer*, le pus s'écoule par l'infundibulum de l'ethmoïde et pénètre dans les fosses nasales par le méat moyen. 3° Des *tumeurs fibreuses* peuvent prendre naissance sur les parois des sinus frontaux ou y pénétrer par les fosses nasales; dans ce dernier cas, ce sont des prolongements de polypes fibreux naso-pharyngiens. 4° On y trouve quelquefois des *tumeurs osseuses*, exostoses éburnées, différentes des exostoses ordinaires en ce qu'elles ne sont pas en continuité avec le tissu osseux, et qu'elles se développent dans la fibro-muqueuse qui tapisse les sinus frontaux. 5° Dans les *chutes sur la région du sourcil*, la partie externe tranchante de l'arcade orbitaire fait une section nette à la peau, de dedans en dehors, section que l'on prendrait volontiers pour une blessure d'instrument tranchant (important en médecine légale).

II. — Ethmoïde.

Position. — Placez *en avant* et *en haut* l'apophyse qui a la forme d'une crête.

Os impair, médian, symétrique, situé à la base du crâne, en arrière du frontal, en avant du sphénoïde, au-dessus des fosses nasales, entre les cavités orbitaires.

Cet os est formé de deux parties distinctes : 1° la *partie médiane* ; 2° les *masses latérales*.

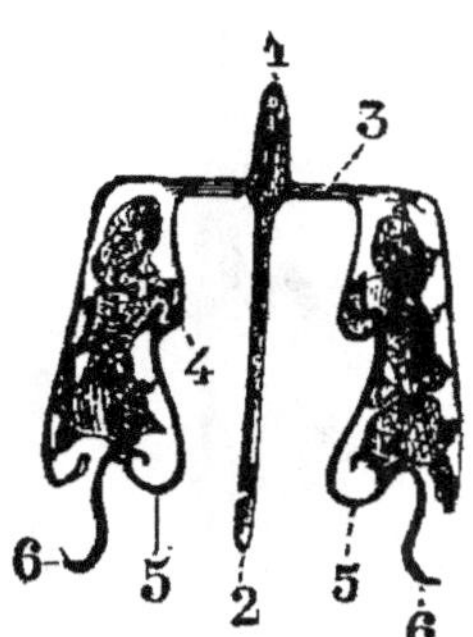

Fig. 232. — Coupe schématique verticale et transversale de l'ethmoïde

1. Apophyse crista-galli. — 2. Lame perpendiculaire de l'ethmoïde. — 3. Lame criblée. — 4. Cornet supérieur. — 5, 5. Cornet moyen. — 6, 6. Apophyse unciforme sortant du méat moyen.

Partie médiane. — Elle est formée par deux lames osseuses qui se coupent perpendiculairement.

L'une, verticale, forme : 1° à la partie supérieure, une apophyse triangulaire, épaisse, se terminant insensiblement en arrière, placée immédiatement en arrière du trou borgne du frontal et donnant insertion à la faux du cerveau, c'est l'*apophyse crista-galli* ; 2° à la partie inférieure, une lame osseuse beaucoup plus longue et plus mince, *lame perpendiculaire de l'ethmoïde*, creusée sur ses deux faces de petites gouttières pour des vaisseaux et des nerfs, articulée en avant avec l'épine nasale du frontal et les os propres du nez, en arrière avec le sphénoïde, en bas et en arrière avec le vomer, en bas et en avant, à l'état frais seulement, avec le cartilage de la cloison des fosses nasales.

L'autre lame, horizontale, croisant la précédente à l'union de la lame perpendiculaire et de l'apophyse crista-galli, constitue la *lame criblée* de l'ethmoïde, supportant par ses deux bords latéraux les *masses latérales* de cet os, qui y sont comme suspendues. De chaque côté de l'apophyse crista-galli, la face supérieure de la lame criblée est creusée en forme de gouttière plus profonde en avant, c'est la *gouttière ethmoïdale*. On y trouve des trous nombreux, disposés plus ou moins régulièrement sur deux lignes antéro-postérieures, au nombre de dix-huit ou vingt, et donnant passage aux filets du nerf olfactif et aux ramifications des artères ethmoïdales. On y trouve encore, de chaque côté de l'apophyse crista-galli, une fente, *fente ethmoïdale*, où passe le nerf nasal ou filet ethmoïdal du rameau nasal du nerf ophthalmique de Willis, et une branche de l'artère ethmoïdale antérieure. La lame criblée, par sa partie inférieure, forme la plus grande partie de la voûte des fosses nasales.

Masses latérales. — Cubiques. Elles sont placées entre les fosses nasales et les cavités orbitaires, et réunies l'une à l'autre

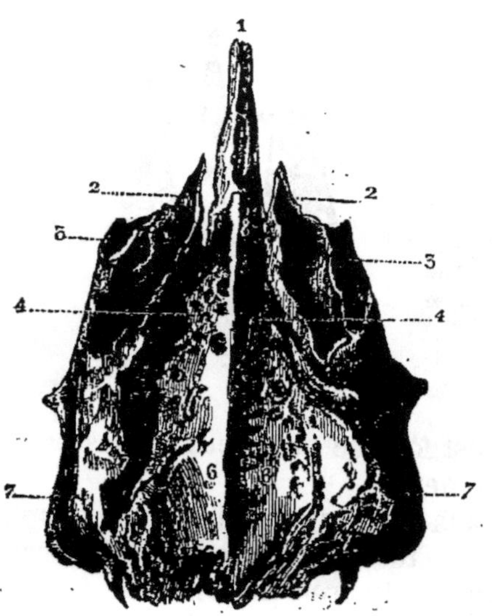

FIG. 233. — Face supérieure de l'ethmoïde.

1. Partie antérieure de la lame perpendiculaire. — 2, 2. Partie antérieure des masses latérales. — 3, 3. Cellules antérieures de l'ethmoïde. — 4, 4. Trous de la lame criblée. — 6,6. Partie postérieure des gouttières ethmoïdales. — 7, 7. Cellules ethmoïdales postérieures. — 8. Apophyse crista-galli.

par la lame criblée de l'ethmoïde. Elles présentent six faces : externe, interne, supérieure, inférieure, antérieure et postérieure.

Face externe. — Cette face, formée par *l'os planum* ou *lame papyracée*, est lisse, un peu sinueuse, et articulée avec le frontal en haut, le maxillaire supérieur et le palatin en bas, l'unguis en avant et le sphénoïde en arrière. Elle forme la plus grande partie de la paroi interne de l'orbite.

Face interne. — Elle forme une grande partie de la paroi externe des fosses nasales. On y trouve, à la partie supérieure et postérieure, une saillie plus marquée en arrière, c'est le *cornet supérieur des fosses nasales* ou *cornet de Morgagni* ; au-dessous, une dépression qui communique avec les cellules postérieures de l'ethmoïde, *méat supérieur des fosses nasales* ; en bas, une saillie plus considérable que la première, formée par une lamelle osseuse contournée sur elle-même et convexe en dedans, c'est le *cornet moyen*. Cette face présente, comme la lame perpendiculaire, de petites gouttières ramifiées pour loger des vaisseaux et des nerfs. En avant des cornets, on voit une surface quadrilatère plane, de sorte que les cornets n'occupent pas toute l'étendue de cette face.

La face interne des masses latérales, la lame perpendiculaire et la face inférieure de la lame criblée sont recouvertes par la

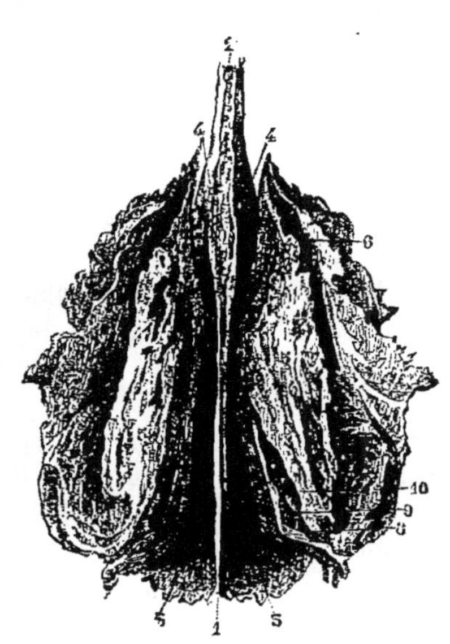

Fig. 234. — Face inférieure de l'ethmoïde.

1. Extrémité postérieure. — 2. Partie antérieure de la lame perpendiculaire. — 3, 3. Partie postérieure de la lame criblée. — 4,4. Partie antérieure de la lame criblée. — 5, 5. Bord inférieur du cornet moyen. — 6. Partie antérieure du méat moyen. — 7, 7. Apophyse unciforme. — 8. Partie postérieure du cornet supérieur. — 9. Partie postérieure du méat supérieur. — 10. Un orifice des cellules ethmoïdales postérieures.

muqueuse pituitaire, qui se prolonge, en s'amincissant, dans les cellules ethmoïdales, et par l'intermédiaire de l'infundibulum dans les sinus frontaux.

Face supérieure. — Elle présente des dépressions qui se réunissent à celles de l'échancrure ethmoïdale du frontal, et deux gouttières transversales formant avec celles que nous avons décrites sur le frontal les *trous orbitaires internes*.

Face inférieure. — Plus irrégulière que la supérieure, elle offre à considérer : 1° le bord inférieur du cornet moyen ; 2° une cavité placée au-dessous, *méat moyen*, au fond et à la partie antérieure de laquelle se trouve un conduit osseux de deux à trois millimètres de diamètre, convexe en avant, plus large en haut et se dirigeant vers le sinus frontal, avec lequel il communique ; ce conduit, qui communique avec les cellules ethmoïdales antérieures par une petite ouverture, s'appelle *infundibulum* ; 3° une lamelle osseuse, mince, libre, qui part du fond du méat moyen, et qui se dirige par une extrémité libre vers l'orifice du sinus maxillaire. Cette lamelle osseuse concourt à rétrécir l'orifice du sinus ; elle s'appelle apophyse *unciforme*.

Face antérieure. — Elle se place en arrière de l'apophyse montante du maxillaire supérieur et de l'os unguis.

Face postérieure. — Elle s'articule avec la face antérieure du corps du sphénoïde. Entre les deux masses latérales, le bord postérieur de la lame criblée s'articule aussi avec le corps du sphénoïde.

Cet os est presque entièrement formé de tissu compact, et s'il est léger, s'il surnage dans l'eau, cela tient à ce que les lamelles compactes sont séparées par de nombreuses cavités. Ces cavités sont divisées en deux groupes : 1° les *cellules ethmoïdales antérieures*, indépendantes des autres, communiquant avec l'infundibulum et le méat moyen ; 2° les *cellules ethmoïdales postérieures*, indépendantes des premières et communiquant avec le méat supérieur.

L'ethmoïde s'articule avec treize os : le frontal et le sphénoïde du côté du crâne ; les os propres du nez, les unguis, les maxillaires supérieurs, les palatins, les cornets inférieurs et le vomer du côté de la face.

Développement. — *Quatre points osseux* : un pour chacune des masses latérales, deux pour l'apophyse crista-galli, la lame criblée et la lame perpendiculaire. Le premier apparaît au cinquième mois de la grossesse, le deuxième après la naissance. Les cellules ethmoïdales ne sont complètes qu'à l'âge de cinq ans.

Pathologie.

C'est dans l'ethmoïde que siège souvent la lésion de cette maladie repoussante appelée *punais* ou *ozène*. L'odeur fétide exhalée par les malades qui en sont atteints prend sa source dans une carie partielle de l'ethmoïde ou dans une suppuration des cellules ethmoïdales.

Des instruments piquants pénètrent facilement dans le crâne à travers l'ethmoïde, qu'ils viennent du côté des fosses nasales ou du côté de l'orbite.

III. — Sphénoïde.

Position. — Placez *en haut* et *en avant* les deux extrémités du plus grand diamètre de l'os, c'est-à-dire les deux points les plus extrêmes.

Situé à la partie moyenne de la base du crâne, enclavé au

milieu des autres os qui en constituent la base, il est placé en arrière de l'ethmoïde et du frontal, en avant de l'occipital et du rocher, et concourt à former la cavité crânienne, les fosses nasales, les cavités orbitaires, la fosse temporale, la fosse zygomatique, la fosse ptérygo-maxillaire, la fosse ptérygoïdienne, et un peu la voûte palatine.

Pour bien étudier cet os, on doit ne considérer que le corps, qui est cubique, et présente, par conséquent, six faces. Il faut décrire avec chacune de ces faces le prolongement qui s'y rattache. C'est ainsi que nous examinerons : 1° les petites ailes du sphénoïde avec la face supérieure ; 2° les apophyses ptérygoïdes avec la face inférieure ; 3° les grandes ailes avec les faces latérales.

Face antérieure. — Elle est placée derrière l'ethmoïde. Elle présente, sur la ligne médiane, une crête osseuse verticale,

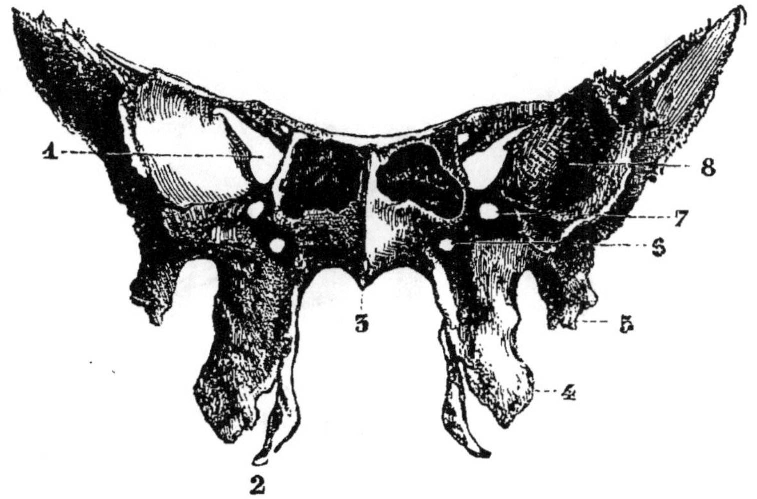

FIG. 235. — Face antérieure du sphénoïde.

1. Fente sphénoïdale (3e paire, 4e paire, 6e paire, nerf ophthalmique, veine ophthalmique). — 2. Aile interne de l'apophyse ptérygoïde. — 3. Bec du sphénoïde. — 4. Aile externe de l'apophyse ptérygoïde. — 5. Epine du sphénoïde (ligament sphéno-maxillaire, muscle interne du marteau). — 6. Trou vidien (nerf vidien, artère vidienne). — 7. Trou grand rond (maxillaire supérieur). — 8. Face antérieure ou orbitaire de la grande aile.

crête sphénoïdale, qui s'articule avec le bord postérieur de la lame perpendiculaire de l'ethmoïde, et qui se continue avec une autre crête de la face inférieure pour former le bec du sphénoïde.

On voit de chaque côté de la ligne médiane : 1° l'orifice des *sinus sphénoïdaux*, tapissés par un prolongement de la muqueuse des fosses nasales; 2° au-dessus des orifices, une ligne rugueuse transversale, s'articulant avec le bord postérieur de la lame criblée de l'ethmoïde ; 3° en dehors, une surface rugueuse verticale plus large, s'articulant avec la face postérieure des masses latérales de l'ethmoïde et avec l'os palatin.

Face postérieure. — Petite, quadrilatère, rugueuse, elle s'articule dans toute son étendue avec l'occipital; dans la plupart des os qu'on étudie, cette face est formée par un trait de scie nécessité par la réunion précoce du sphénoïde et de l'occipital.

Face supérieure. — Elle présente d'avant en arrière et sur la ligne médiane : 1° une petite crête qui s'articule avec le bord postérieur de la lame criblée de l'ethmoïde; 2° une surface lisse,

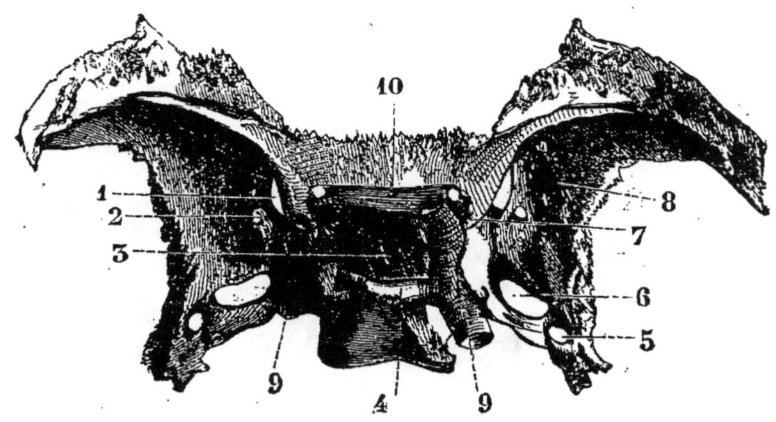

Fig. 236. — Face supérieure du sphénoïde.

1. Fente sphénoïdale. — 2. Trou grand rond (nerf maxillaire supérieur). — 3. Selle turcique (corps pituitaire). — 4. Lame quadrilatère du sphénoïde. — 5. Trou petit rond (artère méningée moyenne). — 6. Trou ovale. — 7. Apophyse clinoïde antérieure. — 8. Face supérieure de la grande aile du sphénoïde. — 9. Artère carotide sur la gouttière caverneuse. — 10. Gouttière optique présentant les trous optiques à ses deux extrémités (chiasma et nerfs optiques).

quadrilatère, sur laquelle sont creusées de chaque côté de la ligne médiane, d'avant en arrière, deux gouttières très peu marquées, *gouttières olfactives*; 3° une gouttière transversale un peu concave en avant, *gouttière optique*, se terminant de chaque côté par un petit canal oblique en bas, en avant et en dehors, *trou optique*; sur la gouttière repose le *chiasma* des nerfs optiques; dans le trou passent le nerf optique et l'artère ophthalmique; 4° une dépression profonde, *selle turcique* ou *fosse pituitaire*, qui loge la glande pituitaire; 5° la *lame quadrilatère* du sphénoïde, séparant la selle turcique de la gouttière basilaire. Cette lame osseuse présente sur ses bords latéraux deux échancrures : une supérieure, dans laquelle passe le nerf moteur oculaire commun, et l'autre inférieure pour le nerf moteur oculaire externe. Les deux angles libres de cette lame forment une saillie et constituent les *apophyses clinoïdes postérieures*.

Sur les parties latérales de cette face, on trouve : 1° une gouttière, *gouttière caverneuse*, oblique de bas en haut, d'arrière en avant, étendue du trou déchiré antérieur à la base de la petite aile du sphénoïde, décrivant deux courbures comme un S, la postérieure concave en bas, l'antérieur concave en haut; l'artère carotide interne est située dans cette gouttière, de même que le sinus caverneux; 2° une saillie arrondie formant l'angle postérieur de la petite aile du sphénoïde, c'est *l'apophyse clinoïde antérieure*.

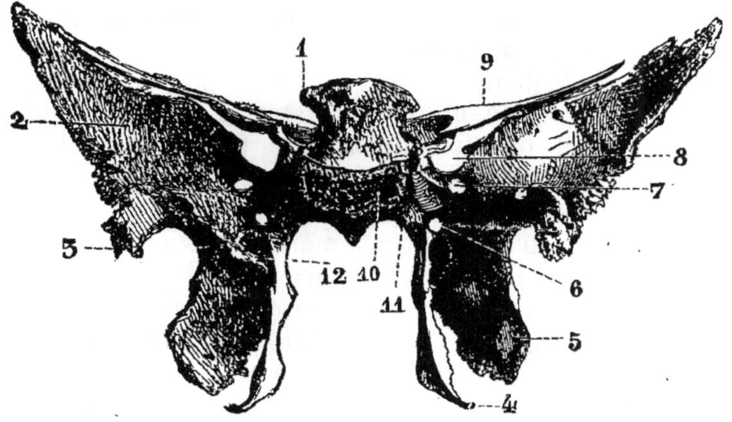

Fig. 237. — Face postérieure du sphénoïde.

1. Apophyse clinoïde postérieure. — 2. Grande aile du sphénoïde. — 3. Épine du sphénoïde (ligament spléno-maxillaire, muscle interne du marteau). — 4. Aile interne et crochet de l'apophyse ptérygoïde (tendon réfléchi du muscle péristaphylin externe). — 5. Aile externe. — 6. Trou vidien (nerf vidien, artère vidienne). — 7. Trou grand rond (nerf maxillaire supérieur). — 8. Fente sphénoïdale (3ᵉ paire, 4ᵉ paire, 6ᵉ paire, nerf ophthalmique, veine ophthalmique). — 9. Apophyse d'Ingrassias. — 10. Surface articulaire s'articulant avec l'occipital. — 11. Conduit ptérygo-palatin (nerf ptérygo-palatin, artère ptérygo-palatine). — 12. Fossette scaphoïde (muscle péristaphylin externe).

Entre les apophyses clinoïdes antérieure et postérieure, de chaque côté de la selle turcique, on trouve un petit tubercule, *apophyse clinoïde moyenne*, dont le développement est variable suivant les sujets, et qui quelquefois envoie un prolongement osseux aux apophyses clinoïdes antérieure et postérieure, de manière à former un ou deux orifices anormaux.

Petites ailes du sphénoïde ou apophyses d'Ingrassias. — Prolongement mince et triangulaire, dont la face supérieure concourt à former l'étage antérieur de la base du crâne, et dont la face inférieure concourt à former la voûte orbitaire et la fente sphénoïdale. Le bord antérieur des petites ailes, rugueux, est articulé avec le bord postérieur du frontal. Le bord postérieur, très mince et lisse, sépare l'étage moyen de l'étage supérieur de la base du crâne. Le bord interne, confondu avec le corps du sphénoïde, est traversé par le trou optique, et présente une échancrure qui limite en avant la gouttière caverneuse. L'angle antérieur est confondu avec le corps de l'os. L'angle postérieur forme l'apophyse clinoïde antérieure. L'angle externe, très aigu, très mince, forme le sommet du triangle ; il se termine en s'effilant contre le bord postérieur du frontal : on l'appelle *apophyse ensiforme* ou *xiphoïde*.

Face inférieure. — On y voit : 1° sur la ligne médiane, une crête qui s'insinue dans la gouttière du bord supérieur du vomer; cette crête, *rostrum* ou *bec* du sphénoïde, se continue avec la *crête sphénoïdale* ; 2° de chaque côté de la crête, une gouttière qui reçoit les bords de la gouttière du vomer ; un peu en dehors, une petite gouttière se terminant souvent en avant par le conduit *ptérygo-palatin*, qui va s'ouvrir dans la fosse ptérygo-maxillaire et qui laisse passer l'artère ptérygo-palatine et le nerf ptérygo-palatin.

Deux prolongements, les *apophyses ptérygoïdes*, se rattachent à cette face. L'apophyse ptérygoïde présente : une *base* confondue avec le reste de l'os ; un *sommet* bifurqué ; une *face interne* qui fait partie des fosses nasales ; une *face externe* qui fait partie de la fosse zygomatique ; une *face antérieure*, lisse dans sa moitié supérieure pour concourir à la formation de la fosse ptérygo-maxillaire, rugueuse au-dessous pour s'articuler avec le palatin ; une *face postérieure* concave, c'est la *fosse ptérygoïdienne*, profonde, donnant insertion dans toute son étendue au muscle ptérygoïdien interne. A la partie supérieure de cette fosse, il existe une petite dépression ovale, *fossette scaphoïde*, pour l'insertion du muscle péristaphylin externe (fig. 237, 12).

La bifurcation du sommet a fait donner aux deux branches de la bifurcation le nom d'*ailes* : 1° l'aile interne verticale, petite et contournée à son sommet en forme de crochet, dont la concavité, recouverte de cartilage à l'état frais, regarde en dehors ; ce crochet sert de poulie de réflexion au tendon du péristaphylin externe ; 2° l'aile externe, large, déjetée en dehors et donnant insertion par sa face externe au muscle ptérygoïdien externe. Entre ces deux ailes, on voit une portion du palatin qui fait partie de la fosse ptérygoïdienne.

Deux canaux traversent la base de cette apophyse d'avant en

arrière : l'un interne, le conduit *vidien*, qui s'ouvre en arrière au-dessous du trou déchiré antérieur, et qui donne passage au nerf vidien et à l'artère vidienne ; l'autre externe, le trou *grand rond*, dont l'orifice postérieur est situé dans la cavité crânienne, et qui laisse passer le nerf maxillaire supérieur.

Faces latérales. — Elles sont complètement masquées par l'insertion des grandes ailes. Ces *grandes ailes* présentent une face supérieure, une face externe, une face antérieure ; un bord interne convexe et un bord externe concave; une extrémité inférieure ou interne, une extrémité supérieure ou externe. Les deux bords se confondent aux deux extrémités. La grande aile est très

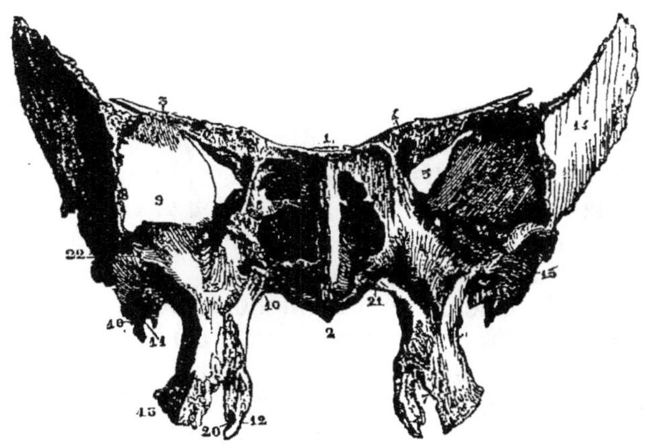

Fig. 238. — Face antérieure du sphénoïde.

1, 1. Orifice des sinus sphénoïdaux de chaque côté de la crête sphénoïdale. — 2. Crête sphénoïdale. — 3, 4. Apophyses d'Ingrassias. — 5. Fente sphénoïdale. — 6, 8. Portion articulée avec la partie postérieure des masses latérales de l'ethmoïde. — 7. Écartement entre les deux ailes de l'apophyse ptérygoïde. — 9. Face orbitaire. — 10. Trou vidien. — 11. Épine du sphénoïde. — 12. Aile interne de l'apophyse ptérygoïde. — 13. Aile externe. — 14. Fosse temporale. — 15. Fosse zygomatique. — 20. Crochet de l'aile interne de l'apophyse ptérygoïde. — 21. Trou ptérygo-palatin. — 22. Crête qui sépare la fosse temporale de la fosse zygomatique.

étendue, elle monte jusque dans la fosse temporale. Elle est concave en haut pour concourir à la formation de la cavité crânienne.

La *face supérieure*, concave, présente des éminences mamillaires et des impressions digitales

La *face externe* est divisée vers la partie moyenne par une crête (fig 238, 22) ; la portion qui est au-dessous donne insertion au ptérygoïdien externe et fait partie de la fosse zygomatique ; celle qui est au-dessus concourt à former la fosse temporale et donne insertion au temporal.

La *face antérieure* est une petite face quadrilatère, qui concourt à former la paroi externe de la cavité orbitaire. Limitée en bas par un bord lisse qui fait partie de la fente sphéno-maxillaire, limitée en arrière par un autre bord lisse qui fait partie de la fente sphénoïdale et qui se confond en bas avec l'apophyse ptérygoïde, cette face présente deux bords rugueux et articulaires, un supérieur pour le frontal, un antérieur pour l'os malaire.

Le *bord externe,* concave et rugueux, est taillé en biseau en arrière aux dépens de la table interne, en avant aux dépens de la table externe. Il s'articule avec la portion écailleuse du temporal.

Le *bord interne,* convexe et très long, commence à l'extrémité externe et se termine à l'extrémité interne, en passant sur les côtés du corps du sphénoïde, et concourt à former la fente sphénoïdale. A l'origine de ce bord, en haut, existe une surface triangulaire, rugueuse, très large, qui s'articule avec une facette semblable que nous avons déjà étudiée sur le frontal, au point de convergence des trois bords. C'est le long de ce bord qu'on trouve d'avant en arrière, et disposés sur une ligne courbe, concave en dehors: 1° la fente sphénoïdale; 2° le trou grand rond ; 3° le trou ovale; 4° le trou petit rond. Dans la fente sphénoïdale, large en dedans, étroite en dehors, limitée par la petite aile en haut, la grande aile en bas, le corps du sphénoïde en dedans, passent les nerfs moteur oculaire commun, moteur oculaire externe, pathétique, ophthalmique de Willis, la veine ophthalmique et quelques branches de l'artère méningée moyenne. Dans le trou grand rond, placé à 2 ou 3 millimètres au-dessous de la fente, passe le nerf maxillaire supérieur; dans le trou ovale, placé à 1 centimètre en arrière du précédent, large, dirigé en arrière et en dehors, passent le nerf maxillaire inférieur et l'artère petite méningée ; à 2 millimètres en arrière et en dehors de lui, le trou petit rond ou sphéno-épineux laisse passer l'artère méningée moyenne. La portion la plus reculée du bord interne, étendue du corps du sphénoïde à l'extrémité interne de la grande aile, s'articule avec le rocher.

L'*extrémité interne* vient se placer dans l'angle de réunion qui sépare les portions pierreuse et écailleuse du temporal. Elle se termine par une apophyse saillante au-dessous de la base du crâne, c'est l'*épine du sphénoïde,* qui donne attache au ligament sphéno-maxillaire et au muscle interne du marteau.

L'*extrémité externe* est mince, tranchante et taillée en biseau aux dépens de la table interne en avant et de la table externe en arrière. Elle vient s'engrener au point de réunion du frontal, du pariétal et du temporal, et former là des sutures écailleuses.

Cet os s'articule avec douze os : 1° avec tous les os du crâne;

2° du côté de la face, avec les palatins, les malaires et le vomer. Le sphénoïde est creusé de cavités, *sinus sphénoïdaux,* qui augmentent avec l'âge. Ils sont ordinairement divisés en deux parties par une cloison verticale et médiane, et pénètrent quelquefois jusque dans l'apophyse basilaire de l'occipital.

Développement. — Huit points d'ossification principaux : deux pour les petites ailes, deux pour la partie antérieure du corps, deux pour les grandes ailes, deux pour la partie postérieure du corps. Les quatre premiers constituent chez le fœtus une portion distincte qu'on appelle *sphénoïde antérieur*, tandis que la partie postérieure, formée aussi par quatre points osseux, constitue le *sphénoïde postérieur.*

Il existe encore deux points de chaque côté, un pour l'aile interne de l'apophyse ptérygoïde et un pour le cornet de Bertin.

Le cornet de Bertin est un point osseux qui forme la partie inférieure et antérieure des sinus sphénoïdaux.

IV. — Occipital.

Position. — Placez la face concave *en haut*, l'angle le plus épais *en avant.*

Os impair, médian et symétrique, situé à la partie postérieure et inférieure du crâne, au-dessus de la colonne vertébrale, au-dessous des pariétaux, en arrière des temporaux et du sphénoïde. Il offre à étudier deux faces, quatre bords et quatre angles.

La plupart des anatomistes décrivent une face antérieure et une face postérieure, ce que je ne puis admettre ; ces faces sont réellement supérieure et inférieure. Si la face concave de l'occipital était antérieure, il faudrait, pour mettre l'os en position, placer le trou occipital en arrière, suivant un plan vertical. Si l'on met l'os dans sa position naturelle, la gouttière basilaire, qui fait partie de la face concave, regarde en haut et en arrière ; il est donc illogique de dire face antérieure. En décrivant une face supérieure et une face inférieure, la description devient plus facile.

Face supérieure. — Elle est concave et présente un grand trou, le *trou occipital,* qui renferme le bulbe rachidien, l'artère vertébrale, le nerf spinal. Je prendrai ce trou comme point de départ, et j'examinerai successivement ce qui se trouve en avant de lui, en arrière et sur ses côtés. On y voit : 1° en avant, la *gouttière basilaire,* en rapport avec la protubérance annulaire, se continuant avec la lame quadrilatère du sphénoïde. Sur les bords de cette gouttière, une très petite gouttière qui se réunit à une autre semblable du bord postérieur du rocher pour former la *gouttière pétreuse inférieure.* 2° En arrière, une large surface présentant quatre fosses, *fosses occipitales;* les deux supérieures sont pourvues d'éminences mamillaires, ce sont les *fosses cérébrales;* les deux inférieures, lisses, constituent les *fosses cérébel-*

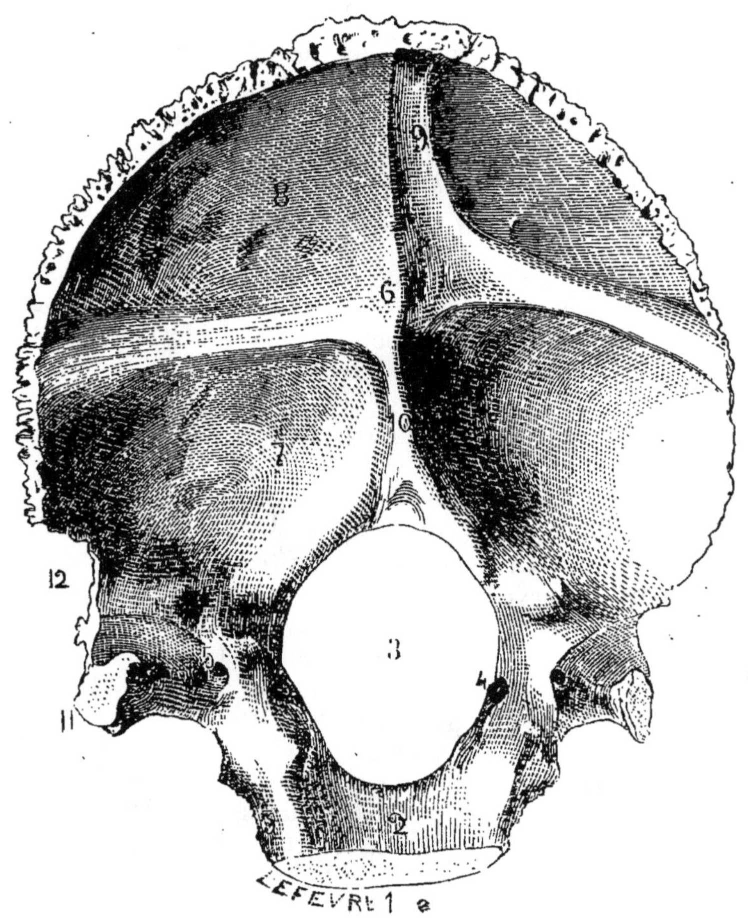

Fig. 239. — Face supérieure de l'occipital.

1. Apophyse basilaire. — 2. Gouttière basilaire (protubérance). — 3. Trou occipital (bulbe, artère vertébrale, nerf spinal). — 4. Trou condylien antérieur (grand hypoglosse). — 5. Portion de gouttière latérale avec le trou condylien postérieur — 6. Protubérance occipitale interne, au niveau du pressoir d'Hérophyle, entre les gouttières latérales. — 7. Fosse occipitale inférieure (cervelet). — 8. Fosse occipitale supérieure (cerveau) — 9. Partie postérieure de la gouttière longitudinale supérieure se continuant par exception avec la gouttière latérale gauche. — 10. Crête occipitale interne (faux du cervelet). — 11. Apophyse jugulaire. — 12. Portion de l'occipital s'articulant avec la portion mastoïdienne du temporal.

leuses. Les quatre fosses sont séparées par des crêtes qui viennent toutes converger vers le centre, où se trouve la *protubérance occi-*

pitale interne. La crête qui sépare les fosses cérébelleuses, *crête occipitale interne*, est très saillante et mince ; les autres sont creusées d'une gouttière. La crête occipitale interne donne attache à la faux du cervelet. Celle qui sépare les fosses cérébrales présente la terminaison de la *gouttière longitudinale supérieure ;* celles qui séparent les fosses supérieures des inférieures présentent la *gouttière latérale*, ordinairement plus profonde à droite qu'à gauche. 3° De chaque côté du trou, une saillie qui correspond aux condyles de l'occipital et un petit conduit, *trou condylien antérieur*, où passent le nerf grand hypoglosse et une branche artérielle.

Face inférieure. — 1° En avant du trou, on voit la *surface basilaire* de l'occipital, rugueuse, recouverte en avant par la membrane muqueuse de la partie supérieure du pharynx, et donnant insertion, près du trou, aux muscles petit droit et grand droit antérieurs de la tête.

2° En arrière du trou, il existe une large surface au centre de laquelle se trouve une saillie, *protubérance occipitale externe*, donnant insertion au raphé médian cervical postérieur ; entre cette protubérance et le trou occipital, se trouve une ligne, *crête occipitale externe*, de chaque côté de laquelle partent deux lignes courbes à concavité interne et antérieure :

A, la *ligne courbe occipitale supérieure* part de la protubérance occipitale et se dirige vers l'apophyse mastoïde du temporal ;

B, la *ligne courbe occipitale inférieure* part de la partie moyenne de la crête et se porte vers l'apophyse jugulaire.

Toute la portion de face située au-dessus de la protubérance et de la ligne supérieure est recouverte par le muscle occipital. Plusieurs muscles s'insèrent sur les rugosités que l'on trouve entre le trou occipital et la ligne courbe supérieure. Sur la ligne courbe supérieure s'insèrent : à la lèvre supérieure, l'*occipital ;* à l'interstice, le *trapèze* en dedans, le *sterno-cléido-mastoïdien* en dehors ; à la lèvre inférieure, le *grand complexus* en dedans, le *splénius* en dehors. Entre les deux lignes courbes s'insèrent le *grand* et le *petit complexus*. Sur la ligne courbe inférieure, on remarque, vers la partie moyenne, des rugosités pour l'insertion du *grand droit postérieur* en dedans, du *petit oblique* en dehors. De chaque côté de la crête, tout près du trou, il existe une dépression profonde pour l'insertion du *petit droit postérieur*.

3° De chaque côté du trou, on remarque deux saillies et deux fossettes : une saillie interne, ou *condyle*, obliquement dirigée d'arrière en avant, de dehors en dedans, dont la face articulaire regarde en bas et en dehors, pour s'articuler avec la cavité glénoïde de l'atlas; une saillie externe, placée à 5 ou 6 millimètres de la précédente, *apophyse jugulaire,* qui donne insertion au muscle *droit latéral* de la tête; une fossette située en avant du condyle, *fossette condylienne antérieure,* au fond de laquelle existe constamment un trou, *trou condylien antérieur,* pour le passage

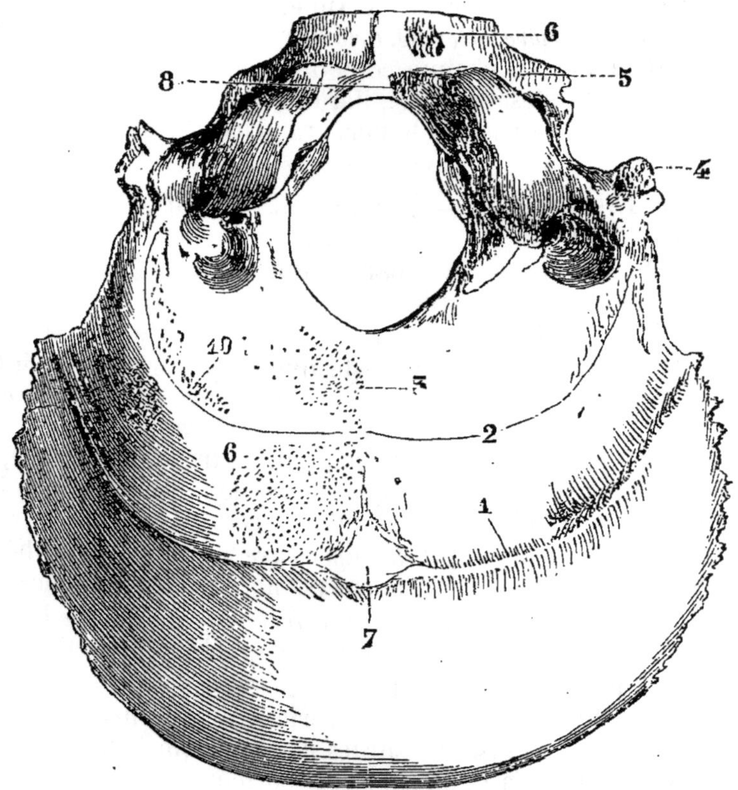

Fig. 240. — Face inférieure de l'occipital.

1. Ligne courbe supérieure. — 2. Ligne courbe inférieure. — 3. Crête occipitale externe (petit droit). — 4. Apophyse jugulaire (droit latéral). — 5. Ce numéro, placé un peu trop en avant, indique le trou condylien antérieur (grand hypoglosse, petit rameau artériel). — 6. Insertion du muscle grand droit antérieur. — 7. Protubérance occipitale externe (raphé médian cervical postérieur). — 8. Insertion du muscle petit droit antérieur. — 9. Insertion du muscle grand complexus. — 10. Insertions des muscles grand droit postérieur et petit oblique.

du nerf grand hypoglosse; une autre fossette située en arrière du condyle, *fossette condylienne postérieure,* au fond de laquelle existe quelquefois un petit trou pour le passage d'une veine qui va dans le sinus latéral.

Bords postérieurs. — Ils sont fortement dentelés et s'articulent avec le bord postérieur du pariétal.

Bords antérieurs. — Ils s'articulent avec le temporal. A leur partie moyenne s'élève une saillie correspondant à l'apophyse jugulaire, et qui les divise en deux parties : l'une postérieure, un peu dentelée, qui s'articule avec la portion mastoïdienne du temporal ; l'autre antérieure, rugueuse dans sa moitié interne pour s'articuler avec le sommet du rocher, échancrée dans sa moitié externe pour former, avec le rocher, le *trou déchiré postérieur*. Cette saillie offre, du côté de la cavité crânienne, une concavité lisse qui est destinée à former la partie terminale de la gouttière latérale.

Angle postérieur. — Articulé avec les deux pariétaux. C'est là qu'on trouve fréquemment un os wormien, de forme triangulaire, souvent très développé, auquel on donne le nom d'*os épactal*.

Angle antérieur. — Très épais, connu sous le nom d'*apophyse basilaire de l'occipital*, il s'articule avec le corps du sphénoïde.

Angles latéraux. — Ils s'articulent avec le point de réunion du pariétal et du temporal.

Développement. — Nous possédons de vagues renseignements sur le développement de cet os. Certains auteurs ont admis onze points d'ossification ; d'autres, un plus petit nombre. Cruveilhier en admet quatre : un pour l'écaille ou portion large de l'occipital, située en arrière du trou ; un pour la portion basilaire, et un pour chaque partie latérale ou condylienne.

Pathologie.

Le périoste qui recouvre la surface basilaire de l'occipital est le point de départ fréquent de *polypes fibreux naso-pharyngiens*. Une blessure profonde pénétrant d'arrière en avant au-dessous de l'occipital, et arrivant jusqu'au trou occipital, déterminerait la *mort subite*, à cause de la lésion du bulbe (nœud vital).

V. — Temporal.

Position. — Placez *en haut* et *en avant* la portion mince et tranchante ; *en dehors*, l'apophyse allongée qui en dépend.

Os pair, situé sur les parties latérales du crâne, de chaque côté du corps du sphénoïde et de l'apophyse basilaire de l'occipital, au-dessous des pariétaux, en arrière des grandes ailes du sphénoïde, en avant de l'occipital, concourant à former la cavité crânienne, la fosse temporale et la face inférieure de la base du crâne.

Cet os est divisé en trois portions: une mince, supérieure, *portion écailleuse;* une épaisse, postérieure, en forme de mamelon, *portion mastoïdienne;* une pyramidale, interne, *portion pierreuse* ou *rocher*.

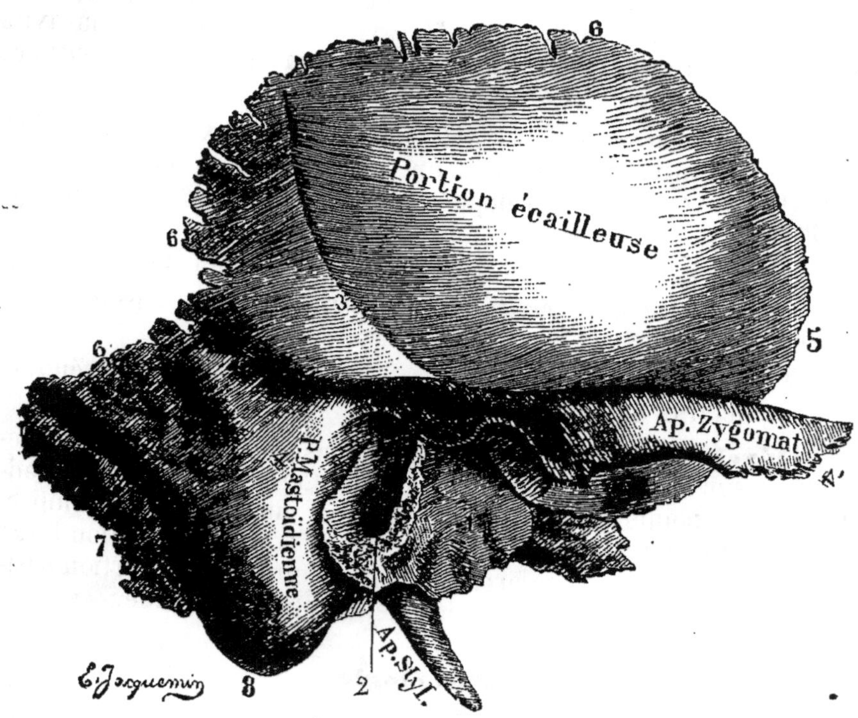

FIG. 241. — Temporal droit vu par sa face externe et ses trois portions.

1. Sommet de l'apophyse zygomatique s'articulant avec l'os malaire. — 2. Paroi antérieure du conduit auditif externe.. — 3. Limite postérieure de la fosse temporale. — 4. Portion mastoïdienne. — 5. Portion écailleuse s'articulant avec le sphénoïde. — 6, 6, 6. Portions écailleuse et mastoïdienne s'articulant avec le bord inférieur du pariétal. — 7. Bord de la portion mastoïdienne s'articulant avec l'occipital. — 8. Sommet de l'apophyse mastoïde.

Portion écailleuse. — Elle est mince et verticale ; elle présente une face interne, une face externe et une circonférence.

Face interne. — Elle est concave, pourvue de quelques éminences mamillaires, et d'une gouttière antéro-postérieure qui loge une des branches de l'artère méningée moyenne.

Face externe. — Légèrement convexe et lisse, elle fait partie de la fosse temporale. Une apophyse limite cette face en bas, c'est l'*apophyse zygomatique*.

L'apophyse zygomatique a une longueur de 2 centimètres et demi à 3 centimètres; elle est dirigée horizontalement, d'arrière en avant et de dedans en dehors; son *sommet*, dentelé, taillé en biseau aux dépens du bord inférieur, s'articule avec l'os malaire; sa *face externe*, convexe, est recouverte par la peau; sa *face interne*, concave, est en rapport avec le tendon du muscle temporal. Le *bord supérieur* donne insertion à l'aponévrose temporale; le *bord inférieur*, rugueux et concave, au muscle masséter. La *base* est aplatie de haut en bas; sur sa partie supérieure glisse le muscle temporal; à sa partie inférieure se trouve un tubercule, *tubercule zygomatique*, pour l'insertion du ligament latéral externe

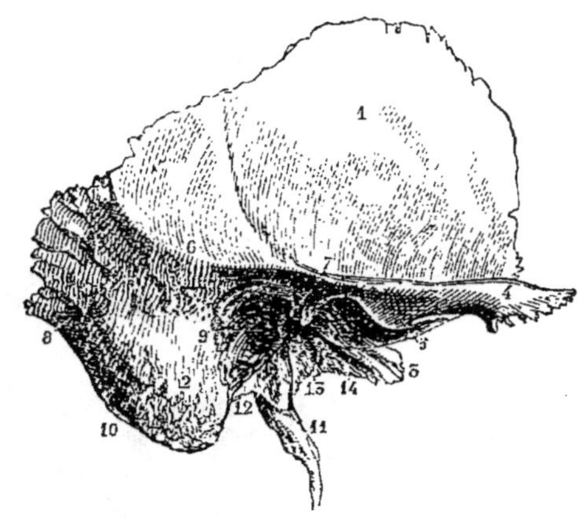

FIG. 242. — Temporal droit vu par sa face externe.

1. Portion écailleuse du temporal. — 2. Portion mastoïdienne. — 3. Portion pierreuse ou rocher. — 4. Apophyse zygomatique. — 5. Tubercule zygomatique. — 6. Racine longitudinale de l'apophyse zygomatique. — 7. Paroi antérieure du conduit auditif externe. — 8. Trou mastoïdien. — 9. Conduit auditif externe. — 10. Apophyse mastoïde. — 11. Apophyse styloïde. — 12. Apophyse vaginale.

de l'articulation temporo-maxillaire. Deux lignes ou *racines* de l'apophyse zygomatique partent de cette base: l'une fait suite au bord inférieur de l'apophyse et se porte transversalement en dedans, c'est la *racine transverse;* elle se bifurque, envoie une branche postérieure vers l'épine du sphénoïde et une branche antérieure vers la crête qui sépare la fosse zygomatique de la fosse temporale; elle est concave transversalement, convexe d'avant en arrière; l'autre fait suite au bord supérieur de l'apophyse zygomatique et se porte horizontalement en arrière, c'est la *racine antéro-postérieure* ou *longitudinale*, qui se bifurque en envoyant une branche en haut et en arrière pour se confondre avec la ligne qui limite la fosse temporale, et une en bas qui se porte sur la paroi antérieure du conduit auditif externe. Il existe une cavité au-dessous, en arrière et en dedans de la base de l'apophyse zygomatique, c'est la *cavité glénoïde*, divisée en deux parties par une fente, *scissure de Glaser;* dans cette scissure passent la longue apophyse du marteau ou *apophyse de Raw*, le muscle externe du marteau, l'artère tympanique. La partie antérieure de cette cavité est seule articulaire; la partie postérieure forme la paroi antérieure du conduit auditif externe. La scissure de Glaser communique en haut avec la caisse du tympan.

Circonférence. — Elle décrit les trois quarts d'un cercle. En avant, elle est rugueuse et taillée aux dépens de sa table externe; en haut et en arrière, les rugosités sont moins prononcées, elle est taillée en biseau aux dépens de sa table interne. Elle s'articule avec le pariétal et la grande aile du sphénoïde.

Portion mastoïdienne. — Cette portion, beaucoup plus volumineuse chez l'adulte et surtout chez le vieillard, se prolonge en bas sous forme de saillie, *apophyse mastoïde*. On lui considère deux faces et une circonférence.

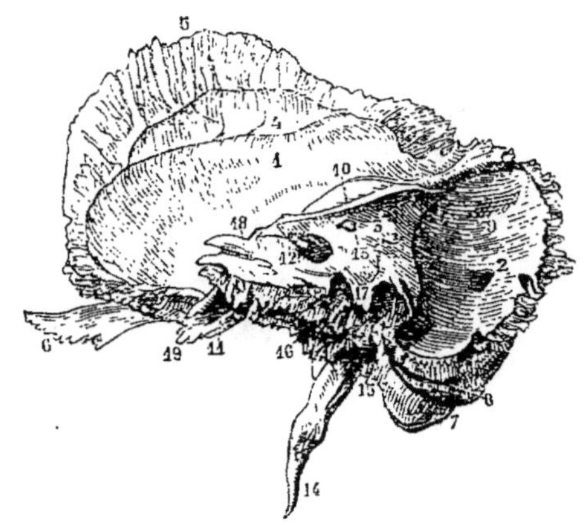

FIG. 243. — Face interne du temporal droit.

1. Portion écailleuse. — 2. Portion mastoïdienne. — 3. Rocher. — 4. Quelques gouttières ramifiées logeant des divisions de l'artère méningée moyenne. — 5. Bord de la portion écailleuse taillé en biseau. — 6. Apophyse zygomatique. — 7. Apophyse mastoïde. — 8. Rainure digastrique. — 9. Partie antérieure du sinus latéral droit. — 10. Bord supérieur du rocher. — 11. Orifice interne du canal carotidien. — 12. Conduit auditif interne. — 13. Aqueduc du vestibule. — 14. Apophyse styloïde. — 15. Trou stylo-mastoïdien. — 16. Orifice inférieur du canal carotidien. — 17. Petite crête osseuse qui divise en deux parties l'échancrure qui concourt à la formation du trou déchiré postérieur. — 18. Sommet du rocher. — 19. Partie inférieure du sommet du rocher où s'insère le muscle péristaphylin interne.

Face externe. — Elle est rugueuse, et donne insertion de haut en bas au muscle sterno-cléido-mastoïdien, au splénius et au petit complexus, qui s'insère surtout au bord postérieur. Sur cette face se voit un trou, quelquefois considérable, *trou mastoïdien*, dans lequel passe la *veine mastoïdienne* qui se rend au sinus latéral, et une petite branche de l'artère occipitale qui se rend à la dure-mère.

Face interne. — Elle est concave, et fait partie de la cavité crânienne; elle est parcourue de haut en bas par une portion de la gouttière latérale, presque toujours plus profonde à droite. L'apophyse mastoïde présente à sa partie interne une échancrure profonde, oblique en avant et en dedans, *rainure digastrique*, pour l'insertion du muscle digastrique.

Circonférence. — Dentelée, elle s'articule en haut avec l'angle postérieur et inférieur du pariétal, et en arrière avec le bord antérieur de l'occipital.

Portion pierreuse ou rocher. — Le rocher a la forme d'une pyramide triangulaire, dirigée en dedans et en avant; il offre une base, un sommet, trois faces et trois bords.

Base. — Confondue avec les portions écailleuse et mastoïdienne, elle présente le *conduit auditif externe*, aplati d'avant en arrière, légèrement concave en bas, dont la description, ainsi que celle des cavités creusées dans le rocher pour l'appareil de l'audition, sera faite lorsque nous étudierons les organes des sens.

Sommet. — Le sommet, tronqué, se place dans l'angle rentrant formé par le corps et la grande aile du sphénoïde, et concourt à former le *trou déchiré antérieur*. On y trouve l'orifice interne du canal carotidien, d'où sortent les organes suivants : *carotide interne, plexus carotidien* formé par le grand sympathique, le *rameau carotidien du nerf vidien*, branche du grand sympathique. Cette ouverture est située au-dessus du trou déchiré antérieur.

Les faces du rocher, au nombre de trois, étant parfaitement limitées, soit par leurs articulations, soit par une crête supérieure, je ne vois pas pourquoi on décrirait au rocher quatre faces. Cette manière de procéder rend incompréhensible sa description.

Face antérieure. — Elle présente, en dehors, une saillie plus développée chez les jeunes sujets, empiétant sur le bord supérieur et formée par les canaux demi-circulaires de l'oreille interne. Au milieu de cette face se trouve un trou en forme de fente, peu considérable, c'est l'*hiatus de Fallope*, auquel font suite deux gouttières qui parcourent la face antérieure du rocher jusqu'au sommet. L'hiatus communique avec l'*aqueduc de Fallope*, situé dans le rocher. Il laisse passer une petite artériole, branche de la méningée moyenne, et quatre nerfs, le *grand pétreux superficiel* et le *petit pétreux superficiel* venant du facial, le *petit pétreux profond interne* et le *petit pétreux profond externe* venant du glosso-pharyngien. Le premier de ces quatre nerfs passe par l'hiatus même ; les autres passent le plus souvent par trois petits orifices particuliers. Ils se placent tous ensuite dans les deux gouttières de la face antérieure faisant suite à l'hiatus. En dedans de la face antérieure du rocher, près du sommet, se trouve une petite dépression sur laquelle repose le *ganglion de Gasser*.

Face postérieure. — Vers le milieu, on voit le *conduit auditif interne*, qui a 1 centimètre environ de profondeur et une direction transversale. Le nerf facial, le nerf auditif et une petite branche artérielle, branche de la vertébrale, passent par ce conduit.

Le fond du conduit auditif est criblé de trous et divisé en quatre fossettes par une crête verticale et une crête horizontale qui s'entre-croisent. La fossette antérieure et supérieure du fond présente un trou qui forme l'*orifice interne de l'aqueduc de Fallope*. Cet aqueduc se dirige horizontalement en avant vers l'hiatus de Fallope, avec lequel il communique ; là, il se coude et se porte horizontalement en dehors, puis verticalement en bas, pour former à la face inférieure du rocher le *trou stylo-mastoïdien*. La première portion de ce canal a 3 ou 4 millimètres, la seconde et la troisième ont chacune 10 à 12 millimètres. Le *nerf facial* est contenu dans cet aqueduc, de même que l'*artère stylo-mastoïdienne*. Celle-ci s'anastomose avec la branche qui pénètre par l'hiatus de Fallope, et avec celle qui entre par le conduit auditif interne. Les autres ouvertures, situées au fond du conduit auditif interne, sont destinées aux divisions du nerf auditif.

A quelques millimètres en dehors du conduit auditif, il existe un petit orifice triangulaire dont le siège est un peu variable, *aqueduc du vestibule*, qui communique avec le vestibule de l'oreille interne, et dans lequel passe une artériole destinée au périoste de la cavité vestibulaire et au vestibule membraneux.

Face inférieure. — Elle fait partie de la surface extérieure de la base du crâne. Rétrécie vers la partie interne, elle présente à étudier sept parties bien distinctes les unes des autres. De ces sept parties, cinq sont placées sur le trajet d'une ligne oblique qui irait du sommet de l'apophyse mastoïde au sommet du rocher ; les deux autres sont placées en arrière.

De dehors en dedans, nous trouvons sur cette ligne oblique : 1° le *trou stylo-mastoïdien*, où passent le *nerf facial* et l'*artère stylo-mastoïdienne* ; 2° l'*apophyse styloïde*, immédiatement en dedans de ce trou, donnant insertion au *bouquet de Riolan*, composé des ligaments stylo-maxillaire et stylo-hyoïdien et des muscles stylo-hyoïdien, stylo-glosse et stylo-pharyngien ; 3° une lame osseuse qui fait suite à la paroi antérieure du conduit auditif externe et s'étend du trou stylo-mastoïdien au canal carotidien, en passant devant l'apophyse styloïde qu'elle embrasse : c'est l'*apophyse vaginale*, qui limite en arrière la cavité glénoïde ; 4° l'orifice inférieur du *canal carotidien*, qui s'infléchit en dedans pour s'ouvrir au sommet du rocher ; ce canal communique par un petit orifice avec la caisse du tympan, *canal carotico-tympanique* ; l'*artère carotide interne* et des rameaux du *grand sympathique* passent par le canal ; un rameau du nerf glosso-pharyngien et une branche artérielle de la carotide interne passent par le canal carotico-tympanique ; 5° une surface rugueuse où s'insère le *muscle péristaphylin interne*.

Sur la même face, mais en arrière des parties que nous venons de décrire, nous trouvons : 1° derrière le trou stylo-mastoïdien, une surface articulaire rugueuse, *surface jugulaire,* qui s'articule avec l'apophyse jugulaire de l'occipital : 2° derrière l'apophyse styloïde et en dehors du canal carotidien, une dépression à fond lisse, plus ou moins profonde suivant les sujets, c'est la *fosse jugulaire,* qui loge le *golfe de la veine jugulaire* interne, renflement situé à l'origine de ce vaisseau ; sur le côté externe de la fosse jugulaire, on voit un petit orifice, c'est l'ouverture d'un conduit qui communique avec l'aqueduc de Fallope, situé en dehors, *conduit du rameau auriculaire du pneumogastrique;* 3° il existe à côté de l'apophyse styloïde un petit trou dont le pourtour donne insertion au muscle de l'étrier et constitue l'*orifice inférieur de la pyramide* (canal qui conduit le muscle de l'étrier dans la caisse du tympan).

Bord supérieur. — Il commence en dehors par une crête qui sépare les portions écailleuse et mastoïdienne, se dirige obliquement en dedans et en bas, et présente dans toute son étendue une gouttière, *gouttière pétreuse supérieure,* qui loge le *sinus pétreux supérieur.* Vers la partie externe de ce bord, on trouve un ou plusieurs trous qui laissent passer une branche de l'artère méningée moyenne pour les canaux demi-circulaires, et une veinule qui se jette dans le sinus pétreux supérieur.

Bord antérieur. — Libre dans sa moitié interne, il s'articule avec la partie postérieure de la grande aile du sphénoïde. Dans sa moitié externe, il est confondu avec la portion écailleuse, et là on trouve, du côté de la cavité crânienne, une fente qui ne s'ossifie jamais, et plusieurs trous qui sont traversés par de petite branches artérielles de la méningée moyenne, destinées à la membrane muqueuse de la caisse du tympan. La portion libre de ce bord forme avec la portion écailleuse un angle rentrant qui reçoit l'épine du sphénoïde. Dans cet angle, on trouve deux canaux, superposés comme les deux canons d'un fusil double, communiquant avec la caisse du tympan ; le supérieur donne passage au muscle interne du marteau, l'inférieur constitue la portion osseuse de la trompe d'Eustache. La lamelle osseuse qui les sépare ne constitue pas le *bec de cuiller,* comme le disent quelques auteurs. En 1834, Huguier a bien décrit le bec de cuiller, qui appartient à l'extrémité postérieure du conduit du muscle interne du marteau taillée en gouttière dans la caisse du tympan (voy. *Organes des sens, Oreille moyenne*). Un autre canal, souvent difficile à apercevoir, est placé entre le conduit du muscle interne du marteau et la scissure de Glaser ; il communique aussi avec la caisse du tympan et donne passage à la corde du tympan.

Bord postérieur. — Le bord postérieur du rocher présente de dehors en dedans : 1o la gouttière latérale ; 2o une vaste échancrure concourant à former le trou déchiré postérieur ; 3o une dépression triangulaire, *aqueduc du limaçon,* dans lequel passent une branche artérielle qui va se distribuer au limaçon, et une petite veine qui se jette dans le sinus pétreux inférieur ; dans cette dépression triangulaire est logé à l'état frais le *ganglion d'Andersh ;* on y trouve un trou situé en arrière du canal carotidien, c'est l'orifice d'un canal qui se porte dans la caisse du tympan et qui

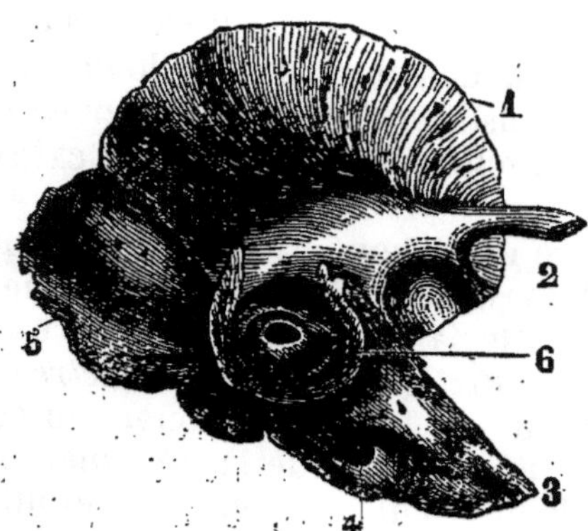

FIG. 244. — Temporal de fœtus.

1. Portion écailleuse avec ses aiguilles rayonnées. — 2. Apophyse zygomatique. — 3. Sommet du rocher. — 4. Face inférieure du rocher. — 5. Portion mastoïdienne peu développée. — 6. Anneau tympanal.

renferme le *nerf de Jacobson ;* 4o la portion interne de ce bord qui s'articule par contact avec l'occipital, et sur laquelle on trouve la *gouttière pétreuse inférieure.*

Le temporal est articulé avec cinq os : le pariétal, l'occipital et le sphénoïde du côté du crâne ; le maxillaire inférieur et l'os malaire du côté de la face.

Cet os est remarquable par la fragilité de sa portion pierreuse, qui est le siège fréquent de fractures. Cette fragilité s'explique par la densité du tissu compact qui forme le rocher, et par le nombre considérable de ses cavités [1].

1. Les cavités osseuses situées dans le rocher sont de deux ordres : 1° les *cavités auditives,* qui s'étendent du conduit auditif externe au conduit auditif interne : conduit auditif externe, caisse du tympan, vestibule, canaux demi-circulaires, limaçon, conduit auditif interne (les cavités auditives seront décrites avec l'oreille) ; 2° les *canaux* qui traversent le rocher : canal carotidien, aqueduc de Fallope, conduit du muscle interne du marteau, trompe d'Eustache, pyramide, conduit carotico-tympanique, conduit du nerf de Jacobson, aqueduc du vestibule, aqueduc du limaçon, conduit du rameau auriculaire du pneumogastrique.

La portion mastoïdienne est creusée de cellules, *cellules mastoïdiennes*, d'autant plus développées qu'on l'examine chez un sujet plus âgé. Ces cellules n'existent pas chez les très jeunes enfants. Elles sont tapissées par une membrane muqueuse très mince, qui se continue avec celle du pharynx, par l'intermédiaire de la caisse du tympan et de la trompe d'Eustache.

Développement. — Cet os se développe par cinq points d'ossification : un pour chacune des trois portions, un pour l'apophyse styloïde et un pour le fond du conduit auditif externe. Le point osseux du conduit auditif apparait sous forme d'un anneau qui entoure la membrane du tympan, et qui présente sur sa circonférence interne un sillon circulaire dans lequel s'insère la membrane, comme le verre d'une montre dans sa rainure métallique. Chez certains animaux, ce cercle reste libre et constitue l'*os tympanal*.

Pathologie.

La portion écailleuse du temporal est protégée par le muscle temporal. Cependant elle peut être *fracturée* par un choc violent.

Les cellules mastoïdiennes s'enflamment dans quelques cas, et il en résulte un *abcès* qui s'ouvre souvent dans la région mastoïdienne.

Lorsque l'abcès est ouvert, si le malade fait un effort pour souffler en fermant la bouche et le nez, l'air sort en sifflant par l'ouverture de l'abcès ; cet air vient du pharynx, à travers la trompe d'Eustache et la caisse du tympan.

Le rocher est la partie de la base du crâne qui se *fracture* le plus souvent, lorsque la violence extérieure porte sur la voûte du crâne.

VI. — Pariétal.

Position. — Placez la face concave ***en dedans***, l'angle le plus aigu ***en avant*** et ***en bas***.

Os pair, situé à la voûte et sur les parties latérales du crâne, en arrière du frontal, en avant de l'occipital, au-dessus du temporal et de la grande aile du sphénoïde.

Il s'articule avec ces quatre os : frontal, sphénoïde, occipital, temporal, et le pariétal du côté opposé.

Il présente deux faces, quatre bords, quatre angles.

Face externe. — Divisée en deux parties par une ligne courbe à concavité inférieure qui limite la fosse temporale, et qui donne attache à l'aponévrose temporale. Au-dessous de la ligne s'insère le muscle temporal ; au-dessus, la face externe est lisse et en

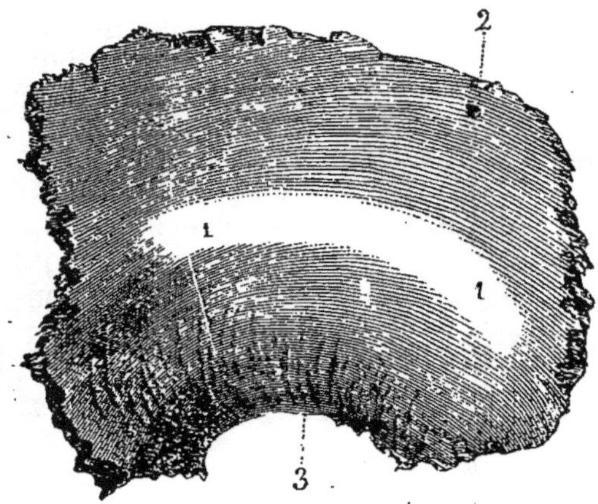

FIG. 245. — Face externe du pariétal gauche.

1, 1. Bosse pariétale. — 2. Trou pariétal (veine émissaire de Santorini). — 3. Bord inférieur ou temporal.

rapport avec l'aponévrose épicrânienne. Au milieu de cette face il existe une saillie, *bosse pariétale.*

Face interne. — Concave, parsemée d'impressions digitales et d'éminences mamillaires, elle présente au milieu une dépression correspondant à la saillie extérieure, *fosse pariétale.* Elle est sil-

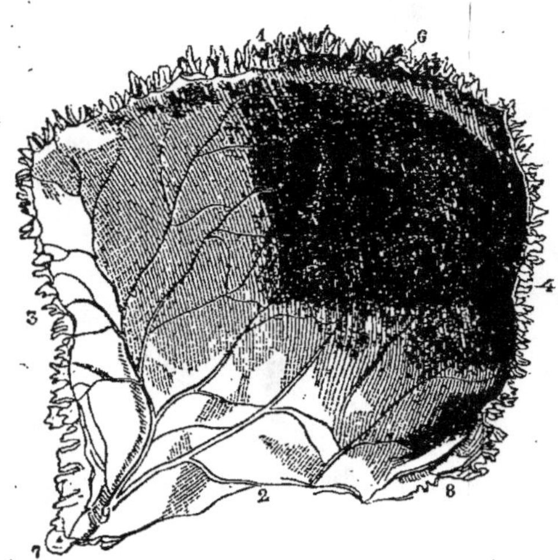

FIG. 246. — Face interne du pariétal droit.

1. Bordsupérieur. — 2. Bord inférieur. — 3. Bord antérieur. — 4. Bord postérieur. — 6. Trou pariétal. — 7. Angle antérieur et inférieur. — 8. Angle postérieur et inférieur. — 9. Gouttière ramifiée pour loger l'artère méningée moyenne.

lonnée par des gouttières ramifiées qui partent de l'angle inférieur et antérieur de l'os, et qui s'irradient en arrière et en haut. Les branches de l'artère méningée moyenne et de la veine du même nom sont contenues dans ces gouttières.

Bord antérieur. — Dentelé, épais en haut, mince en bas, il s'articule dans toute son étendue avec le frontal; en haut, il est taillé en biseau aux dépens de la table externe, en bas aux dépens de la table interne.

Bord postérieur. — Fortement dentelé; il s'articule avec l'occipital.

Bord supérieur. — Très épais, articulé avec celui du côté opposé, il présente du côté de la face interne une portion de gouttière concourant à former la *gouttière longitudinale supérieure;* un trou, qui n'est pas constant, le *trou pariétal,* qui laisse passer la *veine émissaire* de Santorini, et une petite artère venant de l'occipital.

Bord inférieur. — Le plus court et plus mince, il est concave et taillé en biseau aux dépens de la face externe, pour s'articuler avec la portion écailleuse du temporal.

Angle supérieur et antérieur. — Il forme un angle droit; il s'articule avec celui du côté opposé et avec le frontal : c'est là qu'on trouve, chez le fœtus, la *fontanelle antérieure.*

Angle supérieur et postérieur. — Presque droit, il s'articule avec celui du côté opposé et avec l'occipital : c'est là qu'on trouve la *fontanelle postérieure.* A sa face interne, cet angle offre une portion de gouttière qui fait partie de la *gouttière latérale.*

Angle inférieur et antérieur. — Mince, pointu, il est creusé à sa face interne d'un canal ou d'une gouttière très profonde, point de départ des ramifications de la face interne du pariétal. Ces ramifications ont été comparées par des anatomistes aux nervures d'une feuille de figuier. Cet angle est taillé en biseau, en avant aux dépens de la table interne, pour s'articuler avec le frontal; en bas, aux dépens de la table externe, pour la grande aile du sphénoïde et le temporal. Au niveau de cet angle et du point de réunion de ces quatre os, le chirurgien s'abstient d'appliquer le trépan, à cause de la présence de l'artère méningée moyenne, située en dedans.

Angle inférieur et postérieur. — Échancré, il s'articule, par ses dentelures peu profondes, avec la portion mastoïdienne du temporal; la partie postérieure de l'échancrure est placée dans l'angle rentrant que forment la portion mastoïdienne et l'occipital, et correspond aux *fontanelles latérales* du fœtus. La partie antérieure de l'échancrure est située dans l'angle rentrant formé par les portions mastoïdienne et écailleuse du temporal. Taillée en biseau en avant aux dépens de la table externe, en arrière aux dépens de la table interne, elle s'engrène solidement avec le temporal.

Cet os se développe par un seul point d'ossification placé au centre de l'os, d'où partent des aiguilles osseuses divergeant vers les angles et les bords.

§ 2. — Du crâne en général.

Le crâne est une boîte osseuse, formée par les os que je viens de décrire, située au-dessus et en arrière de la face, sur la colonne vertébrale.

Il est ovoïde, à petite extrémité dirigée en avant.

La *capacité* du crâne varie selon les races, comme le volume de l'encéphale. Pour l'évaluer, on a recours ordinairement au procédé de Morton, qui consiste à remplir le crâne avec des grains de plomb dont on mesure ensuite le volume. La capacité moyenne du crâne est de 1,534 c. c. dans la race germanique, de 1,371 dans la race nègre, et de 1,227 dans la race australienne. Les *dimensions* des principaux diamètres du crâne sont les suivantes : diamètre antéro-postérieur étendu de la protubérance occipitale interne à la face concave du frontal, 150 millimètres ; diamètre transversal mesuré entre les portions écailleuses des temporaux, 131 millimètres ; diamètre vertical étendu de la partie antérieure du trou occipital au sommet de la voûte, 128 millimètres.

Ces dimensions sont prises sur des crânes d'homme; les diamètres du crâne de la femme sont inférieurs, puisqu'on trouve en moins 2 millimètres 1/2 dans le sens transversal, 8 millimètres 1/2 en hauteur et 8 millimètres en longueur.

Sappey et Léon Parisot, de Nancy, sont arrivés à des résultats analogues; d'où il résulte que la capacité du crâne et, par conséquent, le volume et le poids de l'encéphale sont plus considérables chez l'homme. Chacun des deux anatomistes a expérimenté sur le crâne de 32 sujets : 16 hommes et 16 femmes.

Des *différences de structure* se montrent dans le crâne sous l'influence de l'âge. Par les progrès de l'âge, les sutures se soudent (l'ossification se fait de l'intérieur vers l'extérieur). L'époque de cette soudure varie, mais elle se fait ordinairement dans l'âge adulte; le plus souvent, les crânes de vieillards ne présentent plus que des traces de sutures. En même temps, on remarque à la face intérieure du crâne, sur la ligne médiane de la voûte, des dépressions nombreuses et très considérables produites par le développement des corpuscules de Pacchioni. Au moment où les sutures s'ossifient, les veines du diploé (canaux veineux de Breschet et de Dupuytren), qui étaient indépendantes dans chacun des os, s'anastomosent avec les veines des os voisins.

L'amincissement des parois du crâne se produit encore sous l'influence des progrès de l'âge.

Des *différences individuelles* s'observent aussi dans l'épaisseur des os du crâne ; il n'est pas rare de rencontrer, parmi des crânes d'adultes, ici une paroi épaisse qui résiste aux efforts les plus violents du marteau, là des os tellement minces qu'ils cèdent au plus léger des chocs.

L'étude du crâne comprend la *voûte*, la *base* et les *parties latérales*.

I. — Voute du crane.

La région de la voûte du crâne est limitée par une ligne qui passerait en avant sur la bosse frontale moyenne, en arrière sur la protubérance occipitale externe, et latéralement sur la ligne courbe du pariétal qui limite la fosse temporale.

Surface extérieure ou convexe de la voûte. — Elle est recouverte par les muscles frontal et occipital, et par l'aponévrose *épicrânienne,* dont elle est séparée par le périoste ou *péricrâne.*

Sur la ligne médiane et d'avant en arrière, on trouve la *bosse frontale moyenne,* la *suture frontale,* marquée seulement chez les jeunes sujets, la *fontanelle antérieure,* la *suture bi-pariétale* ou sagittale, formée par la réunion des deux pariétaux, le *trou pariétal* pour les veines émissaires de Santorini et une branche de l'artère occipitale, la *fontanelle postérieure,* et enfin l'écaille de l'occipital.

Sur les côtés et d'avant en arrière, on trouve la *bosse frontale,* la portion lisse du frontal qui est au-dessus, la *suture fronto-pariétale,* la *bosse pariétale,* la *suture lambdoïde*, formée par la réunion des deux sutures pariéto-occipitale et bi-pariétale, ainsi appelée de sa ressemblance plus ou moins complète avec un λ ; enfin la *bosse occipitale,* sur les côtés de laquelle se trouve, à l'union de l'occipital, du temporal et du pariétal, la *fontanelle latérale.*

Surface intérieure de la voûte crânienne. — Elle a un aspect différent. Elle est rugueuse, inégale ; on y voit des saillies et des dépressions, tandis que l'autre est lisse et unie. Les dentelures des os n'y sont point apparentes comme à la surface extérieure, ou plutôt elles ont un aspect différent, elles sont presque linéaires, et n'offrent point les dentelures qu'on observe à la surface extérieure. On y trouve :

Sur la ligne médiane, d'avant en arrière, la *crête frontale*, la *gouttière longitudinale supérieure* qui loge le sinus du même nom, et qui se continue jusqu'à la protubérance occipitale interne, pour se jeter le plus souvent dans la gouttière latérale droite ; enfin les sutures et les fontanelles, que nous avons étudiées à la surface opposée.

Sur les parties latérales, d'avant en arrière, la *fosse frontale*, la *suture fronto-pariétale*, la *fosse pariétale*, la *suture occipito-pariétale* et la *fosse occipitale supérieure* ou *cérébrale*. Ces dernières parties sont sillonnées par les ramifications qui logent l'artère méningée moyenne.

II. — Région latérale du crane.

Appelée aussi *fosse temporale*, elle est limitée en bas par l'arcade zygomatique et sa racine longitudinale, en avant par le bord postérieur de l'os malaire et une crête de la face antérieure du

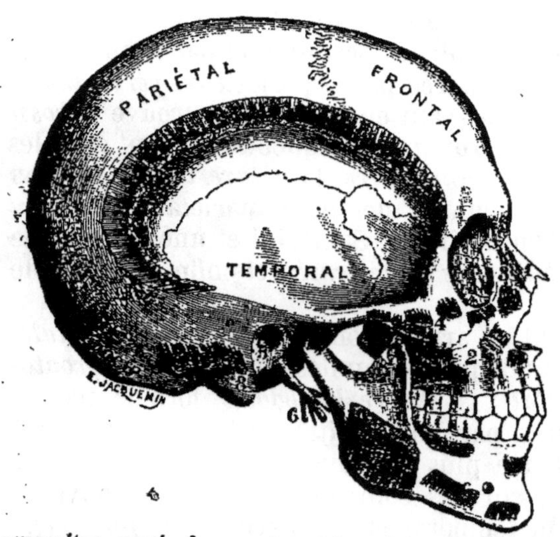

Fig. 247. — Région latérale de la tête (les os du crâne sont indiqués par leurs noms ; on y voit les extrémités fixes des muscles occipital et temporal).

1. Os propre du nez. — 2. Maxillaire supérieur avec l'insertion du buccinateur, de l'élévateur propre de la lèvre supérieure, du canin et du transverse du nez. — 3 Apophyse montante et muscle élévateur commun de l'aile du nez et de la lèvre supérieure. — 4. Os malaire avec les deux muscles zygomatiques. — 5. Conduit auditif externe. — 6. Apophyse styloïde et les cinq organes du bouquet de Riolan. — 6'. Maxillaire inférieur avec le trou mentonnier, les muscles masséter, carré du menton, triangulaire des lèvres, buccinateur, et le muscle de la houppe du menton. — 7. Apophyse coronoïde. — 8. Apophyse mastoïde et muscle sterno-cléido-mastoïdien.

frontal, en haut par la ligne courbe pariétale. La fosse temporale, ouverte en bas, communique avec la fosse zygomatique ; elle est recouverte par l'aponévrose temporale, qui s'insère sur les limites que je viens d'indiquer, et qui concourt à former une loge ostéo-fibreuse dans laquelle prend insertion le muscle temporal. Les os qui la constituent sont : en haut le pariétal, en bas et en arrière le temporal, en avant la grande aile du sphénoïde et le frontal. Les sutures que forment ces os ont été présentées dans le petit tableau suivant par Cruveilhier.

Suture fronto-pariétale	sphéno-pariétale	sphéno-temporale.
		temporo-pariétale.
	sphéno-frontale	fronto-jugale.
		spléno-jugale.

III. — Base du crane.

La base comprend cette portion du crâne située au-dessous d'une ligne horizontale passant par la bosse frontale moyenne, la protubérance occipitale externe et le bord supérieur du rocher.

Elle présente une surface intérieure en rapport avec l'encéphale, une surface extérieure en rapport dans sa moitié antérieure avec la face, et dans sa moitié postérieure avec la colonne vertébrale et les muscles de la nuque.

Surface intérieure de la base du crâne ou face supérieure. — Cette face est inclinée d'avant en arrière et de haut en bas; elle a l'apparence d'un petit escalier à trois degrés irréguliers, dont le degré supérieur constitue l'*étage supérieur*, le degré moyen l'*étage moyen*, et le degré inférieur l'*étage inférieur*.

1° *Étage supérieur ou antérieur.* — Formé au milieu par l'ethmoïde, sur les côtés par le frontal, en arrière par les petites ailes du sphénoïde, limité en arrière par le bord libre des petites ailes, au milieu par la gouttière optique, cet étage présente les sutures qui réunissent ces divers os et qui en prennent le nom : sphéno-frontale, sphéno-ethmoïdale, ethmoïdo-frontale.

On y voit : au milieu, l'*apophyse crista-galli* qui sépare les deux *gouttières ethmoïdales*, auxquelles font suite en arrière les gouttières olfactives; sur les parties latérales, les *bosses orbitaires* qui présentent des saillies et des dépressions, ainsi que de petites gouttières ramifiées logeant des divisions de l'artère méningée moyenne.

A l'apophyse crista-galli s'attache la *faux du cerveau.* Sur la lame criblée qui forme les gouttières ethmoïdales et sur les gouttières olfactives reposent les *nerfs olfactifs;* sur les parties latérales sont placés les *lobes antérieurs du cerveau.*

Sur cet étage on remarque quatre trous : 1° le *trou borgne,* qui loge une expansion de la dure-mère, et une petite veine qui va se jeter dans le sinus longitudinal supérieur; 2° les *trous olfactifs,* étudiés par Scarpa, disposés sur deux séries assez irrégulières, de chaque côté de la gouttière ethmoïdale : dans ces trous passent les prolongements tubuleux de la dure-mère et les ramifications du nerf olfactif qui y sont contenues ; des prolongements simples

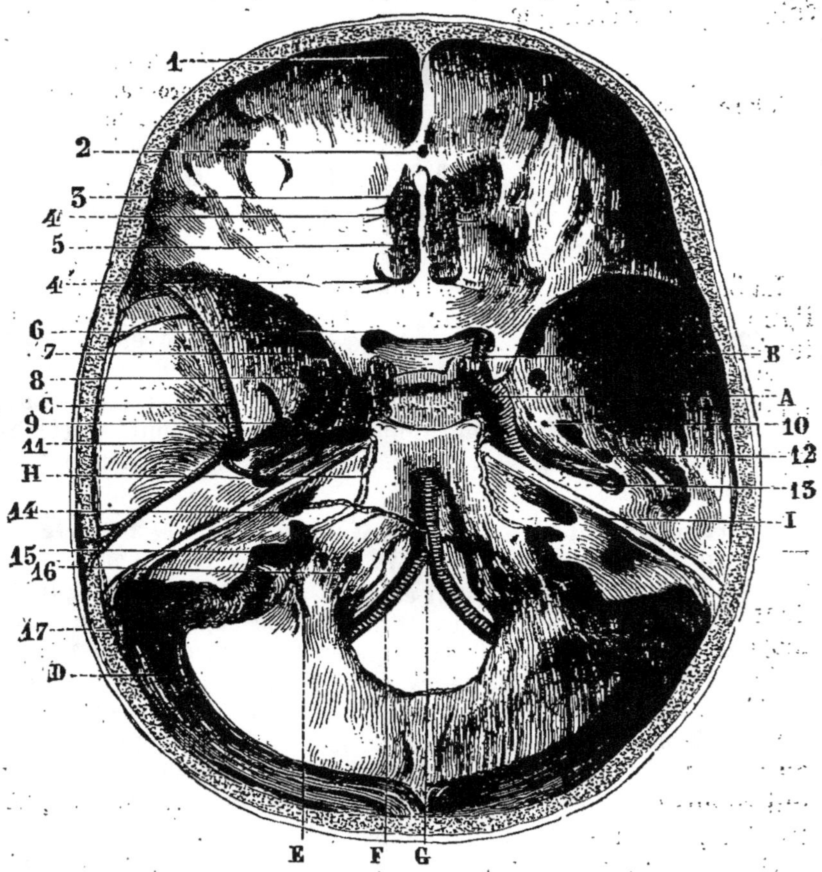

FIG. 248. — Surface intérieure de la base du crâne.

1. Crête frontale. — 2. Trou borgne. — 3. Fente ethmoïdale de chaque côté de l'apophyse crista-galli (nerf nasal interne, artère ethmoïdale antérieure). — 4. Trou ethmoïdal antérieur (mêmes organes). — 4'. Trou ethmoïdal postérieur (artère ethmoïdale postérieure). — 5 Trous de la lame criblée (nerf olfactif). — 6. Trou optique (nerf optique). — 7. Fente sphénoïdale (3e, 4e, 5e paires, nerf ophthalmique, veine ophthalmique). — 8. Trou grand rond (nerf maxillaire supérieur). — 9. Trou ovale avec l'artère petite méningée. — 10. Petit trou, non constant, en dedans du trou ovale, laissant passer quelquefois la racine motrice du ganglion otique. — 11. Trou déchiré antérieur ; du côté droit on voit la carotide interne sortir par ce trou. — 12. Trou petit rond (artère méningée moyenne). — 13. Hiatus de Fallope avec deux gouttières parallèles qui s'étendent de l'hiatus au sommet du rocher (les quatre nerfs pétreux). — 14. Conduit auditif interne avec un rameau artériel de l'artère vertébrale (nerfs facial et auditif). — 15. Trou déchiré postérieur où l'on voit se rendre la gouttière latérale D et la gouttière pétreuse inférieure H (9e, 10e, 11e paires, veine jugulaire interne, artère méningée postérieure). — 16. Trou condylien antérieur (nerf grand hypoglosse). — 17. Trou mastoïdien dans la gouttière latérale (artère et veine mastoïdiennes).

A. Artère carotide interne. — B. Ophthalmique — C. Méningée moyenne. — D. Sinus latéral, dans la gouttière latérale. — E. Artère méningée postérieure de la pharyngienne inférieure. — F. Vertébrale. — G. Tronc basilaire. — H. Gouttière pétreuse inférieure et sinus pétreux inférieur. — I. Gouttière pétreuse supérieure et sinus pétreux supérieur.

et filiformes de la dure-mère et des ramifications des artères ethmoïdales y passent aussi ; 3° la *fente ethmoïdale,* petite fente de 3 ou 4 millimètres de long, située immédiatement à côté de l'apophyse crista-galli, et donnant passage au filet ethmoïdal du rameau nasal du nerf ophthalmique de Willis (nerf nasal interne), à un fort prolongement de la dure-mère (Trolard) et à une ramification principale de l'artère ethmoïdale antérieure ; 4° les *trous orbitaires internes* ou *ethmoïdaux.* Ce sont les orifices crâniens de petits canaux qui partent de l'orbite ; on les aperçoit difficilement, parce qu'ils sont cachés sous le bord externe de la gouttière ethmoïdale. Le *trou orbitaire interne antérieur* est en face de la fente ethmoïdale ; il laisse passer l'artère ethmoïdale antérieure et le même filet ethmoïdal, qui ne fait que traverser la gouttière pour pénétrer dans la fente. Le *trou orbitaire interne postérieur* est situé à la partie postérieure de la même gouttière, contre le bord antérieur du sphénoïde. Il laisse passer l'artère ethmoïdale postérieure.

2° *Étage moyen.* — Il est formé au milieu par le corps du sphénoïde, sur les côtés par la grande aile du même os et les portions pierreuse et écailleuse du temporal. Limité en arrière par la lame quadrilatère du sphénoïde au milieu, et le bord supérieur du rocher de chaque côté, cet étage présente les sutures qui réunissent la grande aile au temporal : pétro-sphénoïdale, temporo-sphénoïdale.

Cet étage présente au milieu, d'avant en arrière : 1° la *gouttière optique,* sur laquelle repose le chiasma des nerfs optiques ; 2° la *selle turcique,* qui loge le corps pituitaire ; 3° la *lame quadrilatère du sphénoïde,* présentant deux échancrures de chaque côté, dans lesquelles passent, en haut le nerf moteur oculaire commun, en bas le nerf moteur oculaire externe. On trouve sur les côtés des éminences mamillaires et des impressions digitales en rapport avec le lobe postérieur du cerveau.

La partie moyenne de l'étage moyen est limitée à ses angles par quatre apophyses, *apophyses clinoïdes,* qui donnent insertion, les antérieures à la petite circonférence de la tente du cervelet, les postérieures à la grande circonférence. Les parties latérales sont parfaitement limitées en avant et en arrière par les petites ailes du sphénoïde et le bord supérieur du rocher, qui présente la *gouttière pétreuse supérieure,* dans laquelle est logé le sinus pétreux supérieur. La tente du cervelet s'insère sur ce bord.

Sur les parties latérales de cet étage on remarque une dépression, une gouttière, une fente et sept trous. La *dépression* est située au sommet du rocher, sur sa face antérieure. Le ganglion de Gasser est placé dans cette dépression et donne là ses trois branches : nerf ophthalmique, nerf maxillaire supérieur, nerf maxillaire inférieur. La gouttière, *gouttière caverneuse,* est étendue du trou déchiré antérieur à l'apophyse clinoïde antérieure; sur elle sont situés le sinus caverneux et l'artère carotide interne qui le parcourt et qui le traverse. En dehors, sur le milieu de la fosse sphénoïdale, la *gouttière de la grande veine anastomotique* traversant cette fosse de part en part et directement d'avant en arrière, croisant par conséquent la gouttière des vaisseaux méningés, laquelle est oblique. La gouttière de l'anastomotique est quelquefois très marquée ; mais elle n'est pas constante (Trolard). La fente, *fente sphénoïdale,* allongée transversalement, présente à sa partie interne un petit tubercule non constant pour l'insertion de l'anneau de Zinn, anneau fibreux formé par la bifurcation du tendon du muscle droit externe de l'œil. Cette fente est traversée par le nerf moteur oculaire commun, le nerf moteur oculaire externe, le nerf pathétique, le nerf ophthalmique de Willis, au moment où il se divise en lacrymal, frontal, nasal, la veine ophthalmique, de petites branches artérielles de l'artère méningée moyenne, et un prolongement de la dure-mère qui va former le périoste de l'orbite. Parmi ces organes, les deux nerfs moteurs oculaires et le nerf nasal traversent l'anneau de Zinn. Les trous sont tous groupés à côté du corps du sphénoïde et du sommet du rocher. Le *trou optique,* au-dessus de la fente sphénoïdale, le *trou grand rond,* à 3 millimètres au-dessous, le *trou ovale,* à 12 millimètres en arrière et en dehors du précédent, le *trou petit rond,* à 2 millimètres en arrière de celui-ci, sont disposés suivant une ligne courbe concave en dehors. Entre le trou ovale et la gouttière caverneuse, on trouve, une fois sur trois, le *trou sus-ptérygoïdien* (Trolard). Le *trou déchiré antérieur,* formé par la réunion du sommet du rocher et du corps du sphénoïde, est situé en dedans du trou ovale. L'orifice antérieur du *canal carotidien* est situé au-dessus de ce trou, à l'origine de la gouttière caverneuse. L'*hiatus de Fallope* est situé sur le milieu de la face antérieure du rocher ; il est entouré de deux ou trois trous très petits, et il précède deux petites gouttières qui se dirigent vers le trou déchiré antérieur.

Les organes qui passent dans ces trous sont les suivants : 1° dans le trou optique, le *nerf optique* et l'*artère ophthalmique ;* 2° dans le trou grand rond, le *nerf maxillaire supérieur ;* 3° dans le trou ovale, le *nerf maxillaire inférieur,* la *veine du trou ovale,* reliant le sinus caverneux au plexus ptérygoïdien, et l'*artère petite méningée ;* 4° dans le trou sus-ptérygoïdien, une autre veine de dégagement du sinus caverneux allant également au plexus ptérygoïdien ; 5° dans le trou petit rond, l'*artère méningée moyenne,* qui se divise en deux branches immédiatement après avoir traversé le trou : ces deux branches se placent dans deux gouttières osseuses qui partent du trou et se portent, l'une vers l'angle antérieur et inférieur du pariétal, l'autre vers l'occipital, et une, et plus rarement deux veines méningées moyennes (Trolard); 6° dans l'hiatus de Fallope, une branche de l'artère méningée moyenne qui va s'anastomoser dans l'aqueduc de Fallope avec l'*artère stylo-mastoïdienne ;* et quatre nerfs, le *grand nerf pétreux superficiel* et le *petit nerf pétreux superficiel* du facial, le *petit nerf pétreux profond interne* et le *petit nerf pétreux profond externe* du glosso-pharyngien : réunis deux à deux, ces nerfs descendent vers le sommet du rocher, dans les deux gouttières parallèles qui ont déjà été indiquées ; 7° dans le trou déchiré antérieur, fermé à l'état frais par une membrane fibreuse, passent une *petite branche artérielle* venant de la pharyngienne inférieure, et le *nerf vidien ;* 8° dans l'orifice antérieur du canal carotidien passe l'*artère carotide interne*, qui se jette aussitôt sur la gouttière caverneuse : cette artère passe donc au-dessus du trou déchiré antérieur, et non dans le trou, comme le disent certains auteurs.

3° *Étage inférieur.* — Il est formé dans presque toute son étendue par l'occipital sur les côtés et en avant par la face postérieure du rocher et la face interne de la portion mastoïdienne du temporal. Limité en arrière par la protubérance occipitale interne et par les gouttières latérales, en avant par le bord supérieur du rocher, cet étage présente la suture temporo-occipitale.

A. Sur la ligne médiane et d'avant en arrière, on rencontre : 1° la *gouttière basilaire*, sur laquelle reposent la protubérance annulaire et le tronc basilaire ; 2° le *trou occipital ;* 3° la *crête occipitale interne*, pour l'insertion de la faux du cervelet ; 4° la *protubérance occipitale interne*, en rapport avec le *pressoir d'Hérophyle.*

B. Sur les côtés et d'avant en arrière, on trouve : 1° le *conduit auditif interne*, au milieu de la face postérieure du rocher ; 2° à 2 ou 3 millimètres en dehors, l'*aqueduc du vestibule ;* 3° la *gouttière pétreuse inférieure*, située à la partie interne de la suture pétro-occipitale, qui loge le sinus pétreux inférieur ; 4° le *trou déchiré postérieur*, à la partie moyenne de la même suture ; ce trou irrégulier, d'une longueur d'un centimètre et demi, ordinairement plus grand du côté droit, est divisé en trois parties par deux crêtes osseuses ; 5° le *trou condylien antérieur*, situé sur les côtés du trou occipital, à 1 centimètre en dedans et en arrière du trou déchiré postérieur, et en partie caché par une saillie qui se trouve en cet endroit ; 6° la *gouttière latérale*, plus large à droite qu'à gauche, qui commence au niveau de la protubérance occipitale interne, se dirige horizontalement en dehors, descend verticalement sur la portion mastoïdienne du temporal à la base du rocher; elle gagne de nouveau l'occipital sur les côtés du trou occipital, pour se terminer au trou déchiré postérieur : elle loge le sinus latéral ; 7° *un trou* presque constant qui s'ouvre dans la portion mastoïdienne de la gouttière latérale, c'est le *trou mastoïdien* ; 8° les *fosses occipitales inférieures* ou *cérébelleuses* déjà décrites.

Les organes qui passent par les trous de l'étage inférieur sont les suivants : 1° dans le trou occipital, le *bulbe* et ses enveloppes, pie-mère, arachnoïde, dure-mère, l'*artère vertébrale*, le *nerf spinal* ; 2° dans le conduit auditif interne, le *nerf facial*, le *nerf auditif* et *une petite artère* qui pénètre avec le facial dans l'aqueduc de Fallope, où elle s'anastomose avec l'artère stylo-mastoïdienne ; 3° dans l'aqueduc du vestibule, *une petite artère*, pour le périoste du vestibule, et *une veine* qui va se jeter dans le sinus pétreux inférieur ; 4° dans le trou déchiré postérieur, à sa partie la plus antérieure, la veine qui relie le sinus pétreux inférieur à la veine jugulaire interne, puis dans l'ordre suivant, le *nerf glosso-pharyngien*, le *nerf pneumogastrique* et le *nerf spinal* à la partie moyenne, avec une branche artérielle, *artère méningée postérieure*, branche de l'artère pharyngienne inférieure, et la *veine jugulaire interne* à la partie postérieure ; 5° dans le trou condylien antérieur, le *nerf grand hypoglosse*, une grosse veine allant des sinus intra-rachidiens au confluent veineux condylien antérieur, et souvent *une petite artère*, branche de la pharyngienne inférieure ; 6° dans le trou mastoïdien, une petite artère venant de l'occipitale et une veine (*vaisseaux mastoïdiens*) qui va dans le sinus latéral.

Surface extérieure de la base du crâne ou face inférieure. — Elle est divisée en deux parties par une ligne transversale passant par la racine transverse des deux apophyses zygomatiques et par les deux tubercules zygomatiques, immédiatement en arrière de la base des apophyses ptérygoïdes. Je donne à cette ligne le nom de *ligne bizygomatique* (voyez fig. 249). Je désigne la portion qui est en arrière de cette ligne sous le nom de *portion cervicale* de la base du crâne, et celle qui est en avant sous le nom de *portion faciale*. Je n'indique pas dans cette description les organes qui traversent les trous et les fentes de la base du crâne, parce qu'ils ont déjà été décrits avec la surface intérieure.

Cette division se trouvait dans la première édition de mon *Anatomie*. Je crois qu'elle m'appartient, et je n'ai point souvenir de l'avoir vue indiquée dans un autre ouvrage d'anatomie. Je maintiens aujourd'hui cette division parce que je la crois bonne, et aussi parce que quelques auteurs, la faisant figurer dans leurs ouvrages, omettent d'en désigner la source. (Voyez Sappey, 2e édition, tome 1er, page 168.)

Portion cervicale de la face inférieure de la base du crâne. — Cette portion est formée, dans la plus grande partie de son étendue, par la face inférieure de l'occipital ; sur les parties latérales, par la face inférieure du temporal en avant, et dans l'angle que forment par leur écartement les portions écailleuse et pierreuse du temporal, par la partie postérieure de la grande aile du sphénoïde. Les sutures de ces divers os ont déjà été indiquées.

1o Sur la ligne médiane et d'avant en arrière, on voit la *surface basilaire*, recouverte par la muqueuse pharyngienne et donnant insertion à l'aponévrose du pharynx et aux muscles grand et petit droit antérieur de la tête ; le *trou occipital*, la *crête occipitale externe* : enfin la *protubérance occipitale externe*, placée à l'extrémité de la crête, au milieu de l'occipital, et sur laquelle s'insère le raphé médian cervical postérieur.

2o De chaque côté de la ligne médiane, on rencontre des rugosités, des dépressions, des saillies et des trous, le tout disposé d'une façon très irrégulière. Pour étudier avec plus de soin tous ces détails, j'indiquerai quelques points de repère.

Vous remarquez d'abord que, de chaque côté du trou occipital, il existe, sur une ligne transversale à laquelle je donne le nom de *ligne condylo-mastoïdienne* (voyez la fig. 249), trois saillies osseuses. La plus rapprochée du trou est le *condyle de l'occipital*, la plus externe est *l'apophyse mastoïde* dont le développement varie selon les sujets; la moyenne est *l'apophyse jugulaire* qui donne insertion au muscle droit latéral. De chacune de ces saillies part une ligne qui se dirige en arrière et en dedans en décrivant une courbe à concavité interne. Celle qui part de l'apophyse mastoïde se porte à la protubérance occipitale externe et constitue la *ligne courbe occipitale supérieure* ; celle qui part de l'apophyse jugulaire se porte à la partie moyenne de la crête occipitale externe et constitue la *ligne courbe occipitale inférieure* ; enfin celle qui prend naissance sur les condyles forme les bords du trou occipital. Immédiatement en arrière de la ligne transversale qui réunit ces trois saillies, on trouve deux dépressions : l'une interne, entre le condyle et l'apophyse jugulaire, c'est la *fossette condylienne postérieure*, au fond de laquelle se trouve souvent un petit trou, *trou condylien postérieur*, qui laisse passer une veine ; l'autre, externe, entre l'apophyse jugulaire et l'apophyse mastoïde, c'est la *rainure digastrique*, pour l'insertion du muscle digastrique.

En avant de la ligne condylo-mastoïdienne, si vous examinez cette région avec un peu d'attention, vous remarquerez qu'il existe là, de chaque côté de la surface basilaire de l'occipital, un quadrilatère dont les quatre angles et les quatre côtés sont parfaitement

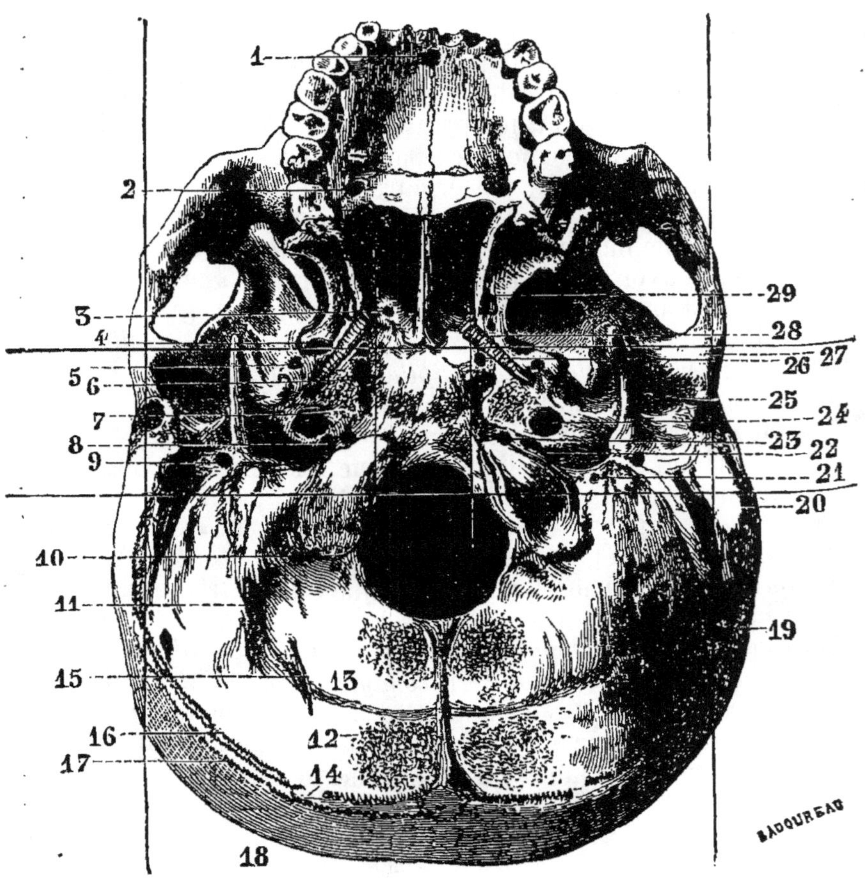

FIG. 249. — Surface extérieure de la base du crâne.

1. Trou palatin antérieur (artère sphéno-palatine interne, nerf sphéno-palatin interne). — 2. Conduit palatin postérieur (artère palatine supérieure, nerfs palatins). — 3. Trou ptérygo-palatin (artère ptérygo-palatine, nerf ptérygo-palatin). — 4. Trou ovale (nerf maxillaire inférieur). — 5. Trou petit rond (artère méningée moyenne). — 6. Trou déchiré antérieur (nerf vidien). — 7. Surface rugueuse au sommet du rocher pour l'insertion du péristaphylin interne. — 8. Trou déchiré postérieur (9e, 10e, 11e paires, veine jugulaire interne, artère méningée postérieure). — 9. Trou stylo-mastoïdien (artère stylo-mastoïdienne, nerf facial). — 10. Trou condylien postérieur (veinule). — — 11. Insertion du muscle petit oblique. — 12. Insertion du grand complexus. — 13 Insertion du muscle petit droit postérieur. — 14. Ligne courbe supérieure de l'occipital avec l'insertion du muscle occipital. — 15. Ligne courbe inférieure de l'occipital. — 16. Insertion du muscle splénius. — 17 Insertions des muscles trapèze et sterno-cléido-mastoïdien. — 18. Portion de l'occipital qui surmonte la ligne courbe supérieure. — 19. Trou mastoïdien (artère et veine mastoïdiennes). — 20. Apophyse mastoïde. — 21. Apophyse jugulaire de l'occipital (droit latéral). — 22. Trou déchiré postérieur gauche. — 23. Trou condylien antérieur (grand hypoglosse). — 24. Orifice inférieur du canal carotidien (carotide interne, grand sympathique). — 25. Scissure de Glaser (artère tympanique, longue apophyse du marteau). — 26. Trou vidien (nerf vidien, artère vidienne). — 27. Tubercule zygomatique. — 28. Portion cartilagineuse de la

trompe d'Eustache. — 29. Fossette naviculaire pour l'insertion du péristaphylin externe. — On voit en outre sur cette figure deux lignes transversales sans numéros : la ligne bizygomatique et la ligne bimastoïdienne, et deux lignes antéro-postérieures de chaque côté de la ligne médiane, l'une réunissant l'apophyse mastoïde au tubercule zygomatique, l'autre réunissant le condyle de l'occipital à l'apophyse ptérygoïde. (Voy. la description.)

indiqués. Le côté postérieur est formé par la *ligne condylo-mastoïdienne ;* le côté antérieur, par la racine transverse de l'apophyse zygomatique, prolongée sur l'apophyse ptérygoïde, le côté externe, par la racine longitudinale de l'apophyse zygomatique qui se réunit à l'apophyse mastoïde en limitant la fosse temporale, et le côté interne, un peu oblique, par le bord de l'apophyse basilaire qui s'étend de l'apophyse ptérygoïde au condyle.

Les angles sont constitués par quatre saillies. L'*apophyse mastoïde* forme l'angle postérieur et externe ; le *condyle* de l'occipital, l'angle postérieur et interne ; le *tubercule zygomatique,* l'angle antérieur et externe ; l'*apophyse ptérygoïde,* l'angle antérieur et interne.

Les côtés de ce quadrilatère sont égaux. Ils ont chacun 4 centimètres sur une tête ordinaire d'adulte.

De plus, vous devez remarquer deux lignes saillantes qui se croisent au milieu du quadrilatère : l'une, qui va de l'apophyse mastoïde à l'apophyse ptérygoïde, et qui est constituée d'arrière en avant par l'apophyse mastoïde, par l'apophyse vaginale de l'apophyse styloïde, par l'épine du sphénoïde, par une ligne qui se porte à l'aile externe de l'apophyse ptérygoïde, et par l'apophyse ptérygoïde ; l'autre, étendue du tubercule zygomatique au condyle, saillante aussi, est formée d'avant en arrière par la branche de bifurcation inférieure de la racine longitudinale de l'apophyse zygomatique, par le bord externe de la paroi antérieure du conduit auditif externe, par l'apophyse styloïde et par le condyle.

Ces deux lignes, qui s'entre-croisent au milieu du quadrilatère, et qui sont formées par une série de crêtes et d'apophyses, divisent le quadrilatère en quatre triangles, dans chacun desquels vous trouverez des trous, des dépressions et des surfaces.

L'apophyse vaginale constitue le point de réunion des sommets des quatre triangles. Le *triangle antérieur,* plus grand que les autres, présente en dehors la cavité glénoïde, au fond de laquelle se trouve la scissure de Glaser (artère tympanique, muscle externe du marteau et apophyse de Raw), et en dedans le trou ovale (nerf maxillaire inférieur et artère petite méningée), en arrière duquel vous voyez le trou sphéno-épineux, ou petit rond (artère méningée moyenne). Le *triangle postérieur,* beaucoup plus petit, présente un trou au fond d'une fossette, le trou stylomastoïdien (nerf facial, artère stylo-mastoïdienne). Le *triangle externe*, très petit également, montre seulement l'orifice externe du conduit auditif externe. Le *triangle interne* est formé par la partie interne de la face inférieure du rocher et par les sutures qui le réunissent à l'occipital et au sphénoïde. La suture pétro-occipitale inférieure loge un sinus qui va de la fosse condylienne antérieure au trou déchiré antérieur (sinus pétro-occipital inférieur). Il présente le trou déchiré postérieur en arrière du rocher (nerfs glosso-pharyngien, pneumogastrique, spinal, artère méningée postérieure, veine jugulaire interne), le trou déchiré antérieur au niveau du sommet du rocher (fermé par une lame fibreuse que traverse le nerf vidien et une branche de l'artère pharyngienne inférieure), la portion osseuse de la trompe d'Eustache, l'orifice du conduit du muscle interne du marteau, et l'orifice extérieur du conduit de la corde du tympan. Au niveau de la surface qui réunit le bord antérieur du rocher à la grande aile du sphénoïde et sur la face inférieure du rocher, on trouve de dedans en dehors la surface d'insertion du muscle péristaphylin interne, l'orifice inférieur du canal carotidien (artère carotide interne et filets du grand sympathique), l'aqueduc du limaçon (petite artère venue de la pharyngienne inférieure et petite veine), et le golfe de la veine jugulaire interne (il loge le sinus de la veine jugulaire interne). On trouve encore dans ce triangle, devant le condyle, la fossette condylienne antérieure qui loge le confluent veineux condylien antérieur, et le trou condylien antérieur qui se voit au fond de la fosse (nerf grand hypoglosse, veine condylienne antérieure et quelquefois une petite branche de l'artère pharyngienne inférieure).

Portion faciale de la face inférieure de la base du crâne. — Cette portion est située en avant de la ligne transversale *bizygomatique*, qui forme, comme nous l'avons vu, le côté antérieur du quadrilatère qui est en arrière. Cette ligne passe immédiatement en arrière des apophyses ptérygoïdes et des fosses nasales.

1° Sur la ligne médiane et d'arrière en avant, on trouve la crête de la face inférieure du sphénoïde, la lame perpendiculaire de l'ethmoïde et l'épine nasale du frontal.

2° De chaque côté, elle présente, immédiatement à côté de la ligne médiane, une gouttière à concavité inférieure formant la voûte des fosses nasales, et constituée par la lame criblée de l'ethmoïde, l'apophyse sphénoïdale du palatin et le corps du sphénoïde; en dehors, la partie inférieure des masses latérales de l'ethmoïde et l'apophyse ptérygoïde; plus en dehors, une crête partant de l'apophyse ptérygoïde, se dirigeant en dehors et en avant, et faisant partie de la fente sphéno-maxillaire. En avant de cette crête, on trouve la paroi supérieure de l'orbite, formée par le frontal et par la petite aile du sphénoïde, une portion de la paroi interne de l'orbite formée par l'ethmoïde, et une portion de la paroi externe formée par la grande aile du sphénoïde. Là aussi on trouve, en dedans, les trous orbitaires internes, et en arrière, le trou optique et la fente sphénoïdale. En arrière de la crête qui vient d'être indiquée, une surface losangique séparée de la fosse temporale par une autre crête qui va de la précédente à la racine transverse de l'apophyse zygomatique, et qui peut être considérée comme une branche de bifurcation de la racine transverse de cette apophyse. Cette surface losangique donne insertion au muscle ptérygoïdien externe. Au-devant de la fossette du ptérygoïdien externe, se trouve l'orifice inférieur du canal sus-ptérygoïdien, quand il existe.

Tableau des apophyses, des crêtes et des rugosités de la portion cervicale de la face inférieure de la base du crâne et des muscles qui s'y insèrent.

A. En arrière de la ligne condylo-mastoïdienne.

1° *Ligne courbe supérieure de l'occipital.*	Muscles occipital, trapèze, sterno cléido-mastoïdien, splénius.
2° *Ligne courbe inférieure et au-dessus*	Muscles grand complexus, petit complexus, grand droit postérieur de la tête et petit oblique.
3° *Espace rugueux au-dessous de la ligne courbe inférieure.* .	Petit droit postérieur de la tête.

B. En avant de la ligne condylo-mastoïdienne.

1° *Entre les deux quadrilatères :*

Surface basilaire.	Muscles grand droit et petit droit antérieurs de la tête.

2° *Quadrilatère :*

Angle postérieur et externe. . .	Apophyse mastoïde. — Muscle petit complexus.
Angle postérieur et interne. . . .	Condyle.
Angle antérieur et externe. . . .	Tubercule zygomatique. Ligament latéral externe de l'articulation temporo-maxillaire.
Angle antérieur et interne. . . .	Apophyse ptérygoïde.
Bord antérieur.	Racine transverse de l'apophyse zygomatique.

Bord postérieur.	Apophyse jugulaire. — Petit droit latéral.
	Rainure digastrique. — Muscle digastrique.
Bord interne.	Bord de l'apophyse basilaire.
Bord externe.	Racine longitudinale de l'apophyse zygomatique.
Diagonale du tubercule zygomatique au condyle.	Apophyse styloïde. — Bouquet de Riolan.
Diagonale de l'apophyse mastoïde à l'apophyse ptérygoïde. . . .	Apophyse vaginale, épine du sphénoïde. — Ligament sphéno-maxillaire. — Muscle externe du marteau.

Tableau des trous, fentes et canaux de la base du crâne, et des organes qui les traversent.

A. Trous, fentes et canaux visibles a l'intérieur du crane (*d'avant en arrière*).

ÉTAGE ANTÉRIEUR

1° *Trou borgne*.	Prolongement de la dure-mère.
2° *Trou orbitaire interne antérieur*.	Nerf nasal interne ; artère ethmoïdale antérieure.
3° *Trou orbitaire interne postérieur*.	Artère ethmoïdale postérieure.
4° *Fente ethmoïdale*.	Nerf nasal interne; branche importante de l'artère ethmoïdale antérieure et prolongements de la dure-mère.
5° *Trous de la lame criblée*. .	Branches du nerf olfactif et des artères ethmoïdales, et prolongements filiformes de la dure-mère.

ÉTAGE MOYEN.

6° *Trou optique*.	Nerf optique; artère ophthalmique.
7° *Fente sphénoïdale*.	Nerfs moteur oculaire commun, moteur oculaire externe, pathétique, nasal, lacrymal, frontal ; veine ophthalmique ; branches de l'artère méningée moyenne.
8° *Trou grand rond*.	Nerf maxillaire supérieur.

9° *Trou ovale*. . . . . Nerf maxillaire inférieur ; veine du trou ovale ; artère et veines petites méningées.

9 *bis. Trou sus-ptérygoïdien*. . Non constant. Veine *sus-ptérygoïdienne*.

10° *Petit trou innominé à gauche du trou ovale*. . . . . . Réunion du petit nerf pétreux superficiel et du petit nerf pétreux profond externe.

11° *Trou petit rond*. . . . . . Artère et veines méningées moyennes, le plus souvent une seule ; quelques filets du grand sympathique.

12° *Trou déchiré antérieur*. . . Nerf vidien ; petit rameau artériel de la pharyngienne inférieure.

13° *Orifice interne du canal carotidien*. . . . . Carotide interne ; plexus carotidien ; filet carotidien du nerf vidien.

14° *Hiatus de Fallope*. . . . Grand et petit nerfs pétreux superficiels ; petits nerfs pétreux profonds interne et externe ; branche de l'artère méningée moyenne.

ÉTAGE POSTÉRIEUR

15° *Trou occipital*. . . . . . Bulbe rachidien et enveloppes ; artère vertébrale ; nerf spinal.

16° *Trou condylien antérieur*. . Nerf grand hypoglosse ; petit rameau artériel de la pharyngienne inférieure ; veine condylienne antérieure allant des sinus intrarachidiens au confluent condylien antérieur (Trolard).

17° *Trou condylien postérieur*. . Veine se portant à la partie terminale du sinus latéral.

18° *Trou du bord supérieur du rocher*. . . . . Branche de l'artère méningée moyenne pour les canaux demi-circulaires ; petite veine se jetant dans le sinus pétreux supérieur.

19° *Conduit auditif interne*. . . Nerf facial, nerf auditif, nerf de Wrisberg, branche artérielle de la vertébrale.

20° *Aqueduc du vestibule*. . . . Petite branche de l'artère pharyngienne inférieure allant au vestibule ; petite veine se jetant dans le sinus pétreux inférieur.

21° *Trou déchiré postérieur*. . .	Nerf glosso-pharyngien, ner. pneumogastrique, nerf spinal; artère méningée postérieure; veine jugulaire interne; veine étendue du sinus pétreux inférieur à la jugulaire interne (Trolard).
22° *Trou mastoïdien*.	Veine mastoïdienne se jetant dans le sinus latéral; artère mastoïdienne, se terminant entre les os et la dure-mère.

B. Trous, fentes et canaux visibles a l'extérieur. (*Il ne sera pas question de ceux qui sont visibles à l'intérieur, ce tableau est donc le complément du précédent*).

1° *Trou sus-orbitaire*.	Nerf sus-orbitaire; artère sus-orbitaire.
2° *Trou ptérygo-palatin*. . . .	Nerf ptérygo-palatin; artère et veine ptérygo-palatines.
3° *Trou vidien*.	Nerf vidien; artère et veine vidiennes.
4° *Orifice inférieur du canal carotidien*.	Carotide interne; rameau du grand sympathique formant la racine crânienne antérieure.
5° *Scissure de Glaser*.	Artère tympanique; muscle externe du marteau.
6° *Orifice inférieur du conduit de la corde du tympan*. . .	Corde du tympan.
7° *Trou stylo-mastoïdien*. . . .	Nerf facial; artère et veine stylo-mastoïdiennes.
8° *Orifice inférieur de la pyramide*.	Muscle de l'étrier.
9° *Aqueduc du limaçon*. . . .	Branche de l'artère pharyngienne inférieure; petite veine se jetant dans le sinus pétreux inférieur.

10° *Trou spécial* pour le nerf de Jacobson.
11° *Trou spécial* pour le rameau auriculaire du pneumogastrique.
12° *Orifice* de la portion osseuse de la trompe d'Eustache.
13° *Orifice* du conduit du muscle interne du marteau.

Le premier trou se trouve sur le frontal, les deux suivants à la base de l'apophyse ptérygoïde, tous les autres sur le rocher.

Quelques auteurs décrivent, parmi les trous de la base du crâne, les trous sous-orbitaire, malaire, etc.; ils appartiennent à la face.

IV. — Développement du crane.

De très bonne heure chez l'embryon, le crâne apparait sous l'apparence d'une vésicule membraneuse qui augmente peu à peu de volume. Les points d'ossification, indiqués dans la description des os en particulier, s'y développent ; ceux de la voûte précèdent ceux de la base, selon Meckel et Blandin. Mais ces derniers se développent beaucoup plus rapidement, de sorte qu'à la naissance l'ossification de la base est presque complète, tandis qu'à la voûte les os sont séparés par des membranes.

Du crâne à la naissance. — Au moment de la naissance, le crâne présente des particularités très intéressantes.

Les diamètres sont : l'occipito-frontal, de 11 centimètres et demi ; le bipariétal, étendu du bord inférieur d'un pariétal à l'autre, 9 centimètres à 9 centimètres et demi ; le vertical a aussi 9 centimètres à 9 centimètres et demi. Les deux premiers diamètres peuvent diminuer d'une certaine étendue par la compression latérale de la tête.

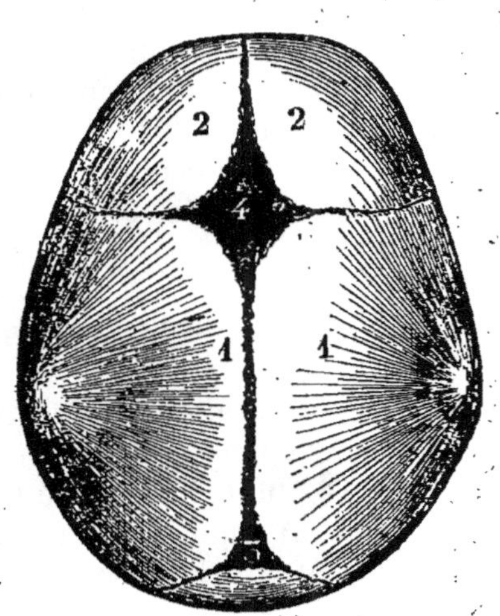

FIG. 250. — Voûte du crâne chez le fœtus.

1, 1. Pariétaux. — 2, 2. Frontal. — 3. Fontanelle postérieure. — 4. Fontanelle antérieure.

Une membrane fibreuse forme la trame dans laquelle se développent les os du crâne. Pendant que ceux-ci s'ossifient, ils sont très vasculaires et formés d'aiguilles osseuses, à la voûte surtout, qui rayonnent du centre vers la circonférence, comme les vaisseaux qui les accompagnent. Haller a fait voir ces vaisseaux rayonnés. Paul Dubois a montré aussi la grande vascularité des os du crâne à la naissance en faisant sourdre les gouttelettes de sang par la compression des os dépouillés du péricrâne. Dubois aurait vu, dit-il, une injection, poussée dans les vaisseaux de l'enfant, jaillir sous forme de jets à la surface des os du crâne dépouillés du périoste. Valleix a vu aussi une injection suinter à la surface de ces os.

Les bords dentelés des os de la voûte du crâne vont à la rencontre les uns des autres. Les dentelures dévient plus ou moins pour s'engrener réciproquement. Mais comme les os s'ossifient du centre vers la circonférence, il en résulte que les angles qui sont les parties les plus éloignées du centre de l'os s'ossifient en dernier lieu, et sont remplacés pendant un certain temps par des espaces membraneux qui constituent les *fontanelles*. L'antérieure est losangique, large de 3 à 4 centimètres à la naissance ; elle est formée par les angles des pariétaux et des deux moitiés du frontal. La postérieure, triangulaire, est presque fermée à la naissance ; c'est une dépression constituée par l'angle supérieur de l'occipital, qui s'enfonce au-dessous des deux pariétaux. Les fontanelles latérales, triangulaires, petites, existent au point de réunion de la portion mastoïdienne du temporal, du pariétal, et de l'occipital.

La fontanelle antérieure, qui persiste le plus longtemps, a disparu à l'âge de quatre ans. Après la réunion des dentelures des os du crâne, il reste dans les sutures une membrane appelée *cartilage sutural*. Cette membrane, découverte par Hunauld en 1730, existe entre tous les os du crâne, excepté entre les osselets de l'ouïe, entre l'occipital et le sphénoïde. Le cartilage sutural adhère au périoste et à la dure-mère. Il est détruit par la macération.

Base du crâne chez l'enfant.

La base du crâne n'est étudiée par les auteurs que chez l'adulte. Il importe cependant de faire remarquer que les diverses parties de cette région du squelette sont bien différentes chez l'enfant, et surtout au moment de la naissance.

En examinant la base du crâne d'un enfant au moment de la naissance (fig. 251), on est d'abord frappé par l'absence de parties saillantes, par le raccourcissement du diamètre transversal et l'écartement qui existe entre le trou occipital et les fosses nasales.

1° Nous avons vu, sur la base du crâne de l'adulte, des parties saillantes nombreuses : apophyses ptérygoïdes, apophyses styloïdes, vaginales et mastoïdes, condyles de l'occipital. Chez l'enfant, surtout dans le cours de la première année, ces saillies font défaut, et la base du crâne présente une surface à peu près uniforme. Cette absence de saillies entraîne nécessairement l'absence des dépressions correspondantes. C'est ainsi que, chez l'enfant, la cavité glénoïde du temporal existe à peine ; cela se conçoit, puisque l'apophyse vaginale et la racine transverse de l'apophyse zygomatique font défaut. Les fossettes condyliennes n'existent pas, puisque plus tard elles résultent de la saillie des condyles de l'occipital et de l'apophyse jugulaire qui manquent. Aussi, chez l'enfant, les trous condyliens antérieurs et postérieurs sont-ils situés à fleur de tête. Il en est de même du trou stylo-mastoïdien, qui est très superficiel et presque en dehors du crâne chez le fœtus, tandis que, chez l'adulte, il est placé au fond d'une fossette limitée par les apophyses mastoïde, styloïde et jugulaire ; ces saillies manquent chez l'enfant, et conséquemment la rainure digastrique, située ordinairement à la face interne de l'apophyse mastoïde. Ce que nous venons de dire fait comprendre la facilité avec laquelle le nerf facial peut être comprimé par le forceps après la sortie du crâne : on observe quelquefois, en effet, des

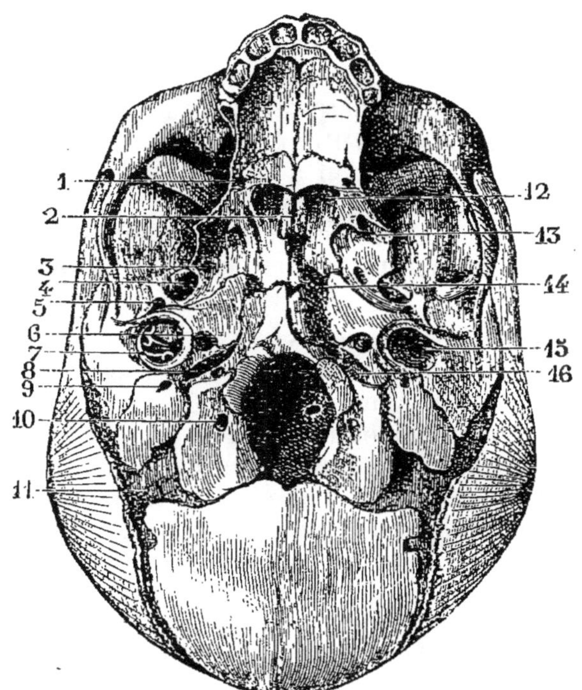

FIG. 251. — Base du crâne chez le fœtus à terme.

1. Conduit palatin postérieur. — 2. Partie postérieure du vomer. — 3. Trou vidien. — 4. Trou ovale. — 5 Trou petit rond. — 6. Trou carotidien. — 7. Cercle tympanal dans lequel on voit la membrane du tympan et les osselets de l'ouïe. — 8. Trou déchiré postérieur. — 9 Trou stylo-mastoïdien. — 10. Trou condylien postérieur. — 11. Fontanelle latérale. — 12. Orifice postérieur des fosses nasales. — 13. Fosses de l'apophyse ptérygoïde. — 14. Cartilage de séparation entre l'occipital et le sphénoïde. — 15. Conduit auditif externe. — 16. Trou condylien antérieur.

paralysies du nerf facial chez les enfants qui sont extraits de l'utérus à l'aide du forceps. Si l'apophyse mastoïde existait à cet âge, cette compression ne pourrait pas se produire.

2° Chez l'enfant, le diamètre transverse de la base du crâne est tellement court, que le conduit auditif externe regarde presque directement en bas, au lieu de regarder en dehors, comme chez l'adulte. Il semble que l'oreille de l'enfant se porte, pour ainsi dire, au-dessous du crâne. Il résulte de ce raccourcissement que la membrane du tympan, presque horizontale, est visible sur la figure 251, tandis que plus tard elle se redresse pour regarder en dehors et un peu en bas. Cette position du conduit auditif tient à sa brièveté, car il se développe ensuite vers son orifice externe, tandis que chez l'enfant il est presque uniquement réduit à un anneau osseux, *cercle tympanal.* A mesure que l'enfant grandit, la membrane du tympan paraît s'enfoncer dans le conduit auditif.

3o Enfin, on peut remarquer l'espace considérable qui existe entre le trou occipital et les fosses nasales ; il en résulte que, chez l'enfant nouveau-né, l'arrière-cavité des fosses nasales est très large, ce qui n'est pas sans utilité, puisque cette région est indispensable pour la respiration à l'enfant qui tette. Avant de terminer cet article, nous ferons remarquer que le raccourcissement et l'obliquité en bas et en dehors des apophyses ptérygoïdes entraînent nécessairement un raccourcissement en hauteur des fosses nasales.

Progrès du développement chez l'adulte. — Après la naissance, après la formation des sutures et la disparition des fontanelles, les os du crâne continuent à s'accroître. Ils ont chacun une circulation veineuse indépendante. La cavité crânienne peut grandir et, par conséquent, les os se développer tant que les sutures existent. C'était l'opinion de Gall, adoptée par Malgaigne. On remarque, en effet, que, lorsque les sutures du crâne se soudent de bonne heure, le cerveau est arrêté dans son développement.

Vers l'âge de trente-cinq à quarante ans, les sutures s'ossifient, de sorte que tous les os de la voûte crânienne se réunissent pour n'en former qu'un seul. En même temps que le cartilage sutural est envahi par l'ossification, les canaux veineux de chaque os communiquent avec ceux des os voisins à travers les sutures. A dater de ce moment, la cavité crânienne ne grandit plus, mais il se passe d'autres phénomènes.

Modification des os du crâne chez le vieillard. — Chez le vieillard, le cerveau participe au mouvement de retrait de la plupart des organes. Il diminue de volume, et, quoique la sérosité sous-arachnoïdienne vienne combler la cavité, on ne peut s'empêcher de voir là une tendance au vide qui appelle vers le centre les parois du crâne. La table interne semble, en effet, céder et se porter vers la cavité crânienne. Elle s'écarte de la table externe, les cellules du diploé deviennent plus larges, les os augmentent d'épaisseur. Cela se voit également, comme l'a indiqué Andral en 1836, sur les crânes d'individus guéris d'hydrocéphale.

Chez certains vieillards, la table externe suit le retrait de la table interne, le crâne s'amincit et la tête diminue de volume. Chez d'autres, le diploé est résorbé inégalement, la table interne se déprime fortement en certains points pour former des dépressions plus ou moins profondes, et dans ces points les os deviennent d'une fragilité extrême.

Os wormiens. — Un médecin de Copenhague, Wormius, décrivit, le premier, ces os qui ont conservé son nom. Les os wormiens sont de petits os irréguliers, dont le nombre et le volume varient, ainsi que le siège, selon les sujets. On sait cependant qu'ils ne se rencontrent qu'à la voûte du crâne, au milieu des sutures dentelées. Très rares dans la suture fronto-pariétale, on les trouve quelquefois dans la suture bipariétale, souvent dans la suture lambdoïde ; plus souvent encore, on en trouve un au point de réunion des deux pariétaux et de l'occipital : c'est l'os épactal ou os wormien proprement dit.

Ces os présentent la même structure et le même développement que les os larges de la voûte du crâne. Ce sont des os accidentels, que la plupart des anatomistes considèrent comme des points supplémentaires d'ossification.

§ 3. — Face.

Les os qui constituent la face sont au nombre de quatorze : treize s'articulent entre eux et forment un massif adhérent au crâne, la mâchoire supérieure.

La mâchoire inférieure n'est formée que par un seul os.

Dans la constitution de la mâchoire supérieure, les petits os sont groupés autour du maxillaire supérieur dans l'ordre suivant, comme on peut le voir dans le tableau ci-après : le *cornet inférieur* se trouve *en dedans* de cet os, l'*os malaire en dehors*, les *os nasaux en avant*, les *palatins en arrière*, les *unguis au-dessus*, et le *vomer* sur la ligne médiane, entre les deux maxillaires. Ils s'articulent donc tous, sans exception, avec les différentes parties du maxillaire supérieur.

Tableau indiquant les rapports des os de la face entre eux.

	Os nasal.				Os nasal.	
Malaire.	Unguis.	Cornet inférieur.	Vomer.	Cornet inférieur.	Unguis.	Malaire.
	Maxillaire supérieur.				Maxillaire supérieur.	
	Palatin.				Palatin.	
			Maxillaire inférieur.			

1. — Maxillaire supérieur ou sus-maxillaire.

Position. — Placez *en bas* le bord alvéolaire, *en dedans* la concavité de ce bord, et *en avant*, sa portion la plus mince.

Préparation. — Il faut étudier le maxillaire, d'abord sur un os sec, ensuite sur un os frais revêtu de la muqueuse pituitaire à sa face interne et articulé avec le cornet inférieur, l'unguis, l'ethmoïde et le palatin. On se fait ainsi une juste idée de l'orifice du sinus maxillaire. Pour bien étudier ce sinus, il faut aussi pratiquer un trait de scie sur un os sec et sur un os frais revêtu de la muqueuse pituitaire. Ce trait de scie, verticalement dirigé, doit enlever la moitié externe de la pyramide qui s'articule par son sommet avec l'os malaire ; on voit ainsi la cavité du sinus maxillaire et son ouverture.

Os pair, irrégulier, placé au centre de la mâchoire supérieure, autour duquel viennent se grouper tous les petits os qui concourent avec lui à la formation de cette mâchoire.

Cet os offre deux faces et quatre bords : une face interne qui regarde les fosses nasales et qui présente une saillie, *apophyse palatine ;* une face externe proéminente, sous forme de pyramide triangulaire creusée d'une cavité ; un bord antérieur, le plus long, un bord postérieur, le plus épais, un bord supérieur irrégulier et mince, un bord inférieur creusé de cavités, *alvéoles*.

Face interne. — Elle présente, à l'union du quart inférieur avec les trois quarts supérieurs, l'*apophyse palatine* n'existant que dans les deux tiers antérieurs, un prolongement considérable qui s'articule avec celui du côté opposé pour former la *voûte palatine* et le *plancher des fosses nasales*. Le bord postérieur de cette apophyse, rugueux, s'articule avec la lame horizontale du palatin. A sa partie antérieure, il existe une saillie osseuse, *épine nasale antérieure et inférieure*. Son bord interne, rugueux, très large, est surmonté d'une crête qui forme avec celle du côté opposé une scissure dans laquelle se place le vomer. Ce bord, dans sa partie antérieure la plus large, présente un trou parfaitement visible sur la face supérieure, se terminant en gouttière à la partie inférieure et se confondant avec celui du côté opposé : c'est le *canal palatin antérieur*, unique du côté de la voûte palatine, bifurqué du côté des fosses nasales, dans lequel passent le nerf sphéno-palatin interne et une branche de l'artère sphéno-palatine. La face supérieure de cette apophyse est concave et lisse pour former le *plancher des fosses nasales ;* la face inférieure est rugueuse pour former la *voûte palatine,* elle se prolonge jusqu'au rebord alvéolaire.

L'apophyse palatine est située entre deux membranes muqueuses: la muqueuse palatine, très adhérente à sa face inférieure, et la muqueuse pituitaire, moins adhérente à sa face supérieure.

Au-dessus de l'apophyse palatine, la face interne de l'os présente d'avant en arrière : 1° la face interne de l'*apophyse montante* du maxillaire supérieur et une dépression au-dessous ; 2° une

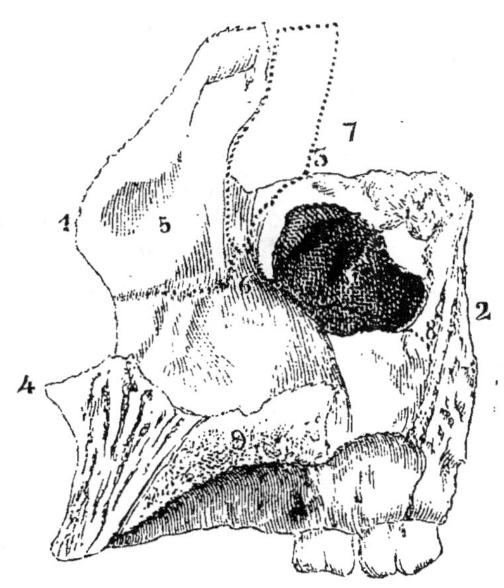

Fig. 252. — Face interne du maxillaire supérieur du côté droit.

1. Bord antérieur. — 2. Bord postérieur. — 3. Bord supérieur. — 4. Epine nasale antérieure et inférieure. — 5. Apophyse montante. — 6. Partie inférieure de la gouttière lacrymo-nasale (passage des larmes). — 7. Ponctuation indiquant les limites de l'os unguis avec une pointe inférieure qui s'articule au-dessus de 6 avec l'apophyse lacrymale du cornet inférieur.—Entre 6 et 8, on voit l'orifice du sinus maxillaire et une ligne ponctuée qui indique l'articulation du cornet inférieur. — 8. Gouttière formant avec le palatin le canal palatin postérieur (artère palatine postérieure, nerfs palatins). — 9. Apophyse palatine présentant une gouttière dirigée en bas et en avant, concourant à former le canal palatin antérieur.

gouttière faisant partie du *canal nasal;* 3° l'orifice du *sinus maxillaire ;* 4° une surface rugueuse, verticale, pour l'articulation du palatin.

L'*apophyse montante* est située au-dessus d'une *dépression* qui forme la partie antérieure du méat inférieur des fosses nasales. A la base de cette apophyse, sur sa face interne, on voit une *crête* rugueuse qui s'articule avec le bord supérieur du cornet inférieur, oblique en bas et en avant, comme la crête. Plus haut, il existe une dépression plus petite que celle qui se trouve plus bas, et faisant partie du méat moyen. Enfin, un peu plus haut, au niveau de l'ouverture supérieure du canal nasal, on voit une petite surface rugueuse, articulée avec la partie antérieure des masses latérales de l'ethmoïde.

La *gouttière* qui concourt à former le *canal nasal* est très profonde, plus étroite à la partie moyenne qu'aux extrémités, légèrement concave en arrière ; elle a de 12 à 14 millimètres de long.

Sa partie inférieure s'étale dans le méat inférieur. Les deux bords de la gouttière s'articulent en haut avec l'unguis, en bas avec le cornet inférieur, qui complètent le canal nasal.

L'*orifice du sinus maxillaire* est assez large pour permettre l'introduction du doigt, mais lorsque l'os est articulé, il devient beaucoup plus petit; car il est rétréci à sa partie inférieure par le cornet inférieur, à sa partie supérieure par l'ethmoïde, à sa partie antérieure par l'unguis, à sa partie postérieure surtout par le palatin. Cet orifice, de forme triangulaire, correspond au méat moyen des fosses nasales; il offre à sa partie inférieure une fente dans laquelle est reçu le bord antérieur de la lame verticale du palatin[1].

La *surface rugueuse*, située en arrière du sinus, s'articule avec l'os palatin. Elle présente souvent à sa partie la plus reculée une gouttière qui, se dirigeant vers la voûte palatine, concourt à former le *canal palatin postérieur*.

Face externe. — Cette face présente une saillie, *apophyse pyramidale*, en forme de pyramide triangulaire, dont le développement est en rapport avec celui du sinus maxillaire.

Le *sommet* de cette pyramide s'appelle *apophyse malaire*; il est rugueux, et s'articule avec l'os malaire. Les trois angles et les trois bords de cette apophyse se continuent directement avec les trois faces et les trois bords de l'os malaire.

Le *bord inférieur* de la pyramide se perd en s'arrondissant vers la première ou la seconde grosse molaire.

Le *bord antérieur* concourt à former le rebord orbitaire, et donne attache au muscle élévateur propre de la lèvre supérieure.

Le *bord postérieur* concourt à former la fente sphéno-maxillaire. Ce bord n'est pas articulaire; on trouve à sa partie moyenne le commencement de la gouttière sous-orbitaire.

La *face supérieure* de cette pyramide, ou plancher de l'orbite, formée par la paroi supérieure, mince, du sinus maxillaire, présente dans sa moitié postérieure une gouttière, *gouttière sous-orbitaire*, qui, sous forme de canal, *canal sous-orbitaire*, traverse le bord antérieur de la pyramide et s'ouvre sur sa face antérieure par un orifice, *trou sous-orbitaire*. Dans la gouttière, dans le canal et dans le trou passent le nerf maxillaire supérieur et les vaisseaux sous-orbitaires. Dans le canal sous-orbitaire, on trouve l'embouchure d'un petit conduit qui descend vers les dents incisives et canine, dans l'épaisseur de la paroi antérieure du sinus : c'est le *canal dentaire antérieur*. Il loge le nerf dentaire antérieur et une

1. Ce mode d'articulation, d'une lamelle pénétrant dans une fente, était appelé *schindylèse* par les anciens.

petite artère venant de la sous-orbitaire, et destinés aux racines de la canine et des incisives. A la partie antérieure et interne, près du canal nasal, s'insère le muscle petit oblique de l'œil.

La *face antérieure* de la pyramide est très large ; on y trouve le trou sous-orbitaire, et au-dessous une dépression, *fosse canine*. Le muscle canin s'insère dans cette fosse, au-dessous du trou sous-orbitaire. Elle présente, en avant et en haut, la face externe

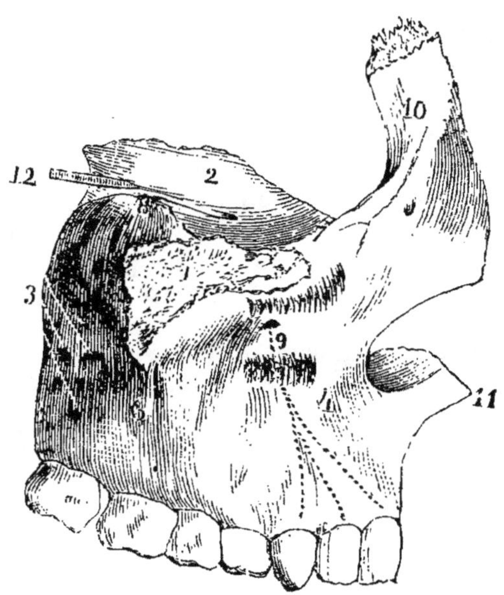

FIG. 253. — Face externe du maxillaire supérieur du côté droit.

1. Apophyse malaire. — 2. Face orbitaire de la pyramide du maxillaire. — 3. Bord postérieur de l'os et trous qui livrent passage aux nerfs dentaires postérieurs et à des branches de l'artère alvéolaire. — 4. Fosse canine et insertion du muscle canin. — 6. Bord inférieur de la pyramide du maxillaire. — 7. Bord antérieur de la pyramide concourant à la formation du rebord de l'orbite. — 8. Gouttière sous-orbitaire. — 9. Trou sous-orbitaire ; la ligne ponctuée indique le trajet du nerf dentaire antérieur dans l'épaisseur de l'os. — 10 Apophyse montante du maxillaire supérieur. — 11. Epine nasale antérieure et inférieure. — 12. Artère sous-orbitaire.

de l'apophyse montante, sur laquelle s'insère l'élévateur commun de l'aile du nez et de la lèvre supérieure ; en avant et en bas, la saillie de la dent canine, *bosse canine*, sur laquelle s'attache le muscle transverse du nez, et en dedans de cette saillie une dépression, *fossette myrtiforme*, où s'insère le muscle myrtiforme.

La *face postérieure*, concave en dehors, convexe et large en dedans, où elle porte le nom de *tubérosité maxillaire*, forme la paroi postérieure du sinus ; elle fait partie de la fosse zygomatique et de la fosse ptérygo-maxillaire. Elle est creusée de gouttières irrégulières et percée de trous dont le nombre varie, *trous dentaires postérieurs*. Ces gouttières et ces trous logent les nerfs dentaires postérieurs et des branches de l'artère alvéolaire.

La *base* de la pyramide n'est autre chose que la face interne de l'os.

Sinus maxillaire ou *antre d'Hygmore*. — On donne ce nom à une cavité située dans l'épaisseur de l'os, cavité analogue aux sinus frontaux, aux sinus sphénoïdaux, aux cellules mastoïdiennes et aux cellules ethmoïdales. Toutes ces cavités augmentent de volume à mesure que l'individu avance en âge.

Le sinus maxillaire représente une pyramide triangulaire dont la forme et le volume sont représentés par la forme et la saillie de la pyramide située à la face externe de l'os. Le sommet du sinus correspond à l'apophyse malaire. Ses trois faces et ses trois bords répondent aux faces et aux bords que nous avons décrits sur la face externe du maxillaire. La base est formée par la paroi externe des fosses nasales. Elle est percée d'une ouverture qui a été décrite avec la face interne de l'os.

On trouve dans la cavité du sinus maxillaire des cloisons osseuses irrégulières et peu marquées ; quelques-unes de ces cloisons sont dues à la saillie que forment, du côté de la cavité du sinus, le canal sous-orbitaire en haut et les conduits des nerfs dentaires postérieurs en arrière. Quelquefois, le sommet des racines des grosses molaires proémine dans cette cavité. Le sinus maxillaire est revêtu de périoste et tapissé dans toute son étendue par un prolongement de la muqueuse pituitaire, très mince à ce niveau, et pourvue de petites glandes sécrétant du mucus.

Chez l'adulte, le diamètre transversal du sinus, de la base au sommet, est de 3 centimètres. Le diamètre vertical et l'antéro-postérieur mesurent de 3 à 4 centimètres.

Bord antérieur. — Le plus long, il offre de bas en haut : 1° la partie antérieure de l'apophyse palatine, formant le bord interne de la fossette myrtiforme ; 2° l'épine nasale antérieure ; 3° un bord, concave en dedans, qui concourt à la formation de l'ouverture antérieure des fosses nasales ; 4° le bord antérieur de l'apophyse montante qui s'engrène avec les os propres du nez.

L'*apophyse montante* a la forme d'une pyramide triangulaire, aplatie latéralement, et présentant une *base* confondue avec l'os, un *sommet*, supérieur, qui s'engrène avec le frontal, une *face externe* qui fait partie de la face externe de l'os, une *face interne* qui fait partie de la paroi externe des fosses nasales, une *face postérieure* concave, étroite, formant la gouttière du canal nasal, un *bord antérieur* articulé avec les os propres du nez, un *bord interne* et un *bord externe* formant les deux bords de la gouttière du canal nasal. Au-dessus du canal nasal, le bord interne s'articule avec le bord antérieur de l'unguis au fond de la *gouttière lacrymo-nasale,* le bord externe se continue en bas et en dehors avec le bord de l'orbite, et donne attache au tendon direct de l'orbiculaire des paupières.

Bord postérieur. — Arrondi, épais ; dans sa moitié supérieure il forme la paroi antérieure de la fosse ptérygo-maxillaire ; dans sa moitié inférieure il s'articule avec l'apophyse pyramidale du palatin, qui le sépare de l'apophyse ptérygoïde.

Bord supérieur. — Ce bord présente d'avant en arrière 1° le sommet rugueux de l'*apophyse montante ;* 2° l'extrémité supérieure de la *gouttière nasale ;* 3° des rugosités qui séparent le plancher de l'orbite de la paroi interne du maxillaire et qui s'articulent en avant avec l'unguis, en arrière avec l'ethmoïde ; 4° tout à fait en arrière, le bord supérieur devient oblique, et s'articule dans sa portion oblique avec l'apophyse orbitaire du palatin.

Bord inférieur. — Il est creusé de trous, *alvéoles*, plus larges en arrière qu'en avant, dont le fond présente autant de prolongements creux que les dents correspondantes ont de racines. Un peu au-dessus de la lèvre externe de ce bord, s'attache le muscle buccinateur.

Rapports. — Le maxillaire supérieur est articulé en dedans avec le cornet inférieur et le vomer, en dehors avec l'os malaire, en avant avec les os propres du nez, en arrière avec le palatin, en haut avec l'unguis. Il s'articule encore à sa partie supérieure avec deux os du crâne, le frontal et l'ethmoïde.

Tableau des trous, des nerfs et des vaisseaux du maxillaire supérieur.

A. — *Nerfs et vaisseaux placés à la surface du maxillaire supérieur.*

Sur la face externe : 1° l'artère et la veine alvéolaires en arrière ; 2° le tronc de l'artère et de la veine sous-orbitaires et du nerf maxillaire supérieur en haut.

Sur la face interne : 1° les nerfs palatins, l'artère et la veine palatine supérieures en arrière ; 2° les vaisseaux et les nerfs contenus dans la muqueuse pituitaire qui tapisse cette face : nerfs et vaisseaux sphéno-palatins externes, branche externe du nerf nasal interne, ramifications externes du nerf olfactif, autres petits vaisseaux sans importance venus de l'artère faciale et de la palatine supérieure.

B. — *Nerfs et vaisseaux traversant les trous du maxillaire supérieur.*

1° *Trou et canal sous-orbitaires ;* nerf maxillaire supérieur, artère et veine sous-orbitaires ;

2° *Trous dentaires postérieurs :* nerfs dentaires postérieurs, branches de l'artère et de la veine alvéolaires ;

3° *Canal dentaire antérieur :* nerf dentaire antérieur, artériole et veinule, branches des vaisseaux sous-orbitaires ;

4° *Canal palatin antérieur :* nerf, artère et veine sphéno-palatins internes ;

5° Il existe, en outre, plusieurs petits orifices sur les parois du sinus, pour le passage de vaisseaux fournis par les vaisseaux alvéolaires et sous-orbitaires, et de nerfs venus des nerfs dentaires, vaisseaux et nerfs destinés à la muqueuse du sinus.

Neuf muscles s'insèrent sur la face externe du maxillaire supérieur.

1° En avant : myrtiforme, transverse du nez, dilatateur des narines, canin, élévateur propre de la lèvre supérieure, élévateur commun de l'aile du nez et de la lèvre supérieure.

2° En dehors : buccinateur.

3° En haut : petit oblique de l'œil, tendon direct de l'orbiculaire des paupières.

Développement. — Sappey décrit cinq points d'ossification pour cet os : les points malaire, orbito-nasal, palatin, nasal et incisif.

1° Le point *malaire* comprend le sommet de la pyramide malaire jusqu'à la gouttière sous-orbitaire ;

2° Le point *orbito-nasal* embrasse le sinus maxillaire et la partie du plancher de l'orbite située en dedans de la gouttière sous-orbitaire.

3° Le point *palatin* donne naissance à la lèvre interne du bord alvéolaire et aux trois quarts postérieurs de l'apophyse palatine.

4° Le point *nasal* fournit l'apophyse montante, le canal nasal et la portion d'os qui est au-dessus.

5° Le point *incisif* correspond aux alvéoles des incisives, à toute la partie antérieure de la voûte palatine, à l'épine nasale antérieure et inférieure, à la fossette myrtiforme ; il forme l'*os incisif.*

Parmi ces points osseux, le plus important à connaître est le point incisif, qui donne naissance à l'*os incisif* ou *intermaxillaire*, os absolument semblable à celui qu'on observe chez les animaux. Chez ces derniers, il reste isolé pendant toute la vie, tandis que chez l'homme il est soudé au reste du maxillaire. Autrefois, on voulait voir là une différence caractéristique entre l'homme et le singe, puisque le premier n'offrait pas d'os incisif ; mais, il y a près d'un siècle, Gœthe fit voir que cet os existait très distinctement chez le fœtus et chez l'enfant.

L'os incisif comprend les alvéoles des incisives, la fossette myrtiforme, l'épine nasale antérieure et inférieure, la partie antérieure de la voûte palatine et du plancher des fosses nasales.

Les divers points osseux qui forment le maxillaire se réunissent et sont séparés par des sutures qui disparaissent rapidement. Les deux plus importantes de ces sutures laissent des vestiges qui persistent dans l'enfance, et souvent même chez l'adulte. L'une se voit en arrière du rebord orbitaire au-dessus du canal sous-orbitaire : elle est formée par la réunion des points malaire et orbito-nasal. L'autre résulte de la réunion du point incisif avec le point nasal et le point palatin. Cette suture se montre surtout à la voûte palatine; elle s'étend du canal palatin antérieur à l'intervalle qui sépare la canine de la deuxième incisive, et elle se continue souvent sur la face externe de l'os. Les deux os incisifs ou intermaxillaires sont donc adossés sur la ligne médiane ; ils supportent les dents incisives, et ils représentent la portion triangulaire de la voûte palatine comprise entre le canal palatin antérieur et la partie externe de la deuxième incisive.

Pathologie.

Le maxillaire supérieur doit être connu du chirurgien dans ses moindres détails ; c'est surtout le sinus maxillaire qui est le siège fréquent de lésions. 1° On y trouve des *abcès* : ce sont des suppurations qui s'écoulent, librement ou non, par l'orifice du sinus, quand le malade incline sa tête du côté opposé. 2° Des *kystes* s'y montrent fréquemment ; ils sont dus à l'obstruction de l'embouchure d'une glandule de la muqueuse et au développement de cette glandule en forme de tumeur, par suite de l'accumulation du liquide de sécrétion. On y observe aussi des kystes dentaires ; ceux-ci siègent dans l'épaisseur de l'os et sont plus rares. 3° Des *tumeurs fibreuses* s'observent souvent dans le sinus, soit qu'elles s'y développent, soit qu'elles résultent du prolongement d'un polype naso-pharyngien. 4° Des *tumeurs osseuses*, exostoses éburnées, analogues à celles des sinus frontaux, s'y rencontrent également. 5° Le *cancer* des os affecte assez fréquemment le maxillaire supérieur. 6° On y trouve aussi des *tumeurs à myéloplaxes.*

Ne jamais oublier que la paroi supérieure du sinus, qui sépare cette cavité de la cavité orbitaire, est extrêmement mince. Toutes les tumeurs, liquides ou solides, du sinus repoussent cette paroi en se développant, et chassent l'œil de l'orbite, *exophthalmie ;* ensuite ces tumeurs proéminent du côté de la face, où elles peuvent acquérir un volume considérable.

Il faut se rappeler que les racines de la deuxième grosse molaire atteignent la cavité du sinus ou en sont très voisines ; on utilise quelquefois ce voisinage pour ouvrir des kystes à travers l'alvéole, après avoir extrait cette dent.

Le *bec-de-lièvre simple* est une division congénitale des lèvres, presque toujours de la lèvre supérieure. Cette maladie est un arrêt de développement, un défaut de soudure entre les diverses portions de la lèvre. L'arrêt de développement va quelquefois plus loin, et il atteint les os ; on a alors le *bec-de-lièvre compliqué.* La plus fréquente des complications consiste en un défaut de réunion de l'os incisif au reste du maxillaire. Les deux os incisifs sont poussés en avant avec les incisives, et forment un tubercule osseux plus ou moins saillant.

La *résection partielle* du maxillaire supérieur se fait pour enlever des tumeurs dures du sinus. Lorsque la tumeur se prolonge dans les fosses nasales en arrière, on a recours à la *résection totale* de l'os. Au moment où l'os est arraché, tous les vaisseaux qui l'entourent donnent une vraie pluie de sang, qu'on arrête facilement, parce que tous ces vaisseaux sont peu volumineux.

II. — Cornet inférieur.

Position. — Placez sa face convexe *en dedans,* son bord convexe épais *en bas,* l'extrémité pointue *en arrière.*

Cet os est formé par une petite lamelle osseuse contournée, articulée avec l'apophyse montante du maxillaire supérieur, l'unguis, l'orifice du sinus maxillaire, l'os palatin et l'ethmoïde.

Face interne. — Convexe, elle regarde la cloison des fosses nasales.

Face externe. — Concave, elle limite le méat inférieur.

Bord inférieur. — Épais, libre, il est situé dans le méat inférieur.

Bord supérieur. — Il présente aux deux extrémités des rugosités pour l'articulation de l'apophyse montante du maxillaire supérieur et du palatin; la partie antérieure est oblique en bas et en avant, comme la crête de l'apophyse montante avec laquelle elle s'articule ; la partie postérieure, articulée avec le palatin, est plus longue et moins oblique. On trouve à sa partie moyenne trois apophyses minces : l'une antérieure ascendante, *apophyse nasale*, ou *lacrymale*, verticale, petite, qui s'articule avec la partie inférieure de l'unguis et les bords de la gouttière nasale pour

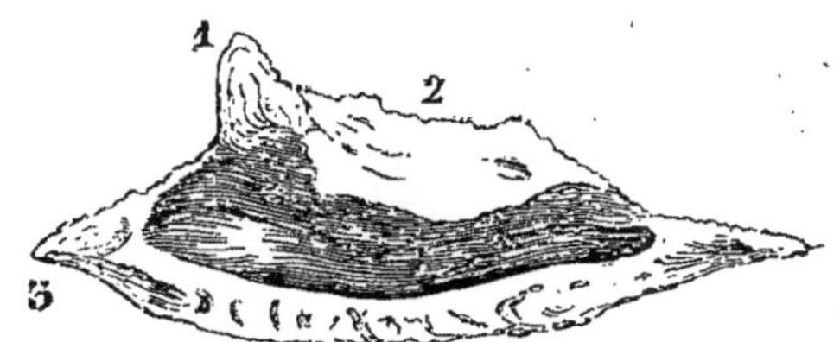

FIG. 254. — Face concave ou externe du cornet inférieur.

1. Apophyse nasale ou ascendante. — 2. Apophyse auriculaire ou descendante. — 3. Extrémité antérieure.

compléter le canal nasal ; l'autre postérieure, descendante, plus large, *apophyse auriculaire*, qui se place sur l'orifice du sinus maxillaire, qu'elle concourt à rétrécir. Entre ces deux apophyses, on voit quelques rugosités qui s'articulent avec l'ethmoïde. Plus en arrière, on voit une troisième apophyse, ascendante, variable dans ses dimensions, *apophyse ethmoïdale*. Elle s'articule avec l'apophyse unciforme de l'ethmoïde, qui divise ainsi l'ouverture du sinus maxillaire en deux ouvertures plus petites, l'une antérieure, communiquant avec l'infundibulum de l'ethmoïde, l'autre postérieure, s'ouvrant dans le méat moyen des fosses nasales.

L'*extrémité antérieure* est appliquée contre l'apophyse montante ; *l'extrémité postérieure*, plus effilée, s'articule avec le palatin.

Développement. — Cet os se développe par un point d'ossification, qui se montre dans le cinquième mois qui suit la naissance.

Pathologie.

Les articulations de cet os sont peu solides ; il se fracture très fréquemment dans le tamponnement des fosses nasales et dans le cathétérisme de la trompe d'Eustache. Pour arriver à la trompe, la sonde doit être introduite d'avant en arrière dans le méat inférieur, qui se trouve quelquefois très étroit. Ces fractures n'offrent aucun danger, parce que la muqueuse pituitaire, *qui entoure l'os de toutes parts*, maintient en position les parties fracturées.

III. — OS MALAIRE.

Position. — Placez *en avant* sa face convexe, *en bas* et *en dedans* la large surface rugueuse triangulaire qu'il présente pour l'articulation du maxillaire supérieur.

Cet os s'articule en bas avec le maxillaire supérieur, en haut avec l'apophyse orbitaire externe du frontal, en arrière avec l'apophyse zygomatique du temporal, en dedans avec la grande aile du sphénoïde.

Plus ou moins proéminent selon les sujets, dont il détermine la saillie de la pommette, cet os présente deux faces, quatre bords et quatre angles.

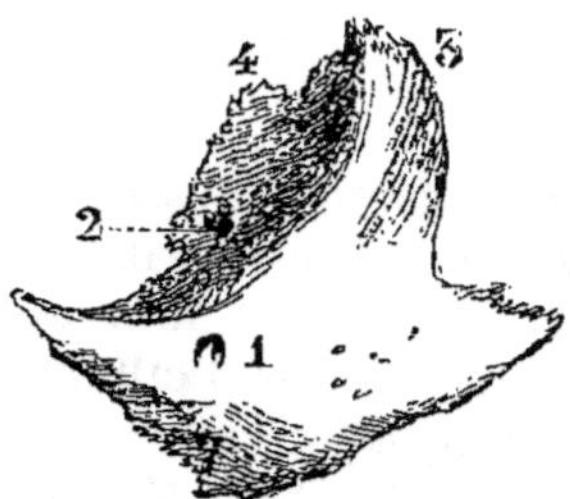

Fig. 255. — Face antérieure de l'os malaire gauche.

1. Trou malaire. — 2. Orifice orbitaire du trou malaire du côté de l'orbite. — 3. Angle supérieur. — 4. Apophyse orbitaire.

Face antérieure. — Convexe, lisse, elle donne insertion aux muscles grand et petit zygomatique.

Face postérieure. — Concave, elle fait partie de la fosse temporale et de la fosse zygomatique.

Bord postérieur et inférieur. — Presque horizontal, rugueux, il donne insertion par sa partie postérieure au muscle masséter.

Bord postérieur et supérieur. — Ce bord est contourné en forme d'S; il se continue en haut avec la crête qui part de l'apophyse orbitaire externe du frontal, et en bas avec le bord supérieur de l'apophyse zygomatique. L'aponévrose temporale s'insère sur ce bord, qui limite la fosse temporale en bas et en avant.

Bord antérieur et inférieur. — Il s'articule, de même que les deux angles voisins, avec l'apophyse malaire ou sommet de la pyramide que l'on trouve sur le maxillaire supérieur.

Bord antérieur et supérieur ou orbitaire. — Concave, lisse, il concourt à former le rebord orbitaire ; l'apophyse orbitaire est fixée à ce bord.

Apophyse orbitaire. — Cette apophyse se continue avec le bord orbitaire de l'os, dont elle occupe toute la longueur. Elle offre une *face concave*, lisse, qui fait partie de l'orbite et qui offre un orifice par lequel pénètrent les vaisseaux et nerfs. Sa *face convexe* regarde en dehors, du côté de la fosse temporale. Son bord libre est

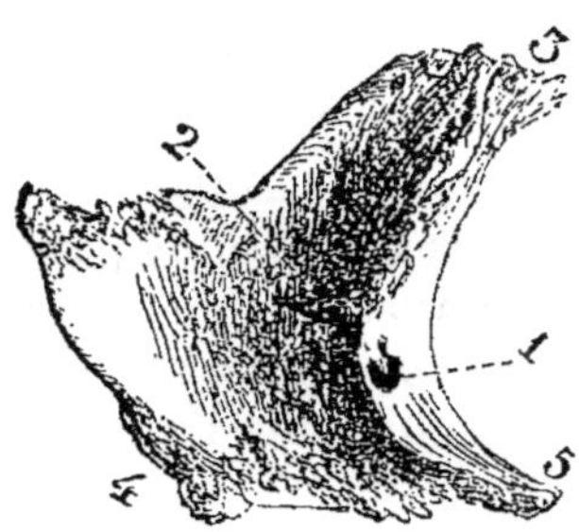

Fig. 256. — Face postérieure de l'os malaire gauche.

1. Orifice orbitaire du trou malaire sur l'apophyse orbitaire. — 2. Orifice temporal du trou malaire. — 3. Angle supérieur. — 4. Angle inférieur. — 5. Angle antérieur.

rugueux ; il s'articule avec le maxillaire supérieur par sa moitié interne, et avec la grande aile du sphénoïde par sa moitié externe ; entre ces deux moitiés, on voit une petite échancrure qui forme la limite antérieure de la fente sphéno-maxillaire.

L'angle supérieur, allongé, vertical, épais, s'articule avec l'apophyse orbitaire externe du frontal.

L'angle inférieur, presque droit, s'articule avec la tubérosité malaire du maxillaire supérieur ; on y trouve un petit tubercule, *tubercule malaire.*

L'angle antérieur s'articule avec le maxillaire supérieur et concourt à former le rebord orbitaire.

L'angle postérieur, large et mince, taillé en biseau aux dépens de son bord supérieur, s'articule avec le sommet de l'apophyse zygomatique pour former avec elle l'*arcade zygomatique.*

On trouve ordinairement sur l'os malaire un conduit, *conduit malaire,* divisé en trois branches qui s'ouvrent par trois orifices, *trou malaire, trou orbitaire, trou temporal,* sur les faces cutanée, temporale et orbitaire de l'os. Il est fréquent de ne trouver qu'un ou deux trous ; des nerfs et des vaisseaux les traversent (filet temporo-malaire du maxillaire supérieur, branche artérielle de la sous-orbitaire).

Développement. — Cet os se développe par un seul point osseux, qui se montre vers le cinquantième jour de la vie intra-utérine.

IV. — Os unguis ou lacrymal.

Position. — Placez *en dehors* la face pourvue d'une crête verticale, *en bas* le crochet qui termine cette crête, *en avant* la gouttière qui longe la crête.

L'unguis est une lamelle osseuse, mince, verticale, qui sépare l'orbite des fosses nasales. Il a deux faces et quatre bords.

Face interne. — Parcourue par de nombreux petits sillons, elle concourt à former la paroi externe des fosses nasales. Elle est en rapport avec l'extrémité antérieure des masses latérales de l'ethmoïde. On trouve sur cette face un sillon vertical occupant toute la longueur de l'os, et correspondant à la crête de la face externe.

Face externe. — Elle est pourvue d'une crête tranchante verticale formant la lèvre postérieure de la gouttière larcrymo-nasale, et se terminant en bas par un petit crochet destiné à former une

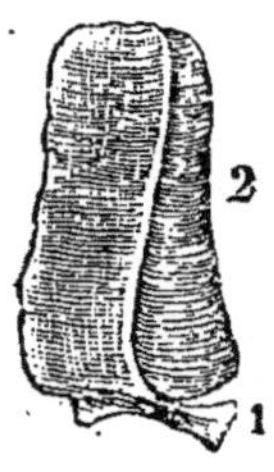

Fig. 257. — Face externe de l'os unguis droit.

On y voit une crête verticale se terminant en bas par un crochet, 1, concourant à limiter l'orifice supérieur du canal nasal. — 2. Bord antérieur de l'os.

partie de l'orifice supérieur du canal nasal. En arrière de la crête, la face externe plane de l'os concourt à former la paroi interne de l'orbite. En avant, la face externe est creusée en gouttière pour former la gouttière lacrymo-nasale avec l'apophyse montante du maxillaire supérieur ; cette gouttière est recouverte par le sac lacrymal. La crête elle-même donne attache au tendon réfléchi du muscle orbiculaire des paupières.

Bord antérieur. — Il s'articule avec l'apophyse montante du maxillaire supérieur, au fond de la gouttière lacrymo-nasale.

Bord postérieur. — Il s'articule avec l'os planum de l'ethmoïde.

Bord supérieur. — Il s'articule avec le frontal.

Bord inférieur. — Le bord inférieur est divisé en deux parties par la crête de l'unguis : la partie postérieure s'articule avec le maxillaire supérieur, la partie antérieure se prolonge à la face interne du canal nasal pour s'articuler avec l'apophyse lacrymale du cornet inférieur.

Pathologie.

Lorsque le canal nasal est oblitéré, on peut créer une voie aux larmes en pratiquant un trou sur l'unguis. Les larmes passent alors directement dans les fosses nasales, sans traverser le canal nasal.

V. — Os propre du nez ou os nasal.

Position. — Placez *en arrière* la face concave, *en haut* l'extrémité la plus épaisse, *en dedans* le bord le plus épais et taillé en biseau aux dépens de la face postérieure.

Os pair, situé en avant et au-dessous des fosses nasales, qu'il concourt à former; articulé avec le frontal, l'ethmoïde, le maxillaire supérieur et l'os nasal du côté opposé. Il présente deux faces et quatre bords.

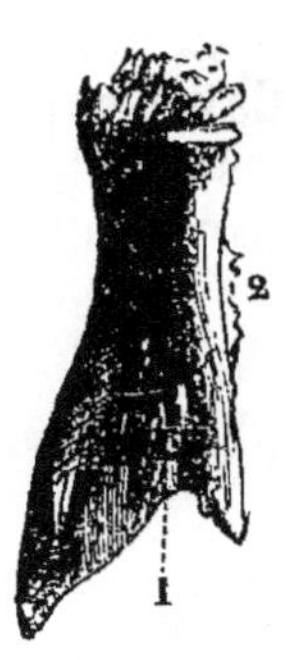

Fig. 258. — Face antérieure de l'os propre du nez.

1. Échancrure du bord inférieur pour le passage d'un rameau nerveux. — 2. Bord interne.

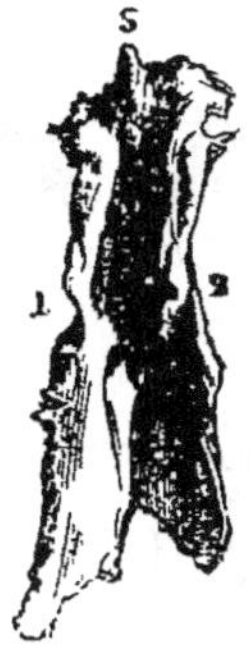

Fig. 259. — Face postérieure du même os.

1. Bord externe — 2. Bord interne. — 3. Extrémité supérieure.

Face antérieure. — Concave en haut, convexe en bas, elle donne insertion au muscle pyramidal.

Face postérieure. — Concave, elle fait partie de la voûte des fosses nasales Elle présente de petits sillons pour les vaisseaux et les nerfs.

Bord supérieur. — Epais, il s'articule avec le frontal.

Bord inférieur. — Mince et tranchant, il s'unit aux cartilages latéraux du nez et présente, à sa partie moyenne, une échancrure dans laquelle passe un filet nerveux du nasal interne.

Bord interne. — Taillé en biseau aux dépens de la table interne, il s'articule avec celui du côté opposé, et en arrière avec la lame perpendiculaire de l'ethmoïde et l'épine nasale du frontal.

Bord externe. — Il s'articule avec l'apophyse montante du maxillaire supérieur; il est taillé en biseau aux dépens de la face externe.

Développement. — Un seul point osseux se montre à la fin du deuxième mois de la vie intra-utérine pour former cet os.

VI. — Os palatin.

Position. — Placez *en bas* et *en arrière* la grosse apophyse qui réunit les deux portions horizontale et verticale du palatin, et *en dedans* l'angle rentrant formé par la réunion de ces deux portions.

L'os palatin, très irrégulier, est formé de deux parties : l'une petite et horizontale, *os quadratum*, faisant partie de la voûte palatine; l'autre beaucoup plus grande, verticale, appliquée contre la face interne du maxillaire supérieur et concourant à former la paroi externe des fosses nasales. En se réunissant, ces deux portions forment un angle droit dont l'ouverture regarde les fosses nasales.

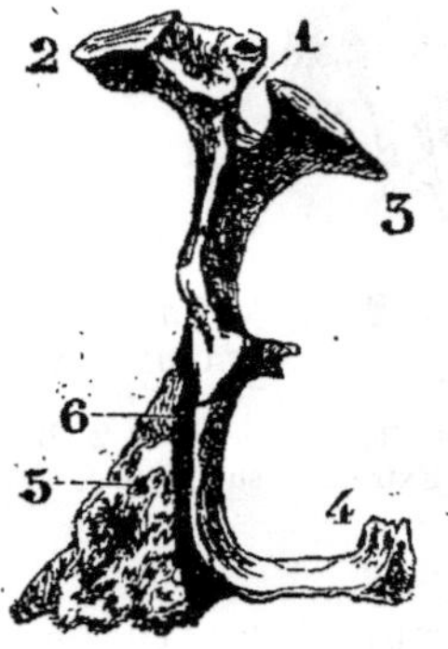

Fig. 260. — Palatin droit vu par devant.

1. Échancrure concourant à la formation du trou sphéno-palatin. — 2. Apophyse orbitaire ou antérieure. — 3. Apophyse sphénoïdale ou postérieure. — 4. Portion horizontale. — 5. Surface rugueuse sur l'apophyse pyramidale s'articulant avec le bord postérieur du maxillaire. — 6. Gouttière concourant à la formation du canal palatin postérieur.

La *portion horizontale*, ou os quadratum, carrée, petite, présente deux faces et quatre bords.

Face supérieure. — Concave et lisse, elle fait partie du plancher des fosses nasales.

Face inférieure. — Un peu inégale, elle fait partie de la voûte palatine.

Bord antérieur. — Rugueux, il s'articule avec l'apophyse palatine du maxillaire supérieur, que l'os quadratum continue en arrière, et avec laquelle il présente beaucoup d'analogie.

Bord postérieur. — Mince, concave, il donne insertion à l'aponévrose du voile du palais.

Bord interne. — Rugueux, il s'articule avec celui du côté opposé et forme avec lui, supérieurement, une scissure dans laquelle est reçu le vomer. Ce bord est terminé en arrière par une petite saillie, *épine nasale postérieure*, qui donne insertion au muscle palato-staphylin.

Bord externe. — Il est confondu avec la portion verticale de l'os.

La *portion verticale* du palatin, mince, présente deux faces et quatre bords.

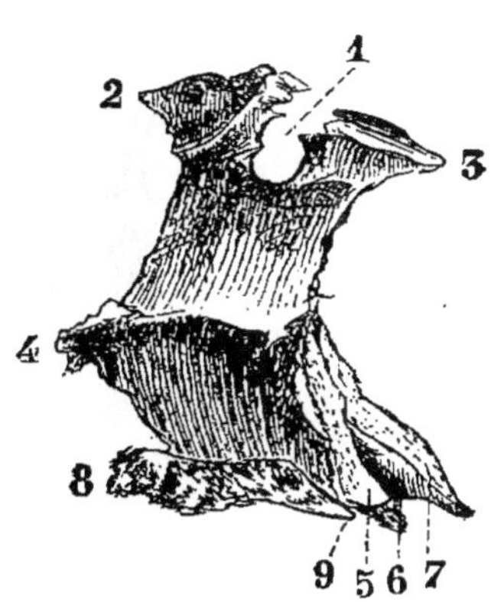

Fig. 261. — Palatin droit vu par sa face interne.

1. Trou sphéno-palatin. — 2 Apophyse orbitaire. — 3. Apophyse sphénoïdale.—4 Apophyse du bord antérieur de l'os concourant à rétrécir l'orifice du sinus maxillaire, et situé à l'extrémité d'une ligne rugueuse articulée avec le cornet inférieur. — 5. Gouttière de la face postérieure de l'apophyse palatine, s'articulant avec l'aile interne de l'apophyse ptérygoïde. — 6. Gouttière de la face postérieure de l'apophyse palatine concourant à la formation de la fosse ptérygoïdienne. — 7. Gouttière de la même apophyse s'articulant avec l'aile externe de l'apophyse ptérygoïde.— 8. Portion horizontale du palatin. — 9. Épine nasale postérieure.

Face interne. — Sur cette face on trouve deux crêtes antéro-postérieures qui s'articulent, l'inférieure avec le cornet inférieur, la supérieure avec le cornet moyen, et deux surfaces déprimées qui font partie du méat inférieur et du méat moyen des fosses nasales.

Au niveau de la crête inférieure, on trouve un petit trou qui laisse passer le nerf nasal postérieur, branche des palatins, et une artériole, branche de l'artère palatine supérieure.

Face externe. — Elle s'applique à la face interne du maxillaire supérieur et un peu à celle de l'apophyse ptérygoïde. En passant du maxillaire sur l'apophyse ptérygoïde, elle forme le fond de la fosse ptérygo-maxillaire, qu'elle sépare de la fosse nasale correspondante. Entre cette face et le maxillaire supérieur, il existe un canal, *canal palatin postérieur,* qui descend obliquement de la fosse ptérygo-maxillaire à la voûte palatine, et qui loge les nerfs palatins et les vaisseaux (artère et veine) palatins supérieurs. Ce canal est quelquefois presque entièrement formé par le palatin. On trouve alors sur la face externe de cet os une petite crête osseuse qui regarde dans la fosse ptérygo-maxillaire.

Bord antérieur. — Mince, il est pourvu d'une languette osseuse qui rétrécit l'orifice du sinus maxillaire, et qui se place dans la fissure que l'on trouve à la partie inférieure de cet orifice (articulation par schindylèse).

Bord postérieur. — Ce bord, très mince, s'applique sur la face interne de l'apophyse ptérygoïde.

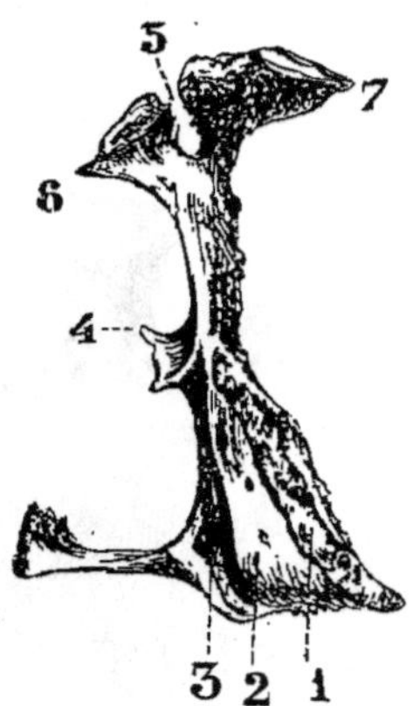

Fig. 262. — Palatin droit vu par derrière.

1, 2, 3. Apophyse pyramidale. — 1. Gouttière rugueuse pour l'articulation de l'aile externe de l'apophyse ptérygoïde. — 2. Gouttière lisse et concave concourant à la formation de la fosse ptérygoïdienne. — 3. Gouttière rugueuse pour l'articulation de l'aile interne de l'apophyse ptérygoïde. — 4. Crête osseuse pour l'articulation du cornet inférieur. — 5. Trou sphéno-palatin (nerf et vaisseaux sphéno-palatins). — 6. Apophyse sphénoïdale ou postérieure. — 7. Apophyse orbitaire ou antérieure.

Bord inférieur. — Confondu avec l'os quadratum, il présente en arrière une apophyse, *apophyse pyramidale,* volumineuse et en forme de pyramide triangulaire, dont le sommet se dirige en bas, en arrière et en dehors. La *base* de cette apophyse se confond avec le point de fusion des deux lames horizontale et verticale du palatin, et correspond à l'orifice inférieur du canal palatin postérieur. Le *sommet* est placé sur le sommet de l'aile externe de l'apophyse ptérygoïde. La *face externe*, rugueuse, est articulée avec la partie postérieure du maxillaire supérieur; la *face postérieure* est creusée de trois gouttières : l'une médiane, lisse, qui fait partie de la fosse ptérygoïdienne qu'elle complète en bas; les deux autres, rugueuses et articulaires, qui s'articulent avec le bord antérieur des deux ailes de l'apophyse ptérygoïde. La *face inférieure,* libre, semble continuer la voûte palatine et comble l'espace triangulaire situé entre le sommet des deux ailes de l'apophyse ptérygoïde et le rebord alvéolaire. Elle présente quelquefois du côté interne un ou deux petits trous, *canaux palatins accessoires,* pour les nerfs palatins.

Bord supérieur. — Il présente au milieu une échancrure qui forme, avec le corps du sphénoïde, le *trou sphéno-palatin*, orifice qui sépare la fosse nasale de la fosse ptérygo-maxillaire, et qui est traversé par le nerf et les vaisseaux sphéno-palatins. En avant et en arrière de cette échancrure, on trouve deux apophyses : l'antérieure s'appelle *apophyse orbitaire;* la postérieure, *apophyse sphénoïdale.*

L'*apophyse sphénoïdale* se porte en haut, en arrière et en dedans, au-dessous du corps du sphénoïde. Elle présente trois faces : une inférieure ou interne, concave, formant paroi des fosses nasales; une externe faisant partie de la fosse zygomatique; une supérieure articulée avec le sphénoïde, et formant par sa réunion avec cet os le *conduit ptérygo-palatin*, qui loge le nerf et les vaisseaux ptérygo-palatins.

L'*apophyse orbitaire*, au lieu d'être inclinée en dedans comme la précédente, se porte en dehors et en avant. Elle présente cinq facettes, trois articulaires, deux non articulaires; ces deux dernières sont placées à la partie la plus reculée du plancher de l'orbite : l'une, petite, triangulaire, forme l'angle postérieur de ce plancher; l'autre est placée au fond de la fosse ptérygo-maxillaire. La crête qui les sépare concourt à former la fente sphéno-maxillaire. Des trois facettes articulaires, l'antérieure s'articule avec le maxillaire supérieur; l'interne, plus large, s'articule avec l'ethmoïde; la postérieure, avec le corps du sphénoïde.

Cette apophyse est creusée d'une cavité, *sinus palatin*, qui s'ouvre quelquefois du côté de la face sphénoïdale dans les sinus sphénoïdaux.

Le palatin *s'articule* avec cinq os : le sphénoïde, l'ethmoïde, le maxillaire supérieur, le cornet inférieur et le palatin du côté opposé.

VII. — Vomer.

Position. — Placez le bord le plus épais et le plus court *en haut*, le bord lisse et non articulaire *en arrière*.

Le vomer, formé par une petite lamelle osseuse, constitue la partie postérieure de la cloison des fosses nasales.

Cet os, impair, offre deux faces et quatre bords.

Les **faces** sont recouvertes par la muqueuse pituitaire; elles sont tantôt verticales, tantôt un peu inclinées.

Le **bord supérieur**, le plus court, épais, est creusé d'une gouttière profonde qui reçoit la crête de la face inférieure du sphénoïde.

Le **bord inférieur**, mince, long, est reçu dans la fissure que forment par leur réunion les apophyses palatines des maxillaires supérieurs et les portions horizontales des palatins.

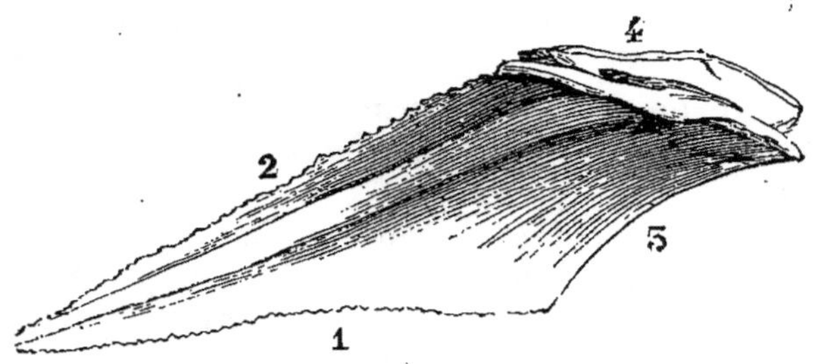

Fig. 263. — Vomer.

1. Bord inférieur. — 2 Bord antérieur. — 3. Bord postérieur. — 4. Bord supérieur, présentant une gouttière qui s'articule avec le sphénoïde. On voit par transparence dans cet os le canal qui contient à l'état frais le prolongement caudal du cartilage de la cloison du nez.

Le **bord postérieur**, étendu du sphénoïde à la voûte palatine, sépare les deux fosses nasales ; il est revêtu par la muqueuse pituitaire.

Le **bord antérieur**, le plus long, s'articule en haut avec la lame perpendiculaire de l'ethmoïde, et en bas avec le cartilage de la cloison, qui envoie dans l'épaisseur du vomer un prolongement cartilagineux, *prolongement caudal*.

VIII. — Maxillaire inférieur.

Os impair, médian, symétrique, articulé avec le temporal, formant à lui seul la mâchoire inférieure. Il présente un corps et deux extrémités.

Le *corps*, courbé en forme de fer à cheval, présente deux faces et deux bords.

Face antérieure. — Convexe, elle présente sur la ligne médiane la *symphyse du menton*, point de soudure des deux moitiés de l'os ; de chaque côté de la ligne médiane, et près du bord inférieur, le *tubercule mentonnier*, d'où part une ligne qui se porte obliquement vers l'apophyse coronoïde : c'est la *ligne oblique externe*, qui donne attache au muscle buccinateur. Au-dessus du tubercule mentonnier, de chaque côté de la ligne médiane, on trouve une dépression qui donne attache au muscle de la houppe du menton. La portion qui est au-dessus de la ligne oblique externe est recouverte par les gencives, et présente le *trou mentonnier*, où passent le nerf mentonnier et les vaisseaux mentonniers, branches du nerf et des vaisseaux dentaires inférieurs. Au-dessous de la ligne, cette face est légèrement rugueuse pour des insertions musculaires du peaucier du cou. A la partie la plus reculée de cette face, près du masséter, on observe une petite dépression qui est déterminée par la présence de l'artère faciale.

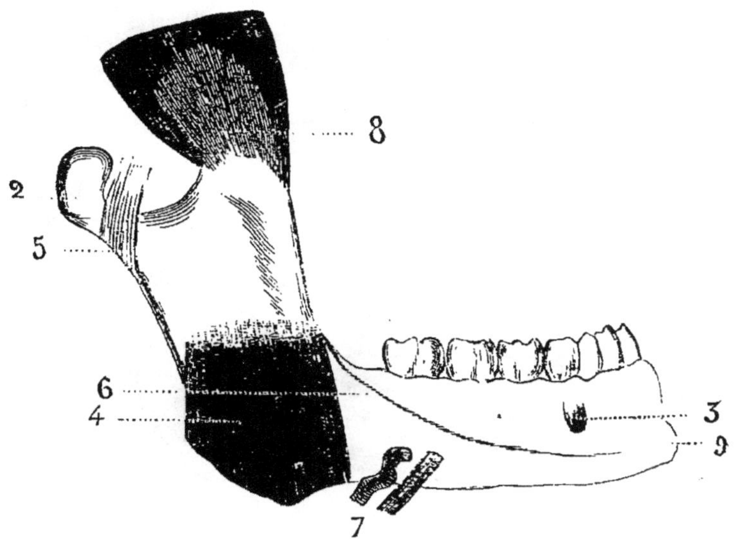

FIG. 264. — Schéma de la face externe du maxillaire inférieur.

2. Condyle articulaire. — 3. Trou mentonnier. — 4. Muscle masséter. — 5. Ligament latéral externe. — 6. Ligne oblique externe. — 7. Veine et artère faciales. — 8. Temporal. — 9. Tubercule mentonnier.

Face postérieure. — Elle présente sur la ligne médiane et à la partie inférieure quatre petits tubercules irréguliers, peu distincts quelquefois : ce sont les *apophyses géni*. Les inférieures donnent insertion aux muscles génio-hyoïdiens et les supérieures aux muscles génio-glosses. Au-dessous des apophyses géni, on voit naître une ligne, *ligne oblique interne* ou *myloïdienne*, qui se porte aussi vers l'apophyse coronoïde ; elle donne insertion au muscle mylo-hyoïdien. Au-dessus de cette ligne, près de la ligne médiane, il existe une dépression, *fossette sublinguale*, qui loge la glande de même nom. Le reste de la face postérieure de l'os placé au-dessus de la ligne myloïdienne, est recouvert par les gencives. Au-dessous de la ligne, et vers la partie moyenne, il existe une fossette, *fossette sous-maxillaire*, qui loge la glande de même nom. La portion d'os qui se trouve au-dessous de la ligne myloïdienne est aussi en rapport avec les ganglions sous-maxillaires et avec l'artère et la veine sous-mentales.

Bord supérieur ou alvéolaire. — Mince en avant, épais en arrière, il est creusé d'alvéoles analogues à celles du maxillaire supérieur. Les extrémités de ce bord sont déjetées vers la ligne médiane.

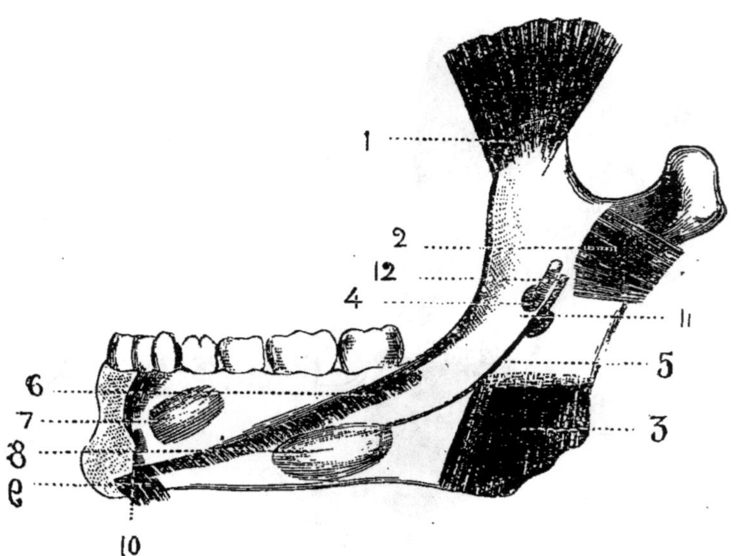

Fig. 265. — Schéma de la face postérieure ou interne du maxillaire inférieur.

1. Muscle temporal. — 2. Muscle ptérygoïdien externe. — 3. Muscle ptérygoïdien interne. — 4. Trou dentaire avec l'artère dentaire inférieure et le nerf dentaire inférieur. — 5. Nerf myloïdien venu du dentaire. — 6. Ligne myloïdienne et muscle mylo-hyoïdien. — 7. Fossette sublinguale. — 8. Fossette sous-maxillaire. — 9. Insertion du digastrique dans la fossette digastrique. — 10. Apophyse géni avec les muscles génio-glosses et génio-hyoïdiens. — 11. Epine de Spyx. — 12. Artère dentaire inférieure.

Bord inférieur. — Il est mousse, lisse; ses extrémités sont déjetées en dehors; le contraire a lieu au bord supérieur. Ce bord présente près de la ligne médiane une dépression, *fossette digastrique,* pour l'insertion du muscle de même nom. Il est longé en dedans par l'artère et la veine sous-mentales.

Les *extrémités du maxillaire inférieur,* ou *branches,* présentent deux faces, quatre bords et quatre angles.

Face externe. — Elle est plane et rugueuse en bas pour l'insertion du masséter.

Face interne. — Elle présente au milieu un trou, dans lequel pénètrent le nerf et les vaisseaux dentaires inférieurs : c'est l'*orifice du canal dentaire*, d'où part un sillon, *sillon myloïdien*, qui se dirige vers la face interne du corps de l'os. Ce sillon loge le nerf myloïdien, branche du dentaire inférieur. Une petite épine borde l'orifice du canal dentaire, c'est l'*épine de Spyx*, à laquelle s'attache le ligament sphéno-maxillaire. Au-dessous du trou, la face interne est rugueuse pour l'insertion du muscle ptérygoïdien interne.

Bord postérieur ou parotidien. — C'est le plus long des bords ; il est arrondi et en rapport avec la glande parotide.

Bord antérieur. — Il constitue la face antérieure de l'apophyse coronoïde ; il est formé par la réunion des deux lignes obliques du corps de l'os.

Bord inférieur. — Il est confondu avec le corps de l'os.

Bord supérieur. — Il est concave : c'est l'*échancrure sygmoïde*, dans laquelle passent le nerf et les vaisseaux massétérins.

Angle supérieur et antérieur. — On l'appelle *apophyse coronoïde*. Cette apophyse a la forme d'une pyramide triangulaire, à sommet supérieur, dont la longueur et la direction sont variables, et dont les trois faces sont formées par les deux faces de la branche de la mâchoire et l'espace qui sépare en avant le prolongement des deux lignes obliques du corps de l'os. Elle donne insertion au muscle temporal.

Angle supérieur et postérieur. — Il présente une tête ou *condyle*, dont le grand axe se dirige obliquement en dedans et un peu en arrière. Déjeté vers la partie interne, légèrement incliné en avant, revêtu de cartilage à la partie antérieure seulement, le condyle s'articule avec la cavité glénoïde du temporal. La partie rétrécie au-dessous du condyle, ou *col*, donne insertion, à sa partie interne, au muscle ptérygoïdien externe, et à sa partie externe, au ligament latéral externe de l'articulation temporo-maxillaire.

Angle inférieur et antérieur. — Il est confondu avec le corps de l'os.

Angle inférieur et postérieur ou angle de la mâchoire. — Il est rugueux, et donne insertion en dehors au masséter, en dedans au ptérygoïdien interne, au sommet au ligament stylo-maxillaire. Il est séparé de la peau par une bourse séreuse.

Conformation intérieure. — Le maxillaire inférieur offre la structure des os courts : il est spongieux au centre, mais il n'offre pas de canal médullaire; il est parcouru par un canal, *canal dentaire.* Vers le tiers antérieur du corps de l'os, il se bifurque, s'ouvre par une branche à la surface de l'os, où il forme le *trou mentonnier,* et par une autre branche, *canal incisif,* il se

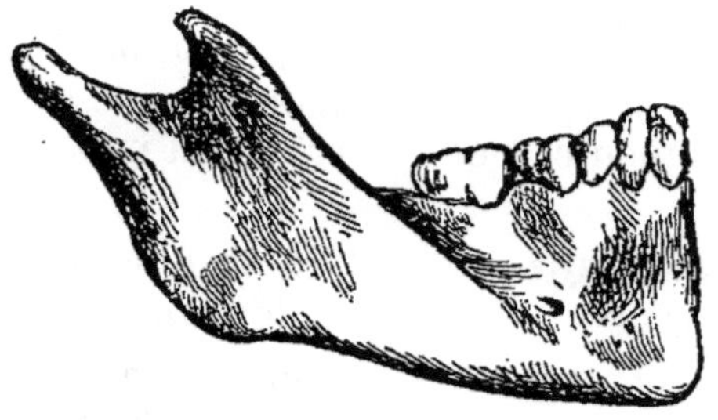

FIG 266. — Maxillaire inférieur d'enfant. Le trou mentonnier est rapproché du bord inférieur; la branche et le corps de l'os forment un angle obtus.

continue jusqu'à la ligne médiane. Dans toute l'étendue de ce canal, il existe de petits trous qui le font communiquer avec les alvéoles. A l'état frais, ce canal renferme l'*artère dentaire inférieure* et le *nerf dentaire inférieur*, qui fournissent dans leur

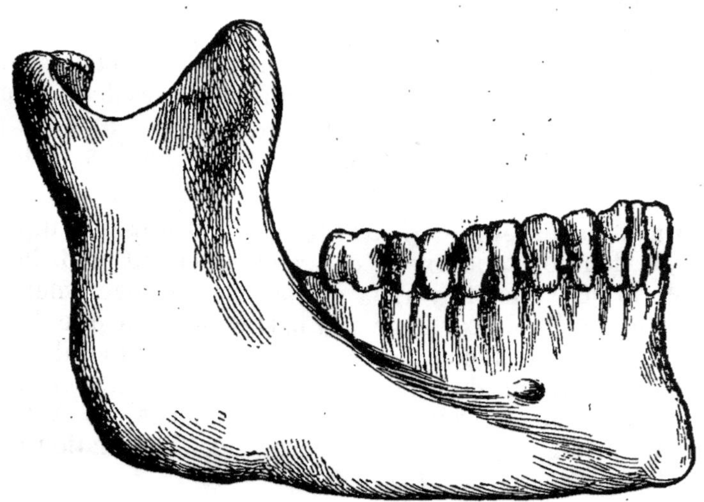

FIG. 267. — Maxillaire inférieur d'adulte. Le trou mentonnier est placé à égale distance des deux bords de l'os. La branche et le corps de la mâchoire forment un angle droit.

trajet des branches aux racines de chaque dent et se divisent en avant en *artère* et *nerf mentonniers, artère* et *nerf incisifs,* qui traversent les canaux de même nom.

La description précédente s'applique au maxillaire de l'adulte ;

mais chez le fœtus et chez le vieillard, il existe quelques particularités.

1° Chez le fœtus, les dents sont renfermées dans l'épaisseur du rebord alvéolaire, de sorte que ce bord est épais et très développé. Le bord inférieur l'est beaucoup moins, aussi le trou mentonnier est-il placé près du bord inférieur de l'os. L'angle de la mâchoire est plus obtus chez le fœtus (135° à la naissance, 120° chez l'adulte). C'est une erreur de croire que le canal dentaire est double chez le fœtus et l'enfant; le canal dentaire ni les organes qu'il renferme ne diffèrent de ce qui existe chez l'adulte.

2° Chez le vieillard, les dents tombent; le bord alvéolaire s'use, et le trou mentonnier paraît rapproché du bord supérieur; chez

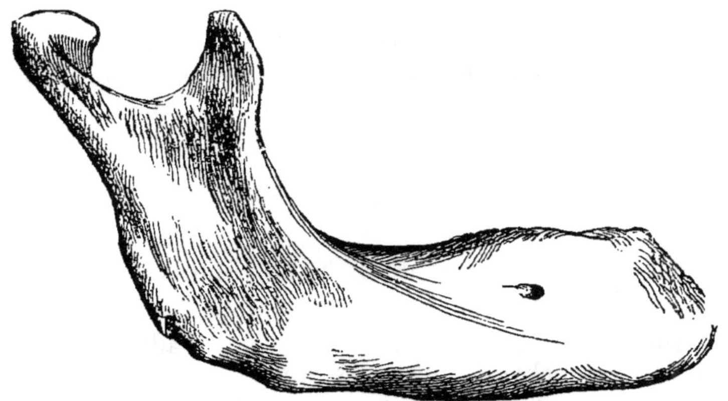

Fig. 268. — Maxillaire inférieur du vieillard. Le trou mentonnier est plus rapproché du bord supérieur. Les alvéoles sont usées; la branche et le corps de l'os forment un angle obtus.

lui, en outre, le canal dentaire se rétrécit, et l'angle formé par le corps de l'os et les branches tend à s'agrandir (125 à 130°).

Développement. — C'est le premier os du squelette qui s'ossifie. Les points osseux se montrent du trentième au trente-cinquième jour de la vie intra-utérine. Il se développe par deux points osseux principaux, un pour chaque moitié. Un point osseux en forme d'aiguille a été indiqué par Spyx du côté interne de l'os. C'est ce point qui formerait l'épine qui borde l'orifice du canal dentaire. Sappey n'admet pas l'existence de ce point osseux.

Treize muscles s'insèrent sur le maxillaire inférieur.

1° *Corps.*

Face antérieure, 5 : buccinateur, peaucier du cou, muscle de la houppe du menton, triangulaire des lèvres, carré du menton.

Face postérieure, 3 : génio-hyoïdien, génio-glosse, mylo-hyoïdien.
Bord inférieur, 1 : digastrique.

2° *Branches.*

Face externe, 1 : masséter.
Face interne, 2 : ptérygoïdien interne, ptérygoïdien externe.
Apophyse coronoïde, 1 : temporal.

Pathologie.

Les *fractures* du maxillaire inférieur peuvent siéger sur tous les points : celles de la symphyse sont rares, celles des parties latérales du corps sont plus fréquentes. Les fractures des branches ne s'accompagnent pas de déplacement des fragments osseux, parce que des muscles s'attachent sur le point fracturé.

Des *kystes* s'observent dans l'épaisseur de cet os ; les kystes dentaires sont les plus fréquents. Les *tumeurs à myéloplaxes* y sont assez fréquentes. On y rencontre aussi le *cancer* des os.

Dents.

Les dents sont des corps durs, blancs, implantés dans les alvéoles des deux os maxillaires.

Division des dents. — Il existe chez l'adulte trente-deux dents, seize sur chaque mâchoire. Celles de la mâchoire supérieure sont exactement représentées par celles de l'inférieure.

Chaque mâchoire présente, en procédant d'avant en arrière, quatre *incisives*, deux à droite et deux à gauche, deux *canines* et dix *molaires*. Parmi les cinq molaires d'un côté, les deux antérieures sont appelées *petites molaires*, tandis que les trois postérieures constituent les *grosses molaires*. On donne le nom de *dent de sagesse* à la dernière grosse molaire de chaque mâchoire ; il en existe quatre.

On compte les dents de la ligne médiane vers les côtés : ainsi l'incisive médiane s'appelle première incisive ; la petite molaire, située immédiatement en arrière de la canine, s'appelle première petite molaire, etc., etc. En résumé, il existe chez l'adulte huit incisives, quatre canines, huit petites molaires et douze grosses molaires, dont quatre dents de sagesse.

Chez l'enfant, jusqu'à l'âge de six ou sept ans environ, il n'existe que vingt dents : incisives, canines, petites molaires ; les grandes molaires font défaut.

Les *dents surnuméraires*, ou *surdents*, sont formées par certaines dents de la seconde dentition, déviées par suite de la persistance des dents de lait.

Caractères généraux des dents. — Au nombre de trente-deux chez l'adulte, seize à chaque mâchoire, les dents sont formées d'une partie libre dans la cavité buccale, la *couronne;* d'une partie implantée dans les alvéoles, la *racine.* Une portion rétrécie, le *collet,* sépare la couronne de la racine.

La *couronne,* brillante, recouverte d'émail, est à nu dans la cavité buccale. La portion voisine du collet est recouverte par les gencives, qui exhalent au niveau de leur bord libre une matière saline, d'un blanc jaunâtre, qui constitue le tartre des dents. Les couronnes sont régulièrement juxtaposées pour former les arcades dentaires; elles sont séparées les unes des autres par un intervalle triangulaire où séjournent des débris d'aliments. La décomposition de ces aliments, qui rend toujours l'haleine plus ou moins fétide chez les individus qui n'ont pas soin de leur bouche, n'est pas sans influence sur la carie dentaire. N'est-il pas élémentaire d'avoir recours, après chaque repas, à des soins hygiéniques, dits de propreté, qui empêchent le séjour des débris d'aliments dans les intervalles dentaires?

L'arcade dentaire inférieure décrit une courbe plus petite que celle de la supérieure, et, dans une bouche normalement conformée, les dents de la mâchoire supérieure, surtout les incisives, débordent en dehors les dents inférieures de 2 à 3 millimètres.

Le *collet* des dents correspond au bord alvéolaire; il est enfoui dans la gencive.

La *racine,* enfoncée dans l'alvéole, adhère à ses parois par une membrane fibreuse qui se continue au niveau du bord libre de l'os avec le périoste du maxillaire et la substance des gencives. Cette membrane, *périoste alvéolo-dentaire,* forme une seule couche qui s'étend à toute la surface de l'alvéole. Les dents présentent, au sommet de chaque racine, un trou pour le passage des vaisseaux et des nerfs qui vont concourir à la formation de la pulpe dentaire.

Caractères particuliers des dents. — Chaque espèce de dents présente des caractères particuliers, et il est très facile de distinguer une incisive, une canine, une petite molaire et une grosse molaire. On peut aller plus loin dans ce diagnostic: il est possible, une dent quelconque étant donnée, de dire à quelle mâchoire elle appartient. Le médecin doit savoir distinguer les dents, et quoiqu'il ne s'occupe point des altérations de ces organes, il doit au moins en connaître l'état normal et l'état pathologique, afin de pouvoir donner des conseils à ses clients, et au besoin au dentiste même.

1° *Incisives.* — La couronne des incisives est étroite ; près du collet elle est arrondie. Leur face antérieure est convexe et verticale ; leur face postérieure est taillée en biseau, du collet au bord libre de la couronne ; les faces latérales s'effilent à mesure qu'on se rapproche du bord libre, et sont séparées des dents voisines par un très petit espace triangulaire, à sommet supérieur ; au niveau de ce sommet, la gencive s'élève sous forme de pointe.

Le collet est complètement arrondi. La racine est unique, conique et aplatie transversalement. De cet aplatissement résultent deux bords ; l'antérieur est plus épais que le postérieur.

Les incisives supérieures se distinguent des inférieures par leur couronne, qui est plus aplatie et plus large, et par leur racine, qui est plus arrondie. Les médianes ont une couronne beaucoup plus large que les latérales.

Les incisives inférieures présentent, de chaque côté de la racine, un sillon longitudinal qui donne à cette racine l'aspect de deux racines réunies. Leur couronne est étroite et allongée. Ce sont les plus petites de toutes les dents.

2° *Canines.* — Les canines, situées de chaque côté des incisives, aux deux mâchoires, présentent des caractères très tranchés. Elles ont une forme plus cylindrique que les autres dents à une seule racine, les seules avec lesquelles on pourrait les confondre. Leur couronne est conique, et forme une pointe qui déborde légèrement le bord libre des autres dents. Cette couronne est convexe, arrondie sur la face externe, aplatie et même taillée en biseau sur la face interne.

La racine des canines est plus longue que celle des incisives ; elle détermine au-devant de l'os une saillie considérable à la mâchoire supérieure, où elle est connue sous le nom de bosse canine.

Les canines supérieures se distinguent des inférieures par leur racine, qui est beaucoup plus épaisse et plus longue. Cette racine reçoit un rameau nerveux du sous-orbitaire, au moment où celui-ci passe au-dessous du globe oculaire, ce qui explique la douleur excessive qu'on éprouve quelquefois au moment de l'extraction de cette dent, et la dénomination de *dent de l'œil* qu'elle a reçue du vulgaire. Quoique l'extraction de ces dents soit fort douloureuse et quelquefois difficile, on fait preuve d'ignorance en rattachant à cette opération une lésion quelconque du globe oculaire.

Les racines des canines inférieures, plus petites que les autres, présentent un sillon longitudinal plus marqué sur le côté externe.

Les canines supérieures ne correspondent pas aux inférieures. Comme les incisives supérieures sont plus larges que les autres, les canines se trouvent écartées et se placent entre la canine inférieure et la première petite molaire.

3° *Petites molaires ou bicuspidées.* — Les petites molaires tiennent le milieu, pour le volume comme pour la position, entre les canines et les grosses molaires.

Leur couronne est surmontée, du côté de la surface triturante, de deux tubercules séparés par un sillon antéro-postérieur ; le tubercule externe est plus gros que l'interne. Les faces de la couronne en contact avec les dents voisines sont un peu aplaties, tandis que les faces interne et externe sont convexes et arrondies.

Leur racine est unique et quelquefois bifide. Lorsqu'elle est unique, elle présente un sillon longitudinal assez marqué. Les supérieures sont plus souvent bifides que les inférieures.

Les petites molaires supérieures se distinguent des inférieures par le plus grand volume des deux tubercules de la surface triturante de la couronne. Il est facile de remarquer aussi, surtout pour la première, que le tubercule externe déborde en dehors la petite molaire inférieure, de telle sorte que la face externe de la couronne des supérieures est beaucoup plus longue que l'interne, ce qu'on n'observe pas pour les inférieures.

4° *Grosses molaires ou multicuspidées.* — Les grosses molaires possèdent une couronne très volumineuse, pourvue, du côté de la surface triturante, de trois, quatre et cinq tubercules ou cuspides séparés par des sillons.

Leurs racines sont toujours multiples, excepté dans quelques cas, pour les dents de sagesse. Il est aisé de distinguer les grosses molaires supérieures des grosses molaires inférieures, il est possible même de reconnaitre une première, une seconde et une troisième grosse molaire.

Comment distinguer les grosses molaires supérieures et inférieures?

Le bord externe de la surface triturante des grosses molaires supérieures est plus saillant que l'interne. Le contraire existe pour les inférieures. On les distingue surtout par les racines. Les racines des inférieures sont presque toujours au nombre de deux. Elles sont très fortes, parallèles, aplaties d'avant en arrière, et disposées de telle sorte que l'une est antérieure et l'autre postérieure. L'antérieure est presque toujours parcourue dans le sens de sa longueur par un sillon longitudinal qui lui donne l'aspect de deux racines soudées.

Les racines des supérieures sont au nombre de trois ; on en trouve quelquefois quatre, et même cinq. Le plus souvent elles divergent. L'interne se dirige en dedans et les deux autres en dehors. Elles sont moins longues et moins fortes que celles des inférieures. Comment distinguer chacune des grosses molaires? La première grosse molaire de la mâchoire supérieure présente la couronne la plus large et la plus volumineuse. Elle a ordinairement quatre tubercules ou cuspides, séparés par un sillon en croix. Elle présente à sa face interne un sillon vertical qui sépare les deux tubercules internes et qui se prolonge sur le collet, ce qu'on n'observe que très rarement sur les autres. Les racines sont plus longues, plus grosses et plus divergentes.

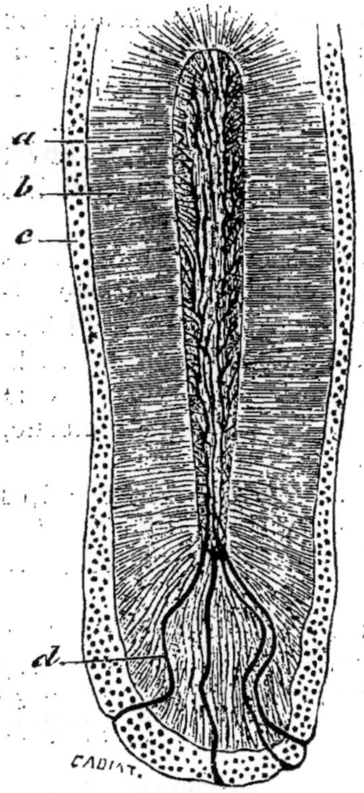

Fig. 269. — Coupe longitudinale d'une racine d'incisive de chat injectée.

a. Bulbe dentaire. — b. Ivoire. — c. Couche de cément. — d. Vaisseaux sanguins de la racine (d'après Legros et Magitot).

La deuxième grosse molaire supérieure ne présente que trois tubercules. Les racines sont moins divergentes que celles de la première, et conséquemment le collet est moins rétréci : aussi son extraction est-elle plus facile que celle de la première.

La troisième grosse molaire supérieure, ou *dent de sagesse*, est irrégulière; la face triturante de la couronne est quelquefois mamelonnée et comme plissée. Souvent on y trouve trois tubercules. Les racines sont parfois soudées ; elles sont plus courtes, et présentent sur leurs faces des sillons qui indiquent les vestiges des trois racines.

Les trois grosses molaires de la mâchoire inférieure présentent entre elles des différences analogues à celles des grosses molaires de la mâchoire supérieure.

On dit qu'une dent est *barrée* lorsqu'une ou deux racines se recourbent en crochet et embrassent une portion plus ou moins considérable de substance osseuse. L'extraction d'une dent barrée ne peut être pratiquée qu'à la condition de rompre la racine crochue ou de fracturer une partie du maxillaire.

Structure.

Les dents sont formées d'une partie dure et d'une partie molle.

La partie dure, la seule que l'on trouve sur les dents desséchées, est constituée par la réunion de l'*ivoire*, de l'*émail* et du *cément*. La partie molle, qu'on appelle *pulpe dentaire*, remplit la cavité de la dent.

1° Ivoire ou dentine. — Après l'émail, l'ivoire est la partie la plus dure de la dent. Il représente une masse dure, creusée au centre d'une cavité qui contient la pulpe dentaire et qui s'ouvre à l'extérieur, au sommet de la racine ou des racines. L'ivoire n'est pas visible à l'extérieur, il est caché par le cément et par l'émail. Des lamelles minces d'ivoire frais paraissent transparentes; elle sont blanches, nacrées, lorsqu'elles sont prises sur une dent sèche.

Chimiquement, les dents se rapprochent des os; elles sont une combinaison intime de substances organiques et inorganiques. On peut en faire une simple analyse, comme on le fait pour les os, en séparant les deux substances. La *calcination* et les *alcalis caustiques* détruisent la partie organique et ne laissent que les sels, qui conservent la forme de la dent. Par leur séjour dans l'acide chlorhydrique, les dents perdent les sels ; il reste la partie organique, *cartilage dentaire*, qui conserve aussi la forme de la dent et se transforme en gélatine par l'ébullition.

Deux analyses de dentine, par Bibra.

	Homme adulte (molaires).	Femme de 25 ans (molaires).
Cartilage dentaire.	27, 61	20,42
Corps gras.	0, 40	0, 50
Phosphate de chaux et fluorure de calcium.	66, 72	67, 54
Carbonate de chaux.	3, 36	7, 97
Phosphate de magnésie.	1, 08	2, 49
Autres sels.	0, 83	1, 00
	100,00	100,00

(Frey.)

Les coupes les plus variées de l'ivoire montrent au microscope une substance fondamentale, au milieu de laquelle sont creusés une foule de petits canaux ramifiés décrits sous le nom de canalicules dentaires.

a. Substance fondamentale. — Cette substance est homogène; elle n'offre ni fibres ni cellules. Son apparence fibreuse, sur une dent dépouillée de ses sels, est due à la direction des canalicules dentaires. Nous avons, du reste, le même phénomène dans les os, qu'on croyait fibreux autrefois à cause des stries que les canaux de Havers déterminent à leur surface.

b. Canalicules dentaires. — On donne ce nom à des canaux microscopiques qui remplissent la substance fondamentale de l'ivoire. Ils partent tous de la surface de la cavité dentaire, qui est criblée

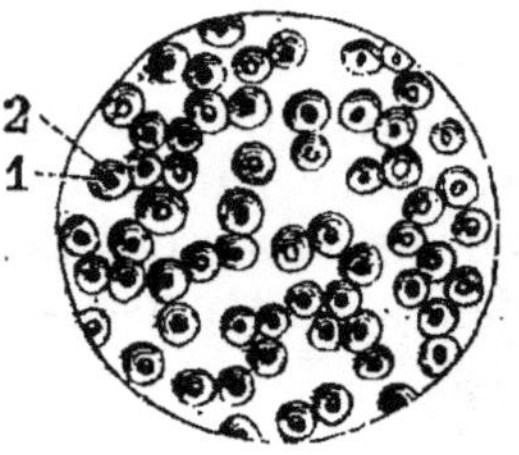

Fig. 270. — Coupe transversale des canalicules dentaires.

1. Lumière du canalicule. — 2. Sa paroi (Grossissement, 450 diamètres).

d'une infinité de petits pertuis, et ils se dirigent, en s'irradiant, vers la surface de la dent, de telle sorte qu'une coupe transversale de la dent montrerait les canalicules dans toute leur longueur avec leur direction radiée, tandis qu'une coupe faite verticalement sur les parois latérales de la dent montrerait la section des canalicules dentaires.

Ces canalicules n'ont pas une *direction* rectiligne ; selon Retzius, ils décrivent trois courbes principales dans leur trajet et une série

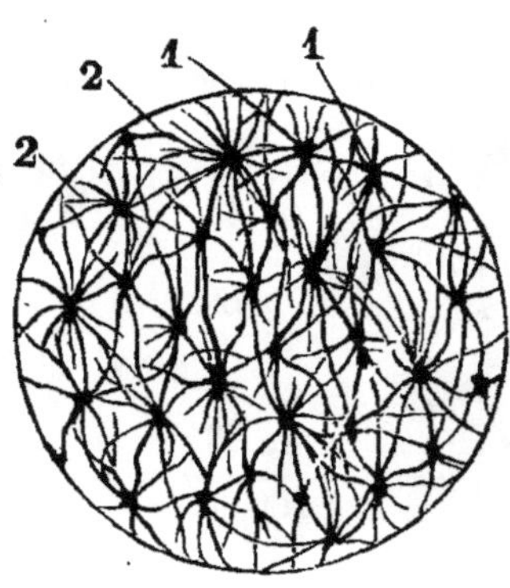

Fig. 271. — Anastomoses des canalicules dentaires de la racine d'une dent.

1, 1. Canalicules. — 2, 2. Branches anastomotiques (Grossement, 350 diamètres).

de petites courbes, de sinuosités, qui ressemblent à des dentelures. La plus grande partie des canalicules serait disposée en spirales, selon Welcker.

Leur *calibre* est sensiblement le même partout, ils s'amincissent seulement vers le point de terminaison ; leur diamètre varie depuis 1 μ jusqu'à 2 μ et même 4 μ 5 à la racine.

Le *nombre* des canalicules est considérable ; en quelques points, ils arrivent presque à contact.

Leur *origine* se fait à la surface de la cavité dentaire par une ouverture arrondie ; leur *terminaison* n'est pas aussi simple : ils se ramifient et s'anastomosent entre eux un grand nombre de fois (fig. 271). Arrivés à la périphérie de la dentine, les uns se terminent en s'anastomosant en anse avec des canalicules voisins ; d'autres se terminent dans la couche granuleuse, à la surface de l'ivoire ; les autres enfin s'avancent jusque dans les portions les plus profondes de l'émail, ou bien ils s'anastomosent avec les ostéoplastes du cément.

Leur *aspect* varie suivant la coupe et le mode d'éclairage : à la lumière transmise, ce sont des lignes noires comme les canalicules osseux ; à la lumière réfléchie, des filaments brillants, si l'on examine des dents sèches sur des coupes parallèles aux canalicules. Sur des dents fraîches, les canalicules sont remplis par une substance transparente décrite par Tomes sous le nom de *fibres de la dentine*. Sur des coupes perpendiculaires à la direction des canalicules, ceux-ci, étant divisés, se montrent sous forme de trous entourés par un anneau étroit, un peu jaunâtre, qui indique la *paroi du canalicule*. Cette paroi est considérée comme une couche spéciale calcifiée. D'après Robin et Magitot, elle est isolable par l'acide chlorhydrique (fig. 270).

D'après Tomes, l'ivoire jouirait d'une *sensibilité* plus grande à la surface que dans les parties profondes. Il attribue cette sensibilité aux *fibres de la dentine*, qui parcourent les canalicules dentaires et qui s'unissent aux cellules superficielles de la pulpe dentaire, lesquelles pourraient bien avoir quelque connexion avec les nerfs de la pulpe [1].

Telle est la structure de l'ivoire ou de la dentine, à part quelques détails peu importants, tels que les suivants. Quelquefois, on rencontre les *lignes de contour d'Owen :* ce sont des lignes concentriques dont la présence est due au mode de développement de l'ivoire, qui se dépose couche par couche de l'extérieur vers l'intérieur. Souvent, en des points irréguliers, on trouve les *espaces inter-globulaires ;* ce sont des espaces anfractueux et irréguliers, limités par des saillies de l'ivoire, saillies accidentelles, arrondies, décrites sous le nom de *globules d'ivoire* ou *de dentine* (Czermak, Leipzig, 1850). Ces espaces ne sont pas vides, ils sont remplis d'une substance molle qui représente le cartilage dentaire, et qui est traversée par les canalicules dentaires qu'elle n'interrompt pas. Les espaces interglobulaires sont normaux pendant le développement de la dent.

1. Robin et Magitot croient que les canalicules sont remplis de liquide et ils n'admettent pas, par conséquent, les fibres de Tomes.

2° Émail. — L'émail est la plus dure des substances de la dent : les instruments tranchants ne mordent pas sur lui. Il a une couleur bleuâtre, et il forme sur la couronne une couche dont la partie la plus épaisse correspond à la surface triturante de la couronne, tandis que la partie la plus mince répond au collet. Une mince membrane revêt l'émail : c'est la *cuticule de l'émail*. Il est lui-même composé de fibres prismatiques, implantées, pour ainsi dire, à la surface de l'ivoire : ce sont les *fibres de l'émail.*

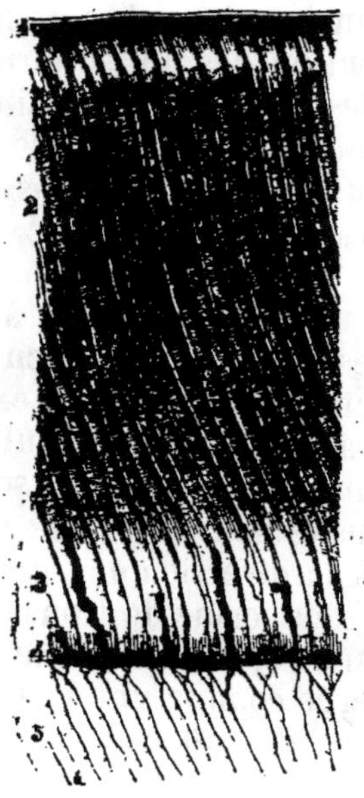

FIG. 272. — Coupe de l'émail.

1. Cuticule, ancienne membrane préformative. — 2. Fibres de l'émail. — 3. Fentes entre les fibres de l'émail, près de l'ivoire. — 4. Limite entre l'émail et l'ivoire. — 5. Canalicules de l'ivoire communiquant avec les fentes de l'émail (Grossissement, 350).

a. Cuticule de l'émail. — C'est une *membrane amorphe* de 1 μ à 1 μ 5 d'épaisseur. Elle est à peu près inattaquable par les réactifs, et forme une excellente membrane de protection à l'émail ; ni l'eau bouillante, ni l'éther, ni les alcalis caustiques, ni les acides concentrés ne l'altèrent. Elle est tellement adhérente aux extrémités des fibres de l'émail, qu'elle ne peut en être séparée que par le moyen de l'acide chlorhydrique, comme Erdl l'a démontré le premier. On voit souvent alors à sa face interne de petites dépressions qui représentent le moule des extrémités des fibres de l'émail.

b. Fibres de l'émail. — Les fibres, ou *prismes de l'émail,* sont

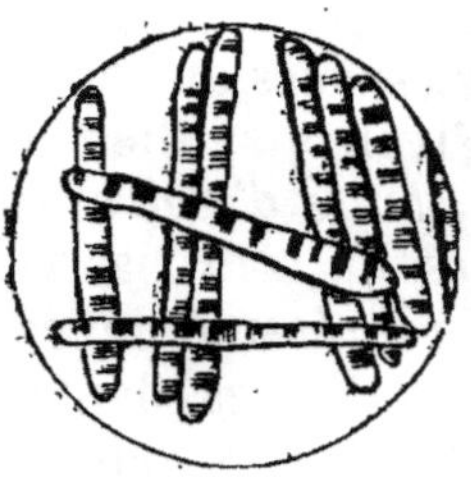

FIG. 273. — Fibres de l'émail vues à un grossissement de 350 diamètres

dirigées perpendiculairement à la surface de l'ivoire ; l'une de leurs extrémités est en rapport avec la surface de l'ivoire, l'autre avec la cuticule de l'émail. Leur direction est à peu près celle des canalicules de l'ivoire. Il n'y a dans l'émail aucune autre substance que les fibres. Ces fibres sont des prismes à cinq ou six pans, de 3 à 5 μ de largeur, à surface un peu irrégulière. Elles sont un peu variqueuses, ce qui donne à leur surface un aspect strié qu'on peut comparer de loin à l'aspect strié des fibres musculaires. Ces stries sont faciles à voir lorsqu'on soumet les fibres à l'action de l'acide chlorhydrique, qui finit par les effacer si son action se prolonge. Les fibres de l'émail sont très adhérentes entre elles ; elles sont parallèles. Entre les fibres, on rencontre, vers la surface extérieure de l'émail, de petits espaces en forme de fentes ; ces espaces, qui sont vides, ont la direction des fibres de l'émail. Du côté de l'ivoire, on trouve quelquefois aussi, entre les fibres de l'émail, des espaces qui prolongent les canalicules de l'ivoire; ils ont la même direction et contiennent des *prolongements de fibres de dentine* (Tomes, Kölliker).

L'émail d'une dent en développement se laisse couper par le bistouri ; on peut séparer les fibres ; mais, sur une dent adulte, on ne peut étudier les fibres que de face ou de profil.

Deux analyses d'émail, par Bibra.

	Homme adulte (molaires).	Femme de 25 ans (molaires).
Substance organique.	3, 39	5, 97
Corps gras.	0, 20	traces
Phosphate de chaux et fluorure de calcium.	89, 82	81, 63
Carbonate de chaux.	4, 37	8, 88
Phosphate de magnésie.	1, 34	2, 55
Autres sels.	0, 88	0, 97
	100, 00	100,00

Lorsqu'on fait une coupe de l'émail, il est rare que l'aspect des fibres soit régulier ; la même coupe montre des fibres dans toute

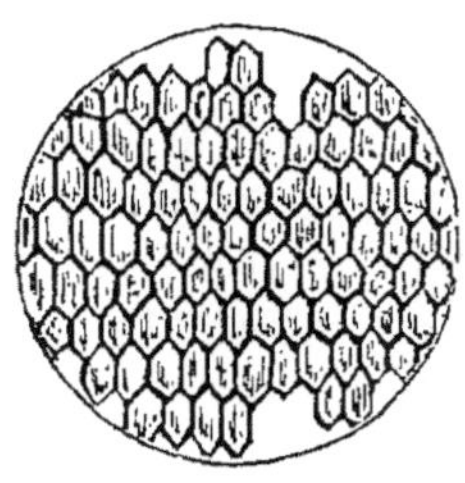

FIG. 274. — Extrémités juxtaposées des fibres de l'émail, telles qu'on les trouve à la surface des dents (Grossissement, 450 diamètres).

leur longueur, des fibres coupées, etc. : cela tient à la grande variété dans la direction de ces fibres ; elles forment des couches qui n'affectent pas la même direction et qui se croisent sous des angles variés. L'extrémité profonde des fibres de l'émail ne s'arrête pas au même niveau pour toutes les fibres ; quelques-unes s'enfoncent à une certaine distance, ce qui donne à la surface de l'ivoire un aspect rugueux.

Pour expliquer la plus grande étendue de la surface extérieure de l'émail, les fibres ayant partout la même largeur, les auteurs ont admis l'existence de fibres minces, plus courtes que les autres, et remplissant leurs intervalles à la manière de petits coins enfoncés de l'extérieur vers l'intérieur.

3° Cément. — Le cément est une mince couche osseuse qui recouvre la racine des dents. Elle commence au niveau du bord

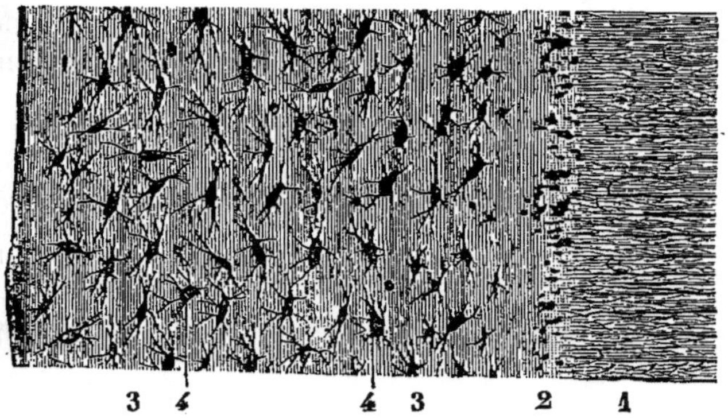

FIG. 275. — Coupe à travers le cément et l'ivoire de la racine d'une grosse molaire, chez l'homme (Robin et Magitot).

1. Terminaison des canalicules dentaires au voisinage du cément. — 2. Couche de petits espaces interglobulaires. — 3, 3. Substance fondamentale striée du cément. — 4, 4. Ostéoplastes ou corpuscules osseux disposés irrégulièrement (Grossissement, 350).

de l'émail, sur le collet, et recouvre quelquefois le bord de l'émail. Très mince à son origine, cette couche augmente d'épaisseur en se rapprochant du sommet de la racine de la dent, où elle forme à elle seule l'extrémité du canal dont est creusée la racine. Le cément n'est pas très dur ; il est intimement uni à l'ivoire, et souvent il est difficile de voir leur point de contact ; il est en rapport avec le périoste alvéolo-dentaire par sa surface externe. On y rencontre rarement des *canaux de Havers*, mais toujours des *ostéoplastes*, de forme et de direction variées. Les ostéoplastes n'existent pas dans le voisinage du collet, mais ils sont très nombreux et quelquefois superposés vers le sommet de la racine de la dent. Comme dans le tissu osseux, les canalicules des ostéoplastes s'anastomosent entre eux, et communiquent aussi, par quelques-uns de leurs prolongements, avec les canalicules dentaires.

4° Pulpe dentaire. — La *pulpe* ou *bulbe dentaire* est la matière molle qui remplit la cavité de la dent, depuis l'ouverture du sommet de la racine jusqu'au centre de la couronne. Cette matière est rougeâtre et très adhérente à la face interne de l'ivoire.

Le *tissu de la pulpe* est une substance conjonctive striée, presque fibrillaire, avec beaucoup de corpuscules de tissu conjonctif,

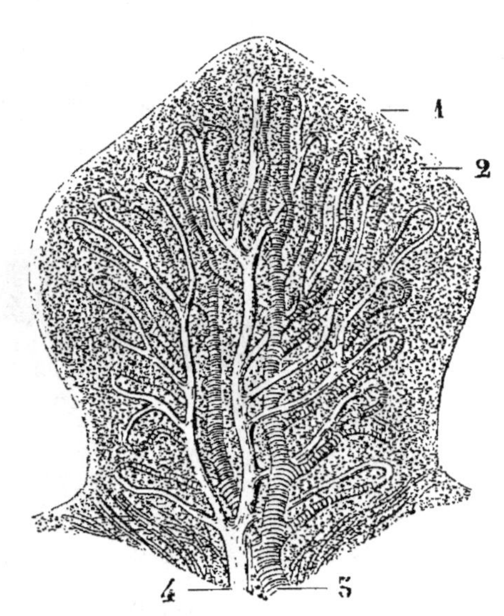

FIG. 276. — Système vasculaire du bulbe d'une canine de seconde dentition, chez un nouveau-né de quinze jours, avant l'époque d'apparition de la dentine, d'après Robin et Magitot. On ne voit pas les cellules de la surface, qui est trop récemment formée.)

1. Membrane préformative. — 2. Substance fondamentale du bulbe. — 3. Artère. — 4. Veine (Grossissement, 40).

et dépourvue de fibres élastiques. C'est dans cette substance que se ramifient les vaisseaux et les nerfs. A la surface de la pulpe, il existe une membrane amorphe très mince, la *membrane préformative*, qui se trouve séparée de la portion vasculaire par plusieurs plans de cellules épithéliales cylindriques, 50 à 100 μ. Les cellules les plus superficielles forment une couche très régulière, elles sont placées perpendiculairement à la surface du germe. Plus profondément, elles sont disposées avec moins de régularité, et les plus profondes, devenues arrondies, sont disséminées sans ordre dans les couches superficielles de la pulpe. Ces cellules donnent naissance aux couches d'ivoire, qui s'accumulent à la surface interne de la cavité dentaire ; elles sont unies, par des prolongements, aux *fibres de Tomes* ou *fibres dentaires*, situées dans les canalicules dentaires. L'acide acétique rend blanchâtre la substance de la pulpe en coagulant le liquide dont elle est imbibée, et qui peut en être chassé par l'expression.

C'est dans la pulpe dentaire que viennent se ramifier les vaisseaux et les nerfs. Les artères sont nombreuses; elles pénètrent par

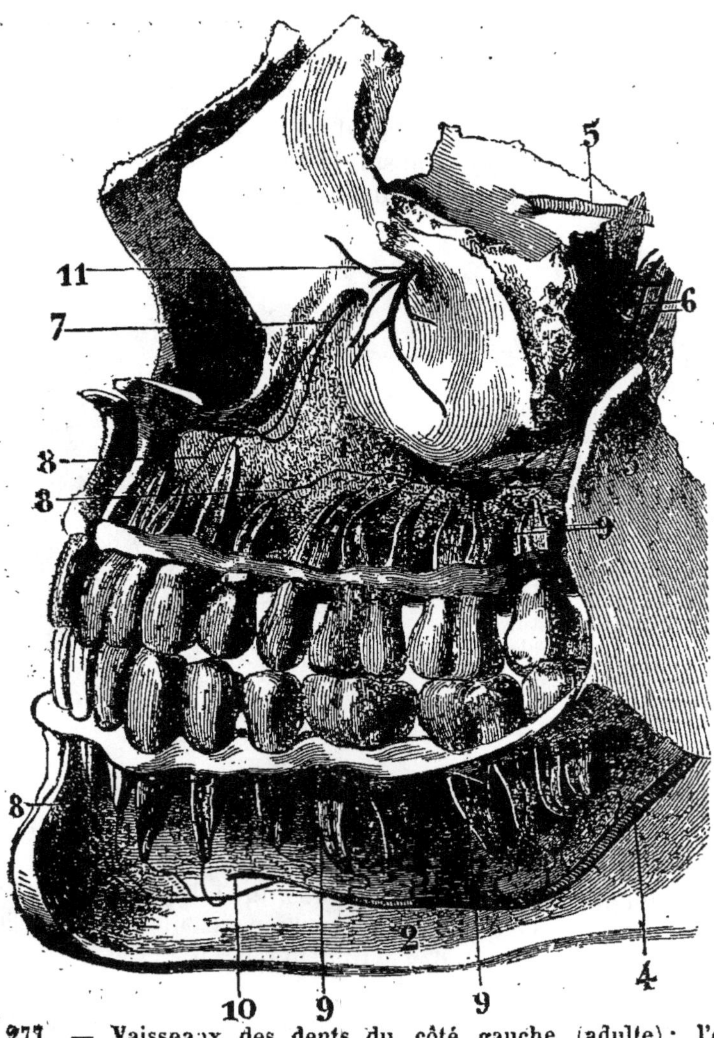

FIG. 277. — Vaisseaux des dents du côté gauche (adulte); l'écorce osseuse du maxillaire a été enlevée, pour laisser voir la terminaison des vaisseaux et les racines des dents.

1. Surface grenue du maxillaire supérieur résultant de la décortication de l'os. — 2. Surface grenue du maxillaire inférieur. — 3. Apophyse coronoïde du maxillaire inférieur. — 4. Artère dentaire inférieure — 5. Artère sous-orbitaire. — 6. Rameaux de l'artère alvéolaire se rendant aux molaires et passant par les mêmes trous que les nerfs dentaires postérieurs. — 7. Rameau de l'artère sous-orbitaire situé dans le canal du nerf dentaire antérieur (creusé dans la paroi antérieure du sinus maxillaire), et se rendant à la canine et aux incisives. — 8, 8, 8. Terminaison des artères dans la racine des dents. — 9, 9, 9. Les racines dentaires sont divisées par la moitié pour montrer la cavité dentaire et le vaisseau qui y est contenu. — 10. Rameau mentonnier coupé. — 11. Terminaison de l'artère sous-orbitaire.

l'orifice du sommet de la racine, et forment, dans l'épaisseur de la pulpe dentaire, un réseau capillaire dont les vaisseaux se re-

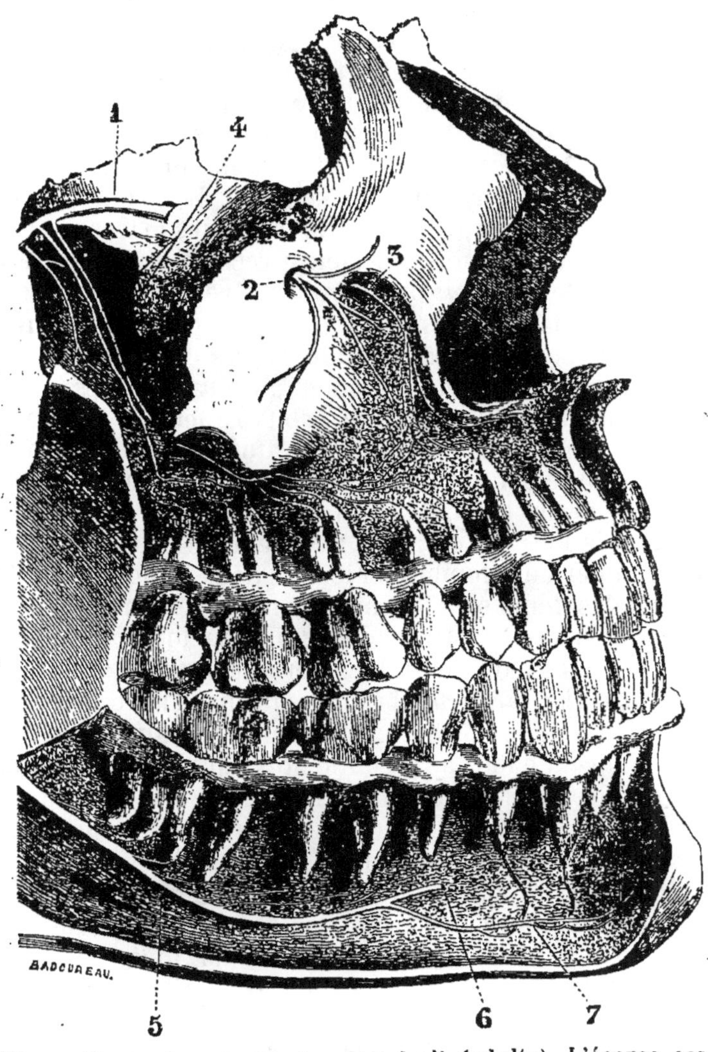

Fig. 278. — Nerfs des dents du côté droit (adulte). L'écorce osseuse a été enlevée pour montrer les racines des dents et leurs filaments nerveux.

1. Nerf maxillaire supérieur. — 2. Nerf sous-orbitaire. — 3. Nerf dentaire antérieur dans l'épaisseur de l'os. — 4. Nerfs dentaires postérieurs dans l'épaisseur de l'os. — 5. Nerf dentaire inférieur dans le canal dentaire. — 6. Rameau mentonnier coupé. — 7. Terminaison du nerf dentaire dans la canine et les incisives (rameau incisif).

courbent en forme d'anses au voisinage de la surface de la pulpe. Les veines sortent par le même orifice du sommet de la racine et se jettent dans les veines dentaires.

Les *artères* des dents de la mâchoire inférieure viennent de la *dentaire inférieure*, branche de la maxillaire inférieure. Cette artère pénètre dans le canal dentaire, qu'elle parcourt jusqu'au niveau du trou mentonnier, où elle fournit l'artère mentonnière qui sort par le trou, et un rameau qui se rend à la canine et aux incisives. Dans son trajet, elle abandonne un rameau pour chaque racine dentaire, rameau qui pénètre dans l'orifice de la racine pour concourir à la formation de la pulpe. Les veines des dents de la mâchoire inférieure suivent le trajet des artères.

Les dents de la mâchoire supérieure reçoivent leurs artères de l'*alvéolaire* et de la *sous-orbitaire*. L'alvéolaire pénètre dans l'épaisseur du maxillaire supérieur par de petits trous qui laissent aussi passer les nerfs dentaires ; ses branches cheminent dans l'épaisseur de l'os et se rendent aux racines des grosses et des petites molaires. L'artère sous-orbitaire fournit à la canine et aux incisives supérieures une branche qui descend dans un petit canal osseux situé dans la paroi antérieure du sinus maxillaire, canal qui prend son origine dans le canal sous-orbitaire, et dont on ne peut voir le trajet qu'après avoir enlevé l'écorce osseuse du maxillaire supérieur, comme on le voit dans la figure 277, 6.

Les *nerfs* des dents sont fournis par le trijumeau, ce qui explique pourquoi la carie dentaire détermine quelquefois des irradiations névralgiques dans toute la sphère de distribution de ce nerf.

Le *nerf dentaire inférieur*, branche du maxillaire inférieur, se porte aux dents de la mâchoire inférieure en suivant le trajet de l'artère dentaire. Ce nerf abandonne plusieurs filaments au niveau de chacune des racines dentaires. Les rameaux nerveux pénètrent avec la branche artérielle dans la cavité de la dent, dont le sommet de la racine est toujours incliné du côté du nerf.

De même que les artères, les nerfs des dents de la mâchoire supérieure viennent de deux sources : ceux des molaires, appelés *nerfs dentaires postérieurs*, viennent du maxillaire supérieur et pénètrent par les trous que l'on trouve sur le bord postérieur du maxillaire supérieur ; les nerfs des incisives et de la canine, *dentaire antérieur*, viennent du sous-orbitaire, à son passage dans le canal du même nom ; ils naissent par un rameau qui accompagne l'artère et qui se porte aux mêmes dents.

Apparition des dents.

Les auteurs ne sont pas d'accord sur l'époque d'apparition des premières dents. Pour Cruveilhier, l'éruption des dents commence vers le sixième mois après la naissance, pour se terminer vers le commencement de la quatrième année ; pour Oudet, elles commencent à apparaître du septième au huitième mois ; pour Hervieux, vers le onzième, et pour Trousseau, vers le treizième seulement.

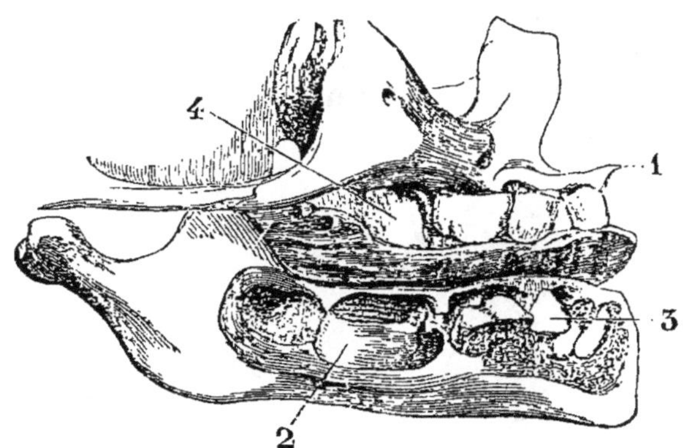

Fig. 279. — Dents de la première dentition chez le fœtus à terme. — Elles sont encore enfouies dans l'épaisseur du maxillaire et recouvertes par le rebord gingival.

1. Épine nasale antérieure. — 2. Première grosse molaire inférieure ou dent de sept ans. — 3. Première petite molaire. — 4. Première grosse molaire supérieure.

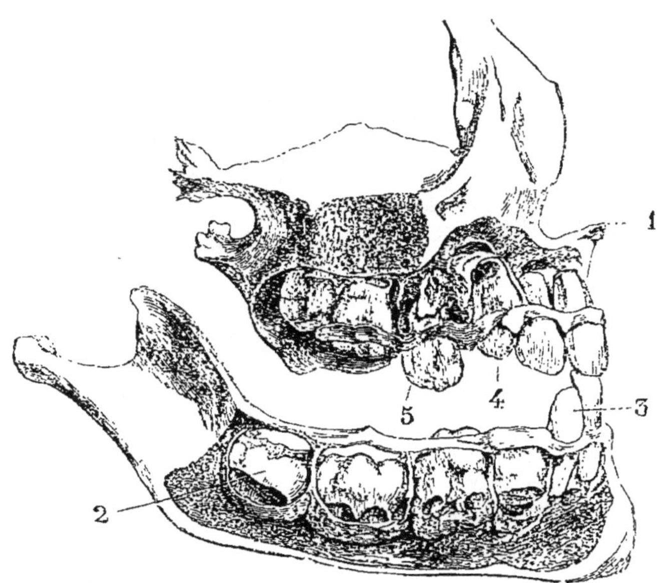

Fig. 280. — Évolution des dents chez un enfant de deux ans. Les incisives sont complètement développées. On aperçoit déjà une portion des petites molaires et la pointe de la canine supérieure.

1. Partie antérieure de l'os, épine nasale. — 2. Grosse molaire dans le maxillaire. — 3. Incisive latérale inférieure. — 4. Canine supérieure. — 5. Première petite molaire supérieure.

De tout cela il faut conclure que cette époque est variable.

Ne sait-on pas, d'ailleurs, que Louis XIV et Mirabeau sont venus au monde avec des incisives ?

Les *dents de la première dentition* apparaissent dans l'ordre suivant : 1° incisives moyennes inférieures, du quatrième au dixième mois ; 2° incisives moyennes supérieures, quelque temps après ;

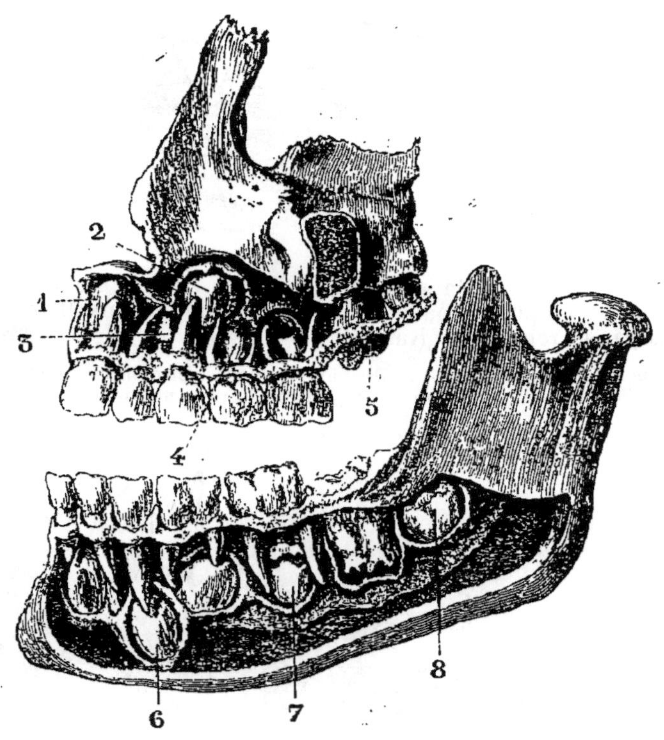

Fig. 281. — Évolution des dents (enfant de six ans et demi à sept ans). Les dents sont au nombre de dix ; la dent de sept ans commence à se montrer.

1. Incisive de renouvellement. — 2. Canine de renouvellement. — 3. Deuxième incisive de renouvellement. — 4. Petite molaire de renouvellement. — 5. Dent de sept ans. — 6. Canine inférieure de renouvellement. — 7. Deuxième petite molaire. — 8. Deuxième grosse molaire en voie de formation.

3° incisives latérales inférieures, du dixième au seizième mois ; 4° incisives latérales supérieures, quelque temps après ; 5° petites molaires inférieures, de un an et demi à deux ans ; 6° petites molaires supérieures, quelque temps après ; 7° dans le cours de la troisième année, les canines inférieures ; quelque temps après, les canines supérieures.

Les dents de la première dentition sont d'un blanc bleuâtre ;

leurs racines sont courtes, de même que leur couronne ; enfin, ces dents renferment moins de phosphate de chaux que celles de la deuxième dentition, et sont plus souvent affectées de carie. Elles

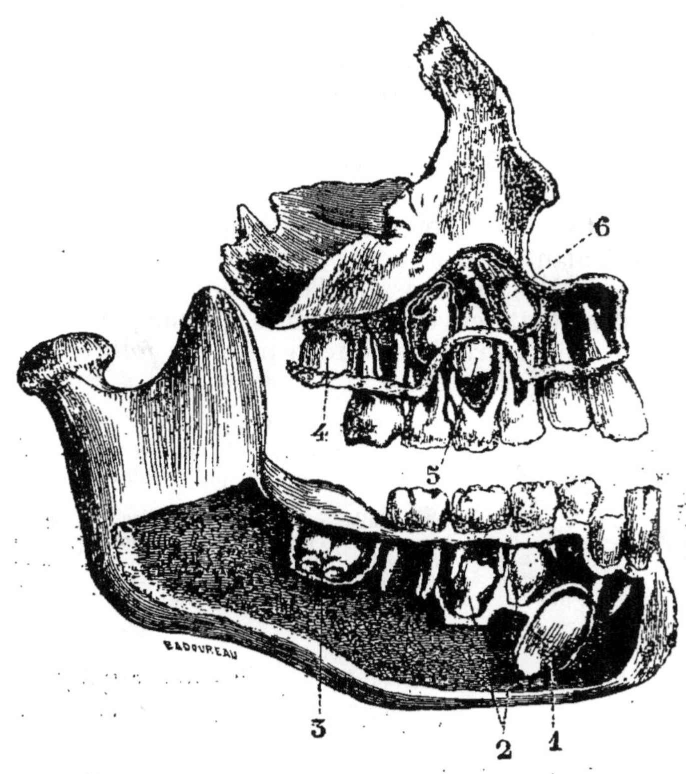

FIG. 282. — Évolution des dents (enfant de huit à neuf ans). Toutes les dents de la première dentition et la dent de sept ans se sont montrées ; quelques dents de renouvellement sont sur le point de sortir.

1. Canine de la seconde dentition dans une cavité osseuse spéciale ; elle a déterminé la résorption de la racine de la dent de lait correspondante. — 2. Deux petites molaires de la seconde dentition qui chassent les dents de lait correspondantes. — 3, 4. Deuxièmes grosses molaires encore cachées dans les maxillaires. — 5. Première petite molaire prête à sortir, et repoussant la dent de lait correspondante. — 6. Canine supérieure de la seconde dentition.

sont usées et repoussées peu à peu de leurs alvéoles par les dents de la seconde dentition qui doivent les remplacer.

Les *dents de la seconde dentition* sont au nombre de trente-deux, dont vingt de remplacement et douze nouvelles : 1° la première qui apparait est la première grosse molaire ; elle se montre à sept ans, et est connue dans le vulgaire sous le nom de *dent de sept ans ;* elle a des racines très longues ; 2° viennent ensuite les incisives moyennes inférieures, de sept à huit ans; 3° les incisives moyennes supérieures, de huit à neuf ans; 4° les incisives latérales, de huit à dix ans; 5° la première petite molaire, de neuf à onze; 6° quelque temps après, les canines; 7° la deuxième petite molaire, de douze à quatorze ans; 8° la deuxième grosse molaire, de treize à quinze ans; 9° enfin, la dernière grosse molaire, ou *dent de sagesse*, entre vingt et trente-cinq ans.

Développement des dents.

Au moment où l'éruption dentaire se fait sur le bord des mâchoires de l'enfant, la dent perce la gencive qui lui formait une enveloppe complète, embrassant la couronne, le collet et la racine de la dent. Cette enveloppe, placée sur chaque dent, comme un chapeau, n'est autre chose que la paroi du *follicule dentaire*,

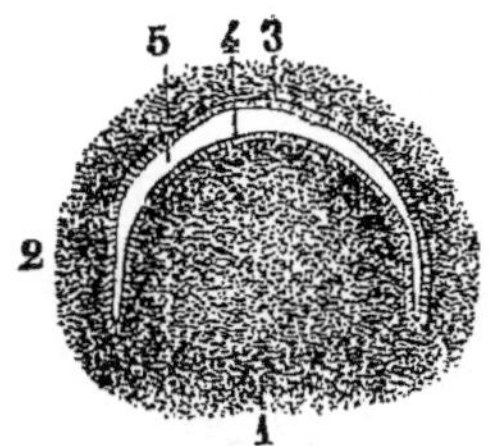

FIG. 283. — Follicule de la deuxième incisive d'un embryon de porc de deux à trois mois, d'après Robin et Magitot.

1. Bulbe. — 2 Paroi du follicule. — 3, 4 et 5. Organe de l'émail ou organe adamantin. — 3. Couche épithéliale externe de l'organe adamantin. — 4. Couche épithéliale interne. — 5. Espace intermédiaire (Grossissement, 30).

dans lequel la dent s'est développée. Chaque follicule dentaire ayant la forme d'un sac, quelques auteurs l'appellent *sac dentaire*.

Au début de son développement, la dent est un organe complètement mou ; la cavité du follicule, du sac, se remplit d'une

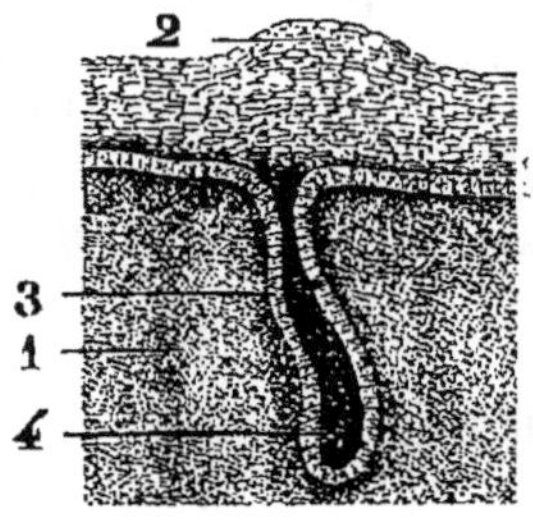

FIG. 284. — Développement des dents sur un embryon de porc (Thiersch).

1. Tissu de la gencive. — 2. Rebord dentaire. — 3. Germe de l'émail. — 4. Organe de l'émail.

sorte de papille molle, vasculaire, qui pousse du fond du follicule vers le bord libre des mâchoires, et qui n'est autre chose que le *bulbe dentaire*, le *germe de la dent* (fig. 283).

Le follicule dentaire est alors complet : il est donc formé par la saillie de la pulpe, par la paroi folliculaire qui coiffe cette saillie jusqu'à son point d'émergence, enfin par une cavité inter-

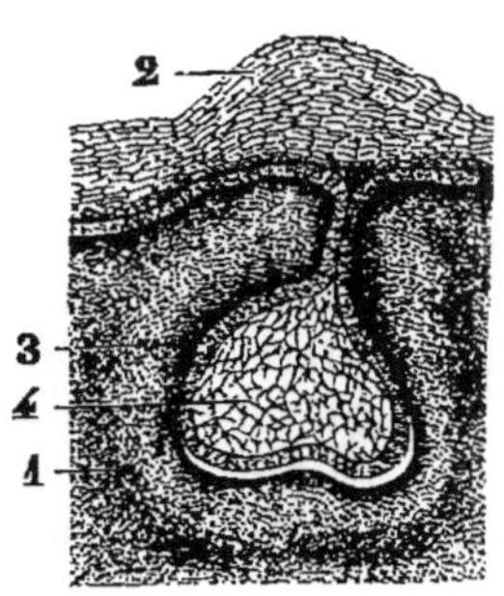

Fig. 285. — Même figure indiquant un degré plus avancé de l'évolution dentaire.

médiaire, *cavité du follicule*, dans laquelle prendront naissance les tissus dentaires : émail, cuticule, ivoire et cément.

L'ensemble des parties qui constituent le follicule peut donc être comparé à une tête coiffée d'un chapeau ; mais une comparaison plus juste est la suivante : *la paroi du follicule représente la paroi d'une cavité séreuse*, la plèvre, par exemple; le bulbe dentaire est placé dans la cavité comme le poumon. La comparaison est d'autant plus saisissante que, à un moment donné, une membrane se forme dans cette cavité, membrane ayant exactement la disposition d'une séreuse, dont le feuillet pariétal recouvre la paroi du follicule, et le feuillet viscéral, le bulbe. Cette membrane est la *membrane adamantine, organe de l'émail* ou *organe adamantin*, qui doit former l'émail. De même que le poumon est enfermé dans la cavité pleurale jusqu'à son pédicule, de même la pulpe est emprisonnée en totalité dans le follicule jusqu'à son point d'émergence.

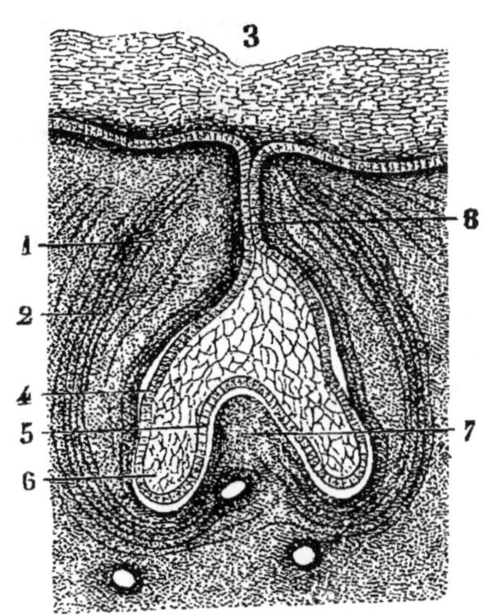

Fig. 286. — Degré plus avancé de l'évolution dentaire.

Évolution et structure des follicules dentaires. — Les follicules dentaires, sacs dentaires, se montrent vers la fin du deuxième mois de la vie fœtale à la mâchoire inférieure; ils n'apparaissent qu'au commencement du troisième à la mâchoire supérieure. Nous avons déjà vu que le follicule dentaire se compose d'une saillie centrale ou germe de la dent, de la paroi du follicule que nous avons comparée à un chapeau coiffant le germe, et d'une cavité intermédiaire.

Évolution. — D'après Robin et Magitot, le *bulbe dentaire* naît avant la paroi du follicule; il procède du fond de la gouttière vers le bord libre sous forme de papille. Il prend naissance au milieu de la gouttière osseuse, au centre de la couche molle sous-muqueuse qui la remplit. A mesure qu'il grandit, il se rapproche des vaisseaux et des nerfs situés au fond de la gouttière. Autour du bulbe, on voit se former peu à peu une enveloppe, un véritable cylindre embrassant le bulbe, et ouvert du côté de la muqueuse, où il ne tarde pas à se fermer : c'est la *paroi du follicule* qui s'est formée. Au niveau de la partie la plus profonde du bulbe, la paroi du follicule se confond avec la périphérie du bulbe, pour constituer un sac clos de toutes parts, comme une séreuse. Dès que l'occlusion de la paroi du follicule s'est opérée, cette paroi se trouve séparée du bulbe par l'organe de l'émail qui a pris naissance. *L'organe de l'émail*, ou *organe adamantin*, se développe, aussitôt que la cavité folliculaire est close, entre la partie saillante du bulbe et la paroi du follicule, sous forme d'une masse claire et transparente qui remplit la cavité du follicule et recouvre la surface du bulbe.

Les follicules dentaires apparaissent dans l'ordre suivant : 1° molaire antérieure et incisive interne ; 2° incisive externe ; 3° molaire postérieure ; 4° canine.

Tels sont les follicules des dents de la *première dentition* ou *dents de lait*, ou *dents temporaires*. Ils apparaissent tous du cinquante-cinquième au soixante-quinzième *jour* pour la mâchoire inférieure, du soixante-cinquième au quatre-vingtième pour la supérieure.

Le follicule de la première dent permanente, *dent de sept ans*, se montre vers le vingt-cinquième *jour* à la mâchoire inférieure, huit à dix jours plus tard à la supérieure.

Les follicules des dents de la *seconde dentition*, ou *de remplacement*, ou *permanentes*, se montrent dans le neuvième *mois* et quelquefois un peu après la naissance (Robin et Magitot).

Nous trouvons dans la constitution du follicule dentaire, une fois développé, les trois parties suivantes : 1° *une saillie centrale, qui formera plus tard l'ivoire ;* 2° une enveloppe ou *paroi du follicule;* 3° une partie molle intermédiaire, ou *organe de l'émail*.

Structure du bulbe dentaire [1]. — Le bulbe dentaire doit cons-

1. Nous recommandons au lecteur de bien se rappeler les diverses dé-

tituer plus tard la pulpe de la dent ; lorsqu'il est complètement développé, il en a la forme. Il représente une énorme papille très riche en vaisseaux et en nerfs à sa partie centrale, et revêtue d'une membrane.

La substance du bulbe est une substance conjonctive devenant plus tard fibrillaire ; elle est molle et granuleuse, et renferme des cellules étoilées et fusiformes. Au moment où l'ivoire va se former, des vaisseaux se développent dans le bulbe, l'artère et la veine sont centrales, et les capillaires, de 12 à 14 μ environ, forment des anses dont la convexité regarde la surface du bulbe.

Le bulbe des incisives et des canines a une forme conique qui rappelle celle des dents : celui des molaires s'élargit, et se couvre de petites éminences coniques en rapport avec le nombre de tubercules que doivent offrir ces dents.

La surface du bulbe est recouverte par une couche amorphe de 20 μ. Plus profondément, on trouve une pellicule homogène, très mince [1], formée par une couche uniforme de cellules analogues à des cellules épithéliales. Ces cellules, dites de la dentine, régulièrement juxtaposées, ont un beau noyau et des nucléoles ; elles mesurent de 30 à 50 μ de longueur, sur 5 ou 10 μ de largeur.

Les cellules de la dentine se montrent un peu avant la vascularisation du bulbe [2], au-dessous de la *membrane préformative ;* nous verrons que l'ivoire se développera entre cette membrane et les cellules elles-mêmes.

Les nerfs se montrent dans le bulbe après les vaisseaux.

Structure de la paroi du follicule [3]. — Au moment où l'ivoire de la dent commence à paraître, la paroi du follicule mesure 80 μ environ chez l'homme ; elle est formée de fibres de tissu conjonctif, de cellules fusiformes et de matière amorphe. L'artère qui pénètre dans le bulbe dentaire fournit deux ou trois rameaux

nominations employées pour désigner chaque partie du follicule ; on fait facilement une confusion. Nous répéterons que le bulbe dentaire est encore appelé papille dentaire, germe dentaire, germe de l'ivoire.

1. Cette pellicule n'a pas grande signification ; on lui a donné le nom de *membrane de l'ivoire.* Kölliker la désigne sous le nom de *membrane préformative* de Raschkow.

2. Dans les follicules des dents permanentes, les vaisseaux précèdent l'apparition des cellules.

3. Je ferai remarquer qu'il faut attacher une moins grande importance à la structure de la paroi du follicule et de l'organe de l'émail, parce que ces parties sont destinées à s'atrophier, à disparaître ; une portion seulement de la paroi folliculaire persistera pour former le périoste alvéolo-dentaire, périoste qui ne contient pas de fibres élastiques, et qui est très riche en vaisseaux et en nerfs.

qui se portent sur la paroi folliculaire, et se dirigent vers l'extrémité du follicule qui regarde le bord de la gencive. Si l'on observe un embryon de trois mois, on voit ces vaisseaux, disposés parallèlement entre eux et à l'axe du follicule, s'anastomoser par des rameaux transversaux, de manière à former un réseau à mailles polygonales et allongées verticalement. Arrivés au sommet du follicule, ces vaisseaux s'anastomosent avec ceux de la muqueuse. A aucune époque de l'évolution du follicule, on ne voit la paroi séparable en deux couches (Robin et Magitot).

Structure de l'organe de l'émail. — Nous avons vu que l'organe adamantin est, selon Kölliker, un prolongement de l'épithélium du bord gingival. Ce prolongement se dilate et offre au centre une substance gélatineuse formée par le ramollissement des cellules centrales, tandis que la périphérie est limitée par une membrane épithéliale. Celle-ci forme une sorte de séreuse dont une portion, représentant le feuillet viscéral, s'applique sur le bulbe : c'est l'*épithélium interne;* l'autre partie, rappelant le feuillet pariétal d'une séreuse et tapissant la paroi du follicule, forme l'*épithélium externe.* L'épithélium externe est pavimenteux, l'interne est cylindrique [1].

Robin et Magitot ont étudié l'organe de l'émail avec le même soin qu'ils ont apporté à l'étude des autres tissus dentaires. Voici un résumé de leur description. L'organe de l'émail est entouré de cellules épithéliales formant une couche continue ; l'*épithélium reposant sur la face bulbaire de l'émail* est formé de cellules cylindriques prismatiques à cinq ou six pans, de 20 à 50 μ de longueur, sur 3 à 5 de largeur, à noyau ovoïde, allongé, net et foncé, de 14 à 18 μ. Ces cellules sont perpendiculaires à la surface du bulbe. L'*épithélium qui tapisse la paroi du follicule*, décrit pour la première fois par Robin et Magitot, est un épithélium à cellules polyédriques dont la limite est à peine marquée. Cet épithélium envoie de petits prolongements de forme cylindrique du côté de l'organe de l'émail et du côté de la paroi du follicule, entre les fibres de laquelle ils pénètrent. La *partie centrale de l'organe de l'émail* est formée de corpuscules de tissu conjonctif et de matière amorphe interposée ; les corpuscules sont fusiformes ou étoilés.

Formation des tissus dentaires. — *Toutes les parties dures de la dent se développent entre le bulbe dentaire et la paroi du follicule* [2] ; celle-ci persiste jusqu'à la fin, jusqu'au moment où la

1. L'épithélium interne est souvent appelé *membrane de l'émail*, *membrane adamantine* de Raschkow.

2. On pourrait même dire entre le bulbe et l'organe de l'émail

dent la perfore pour faire son apparition à l'extérieur. Examinons comment se forment l'ivoire, le cément, l'émail et la cuticule.

Formation de l'ivoire ou dentaire. — Vingt jours environ après l'apparition du follicule, l'ivoire commence à se former, un peu avant la fin du troisième mois, du quatre-vingtième au quatre-vingt-cinquième jour environ. L'ordre d'après lequel l'ivoire apparaît rappelle assez bien celui d'apparition des follicules : 1° incisive médiane ; 2° première molaire ; 3° incisive latérale ; 4° deuxième molaire ; 5° canine.

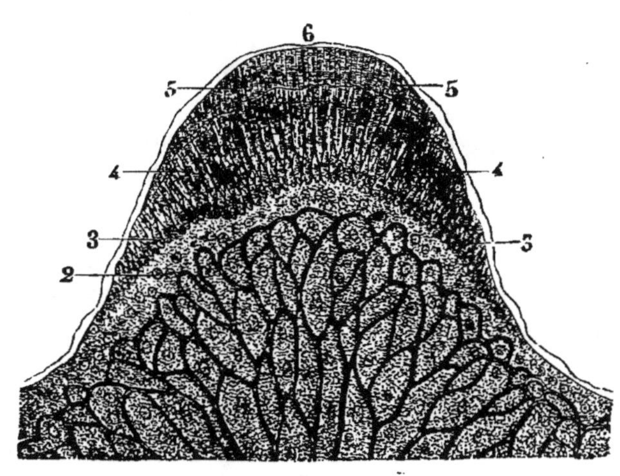

Fig. 287. — Développement de l'ivoire. Section à travers le sommet d'une molaire de fœtus humain (d'après Lent).

1. Pulpe dentaire avec ses vaisseaux. — 2. Cellules de la partie profonde de la pulpe. — 3, 3. Cellules de la dentine formant ce qu'on appelle la membrane de l'ivoire. — 4, 4. Prolongements filiformes de ces cellules et couche d'ivoire développée (chapeau de dentine). — 5, 5. Email développé. — 6. Membrane préformative un peu soulevée par l'action de l'acide acétique.

Au commencement du cinquième mois, toutes les dents sont pourvues d'une couche d'ivoire.

Le point précis où se montre l'ivoire est la partie la plus saillante du bulbe dentaire : on voit le sommet du bulbe s'obscurcir et une plaque d'ivoire extrêmement mince se former. Cette petite plaque est d'abord peu étendue, elle adhère intimement au tissu du bulbe et constitue le *premier chapeau de dentine.* Ce premier chapeau occupe la partie la plus saillante du bulbe et, au niveau des molaires, il occupe le sommet du tubercule le plus élevé.

Nous avons vu que la surface du bulbe se recouvre, un peu avant la formation de l'ivoire, d'une couche de cellules appelées par Robin et Magitot *cellules de la dentine*, et constituant la *mem-*

brane de l'ivoire de quelques auteurs. Ces cellules, qui tapissent uniformément toute la surface du bulbe, sont précisément les organes formateurs de l'ivoire, dont le premier chapeau se développe au-dessous de la membrane préformative, qu'il refoule.

Robin et Magitot affirment que l'ivoire n'est pas de l'os, comme le croyait encore Flourens ; que l'ivoire n'est pas sécrété par le bulbe, comme le croit Huxley ; que l'ivoire n'est pas une transformation directe du tissu du bulbe, comme le dit Kölliker ; mais que *cette substance est une formation cellulaire spéciale,* les cellules de la dentine se calcifiant directement.

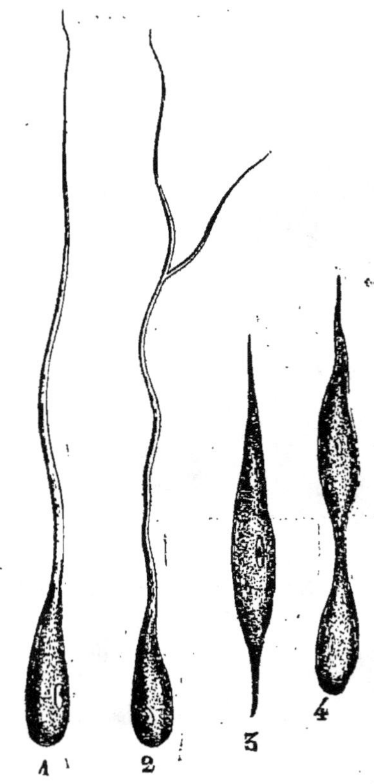

Fig. 288. — Cellules de la dentine et fibres de Tomes (d'après Lent).

1. Cellule avec son prolongement. — 2. Cellule avec un prolongement bifurqué. — 3. Cellule à deux prolongements. — 4. Cellule en voie de scission.

Nous avons vu que la couche des cellules de la dentine est placée, à la surface de l'ivoire, au-dessous d'une pellicule amorphe, *membrane préformative.* Le premier chapeau de la dentine est formé par la surface même de ces cellules qui se chargent d'un dépôt calcaire ; à mesure que la substance de la cellule est envahie, le chapeau augmente d'épaisseur du côté de sa face profonde, et le noyau de la cellule s'atrophie. Les *canalicules dentaires* ne sont autre chose que les espaces qui séparent les cellules ; ils sont pleins de liquide.

Le premier chapeau d'ivoire formé est le plus grand, il représente la surface de l'ivoire ; des cellules se développent de nouveau au-dessous de ce premier chapeau, un deuxième chapeau se forme de la même manière, et ainsi de suite pendant un certain temps, de sorte que la cavité de la dent se rétrécit de plus en plus, pendant que le bulbe dentaire s'atrophie.

Quelques auteurs admettent qu'au moment de la formation de l'ivoire, les cellules de la dentine se prolongent sous forme de filaments dans l'épaisseur de la substance calcifiée, pour former les *fibres de Tomes :* la substance de l'ivoire serait elle-même une exsudation de ces cellules, et les *canalicules dentaires* ne seraient autre chose que les petits canaux renfermant les fibres de Tomes.

Formation du cément. — Lorsque l'ivoire de la racine a commencé à se former et que l'alvéole s'est rétrécie, la partie de la paroi du follicule contenue dans l'alvéole prend le nom de *périoste*

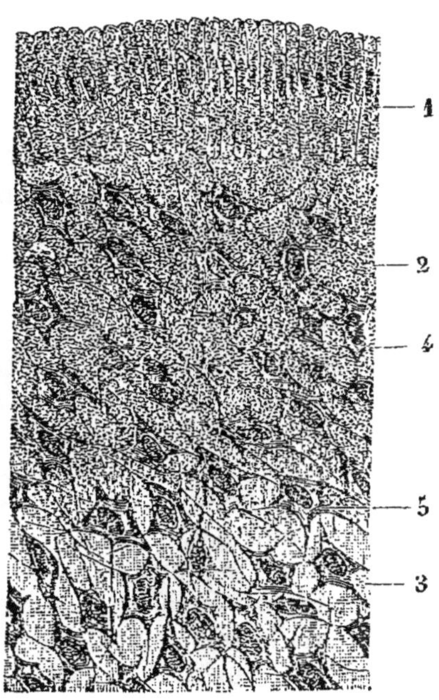

FIG. 289. — Coupe de la partie profonde de l'émail pris dans le follicule d'un embryon humain de trois mois.

1. Couches épithéliales internes de l'organe de l'émail, dites cellules de l'émail, avec leur noyau ovoïde. — 2. Substance granuleuse de la trame du tissu de l'organe de l'émail. — 3. Matière amorphe. — 4, 5. Corpuscules étoilés du tissu de l'organe de l'émail (Grossissement, 500) (Robin et Magitot).

alvéolo-dentaire. Cette couche fibreuse est très vasculaire, elle exhale un liquide qui se répand à la surface de la racine, se charge de granulations calcaires et d'ostéoplastes. Telle est l'origine du cément.

Formation de l'émail. — La description que donne Kölliker de la formation de l'émail est pleine d'erreurs, et montre combien ses connaissances sont arriérées sur cette partie de l'histologie. D'après Kölliker, l'émail serait produit par une exsudation des cellules épithéliales internes de l'organe adamantin, et la cuticule serait aussi produite par exhalation aux dépens de ces cellules.

Les travaux de Robin et de Magitot, de Huxley et de Lent, ont contribué à élucider ce point délicat de structure.

Lorsque l'ivoire a un millimètre d'épaisseur à la surface de la couronne, l'émail commence à se former. Il se montre au sommet de la couronne d'abord, puis il s'étend insensiblement jusqu'au bord libre des chapeaux de dentine, dont il est toujours séparé par un intervalle d'un quart de millimètre.

La portion la plus épaisse de l'émail, pendant son développement, correspond toujours à la portion la plus saillante de la couronne, ou des tubercules de la couronne, s'il s'agit d'une molaire.

Au moment où l'émail va se former, les parties sont dans les rapports suivants : la membrane préformative recouvre l'ivoire, et elle est recouverte par les cellules épithéliales prismatiques de l'organe adamantin.

Au-dessous de la membrane préformative, par conséquent à la surface nue de l'ivoire, on voit les prismes de l'émail qui commencent à se montrer ; ils croissent en longueur dans une direction perpendiculaire à la surface de l'ivoire, jusqu'à ce qu'ils aient atteint leur longueur normale.

Il est remarquable que chaque prisme de l'émail correspond exactement à une cellule épithéliale de l'organe adamantin, dont il suit la direction. Quoiqu'il soit séparé de cet organe par la membrane préformative [1], on est obligé d'admettre avec Lent, Robin et Magitot, que les prismes de l'émail sont une exsudation des cellules épithéliales en question, exsudation qui traverse la membrane préformative et se charge de sels calcaires.

Comme Lent l'a montré en 1855, il est très facile de se rendre compte de la présence de la membrane préformative à la surface de l'émail, en la traitant par l'acide acétique, qui détermine son soulèvement. Cette membrane formera plus tard la cuticule de l'émail.

La couche d'émail est dépourvue de toute communication avec le système vasculaire ; c'est une substance qui n'est pas sujette, comme l'ivoire, à une destruction et à un renouvellement incessants : elle reste ce qu'elle était au moment de sa production, et, lorsqu'elle est détruite, elle ne se reproduit jamais [2].

1. C'est Huxley (London, 1855) qui a démontré la présence de la *membrane préformative* entre les prismes de l'émail et la couche de cellules de l'organe adamantin.

2. Au moment où l'émail commence à se former, les dents étant encore dépourvues de racines, on peut dire que les couches de la dent sont les suivantes, de dedans en dehors : 1° bulbe ; 2° couche des cellules de la dentine, membrane de l'ivoire ; 3° ivoire ; 4° émail se développant ; 5° membrane préformative ; 6° cellules épithéliales internes de l'organe adamantin ou germe de l'émail ; 7° cellules épithéliales externes de l'organe adamantin ; 8° paroi du follicule. Les trois dernières couches sont destinées à disparaître ; les autres persisteront chez l'adulte.

Formation de la cuticule. — La cuticule de l'émail, qui forme la limite externe de la dent, n'est autre chose que la membrane préformative, située primitivement à la surface du bulbe dentaire. Cette membrane est devenue de plus en plus superficielle, à mesure que des productions nouvelles se sont formées sur la pulpe. Elle est refoulée d'abord par la couche des cellules de la dentine, puis par l'ivoire, qui n'est qu'une calcification de ces cellules, puis par les prismes de l'émail, qui la repoussent insensiblement. Cette cuticule est inattaquable par les acides, elle protège la dent.

La position de la cuticule et son refoulement successif prouvent que les cellules de l'organe adamantin finissent par se détruire en se confondant avec le sommet de la paroi du follicule.

Éruption des dents. — Lorsque la formation des tissus dentaires s'opère, la couronne se montre d'abord ; il n'y a pas de racine ; toutes les dents ont la forme de petits chapeaux appliqués sur le bulbe dentaire. La racine ne se montre que lorsque la dent est sur le point de percer et que la couronne a atteint son développement presque complet. A ce moment, le bulbe de la dent s'allonge en se pédiculisant, et l'organe adamantin s'atrophie. A mesure que le bulbe s'allonge, il se forme, sur son pédicule, des couches d'ivoire, par le même mécanisme que nous avons indiqué pour la couronne. La racine, en s'épaississant et en s'allongeant, pousse la couronne, qui exerce une pression de plus en plus énergique sur le sommet de la paroi du follicule et sur la gencive elle-même, jusqu'à ce que celle-ci soit percée. C'est à ce moment que se montre le cément.

Lorsque les dents de lait doivent tomber, les cloisons qui les séparent des dents permanentes se résorbent, les racines des dents de lait se détruisent, les dents permanentes s'allongent par suite de la formation de leurs racines, et chassent la couronne des dents de lait devenue libre, puisqu'elle est privée complètement, ou à peu près, de racine.

Des dents chez l'adulte et chez le vieillard. — Lorsque les trente-deux dents sont développées, elles ne grandissent pas ; leurs changements ultérieurs consistent : 1° dans l'usure graduelle et insensible de l'émail, qui ne se renouvelle pas, comme chez certains animaux ; 2° dans la production, à la surface interne de l'ivoire, de nouvelles couches éburnées qui, en augmentant l'épaisseur de l'ivoire, diminuent la cavité de la dent, et par conséquent la pulpe dentaire.

Chez les vieillards, les couches d'ivoire se sont tellement

accrues, que la cavité dentaire est effacée et la pulpe atrophiée. Il résulte de cette atrophie que les dents, dépourvues ou à peu près de vaisseaux et de nerfs, jouent le rôle de véritables corps étrangers sur lesquels le tissu osseux agit par son élasticité et sa rétractilité. Les dents deviennent vacillantes et tombent. La chute opérée, l'alvéole se comble de tissu osseux.

Face en général.

Après avoir étudié séparément les quatorze os qui composent la face, nous devons maintenant les grouper et étudier le massif osseux qu'ils constituent au-dessous du crâne. Ce massif est situé au-dessous de la portion antérieure de la base du crâne, en avant de la ligne que nous avons désignée sous le nom de *bi-zygomatique*.

La face, considérée dans son ensemble, a la forme d'un prisme triangulaire à face antérieure libre, à face supérieure adhérente au crâne, à face postérieure ou gutturale. Les extrémités seraient représentées par les os malaires et les branches du maxillaire inférieur.

Face antérieure. — Elle présente sur la ligne médiane et de haut en bas : 1° l'articulation des os propres du nez entre eux et avec le frontal; 2° l'ouverture antérieure des fosses nasales; 3° l'épine nasale antérieure et inférieure et la suture qui réunit les maxillaires supérieurs; 4° la symphyse du menton.

De chaque côté elle présente : 1° la cavité orbitaire; 2° la face antérieure de la pyramide triangulaire qui s'élève du maxillaire supérieur; 3° la face antérieure de l'os malaire; 4° plus bas, la face antérieure du maxillaire inférieur.

Face supérieure. — Très irrégulière; en rapport avec la base du crâne, elle présente sur la ligne médiane les fosses nasales, séparées par le vomer; sur les côtés, les cavités orbitaires, séparées des fosses nasales par le bord supérieur du maxillaire supérieur et par l'unguis.

Face postérieure. — Irrégulière; formée : 1° d'un étage supérieur limité en bas par la voûte palatine; cet étage présente sur la ligne médiane le bord postérieur mince du vomer; immédiatement à côté, l'orifice postérieur des fosses nasales; plus en dehors, la fosse ptérygoïdienne et ses deux ailes; 2° d'un étage inférieur formé par la voûte palatine et par la face postérieure du maxillaire inférieur.

Extrémités. — Les extrémités ou faces latérales sont formées par l'os malaire et la face externe de la branche du maxillaire inférieur.

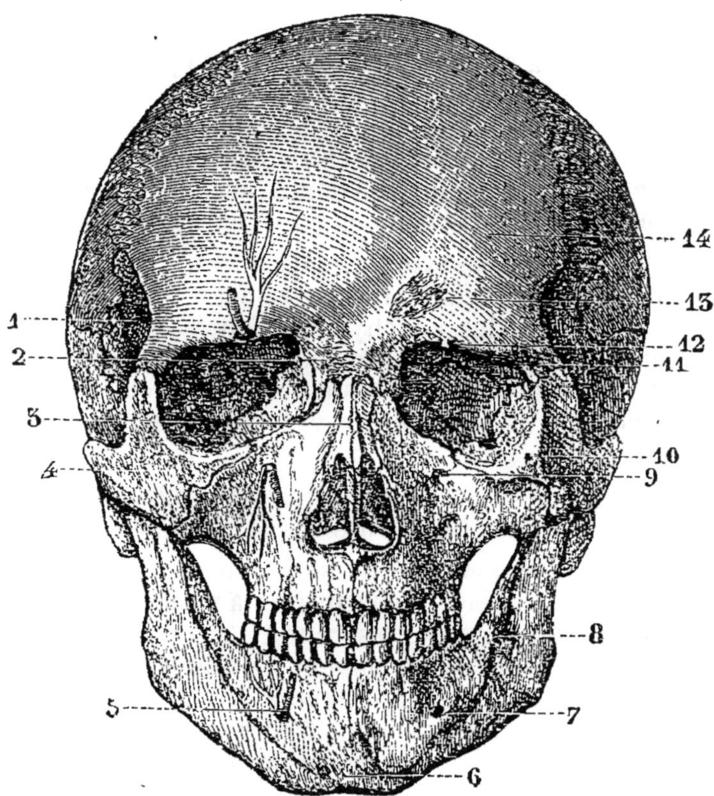

Fig. 290. — Face antérieure de la tête.

1. Partie antérieure de la fosse temporale. — 2. Bosse frontale moyenne. — 3. Os nasaux. — 4. Os malaire. — 5. Nerfs et vaisseaux mentonniers sortant par le trou mentonnier. — 6. Tubercule mentonnier. — 7. Trou mentonnier. — 8. Ligne oblique externe du maxillaire inférieur. — 9. Trou sous-orbitaire ; du côté opposé on voit sortir le nerf et l'artère sous-orbitaires. — 10. Trou malaire. — 11. Apophyse orbitaire externe. — 12. Trou sus-orbitaire ; du côté opposé on voit sortir l'artère frontale de l'ophthalmique et le nerf sus-orbitaire ou frontal. — 13. Insertion du sourcilier. — 14. Face antérieure du frontal.

Après la description détaillée des os de la face en particulier, je crois inutile d'insister sur la description de la face en général. J'aurai soin seulement d'indiquer les cavités que tous ces os forment par leur réunion. Je décrirai avec la face antérieure : 1° les *cavités orbitaires* ; 2° avec la face postérieure, les *fosses nasales* ; 3° la *voûte palatine* ; 4° avec les faces latérales, la *fosse ptérygoïde* ; 5° la *fosse zygomatique* ; 6° la *fosse ptérygo-maxillaire*.

1° Cavité orbitaire.

La cavité de l'orbite est située sur les parties latérales, antérieure et supérieure de la face. Elle a la forme d'une pyramide quadrangulaire, à sommet postérieur. Cette pyramide présente à étudier une base, un sommet, quatre parois, quatre angles.

L'axe de la pyramide n'est pas directement antéro-postérieur, mais un peu oblique en arrière et en dedans, de sorte que la paroi interne se porte directement d'avant en arrière, tandis que la paroi externe est oblique en arrière et en dedans.

Base ou rebord orbitaire. — Elle est coupée obliquement en dehors et un peu en arrière. Elle est formée en haut par l'arcade orbitaire et les apophyses orbitaires interne et externe, en bas et en dedans par le bord externe de l'apophyse montante du maxillaire supérieur, en bas et en dehors par le bord interne et antérieur de l'os malaire. On y trouve aussi les sutures qui réunissent ces trois os.

Sommet. — Il est formé par la partie la plus large de la fente sphénoïdale et la lamelle osseuse qui la limite en dedans.

Paroi supérieure. — Elle présente la voûte orbitaire du frontal en avant, la face inférieure de la petite aile du sphénoïde en arrière, et la suture qui les réunit. A la partie antérieure de cette paroi, sur le rebord orbitaire, on trouve : 1° en dedans, un peu en arrière du bord, une échancrure pour la poulie cartilagineuse du muscle grand oblique ; 2° au milieu, le trou sus-orbitaire pour le passage de l'artère et du nerf sus-orbitaires ; 3° en dehors, derrière le rebord orbitaire, la fossette lacrymale pour la glande lacrymale.

Paroi inférieure. — Triangulaire, un peu oblique en bas, en avant et en dehors, elle est formée dans presque toute son étendue par la face supérieure de la pyramide située sur la face externe du maxillaire supérieur. A sa partie la plus reculée, elle présente une petite facette triangulaire appartenant au palatin, avec une suture qui réunit cette facette au maxillaire. En avant et en dehors, elle est formée par l'apophyse orbitaire de l'os malaire. Sur cette paroi amincie qui recouvre le sinus maxillaire, on trouve la gouttière sous-orbitaire et le nerf maxillaire supérieur, gouttière qui se termine par le canal sous-orbitaire.

Paroi externe. — Elle est formée par la face antérieure de la grande aile du sphénoïde en arrière, et par la face orbitaire de l'os malaire en avant. Une suture réunit ces os.

Paroi interne. — Elle est formée d'arrière en avant par le corps du sphénoïde, par l'os planum de l'ethmoïde, par l'unguis et la gouttière lacrymo-nasale. Des sutures verticales unissent ces os. A la partie antérieure de cette paroi se trouve la gouttière lacrymo-nasale, de 12 millimètres de long environ, formée dans sa

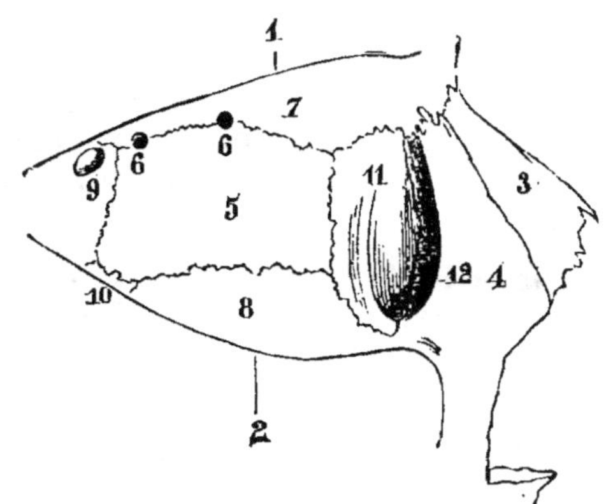

Fig. 291. — Paroi interne de l'orbite du côté droit.

1. Coupe de la paroi supérieure. — 2. Coupe de la paroi inférieure. — 3. Os propre du nez. — 4. Apophyse montante du maxillaire supérieur. — 5. Os planum de l'ethmoïde. — 6, 6. Trous orbitaires internes. — 7. Frontal. — 8. Plancher de l'orbite. — 9. Trou optique et sphénoïde. — 10. Apophyse orbitaire du palatin. — 11. Gouttière lacrymo-nasale. — 12. Lèvre antérieure de cette gouttière pour l'insertion du tendon direct de l'orbiculaire des paupières.

moitié antérieure par l'apophyse montante du maxillaire supérieur, et dans sa moitié postérieure par l'unguis Elle se termine insensiblement en haut, tandis qu'en bas elle est limitée par un trou que forment les deux bords de la gouttière en s'inclinant l'un vers l'autre en forme de crochet. Cet orifice est le commencement du canal nasal.

Le *canal nasal* est un conduit de 12 millimètres environ, commençant en haut dans la cavité orbitaire, se terminant en bas, en s'élargissant, dans le méat inférieur des fosses nasales. Le canal nasal offre 4 millimètres environ à son ouverture supérieure, 5 millimètres à sa partie moyenne, 6 ou 7 à sa partie inférieure. Souvent il est légèrement rétréci au milieu et aplati de dehors en dedans Il offre une petite courbure convexe en dehors et en avant. Il est formé en avant, en dehors et en arrière, par le maxillaire supérieur, et en dedans: 1° par l'apophyse verticale du cornet inférieur en bas; 2° par la partie inférieure de l'unguis en haut.

Angle supérieur et interne. — Il présente la suture du frontal avec l'unguis et l'ethmoïde ; on y trouve au niveau de la suture fronto-ethmoïdale deux orifices, *trous ethmoïdaux* ou *orbitaires internes*. L'antérieur communique dans la cavité crânienne avec les gouttières ethmoïdales et donne passage à l'artère ethmoïdale antérieure et au filet ethmoïdal du rameau nasal du nerf ophthalmique de Willis, nerf nasal interne, organes qui traversent ce trou de l'orbite vers le crâne. Le postérieur laisse passer l'artère ethmoïdale postérieure, qui a la même direction. A la partie postérieure de cet angle, on voit le trou optique, où passent le nerf optique et l'artère ophthalmique.

Angle supérieur et externe. — Il est formé par la réunion du frontal avec la grande aile du sphénoïde et l'os malaire. Il présente dans sa moitié supérieure la fente sphénoïdale élargie vers le sommet de l'orbite, formée par les deux ailes et par le corps du sphénoïde. La veine ophthalmique, de petites branches artérielles de la méningée moyenne, une expansion de la dure-mère et les nerfs moteur oculaire commun, moteur oculaire externe, pathétique, nasal, frontal, lacrymal, traversent cette fente.

Angle inférieur et interne. — Peu marqué, il se confond tellement avec les deux parois qu'il sépare, qu'on pourrait dire que la cavité orbitaire a la forme d'une pyramide triangulaire. Il présente, d'arrière en avant, la suture qui unit l'apophyse orbitaire du palatin au corps du sphénoïde, celle qui réunit le maxillaire supérieur à l'ethmoïde et à l'unguis; c'est à la partie antérieure de cet angle qu'on trouve l'orifice supérieur du canal nasal.

Angle inférieur et externe. — Il est formé en avant par l'apophyse orbitaire de l'os malaire; en arrière, par la fente sphéno-maxillaire. Celle-ci, limitée en haut par la grande aile du sphénoïde, en bas par le maxillaire supérieur, en avant par l'os malaire, permet d'apercevoir sur un plan postérieur le fond de la fosse ptérygo-maxillaire et le trou grand rond. A l'état frais, le périoste passe de la paroi externe de l'orbite sur la paroi inférieure comme un pont, de sorte que les vaisseaux et le nerf qui s'engagent dans la gouttière sous orbitaire sont séparés de la cavité par le périoste qui les applique contre le maxillaire.

2° Fosses nasales.

Les fosses nasales sont des cavités situées au centre des os de la face et séparées par une cloison, *cloison des fosses nasales*. Elles présentent à étudier : une cavité, deux orifices, quatre parois.

La **cavité des fosses nasales**, beaucoup plus large à la partie inférieure, communique avec la cavité du pharynx et avec plusieurs prolongements situés dans l'épaisseur des os qui entourent les fosses nasales, *sinus*.

Paroi inférieure. — Appelée aussi *plancher*, cette paroi est formée par l'apophyse palatine du maxillaire supérieur et par la portion horizontale du palatin. Elle est lisse, concave transversalement, horizontale. Elle offre à sa partie antérieure et interne l'orifice supérieur du canal palatin antérieur, qui loge le nerf et les vaisseaux sphéno-palatins internes.

Paroi supérieure. — En forme de voûte, elle n'a que 4 à 6 millimètres de largeur. Plus élevée à la partie moyenne qu'à ses extrémités, cette paroi est formée par cinq os : les os propres du nez, l'épine nasale du frontal creusée en arrière de deux gout-

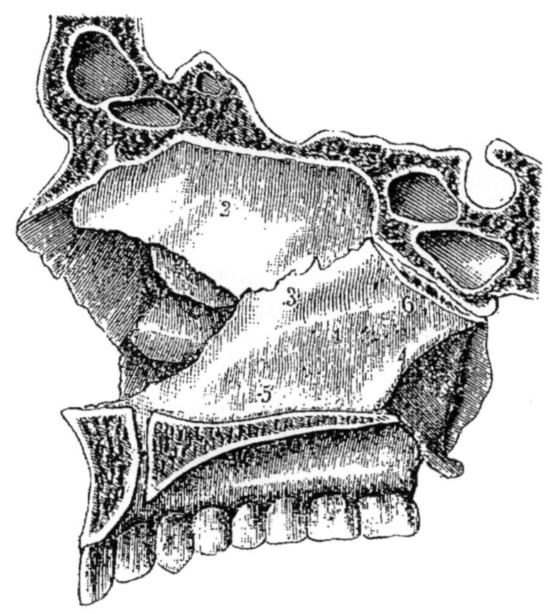

Fig. 292. — Cloison des fosses nasales.

1. Vomer. — 2. Lame perpendiculaire de l'ethmoïde. — 3. Bord antérieur du vomer. — 4. Bord postérieur. — 5. Bord inférieur. — 6. Bord supérieur.

tières, la lame criblée de l'ethmoïde, l'apophyse sphénoïdale du palatin qui s'incline vers la ligne médiane en s'appliquant à la face inférieure du corps du sphénoïde, et le corps du sphénoïde lui-même.

Paroi interne. — Verticale, régulière, formée par la cloison, cette paroi est construite par deux os, la lame perpendiculaire de l'ethmoïde en haut et en avant, le vomer en bas et en arrière. Ces deux os interceptent entre eux, à la partie antérieure, un espace triangulaire qui, sur le squelette, laisse communiquer les deux fosses nasales. A l'état frais, cet espace est comblé par le cartilage de la cloison.

Paroi externe. — Oblique de haut en bas et de dedans en dehors, la paroi externe est très irrégulière et présente des orifices, des saillies et des anfractuosités. Elle est formée par six os : la face interne des masses latérales de l'ethmoïde en haut, la face interne du maxillaire supérieur et de son apophyse montante en bas et en avant, l'unguis en haut entre l'ethmoïde et l'apophyse montante, la portion verticale du palatin en arrière, la face interne de l'apophyse ptérygoïde qui forme la limite postérieure de cette paroi, et le cornet inférieur qui s'articule avec les quatre premiers. On trouve sur cette paroi trois lames osseuses, contournées sur elles-mêmes, qu'on a appelées *cornets*.

Le *cornet supérieur*, ou *cornet de Morgagni*, à peine marqué, ne peut être distingué que sur son extrémité postérieure. Il appartient à l'ethmoïde ; pour l'apercevoir, il faut regarder la face interne des masses latérales de l'ethmoïde par la partie postérieure. Le *cornet moyen*, placé au-dessous, est plus volumineux ; il est aussi une dépendance de l'ethmoïde. Le *cornet inférieur*, ou *sous-ethmoïdal*, est indépendant ; c'est un os isolé, beaucoup plus volumineux et plus allongé que les deux autres.

Les cornets ont tous une face interne convexe qui regarde la cloison des fosses nasales ; une face externe concave qui regarde le côté opposé ; un bord inférieur libre dans la cavité des fosses nasales ; un bord supérieur adhérent. Ces os sont couverts de petits sillons dans lesquels rampent des vaisseaux.

Les espaces placés au-dessous des cornets constituent les *méats*. Ils prennent le nom du cornet au-dessous duquel ils sont placés. Ainsi le *méat supérieur* est situé au-dessous du cornet supérieur, le *méat moyen* au-dessous du cornet moyen, etc. On conçoit facilement que le supérieur est plus petit que les deux autres, puisque le cornet qui le recouvre est beaucoup plus petit.

Les méats moyens peuvent être considérés comme les principaux prolongements de la cavité des fosses nasales, dans lesquelles viennent s'ouvrir d'autres prolongements anfractueux creusés au centre de plusieurs os, les *sinus*. 1° Dans le méat supérieur, en arrière, on voit l'ouverture des cellules ethmoïdales postérieures, ou sinus ethmoïdal postérieur, et plus en arrière, l'ouverture des sinus sphénoïdaux. 2° Dans le méat moyen, vers la partie moyenne, on voit celle du sinus maxillaire, considérablement rétrécie par l'ethmoïde, l'unguis, le cornet inférieur et le palatin. On y trouve aussi, à la partie antérieure, l'ouverture d'un canal osseux qui parcourt l'ethmoïde de bas en haut et d'arrière en avant, *infundibulum*. Ce conduit s'ouvre en haut dans les sinus frontaux ; il communique dans son trajet avec les cellules antérieures de l'ethmoïde, et par un petit orifice avec le sinus maxillaire. 3° Dans le méat inférieur, vers la partie antérieure, on voit l'orifice inférieur du canal nasal.

Orifice antérieur. — L'orifice antérieur de la fosse nasale se confond avec celui du côté opposé. Il a la forme d'un cœur de carte à jouer. Il est formé par les os propres du nez et le maxillaire supérieur. On y trouve, à la partie inférieure, l'épine nasale antérieure.

Orifice postérieur. — Séparé de celui du côté opposé par le vomer, cet orifice forme un quadrilatère, limité en haut par le corps du sphénoïde, en bas par le bord postérieur de la voûte palatine, en dedans par le bord postérieur du vomer, en dehors par le bord postérieur de l'aile interne de l'apophyse ptérygoïde.

A l'état frais, les fosses nasales sont recouvertes, dans toute leur étendue, par la muqueuse pituitaire, membrane qui en revêt toutes les saillies et dépressions, et qui envoie un mince prolongement dans les sinus.

Les fosses nasales sont différentes chez l'enfant et chez l'adulte. La description qui précède s'applique aux fosses nasales de ce dernier. A la naissance, par suite du peu d'étendue en hauteur de l'os maxillaire supérieur et de l'ethmoïde, les fosses nasales sont très petites; de plus, les sinus, spacieux chez l'adulte et communiquant largement avec les fosses nasales, sont à peine marqués chez l'enfant.

3° Voûte palatine.

Plus ou moins profonde, selon les sujets, la voûte palatine est constituée par l'apophyse palatine du maxillaire supérieur en avant, et par la portion horizontale du palatin en arrière. On y remarque une suture en forme de croix qui réunit ces divers os. C'est au point d'entre-croisement de ces sutures que l'*on peut toucher cinq os avec la pointe d'une aiguille.* Il faut se rappeler la présence du vomer au-dessus de ce point. La voûte palatine présente des crêtes nombreuses et des sillons dans lesquels rampent des vaisseaux. Elle est limitée en dehors et en avant par le bord alvéolaire du maxillaire ; mais, en arrière, elle se prolonge en contournant le maxillaire par une petite facette appartenant à l'apophyse pyramidale du palatin. Il existe à la partie antérieure de la voûte palatine, sur la ligne médiane, le canal palatin antérieur, simple en bas, bifurqué du côté des fosses nasales, où passent l'artère sphéno-palatine et le nerf sphéno-palatin. En arrière et en dehors, à la partie interne de la dernière grosse molaire, on trouve le canal palatin postérieur, pour le passage de l'artère palatine supérieure et des nerfs palatins. Il existe souvent, sur la face inférieure de l'apophyse pyramidale du pala-

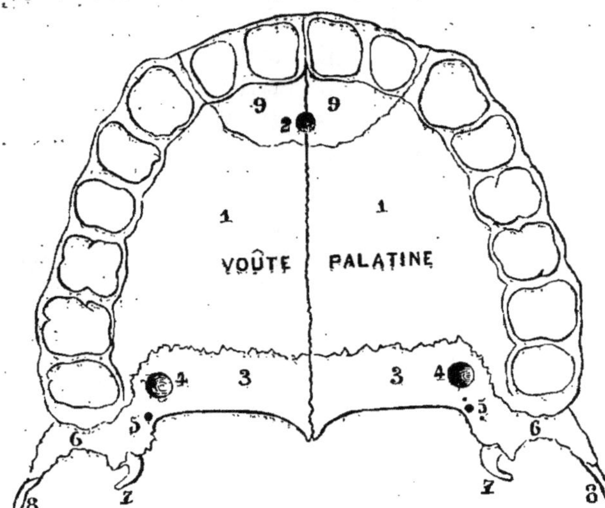

Fig. 293. — Voûte palatine.

1, 1. Apophyse palatine du maxillaire supérieur. — 2. Canal palatin antérieur. — 9, 9. Os incisifs ou intermaxillaires : on voit la suture qui les réunit au reste du maxillaire. — 3, 3. Portion horizontale du palatin. — 4, 4. Canal palatin postérieur. — 5, 5. Canaux palatins accessoires. — 6, 6. Apophyse pyramidale du palatin. — 7, 7. Aile interne de l'apophyse ptérygoïde. — 8, 8. Aile externe.

tin, un ou deux orifices ; ce sont les canaux palatins accessoires, qui donnent passage à des nerfs palatins. Les trous palatins antérieurs et palatins postérieurs forment les trois angles d'un triangle presque équilatéral.

4° Fosse ptérygoïde.

Située dans l'apophyse ptérygoïde, cette fosse est allongée verticalement, limitée sur les côtés par les ailes de l'apophyse, et com-

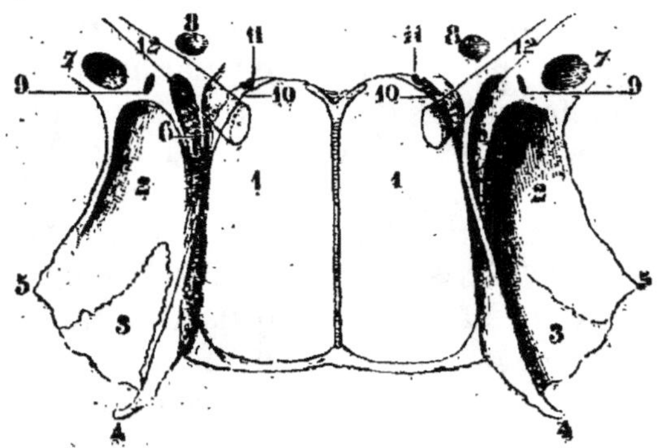

Fig. 294. — Fosses ptérygoïdes et orifice postérieur des fosses nasales.

1, 1. Fosses nasales. — 2, 2. Fosses ptérygoïdes. — 3, 3. Apophyse pyramidale du palatin. — 4, 4. Crochet de l'aile interne, sur lequel se réfléchit le tendon du péristaphylin externe. — 5, 5. Aile externe de l'apophyse ptérygoïde. — 6, 6. Fossette scaphoïde pour l'insertion du péristaphylin externe. — 7, 7. Trou ovale. — 8, 8. Trou vidien. — 9, 9. Orifice pour les racines motrice et sensitive du ganglion optique. — 10, 10. Apophyse sphénoïdale du palatin. — 11, 11. Trou ptérygo-palatin. — 12, 12. Trompe d'Eustache.

plétée en bas par une portion de la face postérieure de l'apophyse pyramidale du palatin. Elle donne attache au muscle ptérygoïdien interne. Elle présente à sa partie supérieure, contre l'aile interne, une petite facette concave, *fossette scaphoïde*, pour le muscle péristaphylin externe.

5° Fosse zygomatique.

C'est une cavité incomplète, dépourvue de paroi postérieure et de paroi inférieure. Située sur les côtés de la face, entre l'apophyse ptérygoïde, le maxillaire supérieur et la branche du maxillaire inférieur, elle présente une paroi interne formée par l'aile externe de l'apophyse ptérygoïde, en avant de laquelle se trouve la fosse ptérygo-maxillaire, une paroi externe formée par la branche du maxillaire inférieur, une paroi antérieure formée par la face postérieure de la pyramide qui surmonte le maxillaire supérieur, et une paroi supérieure incomplète, limitée en avant par une crête qui la sépare de la fente sphéno-maxillaire, et en dehors par une crête qui la sépare de la fosse temporale.

6° Fosse ptérygo-maxillaire.

Bichat a donné ce nom à une cavité que l'on trouve au fond de la fosse zygomatique, derrière le maxillaire supérieur. Cette cavité profonde, en forme de fente, présente une ouverture du côté de la fosse zygomatique ; une *paroi interne* ou *fond*, formée par la por-

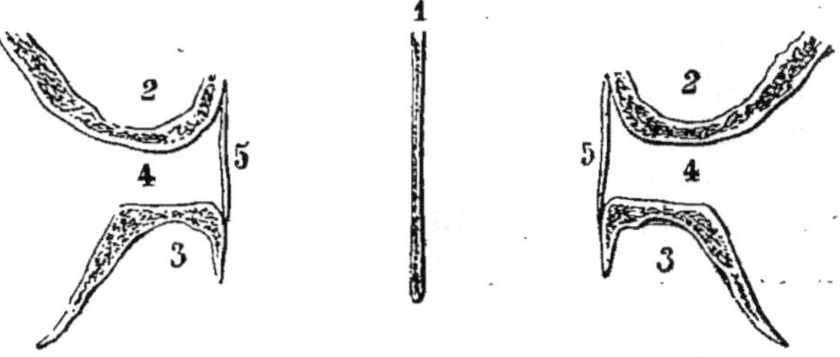

FIG. 295. — Coupe schématique, horizontale, passant par les deux fosses ptérygo-maxillaires.

1. Vomer séparant les fosses nasales. — 2, 2. Bord postérieur des maxillaires supérieurs. — 3, 3 Apophyses ptérygoïdes. — 4, 4. Fosses ptérygo-maxillaires. — 5, 5. Coupe de la portion verticale du palatin.

tion verticale du palatin et par une des facettes non articulaires de l'apophyse orbitaire de cet os ; une *paroi antérieure*, formée par le bord postérieur du maxillaire supérieur, et une *paroi postérieure*, formée par la face antérieure de l'apophyse ptérygoïde.

La fosse ptérygo-maxillaire se termine en pointe en bas, tandis qu'en haut elle est élargie. Dans ce point, elle se réunit à la fente sphéno-maxillaire et à la fente sphénoïdale, au-dessous du sommet de la cavité orbitaire.

On trouve cinq trous dans la fosse ptérygo-maxillaire : deux sur la paroi postérieure, le *trou grand rond*, où passe le nerf maxillaire supérieur, et le *conduit vidien*, où passent le nerf vidien et l'artère vidienne ; un sur la paroi interne, le *trou sphéno-palatin*,

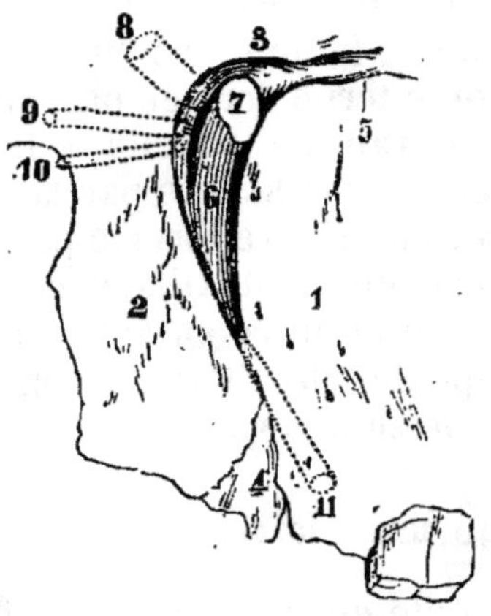

Fig. 296. — Fosse ptérygo-maxillaire du côté droit, vue de face (les canaux sont ponctués).

1. Tubérosité maxillaire ; on y voit des orifices pour les nerfs dentaires postérieurs. — 2. Apophyse ptérygoïde. — 3. Corps du sphénoïde — 4. Apophyse pyramidale du palatin. — 5. Fente sphéno-maxillaire. — 6. Palatin formant le fond de la fosse. — 7. Trou sphéno-palatin.—8 Trou grand rond. — 9. Trou vidien. — 10. Trou ptérygo-palatin. — 11. Canal palatin postérieur.

fermé à l'état frais par la muqueuse pituitaire, où passent les nerfs sphéno-palatins et l'artère sphéno-palatine; un sur la paroi supérieure, le *conduit ptérygo-palatin*, où passent l'artère ptérygo-palatine et le nerf ptérygo-palatin ; un sur la partie inférieure et interne, le *canal palatin postérieur,* pour l'artère palatine supérieure et les nerfs palatins.

Dans la cavité de cette fosse, on trouve à l'état frais le ganglion de Meckel, qui a des connexions avec tous les nerfs que je viens d'énumérer et avec la terminaison de l'artère maxillaire interne, fournissant toutes les branches qui accompagnent ces nerfs.

Tableau des trous et des organes qui traversent ces trous:

1° *Trou grand rond,* nerf maxillaire supérieur.

2° *Trou vidien,* nerf vidien, artère vidienne, veine vidienne.

3° *Trou sphéno-palatin,* nerf sphéno-palatin, artère sphéno-palatine, veine sphéno-palatine.

4° *Trou ptérygo-palatin,* nerf ptérygo-palatin, artère ptérygo-palatine, veine ptérygo-palatine.

5° *Trou palatin,* nerfs palatins, artère palatine supérieure, veine palatine supérieure. Tous les nerfs, excepté celui du trou grand rond, sont des branches du *ganglion de Meckel*; les artères viennent de la *maxillaire interne*; les veines vont dans la veine maxillaire interne.

Développement de la face. — Nous avons décrit le développement de chaque os en particulier. Il nous reste à décrire le développement de la face en général. On trouve bien dans les auteurs la description des régions et des cavités de la face et leurs différences aux divers âges de la vie. Ces mêmes auteurs font bien remarquer aussi que ces différences tiennent surtout à la petitesse du sinus maxillaire et au peu de hauteur de l'ethmoïde et du maxillaire supérieur chez le fœtus, tandis que la formation de ce sinus et l'accroissement du maxillaire et de l'ethmoïde donnent à la face de l'adulte les caractères qu'elle présente. Mais, pour ce qui touche au développement des sinus de la face et au rôle qu'ils jouent, ils sont à peu près muets.

1° *Chez le fœtus et l'enfant.* — La face présente un diamètre vertical très peu étendu, et un diamètre transversal très considérable à la partie supérieure.

En avant : cavités orbitaires très développées, un peu aplaties de haut en bas ; fosses nasales petites, aplaties dans le même sens ; absence de la fosse canine ; épaississement des rebords alvéolaires, qui renferment les follicules dentaires.

En arrière : brièveté des apophyses ptérygoïdes ; dimensions peu considérables de l'orifice postérieur des fosses nasales ; obliquité en bas et en avant de ces apophyses et de ces orifices, due au peu de développement du sinus maxillaire ; voûte palatine peu étendue d'avant en arrière.

Sur les côtés : branches de la mâchoire très obliques de haut en bas, d'arrière en avant; angle obtus formé par le corps et les branches, de sorte que la portion articulaire du condyle de cet os, qui se trouve en avant chez l'adulte, regarde en haut chez l'enfant.

2° *Chez l'adulte.* — Les sinus étant développés, le maxillaire supérieur, l'ethmoïde et le palatin s'étant allongés dans le sens vertical, la physionomie est changée, et la face se présente telle qu'elle a été décrite dans les généralités.

3° *Chez le vieillard.* — Chute des dents, usure des bords alvéolaires, proéminence du menton, qui se rapproche du nez ; par suite de cette usure, l'angle de la mâchoire devient obtus comme chez le fœtus, ce qui fait qu'à ces deux âges de la vie les luxations sont difficiles, pour ne pas dire impossibles. Enfin, à cet âge, les sinus sont tellement développés que les parois osseuses qui les limitent deviennent minces et fragiles et se brisent sous l'influence de chocs peu considérables.

Usages des sinus. — On ne sait pas quel rôle remplissent les sinus des os de la face.

1° On a dit qu'ils sont destinés à donner plus d'étendue à la surface muqueuse qui perçoit les odeurs. Depuis, on a remarqué que la muqueuse des sinus est insensible aux odeurs.

2° On a dit qu'ils sont destinés à emmagasiner l'air odorant, afin de prolonger son impression sur la muqueuse. Cette opinion est unanimement rejetée.

3° Tillaux a écrit une thèse (1862) pour démontrer que les sinus se développent et se remplissent d'air pour permettre à la tête de rester en équilibre sur la colonne vertébrale.

Nous avons été étonné de voir Sappey, si difficile ordinairement, admettre les conclusions de Tillaux sans leur adresser aucune objection. Nous ne saurions partager cette manière de voir.

1° Chez l'enfant, dit l'auteur que nous avons nommé, le crâne étant volumineux et la face très petite, la tête reste en équilibre sur le rachis. *Objection* : La tête n'est pas en équilibre sur le rachis, cet équilibre n'existe qu'autant que les muscles de la nuque sont légèrement contractés.

2° Chez l'adulte, le volume de la face devient considérable ; si son poids augmentait dans la même porportion, cet état d'équilibre serait rompu. *Objection :* Pourquoi les cellules mastoïdiennes, qui sont de véritables sinus, augmentent-elles de volume chez l'adulte ? Ne pourrait-on pas dire qu'elles diminuent, au contraire, le poids du crâne, puisqu'elles font partie du crâne ? Le poids de la face nécessitant une certaine contraction des muscles de la nuque pour se tenir en équilibre chez le fœtus, pourquoi n'en serait-il pas de même chez l'adulte ? Il aurait fallu prouver que les sinus sont plus développés chez les sujets dont la face est relativement plus volumineuse. On ne l'a pas fait. Du reste, dans la race nègre, la face est plus volumineuse que dans la race blanche, et les sinus ne sont pas plus considérables.

IX. — Os hyoïde.

Position. — Placez la face convexe *en avant* et les petites cornes *en haut.*

L'os hyoïde est un petit os en forme de fer à cheval, situé entre les régions sus-hyoïdienne et sous-hyoïdienne, au-dessus du larynx, au-dessous de la langue. Il ne s'articule avec aucun os, et il est suspendu au milieu des parties molles de la région antérieure du cou. Il présente un corps et deux extrémités.

Le *corps* est aplati d'avant en arrière et convexe en avant ; on lui considère une face antérieure, une face postérieure, un bord supérieur, un bord inférieur.

Face antérieure. — Elle présente une saillie en forme de croix ; elle donne insertion aux quatre muscles de la région sus-

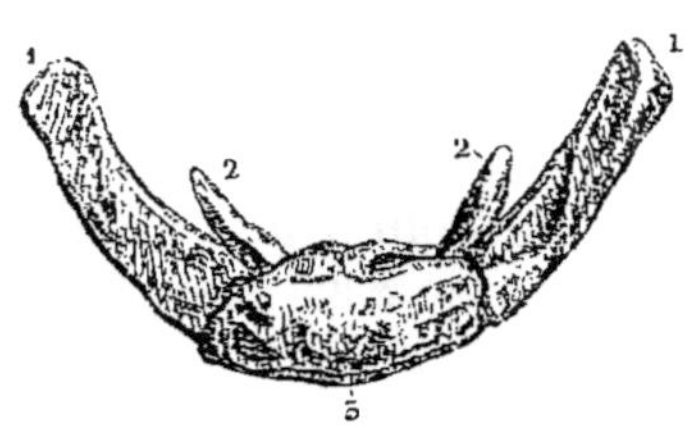

Fig. 297. — Os hyoïde vu par sa face antérieure.

1, 1 Grandes cornes. — 2, 2. Petites cornes. — 3 Corps.

hyoïdienne, au génio-glosse, à l'hyo-glosse, au sterno-cléido-hyoïdien, au sterno-thyroïdien et à l'omoplat-hyoïdien.

Face postérieure. — Concave, elle est en rapport avec la membrane thyro-hyoïdienne, dont elle est séparée par du tissu cellulaire et une bourse séreuse découverte par Malgaigne.

Bord inférieur. — Mince, ce bord donne insertion au muscle thyro-hyoïdien.

Bord supérieur. — Mince aussi, il donne insertion à une aponévrose qui se porte dans l'épaisseur de la langue, *membrane hyo-glossienne,* et à la membrane thyro-hyoïdienne.

Extrémités. — Les extrémités sont bifurquées ; chacune des branches porte le nom de corne. La branche supérieure, ou *petite corne,* située à l'union du corps de l'os et de la grande corne, donne insertion au ligament stylo-hyoïdien et au muscle de même nom. La branche inférieure, ou *grande corne,* constitue les extrémités du fer à cheval ; elle est aplatie de haut en bas et donne insertion par sa face supérieure à l'aponévrose du pharynx, au muscle hyo-glosse et constricteur moyen du pharynx, par sa face inférieure au muscle sterno-thyroïdien, et par son extrémité aux ligaments thyro-hyoïdiens latéraux.

Les deux cornes de l'os hyoïde ne sont pas en continuité de tissu avec le corps, elles sont articulées avec lui et recouvertes d'une couche cartilagineuse au niveau de cette articulation. On trouve souvent chez l'adulte, et à plus forte raison chez le vieillard, une soudure entre le corps et la grande corne.

Onze muscles s'insèrent sur l'os hyoïde.

Face antérieure, 9 : génio-hyoïdien, **mylo-hyoïdien,** stylo-hyoïdien, digastrique, génio-glosse, hyo-glosse, sterno-cléido-hyoïdien, sterno-thyroïdien, omoplat-hyoïdien.

Bord inférieur, 1 : thyro-hyoïdien.

Grande corne, 1 : constricteur moyen du pharynx.

Développement. — Cinq points osseux, un pour le corps, un pour chaque corne.

Appareil hyoïdien.

On donne ce nom à un ensemble de petits os étendus de chaque côté de l'os hyoïde à la base du crâne. Cet appareil est spécial aux vertébrés ; il est beaucoup plus développé chez les poissons que chez les mammifères, et en particulier chez l'homme, où il se montre à l'état pour ainsi dire rudimentaire.

La chaîne hyoïdienne est formée par trois os de chaque côté ; ce sont de bas en haut : 1° la petite corne de l'os hyoïde ; 2° un petit os rudimentaire développé dans l'épaisseur du ligament stylo-hyoïdien ; 3° l'apophyse styloïde du temporal.

Geoffroy Saint-Hilaire, qui a décrit le premier cet appareil, en 1818, a donné un nom particulier à chacun de ces os ; il a appelé la petite corne *apohyal,* et l'apophyse styloïde *stylhyal ;* l'os moyen est connu sous le nom de *cérato-hyal.*

L'apophyse styloïde, stylhyal, n'appartient donc pas au temporal ; elle se soude à cet os très tard, de trente à quarante ans. Avant cette époque, elle est unie au temporal par un prolongement fibro-cartilagineux.

Le cérato-hyal, os du milieu de la chaîne, est uni au stylhyal par un petit ligament, et à l'apohyal par un ligament plus long (ligament stylo-hyoïdien). Cet os est à peu près constant ; le ligament situé au-dessus de lui s'ossifie très fréquemment entre cinquante et soixante ans.

ARTICLE DEUXIÈME

COLONNE VERTÉBRALE

On appelle colonne vertébrale la tige osseuse située à la partie postérieure du tronc, sur la ligne médiane. Cette tige osseuse présente plusieurs courbures qui correspondent à autant de régions différentes. De haut en bas, on remarque : 1° une courbure à convexité antérieure, c'est la *région cervicale* de la colonne; 2° une courbure à convexité postérieure, c'est la *région dorsale :* elle correspond à toutes les côtes; 3° une courbure convexe en avant, c'est la *région lombaire;* 4° enfin, une courbure plus marquée que toutes les autres, concave en avant : cette région s'appelle *sacro-coccygienne* ou *pelvienne*.

Vingt-six os composent la colonne vertébrale; les uns, parfaitement séparables, réunis au moyen de ligaments, sont au nombre de vingt-quatre. On les appelle *vraies vertèbres;* il y en a sept à la région cervicale, douze à la région dorsale, cinq à la région lombaire.

Les deux autres, qui sont le *sacrum* et le *coccyx*, sont formés par plusieurs vertèbres incomplètement développées et soudées entre elles; on les appelle *fausses vertèbres*. Elles sont au nombre de neuf : cinq constituent le sacrum, quatre le coccyx.

Les vertèbres présentent à étudier :

1° Des caractères généraux qui s'appliquent à toutes les vertèbres;

2° Des caractères particuliers qui s'appliquent à toutes les vertèbres d'une même région;

3° Des caractères particuliers qui s'appliquent à l'étude de quelques-unes d'entre elles.

§ 1. — *Caractères généraux des vertèbres.*

Toute vertèbre, mise en position, présente :

A. Sur la ligne médiane, en allant d'avant en arrière : 1° un corps; 2° un trou; 3° une apophyse épineuse.

B. Sur les parties latérales, en allant d'avant en arrière, c'est-à-dire du corps vers l'apophyse épineuse : 1° un pédicule; 2° deux échancrures; 3° une apophyse transverse; 4° deux apophyses articulaires; 5° une lame.

Corps. — Partie la plus volumineuse de la vertèbre; ses faces supérieure et inférieure donnent insertion au disque fibreux intervertébral; sa face postérieure, plane, forme la paroi antérieure du canal rachidien, elle présente un ou plusieurs trous volumineux qui donnent passage aux veines du corps de la vertèbre.

Trou vertébral. — Il sépare le corps de l'apophyse épineuse; il forme avec le trou des autres vertèbres le canal rachidien.

Apophyse épineuse. — Elle se dirige en arrière sous forme d'épine; elle forme avec les autres apophyses épineuses la *crête épinière;* elle donne insertion à des muscles.

Pédicule. — On donne ce nom à la portion étroite de la vertèbre qui réunit le corps aux autres parties. Le pédicule sépare les deux échancrures.

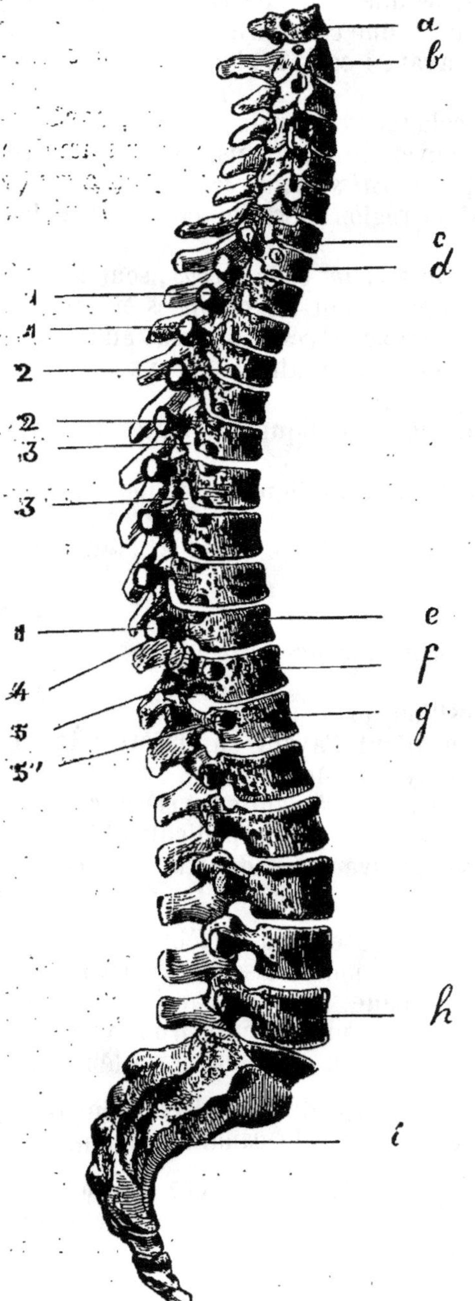

Fig. 298. — Colonne vertébrale.

a. Atlas. — *b*. Axis. — *c*. Septième cervicale ou proéminente. — *d*. Première dorsale. — *e* Dixième dorsale. — *f*. Onzième dorsale — *g*. Douzième dorsale. — *h*. Cinquième lombaire. — *i*. Sacrum.

1, 1, 1 Facettes articulaires des apophyses transverses s'articulant avec les côtes. — 2, 2. Deux facettes articulaires du corps des vertèbres s'articulant avec la tête des côtes. — 3, 3 Trous de conjugaison (pour le passage des nerfs rachidiens, des artères de la moelle et des veines[1]. — 4. Facette articulaire de la dixième dorsale. — 5, 5'. Facettes articulaires complètes des onzième et douzième dorsales pour la onzième et la douzième côte.

Échancrures. — Au nombre de deux de chaque côté : l'une est située sur le pédicule, l'autre est située au-dessous. Les échancrures des vertèbres se correspondent; en se réunissant, elles forment les *trous de conjugaison*.

Apophyses transverses. — Ce sont des prolongements latéraux de la vertèbre, qui donnent insertion à des muscles. Il en existe une de chaque côté de la vertèbre.

Apophyses articulaires. — Au nombre de quatre, deux supérieures, deux inférieures; elles s'articulent avec celles des vertèbres voisines ; les facettes articulaires des supérieures regardent en arrière, celles des inférieures en avant.

Lame. — Portion de vertèbre qui forme la paroi postérieure du canal rachidien ; elle réunit l'apophyse épineuse aux apophyses articulaires. Les ligaments jaunes unissent les lames à celles des vertèbres voisines.

Avec les caractères qui précèdent, on pourra reconnaitre une vertèbre, la distinguer de tous les autres os; mais on ne pourra dire à quelle région cette vertèbre appartient qu'après avoir étudié le chapitre suivant.

§ 2. — *Caractères des vertèbres de chaque région.*

Région cervicale. — Le *corps* est allongé transversalement ; il est surmonté, de chaque côté de la face supérieure, d'un crochet qui s'articule avec une échancrure située également de chaque côté de la face inférieure de la vertèbre qui est au-dessus.

Le *trou* est triangulaire; l'un des côtés du triangle est plus long que les deux autres, c'est celui que forme le corps.

L'*apophyse épineuse* est courte, presque horizontale, bifurquée à son extrémité libre, creusée d'une gouttière sur sa face inférieure.

Le *pédicule* est mince, situé à égale distance des faces supérieure et inférieure du corps, ce qui indique que les échancrures sont d'une égale profondeur au-dessus et au-dessous du pédicule.

Les *apophyses transverses* sont situées sur les côtés du corps et non en arrière, comme cela se voit dans les autres régions. Elles sont courtes, bifurquées au sommet, percées d'un trou à la base pour laisser passer l'artère vertébrale, creusées à leur face supérieure d'une gouttière horizontale, sur laquelle passe le nerf qui sort du trou de conjugaison (le nerf passe en arrière de l'artère).

Les *apophyses articulaires* supérieures ont une facette articulaire qui regarde en arrière et en haut, la facette des inférieures regarde en avant et en bas. Les deux apophyses articulaires du même côté sont placées aux extrémités d'une petite colonne osseuse qui semble avoir été coupée obliquement à ses deux extrémités pour former les surfaces articulaires.

La *lame* est mince, allongée dans le sens transversal ; elle est un peu inclinée en bas et en arrière.

Région dorsale. — Le *corps* des vertèbres dorsales présente les diamètres transverse et antéro-postérieur égaux. La face supérieure et la face inférieure sont planes. On trouve de chaque côté du corps deux demi-facettes articulaires qui s'articulent avec les côtes.

Le *trou* est rond, beaucoup plus petit que dans les autres régions.

L'*apophyse épineuse* est longue, oblique en bas et en arrière, non bifurquée au sommet.

Le *pédicule* est plus rapproché de la face supérieure du corps : donc les échancrures supérieures sont plus petites que les échancrures inférieures, comme 1 est à 3.

Les *apophyses transverses* sont longues ; leur sommet est volumineux, déjeté en arrière, muni en avant d'une facette articulaire qui s'articule avec la tubérosité de la côte qui lui correspond.

Les *apophyses articulaires* montrent dans cette région qu'il est utile de ne pas confondre les mots *facette* et *apophyse*. En effet, les apophyses articulaires inférieures n'existent pas : ce sont des facettes taillées sur la face antérieure des lames, tandis que les apophyses supérieures sont très marquées. Celles-ci sont minces, tranchantes, aiguës. Leur face articulaire regarde en arrière et un peu en dehors.

La *lame* est épaisse. Elle représente un carré osseux dont le diamètre vertical et le diamètre transversal sont égaux.

Région lombaire. — Le *corps* est très volumineux. Le diamètre transversal est un peu plus long que l'antéro-postérieur. Les faces supérieure et inférieure sont concaves. Tout autour du corps, on trouve une gouttière horizontale, beaucoup plus marquée sur les parties latérales, où elle loge des vaisseaux et des nerfs.

Le *trou* a la forme d'un triangle équilatéral ; il est plus petit qu'à la région cervicale.

L'*apophyse épineuse* est grosse, horizontale, quadrilatère, munie à son sommet d'un tubercule volumineux.

Le *pédicule* est plus rapproché de la face supérieure du corps. Les échancrures supérieures sont trois fois plus petites que les inférieures.

Les *apophyses transverses* sont minces, transversales, effilées.

Les *apophyses articulaires* supérieures sont séparées l'une de l'autre par une distance plus considérable que celle qui sépare les deux inférieures. Les facettes articulaires qu'elles supportent ont la forme d'une gouttière verticale dont la concavité regarde en arrière et en dedans, gouttière dans laquelle viennent se placer les apophyses articulaires inférieures, qui ont une surface articulaire convexe en sens inverse, c'est-à-dire en avant et en dehors. Les apophyses articulaires supérieures présentent sur leur bord postérieur un tubercule osseux nommé *tubercule apophysaire*.

§ 3. — *Caractères particuliers de quelques vertèbres.*

Les caractères appartenant aux vertèbres des diverses régions se rencontrent dans les os du milieu de la région d'une manière tranchée ; mais, aux extrémités de chaque région, les vertèbres présentent une physionomie intermédiaire, pour ainsi dire, à celle des deux régions voisines. C'est ainsi que la douzième dorsale présente des caractères propres aux vertèbres dorsales et aux vertèbres lombaires.

Les *première, deuxième* et *septième cervicales,* les *première, dixième, onzième* et *douzième dorsales,* et la *cinquième lombaire,* telles sont les vertèbres qui offrent des caractères propres à les faire reconnaître au milieu de toutes les autres.

1° Atlas ou première vertèbre cervicale.

Le *corps* de cette vertèbre est remplacé par un arc osseux, *arc antérieur de l'atlas,* qui présente en avant un tubercule pour l'insertion de ligaments, et en arrière une facette articulaire pour l'apophyse odontoïde de l'axis ; ses bords supérieur et inférieur donnent insertion à des ligaments. Le *trou* est vaste ; il loge dans sa partie antérieure l'apophyse odontoïde, et dans sa partie postérieure la moelle épinière. L'*apophyse épineuse* est remplacée par un tubercule rugueux situé au milieu de l'arc postérieur.

De chaque côté de cet os, il existe deux masses osseuses volumineuses, *masses latérales de l'atlas*. Situées aux extrémités de l'arc antérieur, ces masses présentent sur leur *face interne* des rugosités destinées à l'insertion du *ligament transverse*. Sur leur *face externe*, se trouve l'apophyse transverse, volumineuse, triangulaire, dont le sommet, très gros et non bifurqué, donne insertion à des muscles (petit droit antérieur de la tête, petit oblique et grand oblique postérieurs de la tête, droit latéral de la tête, splénius, angulaire). Elle est traversée à sa base, comme les autres vertèbres cervicales, par l'artère vertébrale. Sur leur *face supérieure*, on trouve la cavité glénoïde, oblique en bas et en avant, regardant en haut et en dedans, s'articulant avec les condyles de l'occipital. La facette

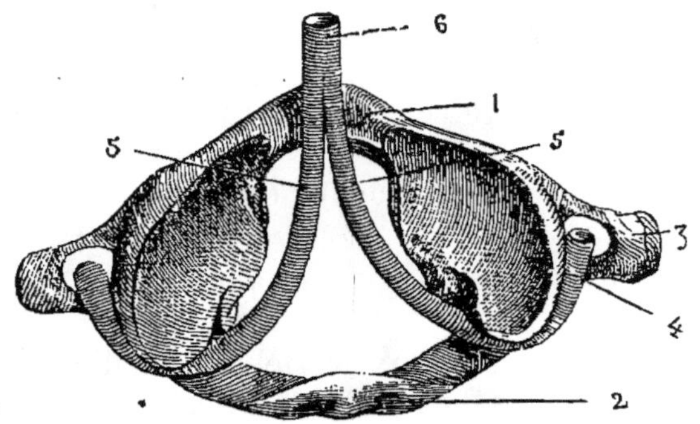

Fig. 299. — Atlas vu par sa face supérieure.

1. Arc antérieur. — 2. Arc postérieur. — 3. Apophyse transverse. — 4. Artère vertébrale contournant la partie postérieure de l'apophyse articulaire supérieure, après avoir traversé le trou de l'apophyse transverse. — 5, 5. Artères vertébrales convergeant vers la gouttière basilaire de l'occipital, après avoir passé par le trou de conjugaison formé par l'occipital et l'atlas. — 6. Artère basilaire.

articulaire inférieure est placée sur la face opposée ; elle est plane ou un peu concave, large, et regarde en dedans et en bas. De la direction des deux facettes articulaires du même côté, il résulte que

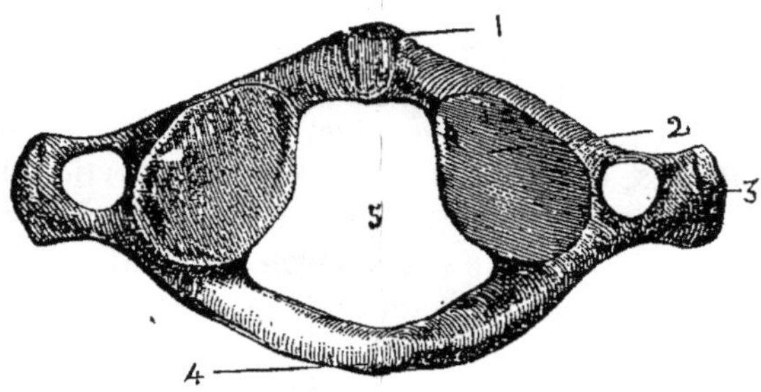

Fig. 300. — Atlas vu par sa face inférieure.

1. Tubercule antérieur. — 2. Facette articulaire inférieure. — 3 Apophyse transverse percée d'un trou (artère vertébrale). — 4. Arc postérieur. — 5. Trou vertébral.

les masses latérales de l'atlas présentent beaucoup plus d'épaisseur du côté de la face externe.

Immédiatement en arrière des masses latérales, on trouve les deux *échancrures*. La supérieure, très profonde, convertie souvent en trou par une languette osseuse forme une gouttière horizontale qui contourne la masse latérale pour se confondre avec le trou de l'apophyse transverse. L'artère vertébrale et le premier nerf cervical passent dans cette gouttière. L'échancrure inférieure est profonde aussi, et donne passage au deuxième nerf cervical.

Le *pédicule* qui sépare les deux échancrures est mince et aplati. Les *lames*, irrégulièrement cylindriques, se réunissent pour former l'*arc postérieur de l'atlas*, beaucoup plus grand que l'arc antérieur.

2° Axis ou deuxième vertèbre cervicale.

Le *corps* de cette vertèbre est petit; il est surmonté d'une saillie, *apophyse odontoïde*, qui présente une partie rétrécie ou col, une portion plus volumineuse ou tête. La tête est pourvue, en avant, d'une facette articulaire pour s'articuler avec l'arc antérieur de l'atlas; en arrière, d'une facette striée transversalement, sur laquelle glisse le ligament transverse. Sur son sommet s'insèrent les ligaments qui l'unissent à l'occipital. La *face inférieure* du corps est oblique en bas et en avant, concave dans le même sens, convexe transversalement pour former avec la troisième vertèbre cervicale une articulation par emboitement réciproque; elle se termine en avant par un tubercule qui descend au-devant de la vertèbre située au-dessous. La *face antérieure* est pourvue d'une crête médiane et verticale, bifurquée en bas et séparant deux dépressions; la *face postérieure* présente des trous nombreux pour le passage des veines.

Le *trou* de l'axis a la forme d'un cœur de carte à jouer, dont le sommet est dirigé en arrière; il est moins large que celui de l'atlas et plus que celui des autres vertèbres cervicales.

L'*apophyse épineuse* est très développée et présente les mêmes caractères que les autres vertèbres cervicales, c'est-à-dire qu'elle est courte, presque horizontale, bifurquée au sommet, creusée d'une gouttière à la face inférieure (les muscles grand droit et grand oblique postérieurs de la tête et transversaire épineux s'y attachent).

Sur les côtés du corps de l'axis, on trouve l'*apophyse transverse*, petite, triangulaire, percée d'un trou à la base, et présentant, à son sommet, un seul tubercule, où s'attachent les muscles splénius et angulaire.

Cette apophyse sépare les deux *facettes articulaires* du même côté. La facette supérieure, large, aplatie, regarde en haut et en dehors; elle est très rapprochée de l'apophyse odontoïde et s'articule avec la facette articulaire inférieure de l'atlas. La facette articulaire inférieure est conformée sur le même type que celles des autres vertèbres cervicales; elle a la même étendue et la même

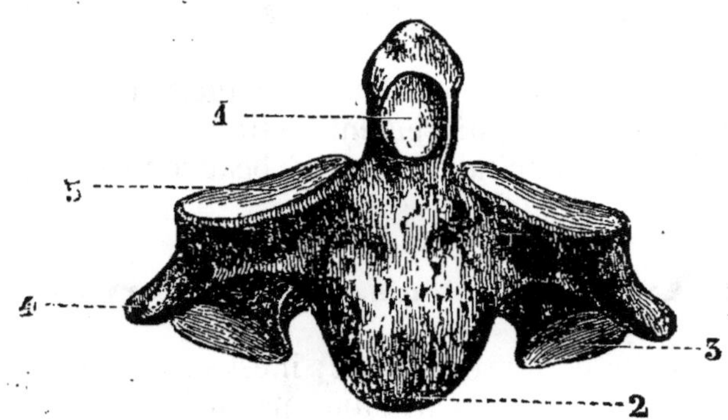

Fig. 301. — Face antérieure de l'axis.

1. Facette articulaire de l'apophyse odontoïde. — 2. Saillie inférieure du corps. — 3. Facette articulaire inférieure. — 4. Apophyse transverse. — 5. Facette articulaire supérieure.

direction que celles-ci; elle est séparée de la facette supérieure par l'apophyse transverse.

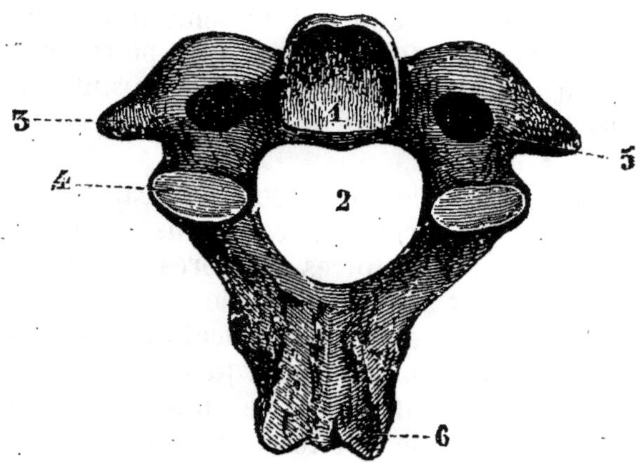

Fig. 302. — Face inférieure de l'axis.

1. Facette articulaire inférieure du corps. — 2. Trou vertébral. — 3. Apophyse transverse. — 4. Facette articulaire inférieure. — 5. Trou de l'artère vertébrale. — 6. Apophyse épineuse.

L'*échancrure* supérieure est à peine marquée; l'inférieure a une profondeur égale à celle des autres vertèbres cervicales.

Le *pédicule* est gros et à peine distinct des *lames*, qui sont conformées comme celles des autres vertèbres cervicales.

3° Septième vertèbre cervicale ou proéminente.

Elle se distingue : 1° par son *apophyse épineuse* très longue qui lui a fait donner son nom ; 2° par son *apophyse transverse :* le sommet présente à peine une trace de bifurcation, c'est le tubercule postérieur qui est surtout développé. Elle ne présente pas à sa base un grand trou, mais un ou deux petits trous rudimentaires, à travers lesquels ne passe presque jamais l'artère vertébrale.

4° Première vertèbre dorsale.

Cette vertèbre présente un *corps* dont la physionomie rappelle une vertèbre cervicale. Il est pourvu, de chaque côté de la face supérieure, d'un *petit crochet ;* mais il se distingue des vertèbres cervicales, de même que des vertèbres dorsales, par la présence d'*une facette articulaire complète* sur les côtés du corps pour l'articulation de la première côte, et d'une petite *portion de facette* articulaire placée au-dessous de la précédente pour la seconde côte.

5° Dixième vertèbre dorsale.

Cette vertèbre se distingue des autres par la présence d'*une seule demi-facette articulaire* sur ses côtés ; elle est située à la partie supérieure du corps et s'articule avec la dixième côte. La *facette inférieure manque*, puisque la onzième côte ne s'articule qu'avec la onzième vertèbre.

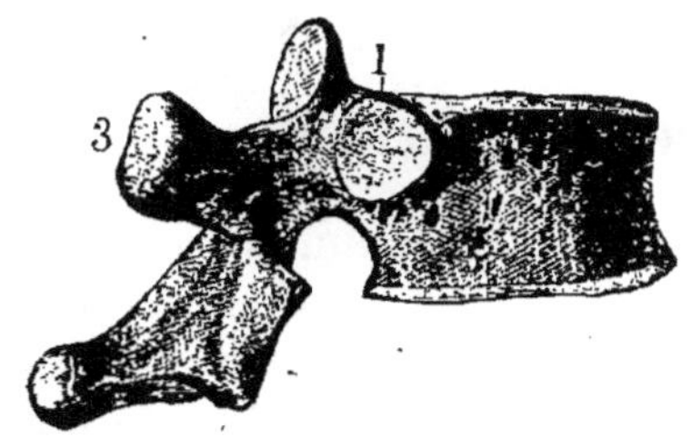

FIG. 303. — Onzième vertèbre dorsale.

1. Facette articulaire complète pour la tête de la onzième côte. — 2. Apophyse articulaire inférieure. — 3 Apophyse transverse sans facette articulaire.

6° Onzième et douzième vertèbres dorsales.

Elles ressemblent, par leur aspect extérieur, à des vertèbres lombaires. Leurs caractères distinctifs consistent : 1° dans la présence d'*une seule facette articulaire* assez large sur les côtés du corps, pour l'articulation des onzième et douzième côtes ; 2° dans l'*absence de facette articulaire aux apophyses transverses*, qui sont rudimentaires.

Il existe un caractère très marqué qui permet de *distinguer ces deux vertèbres* l'une de l'autre : c'est que les apophyses articulaires

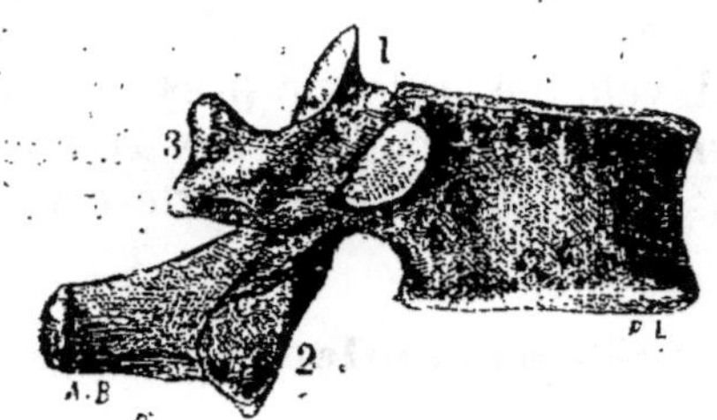

Fig. 304. — Douzième vertèbre dorsale.

1 Apophyse articulaire supérieure. — 2 Apophyse articulaire inférieure. — 3. Apophyse transverse sans facette articulaire.

inférieures de la douzième, identiques à celles des vertèbres lombaires, sont très rapprochées l'une de l'autre et présentent leur convexité en avant et en dehors (2, fig. 304).

2° Cinquième vertèbre lombaire.

Elle se distingue des autres : 1° par son *corps*, beaucoup plus épais en avant, car sa face inférieure est coupée obliquement de haut en bas et d'arrière en avant pour l'articulation du sacrum ; 2° par ses *apophyses articulaires* inférieures, qui sont le plus souvent séparées l'une de l'autre par un espace plus considérable que celui qui sépare les supérieures ; de plus, les facettes articulaires de ces apophyses sont planes et regardent en avant et un peu en dehors.

Sacrum.

Position. — Placez le sommet *en bas*, la face concave *en avant*.

Os impair, médian, symétrique, formé par la réunion de cinq fausses vertèbres, articulé avec la cinquième vertèbre lombaire en haut, le coccyx en bas, les os coxaux sur les côtés, affectant la forme d'une pyramide quadrangulaire à base supérieure, situé à la partie postérieure du bassin. Il présente à étudier quatre faces, une base et un sommet.

Face antérieure. — Un peu plus concave chez la femme que chez l'homme, cette face présente sur la ligne médiane quatre lignes transversales, indice de la réunion des vertèbres sacrées ; elles séparent des facettes planes correspondant au corps de ces vertèbres. De chaque côté, quatre trous, *trous sacrés antérieurs,* très larges, qui donnent passage aux branches antérieures des quatre premiers nerfs sacrés. Ces trous sont continués en dehors par des gouttières lisses qui logent les nerfs. Entre ces gouttières, on remarque des surfaces qui donnent insertion aux digitations

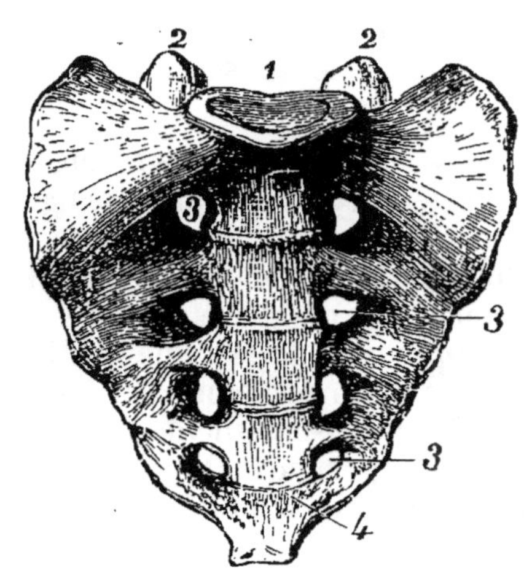

Fig. 305. — Face antérieure du sacrum.

1. Face supérieure du corps de la première vertèbre sacrée. — 2, 2. Apophyses articulaires du sacrum. — 3, 3. Trous sacrés antérieurs (branches antérieures des nerfs sacrés, divisions des artères sacrées). — 4. Ligne transversale indiquant la soudure du corps des vertèbres sacrées.

du muscle pyramidal. Cette face est en rapport avec le rectum et l'artère sacrée moyenne sur la ligne médiane, avec le plexus sacré sur les parties latérales.

Face postérieure. — Convexe, cette face présente toutes les parties qu'on trouve sur une vertèbre vue par derrière, mais modifiées par la soudure des cinq pièces qui constituent le sacrum. Sur la ligne médiane, on trouve la *crête sacrée,* formée par la réunion des apophyses épineuses; de chaque côté de la ligne médiane, les *gouttières sacrées,* formées par la réunion des lames; plus en dehors, une série de tubercules, quelquefois peu marqués, formés par les apophyses articulaires; immédiatement en dehors de ces tubercules, quatre trous, *trous sacrés postérieurs,* plus petits que les antérieurs, qui donnent passage aux branches postérieures des quatre premiers nerfs sacrés; enfin, en dehors de ces trous, une série de tubercules, plus marqués que les précédents, et formés par les apophyses transverses.

Faces latérales. — Triangulaires, larges en haut, amincies en bas, ces faces présentent : 1° en avant et en haut une facette articulaire, rugueuse, *facette auriculaire,* inclinée obliquement de haut en bas, de dehors en dedans, inclinée encore d'avant en arrière, de dehors en dedans, pour se placer entre les deux os coxaux comme un *double coin* vertical et antéro-postérieur ;

2° en arrière, des inégalités très prononcées pour l'insertion du ligament sacro-iliaque postérieur ; 3° entre ces inégalités et la partie moyenne de la facette auriculaire, on voit un nombre considérable de trous, *fosse criblée*, qui laissent passer les vaisseaux pénètrant dans les parties latérales du sacrum ; 4° en bas, un bord qui résulte de l'amincissement de cette face et qui donne insertion dans toute son étendue au *grand ligament sacro-sciatique.*

Base. — On y trouve les mêmes détails qu'à la face supérieure d'une vertèbre. Sur la ligne médiane : 1° la face articulaire supérieure du corps de la première vertèbre sacrée ; 2° le trou de la même vertèbre ou orifice supérieur du canal sacré ; 3° le commencement de la crête sacrée de chaque côté.

De chaque côté de la ligne médiane, on voit : 1° l'échancrure supérieure de la première vertèbre sacrée qui concourt à la formation du vingt-cinquième trou de conjugaison ; 2° l'apophyse articulaire supérieure, large, plane, regardant en arrière et en dedans pour s'articuler avec la dernière vertèbre lombaire ; 3° en dehors, une surface triangulaire lisse, *aileron du sacrum*, qui fait partie du grand bassin et qui est séparée de la face antérieure par une ligne faisant partie du détroit supérieur du bassin. En se réunissant à la cinquième lombaire, le sacrum forme *l'angle sacro-vertébral* ou *promontoire des accoucheurs.*

Sommet. — Il présente : 1° une *facette articulaire* transversale, ovalaire, articulée avec le coccyx ; 2° en arrière de cette

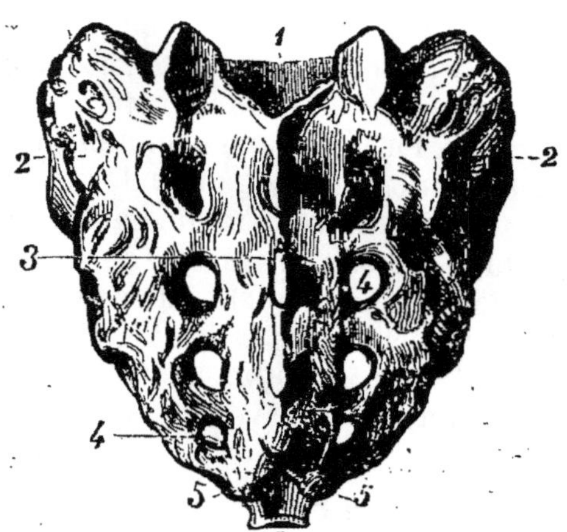

FIG 306. — Face postérieure du sacrum.

1. Orifice supérieur du canal sacré. — 2, 2. Facette auriculaire du sacrum. — 3 Apophyses épineuses formant la crête sacrée. — 4, 4. Trous sacrés postérieurs (branches postérieures des nerfs sacrés). — 5, 5. Cornes du sacrum et orifice inférieur du canal sacré. — 6. Facette articulaire du sommet pour le coccyx.

facette, de chaque côté de la ligne médiane, deux tubercules, *cornes du sacrum*, s'articulant avec les cornes du coccyx et formant avec elles un dernier trou qui laisse passer les deux derniers nerfs sacrés; 3° en arrière de la facette articulaire, sur la ligne médiane, l'orifice inférieur du canal sacré, en forme de gouttière. A l'état frais, la *membrane sacro-coccygienne*, étendue du sacrum au coccyx, ferme cette gouttière. Dans certains cas, on voit la première pièce du coccyx réunie au sacrum, qui présente alors cinq trous sacrés de chaque côté et un sommet différent.

Le sacrum est parcouru de la base au sommet par le *canal sacré*, triangulaire en haut, aplati d'avant en arrière en bas, communiquant avec tous les trous sacrés antérieurs et postérieurs, et logeant la terminaison de la *queue de cheval*. Il prolonge le canal rachidien, dont chaque trou de conjugaison est représenté par deux trous sacrés, l'un antérieur, l'autre postérieur; la dure-mère en tapisse toute la surface.

Coccyx.

Position. — Placez *en bas* le sommet, *en avant* et *en haut* la face lisse, un peu concave.

Petit os impair, médian, symétrique, formé par quatre ou cinq fausses vertèbres rudimentaires, le plus souvent soudées entre elles, articulé avec le sacrum dont il continue la direction, très mobile d'avant en arrière pour augmenter le diamètre antéro-postérieur du détroit inférieur du bassin. Il présente deux faces, deux bords, une base et un sommet.

Face antérieure. — Légèrement concave, elle offre, comme

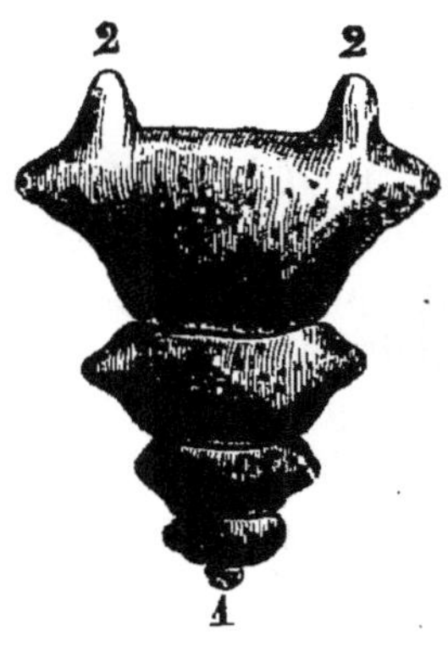

FIG. 307. — Face antérieure du coccyx.

2, 2. Cornes du coccyx.

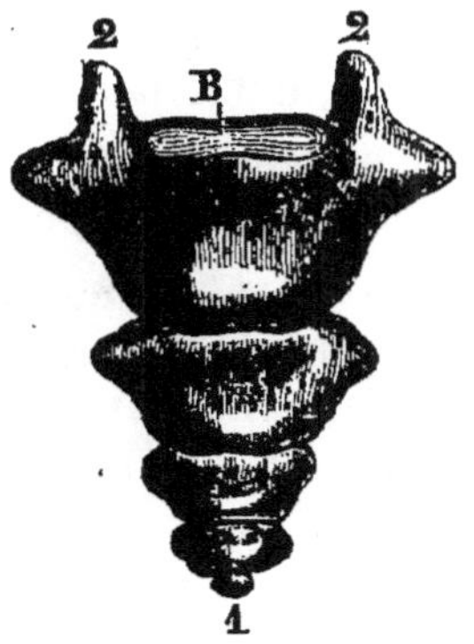

FIG. 308. — Face postérieure du coccyx.

2 2. Cornes du coccyx.

le sacrum, des lignes transversales qui séparent les fausses vertèbres. Elle est en rapport avec le rectum.

Face postérieure. — Convexe, rugueuse, irrégulière, elle est recouverte par la peau et par quelques insertions du muscle grand fessier.

Bords. — Rugueux, ils donnent insertion au grand ligament sacro-sciatique et au muscle ischio-coccygien.

Base. — Comme sur le sommet du sacrum, on y trouve une facette articulaire pour le sacrum et deux saillies en arrière, *cornes du coccyx,* qui s'articulent avec les cornes du sacrum.

Sommet. — Il est formé par un tubercule osseux souvent déjeté en arrière, sur les côtés et surtout en avant, où il peut devenir un obstacle à l'accouchement. Il donne insertion à une bandelette fibreuse qui s'étend jusqu'à l'anus. Le muscle sphincter externe de l'anus s'insère sur cette bandelette et sur le sommet de l'os.

§ 4. — *Développement des vertèbres.*

Les vertèbres se développent chacune par huit points osseux : trois primitifs, un pour le corps, deux pour les parties latérales; et cinq complémentaires, un pour le sommet de chaque apophyse transverse, un pour le sommet de l'apophyse épineuse, un pour la face supérieure du corps, et un pour la face inférieure.

Les points primitifs apparaissent dans le cours du deuxième mois de la vie intra-utérine, les autres de quinze à dix-huit ans. La soudure complète de ces os a lieu de vingt-cinq à trente ans.

L'**Atlas** se développe seulement par quatre points : deux pour l'arc antérieur, deux pour l'arc postérieur.

L'**Axis** se développe par six points : deux pour les lames, deux pour le corps, deux pour l'apophyse odontoïde.

Septième vertèbre cervicale. — Huit points, comme dans les autres vertèbres. Il existe de plus un point pour la partie antérieure de l'apophyse transverse, qui reste quelquefois séparée, et qui produit alors une côte surnuméraire.

Sacrum. — Le sacrum présente trente-trois points osseux : vingt et un points primitifs, cinq pour chacune des trois premières vertèbres sacrées, trois pour les deux autres; douze complémentaires, dont deux forment une lame osseuse qui supporte la facette auriculaire du sacrum, tandis que les dix autres forment les lames osseuses des faces inférieure et supérieure du corps des vertèbres sacrées.

Coccyx. — Le coccyx se développe par quatre ou cinq points d'ossification, un pour chaque pièce.

ARTICLE TROISIÈME

THORAX.

On donne ce nom aux parois osseuses de la grande cavité qui renferme les poumons et le cœur. Le thorax est formé par les vertèbres dorsales en arrière, le sternum en avant et les côtes sur les côtés.

§ 1. — Côtes.

Position. — Placez *en arrière* l'extrémité irrégulière, *en dedans* et *en bas* la gouttière qui est creusée sur la face concave.

Les côtes sont des os plats pour la structure, longs pour la conformation extérieure. Ces os constituent des arcs osseux, flexibles, élastiques, désignés sous les noms de première, deuxième, troisième côte, etc., en comptant de haut en bas.

Les côtes se divisent en *vraies côtes*, au nombre de sept, et en *fausses côtes*, au nombre de cinq. Les premières sont encore appelées *sternales*, parce qu'elles s'articulent au moyen d'un cartilage avec le sternum; les autres, qui ne s'articulent pas avec cet os, ont reçu le nom d'*asternales*. Les deux dernières côtes sont appelées *côtes flottantes*, parce que le cartilage qui les termine en avant se perd dans les parois de l'abdomen, et qu'elles ne s'articulent pas avec les apophyses transverses des vertèbres.

I. — Caractères généraux des côtes.

Les côtes s'articulent en arrière avec la colonne vertébrale ; en avant elles donnent insertion au cartilage costal. Elles sont *dirigées* obliquement de haut en bas, d'arrière en avant, obliquité beaucoup plus marquée pour les côtes inférieures. *Aplatis* latéralement, *courbés* sur leur face, ces os présentent encore une *courbure de torsion* suivant les bords, courbure telle que la côte ne touche que par deux points le plan horizontal sur lequel on la pose. Plus minces et plus fragiles chez le vieillard, les côtes sont plus longues vers le milieu de la région ; exemple : septième ; plus courtes, au contraire, aux extrémités de la région; exemple : première et douzième.

Les côtes présentent à étudier un corps et deux extrémités.

Le *corps* offre deux faces et deux bords.

Face externe. — Convexe, elle est pourvue vers le quart postérieur d'une saillie rugueuse, *angle de la côte*, correspondant à un point plus prononcé de la ligne courbe que décrit cet os. Cet angle, à mesure qu'on se rapproche de la première côte, est moins éloigné de l'extrémité postérieure.

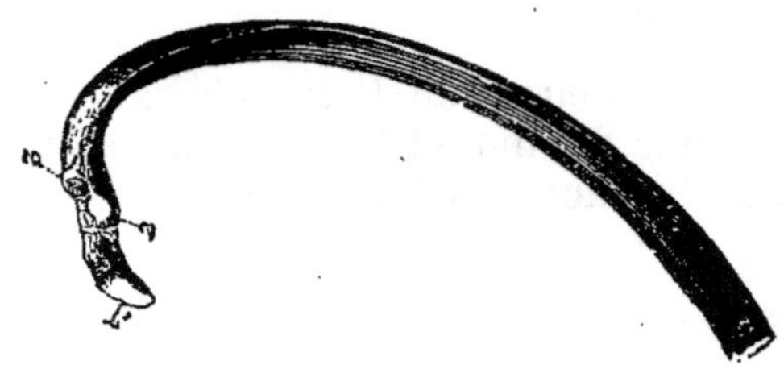

Fig. 309. — Côte vue par sa partie inférieure; on y voit la gouttière costale et la courbure de la côte.

1. Tête. — 2. Col. — 3. Facette articulaire de la tubérosité.

Vers la partie antérieure de cette face, il existe une saillie analogue, mais moins marquée, *angle antérieur* de la côte. Divers muscles s'insèrent sur cette face.

Face interne. — Concave, lisse, elle est recouverte par la plèvre.

Bord supérieur. — Arrondi, il donne insertion aux deux muscles intercostaux.

Bord inférieur. — Semblable au précédent dans ses trois quarts antérieurs, il est pourvu d'une gouttière en arrière, *gouttière costale.* Cette gouttière, creusée en partie sur le bord inférieur et en partie sur la face interne de la côte, loge l'artère intercostale, la veine intercostale et le nerf intercostal. Elle donne insertion, par sa lèvre externe, au muscle intercostal externe, et par sa lèvre interne au muscle intercostal interne. La gouttière commence un peu en arrière de l'angle, et se termine vers le milieu du corps de la côte.

Extrémité antérieure. — Un peu renflée, elle présente une surface concave, rugueuse, non revêtue de cartilage, pour donner insertion au cartilage costal.

Extrémité postérieure. — Elle offre, à l'extrémité même, une *tête,* en dehors, une portion rétrécie ou *col,* plus en dehors une saillie ou *tubérosité.*

La *tête* présente *deux facettes* articulaires qui s'articulent avec le corps de deux vertèbres voisines, et qui se portent obliquement l'une vers l'autre pour former un sommet qui donne insertion au disque fibreux intervertébral.

Le *col,* placé au-devant de l'apophyse transverse de la vertèbre qui est au-dessus, donne insertion en arrière au ligament *trans-*

verso-costal interosseux. Il est pourvu en haut d'une crête longitudinale qui donne insertion au muscle *sur-costal* correspondant et au ligament *transverso-costal supérieur*.

La *tubérosité* n'est marquée que sur la face externe de l'os. Elle présente en arrière et en bas une surface articulaire pour l'apo-

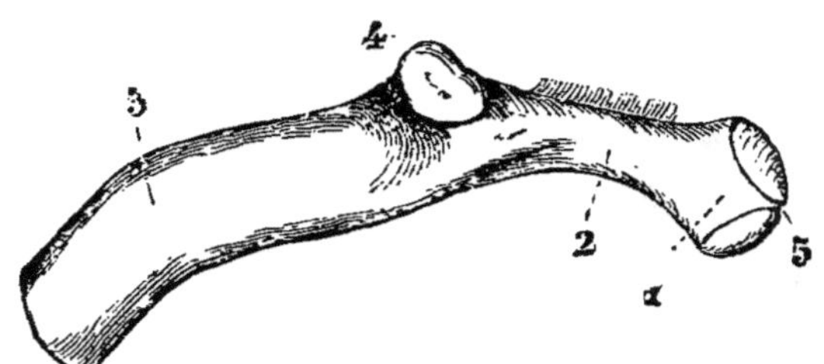

Fig. 310. — Extrémité postérieure d'une côte.

1. Tête. — 2. Col et ligament transverse costal. — 3. Angle. — 4. Facette articulaire de la tubérosité. — 5. Sommet de la tête séparant les deux facettes articulaires, et s'articulant avec le disque intervertébral.

physe transverse de la vertèbre correspondante. La partie supérieure de la tubérosité offre une saillie sur laquelle s'insère le ligament *transverso-costal postérieur*.

Les côtes ont la structure des os plats. Revêtues d'une lamelle de tissu compact, elles sont formées au centre de tissu spongieux et n'ont pas de canal médullaire.

Les canalicules osseux, dirigés dans le sens de la longueur de la côte, sont d'une inégale grosseur : ce qui explique, selon Malgaigne, les dentelures fréquentes des fragments dans les fractures, car ces canaux se rompent à différentes hauteurs.

Développement. — Les côtes se développent par quatre points osseux : un primitif, qui apparait dans le corps, du quarantième au cinquantième jour de la vie intra-utérine ; trois épiphysaires pour la partie saillante de la tubérosité, pour la facette articulaire et pour la partie articulaire de la tête. Ils se montrent de seize à dix-huit ans. La soudure de ces trois points a lieu avant l'âge de vingt-cinq ans.

II. — Caractères particuliers des côtes.

Comme dans l'étude des vertèbres, nous remarquons ici que les côtes des extrémités de la région ont des caractères particuliers qui permettent de les distinguer des autres ; ce sont la première, la deuxième, la onzième et la douzième.

Première côte. — Elle se distingue des autres : 1° par le corps, et 2° par les extrémités.

Corps. — Court, aplati de haut en bas et non sur les côtés, il présente une *face supérieure* et une *face inférieure ;* courbé sur ses bords, il a un *bord interne* et un *bord externe*. Il est horizontal, *dépourvu de gouttière* costale et d'*angle* postérieur. Il présente à la partie moyenne de sa face supérieure le *tubercule de Lisfranc*, qui donne insertion au muscle scalène antérieur. Ce tubercule

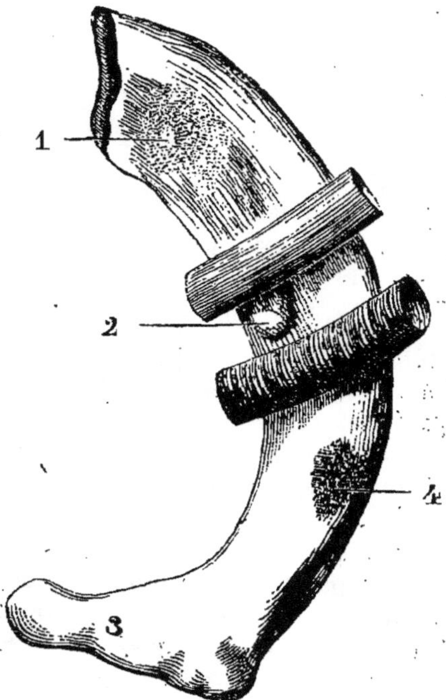

FIG. 311. — Première côte droite, vue par sa face supérieure.

1. Surface rugueuse pour l'insertion du ligament costo-claviculaire. — 2. Tubercule du scalène antérieur ; en avant du tubercule on voit la veine sous-clavière, en arrière l'artère. — 3 Col. — 4. Insertion du scalène postérieur.

sépare deux gouttières transversales à peine marquées : l'une antérieure, pour le passage de la veine sous-clavière ; l'autre postérieure, pour le passage de l'artère sous-clavière.

Extrémités. — L'antérieure, très volumineuse, est pourvue à sa partie supérieure d'une *facette articulaire* pour la clavicule et de *rugosités* pour l'insertion du ligament costo-claviculaire. A l'extrémité postérieure, on trouve une *tête arrondie*, pourvue d'une seule facette articulaire qui s'articule avec la première vertèbre dorsale seulement. Le *col* est mince ; la *tubérosité*, très saillante, est confondue avec l'angle de la côte.

Deuxième côte. — Plus longue que la précédente, mais plus courte que la troisième, elle est *dépourvue de gouttière* costale. Elle ne présente *pas de torsion* sur ses bords. La *face externe* regarde en haut et en dehors; sa *face interne*, en bas et en avant. Sur la moitié postérieure de sa face externe, il existe une *empreinte rugueuse* pour le muscle scalène postérieur. L'angle postérieur est très rapproché de la tubérosité ; sa tête est pourvue de deux facettes articulaires, dont la supérieure est beaucoup plus petite que l'autre.

Onzième et douzième côtes. — Ces deux côtes sont les *côtes flottantes*. Elles sont très courtes, mais la douzième est plus courte que la onzième. A peine courbées, elles sont *dépourvues de gouttière costale et de tubérosité;* la douzième n'a pas d'angle. L'extrémité antérieure est mince et pointue, la postérieure est pourvue

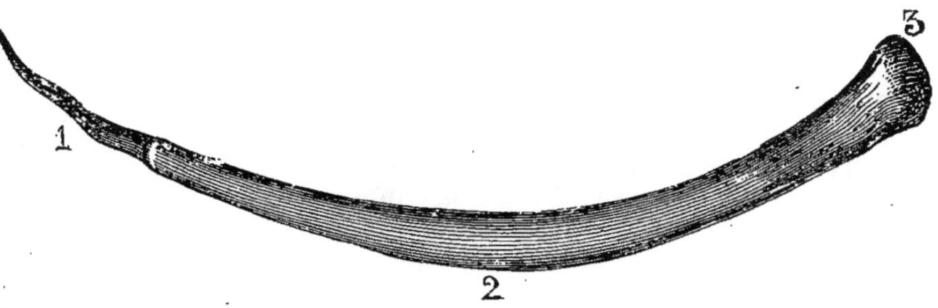

FIG. 312. — Douzième côte.

1. Cartilage costal. — 2. Corps de la côte. — 3. Tête arrondie de a côte.

d'*une seule facette* convexe, presque plane, pour s'articuler avec une seule vertèbre ; elles ne s'articulent point avec les apophyses transverses des vertèbres comme les autres côtes. Ces deux os ne se développent que par un seul point osseux.

Pathologie.

Les côtes du milieu se *fracturent* souvent parce qu'elles sont plus exposées que les autres. La fracture siège au point frappé (*fracture directe*) ; lorsque les deux extrémités de la côte tendent à être rapprochées par choc ou pression, la fracture (*fracture indirecte*) siège toujours un peu en avant du milieu de la côte. *Les fragments ne se déplacent pas* ordinairement, parce qu'ils sont maintenus par les articulations des extrémités et par les muscles intercostaux; mais les extrémités fracturées des deux fragments se meuvent pendant l'inspiration, d'où *violente douleur*. Il est rare que la plèvre ne soit pas un peu atteinte, d'où *pleurésie localisée*.

On peut observer des fractures de côtes à la suite d'un violent effort (toux, etc.), principalement chez les vieillards, dont la substance osseuse est raréfiée (*fracture par contraction musculaire*).

La *carie* se montre rarement sur les côtes ; elle amène des abcès froids et des inflammations de la plèvre.

Des cartilages costaux.

Les cartilages costaux sont des pièces cartilagineuses ajoutées à l'extrémité antérieure des côtes, dont elles partagent la *forme*. Les sept premiers s'unissent au sternum par leur extrémité interne, *cartilages sternaux ;* les cinq autres n'arrivent pas au sternum, *cartilages asternaux*.

Cartilages sternaux. — Ces cartilages offrent à peu près la même largeur que les côtes correspondantes, mais ils sont un peu plus épais. Ils pénètrent par leurs extrémités dans les côtes et dans le sternum (au point de soudure des pièces osseuses). Le *premier* se distingue des autres en ce qu'il est le plus large, le plus court (2 cent.), et qu'il est en continuité avec la substance osseuse de la première pièce du sternum. Le *deuxième* est un des plus étroits.

Leur *longueur* augmente insensiblement du premier au septième (2 cent. pour le premier, 12 à 14 pour le septième). Les premiers sont horizontaux, puis ils deviennent de plus en plus obliques jusqu'au septième.

Cartilages asternaux. — Ils adhèrent aux côtes comme les précédents, mais leur extrémité interne, effilée, n'arrive pas au sternum ; elle s'insère sur le cartilage costal, situé immédiatement au-dessus : le huitième sur le septième, le neuvième sur le huitième, le dixième sur le neuvième. Le cartilage des côtes flottantes est vermiforme, il se perd dans l'épaisseur de la paroi abdominale et ne s'insère pas sur les autres cartilages.

Structure. — Les cartilages costaux sont formés de tissu cartilagineux, ce sont des *cartilages périchondrés ;* leur périchondre se continue avec le périoste des côtes et du sternum. Ils s'ossifient fréquemment chez l'adulte, et chez le vieillard il n'est pas rare de les voir à peu près complètement ossifiés, de sorte qu'ils ont perdu à peu près toute leur élasticité.

Leur *usage* est de donner de l'élasticité au thorax. Au moment où la partie moyenne de la côte s'élève pendant l'inspiration, ils éprouvent un léger mouvement de torsion sur leur axe.

§ 2. — **Sternum.**

Position. — Placez la grosse extrémité *en haut*, la face convexe *en avant*.

Os impair, médian, symétrique, situé à la partie supérieure, antérieure et médiane du thorax, dirigé obliquement de haut en bas, d'arrière en avant. Il présente une forme irrégulière, que les anciens anatomistes comparaient à celle de l'épée des gladiateurs. L'os est, en effet, composé de trois parties qui permettent à la rigueur cette comparaison. La première, ou portion supérieure de l'os, était appelée *manubrium* ou poignée ; la deuxième portion moyenne, ou corps, représentait la lame, *mucro ;* l'extrémité inférieure, ou troisième portion, était appelée *processus ensiformis*, ou pointe.

L'épaisseur de cet os diminue de haut en bas. Il a 12 millimètres à la partie supérieure, 6 à 8 millimètres à la partie moyenne ; il présente 2 millimètres seulement à l'appendice xyphoïde.

Articulé avec les deux clavicules et les sept premiers cartilages costaux, le sternum a la structure des os plats ; mais sa substance spongieuse est formée de minces cloisons, qui limitent des aréoles très larges et remplies d'un suc médullaire liquide et rouge.

Cet os présente à étudier deux faces, deux bords, deux extrémités.

Face antérieure. — Convexe, plus large en haut, elle présente six ou sept lignes transversales, rugueuses, séparant les diverses pièces osseuses qui constituent les trois portions du sternum. Ces lignes, plus rapprochées en bas qu'en haut, repré-

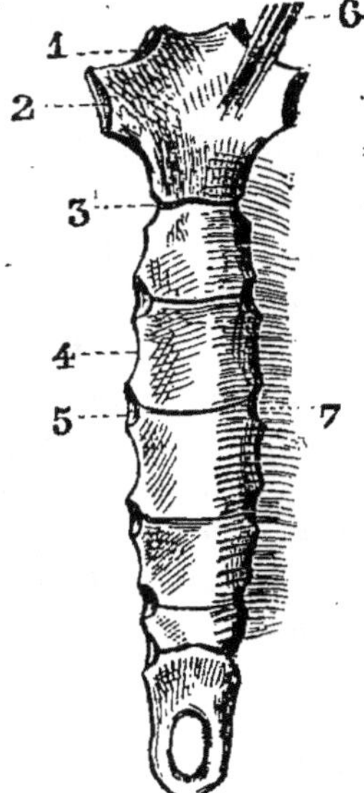

Fig. 313. — Sternum (face antérieure).

1. Facette articulaire pour a clavicule. — 2. Facette articulaire pour le premier cartilage costal. — 3, 5. Facettes articulaires pour les cartilages costaux. — 4. Echancrure qui termine l'espace intercostal en avant. — 6. Faisceau sternal du sterno-cléido-mastoïdien. — 7. Insertion du grand pectoral.

sentent les vestiges de la soudure des diverses pièces osseuses. La première, très saillante, forme chez certains sujets une saillie qui a été prise quelquefois pour une tumeur. Il n'y a pas là, comme on pourrait le croire, une soudure osseuse, mais bien une articulation qui n'est envahie par l'ossification que dans la vieillesse. En 1842, dans un mémoire présenté à l'Académie de médecine, Maisonneuve a étudié cette articulation et ses luxations.

Entre les lignes rugueuses, on trouve des surfaces planes formées par les diverses pièces de l'ossification. Trois muscles s'insèrent sur cette face : dans toute son étendue, le muscle grand pectoral; à sa partie supérieure, sur la première portion du sternum, le muscle sterno-cléido-mastoïdien ; à sa partie inférieure, sur les côtés, le muscle droit de l'abdomen. On trouve quelquefois, sur cette face, un trou, *trou sternal,* qui fait communiquer le tissu cellulaire sous-cutané avec le tissu cellulaire du médiastin ; ce trou résulte de la soudure incomplète, dans le sens latéral, de deux points d'ossification du sternum.

Face postérieure. — Concave, elle présente les mêmes surfaces planes et les mêmes lignes transversales que la face antérieure; seulement les lignes sont moins accusées. Trois muscles s'y insèrent : à la partie supérieure, près de la ligne médiane, le sterno-thyroïdien ; en dehors de celui-ci, le sterno-cléido-hyoïdien; sur les côtés de la deuxième portion de l'os, le triangulaire du sternum.

Cette face est en rapport avec le cœur, dont elle est séparée par le péricarde. Chez le fœtus, elle est en rapport aussi avec le thymus. A sa partie supérieure, elle est en rapport avec les gros vaisseaux veineux et artériels du thorax.

Bords. — Sinueux, contournés en *S* italique, concaves à la partie supérieure, convexes à la partie inférieure, ces bords présentent *treize échancrures,* dont six, plus étendues et moins profondes, font partie des espaces intercostaux, tandis que les sept autres, articulaires, moins étendues et plus profondes, reçoivent les cartilages costaux. Ces dernières échancrures alternent avec les autres; elles *correspondent toujours, excepté pour la première, à la ligne de réunion de deux pièces d'ossification du sternum*, et sont, comme ces lignes, plus rapprochées à la partie inférieure. Le long des bords du sternum, du côté de la cavité thoracique, on voit les vaisseaux mammaires internes.

Extrémité supérieure ou base. — C'est la partie la plus épaisse de l'os; elle concourt à former l'orifice supérieur du thorax. Séparée de la colonne vertébrale par un intervalle de 5 centimètres dans lequel se trouvent la trachée, l'œsophage et de nombreux nerfs et vaisseaux, elle présente sur la ligne médiane une échancrure, *fourchette sternale*. De chaque côté de la fourchette, on voit une surface articulaire oblongue, à grand diamètre oblique en bas et en dehors, concave dans le même sens, convexe d'avant en arrière, et destinée à s'articuler avec la clavicule. Elle ne donne insertion à aucun muscle, l'aponévrose omo-claviculaire seule s'y insère.

Extrémité inférieure ou sommet. — Cette extrémité, ou *appendice xiphoïde*, est cartilagineuse et ne commence à s'ossifier que chez le vieillard ; quelquefois même, dans la plus extrême vieillesse, on n'y trouve aucune trace d'ossification.

Cette extrémité est quelquefois déviée en avant, en arrière ou sur les côtés. Elle donne attache à la ligne blanche, et par sa face postérieure à quelques fibres du diaphragme. Elle est souvent percée d'un trou.

Développement. — Le sternum ne s'ossifie qu'à partir du sixième mois de la vie intra-utérine. On trouve un ou deux points osseux pour la poignée. Le corps de l'os, composé d'autant de pièces séparées qu'il y a d'espaces intercostaux, présente un ou deux points pour chacune de ces pièces. Si ces pièces sont formées de deux points osseux, ceux-ci se réunissent entre eux dans le sens latéral, avant de se réunir à ceux qui sont au-dessus et au-dessous. Il existe un point seulement pour l'appendice xiphoïde.

Les trois portions du sternum se soudent entre elles à un âge avancé. L'appendice xiphoïde se soude au corps de l'os vers quarante-cinq à cinquante ans. Le corps se réunit rarement à la poignée ; il se forme là une articulation qui est quelquefois masquée par une simple lamelle osseuse.

Sept muscles s'insèrent sur le sternum.

Face antérieure : grand pectoral, sterno-cléido-mastoïdien, droit de l'abdomen.

Face postérieure : sterno-thyroïdien, sterno-cléido-hyoïdien, triangulaire du sternum.

Extrémité inférieure : diaphragme.

Pathologie.

Le sternum renferme une substance spongieuse, molle, pour laquelle la *carie* montre une grande prédilection chez les scrofuleux. Il est fréquent de voir des abcès froids et des cicatrices d'abcès chez ces malades, dans la région du sternum. Les *frac-*

tures de cet os sont rares, elles se montrent le plus souvent à la suite d'un choc direct au sternum. La fracture siège ordinairement à l'articulation de la poignée avec le corps; et lorsqu'il y a déplacement, c'est le fragment inférieur qui se place en avant de l'autre.

§ 3. — Thorax en général.

Le thorax, encore appelé *cage thoracique,* est une cavité conique à sommet supérieur, formée par la colonne vertébrale en arrière, le sternum en avant, les côtes et les cartilages costaux sur les côtés. Cette cavité présente une base, un sommet, une surface extérieure et une surface intérieure.

La **base** est limitée : en arrière, par le bord inférieur de la douzième côte; sur les côtes et en avant, par les cartilages cos-

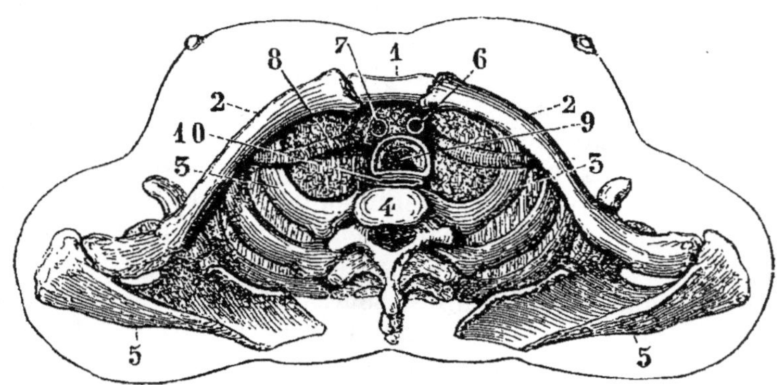

Fig. 314. — Orifice supérieur du thorax. Rapports des premières côtes avec les clavicules et les omoplates.

1. Base du sternum. — 2, 2. Clavicules. — 3, 3. Premières côtes. — 4. Corps de la première vertèbre dorsale. — 5, 5. Epine de l'omoplate. — 6 Coupe de l'artère carotide droite. — 7. Coupe de l'artère carotide gauche. — 8. Artère sous-clavière sur le sommet du poumon — 9. Trachée. — 10. Œsophage.

taux des six dernières côtes et l'appendice xiphoïde du sternum. Cette base, qui donne attache par sa lèvre intérieure au muscle diaphragme, est pourvue en avant d'une échancrure considérable qui correspond à la région de l'épigastre.

Le **sommet** constitue une ouverture relativement très étroite, limitée en avant par la base du sternum; en arrière, par le corps de la première vertèbre dorsale; sur les côtés, par le bord interne et concave de la première côte. Cette ouverture, dont les dimensions varient un peu suivant les sujets, mesure de 9 à 10 centimètres transversalement, et de 4 centimètres et demi à 5 centimètres d'avant en arrière. Elle est complètement remplie par les organes qui passent du cou dans le thorax, et du thorax dans le cou.

On y trouve le sommet des deux poumons, l'œsophage, la trachée, les artères carotides primitives et sous-clavières, les troncs veineux brachio-céphaliques et les nerfs récurrent gauche, grands sympathiques, phréniques et pneumogastriques.

Le sommet du thorax est à peu près horizontal, et son inclinaison est si peu marquée, qu'une ligne horizontale passant sur la fourchette du sternum correspond au disque intervertébral situé entre les première et deuxième vertèbres dorsales.

La **surface extérieure** du thorax peut être divisée en trois régions : 1° la face antérieure ; 2° la face postérieure ; 3° les faces latérales. La *face antérieure,* formée par le sternum et les cartilages costaux, est limitée par deux lignes obliques dirigées de haut en bas et de dedans en dehors, et constituées par la série des articulations des côtes avec les cartilages costaux. Cette face est recouverte par les muscles grands pectoraux dans presque toute son étendue ; à la partie inférieure, par le grand oblique de l'abdomen, et, à sa partie supérieure, par le faisceau sternal du sterno-cléido-mastoïdien. Elle correspond au péricarde et au cœur, aux gros vaisseaux qui partent de cet organe ou qui s'y rendent, au bord antérieur des poumons et aux vaisseaux mammaires internes.

La *face postérieure* est limitée par deux lignes obliques, dirigées également de haut en bas et de dedans en dehors, et formées par l'angle postérieur des côtes. Nous savons, en effet, que l'angle des côtes s'écarte de l'extrémité postérieure de ces os à mesure qu'on s'éloigne de la première côte. Cette face postérieure présente, sur la ligne médiane, la série des apophyses épineuses des vertèbres dorsales, et, sur les côtés, de dedans en dehors, les gouttières vertébrales, les séries versicales des apophyses transverses, enfin la partie postérieure des côtes et des espaces intercostaux. Des muscles nombreux, appartenant à la région dorsale, recouvrent cette face.

La *face latérale* est formée par les côtes qui limitent les espaces intercostaux. On y remarque l'inclinaison de ces os, qui est d'autant plus prononcée qu'on se rapproche de la dernière côte. Des muscles recouvrent cette face : le grand dentelé, le grand pectoral, le petit pectoral, les deux petits dentelés, le grand oblique de l'abdomen et le scalène postérieur.

La **surface intérieure** du thorax présente, à sa partie postérieure, une saillie très considérable formée par la colonne vertébrale, et en avant le sternum. C'est entre la colonne vertébrale et le sternum qu'on trouve une cloison appelée *médiastin*. Cette cloison sépare les deux poumons et les deux plèvres. On trouve entre les côtes les muscles intercostaux, qui s'étendent d'une extrémité à l'autre des espaces de même nom.

La cavité thoracique est remplie par des organes importants et nombreux. Nous étudierons ces organes avec la splanchnologie.

Lorsqu'on examine le thorax recouvert des muscles, on voit que sa forme est celle d'un cône dirigé en sens inverse de celui que représente la cavité thoracique du squelette; le sommet de ce cône est situé à la partie inférieure du thorax, et sa base est supérieure. Cet aspect particulier de la partie supérieure de cette cavité est dû à la présence des omoplates et des clavicules.

Nous pourrions nous étendre beaucoup plus longuement sur l'étude du thorax considéré d'une manière générale; mais il nous parait plus conforme à la méthode de compléter cette description lorsque nous étudierons l'appareil de la respiration.

ARTICLE QUATRIÈME

MEMBRE SUPÉRIEUR.

On le divise en quatre segments: l'*épaule*, le *bras*, l'*avant-bras* et la *main*. L'épaule comprend deux os: la clavicule et l omoplate; le bras est formé par l'humérus; le cubitus et le radius sont les os de l'avant-bras; la main en comprend un grand nombre dont nous donnerons plus loin l'énumération.

I. — CLAVICULE.

Position. — Placez la grosse extrémité *en dedans*, la face qui présente une gouttière *en bas*, le bord le plus convexe *en avant*.

Os pair, long, non symétrique, situé à la partie supérieure et latérale du thorax, présentant un volume, une résistance, une longueur et des flexuosités plus considérables chez l'homme que chez la femme. Cet os offre à étudier deux faces, deux bords, deux extrémités.

Face supérieure. — Elle est lisse, convexe, recouverte par le peaucier, les filets descendants du plexus cervical superficiel et la peau. A son tiers interne s'insère le muscle *sterno-cléido-mastoïdien*.

Face inférieure. — Elle présente une gouttière transversale, *gouttière sous-clavière,* où s'insère le muscle *sous-clavier.*

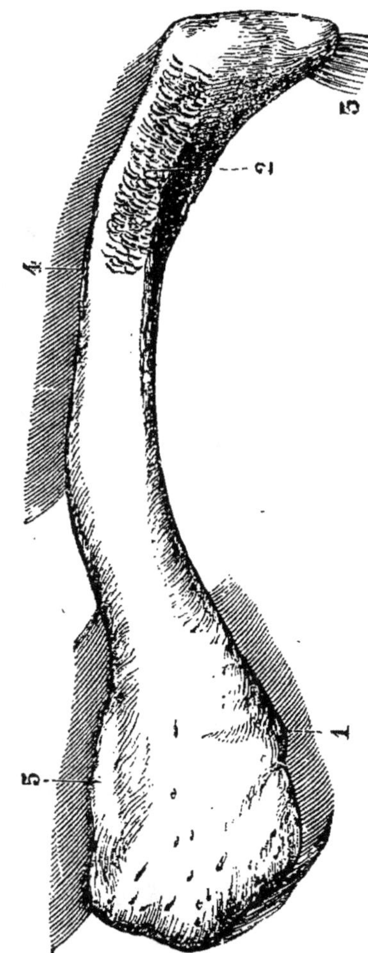

FIG 315. — Face supérieure de la clavicule gauche.

1. Insertion du trapèze. — 2. Faisceau claviculaire du sterno-cléido-mastoïdien. — 3. Insertion du sterno-cléido-mastoïdien. — 4. Insertion du grand pectoral. — 5. Insertion du deltoïde.

Bord antérieur. — Large et convexe dans les deux tiers internes, où s'insère le muscle *grand pectoral,* il est mince et concave dans le tiers externe, où s'attache le *deltoïde.*

Bord postérieur. — Large et concave dans les deux tiers internes, il est mince et convexe dans le tiers externe. Au niveau de sa portion concave, il est en rapport avec les *vaisseaux sous-claviers;* sa portion convexe donne insertion au muscle *trapèze.*

Extrémité interne. — Volumineuse, à peu près quadrangulaire, elle présente une surface articulaire plane, large, rugueuse, qui s'articule avec le sternum. En haut et en avant, on trouve des rugosités pour des insertions musculaires; en bas, des rugo-

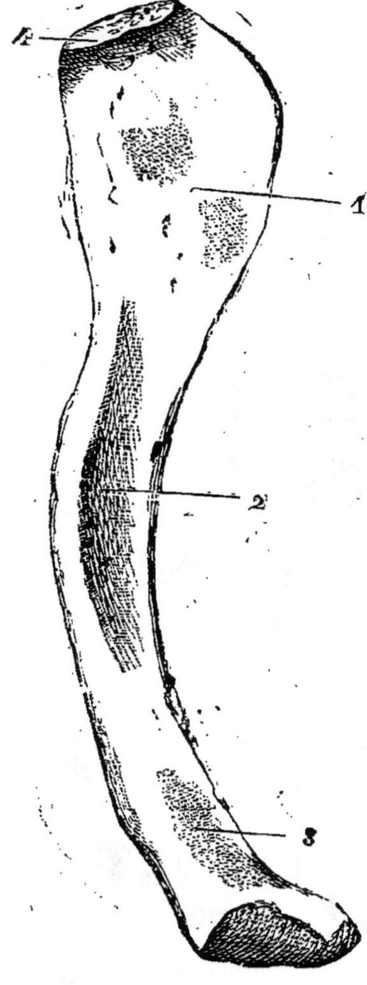

Fig. 316. — Face inférieure de la clavicule gauche.

1. Insertion des ligaments coraco-claviculaires. — 2. Gouttière sous-clavière pour l'insertion du sous-clavier. — 3. Surface rugueuse pour l'insertion du ligament costo-claviculaire. — 4. Facette qui s'articule avec l'acromion

sités pour l'insertion du *ligament costo-claviculaire,* et une facette articulaire qui s'articule avec l'extrémité antérieure de la première côte; en arrière, l'insertion du muscle *sterno-cléido-hyoïdien.*

Extrémité externe. — Aplatie de haut en bas, elle est terminée par une facette articulaire ovale, à grand diamètre antéro-postérieur, regardant en dehors et un peu en bas; elle s'articule avec l'acromion. Au-dessous de cette extrémité, on trouve des rugosités dirigées en dehors et en avant pour l'insertion des ligaments *coraco-claviculaires.*

Développement. — La clavicule et le maxillaire inférieur sont les os qui s'ossifient les premiers. Un point osseux *primitif* se montre au milieu de son corps avant le trente-cinquième jour, un peu avant l'époque de l'apparition du point osseux du maxillaire inférieur. A dix-huit ou vingt ans, se développe, à l'extrémité interne, un petit point osseux *complémentaire,* qui forme une partie de la surface articulaire et qui se soude au corps de l'os avant vingt-cinq ans.

On trouve souvent dans cet os un canal médullaire vers sa partie moyenne.

Six musles s'insèrent sur la clavicule.

Face supérieure, 1. . — Tiers interne, sterno-cléido-mastoïdien.
Face inférieure, 1. . — Dans la gouttière, sous-clavier.
Bord antérieur, 2. . — Deux tiers internes, grand pectoral ; tiers externe, deltoïde.
Bord postérieur, 2. . — Extrémité interne, sterno-cléido-hyoïdien, tiers externe, trapèze.

Pathologie.

Comme les autres os, la clavicule est sujette à la *carie*, à la *nécrose* et au *cancer*. Elle est assez souvent le siège d'*exostoses*. Les *fractures* sont presque aussi fréquentes que celles des côtes. Elles succèdent à un choc direct (*fractures directes*), ou à une chute sur l'épaule (*fractures indirectes*); dans ces dernières, la fracture siège ordinairement à l'union du tiers interne et du tiers moyen de l'os, et elle est dirigée en bas et en dedans. Le fragment externe n'a plus de soutien ; il se porte en bas, en avant et en dedans, obéissant au poids du membre et à l'action musculaire (en avant, grand dentelé, petit pectoral ; en dedans, grand pectoral, grand dorsal). Lorsque la fracture siège au tiers interne ou au tiers externe, il y a rarement déplacement, parce que les deux fragments sont maintenus par les insertions musculaires et ligamenteuses.

II. — OMOPLATE OU SCAPULUM.

Position. — Placez la face munie d'une grande apophyse *en arrière*, le sommet de cette apophyse *en haut,* et *en dehors.*

Os plat, pair, triangulaire, situé à la partie supérieure, postérieure et latérale du thorax, articulé avec l'extrémité externe de la clavicule et avec l'humérus, et enfoui au milieu des masses musculaires de l'épaule et du dos. Cet os et la clavicule forment les os de l'épaule.

Il présente à étudier deux faces, trois bords, trois angles.

Face antérieure. — Concave, elle forme la fosse sous-scapulaire, et présente des crêtes obliques en haut et en dehors pour

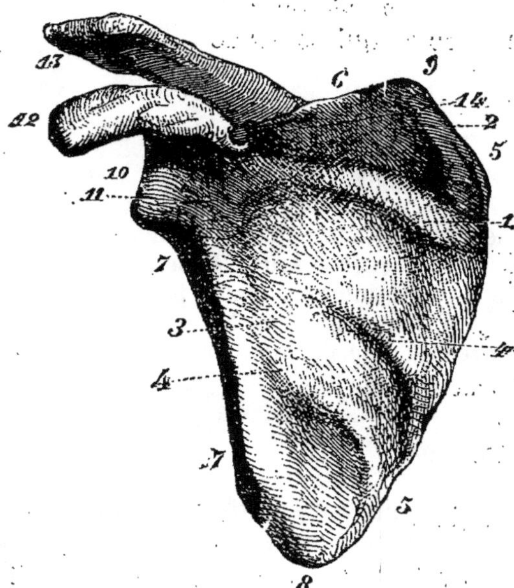

Fig. 347. — Face antérieure de l'omoplate droite.

1, 2, 3, 4, 4. Crêtes qui donnent insertion au muscle sous-scapulaire. — 5, 5. Bord interne. — 6. Bord supérieur. — 7. Bord externe. — 8. Angle inférieur de l'omoplate. — 9. Angle supérieur et interne. — 10, 11. Cavité glénoïde —12. Apophyse coracoïde. — 13. Acromion. — 14. Echancrure coracoïdienne (nerf sus-scapulaire, et au-dessus artère scapulaire supérieure).

l'insertion du muscle *sous-scapulaire*. Cette face se termine en haut et en bas par une surface triangulaire sur laquelle s'insère le *grand dentelé*.

Face postérieure. — On y trouve, à l'union du quart supérieur et des trois quarts inférieurs, une grande apophyse, *épine de l'omoplate*, triangulaire, confondue avec l'omoplate par son bord antérieur.

Son bord postérieur, confondu en dedans avec le bord interne de l'omoplate, se termine en dehors, en formant avec le bord externe de l'épine une saillie, *acromion*. Ce bord, qu'on appelle *crête*, est très épais. La lèvre supérieure donne insertion au *trapèze*, l'inférieure au *deltoïde*.

Le bord externe de l'épine est concave, lisse.

L'acromion, qui fait suite à ces deux bords, est une apophyse dirigée en avant, en haut et en dehors. La base ou pédicule semble tordue ; son sommet donne insertion au ligament *acromio-cora-*

coïdien ; sa face supérieure est séparée de la peau par une bourse séreuse ; sa face inférieure, lisse, est en rapport avec la tête de l'humérus. Les bords se continuent avec les deux lèvres du bord postérieur de l'épine de l'omoplate ; l'externe est convexe, l'interne concave. Celui-ci présente à sa partie antérieure une facette

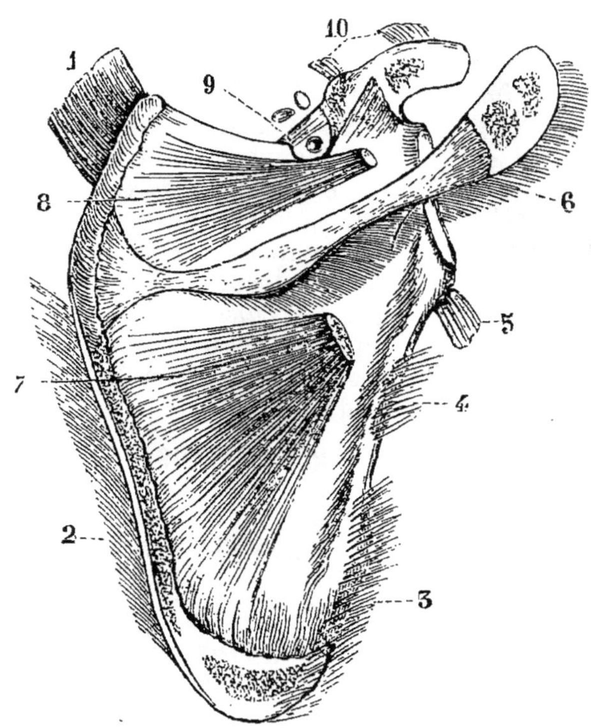

Fig. 318. — Omoplate droite avec les muscles (face postérieure). On y voit les points d'ossification complémentaires.

1. Muscle angulaire de l'omoplate. — 2. Rhomboïde — 3. Grand rond. — 4. Petit rond. — 5. Longue portion du triceps — 6. Deltoïde. — 7. Sous-épineux. — 8. Sus-épineux. — 9. Ligament qui convertit en trou l'échancrure coracoïdienne, dans laquelle passe le nerf sus-scapulaire. — 10. Ligaments coraco-claviculaires.

ovale, à grand diamètre antéro-postérieur, qui regarde en haut et en dedans pour s'articuler avec la clavicule.

Au-dessus de l'épine, la dépression que l'on rencontre s'appelle *fosse sus-épineuse* et donne attache au muscle *sus-épineux ;* la dépression qui est au-dessous se nomme *fosse sous-épineuse* et donne attache au muscle *sous-épineux*. Elle est plus étendue que la première ; elle est bordée, à sa partie externe et inférieure, le long du bord externe de l'omoplate, par une surface rugueuse, allongée, divisée en deux parties par une crête oblique en haut et en dehors. A la partie supérieure s'insère le muscle *petit rond,* à la partie inférieure le muscle *grand rond.*

Bord interne ou spinal. — Le plus long des bords ; il est mince et présente, à l'union de son quart supérieur avec les trois quarts inférieurs, un angle qui correspond à l'origine de l'épine de l'omoplate. Au-dessus de l'angle, s'insère le muscle *angulaire de l'omoplate ;* le *rhomboïde* s'insère au-dessous.

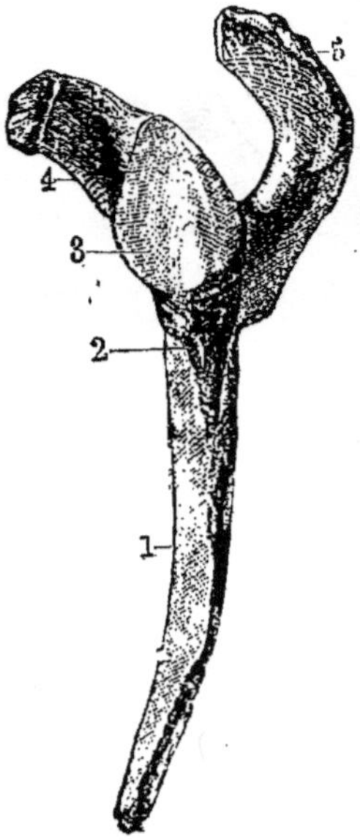

FIG. 319. — Omoplate gauche vue du côté externe.

1. Bord axillaire. — 2. Insertion de la longue portion du triceps. — 3. Cavité glénoïde. — 4. Concavité de l'apophyse coracoïde pour le glissement du tendon du sous-scapulaire. — 5. Acromion.

Bord supérieur ou cervical. — Le plus mince et le plus court ; il présente à sa partie externe l'*échancrure coracoïdienne* convertie en trou par un ligament. Le *nerf sus-scapulaire* passe dans le trou, sous le ligament, tandis que les *vaisseaux sus-scapulaires* passent par-dessus. Le muscle *omoplato-hyoïdien* s'insère en dedans de l'échancrure.

Bord externe ou axillaire. — Très épais, surtout à la partie supérieure ; il présente au-dessous de la cavité glénoïde une surface rugueuse, triangulaire, pour la *longue portion du triceps.*

Angle supérieur. — Il est presque droit et donne attache au muscle *angulaire de l'omoplate.*

Angle inférieur. — Cet angle, le plus aigu, est situé entre la partie inférieure du grand dentelé, qui se trouve en avant, et la partie interne du grand rond, qui s'attache en arrière.

Angle externe. — Très volumineux, il présente une cavité articulaire, *cavité glénoïde,* peu profonde, ovale, plus large en bas qu'en haut, s'articulant avec l'humérus ; à l'état frais, *le bourrelet glénoïdien* la borde. On appelle *col de l'omoplate* la portion rétrécie qui supporte la cavité glénoïde ; la *longue portion du biceps* s'insère à la partie supérieure de la cavité glénoïde de l'omoplate et se confond avec le bourrelet glénoïdien.

Au-dessus de la cavité glénoïde, on trouve une apophyse en forme de crochet : c'est l'*apophyse coracoïde,* qui constitue avec l'acromion une voûte osseuse à l'articulation scapulo-humérale. Cette apophyse est dirigée en avant, en haut et en dehors. Sa base est comprise entre la cavité glénoïde et l'échancrure coracoïdienne. Son sommet donne insertion au muscle *coraco-brachial* et à la *courte portion du biceps* réunis ; son bord antérieur, au muscle *petit pectoral ;* son bord postérieur, au *ligament acromio-coracoïdien ;* sa face supérieure, convexe et rugueuse, aux *ligaments coraco-claviculaires ;* sa face inférieure, concave et lisse, est en rapport avec la tête de l'humérus.

Développement. — Cet os se développe par sept points d'ossification : un primitif pour le corps, et six complémentaires ; deux pour l'apophyse coracoïde, un pour le bord interne, un pour l'angle inférieur, un pour l'acromion et un pour le bord spinal.

Dix-huit muscles s'insèrent sur l'omoplate.

Face antérieure, 2. — Sous-scapulaire dans la fosse ; grand dentelé en haut et en bas.

Face postérieure, 6. — Deux sur l'épine : trapèze à la lèvre supérieure du bord postérieur et au bord interne de l'acromion, deltoïde à la lèvre inférieure et au bord externe de l'acromion ; sus-épineux dans la fosse sus-épineuse, sous-épineux dans la fosse sous-épineuse, petit rond et grand rond en dehors.

Bord interne, 2. — Angulaire de l'omoplate dans le quart supérieur, rhomboïde dans les trois quarts inférieurs.

Bord supérieur, 1. — Omoplat-hyoïdien, en dedans de l'échancrure coracoïdienne.

Bord externe, 1. — Longue portion du triceps, sous la cavité glénoïde.

Angle supérieur, 1. — L'angulaire de l'omoplate se continue sur cet angle.

Angle inférieur, 1. — Quelquefois un faisceau musculaire du grand dorsal.

Angle externe, 4. — Longue portion du biceps, au-dessus de la cavité glénoïde, petit pectoral au bord antérieur de l'apophyse coracoïde, coraco-brachial et courte portion du biceps au sommet.

III. — Humérus.

Position. — Placez la grosse extrémité *en haut*, la gouttière verticale qu'elle présente *en avant*, la surface articulaire *en dedans.*

Os pair, long, non symétrique, articulé avec l'omoplate, le radius et le cubitus, appelé aussi *os du bras*, et dirigé un peu obliquement de dehors en dedans et de haut en bas. Il présente un *corps* et *deux extrémités*.

Le **corps** est cylindrique en haut, parce que les bords y sont à peine marqués, prismatique et triangulaire, au contraire, en bas. Il est tordu sur son axe ; de cette torsion résulte une gouttière oblique de haut en bas, de dedans en dehors, qui contourne la face postérieure et la face externe : c'est la *gouttière de torsion*, dans laquelle sont logés le *nerf radial* et l'*artère humérale profonde*.

Le corps présente trois faces et trois bords, qui portent les mêmes noms que les faces et les bords du tibia et du péroné.

Face postérieure. — Large en bas, elle est croisée obliquement par la gouttière de torsion. La courte portion du *triceps* s'insère au-dessous de la gouttière, tandis que la moyenne s'insère au-dessus.

Face interne. — Elle est plus étroite en bas qu'en haut. Au milieu, on voit des rugosités pour le muscle *coraco-brachial*.

Face externe. — Elle devient antérieure en bas ; on y trouve, au-dessus de la partie moyenne, des rugosités qui constituent l'*empreinte deltoïdienne* pour l'insertion du muscle *deltoïde*. Cette empreinte est triangulaire, à sommet inférieur ; elle est embrassée par une autre empreinte située un peu plus bas et ordinairement peu accusée, qui donne attache au muscle *brachial antérieur*.

Bord antérieur. — Il commence en haut à la grosse tubérosité, forme dans son trajet la lèvre antérieure de la coulisse bicipitale, et se bifurque en bas pour embrasser la cavité coronoïde. Ce bord, qui est très marqué dans toute son étendue, présente en dedans, un peu sur la face interne, le *trou nourricier* de l'os, dirigé de haut en bas. Dans les trois os longs principaux des membres, le trou nourricier principal est situé du côté de la flexion de l'articulation qui réunit ces trois os : par conséquent, en avant pour l'humérus, le cubitus et le radius qui forment le coude, en arrière pour le fémur, le tibia et le péroné qui forment le genou. Dans ces mêmes os, le trou nourricier est dirigé vers l'articulation du coude pour les os du membre supérieur ; il s'éloigne, au contraire, de l'articulation du genou pour les os du membre inférieur. De plus, dans tous ces os, excepté pour le péroné, l'extrémité de l'os, vers laquelle se dirige le trou nourricier, se réunit la première au corps de l'os, quoiqu'elle se soit ossifiée la dernière.

Bord externe. — Très marqué en bas, il donne insertion au muscle *long supinateur* et au muscle *premier radial externe ;* il se termine en se dirigeant en avant sur l'épicondyle.

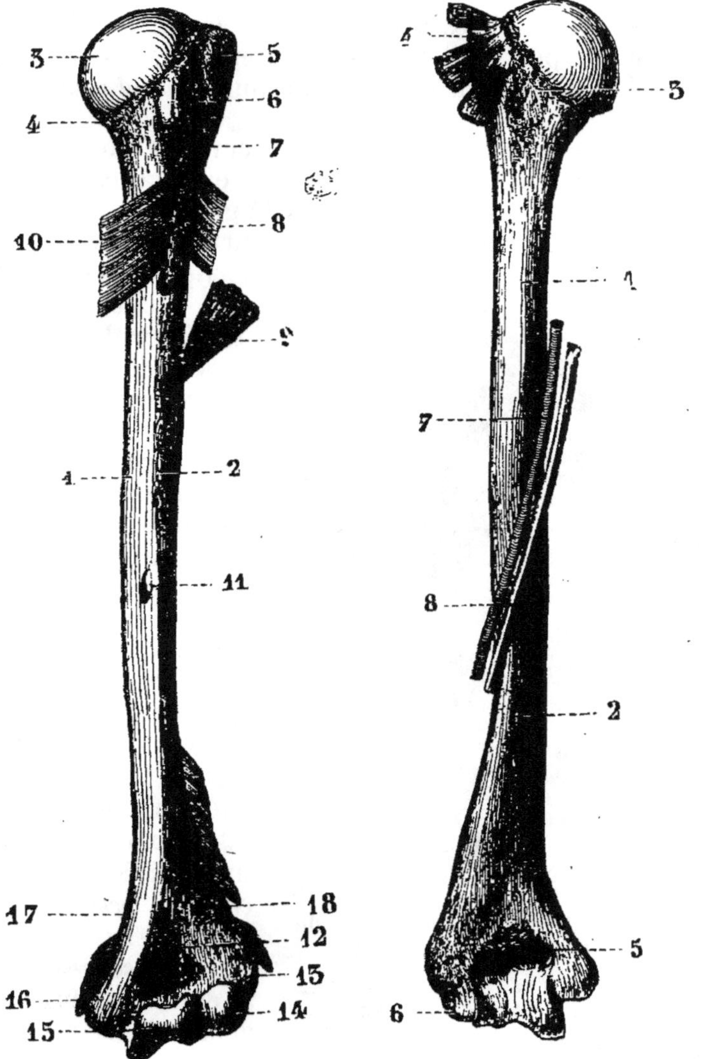

FIG. 320. — Humérus gauche (partie antérieure).

FIG. 321. — Humérus gauche (face postérieure).

Fig. 320. — 1. Face interne. — 2. Bord antérieur. — 3. Tête. — 4. Col anatomique. — 5. Grosse tubérosité. — 6. Petite tubérosité. — 7. Col chirurgical. — 8. Muscle grand rond. — 9. Deltoïde. — 10. Grand pectoral. — 11. Trou nourricier. — 12. Cavité coronoïde. — 13. Epicondyle. — 14 Condyle — 15. Trochlée. — 16. Epitrochlée et rond pronateur. — 17. Bord interne. — 18. Bord externe. Au-dessus du chiffre on voit le long supinateur, et au-dessous le premier radial.

Dans cette figure, l'espace qui sépare le grand rond, 8, du grand pectoral, 10, constitue la coulisse bicipitale.

Fig. 321. — 1. Portion de la face postérieure sur laquelle s'insère le vaste externe. — 1. Insertion du vaste interne. — 3. Tête. — 4. Insertion des muscles sus-épineux, sous-épineux et petit rond. — 5. Cavité olécrânienne. — 6. Condyle. — 7. Artère humérale profonde dans la gouttière de torsion. — 8. Nerf radial.

Bord interne. — Très marqué aussi à la partie inférieure, ce bord dévie un peu vers la partie antérieure, et se termine sur l'épitrochlée, en donnant insertion au muscle *rond pronateur*.

Extrémité supérieure. — Elle présente : 1o une surface articulaire représentant le tiers d'une sphère, regardant en haut et en dedans, et s'articulant avec la cavité glénoïde de l'omoplate ; 2o une portion rétrécie qui limite cette surface : c'est le *col anatomique,* qui donne insertion à la *capsule fibreuse* de l'articulation; 3o au-dessous de la tête, un rétrécissement, ou *col chirurgical,* contourné à sa partie antérieure par *l'artère circonflexe antérieure,* et en arrière par *l'artère circonflexe postérieure* et le *nerf circonflexe ;* le col chirurgical se confond en dedans avec le col anatomique, mais il en est séparé en dehors par un espace dans lequel on trouve les deux tubérosités suivantes ; 4o entre les deux cols et en avant, une saillie appelée *trochin* ou *petite tubérosité de l'humérus,* où s'insère le muscle *sous-scapulaire ;* 5o entre les deux cols, en dehors de la petite tubérosité, une saillie appelée *trochiter,* ou *grosse tubérosité de l'humérus,* qui présente trois facettes : la supérieure pour l'insertion du muscle *sus-épineux*, la moyenne pour le *sous-épineux,* et l'inférieure pour le *petit rond ;* 6o entre ces deux tubérosités, en avant de l'extrémité supérieure de l'os, une gouttière, *coulisse bicipitale,* qui se prolonge sur le quart supérieur du corps de l'os ; la lèvre interne ou postérieure de cette coulisse commence à la petite tubérosité, et se perd insensiblement sur le corps de l'os après 6 à 8 centimètres de trajet ; elle donne attache au muscle *grand rond.* La lèvre externe ou

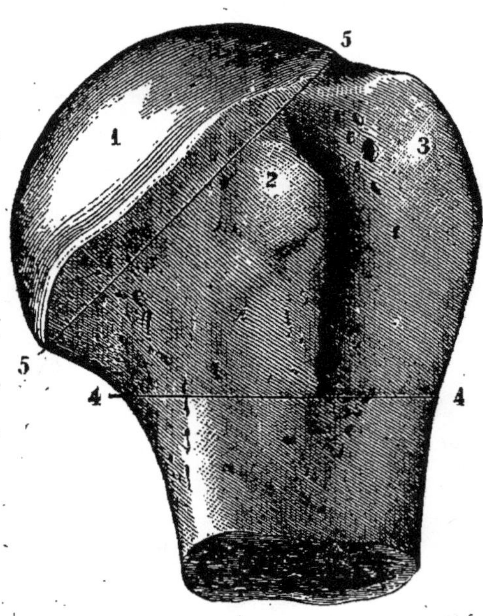

Fig. 522. — Extrémité supérieure de l'humérus gauche vue par devant.

1. Tête articulaire. — 2. Petite tubérosité. — 3. Grosse tubérosité. — 4, 4. Col chirurgical. — 5. Col anatomique. Entre 2 et 3, on voit la coulisse bicipitale.

antérieure fait partie du bord antérieur de l'os, et donne attache au muscle *grand pectoral*. Le muscle *grand dorsal* s'insère au fond de la coulisse, dans laquelle glisse le tendon de la longue portion du *biceps*.

Extrémité inférieure. — Elle est aplatie d'avant en arrière; on y voit, en avant, une petite cavité, *cavité coronoïde*, qui loge l'apophyse coronoïde du cubitus, dans la flexion de l'avant-bras; en arrière, une cavité plus grande, *cavité olécrânienne*, qui loge l'olécrâne, dans l'extension. Cette extrémité présente de dehors en dedans : 1° une apophyse, *épicondyle*, qui donne insertion au *ligament latéral externe* de l'articulation et à *six muscles* de l'avant-bras; 2° une surface articulaire, convexe, regardant en avant et en bas : c'est le *condyle* ou *petite tête de l'humérus*, en rapport avec le radius; 3° une *poulie, trochlée humérale*, en rapport avec le cubitus; le bord interne descend plus bas que l'externe; la gorge de la poulie est située plus près du bord externe, et dirigée d'arrière en avant et de dehors en dedans; 4° une apophyse, *épitrochlée*, beaucoup plus saillante que l'épicondyle, située à un centimètre et demi au-dessus du bord interne de la trochlée, donnant insertion au *ligament latéral interne* de l'articulation et à *cinq muscles* qui forment les deux premières couches de la région antérieure de l'avant-bras.

Développement. — Cet os se développe par sept points d'ossification : un pour le corps, deux pour l'extrémité supérieure, et quatre pour l'extrémité inférieure.

Vingt-quatre muscles s'insèrent sur l'humérus.

Corps, 4 :

Face postérieure. — Courte et moyenne portion du triceps.
Face interne. . — Coraco-brachial.
Face externe. . — Deltoïde brachial antérieur.

Extrémité supérieure, 7 :

Petite tubérosité. — Sous-scapulaire.
Grosse tubérosité. — Sus-épineux, sous-épineux, petit rond.
Coulisse bicipitale. — Grand pectoral, grand rond, grand dorsal.

Extrémité inférieure, 13 :

Bord externe. . — De bas en haut, premier radial, long supinateur.
Bord interne. . — Au-dessus de l'épitrochlée, rond pronateur.
Épicondyle. . . — Second radial externe, court supinateur, anconé, cubital postérieur, extenseur commun des doigts, extenseur propre du petit doigt.
Épitrochlée. . . — Grand palmaire, petit palmaire, cubital antérieur, fléchisseur commun superficiel des doigts, et le rond pronateur qui s'attache aussi au bord interne.

Pathologie.

Les lésions organiques affectent surtout l'extrémité supérieure de l'humérus ; c'est là qu'on observe quelquefois le *cancer des os*, l'*enchondrome* (tumeur cartilagineuse), l'*anévrysme des os* (tumeur vasculaire formée par l'énorme dilatation des vaisseaux artériels).

Les *fractures* peuvent se montrer sur le corps et sur les extrémités de l'humérus. Celles de l'extrémité supérieure offrent un siège déterminé, on les appelle *fractures du col anatomique* et *fractures du col chirurgical*. Les premières offrent ceci de particulier que le fragment supérieur ne tient à aucun muscle ni à aucun ligament ; son déplacement peut avoir lieu dans tous les sens au centre de l'articulation, et la nutrition de ce fragment est rendue difficile, puisqu'il ne reçoit plus de vaisseaux nourriciers. Dans les fractures du col chirurgical, le fragment supérieur subit l'action des muscles qui s'attachent aux tubérosités de l'humérus, et l'inférieur est porté en dedans par les trois muscles de la coulisse bicipitale, si la direction des surfaces fracturées le permet.

IV. — Cubitus.

Position. — Placez la grosse extrémité *en haut*, la grande surface articulaire de cette extrémité *en avant*, et la petite facette articulaire latérale *en dehors*.

Le cubitus est le plus long des os de l'avant-bras. Cet os est solidement articulé : en haut avec la trochlée humérale, sur laquelle il ne peut exécuter que des mouvements de flexion et d'extension, en bas avec le pyramidal, en dehors avec le radius. Situé à la partie interne de l'avant-bras, il est dirigé un peu obliquement, de haut en bas et de dedans en dehors, de sorte qu'il forme avec l'humérus un angle saillant en dedans. Pour étudier le cubitus, on doit supposer le squelette debout, les bras pendants et la paume de la main tournée en avant.

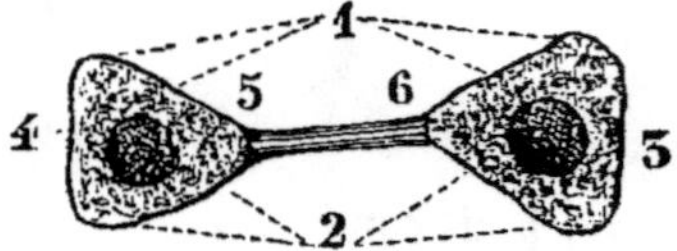

Fig. 323. — Coupe des os de l'avant-bras, destinée à faire retenir les noms des faces et des bords des deux os.

1. Les quatre lignes se rendent aux faces et aux bords antérieurs des deux os — 2. Les quatre lignes se rendent aux faces et aux bords postérieurs des deux os. — 3. Face externe du radius. — 4. Face interne du cubitus. — 5. Bord externe du cubitus. — 6. Bord interne du radius.

Cet os présente un corps et deux extrémités.

Le **corps**, prismatique et triangulaire dans ses trois quarts supérieurs, est cylindrique dans son quart inférieur; il augmente de volume à mesure qu'on s'approche de son extrémité supérieure. A sa partie inférieure, il est légèrement courbé et concave en dehors; il présente trois faces et trois bords.

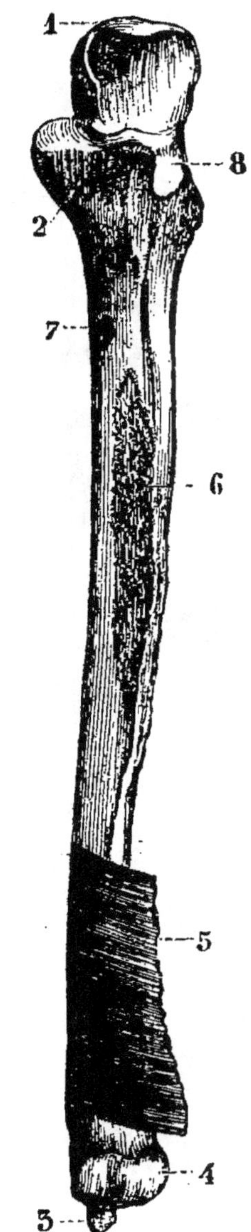

Fig. 324. — Cubitus gauche vu par sa face antérieure.

1. Olécrâne. — 2. Apophyse coronoïde et insertion du brachial antérieur. — 3. Apophyse styloïde du cubitus. — 4. Surface articulaire pour le radius. — 5. Carré pronateur. — 6. Insertion du fléchisseur profond des doigts. — 7. Trou nourricier. — 8. Petite cavité sigmoïde.

J'ai remarqué que les élèves retiennent difficilement les noms des faces et des bords du cubitus et du radius. La figure ci-dessus ne permet pas d'erreur. Les deux os sont triangulaires; le cubitus est interne, le radius externe; l'os interne a une face interne, l'os externe a une face externe. Quoi de plus simple? Le cubitus, étant triangulaire, doit présenter nécessairement un bord externe, et le radius, par conséquent, un bord interne; le ligament interosseux s'insère sur ces deux bords, et cette insertion sert également à retenir la position de la face interne du cubitus et de la face externe du radius. Ensuite chacun des os offre un bord antérieur et une face antérieure, un bord postérieur et une face postérieure. En somme, il faut se rappeler les parties externe et interne des deux os, le reste n'offre aucune difficulté.

Remarquez que, dans l'étude de ces os, les mots *interne* et *externe* ne se disent pas par rapport à l'axe de l'avant-bras, mais par rapport à celui du corps.

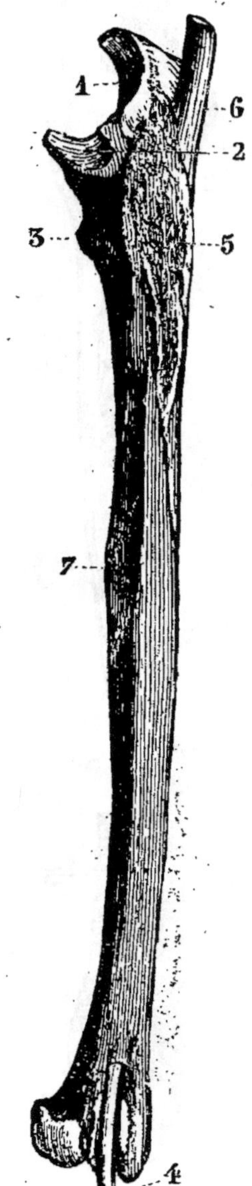

FIG. 325. — Cubitus gauche vu par sa face postérieure.

1. Grande cavité sigmoïde. — 2. Apophyse coronoïde. — 3. Insertion du court supinateur. — 4. Tendon du cubital postérieur avec sa gaine. — 5. Insertion de l'anconé. — 6. Tendon du triceps. — 7. Portion externe de la face postérieure du cubitus, donnant insertion aux muscles profonds et postérieurs de l'avant-bras, dont les attaches sont indiquées par des lignes obliques.

Face antérieure. — Légèrement concave, plus large en haut, elle donne insertion à trois muscles : *fléchisseur profond des doigts* au milieu, *brachial antérieur* en haut, *carré pronateur* en bas. On y trouve en haut le *trou nourricier*, dirigé de bas en haut.

Face postérieure. — Plus large en haut, elle est divisée en deux parties par une *crête* verticale : une partie externe sur laquelle s'insèrent de haut en bas les quatre muscles de la couche profonde de la région postérieure de l'avant-bras : *long abducteur du pouce, court extenseur du pouce, long extenseur du pouce, extenseur propre de l'index ;* une partie interne sur laquelle s'insère le *cubital postérieur*. A la partie supérieure de cette face, on trouve une surface triangulaire allongée commençant sur le côté externe de l'olécrâne et se terminant en pointe en bas : c'est la surface d'insertion du muscle *anconé*.

Face interne. — Plus large en haut, lisse, séparée de la peau par l'aponévrose antibrachiale et par quelques fibres du fléchisseur profond des doigts et du cubital antérieur, elle ne donne insertion qu'à ces muscles. Cette face est facilement sentie sous la peau, surtout à la partie inférieure, où elle est placée immédiatement au-dessous de l'aponévrose.

Bord antérieur. — Il s'étend de la partie interne de l'apophyse coronoïde à l'apophyse styloïde ; il est recouvert par le fléchisseur profond des doigts dans ses deux tiers supérieurs, et il donne insertion au *carré pronateur* dans son quart inférieur.

Bord postérieur ou crête du cubitus. — Il est situé sous l'aponévrose. Il s'étend de l'olécrâne à l'apophyse styloïde, où il se rapproche insensiblement du bord antérieur, en rétrécissant de plus en plus la face interne : ce bord sépare le muscle cubital antérieur du cubital postérieur.

Bord externe. — Concave, il est très marqué à sa partie moyenne, où il donne insertion au *ligament interosseux*, et s'arrondit en bas en se rapprochant de la tête du cubitus. Il s'élargit en haut et forme une surface triangulaire rugueuse, située au-dessous de la petite cavité sigmoïde, pour l'une des insertions fixes du muscle *court supinateur*.

Extrémité inférieure. — Petite, elle présente, en dedans et en arrière, une saillie, *apophyse styloïde*, mince, cylindrique, de 5 à 6 millimètres de long, revêtue de cartilage à son sommet pour s'articuler avec le pyramidal, et donnant insertion par sa surface au *ligament latéral interne* de l'articulation du poignet. On trouve en dehors de cette apophyse la *petite tête du cubitus*, arrondie, s'articulant avec la cavité sigmoïde du radius et avec l'os pyramidal, dont elle est séparée par un fibro-cartilage dit *ligament triangulaire*. Entre la tête et l'apophyse styloïde, on trouve, en avant, une dépression qui les sépare, et, en arrière, une gouttière verticale pour le passage du tendon du muscle *cubital postérieur*. L'extrémité inférieure du cubitus forme en arrière, en dedans et au-dessus du poignet, une saillie considérable, beaucoup plus prononcée pendant la pronation.

Extrémité supérieure. — Volumineuse, elle offre deux apophyses qui, par leur réunion, forment la grande cavité sigmoïde. Articulée avec la trochlée humérale, cette cavité, très profonde, revêtue de cartilage, est divisée en deux parties par une crête verticale ; la partie interne est un peu plus large. Au milieu de cette cavité, existe une ligne transversale qui indique le point de soudure de ces deux apophyses.

L'apophyse antérieure de cette extrémité, *apophyse coronoïde*, présente un *sommet* pour l'insertion du ligament antérieur de l'articulation, une *base* confondue avec l'os, une *face supérieure* articulaire, une *face inférieure* pour l'insertion du muscle brachial antérieur, un *bord interne* pour l'insertion du ligament interne de l'articulation, d'un faisceau du rond pronateur et du muscle fléchisseur superficiel des doigts, un *bord externe* pour l'insertion du ligament annulaire et du ligament latéral externe de l'articulation du coude.

L'apophyse postérieure, *olécrâne*, est plus volumineuse, verticale, à sommet recourbé en avant. La *base* est confondue avec l'os ; le *sommet*, ou *bec*, est situé dans la cavité olécrânienne ; la *face antérieure* est articulaire et fait partie de la grande cavité sigmoïde. La *face postérieure*, rugueuse, donne insertion au muscle triceps. Le *bord interne* et le *bord externe* donnent insertion aux faisceaux postérieurs du ligament latéral interne et du ligament latéral externe.

Entre l'olécrâne et l'apophyse coronoïde, sur la face externe de l'extrémité supérieure, il existe une petite cavité articulaire, *petite cavité sigmoïde*, allongée d'avant en arrière, articulée avec la tête du radius et donnant insertion, par ses extrémités, au ligament annulaire du radius. Le cartilage de cette cavité se continue avec celui de la grande cavité sigmoïde.

Développement. — Le cubitus se développe par quatre points d'ossification : un pour le corps, un pour l'extrémité inférieure et deux pour l'olécrâne. L'apophyse coronoïde est une dépendance du point osseux du corps.

Douze muscles s'insèrent sur le cubitus.

Face antérieure, 2. — De haut en bas : fléchisseur profond des doigts, carré pronateur.

Face postérieure. 6. — En haut : anconé ; en dedans de la crête, cubital postérieur ; en dehors, de haut en bas : long abducteur du pouce, court extenseur du pouce, long extenseur du pouce et extenseur propre de l'index.

Bord externe, 1. . — En haut : court supinateur.

Extrémité supérieure, 3, — A l'apophyse coronoïde, le brachial antérieur et un faisceau du rond pronateur; à l'olécrâne, le triceps.

Pathologie.

Lorsque les deux os de l'avant-bras sont fracturés en même temps, on dit qu'il y a *fractures de l'avant-bras*. Lorsqu'un seul os est atteint, la fracture porte le nom de cet os. Les fractures du cubitus n'offrent rien de particulier, si ce n'est à l'extrémité supérieure, où l'on constate assez souvent des *fractures de l'olécrâne.* Celles-ci se montrent à la suite de chutes sur le coude ou d'une contraction violente du triceps brachial *(fracture par contraction musculaire).* Le périoste qui entoure l'olécrâne est très épais et renforcé par le tendon du triceps et les ligaments du coude, ce qui empêche quelquefois le déplacement en haut de l'olécrâne.

V. — Radius.

Position. — Placez la grosse extrémité *en bas*, l'apophyse de cette extrémité *en dehors*, et les gouttières nombreuses qu'on y trouve *en arrière.*

Situé à la partie externe du cubitus, plus court de toute la longueur de l'olécrâne, articulé avec le condyle de l'humérus, le scaphoïde, le semi-lunaire et les deux extrémités du cubitus, cet os présente un corps et deux extrémités.

Le **corps** augmente de volume vers la partie inférieure, en sens inverse de celui du cubitus. Prismatique et triangulaire, il décrit une courbe à concavité interne et antérieure. Il présente trois faces et trois bords.

Face antérieure. — Plus large en bas, elle est excavée inférieurement, et commence en haut au-dessous de la tubérosité bicipitale. Elle donne insertion à deux muscles, *carré pronateur* en bas et *fléchisseur propre du pouce* en haut. On y trouve en haut le *trou nourricier,* dirigé de bas en haut.

Face postérieure — Inégale, elle présente des crêtes obliques en bas et en dehors. A la partie supérieure, elle est arrondie pour l'insertion du *court supinateur*. Le *long abducteur du pouce* et le *court extenseur du pouce* s'insèrent au-dessous.

Face externe. — Convexe, elle donne insertion en haut au *court supinateur*, et au milieu, par une surface rugueuse allongée, au tendon du *rond pronateur*.

Bord antérieur. — Il s'étend de la tubérosité bicipitale à l'apophyse styloïde. Il donne insertion en haut à trois muscles : le *fléchisseur propre du pouce* sur la lèvre interne, le *court supinateur* sur la lèvre externe, le *fléchisseur superficiel des doigts* à l'interstice. Ce bord sépare la face antérieure de la surface d'insertion du court supinateur.

Bord interne. — Il s'étend de la tubérosité bicipitale à la cavité sigmoïde du radius, et il donne insertion au ligament interosseux.

Bord postérieur. — Il est marqué seulement à sa partie moyenne et ne présente rien à considérer.

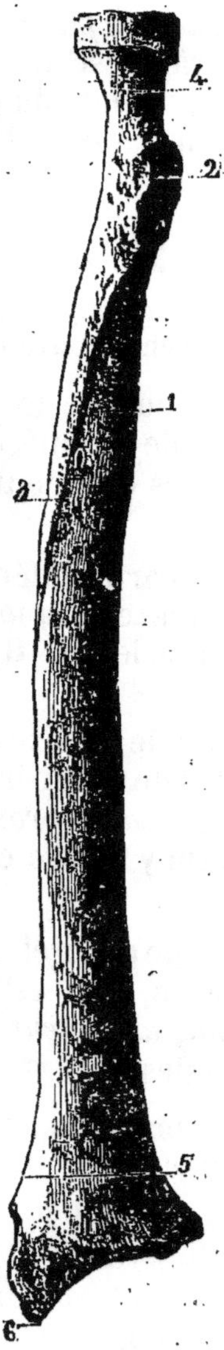

Extrémité supérieure. — On y trouve, comme sur une côte, une tête, un col et une tubérosité.

La *tête* est creusée d'une petite cavité ou *cupule,* qui s'articule avec la petite tête de l'humérus. Elle est entourée par une surface articulaire qui se continue avec la cupule et qui a, du côté du cubitus, 6 à 7 millimètres de hauteur, tandis que du côté externe elle n'en a que 3 ou 4. Cette surface est entourée par le ligament annulaire du radius.

Le *col* est la portion cylindrique de l'os située au-dessous de la tête ; sa longueur est de 1 centimètre 1/2 à 2 centimètres ; sa direction, inverse de celle du corps, est oblique en bas et en dedans ; il forme avec le corps un angle saillant en dedans.

La *tubérosité bicipitale,* placée au sommet de cet angle, est un gros tubercule d'un centimètre et demi de longueur, situé en avant et en dedans de l'os, lisse dans sa moitié antérieure, rugueux dans sa moitié postérieure, où il donne insertion au *biceps.*

Extrémité inférieure. — Volumineuse, *formée de*

4
2
1
a
5
6

Fig. 326. — Radius droit vu par sa face antérieure.

1. Face antérieure du radius. — 2. Tubérosité bicipitale d'où part le bord antérieur, 3. — 4. Col du radius. — 5. Ligne indiquant le point où se fracture ordinairement l'extrémité inférieure. On voit sur cet os le trou nourricier. — 6. Apophyse styloïde.

tissu spongieux très fragile, elle a la forme d'une pyramide triangulaire dont le *sommet* se confond avec le corps de l'os, et dont la *base* s'articule avec le carpe.

Cette base est articulaire, dirigée obliquement de dedans en dehors et de haut en bas, et divisée en deux parties par une crête antéro-postérieure : l'une externe, triangulaire et plus inférieure, s'articulant avec le scaphoïde ; l'autre interne, quadrilatère, plus supérieure, pour le semi-lunaire. A la partie externe de cette base, on trouve l'*apophyse styloïde,* située plus bas que celle du cubitus, donnant insertion au *ligament latéral externe* de l'articulation radio-carpienne par son sommet, au muscle *long supinateur* par sa base.

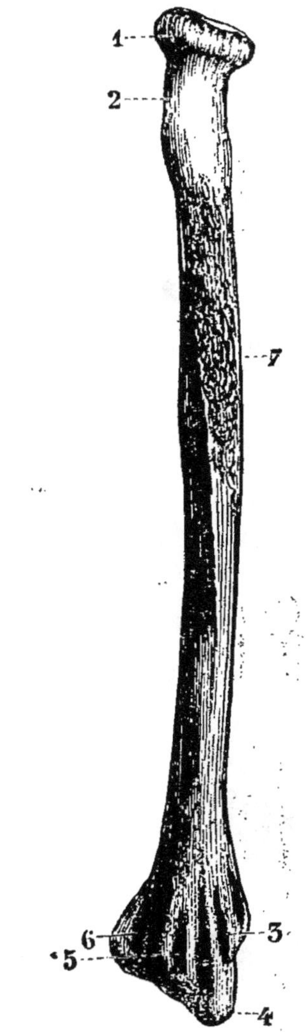

FIG. 327. — Radius droit vu par sa face postérieure.

1. Tête du radius. — 2. Col. — 3. Gouttière du long abducteur et du court extenseur du pouce. — 4. Apophyse styloïde. — 5. Gouttière des radiaux. — 6. Gouttière de l'extenseur commun des doigts et de l'extenseur propre de l'index. — 7. Insertion du court supinateur.

La *face antérieure,* concave, présente en bas le bord de la surface articulaire, saillant, rugueux, qui donne insertion au *ligament radio-carpien.* Le muscle *carré pronateur* recouvre le reste de cette face.

La *face postérieure* est sillonnée de gouttières. Il en existe trois principales, et chacune d'elles est divisée en deux gouttières plus petites par une petite crête. Les gouttières principales sont, de dehors en dedans : 1° la première, oblique en dehors et en bas, sur l'apophyse styloïde ; elle est petite et donne passage aux muscles *long abducteur* et *court extenseur du pouce ;*

2° la seconde, verticale, reçoit les tendons des *muscles radiaux externes ;* 3° la troisième, profonde, reçoit les tendons des *muscles*

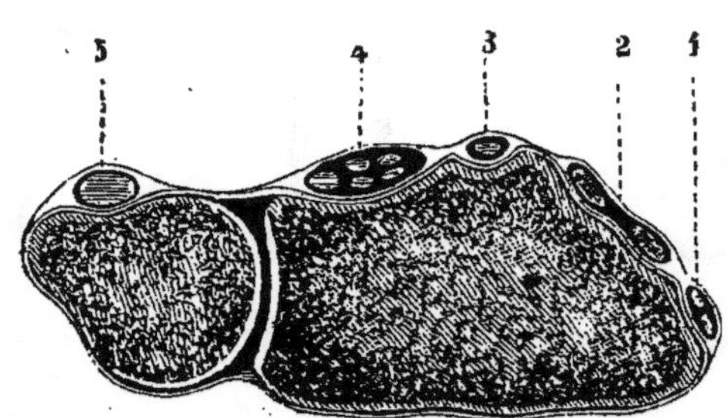

Fig. 328. — Coupe de l'extrémité inférieure des deux os de l'avant-bras du côté gauche, à quelques millimètres au-dessus de l'articulation du poignet, avec les tendons et les gouttières.

1. Gouttière et tendons du long abducteur et du court extenseur du pouce. — 2. Tendons des radiaux et leurs gouttières. — 3. Tendon du long extenseur du pouce et gouttière. — 4. Tendons de l'extenseur commun et de l'extenseur propre de l'index et gouttière. — 5. Gouttière et tendon du cubital postérieur.

extenseur commun des doigts et *extenseur propre de l'index.* On voit entre la gouttière des radiaux et celle des extenseurs une petite gouttière très accusée, oblique en bas et en dehors ; elle renferme le tendon du *long extenseur du pouce.*

La *face interne* fait suite au bord interne de l'os, elle s'élargit en bas et présente une petite surface articulaire concave, *cavité sigmoïde*, s'articulant avec le cubitus.

Développement. — Cet os se développe par trois points d'ossification : un pour le corps, un pour chaque extrémité.

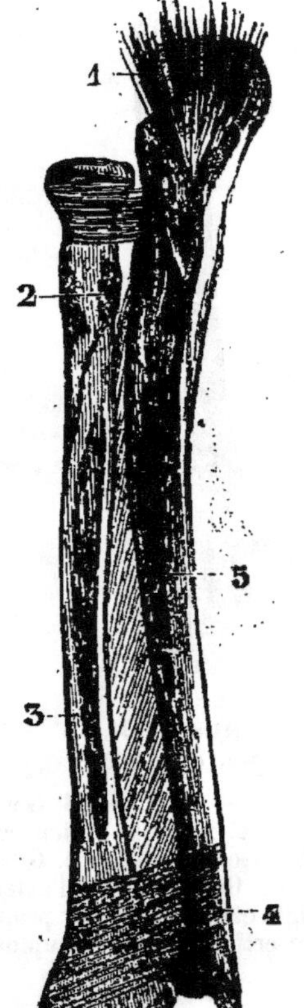

Fig. 329. — Face antérieure des os de l'avant-bras, du côté droit.

1. Tendon du brachial antérieur sur l'apophyse coronoïde. — 2. Tubérosité bicipitale d'où l'on voit partir le bord antérieur du radius. — 3. Fléchisseur propre du pouce. — 4. Carré pronateur. — 5. Fléchisseur profond des doigts.

Huit muscles s'insèrent sur le radius.

Face antérieure, 2. . — Carré pronateur, fléchisseur propre du pouce.
Face postérieure, 3. . — Long abducteur, court extenseur du pouce, court supinateur.
Face externe, 1. . . — Rond pronateur.
Bord antérieur, 1. . — Fléchisseur commun superficiel des doigts
Extrémité inférieure, 1. — Long supinateur, à l'apophyse styloïde.

Pathologie.

Le radius peut se fracturer dans tous les points de son étendue; mais les seules lésions qui offrent un intérêt réel sont les *fractures de l'extrémité inférieure,* qui sont les plus fréquentes de toutes les fractures.

Dans une chute sur la paume de la main (cause la plus fréquente), la substance spongieuse de l'extrémité inférieure est, pour ainsi dire, écrasée par les parois compactes du canal médullaire qui

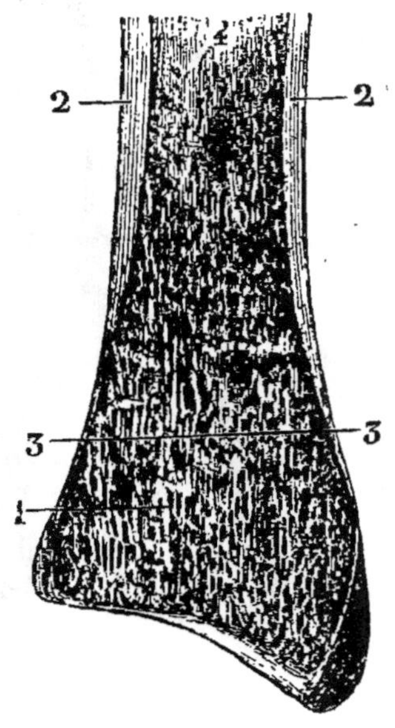

FIG. 330. — Extrémité inférieure du radius gauche, divisée pour montrer les substances compacte et spongieuse.

1. Substance spongieuse. — 2, 2. Substance compacte. — 3, 3. Ligne au niveau de laquelle se fracture le plus souvent le radius dans une chute sur la main, à cause de la mollesse relative de la substance spongieuse. — 4. Cavité du canal médullaire.

la pénètrent, surtout à sa partie postérieure. La fracture siège presque toujours au même niveau, à quelques millimètres au-dessus de l'articulation du poignet. Lorsque, dans une fracture, l'un des fragments pénètre dans l'autre, on dit qu'il y a *fracture par pénétration.* Dans les fractures de l'extrémité inférieure du radius, qui sont un type de fractures par pénétration, on comprend qu'on ne puisse constater les symptômes ordinaires des fractures, mobilité anormale et crépitation ; la *douleur* et une *déformation caractéristique du poignet* sont les seuls symptômes qu'on y observe, mais ils sont significatifs.

Main.

La main est divisée en trois parties : le carpe, le métacarpe et les doigts.

Carpe.

On donne ce nom à un groupe de petits os courts, situés entre les os de l'avant-bras et les métacarpiens. Ils sont au nombre de huit, disposés sur deux rangées.

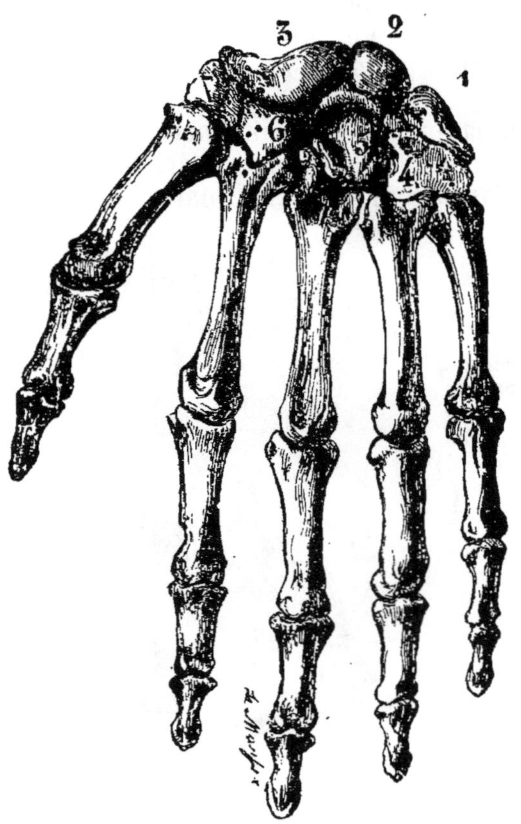

Fig. 331. — Face dorsale de la main gauche.

1. Pyramidal. — 2. Semi-lunaire. — 3. Scaphoïde. — 4. Os crochu. — 5. Grand os. — 6. Trapézoïde. — 7. Trapèze.

En comptant de dehors en dedans, les os e la première rangée, ou *rangée antibrachiale,* sont : le *scaphoïde*, le *semi-lunaire,* le *pyramidal,* le *pisiforme.*

Ceux de la seconde rangée, ou *rangée métacarpienne,* sont : le *trapèze,* le *trapézoïde,* le *grand os, l'os crochu.* Ces deux rangées ne sont pas exactement superposées, la supérieure déborde en dehors.

Les os du carpe présentent à étudier des caractères communs et des caractères différentiels qui les font distinguer les uns des autres.

1° *Caractères communs.* — Ce sont des os courts, dont la plupart présentent six faces, quatre *articulaires* et deux *non articulaires.* Les faces non articulaires sont : l'une antérieure, plus petite, concourant à former la concavité du carpe ; l'autre postérieure, plus grande, concourant à former la convexité. En général, les os qui sont placés aux extrémités des deux rangées du carpe présentent en moins une facette articulaire.

Le *carpe*, formé par l'ensemble de ces os, présente une face antérieure en forme de gouttière, convertie en canal, *canal radio-carpien*, par le ligament annulaire antérieur du carpe ; dans ce canal passent les tendons de tous les muscles fléchisseurs des doigts, et le nerf médian. Cette gouttière est limitée en dedans et en dehors par deux saillies osseuses appelées *apophyses externes et internes du carpe*. L'apophyse interne et supérieure est formée par le pisiforme, l'apophyse interne et inférieure par l'os crochu, l'apophyse externe et supérieure par le scaphoïde, et l'apophyse externe et inférieure par le trapèze.

Il présente une face postérieure convexe, sur laquelle glissent les muscles extenseurs des doigts, un bord supérieur qui s'articule avec les os de l'avant-bras, un bord inférieur qui s'articule avec les métacarpiens, et deux extrémités formées par les os les plus extrêmes des deux rangées.

2° *Caractères particuliers*. — Chacun de ces os présente un ou plusieurs caractères qui lui sont propres.

1° Scaphoïde. — Cet os, qui s'articule en haut avec le radius, en bas avec le grand os, le trapézoïde et le trapèze, en dedans avec le semi-lunaire par des facettes revêtues de cartilage, présente : 1° la *forme d'une nacelle* à concavité inférieure ; 2° un *gros tubercule* en dehors et en avant, c'est l'apophyse externe et supérieure du carpe ; 3° une *gouttière rugueuse*, transversale, en arrière.

2° Semi-lunaire. — Cet os, qui s'articule en haut avec le radius par une facette convexe, en bas avec le grand os et avec l'os crochu par une facette concave, en dedans avec le pyramidal, en dehors avec le scaphoïde, présente : 1° la forme d'un *croissant* à concavité inférieure ; 2° la facette non articulaire antérieure, beaucoup *plus large* que la postérieure ; 3° une *apophyse* qui termine en bas cette facette non articulaire et qui est déjetée en dedans.

3° Pyramidal. — Cet os, qui s'articule en bas avec l'os crochu, en haut avec le cubitus, en dehors avec le semi-lunaire, en avant avec le pisiforme, présente : 1° une forme à peu près *cubique* ; 2° sur sa face antérieure, une *facette plane* et arrondie s'articulant avec le pisiforme et placée à la partie inférieure et interne de l'os.

4° Pisiforme. — Petit os arrondi, en forme de pois, pouvant être considéré comme un os sésamoïde développé dans l'épaisseur du tendon du cubital antérieur, et s'articulant avec la face antérieure du pyramidal par une *facette* semblable à celle de cet os. Quoi qu'en disent certains auteurs, il est impossible de distinguer le pisiforme droit du pisiforme gauche.

Les os que nous venons de décrire, moins le pisiforme, ont une concavité inférieure pour s'articuler avec la saillie du grand os et de l'os crochu, et une convexité supérieure pour s'articuler avec les os de l'avant-bras.

5° Trapèze. — Articulé en bas avec le premier métacarpien, en haut avec le scaphoïde, en dedans avec le trapézoïde et le deuxième métacarpien, cet os offre comme caractères distinctifs : 1° la *facette* qui s'articule avec le premier métacarpien, concave et convexe en sens contraire, comme une selle de cheval ; 2° sur la face antérieure, un *tubercule* très saillant qui constitue l'apophyse externe et inférieure du carpe ; 3° en dedans de ce tubercule, une *gouttière* verticale destinée à donner passage au tendon du grand palmaire.

6° Trapézoïde. — Il s'articule en bas avec le deuxième métacarpien, en haut avec le scaphoïde, en dehors avec le trapèze, en dedans avec le grand os. Il présente : 1° quatre facettes articulaires qui forment les *quatre plans* d'une pyramide ; 2° une facette antérieure non articulaire très petite, qui constitue le *sommet* tronqué de la pyramide ; 3° sur la face postérieure non articulaire qui forme la base de la pyramide, une *apophyse* externe qui se porte vers le scaphoïde et le trapèze.

7° Grand os. — C'est le plus volumineux des os du carpe, autour duquel viennent se grouper presque tous les autres. Il s'articule en bas avec les deuxième, troisième et quatrième métacarpiens, en haut avec le scaphoïde et le semi-lunaire, en dehors avec le trapézoïde, en dedans avec l'os crochu. Il présente : 1° à la partie supérieure, une partie renflée, c'est la *tête* ; 2° au-dessous, un rétrécissement ou *col ;* 3° en arrière et en bas, une *apophyse* qui se porte en dedans vers le quatrième métacarpien.

8° Os crochu ou unciforme. — Articulé en bas avec le quatrième et le cinquième métacarpien, en haut avec le pyramidal et le semi-lunaire, en dehors avec le grand os, il présente sur sa face antérieure l'*apophyse unciforme,* placée à la partie inférieure de la face antérieure et pourvue d'une concavité qui regarde en dehors.

On voit que, par les caractères particuliers qui viennent d'être indiqués, on peut distinguer, en les *mettant en position,* les os du carpe du côté droit de ceux du côté gauche. Nous savons que, pour placer un os pair, il faut connaître le rapport de trois plans de cet os, non opposés, avec les plans du squelette. Distinguons donc les os du carpe des deux côtés. Nous avons vu :

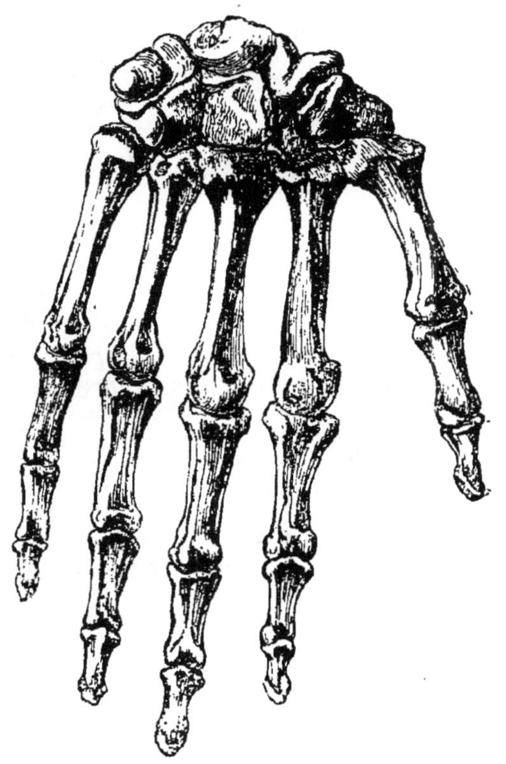

FIG. 332. — Face palmaire de la main gauche. On y voit les huit os du carpe disposés sur deux rangées, les métacarpiens et les phalanges.

1° Sur le scaphoïde, qui s'articule avec cinq os, la face concave *inférieure*, le tubercule *externe* et la gouttière rugueuse *postérieure.*

2° Sur le semi-lunaire, avec cinq os, la concavité *inférieure*, la largeur de la facette non articulaire *antérieure,* l'apophyse *externe* placée sur cette face.

3° Sur le pyramidal, qui s'articule avec quatre os, la facette articulaire plane pour le pisiforme, située à la partie *antérieure, inférieure* et *interne* de l'os.

4° Sur le pisiforme, une seule facette, caractère incertain.

5° Sur le trapèze, qui s'articule avec quatre os, la surface concave et convexe à la partie *inférieure,* le *tubercule* à la partie antérieure, et la *gouttière* à la partie interne de ce tubercule.

6° Sur le trapézoïde, articulé aussi avec quatre os, la largeur de la facette non articulaire *postérieure,* l'apophyse qu'on remarque sur cette face dirigée vers la partie *supérieure* et *externe.*

7° Sur le grand os, articulé avec sept os, quatre du carpe et trois du métacarpe, la *tête* à la partie supérieure, l'apophyse à la partie *postérieure* et *interne.*

8° Sur l'os crochu, qui s'articule avec cinq os, l'apophyse *unciforme,* située à la partie *antérieure* et *inférieure* de l'os et pourvue d'une concavité *externe.*

Tous les os du carpe, sans exception, se développent par un seul point d'ossification. L'apparition de ces points osseux est tardive, celui du pisiforme surtout. Cet os, le dernier qui s'ossifie chez le squelette, présente un point osseux à l'âge de douze à quinze ans.

Métacarpe.

Le métacarpe constitue le squelette de la paume de la main. Les colonnes osseuses qui le constituent, au nombre de cinq, s'appellent *métacarpiens,* et sont désignés sous le nom de *premier, deuxième, troisième,* etc., en allant de dehors en dedans. Ils sont séparés par des espaces dits *espaces interosseux.*

Ces os présentent des caractères communs et des caractères particuliers.

1° *Caractères communs.* — Les métacarpiens sont de petits os longs, terminés par deux extrémités volumineuses.

Position. — Pour les mettre en position, placez *en avant* la concavité de l'os, *en bas* l'extrémité pourvue d'une tête articulaire.

Corps. — Quoique prismatique et triangulaire, il est presque cylindrique. Le trou nourricier, presque toujours visible, est situé en avant et dirigé de bas en haut. Les trois faces de ces os sont les mêmes que celles de l'humérus, du tibia et du péroné, c'est-à-dire *postérieure* (en rapport avec les tendons des extenseurs), *interne* et *externe* (pour l'insertion des muscles interosseux). Les bords sont *antérieur*, *interne* et *externe.*

Extrémité supérieure ou carpienne. — Elle représente un petit os court. On y trouve, en général, cinq facettes : trois articulaires pour les deux métacarpiens voisins et l'os du carpe correspondant, deux facettes non articulaires, rugueuses, donnant insertion à des ligaments, l'antérieure plus petite que la postérieure.

Des trois facettes articulaires, l'une, celle qui correspond au carpe, est revêtue de cartilage dans toute son étendue et forme une articulation par *arthrodie.*

Les facettes articulaires latérales ne présentent de cartilage articulaire qu'à la partie postérieure. Elles sont rugueuses en avant pour l'insertion des ligaments. Ces facettes, incomplètement articulaires, constituent des articulations par *amphiarthrose.*

Extrémité inférieure. — Elle a la forme d'une tête arrondie, qui ne déborde pas la face postérieure de l'os, mais qui proémine sur la partie antérieure; appelée aussi *condyle*, cette extrémité présente une surface articulaire convexe pour la première phalange, beaucoup plus marquée en avant et plus étendue d'avant en arrière que dans le sens transversal. De chaque côté on trouve une dépression située entre deux tubercules, dont l'un est placé en avant et l'autre, plus volumineux, en arrière. La dépression et le tubercule postérieur servent à l'insertion des ligaments latéraux de l'articulation métacarpo-phalangienne.

2° *Caractères particuliers.*

Premier métacarpien. — *Position.* — La position des métacarpiens étant connue en général, pour mettre le premier en position, il suffit de placer *en dehors* son bord mince.

Très gros et très court, cet os présente en haut une seule facette articulaire, concave et convexe en sens inverse, pour l'articulation du trapèze ; il n'a pas de facette articulaire latérale, ce qui donne de l'indépendance à ses mouvements. Son corps est aplati d'avant en arrière, de telle sorte que son bord externe est plus mince que l'interne. En arrière et en dehors de l'extrémité supérieure, s'insère le muscle long abducteur du pouce.

Deuxième métacarpien. — *Position.* — Placez *en dedans* l'apophyse que présente l'extrémité supérieure de l'os.

C'est le plus long. Il présente à son extrémité supérieure une facette articulaire interne pour le troisième métacarpien : il est dépourvu de facette articulaire latérale externe pour le premier, et il offre trois facettes supérieures pour les trois premiers os de la deuxième rangée du carpe (en tout quatre facettes articulaires, trois supérieures, une interne).

A son extrémité supérieure, on voit une apophyse qui se porte en dedans vers le grand os, avec lequel elle s'articule ; cette apophyse donne attache au tendon du premier radial externe ; on la voit surtout en arrière.

Troisième métacarpien. — *Position.* — Tournez *en dehors* l'apophyse que présente son extrémité supérieure.

Il est très long aussi, mais un peu moins que le précédent. Il présente à son extrémité supérieure les cinq facettes telles qu'elles ont été décrites dans les caractères généraux ; seulement cette extrémité est pourvue à sa partie postérieure d'une *apophyse* assez forte, qui se porte en dedans vers le trapézoïde et donne attache au muscle second radial externe.

Quatrième métacarpien. — *Position.* — Placez *en dedans le bord articulaire* de l'extrémité supérieure qui sépare la facette articulaire supérieure de la facette latérale.

Moins volumineux que le troisième, il présente en haut les cinq facettes qui ont été indiquées dans les caractères généraux, avec cette différence qu'il existe une petite surface non articulaire, rugueuse, pour des ligaments, entre la facette articulaire du carpe et la facette articulaire qui regarde le troisième métacarpien. Cette extrémité supérieure, moins volumineuse que les autres, ne présente pas d'apophyse en arrière comme le troisième. Elle s'articule un peu avec le grand os en haut, mais surtout avec l'os crochu.

Cinquième métacarpien. — *Position.* — Placez *en dedans* le tubercule latéral de l'extrémité supérieure.

Mince, court, il présente à son extrémité supérieure une seule facette articulaire latérale pour le quatrième, et une surface articulaire supérieure concave et convexe en sens inverse pour l'os crochu. A la partie interne de cette extrémité, se trouve une apophyse qui donne attache au cubital postérieur.

Il est à remarquer que *les caractères différentiels de ces os se tirent de l'extrémité supérieure*, le reste de l'os étant le même pour tous.

Les os du carpe se développent par deux points osseux : un pour l'extrémité inférieure, un pour le corps et l'extrémité supérieure en même temps.

Doigts.

Les doigts sont composés de phalanges; chacun en possède trois, excepté le pouce, qui n'en a que deux. De haut en bas, on les appelle *phalange, phalangine, phalangette,* ou bien *première* ou *métacarpienne, deuxième* ou *moyenne, troisième* ou *unguéale.*

Il n'est pas possible de distinguer les phalanges du côté droit des mêmes phalanges du côté gauche. Il est difficile de distinguer dans une même main, sinon par leur longueur, les phalanges de même nom ; mais il est facile de distinguer les trois os du même doigt.

Première phalange. — Petit os long, dont le corps, aplati d'avant en arrière, est convexe sur la face postérieure, plan sur la face antérieure. Les bords, rugueux, donnent insertion aux gaines fibreuses sous lesquelles passent les tendons des muscles fléchisseurs.

L'*extrémité supérieure* présente une seule facette concave, allongée transversalement, dont le grand diamètre croise celui du condyle du métacarpien. On trouve aussi, de chaque côté de cette extrémité et en avant, un tubercule très fort pour l'insertion des ligaments latéraux.

L'*extrémité inférieure* a la forme d'une poulie divisée par la gorge en deux parties égales. Elle est plus étendue sur la face antérieure que sur la face postérieure de l'os. On trouve encore de chaque côté de cette extrémité une dépression, en avant et en arrière de laquelle existe un petit tubercule. La dépression et le tubercule postérieur donnent insertion, comme nous l'avons vu avec les métacarpiens, aux ligaments latéraux des articulations.

Deuxième phalange. — Petit os long, dont le corps présente deux faces et deux bords, exactement semblables à ceux de la première.

L'*extrémité inférieure* est identique à l'extrémité inférieure de la première phalange; seulement elle est plus petite. L'extrémité supérieure, devant s'articuler avec une poulie, présente au milieu une crête correspondant à la gorge de la poulie, et de chaque côté de la crête une surface concave pour les parties latérales de la poulie. De chaque côté de cette extrémité, et un peu en avant, on remarque un tubercule pour l'insertion des ligaments latéraux.

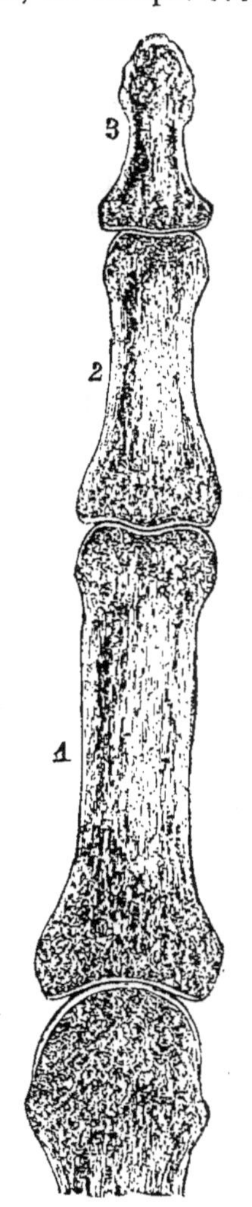

FIG. 333. — Coupe verticale des phalanges et de la tête d'un métacarpien.

1. Phalange. — 2. Phalangine. — 3. Phalangette.

Troisième phalange. — Petit os long très raccourci, dont le corps est cylindrique. L'extrémité supérieure est identique à celle de la seconde phalange, car, comme elle, elle se moule sur une poulie. L'extrémité inférieure est aplatie et présente une convexité inférieure en forme de fer à cheval. Elle est rugueuse, surtout en avant, pour donner insertion à la pulpe du doigt.

Le pouce est dépourvu de seconde phalange, car les deux qu'il possède présentent les caractères des premières et des troisièmes phalanges.

Les phalanges se développent par deux points d'ossification : un pour l'extrémité supérieure, un pour l'extrémité inférieure et le corps.

ARTICLE CINQUIÈME

MEMBRES INFÉRIEURS.

On divise le membre inférieur en quatre segments, qui correspondent à ceux du membre supérieur : la *hanche*, la *cuisse*, la *jambe* et le *pied*.

I. — Os COXAL.

Position. — Placez la cavité articulaire *en dehors*, le grand trou *en bas*, le bord qui présente la plus grande échancrure *en arrière*.

Cet os est formé de trois portions que les auteurs anciens décrivaient séparément : 1° le *pubis*, en avant, avec sa branche horizontale et sa branche descendante, qui forme une partie de la circonférence du trou obturateur ; 2° l'*ischion* en bas, limitant de ce côté le trou obturateur ; l'*ilium*, en arrière. Ces trois portions se réunissent au fond de la cavité cotyloïde (voy. fig. 334).

Os plat, irrégulier, tordu sur lui-même, présentant à étudier deux faces, quatre bords, quatre angles. On l'appelle aussi *os iliaque, os innominé, os des îles*.

Face interne. — Elle est divisée en deux parties par une crête saillante qui concourt à former le détroit supérieur du bassin.

Au-dessus de cette ligne, la face regarde en haut, en avant et en dedans : c'est la *fosse iliaque interne*, sur laquelle s'insère le muscle *iliaque*.

Au-dessous de la crête, la face interne regarde en dedans et en arrière. On y trouve le *trou ovale* ou *obturateur*, ovalaire chez l'homme, triangulaire chez la femme, fermé à l'état frais par la *membrane obturatrice*. Le muscle *obturateur interne* s'insère au pourtour de ce trou et sur la membrane. A la partie supérieure du trou obturateur, il existe une gouttière antéro-postérieure, *gouttière sous-pubienne*, dans laquelle passent le *nerf* et les *vaisseaux obturateurs*. Les deux lèvres de cette gouttière sont formées par la partie postérieure et par la partie antérieure de la circonférence du trou ovale ; au lieu de se réunir en haut, elles interceptent un

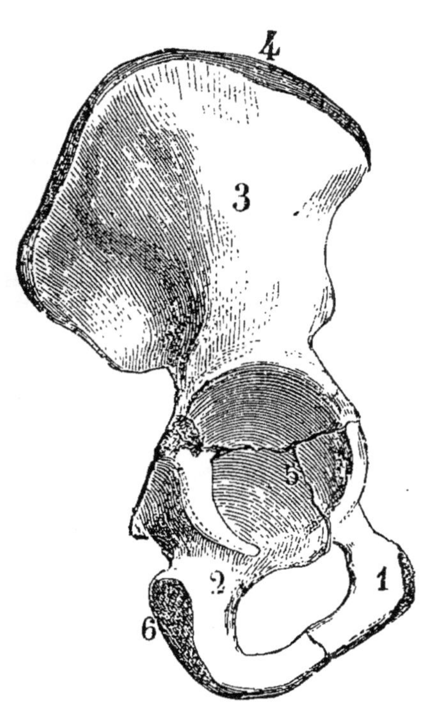

Fig. 334. — Os coxal droit vu par sa face externe avant la soudure des trois portions qui le constituent.

1. Pubis avec ses branches horizontale et descendante. — 2. Ischion. — 3. Ilium. — 4. Epiphyse marginale, point osseux complémentaire formant la crête iliaque. — 5. Point de soudure des trois os au centre de la cavité cotyloïde. — 6. Point d'ossification complémentaire de l'ischion.

espace qui forme la gouttière, dont la lèvre interne se termine insensiblement sur l'os, tandis que la lèvre externe se porte en haut et en avant pour se terminer à l'épine du pubis.

En arrière du trou ovale, on voit une surface plane quadrilatère, un peu inclinée en bas et en dedans, correspondant à la cavité cotyloïde, et sur laquelle s'insèrent le *releveur de l'anus* et l'*obturateur interne*.

Le trou ovale est limité en bas par l'*ischion*, en avant par le *corps du pubis*, ainsi que par une portion osseuse qui le réunit à l'ischion, et qu'on appelle : dans sa moitié supérieure, *branche descendante du pubis ;* dans sa moitié inférieure, *branche ascendante de l'ischion :* en haut, par un prolongement osseux ou *branche horizontale* du pubis.

Face externe. — Elle offre trois parties bien distinctes : la cavité cotyloïde, la fosse iliaque externe, et le trou obturateur avec les parties qui le circonscrivent.

La *cavité cotyloïde* regarde en dehors, un peu en bas et en avant; elle s'articule avec la tête du fémur, et présente au fond une petite surface non articulaire, rugueuse, plus profonde, se continuant en bas avec l'échancrure cotyloïdienne : c'est l'*arrière-fond* de la cavité cotyloïde. Le bord de la cavité, ou *sourcil cotyloïdien*,

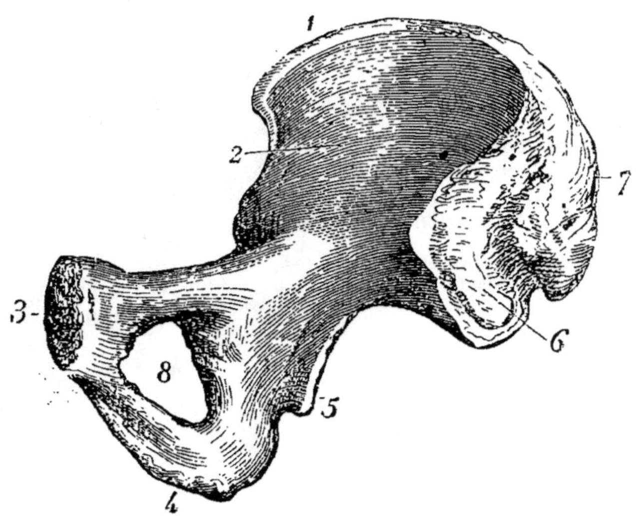

Fig. 335. — Face interne de l'os coxal du côté droit.

1. Crête iliaque. — 2. Fosse iliaque interne. — 3. Pubis. — 4. Ischion. — 5. Épine sciatique. — 6. Surface auriculaire. — 7. Surface rugueuse pour des insertions ligamenteuses. — 8. Trou obturateur.

Dans cette figure, l'os n'a pas la position qu'il occupe sur le squelette. La ligne qui réunit les chiffres 4, 5 et 6 devrait être verticale.

donne insertion, à l'état frais, au *bourrelet cotyloïdien*. Il présente trois échancrures qui portent le nom des portions d'os qu'elles séparent : une antérieure, *ilio-pubienne* ; une postérieure, *ilio-ischiatique* ; une inférieure, *ischio-pubienne* ou cotyloïdienne. De ces trois échancrures par lesquelles sort la tête du fémur dans les luxations, l'inférieure est la plus profonde ; elle est convertie en trou par le bourrelet cotyloïdien.

Au-dessus de la cavité cotyloïde, on trouve une gouttière antéro-postérieure qui longe le sourcil : c'est la *gouttière sus-cotyloïdienne*, qui donne insertion au *tendon réfléchi du muscle droit antérieur*.

La surface élargie qui se trouve au-dessus constitue la *fosse iliaque externe*. Elle regarde en dehors, en arrière et un peu en bas : elle offre deux saillies et deux dépressions, qui alternent ainsi d'avant en arrière : dépression, saillie, dépression, saillie. On trouve sur cette fosse les *deux lignes demi-circulaires*. L'*inférieure* ou *antérieure* se porte de la partie supérieure de l'échancrure sciatique à l'épine iliaque antérieure, en décrivant une forte courbure concave en avant et en bas ; la *supérieure* ou *postérieure*, née à quelques millimètres en arrière de la précédente, se porte

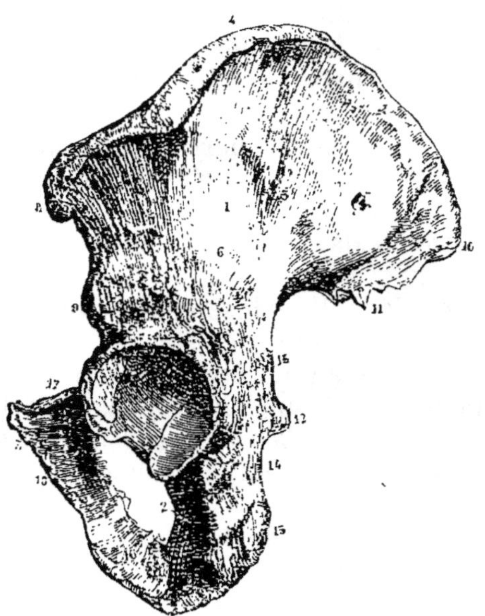

Fig. 336. — Face externe de l'os coxal du côté gauche.

1. Fosse iliaque externe. — 2. Trou obturateur. — 3. Pubis. — 4 Crête iliaque. — 5, 6. Rugosités pour l'insertion des muscles fessiers. — 8. Epine iliaque antérieure et supérieure. — 9. Epine iliaque antérieure et inférieure. — 10. Epine iliaque postérieure et supérieure. — 11. Epine iliaque postérieure et inférieure. — 12. Epine sciatique. — 13. Grande échancrure sciatique. — 14. Petite échancrure sciatique. — 15. Tubérosité de l'ischion. — 16. Branche ascendante de l'ischion. — 17. Branche horizontale du pubis. — 18. Branche descendante du pubis.

en arrière et en haut, jusqu'à la convexité postérieure de la fosse iliaque, puis elle se dirige en avant vers le milieu de la crête iliaque, sur laquelle elle se perd. Ces deux lignes sont peu marquées ordinairement.

En avant de la ligne antérieure, s'insère le muscle *petit fessier* ; entre les deux lignes, le *moyen fessier* ; en arrière, le *grand fessier*.

Au-dessous de la cavité cotyloïde, la face externe regarde en bas, en avant et en dehors ; nous trouvons encore là le *trou obturateur* ; en avant de ce trou le corps du pubis, d'où partent sa branche horizontale et sa branche verticale, qui le réunissent, la première à l'ilium, l'autre à la branche ascendante de l'ischion formant la limite inférieure du trou. Le muscle *obturateur externe* s'insère sur la face externe de la membrane qui ferme le trou obturateur et au pourtour du trou. Le corps du pubis donne insertion au muscle *droit interne* tout près de la surface articulaire, et au muscle *second adducteur* entre le droit interne et l'obturateur externe. Sur la face externe de l'ischion et de sa branche ascendante s'insère le muscle *grand adducteur*.

Bord antérieur. — Il est formé de deux parties : la moitié interne, presque horizontale ; la moitié externe, presque verticale. De dehors en dedans, on trouve sur ce bord quatre éminences osseuses et trois échancrures alternant entre elles :

1° *L'épine iliaque antérieure et supérieure*, où s'insèrent le muscle *couturier*, l'*arcade crurale* et le muscle *tenseur du fascia lata* (cette épine est séparée de la peau par une *bourse séreuse* très développée chez les tisserands) ;

2° Une *échancrure* au-dessous, où passe le nerf *fémoro-cutané*;

3° *L'épine iliaque antérieure et inférieure*, où s'insère le muscle *droit antérieur du triceps* ;

4° Une *gouttière* large et profonde dans laquelle glisse le muscle *psoas-iliaque* ;

5° *L'éminence ilio-pectinée*, sur laquelle s'insèrent la *bandelette ilio-pectinée* et le muscle *petit psoas*, quand il existe ;

6° La *surface pectinéale*, terminée en arrière par une crête, *crête pectinéale*, qui fait partie du détroit supérieur du bassin : sur cette crête s'insèrent le *ligament pubien de Cooper* et le *ligament de Gimbernat* ; le muscle *pectiné* s'y insère aussi, de même que sur la surface pectinéale ;

7° *L'épine pubienne*, saillante, qu'il importe de ne pas confondre avec l'angle. Elle donne insertion au muscle *premier adducteur*, *l'arcade crurale* ou *pilier externe de l'anneau inguinal* et au sommet du ligament de Gimbernat [1].

Bord postérieur. — Comme l'antérieur, il présente de haut en bas quatre éminences osseuses et trois échancrures. Il est *dirigé verticalement et parallèlement à celui du côté opposé*, chose importante à se rappeler lorsqu'on veut étudier l'os en position. On y trouve de haut en bas :

1° *L'épine iliaque postérieure et supérieure.*

2° *Une petite échancrure* insignifiante.

3° *L'épine iliaque postérieure et inférieure.* Ces deux épines donnent insertion aux *muscles de la masse commune* ; la supérieure est pourvue en dedans de nombreuses rugosités qu'on désigne

1. Remarquez que cette épine est le point de rendez-vous de la crête pectinéale, qui fait partie du détroit supérieur du bassin, et de la moitié postérieure de la circonférence du trou obturateur qui forme, en se terminant, e bord externe de la gouttière sous-pubienne. Les deux lignes sont séparées par cet espace qu'on appelle *surface pectinéale*.

sous le nom de *tubérosité iliaque ;* en dedans et au-dessous de cette tubérosité, derrière la crête de la face interne de l'os coxal, se trouve une facette articulaire, rugueuse, triangulaire, analogue à celle du sacrum : c'est la *facette auriculaire* de l'os coxal.

4° Au-dessous de l'épine iliaque inférieure, la *grande échancrure sciatique,* convertie en trou à l'état frais par les deux ligaments sacro-sciatiques ; elle donne passage au muscle *pyramidal,* à des vaisseaux et à des nerfs. Le muscle sépare les *vaisseaux* et les *nerfs fessiers,* qui sortent de l'échancrure au-dessus de lui, des organes

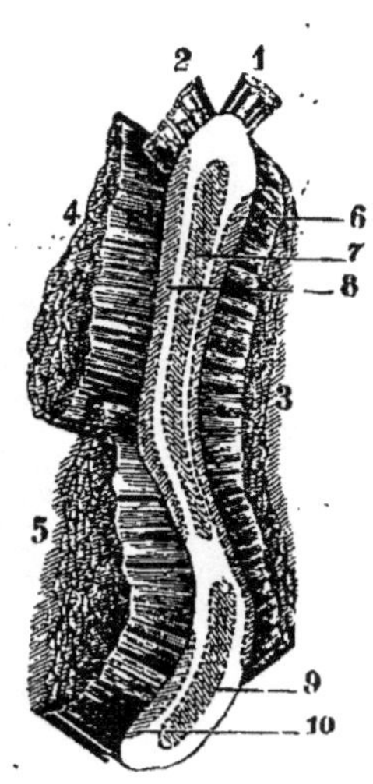

Fig. 337. — Crête iliaque du côté gauche et muscles qui s'y insèrent.

1. Couturier. — 2. Tenseur du fascia lata. — 3. Iliaque. — 4. Moyen fessier. — 5. Grand fessier. — 6. Grand oblique. — 7. Petit oblique. — 8. Transverse. — 9. Carré des lombes. — 10. Grand dorsal.

suivants qui passent au-dessous : *grand nerf sciatique, petit nerf sciatique, nerf de l'obturateur interne, nerf hémorrhoïdal, vaisseaux ischiatiques, vaisseaux* et *nerf honteux internes.*

5° Plus bas, *l'épine sciatique,* mince et saillante, donnant insertion par son sommet au *petit ligament sacro-sciatique*, par sa face externe au muscle *jumeau supérieur*, par sa face interne au muscle *releveur de l'anus* et au muscle *ischio-corrygien.*

6° Au-dessous, la *petite échancrure sciatique,* convertie aussi en trou par les deux ligaments sacro-sciatiques ; elle donne passage au muscle *obturateur interne* qui sort du bassin, aux *vaisseaux* et *nerf honteux internes*, et au *nerf de l'obturateur interne,* organes qui rentrent dans le bassin après avoir contourné l'épine sciatique.

7° L'*ischion*, qui sera décrit avec les angles.

Bord supérieur ou crête iliaque. — Plus épais aux extrémités qu'à la partie moyenne, il a la forme d'un *S* italique ; sa partie antérieure est concave en dedans, sa partie postérieure concave en dehors. Ce bord, dirigé obliquement de dehors en dedans et d'avant en arrière, présente une *lèvre interne* pour l'insertion du muscle *transverse* de l'abdomen, une *lèvre externe* pour le muscle *grand oblique*, et un *interstice* pour le muscle *petit oblique* en avant et le muscle *carré des lombes* en arrière.

Bord inférieur. — Le plus court, il correspond aux branches ascendante de l'ischion et descendante du pubis ; il est mince, rugueux chez l'homme, lisse et déjeté en dehors chez la femme ;

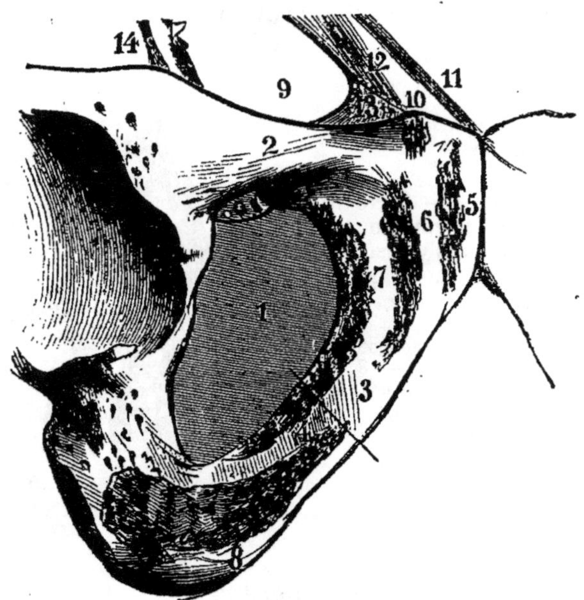

Fig. 338. — Pubis, ischion et trou obturateur du côté droit, vus du côté externe.

1. Membrane obturatrice. — 2. Surface pectinéale sur la branche horizontale du pubis. — 3. Branche descendante du pubis. — 4. Branche ascendante de l'ischion. — 5. Muscle droit interne. — 6. Deuxième adducteur. — 7. Obturateur externe. — 8. Ischion et grand adducteur. — 9. Anneau crural. — 10. Anneau inguinal. — 11. Pilier interne de l'anneau inguinal. — 12. Pilier externe de l'anneau inguinal. — 13. Ligament de Gimbernat. — 14. Bandelette ilio-pectinée.

il donne insertion aux *aponévroses du périnée*, à la *racine des corps caverneux* et aux muscles *ischio-caverneux* chez l'homme, *ischio-clitoridien* chez la femme.

Angle antérieur et supérieur. — Cet angle n'est autre chose que l'épine iliaque antérieure et supérieure déjà décrite.

Angle antérieur et inférieur ou angle du pubis. — Il est placé à un centimètre et demi en dedans de l'épine pubienne. Sur sa face interne, on trouve une surface articulaire, rugueuse, allongée, placée sur le corps du pubis et se continuant avec le bord inférieur de l'os. En s'articulant avec celle du côté opposé, elle forme la *symphyse pubienne.* Sur l'angle s'insère le *pilier interne de l'anneau inguinal.* L'espace qui sépare l'angle de l'épine donne insertion, sur sa lèvre postérieure, au muscle *droit de l'abdomen.* Immédiatement en avant de cette insertion, s'insèrent le muscle *pyramidal* et le *pilier postérieur de l'anneau inguinal* ou *ligament de Colles.* Cet espace constitue le bord inférieur de l'anneau inguinal; le *cordon spermatique* repose sur lui.

La partie postérieure du pubis est en rapport immédiat avec la vessie et donne attache en bas au *muscle de Wilson.*

Angle postérieur et supérieur. — Il est formé par l'épine iliaque postérieure et supérieure déjà décrite.

Angle postérieur et inférieur, ou tubérosité de l'ischion. — C'est la portion la plus épaisse de l'os coxal; c'est sur cet angle que repose le corps dans la station assise. Il se continue, par sa branche ascendante, avec la branche descendante du pubis; il donne insertion: 1° en arrière et de bas en haut, au muscle *demi-membraneux,* à la *longue portion du biceps* et au *demi-tendineux* réunis, au *jumeau inférieur;* 2° en dedans, au muscle *transverse du périnée;* 3° en dehors, au muscle *grand adducteur* et au muscle *carré crural.*

La face interne de l'ischion et l'obturateur interne forment la paroi externe de la *fosse ischio-rectale.* Une *bourse séreuse* sous-musculaire sépare la partie postérieure et supérieure de l'ischion du grand fessier.

La partie supérieure et postérieure de l'ischion offre une gouttière transversale, en continuité avec la petite échancrure sciatique, et recouverte à l'état frais d'une couche cartilagineuse, sur laquelle glisse le tendon de l'obturateur interne au moyen d'une *bourse séreuse.*

Développement. — Cet os se développe par huit points d'ossification: trois primitifs pour l'ilium, le pubis et l'ischion; cinq complémentaires, pour le fond de la cavité cotyloïde, pour la crête de l'os coxal (cette crête, formée par un seul point osseux, constitue l'épiphyse marginale), pour la partie inférieure de la tubérosité de l'ischion, pour l'angle du pubis et pour l'épine iliaque antérieure et inférieure.

C'est au fond de la cavité cotyloïde que se réunissent l'ilium, le pubis et l'ischion. A leur point de réunion, on voit trois lignes qui convergent comme les trois branches d'un Y. Le point osseux complémentaire de cette région a la même forme.

Trente-cinq muscles s'insèrent sur l'os coxal.

Face externe, 7.	— Grand, moyen, petit fessier, obturateur externe, deuxième et troisième adducteurs, droit interne.
Face interne, 2, ...	— Iliaque, obturateur interne.
Bord antérieur, 5.	— Couturier, droit antérieur, petit psoas, pectiné, premier adducteur.
Bord postérieur, 3.	— Jumeau supérieur, releveur de l'anus, ischio-coccygien.
Bord supérieur, 4.	— Grand oblique, petit oblique, transverse, carré des lombes, grand dorsal.
Bord inférieur, 1.	— Ischio-caverneux.
Angle antérieur et supérieur, 2.	— Couturier, tenseur du fascia lata.
Angle antérieur et inférieur, 2.	— Pyramidal, droit antérieur de l'abdomen, muscle de Wilson.
Angle postérieur et supérieur, 3.	— Les trois muscles de la masse commune.
Angle postérieur et inférieur, 6.	— Demi-membraneux, demi-tendineux, biceps, jumeau inférieur, transverse du périnée, carré crural.

Du bassin en général.

Le bassin est un conduit osseux situé à la partie inférieure du tronc.

Nous venons d'étudier les os qui concourent à sa formation, sacrum, coccyx et os coxaux. Ces os réunis constituent une cavité, une sorte de canal auquel on peut considérer deux ouvertures et deux surfaces. La description des surfaces offrant peu d'intérêt, nous serons bref, attendu que leur étude a déjà été faite lorsque nous avons décrit les os qui constituent le bassin. L'étude du bassin en général n'offre d'intérêt qu'au point de vue de l'accouchement : c'est pour cette raison que les différentes dimensions que nous donnons dans cet article s'appliquent surtout au bassin de la femme.

Surface extérieure du bassin.

Vu à l'extérieur, le bassin présente une face postérieure, une face antérieure et deux faces latérales.

La *face postérieure* est représentée par la face postérieure du sacrum, déjà décrite, et par le bord postérieur des deux os coxaux qui la limitent. Cette limite est donc formée par deux bords verticaux présentant de haut en bas: 1o la tubérosité iliaque ; 2º la grande échancrure sciatique ; 3º l'épine sciatique ; 4º la petite échancrure sciatique ; 5º enfin l'ischion.

La partie moyenne de cette face, formée par le sacrum, s'amincit insensiblement en bas et se termine à la pointe du coccyx. Entre la portion sacro-coccygienne du bassin et le bord postérieur des os coxaux, on trouve une vaste échancrure divisée en deux trous par les grands et petits ligaments sacro-sciatiques.

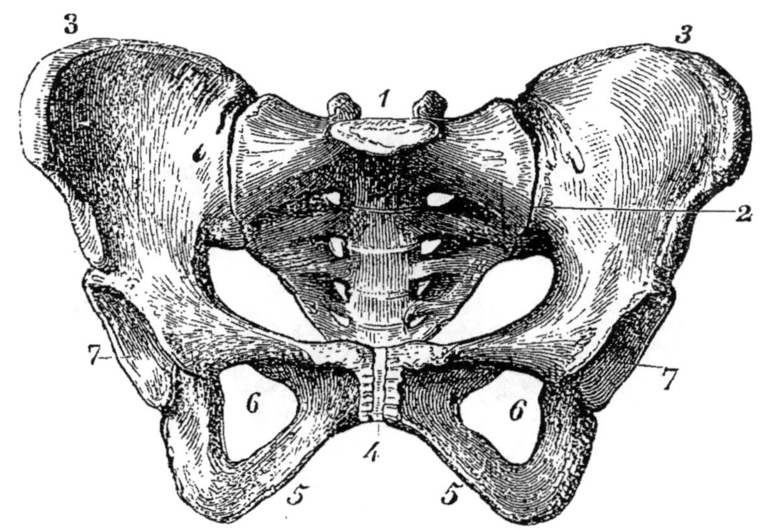

FIG. 339. — Bassin de femme.

1. Base du sacrum. — 2. Symphyse sacro-iliaque. — 3, 3. Crête iliaque. — 4. Symphyse du pubis. — 5, 5. Branches descendante du pubis et ascendante de l'ischion. — 6, 6. Trou obturateur. — L'espace qui sépare ces deux trous est beaucoup plus considérable que chez l'homme. — 7, 7. Cavité cotyloïde.

La *face antérieure* du bassin est fort courte, elle est uniquement constituée par les pubis et la symphyse pubienne ; elle sépare l'échancrure médiane de l'orifice supérieur de celle de l'orifice inférieur.

Les *faces latérales* sont formées par la face externe de l'os coxal, à la description de laquelle nous renvoyons le lecteur, la description étant la même.

Surface intérieure du bassin.

A l'intérieur, le bassin présente des particularités fort importantes à connaître, résultant de l'articulation du sacrum avec les os coxaux et de ces os entre eux.

On remarque une ligne circulaire formée par la base du sacrum en arrière, et par une crête de la face interne de l'os coxal sur les côtés. Cette ligne se termine en avant, et de chaque côté du pubis, sur l'épine pubienne. Elle est complétée sur la ligne médiane par le bord supérieur des deux pubis. On lui donne le nom de *détroit supérieur du bassin*. Ce détroit se confond avec la crête pectinéale, en arrière de la surface pectinéale, et il donne insertion, à ce niveau, au ligament pubien de Cooper.

L'intérieur du bassin est divisé par cette ligne en deux parties: l'une supérieure ou *grand bassin*, l'autre inférieure ou *petit bassin*.

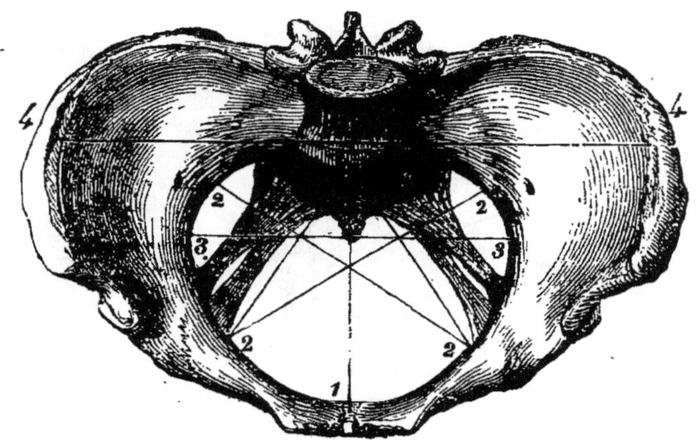

Fig. 340. — Diamètres du bassin.

1, 1. Diamètre sacro-pubien ou antéro-postérieur, 11 centimètres. — 2, 2, 2, 2. Diamètres obliques, 12 centimètres. — 3, 3 Diamètre transverse, 13 centimètres et demi. — 4, 4. Diamètre bis-iliaque qui sépare les crêtes iliaques, 24 à 27 centimètres.

Le grand bassin est formé par les fosses iliaques internes et par les ailerons de la base du sacrum; son étude offre peu d'intérêt.

Le petit bassin présente à étudier: 1° l'orifice supérieur ou *détroit supérieur*; 2° l'orifice inférieur ou *détroit inférieur*; 3° l'*excavation*.

Détroit supérieur du bassin. — Le détroit supérieur sépare le grand bassin du petit bassin: c'est l'orifice supérieur du petit bassin, orifice beaucoup plus large chez la femme; il est important à connaitre au point de vue de l'accouchement. Cet orifice présente à étudier ses diamètres et le plan qui lui correspond.

Les *diamètres*, comme on le voit dans la figure 340, sont: l'antéro-postérieur, étendu de la base du sacrum à la symphyse pubienne, qui mesure 11 centimètres; le transverse, mesurant

13 centimètres et demi, et l'oblique, étendu de la symphyse sacro-iliaque d'un côté à l'éminence ilio-pectinée du côté opposé, qui a 12 centimètres.

Le plan du détroit supérieur (fig. 341, A, B) est un plan fictif passant par cet orifice. Ce plan présente une inclinaison tellement considérable, qu'il regarde en avant plutôt qu'en haut. Lorsqu'on le considère sur une femme debout, la paroi abdominale étant enlevée, on voit la cavité pelvienne dans son ensemble. Ce plan

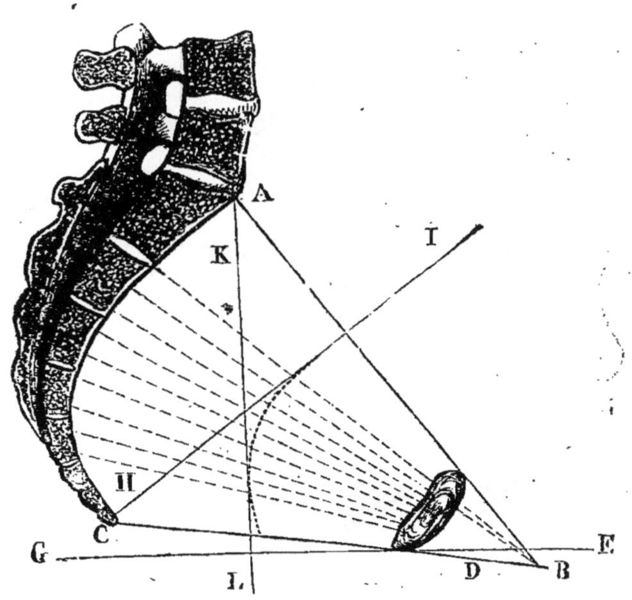

Fig. 341. — Axes et plans du bassin.

A, B. Plan du détroit supérieur. — B, C. Plan du détroit inférieur. — I, H. Axe du détroit supérieur. — K, L. Axe du détroit inférieur. — I, I. Axe de Nœgele. — G, E. Ligne horizontale passant sous le pubis. — C. Coccyx. Point de convergence des deux plans.

se rapproche de la direction verticale plus que de la direction horizontale ; il est incliné de 60° sur l'horizon. Une ligne antéro-postérieure passant par le bord supérieur de la symphyse pubienne arriverait à la partie moyenne du coccyx. Une ligne semblable passant au-dessous de la symphyse ne rencontrerait pas le coccyx en arrière, de sorte que, dans la position naturelle, la pointe du coccyx correspond au tiers inférieur de la symphyse pubienne.

Détroit inférieur du bassin. — Le détroit inférieur, ou orifice inférieur du petit bassin, est un orifice moins régulier que celui du détroit supérieur; il est limité en avant par la partie inférieure de la symphyse pubienne, en arrière par la pointe du coccyx, et sur les côtés par les ischions. Entre les ischions et la symphyse pubienne, on trouve les branches descendante du pubis et ascendante de l'ischion. Le bord inférieur du grand ligament sacro-sciatique concourt à la formation de cet orifice entre l'ischion et le coccyx.

Le détroit inférieur du bassin est rempli, à l'état frais, par des parties molles dont l'ensemble constitue le périnée. Chacun des trois diamètres de cet orifice mesure 11 centimètres; l'antéro-postérieur est étendu de la pointe du coccyx à la symphyse pu-

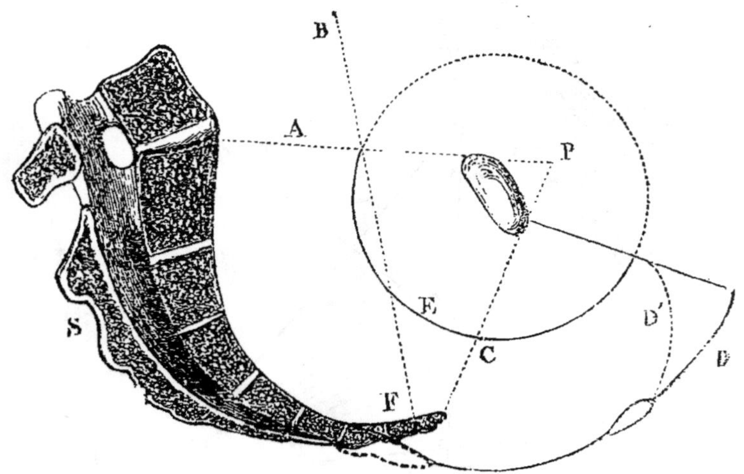

FIG. 342. — Axe de l'excavation.

A. Plan du détroit supérieur. — B. Axe du détroit supérieur. — C. Plan du détroit inférieur. — E. Axe du canal pelvien et cercle de Carus. — D. Paroi inférieure du canal pelvien, lorsque la tête du fœtus a dilaté la vulve. — D'. Même paroi avant la dilatation.

bienne, le transverse d'un ischion à l'autre, et l'oblique de l'ischion d'un côté à la partie moyenne du ligament sacro-sciatique du côté opposé.

L'inclinaison du plan qui passe par le détroit inférieur (fig. 341, C, B) forme un angle de 11° avec l'horizon. Il se trouve, comme on le voit, à peu près horizontal.

Excavation du petit bassin. — La cavité du petit bassin, ou bassin proprement dit, est limitée: en avant, par les pubis et la symphyse pubienne; en arrière, par la face antérieure du sacrum et du coccyx, et sur les côtés par une surface osseuse qui correspond à la cavité cotyloïde.

Sa *face antérieure* est très courte; elle mesure à peine 4 à 5 centimètres chez l'homme, et un peu moins chez la femme. Cette face, formée par les pubis, est plane, inclinée obliquement en arrière et en bas; elle sépare la partie antérieure des deux détroits, et se trouve en rapport avec la vessie, qui repose sur elle.

Sa *face postérieure,* formée par le sacrum et le coccyx, est concave et mesure une longueur de 16 centimètres. Elle est en rapport avec le rectum, qui présente une courbure représentée par celle de la paroi.

Ses *faces latérales* correspondent aux cavités cotyloïdes; elles

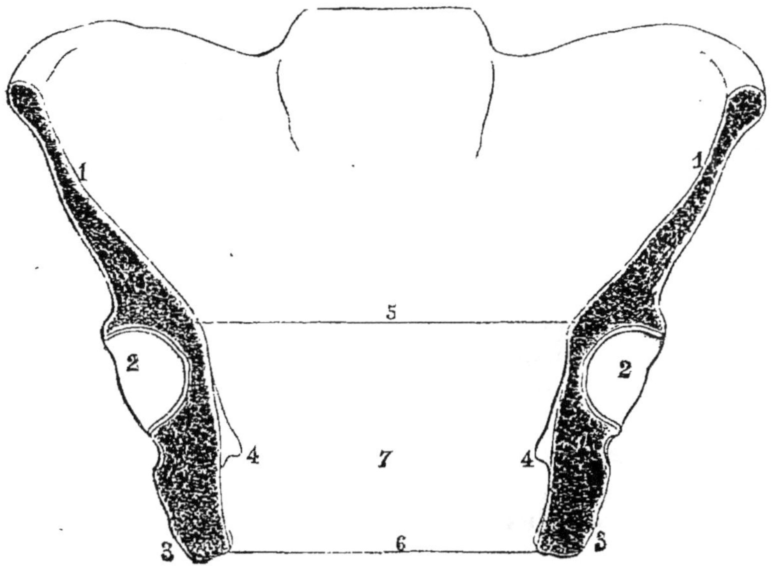

Fig. 343. — Coupe verticale du bassin passant par les cavités cotyloïdes.

1, 1. Fosses iliaques internes (grand bassin). — 2, 2. Cavités cotyloïdes. — 3, 3. Ischions. — 4, 4. Epines sciatiques. — 5. Diamètre transverse du détroit supérieur du bassin. — 6. Diamètre transverse du détroit inférieur. — 7. Excavation pelvienne, plus étroite en bas.

forment deux plans inclinés obliquement de haut en bas, et un peu de dehors en dedans. Elles sont en rapport avec les muscles obturateurs internes et releveurs de l'anus.

L'axe de cette excavation passe nécessairement par le centre des deux détroits ou orifices du petit bassin; il représente une ligne courbe dont la concavité embrasse le pubis, et qui est, dans tout son trajet, également distante des parois du bassin. Cette ligne fait partie d'un cercle ayant pour centre la symphyse pubienne et pour rayon 6 centimètres. C'est le cercle de Carus (fig. 342). Nœgele a fait voir que l'axe de l'excavation n'est courbé qu'à la partie inférieure, de sorte qu'à la partie supérieure il se confondrait avec celui du détroit supérieur, ligne allant de l'ombilic à la partie moyenne du coccyx.

L'axe de l'excavation se confond avec celui du conduit vulvo-utérin; il indique la direction que suit le fœtus pendant l'accouchement. *C'est une ligne courbe, fortement courbe, à concavité antérieure.* (Formule de Pajot.)

Différences entre le bassin de l'homme et celui de la femme.

Il est facile de distinguer le bassin dans les deux sexes. Ce qui frappe au premier coup d'œil, c'est la prédominance du diamètre vertical chez l'homme, et celle des diamètres horizontaux chez la femme.

A. *Chez l'homme.* — 1° L'épine iliaque antérieure est un peu plus déjetée en dedans, et l acrête iliaque est plus contournée en S (l'espace qui sépare les deux crêtes iliaques est de 28 cent. 1/2);

2° La fosse iliaque interne est plus concave et plus petite;

3° Le détroit supérieur du bassin est plus étroit;

4° La paroi postérieure du petit bassin est moins concave;

5° Le détroit inférieur est aussi plus étroit;

6° L'arcade pubienne, formée par la branche descendante du pubis, est plus anguleuse, et le bord inférieur de l'os coxal, situé entre l'ischion et le pubis, est rugueux, souvent recouvert d'aspérités;

7° Enfin le trou obturateur est ordinairement de forme ovalaire, et l'espace qui sépare les deux trous obturateurs, par conséquent le pubis, est plus étroit que chez la femme.

B. *Chez la femme.* — 1° L'épine et la partie antérieure de la crête iliaque sont déjetées en dehors, ce que l'on voit aisément, les hanches étant beaucoup plus saillantes que chez l'homme (l'espace qui sépare les deux crêtes iliaques est de 32 centimètres);

2° La fosse iliaque interne est plus large et plus aplatie;

3° Le détroit supérieur est plus large, de sorte que l'espace qui sépare les deux cavités cotyloïdes est beaucoup plus grand que chez l'homme, ce qui explique l'erreur d'un grand nombre d'anatomistes qui s'imaginaient, en voyant la saillie des grands trochanters, que le col du fémur était plus long chez la femme, tandis qu'il est le même que chez l'homme. La même cause, c'est-à-dire la prédominance du diamètre transverse chez la femme, explique pourquoi le fémur est plus oblique chez elle; pourquoi la surface articulaire du condyle interne de cet os dépasse plus que chez l'homme le niveau de celle du condyle externe; pourquoi, enfin, la partie interne du membre inférieur chez la femme forme un angle saillant au niveau du genou, de sorte que la femme la mieux conformée est toujours un peu bancale ;

4° La paroi postérieure du petit bassin est plus concave ;

5° Le détroit inférieur est plus large, l'arcade pubienne plus arrondie, le bord inférieur de l'os coxal plus arrondi et plus lisse ;

6° Enfin le trou obturateur est à peu près triangulaire.

II. — Fémur.

Position. — Placez l'extrémité coudée *en haut*, la tête articulaire *en dedans*, le plus saillant des bords de l'os *en arrière*.

Le fémur, os de la cuisse, est un os long, pair, articulé avec l'os coxal, la rotule et le tibia, dirigé obliquement de haut en bas, de dehors en dedans. Cette obliquité est beaucoup plus prononcée chez la femme.

Il présente un corps et deux extrémités.

Le **corps** est pourvu de trois faces et de trois bords. Il décrit une courbure à concavité postérieure.

Face antérieure. — Elle se continue en haut avec celle du col, dont la sépare une ligne rugueuse, sur laquelle s'attache la capsule fibreuse de l'articulation coxo-fémorale ; elle présente en bas une concavité recouverte par la synoviale du genou, *gouttière sus-trochléale* ou *creux sus-condylien*, qui reçoit la rotule dans l'extension du genou. Cette face, convexe, donne insertion au muscle *vaste interne*.

Face interne. — Étroite en haut, elle s'élargit et devient postérieure en bas ; elle donne insertion dans ses deux tiers supérieurs au muscle *vaste interne*. Le changement de direction de cette face est en rapport avec la déviation de l'artère fémorale.

Face externe. — Étroite en haut, un peu plus large en bas, elle se termine sur le condyle externe et donne insertion au muscle *vaste externe*.

Bord interne. — Étendu du bord inférieur du col du fémur à l'extrémité postérieure du condyle interne, il est arrondi.

Bord externe. — Il est étendu du bord antérieur du grand trochanter à l'extrémité antérieure du condyle externe.

Bord postérieur ou ligne âpre du fémur. — Il est hérissé de rugosités très proéminentes, surtout à sa partie moyenne. Simple au milieu, il se ramifie aux extrémités. La partie moyenne donne attache par sa *lèvre interne* au muscle *vaste*

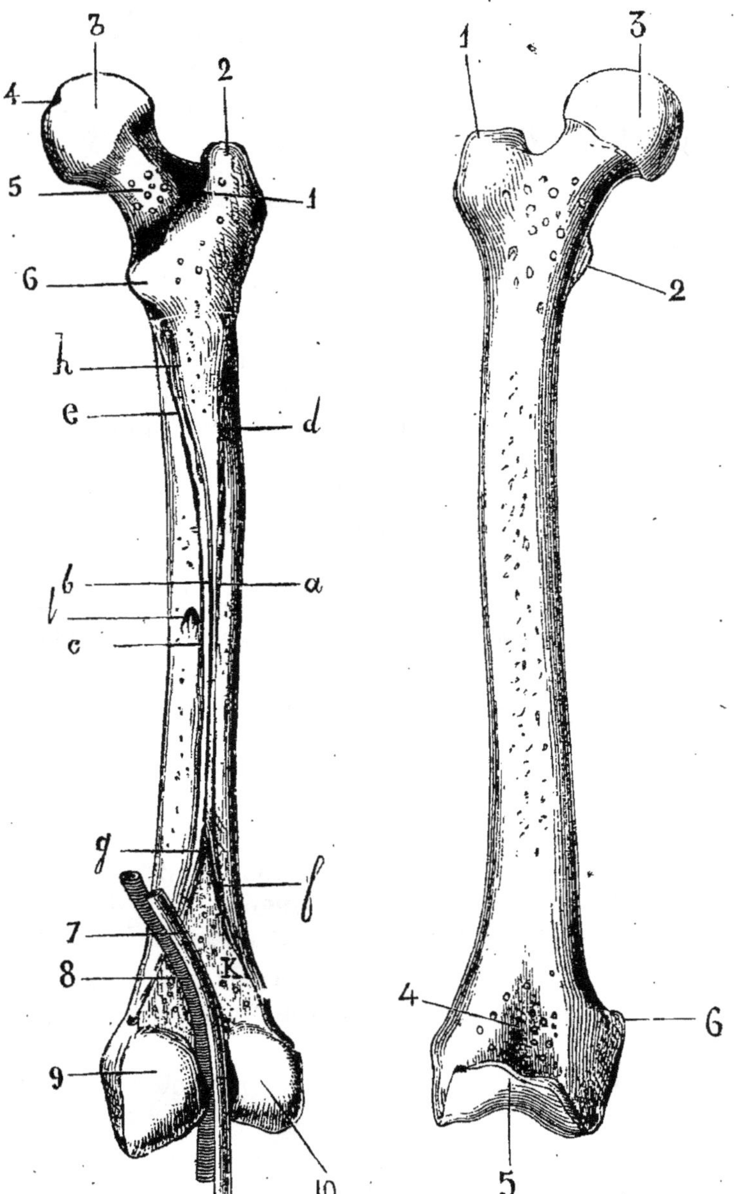

FIG. 344. — Partie postérieure du fémur droit.

FIG. 345. — Face antérieure du fémur droit.

Fig. 344. — 1. Cavité digitale. — 2. Grand trochanter. — 3. Tête du fémur. — 4. Dépression pour le ligament rond de l'articulation. — 5. Trous pour les vaisseaux nourricicrs du col. — 6. Petit trochanter. — 7. Veine poplitée. — 8. Artère poplitée. — 9. Condyle interne. — 10. Condyle externe. — *a*. Lèvre externe de la ligne âpre. — *b*. Interstice. — *c*. Lèvre interne. — *d*. Branche de bifurcation externe et supérieure pour le grand fessier. — *e*. Branche de bifurcation interne et supérieure pour le vaste interne. — *f*. Branche de bifurcation externe et inférieure pour le vaste externe. — *g*. Branche interne et inférieure pour le grand adducteur. — *h*. Branche de division moyenne pour le pectiné. — *k*. Surface poplitée. — *l*. Trou nourricier.

Fig. 345. — 1. Grand trochanter. — 2. Petit trochanter. — 3. Tête du fémur. — 4. Creux sus-condylien. — 5. Poulie fémorale. — 6. Tubercule d'insertion du grand adducteur, situé à la partie postérieure du condyle interne.

interne, par sa *lèvre externe* au muscle *vaste externe*, et par son *interstice* aux *trois muscles adducteurs* et à la *courte portion du biceps*.

L'*extrémité inférieure de la ligne âpre* est bifurquée ; la branche interne de la bifurcation se termine au condyle interne, sur le tubercule du troisième adducteur ; elle est effacée au milieu de son trajet par le passage de l'artère fémorale, et donne insertion au *troisième adducteur* et à la cloison fibreuse qui sépare ce muscle du vaste interne. La branche externe se termine à la partie postérieure du condyle externe, et donne insertion à la partie supérieure de la *courte portion du biceps* et à une cloison fibreuse qui sépare ce muscle du vaste externe. L'espace triangulaire compris entre ces deux lignes constitue l'*espace poplité*.

L'*extrémité supérieure de la ligne âpre* est divisée en trois branches : l'externe, très rugueuse, se dirige vers le bord postérieur du grand trochanter, elle est destinée à l'insertion du muscle *grand fessier* ; la moyenne se porte au petit trochanter, elle donne attache au muscle *pectiné* ; l'interne, quelquefois peu marquée, se dirige vers le bord inférieur du col et donne attache au *vaste interne*.

C'est sur le bord postérieur qu'on trouve le *trou nourricier* de l'os, situé vers le tiers supérieur du corps, dirigé en haut et recevant une branche des artères perforantes.

Extrémité supérieure. — Elle présente : 1° une *tête* articulaire ; 2° un *col* représentant le *col anatomique* de l'humérus ; 3° le *grand trochanter* ; 4° le *petit trochanter* ; 5° un col représentant le *col chirurgical* de l'humérus.

Tête. — La tête est articulée avec l'os coxal ; elle représente les deux tiers d'une sphère régulière ; elle est creusée, un peu au-dessous du sommet, d'une dépression au fond de laquelle on voit de petits trous. Le ligament interarticulaire s'insère dans la dépression, et les vaisseaux qu'il porte, branches des vaisseaux obturateurs, traversent les petits trous pour se rendre à la tête de l'os.

Col du fémur. — Le col du fémur est l'analogue du col anatomique de l'humérus. Il est plus étroit au milieu qu'à ses extrémités. Il est aplati d'avant en arrière, dirigé obliquement en bas et en dehors. Son axe vertical est un peu incliné en bas et en arrière.

Le col du fémur, aplati d'avant en arrière, mesure, dans son diamètre vertical, 3 centim. 1/2, et dans son diamètre antéro-postérieur 1 centim. 1/2. Chez l'enfant, le col est presque cylindrique.

On a beaucoup discuté sur les différences de longueur et de direction du col selon les âges et selon les sexes.

La *longueur* du col est la même dans les deux sexes : il a de 3 à 5 centimètres, et s'il parait plus long chez la femme, c'est parce que, chez elle, le diamètre transverse du bassin est plus grand, et par conséquent le grand trochanter plus saillant. C'est la même cause qui détermine l'obliquité plus grande du fémur chez la femme et la saillie plus considérable du condyle interne.

Quant à la *direction*, il résulte des recherches de Rodet qu'elle varie selon l'âge, le sexe et les individus. A l'état normal, le col du fémur forme avec le corps un angle de 130 degrés en moyenne, 144 au maximum, 121 au minimum. Il peut, chez les vieillards, diminuer de 2 à 3 degrés, diminution qui concourt chez eux à l'abaissement de la taille. Chez la femme, le col est incliné de 2 degrés de plus que chez l'homme. Enfin on observe des différences d'inclinaison de 23 degrés en plus ou en moins, selon les sujets, de sorte que l'influence prédisposante de l'inclinaison du col relativement aux fractures est bien plus prononcée suivant les individus que suivant les âges.

Le col présente deux faces, deux bords, deux extrémités.

La *face antérieure* regarde un peu en bas ; elle est plane et se continue avec la face antérieure du corps de l'os.

La *face postérieure*, concave, moins étendue, regarde un peu en haut et donne attache à la capsule fibreuse de l'articulation. Cette insertion, très faible, se fait à l'union du tiers externe avec les deux tiers internes de la face postérieure du col. La face postérieure est creusée en dehors et en haut d'une dépression profonde, *cavité digitale* ou *trochantérienne,* qui affaiblit singulièrement la résistance du col ; le muscle *obturateur externe* s'insère au fond de cette cavité.

Le *bord supérieur*, concave, de 3 centimètres de longueur, est presque horizontal.

Le *bord inférieur,* moins profondément concave, de 5 à 6 centimètres environ, se dirige obliquement en bas et en dehors.

Les deux faces et les deux bords sont criblés de petits trous à travers lesquels passent des vaisseaux nourriciers. A l'état frais, ces trous sont masqués par le périoste, qui présente ici quelques particularités : 1° il a sur la face antérieure du col une épaisseur qui n'est jamais moindre d'un millimètre et qui peut aller jusqu'à 3 millimètres ; 2° il est formé non seulement par la membrane fibro-vasculaire des os, mais encore par un grand nombre de fibres de la capsule fibreuse de l'articulation coxo-fémorale qui se réfléchissent sur la face antérieure du col, au niveau du point où la capsule s'insère sur la ligne rugueuse étendue du grand au petit trochanter ; 3° il contient dans son épaisseur les vaisseaux qui se portent au col, et qui proviennent des artères du voisinage (circonflexe et obturatrice). Ces vaisseaux affectent dans son épaisseur la disposition des sinus et restent béants quand on vient à diviser le périoste.

L'*extrémité interne* du col est séparée de la tête articulaire par une ligne inégale et circulaire, qui établit la limite du cartilage de la tête.

L'*extrémité externe*, confondue avec les trochanters, est limitée en avant et en bas par une ligne rugueuse, qui réunit les deux trochanters et qui donne attache à la *capsule fibreuse* de l'articulation ; en arrière, par une ligne saillante, unie, réunissant les deux trochanters et donnant attache au muscle *carré crural* ; en haut, par la cavité digitale surmontée du sommet du grand trochanter.

Le col du fémur est *très résistant chez les jeunes sujets et chez l'adolescent*. Sciez, en effet, à cet âge un fémur dans toute sa longueur, vous verrez que le canal médullaire ne dépasse pas en haut les trochanters et que le col est formé au centre par un tissu spongieux très serré. On aperçoit à peine ses aréoles. Sa surface est formée par un tissu compact très épais, beaucoup plus épais sur le bord inférieur que sur le supérieur ; mais vers l'âge de quarante-cinq à cinquante ans, on voit une raréfaction s'opérer dans le col : les cellules du tissu spongieux s'agrandissent par l'amincissement des lamelles osseuses qui les séparent ; l'écorce du col, formée par le tissu compact, s'amincit. A mesure que l'individu avance en âge, la raréfaction augmente, les cellules se confondent ; enfin il se forme dans le col un canal médullaire analogue à celui du corps et qui se remplit de moelle. L'amincissement de l'écorce compacte fait toujours des progrès. Malgaigne a montré que cette raréfaction n'a pas lieu chez tous les vieillards, mais on ignore complètement quelles sont les conditions qui la favorisent. Elle se montre plus rapidement et plus fréquemment chez la femme. Dans certains cas, elle est tellement exagérée, que le col est réduit à une coque osseuse compacte, aussi fragile qu'une lame de verre, et creusée d'une cavité. On conçoit, d'après cela, que les fractures du col du fémur doivent être plus fréquentes chez les vieillards et chez les femmes, et que, dans certains cas,

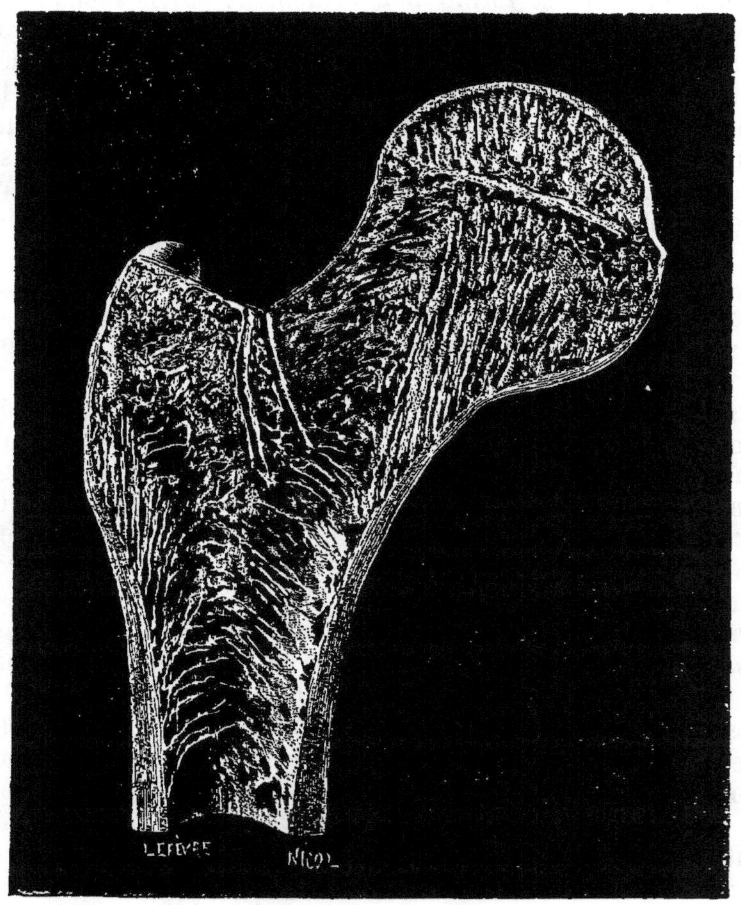

Fig. 346. — Section du col du fémur montrant un commencement de raréfaction de la substance spongieuse chez un homme de cinquante-deux ans.

la moindre chute, le moindre mouvement suffise pour déterminer une fracture.

Grand trochanter. — Le grand trochanter est cette grosse tubérosité qui surmonte le corps et le col de l'os. Il est quadrilatère et présente deux faces et quatre bords.

La *face externe* est pourvue d'une crête oblique en bas et en avant, qui donne insertion au tendon du muscle *moyen fessier*, séparé de la partie supérieure du grand trochanter par une *bourse séreuse*. La partie inférieure de cette face est en rapport avec une *bourse séreuse* plus considérable qui la sépare du grand fessier.

La *face interne*, confondue avec l'os, forme en haut une partie de la cavité digitale, dans laquelle s'insèrent les muscles *obturateur externe*, *obturateur interne*, *jumeau supérieur*, *jumeau inférieur* et *pyramidal*.

Le *bord inférieur*, indiqué par une ligne un peu rugueuse, et le *bord antérieur*, aplati, donnent attache au muscle *vaste externe*.

Le *bord postérieur* est destiné à l'insertion du muscle *carré crural*.

Le *bord supérieur* est recouvert par la partie inférieure du moyen fessier. Il n'est pas exact de dire qu'il donne insertion aux muscles pelvi-trochantériens, car ces muscles s'insèrent bien plus fréquemment dans la cavité digitale en confondant leurs tendons; il donne attache seulement au *petit fessier*, vers sa partie antérieure, à l'angle même de ce bord, et au *pyramidal*, qui s'attache aussi dans la cavité digitale.

Petit trochanter. — Le petit trochanter, éminence conique, est situé à la partie inférieure, externe et postérieure du col. Il représente la petite tubérosité de l'humérus, et donne insertion au muscle *psoas-iliaque* et au *ligament de Bertin*.

Le *col chirurgical*, ou portion rétrécie de l'os au-dessous des trochanters, est entouré, comme celui de l'humérus, par les *artères circonflexes*.

Extrémité inférieure. — Volumineuse, spongieuse, elle se termine par deux renflements osseux, *condyles fémoraux* [1]. On peut la considérer comme une pyramide triangulaire, à base articulaire, à sommet confondu avec le corps de l'os. Les trois faces et les trois bords sont la terminaison des faces et des bords du corps; seulement ils ne conservent pas les mêmes noms à cause de la déviation en bas de la face interne du fémur.

La *base*, articulée avec le tibia et la rotule, présente une surface articulaire en forme de poulie à la partie antérieure, divisée à la partie postérieure par une échancrure, *échancrure intercondylienne*. La poulie, *trochlée fémorale*, articulée avec la rotule, est plus élevée du côté externe et plus large. Les condyles, qui se séparent en arrière, sont revêtus d'un cartilage articulaire qui

1. En raison de l'obliquité du fémur plus grande chez la femme, le condyle interne est beaucoup plus saillant en dedans que chez l'homme (les cavités glénoïdes du tibia sont sur un même plan horizontal), caractère qui contribue à faire distinguer cet os dans les deux sexes.

se prolonge sur leur extrémité postérieure. Ils présentent quelques différences : le *condyle interne* est placé sur un plan inférieur ; il est plus étroit et plus long, il est déjeté en dedans, où il déborde complètement le plan du corps du fémur. Il présente en dedans la tubérosité interne, en dehors la face intercondylienne qui donne insertion au *ligament croisé postérieur*, en arrière un tubercule pour l'insertion du muscle *grand adducteur*, et une dépression située en dessous pour l'insertion du muscle *jumeau interne*. Le *condyle externe* est plus court, plus large, plus élevé; situé sur le plan du corps de l'os, il présente en dehors la tubérosité externe et la gouttière du muscle poplité, en dedans la face intercondylienne pour l'insertion du *ligament croisé antérieur*; en arrière une dépression pour l'insertion des muscles *jumeau externe* et *plantaire grêle*. Il reçoit aussi en arrière une expansion du tendon inférieur du muscle *demi-membraneux*.

La *face postérieure* est formée par *l'espace poplité*, criblé de trous vasculaires, et en rapport avec les vaisseaux poplités et du tissu graisseux.

La *face antérieure et interne* présente, en avant, le *creux sus-condylien*, ou *gouttière sus-trochléale*, recouverte par la synoviale, et en dedans une saillie, *tubérosité interne*, placée à l'union du tiers postérieur avec les deux tiers antérieurs du condyle pour l'insertion du *ligament latéral interne* du genou.

La *face externe*, beaucoup plus étroite, est pourvue aussi, au même niveau, d'une saillie, *tubérosité externe*, pour l'insertion du *ligament latéral externe*. Cette face présente, de plus, en arrière, une gouttière profonde, oblique en bas et en avant, le long de la surface articulaire, pour l'insertion du *muscle poplité*.

Les *bords antérieur*, *interne* et *externe* séparent les trois faces et font suite aux bords de l'os.

Développement. — Le fémur se développe par cinq points d'ossification : trois primitifs pour le corps et les extrémités, deux épiphysaires pour le grand et le petit trochanter.

Il est important de savoir que le point osseux de l'extrémité inférieure du fémur se montre dans les quinze derniers jours de la vie intra-utérine, car sa présence indique que le fœtus est à terme.

Vingt-deux muscles s'insèrent sur le fémur.

Faces antérieure et interne, 1. — Vaste interne.
Face externe, 1. . . . . . — Vaste externe.
Bord postérieur, 6. . . . . — Premier, deuxième, troisième adducteurs, et courte portion du biceps.
Division supérieure : grand fessier, pectiné.

Extrémité supérieure, 9. . — Au petit trochanter : psoas-iliaque. Au grand trochanter : moyen fessier, petit fessier, pyramidal, obturateur externe, carré crural, jumeau supérieur, jumeau inférieur, obturateur interne.

Extrémité inférieure, 5. . . — Jumeau interne, jumeau externe plantaire grêle, poplité, demi-membraneux.

Pathologie.

Le corps du fémur peut être le siège de *nécrose.* Il se fracture souvent; dans les *fractures indirectes* (chute sur les pieds ou les genoux), la fracture est dirigée en bas et en avant, et la pointe du fragment supérieur tend à se porter en avant dans l'épaisseur des parties molles.

L'extrémité supérieure du fémur est quelquefois le siège de *carie*, que l'on peut confondre avec une coxalgie ou avec une carie de l'os coxal. Cette extrémité se *fracture* souvent, surtout chez les vieillards, *fracture du col du fémur.* Lorsque le col se fracture dans la synoviale, en dedans de l'insertion externe de la capsule fibreuse, on dit qu'il y a *fracture intra-articulaire* ou *intra-capsulaire;* lorsque la fracture siège à la partie externe du col, en dehors de la capsule, et par conséquent de la synoviale, on dit qu'il y a *fracture extra-articulaire* ou *extra-capsulaire.*

L'extrémité inférieure du fémur est volumineuse et spongieuse; elle est souvent affectée de carie (beaucoup de tumeurs blanches débutent ainsi). Le *cancer des os,* les *anévrysmes des os* y sont très fréquents, comme dans l'extrémité supérieure du tibia. Enfin cette extrémité peut être séparée du corps par *fracture,* et chacun des condyles peut se fracturer isolément. C'est dans cette extrémité qu'on observe *l'ostéite épiphysaire,* inflammation suppurative très grave, qui envahit le périoste et le cartilage épiphysaire chez les jeunes sujets, avant l'époque de la soudure de l'épiphyse inférieure au corps de l'os.

III. — Rotule.

Position. — Placez la facette articulaire la plus large *en arrière* et *en dehors,* le sommet *en bas.*

Os court, de forme triangulaire, placé dans l'épaisseur du tendon du triceps (os sésamoïde), et articulé avec la trochlée fémorale. Cet os présente à étudier deux faces et une circonférence.

Face antérieure. — Convexe, elle est pourvue de stries verticales; elle donne insertion à quelques fibres du triceps, tandis que d'autres fibres glissent sur elle pour aller former le tendon rotulien. Elle est séparée de la peau par la ***bourse séreuse prérotulienne.***

Face postérieure. — Articulaire, elle est divisée par une crête verticale en deux parties inégales : la portion externe, plus large, s'articule avec le condyle externe du fémur ; la portion interne, qui s'articule avec le condyle interne, présente en dedans une petite dépression en rapport avec le bord antérieur du condyle interne.

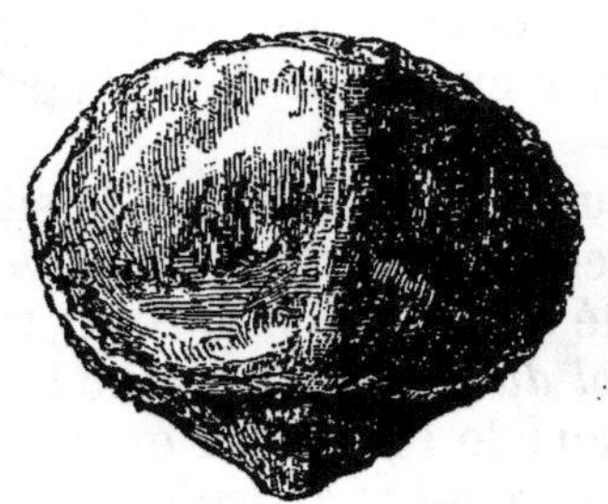

Fig. 347. — Face postérieure de la rotule gauche. On y voit le sommet inférieur et la crête qui divise la face postérieure en deux parties, dont l'externe est plus large.

Circonférence. — Large en haut, où elle constitue la *base* de la rotule, elle présente des rugosités pour l'insertion du tendon du triceps. Mince sur les côtés, où elle forme les *bords*, elle donne insertion aux ligaments de la rotule. En bas, elle forme une pointe, *sommet*, sur laquelle s'insère le tendon rotulien.

Cet os se développe par un seul point d'ossification, qui se montre à l'âge de deux ans et demi.

Pathologie.

On observe des *luxations* de la rotule *en dedans* et *en dehors* (la rotule vient se placer en dedans ou en dehors du genou) ; quelquefois la luxation est *verticale*, c'est-à-dire que l'un des bords de l'os se place contre la poulie fémorale, l'autre regardant en avant.

Les *fractures* les plus fréquentes et les plus remarquables se produisent au moment d'une violente contraction du triceps (*fracture par contraction musculaire*). Dans ce cas, la fracture est transversale ; elle siège souvent des deux côtés (fracture double). Les deux fragments se séparent, et l'action du triceps est paralysée.

IV. — Tibia.

Position. — Placez *en bas* la petite extrémité, *en dedans* l'apophyse qu'elle présente, et *en arrière* la face qui montre le trou nourricier.

Os, long, vertical, placé à la partie interne de la jambe, articulé avec le fémur en haut, l'astragale en bas, le péroné en dehors. Cet os présente un corps régulièrement prismatique et triangulaire, qui décrit deux courbures : la supérieure concave en dehors; l'inférieure, plus accusée, concave en dedans.

Le *corps* présente trois faces et trois bords, de mêmes noms que ceux de l'humérus et du péroné.

Face interne. — Large en haut, étroite en bas, elle donne insertion en haut au *ligament latéral interne* du genou et aux tendons des *muscles de la patte d'oie* (couturier, droit interne, demi-tendineux) ; le reste de cette face est recouvert par la peau et dépourvu d'aponévrose, excepté sur le tiers inférieur de l'os, où l'aponévrose entoure complètement la jambe en passant sur l'os.

Face externe. — Concave en haut, elle devient antérieure en bas et convexe. Sur ses deux tiers supérieurs s'insère le muscle *jambier antérieur*.

Dans son quart inférieur, cette face est recouverte par les *vaisseaux* et *nerfs tibiaux antérieurs* et par les tendons des muscles antérieurs de la jambe, dont elle est séparée par du tissu cellulaire.

Le changement de direction de cette face est en rapport avec celui de l'artère tibiale antérieure et des muscles.

Face postérieure. — Plus large en haut, elle présente à sa partie supérieure une ligne rugueuse, *ligne oblique du tibia*, dirigée de haut en bas, de dehors en dedans. Le muscle *poplité* s'insère sur la lèvre supérieure et sur toute la portion du tibia qui est au-dessus, le muscle *soléaire* sur l'interstice, le *fléchisseur commun des orteils* et le *jambier postérieur* sur la lèvre inférieure. Au-dessous de la ligne oblique, cette face est divisée en deux parties par une crête d'assez mince importance. On y trouve encore, près de la ligne oblique, le *trou nourricier* de l'os, dirigé de haut en bas, le plus grand des trous nourriciers du squelette, dans lequel pénètre une branche artérielle du tronc tibio-péronier.

Bord antérieur ou crête du tibia. — Étendu de la tubérosité externe du tibia à la malléole interne, sinueux en forme d'S, il donne insertion à l'*aponévrose jambière*.

Ce bord commence en haut au tubercule du jambier antérieur, décrit une courbe à concavité externe, puis une courbe à concavité interne, pour se terminer au bord antérieur de la malléole interne.

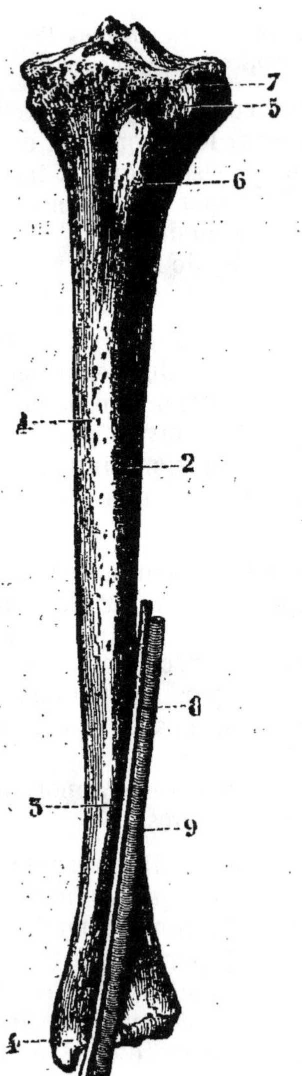

FIG. 348. — Tibia gauche vu par sa partie antérieure.

1. Face interne. — 2. Face externe. — 3. La face externe devient antérieure. — 4. Malléole interne. — 5. Tubercule de Gerdy. — 6 Tubérosité antérieure du tibia. — 7 Surface rugueuse, en rapport avec le paquet adipeux du genou. — 8. Nerf tibial antérieur. — 9. Artère tibiale antérieure.

Bord interne. — Moins saillant, il se termine en bas derrière la malléole interne. Il donne aussi insertion à l'*aponévrose jambière.*

Bord externe. — Il commence à la facette articulaire péronéale, où il est peu marqué, devient très saillant à la partie moyenne pour donner insertion au *ligament interosseux,* et se bifurque en bas pour former une surface concave qui reçoit le péroné.

Extrémité supérieure. — Elle est volumineuse, spongieuse. On y trouve :

1° Une face supérieure articulaire, divisée en deux portions, *cavités glénoïdes,* par une saillie médiane, *épine du tibia :* ces deux cavités sont situées sur le même plan, ovales, à grand axe antéro-postérieur ; l'externe est plus large et plus courte que l'interne. L'épine qui les sépare est formée de deux tubercules d'où partent les *ligaments croisés.* Deux surfaces rugueuses triangulaires, en avant et en arrière de l'épine, donnent insertion aux ligaments croisés et aux *cartilages semi-lunaires*.

2° Une face antérieure triangulaire, à sommet inférieur, criblée de trous vasculaires, en rapport avec un paquet graisseux qui la sépare du tendon rotulien. Au sommet de ce triangle, la *tubérosité antérieure du tibia* donne insertion, par sa partie inférieure, au *tendon rotulien*, séparé de la partie supérieure de la tubérosité par une *bourse séreuse*. Une autre *bourse séreuse* existe entre la partie inférieure de la tubérosité et la peau.

3° Une face postérieure, pour l'insertion du *poplité*, présente en haut des rugosités pour l'insertion du *ligament postérieur* de l'articulation du genou.

4° Une face interne saillante, *tubérosité interne du tibia*, pourvue d'une gouttière horizontale qui suit le bord de la cavité glénoïde correspondante, et contient le faisceau antérieur du tendon du *demi-membraneux* et *l'artère articulaire inférieure et interne* : au-dessous de la gouttière, on voit une crête qui donne insertion au ligament latéral interne du genou.

5° Une face externe plus saillante encore, *tubérosité externe du tibia*. Elle est pourvue, en arrière, d'une surface articulaire, plane, petite, qui regarde en bas, en arrière et en dehors, et qui s'articule avec le péroné. En avant, on voit un tubercule saillant, *tubercule de Gerdy, ou du jambier antérieur*, qui est placé à égale distance de la facette articulaire péronéale et de la tubérosité antérieure du tibia, et qui donne insertion au *jambier antérieur* et au tendon du *tenseur du fascia lata*.

Extrémité inférieure. — Elle est plus petite, quadrilatère. On y voit :

1° Une face inférieure articulaire pour l'astragale, divisée par une crête antéro-postérieure en deux parties, l'externe plus large.

2° Une face antérieure sur laquelle reposent les tendons, les vaisseaux et les nerfs de la région antérieure de la jambe, et sur laquelle s'insère en bas le *ligament antérieur* de l'articulation tibio-tarsienne.

3° Une face postérieure, au milieu de laquelle existe une gouttière verticale peu marquée, pour le passage du tendon du *fléchisseur propre du gros orteil*.

4° Une face externe, formée par la bifurcation du bord externe de l'os, présentant à sa partie inférieure une surface articulaire qui reçoit le péroné, et, au-dessus, des rugosités pour l'insertion d'un ligament qui réunit ces deux os.

5° Une face interne lisse, sous-aponévrotique, se terminant en bas par une saillie, *malléole interne*, pyramidale, confondue avec l'os à sa base, échancrée au sommet pour l'insertion du *ligament interne* de l'articulation, articulaire en dehors pour s'articuler avec la face interne de l'astragale, convexe et sous-aponévrotique en dedans. Son bord antérieur, rugueux, donne insertion au *ligament antérieur* de l'articulation; son bord postérieur est creusé d'une *gouttière* recouverte de cartilage à l'état frais, oblique en bas et en dedans, pour le passage des tendons des muscles *jambier postérieur* et *fléchisseur commun des orteils*.

La malléole interne est plus petite, plus supérieure et plus antérieure que l'externe.

Développement. — Cet os se développe par trois points d'ossification : un pour le corps, un pour chaque extrémité.

Onze muscles s'insèrent sur le tibia.

Face interne, 3.	— Demi-tendineux, couturier, droit interne.
Face externe, 1.	— Jambier antérieur.
Face postérieure, 4. . .	— Poplité, soléaire, fléchisseur commun des orteils, jambier postérieur.
Extrémité supérieure, 3. .	— Triceps à la tubérosité antérieure, par le tendon rotulien ; demi-membraneux, à la tubérosité interne ; tenseur du fascia lata, au tubercule de Gerdy.

Pathologie.

Le tibia est le siège de prédilection de certaines maladies. On y observe la *carie* et la *nécrose* ; mais il semble que son extrémité supérieure, formée de tissu spongieux, jouisse de la propriété d'attirer certaines lésions pathologiques; en effet, la *carie* y est fréquente, et elle amène souvent à sa suite la tumeur blanche du genou. Le *cancer des os* s'y montre plus souvent que sur les autres os; il en est de même des *anévrysmes des os*.

Dans les *fractures indirectes* (chute sur les pieds, torsion du cou-de-pied), la fracture siège au tiers inférieur de l'os, elle est dirigée en bas et en avant, de sorte que le fragment supérieur se termine par une pointe qui peut ulcérer la peau. Lorsque le tibia est seul fracturé, on dit *fracture du tibia* ; il y a *fracture de la jambe* lorsque les deux os sont atteints.

V. — PÉRONÉ.

Position. — Placez *en bas*, *en arrière* et *en dedans*, l'échancrure profonde que vous trouverez sur l'une des extrémités.

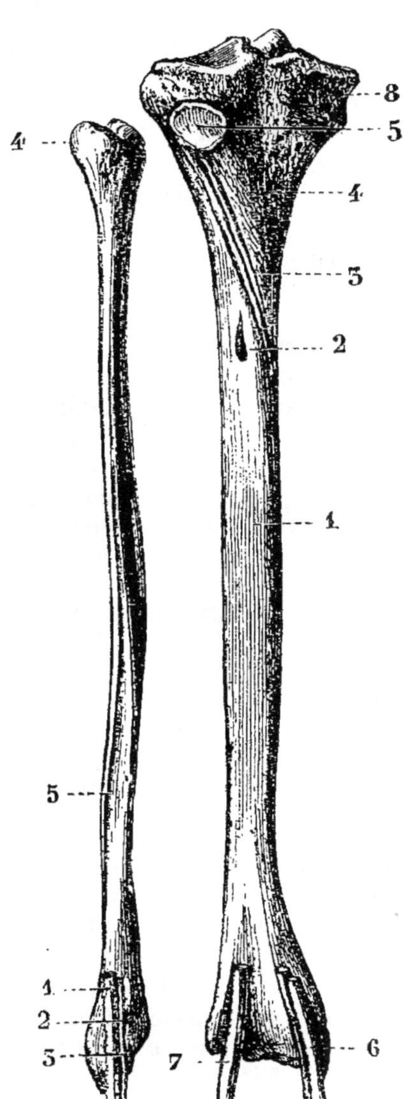

Fig. 349. — 1. Tendon du long péronier latéral. — 2. Tendon du court péronier. — 3. Échancrure à la face interne de la malléole servant à mettre l'os en position. — 4. Apophyse styloïde.

Fig. 350. 1. — Face postérieure du tibia. — 2. Trou nourricier. — 3. Ligne oblique du tibia avec les deux lèvres et l'interstice. — 4. Surface triangulaire pour l'insertion du poplité. — 5. Facette articulaire pour le péroné. — 6. Tendons du fléchisseur profond et du jambier postérieur. — 7. Tendon du fléchisseur propre du gros orteil — 8. Gouttière de la tubérosité interne qui loge un faisceau du demi-membraneux et l'artère articulaire inférieure et interne.

FIG. 349. — Péroné gauche vu par sa face postérieure.

FIG. 350. — Tibia gauche vu par sa face postérieure.

Voici un os dont l'étude est difficile en apparence, mais dont, en réalité, la description est simple. Rappelons-nous d'abord que cet os a *trois faces* et *trois bords de mêmes noms que ceux du tibia et de l'humérus.*

Nous savons déjà qu'il existe un rapport entre la déviation des faces et des bords des os longs et la déviation des vaisseaux principaux et des muscles placés au voisinage de ces os. Nous verrons, en effet, que les deux muscles péroniers latéraux s'insèrent par leur partie supérieure à la face externe du péroné, tandis qu'à la partie inférieure leurs tendons se portent en arrière pour passer derrière la malléole externe. La face externe de l'os subit cette même déviation et entraîne avec elle une déviation des autres faces et des trois bords de l'os. C'est ainsi que la face externe devient postérieure, la face interne antérieure, la face postérieure interne, le bord antérieur externe, le bord externe postérieur et le bord interne antérieur.

Le péroné, comme les autres os, du reste, ne peut pas être étudié avec les figures seules, quelque parfaites qu'elles soient; il est indispensable d'avoir un os entre les mains.

Nous avons vu également la face externe du tibia devenir antérieure, parce que l'artère tibiale antérieure et les tendons des muscles subissent la même déviation. De même pour la face interne du fémur (artère fémorale), et pour l'humérus (artère humérale profonde).

Le corps du péroné est mince, flexible, situé sur le côté externe du tibia, irrégulièrement prismatique et triangulaire. On lui considère trois faces et trois bords.

Face externe. — La plus régulière; elle devient postérieure en bas. Sur le tiers supérieur, qui est excavé en forme de gouttière, s'insère le muscle *long péronier latéral*, et sur le tiers moyen le *court péronier latéral.*

Face interne. — Elle est divisée en deux parties par une *crête* verticale et devient antérieure en bas. La crête donne insertion au *ligament interosseux.* La partie de la face interne qui est en arrière de la crête donne insertion au muscle *jambier postérieur.* La portion de face interne qui est en avant de la crête donne insertion en haut au muscle *extenseur commun des orteils*, et vers le tiers moyen au muscle *extenseur propre du gros orteil.* Tout à fait en bas, la face interne, devenue antérieure et même externe, présente une deuxième crête verticale qui sépare du reste de la face une surface triangulaire, allongée, placée sous l'aponévrose et surmontant la malléole. C'est au niveau de cette surface triangulaire, superficielle, qui surmonte la malléole externe, qu'on cherche la crépitation dans les fractures de l'extrémité inférieure du péroné.

Face postérieure. — Rugueuse et arrondie dans son tiers supérieur, où elle donne insertion au muscle *soléaire*, lisse dans le reste de son étendue, elle donne attache, par son tiers moyen, au muscle *fléchisseur propre du gros orteil*. Le *trou nourricier*, situé sur la face postérieure, se dirige de haut en bas.

Bord antérieur. — Il devient externe en bas, et donne attache à la cloison aponévrotique qui sépare les muscles de la région antérieure de la jambe de ceux de la région externe.

Bord externe. — Il devient postérieur en bas, et donne attache à la cloison aponévrotique qui sépare les muscles de la région externe de la jambe de ceux de la région postérieure.

Bord interne. — Il donne attache au muscle *jambier postérieur*.

Extrémité supérieure ou tête du péroné. — Elle est volumineuse et renflée. Elle présente : 1° une surface articulaire plane, regardant en haut, en dedans et en avant, d'un centimètre

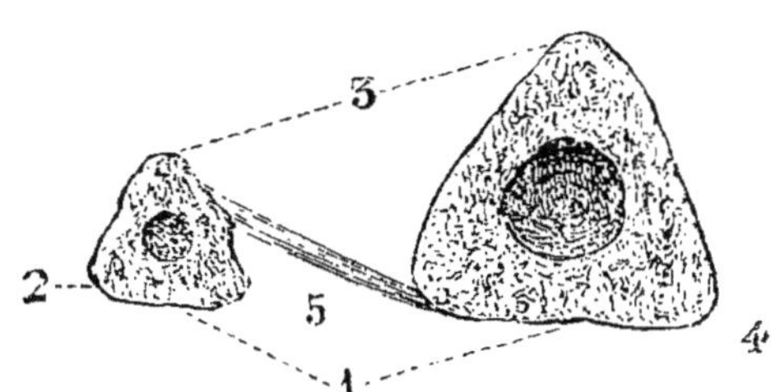

FIG. 35[1]. — Coupe des os de la jambe gauche

1. Face postérieure du tibia et du péroné. — 2. Bord externe du péroné. — 3. Bord antérieur des deux os. — 4. Bord interne du tibia. — 5. Ligament interosseux s'insérant sur le bord externe du tibia et sur la crête de la face interne du péroné.

de diamètre environ, qui s'articule avec le tibia ; 2° en avant, un tubercule qui donne insertion à l'extrémité supérieure du muscle *extenseur commun des orteils* ; 3° en dehors, un tubercule pour l'insertion de l'extrémité supérieure du muscle *long péronier latéral* ; 4° en arrière, un tubercule pour l'insertion de l'extrémité supérieure du muscle *soléaire* ; 5° en arrière, en haut et en dehors, il existe une saillie qui surmonte la surface articulaire, c'est l'*apophyse styloïde* du péroné, qui donne insertion au muscle *biceps* et au *ligament latéral externe* de l'articulation du genou.

Extrémité inférieure. — Elle a la forme d'une pyramide triangulaire à sommet inférieur. Connue sous le nom de *malléole externe*, cette pyramide présente :

Une *base* confondue avec le corps de l'os, et correspondant à la surface articulaire de l'extrémité inférieure du tibia ;

Un *sommet*, donnant insertion au *ligament péronéo-calcanéen*;

Un *bord externe*, faisant suite au bord antérieur de l'os;

Un *bord interne*, faisant suite au bord externe de l'os;

Un *bord antérieur* convexe, saillant, pour l'insertion du *ligament péronéo-astragalien antérieur*;

Une *face interne* articulaire pour la face externe de l'astragale, et pourvue à la partie postérieure d'une *échancrure* profonde, pour l'insertion du *ligament péronéo-astragalien postérieur*;

Une *face externe* convexe, sous-cutanée;

Une *face postérieure* verticale, pourvue d'une gouttière recouverte de cartilage à l'état frais, et logeant les tendons des muscles *long* et *court péroniers latéraux* (ces tendons sont maintenus dans la gouttière par une gaine commune).

La malléole externe descend plus bas que l'interne, elle est également plus saillante et située un peu plus en arrière.

Développement. — Cet os se développe par trois points : un pour le corps, un pour chaque extrémité.

Huit muscles s'insèrent sur le péroné.

Face externe, 2. . . .	— Long péronier latéral, court péronier latéral.
Face interne, 3. . . .	— Extenseur commun des orteils, extenseur propre du gros orteil, jambier postérieur.
Face postérieure, 2. . .	— Soléaire et fléchisseur propre du gros orteil.
Extrémité supérieure, 1.	— Biceps.

Pathologie.

A la suite de mouvements anormaux de l'articulation tibio-tarsienne, de faux pas principalement, le péroné se *fracture* assez fréquemment. Lorsque le pied se renverse en dedans, il tire les ligaments externes, qui arrachent la malléole ; cette saillie osseuse se fracture au niveau de sa base : *fracture par arrachement*. Dans d'autres circonstances, la fracture siège un peu plus haut. Quelquefois elle se montre à la partie supérieure de l'os. Indépendamment de ces fractures indirectes, cet os peut offrir des fractures directes succédant à des violences extérieures.

Pied.

Le pied est au membre abdominal ce que la main est au membre thoracique. Il présente avec la main de grandes analogies. Comme cette dernière, il se divise en trois parties : le *tarse*, le *métatarse* et les *orteils*.

Tarse.

Massif osseux, placé au-dessous des os de la jambe, en arrière du métatarse, formant par sa face inférieure une concavité en

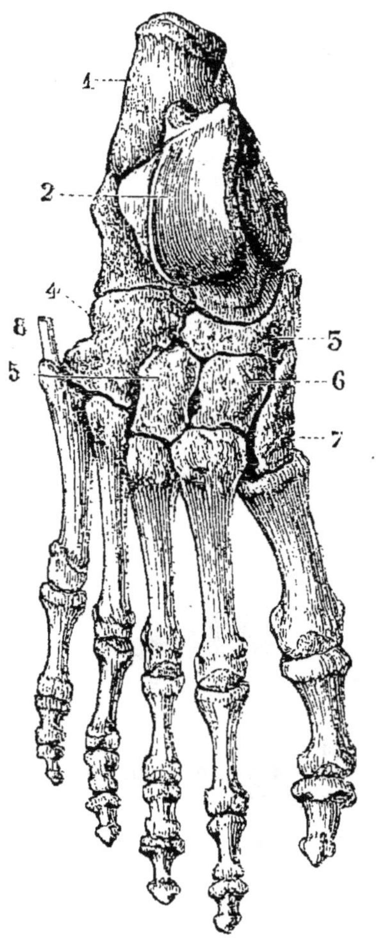

FIG. 352. — Face dorsale du pied droit.

1. Calcanéum. — 2. Astragale. — 3. Scaphoïde. — 4. Cuboïde. — 5. Troisième cunéiforme. — 6. Deuxième cunéiforme. — 7. Premier cunéiforme. — 8. Tendon du court péronier latéral.

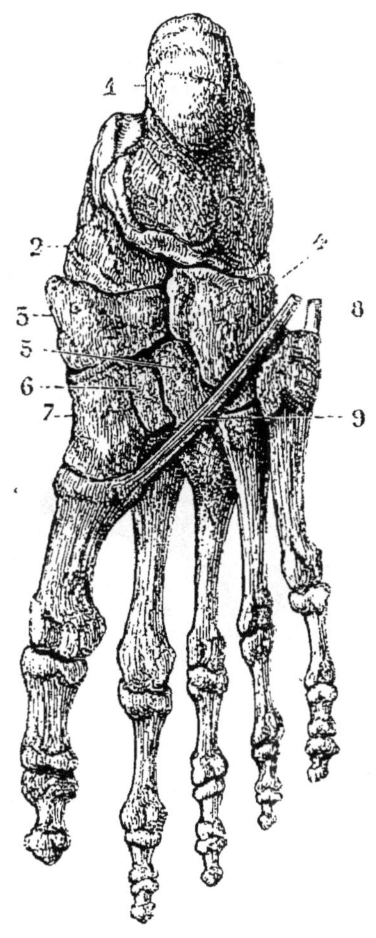

FIG. 353. — Face inférieure du pied droit.

1. Calcanéum. — 2. Astragale. — 3. Scaphoïde.—4. Cuboïde.—5. Troisième cunéiforme. — 6. Deuxième cunéiforme. — 7. Premier cunéiforme. — 8. Tendon du court péronier latéral. — 9. Tendon du long péronier latéral.

forme de voûte, et par sa face supérieure une convexité dont le point culminant correspond à la poulie de l'astragale.

Les os qui le composent sont au nombre de sept : le calcanéum, l'astragale, le cuboïde, le scaphoïde et les trois cunéiformes, désignés sous les noms de *premier, deuxième* et *troisième,* en allant de dedans en dehors. Ces os sont disposés sur deux rangées. Le calcanéum et l'astragale forment la rangée postérieure ; les cinq autres forment la rangée antérieure.

Les os du pied sont disposés de telle façon qu'*on peut les diviser en deux colonnes osseuses :* une colonne interne, formée, d'arrière en avant, par l'astragale, le scaphoïde, les trois cunéiformes et les trois premiers métatarsiens ; et une colonne externe, formée

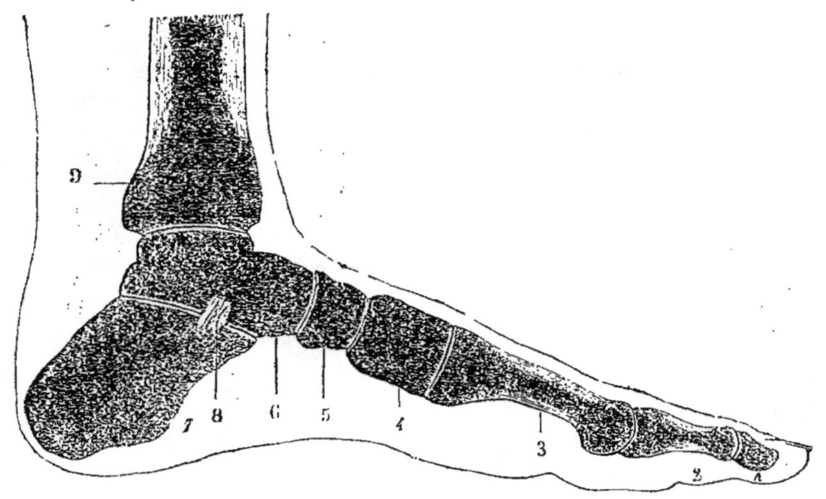

FIG. 354. — Section antéro-postérieure du pied, passant par le gros orteil et le premier métatarsien, pour montrer la disposition des os dans la constitution de la voûte de la plante du pied.

1. Dernière phalange du gros orteil. — 2. Première phalange. — 3. Premier métatarsien. — 4. Premier cunéiforme. — 5. Scaphoïde. — 6. Astragale. — 7. Calcanéum. — 8. Ligament calcanéo-astragalien. — 9. Tibia.

par le calcanéum, le cuboïde et les deux derniers métatarsiens. Ces deux colonnes sont parfaitement séparables, et nous sommes persuadé qu'on pourrait tirer un parti avantageux de cette disposition pour les opérations chirurgicales.

Ils se rapprochent tous plus ou moins de la forme cubique, quoique certains soient assez irréguliers ; néanmoins, comme à un cube, je considérerai à chacun d'eux six faces, si ce n'est au scaphoïde, qui offre une conformation particulière. Ils appartiennent à la classe des os courts.

I. — Calcanéum.

Position. — Placez la petite apophyse de cet os *en avant* et *en dedans*, la facette articulaire qu'elle présente *en haut*.

Le calcanéum, le plus volumineux des os du tarse, présente six faces.

Face inférieure. — Elle est pourvue en arrière de deux *tubercules* : l'un interne, gros, donnant insertion au muscle *court fléchisseur plantaire*, à l'*adducteur du gros orteil* et à l'*aponévrose plantaire* ; l'autre externe, petit, pour l'insertion de l'*abducteur du petit orteil*. Au-devant de ces tubercules existe une concavité pour l'insertion du muscle *accessoire du long fléchisseur commun des orteils*, et, plus en avant, une saillie pour l'insertion du *ligament calcanéo-cuboïdien* inférieur,

Face supérieure. — Libre dans sa moitié postérieure, où elle est en rapport avec le tissu cellulo-graisseux situé en avant du tendon d'Achille, elle s'articule en avant par deux facettes avec l'astragale : l'une interne, plane ou légèrement concave, ovale, située sur la petite apophyse du calcanéum ; l'autre beaucoup plus grande, convexe, située en arrière ; elle est séparée de la précédente par une gouttière profonde, oblique d'arrière en avant et de dedans en dehors, qui donne insertion au ligament *calcanéo-astragalien*. Immédiatement en avant de cette facette, il existe une dépression concourant à former les *creux calcanéo-astragalien*, et qui donne insertion au muscle *pédieux*.

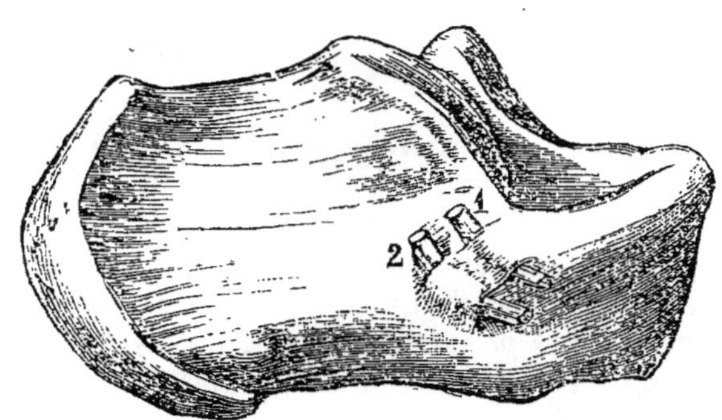

Fig. 355. — Face externe du calcanéum du pied droit.

1. Tendon du court péronier latéral dans sa gaine. — 2. Tendon du long péronier latéral dans sa gaine.

Face externe. — Elle est sous-cutanée, inégale ; il existe vers le tiers antérieur un *tubercule*, de volume variable selon les sujets, qui sépare *deux gouttières,* recouvertes à l'état frais par une couche de cartilage, et dirigées obliquement en bas et en avant. La gouttière antérieure donne passage au tendon du muscle *court péronier latéral :* la postérieure, à celui du muscle *long péronier latéral.* Ces deux tendons sont maintenus dans ces gouttières par une gaine fibreuse.

Face interne. — Concave et lisse, elle est rendue plus profonde par la saillie de la petite apophyse du calcanéum et du gros tubercule de la face inférieure. Elle est en rapport avec les tendons du jambier postérieur et des fléchisseurs des orteils, avec lesvaisseaux et les nerfs plantaires, qu'elle protège. Le tendon du fléchisseur propre du gros orteil s'applique immédiatement au-dessous de la petite apophyse, dans une gouttière qu'on y remarque. A la partie antérieure de cette face, la *petite apophyse* du calcanéum fait saillie et donne insertion au *ligament annulaire interne du tarse* et au faisceau superficiel du *ligament latéral interne de l'articulation tibio-tarsienne.*

Face antérieure. — Articulée avec le cuboïde, irrégulièrement convexe de haut en bas et concave transversalement, cette facette est supportée par la *grande apophyse* du calcanéum. Cette apophyse présente, en dedans et en haut, un tubercule osseux qui proémine en avant, et qui arrête quelquefois le couteau de l'opérateur dans l'*amputation de Choppart.* [On donne ce nom à l'amputation du pied pratiquée entre les deux rangées du tarse.]

Face postérieure. — Rugueuse en bas pour l'insertion du *tendon d'Achille,* elle est lisse et terminée en pointe en haut, où se trouve une *bourse séreuse* qui sépare le tendon de l'os.

Pathologie.

Le calcanéum est le siège d'une raréfaction précoce; il n'est pas rare d'y trouver un véritable canal médullaire chez le vieillard. Cette raréfaction explique les deux variétés de *fractures* que présente cet os: 1° *par arrachement,* l'os est brisé sous l'influence d'une violente contraction du triceps sural ; 2° *par écrasement,* l'os est écrasé dans une chute d'un lieu plus ou moins élevé sur le talon.

La *carie* s'y montre assez fréquemment ; on la voit quelquefois occasionnée par l'inflammation de la bourse séreuse située entre le calcanéum et le tendon d'Achille. Elle se reconnait à des pertuis fistuleux qui siègent à la surface du talon, principalement en dedans et en dehors.

II. — Astragale.

Position. — Placez *en bas* la surface concave articulaire, *en avant* la tête, et *en dehors* la face latérale complètement articulaire.

Cet os, irrégulier, est placé au-dessous du tibia, en arrière du scaphoïde, au-dessus du calcanéum et en dedans de la malléole externe, avec lesquels il s'articule. La portion antérieure, convexe, a reçu le nom de *tête ;* elle est limitée par une portion rétrécie, le *col,* qui la sépare du *corps.* De même que le calcanéum, l'astragale est pourvu de six faces.

Face supérieure. — Articulaire dans presque toute son étendue, elle est convexe d'avant en arrière, concave transversalement en forme de poulie, dont la gorge antéro-postérieure, peu profonde, la divise en deux parties inégales, la partie externe plus large; le bord externe de cette poulie est plus élevé que l'interne. C'est la *poulie astragalienne,* articulée avec le tibia et limitée en avant par une dépression faisant partie du col.

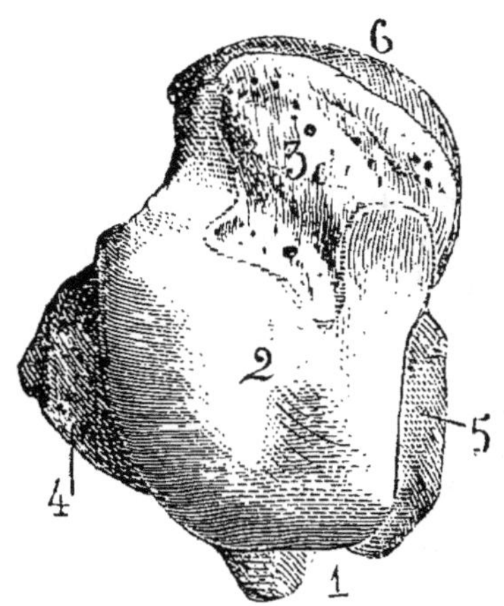

Fig. 356. — Face supérieure de l'astragale gauche.

1. Gouttière postérieure pour le tendon du fléchisseur propre du gros orteil. — 2. Face articulaire en forme de poulie. — 3. Partie supérieure du col. — 4. Face externe. — 5. Face interne. — 6. Tête.

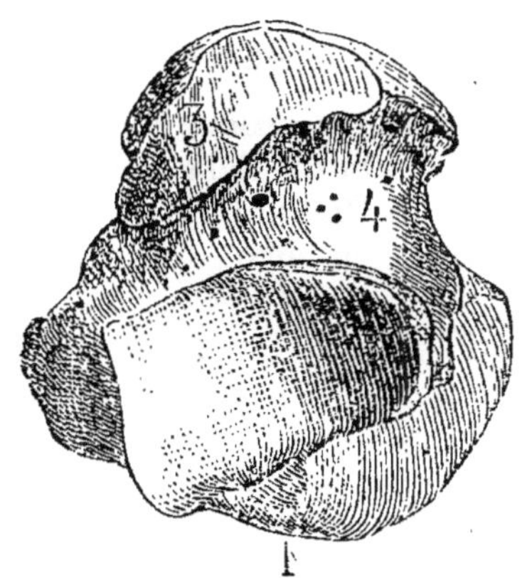

Fig. 357. — Face inférieure de l'astragale gauche.

1. Partie postérieure. — 2. Large facette articulaire concave. — 3. Petite facette articulaire plane. — 4. Rainure astragalienne qui sépare les deux facettes et qui donne attache au ligament calcanéo-astragalien.

Face inférieure. — Concave, elle présente deux facettes articulaires séparées par une gouttière, *rainure astragalienne,* semblable à celle qui sépare les deux facettes du calcanéum, et donnant attache au *ligament calcanéo-astragalien* : l'une, interne et antérieure, petite, plane ou presque plane, se continue souvent avec la surface articulaire de la tête de l'os, et s'articule avec la petite apophyse du calcanéum ; l'autre, externe, beaucoup plus large et concave, s'articule avec la grande facette convexe de la face supérieure du calcanéum.

Face antérieure. — Convexe, volumineuse, elle forme la *tête* de l'astragale et s'articule avec le scaphoïde.

Face postérieure. — Extrêmement petite, elle est réduite à un petit tubercule et à une *gouttière* oblique en bas et en dedans, dans laquelle passe le tendon du muscle *fléchisseur propre du gros orteil.*

Face interne. — Étendue d'une extrémité à l'autre de l'astragale, et sans forme déterminée, elle est articulaire seulement en haut, où elle s'articule avec la malléole interne, rugueuse dans tout le reste de son étendue. La portion articulaire, revêtue de cartilage, se continue, de même que la face externe, avec la poulie astragalienne. La portion non articulaire donne insertion par sa partie moyenne au faisceau profond du *ligament latéral interne* de l'articulation tibio-tarsienne.

Face externe. — Elle n'existe que dans les deux tiers postérieurs, l'autre tiers formant le col et la tête de l'os. Triangulaire et complètement recouverte de cartilage, elle s'articule avec la malléole externe. Cette face surmonte le creux calcanéo-astragalien.

III. — Cuboïde.

Position. — Placez *en bas* la face qui présente un tubercule et une gouttière, *en avant* cette gouttière se continuant sur le bord externe de l'os, et *en dedans* la grande face, incomplètement revêtue de cartilage articulaire.

Cet os, situé sur le bord externe du pied, s'articule en avant avec les deux derniers métatarsiens, en arrière avec le calcanéum, en dedans avec le troisième cunéiforme et souvent avec le scaphoïde. Il présente six faces.

Face supérieure. — Plane, rugueuse, large, inclinée en bas et en dehors, elle donne attache à des ligaments.

Face inférieure. — Sur cette face, il existe d'avant en arrière : une *gouttière* oblique en dedans et en avant, recouverte de cartilage à l'état frais, convertie en canal par le ligament calcanéo-cuboïdien inférieur, et donnant passage au tendon du muscle *long péronier latéral;* un *tubercule* placé derrière la gouttière, ayant la même direction, pour l'insertion du *ligament calcanéo-cuboïdien* inférieur; une petite dépression remplie de tissu graisseux.

Face antérieure. — Elle est recouverte de cartilage, et divisée en deux parties par une crête verticale. La partie interne, quadrilatère, complètement articulaire, s'articule avec le quatrième métatarsien : elle est un peu oblique en dehors et en arrière. La partie externe, triangulaire, un peu plus large, plus oblique en dehors et en arrière, s'articule avec le cinquième métatarsien.

Face postérieure. — Irrégulièrement concave de haut en bas et convexe en sens inverse, elle s'articule avec le calcanéum pour former l'articulation calcanéo-cuboïdienne.

Face interne. — Large et très rugueuse dans presque toute son étendue, elle présente en haut une surface articulaire pour l'articulation du troisième cunéiforme, et quelquefois en arrière une petite surface articulaire pour l'articulation du scaphoïde.

Face externe. — Cette face, très petite, est réduite à l'état de bord, sur lequel on voit le commencement de la gouttière et du tubercule de la face inférieure de l'os.

A la partie postérieure et interne de cet os, il existe un tubercule qui se prolonge en arrière sous la grande apophyse du calcanéum, et qui arrête souvent le couteau dans l'amputation de Choppart.

IV. — Scaphoïde.

Position. — Placez *en avant* la surface articulaire convexe, *en dedans* et *en bas* le tubercule de cet os.

Cet os, convexe en avant, où il s'articule avec les trois cunéiformes, concave en arrière, où il s'articule avec l'astragale, présente à étudier deux faces et une circonférence.

Face antérieure. — Articulaire, elle est divisée en trois parties par deux crêtes verticales pour s'articuler avec les trois cunéiformes. La facette interne, qui correspond au premier cunéiforme, est triangulaire, à sommet supérieur et légèrement convexe ; celles des deuxième et troisième cunéiformes sont triangulaires, à sommet inférieur.

Face postérieure. — Régulièrement concave, elle s'articule avec la tête de l'astragale.

Circonférence. — Rugueuse, elle donne insertion, en haut, en bas et en dehors, à des ligaments. Elle présente à la partie interne et inférieure une grosse saillie, *tubercule du scaphoïde*, sur laquelle s'insère le tendon du muscle *jambier postérieur*. On y trouve quelquefois une petite facette articulaire pour le cuboïde.

V. — Cunéiformes.

Ces os, au nombre de trois, ont la forme de coins; ils n'ont par conséquent que cinq faces. De dedans en dehors, on les désigne sous le nom de *premier*, *deuxième* et *troisième cunéiformes*. Le premier est le plus gros, le deuxième est le plus petit, qu'on les considère selon la hauteur, la longueur ou l'épaisseur.

Premier ou grand cunéiforme.

Position. — Placez *en dehors* la surface rugueuse sur laquelle on trouve une facette articulaire, *en avant* la surface articulaire en forme de croissant, *en bas* le bord arrondi et tuberculeux.

Cet os, articulé avec le premier métatarsien en avant, le scaphoïde en arrière, le deuxième cunéiforme et le deuxième métatarsien en dehors, présente cinq faces.

Face interne. — Elle est large, convexe, rugueuse, pour l'insertion de ligaments; la peau la recouvre.

Face externe. — Rugueuse et inégale en bas, elle présente en haut deux facettes articulaires: l'une, petite, antérieure, s'articule avec le deuxième métatarsien; l'autre, plus grande, avec le deuxième cunéiforme.

Face antérieure. — Cette face forme la *base* du coin; elle est semi-lunaire, à concavité externe, et elle s'articule avec le premier métatarsien.

Face postérieure. — Articulaire, en forme de triangle à sommet supérieur, elle s'articule avec le scaphoïde.

Face inférieure. — Étroite, tuberculeuse, elle donne insertion au tendon du muscle *jambier antérieur*.

Le *sommet* du coin est formé par un bord supérieur, articulé en dehors avec le deuxième cunéiforme et le deuxième métatarsien.

Deuxième ou petit cunéiforme.

Position. — Placez *en haut* la facette quadrilatère non articulaire, *en avant* la plus petite des deux facettes articulaires triangulaires, *en dehors* la face rugueuse sur laquelle on trouve, en haut et en arrière, une petite facette articulaire.

Cet os présente cinq faces :

Face antérieure. — Triangulaire, à sommet inférieur, elle s'articule avec le deuxième métatarsien.

Face postérieure. — Triangulaire, à sommet inférieur, elle s'articule avec le scaphoïde.

Faces latérales. — Ces faces sont rugueuses ; l'interne présente en haut et en avant une surface articulaire pour s'articuler avec le premier cunéiforme, et l'externe en haut et en arrière une petite facette qui s'articule avec le troisième cunéiforme.

Face supérieure. — Quadrilatère, elle est rugueuse pour l'insertion des ligaments ; elle forme la *base* du coin.
Le *sommet* du coin est formé par un bord inférieur rugueux, caché profondément entre le premier et le troisième cunéiformes.

Troisième ou moyen cunéiforme.

Position. — Placez *en bas* le sommet du coin, *en arrière* la plus petite des deux facettes articulaires triangulaires, *en dehors* la face latérale la plus large, qui présente une facette articulaire en arrière.

Tandis que le deuxième métatarsien pénètre dans le tarse pour s'articuler avec les trois cunéiformes, le troisième cunéiforme fait saillie du côté du métatarse pour s'articuler avec les trois métatarsiens correspondants. Il s'articule de plus en arrière avec le scaphoïde, en dedans avec le deuxième cunéiforme, et en dehors avec le cuboïde. Il présente cinq faces :

Face supérieure. — Elle est rugueuse, destinée à des insertions ligamenteuses ; elle forme la *base* du coin.

Face antérieure. — Elle est articulaire, triangulaire, à sommet inférieur, et s'articule avec le troisième métatarsien.

Face postérieure. — Articulaire, triangulaire, à sommet inférieur, elle s'articule avec le scaphoïde.

Faces latérales. — Rugueuses en bas, articulaires en haut ; du côté interne, l'os présente deux petites facettes distinctes qui s'articulent avec le deuxième métatarsien et le deuxième cunéiforme ; du côté externe, une petite facette en arrière, s'articulant avec le cuboïde, et une petite facette tout à fait en avant pour le quatrième métatarsien.
Le *sommet* du coin est formé par un bord inférieur, donnant attache à des ligaments.

Je ferai remarquer que, dans la description de ces os, nous avons vu toutes les facettes complètement articulaires et revêtues de cartilage, être antérieures ou postérieures; tandis que les facettes latérales, internes ou externes, sont en partie rugueuses et en partie articulaires. La connaissance de cette disposition, qui n'a été signalée, je crois, par aucun auteur, est d'une grande utilité dans l'étude des articulations.

Métatarse.

Le métatarse est l'analogue du métacarpe. On y trouve aussi cinq os, *métatarsiens,* désignés sous le nom de *premier, deuxième, troisième,* etc., en comptant de dedans en dehors. Les espaces qui séparent les os s'appellent aussi *espaces interosseux;* ils sont également remplis par les muscles interosseux. Ces os présentent des caractères généraux et des caractères particuliers.

Il y a une grande analogie entre les organes de la main et ceux du pied. Pour rendre cette analogie frappante, il faut placer la main dans la position du pied, la face palmaire sur le sol et le pouce regardant celui du côté opposé. Lorsque la main et le pied sont dans leur position naturelle, les organes *externes* de la main correspondent aux organes *internes* du pied, la face *antérieure* de la main à la face *inférieure* du pied. Ainsi le premier métacarpien (externe) correspond au premier métatarsien (interne) ; il en est de même des espaces interosseux, des muscles interosseux, des lombricaux, etc. La face *postérieure* des métacarpiens correspond à la face *supérieure* des métatarsiens, etc.

Caractères généraux. — Ces os, étant construits sur le même plan que les métacarpiens, offrent la même description générale : chaque métatarsien représente un os long, dont le *corps,* triangulaire, offre une concavité très prononcée du côté de la plante du pied.

Les faces du corps sont *supérieure, interne* et *externe,* et correspondent aux faces postérieure, interne et externe des métacarpiens. Comme le corps de l'os est tordu sur lui-même, la face supérieure devient interne en avant, l'interne devient inférieure et l'externe supérieure, absolument comme pour les faces du péroné. Il est infiniment préférable de conserver à ces faces les noms qui correspondent à ceux des faces des métacarpiens, afin de faciliter l'étude des muscles interosseux du pied, qui ont tant d'analogie avec ceux de la main. Du reste, il suffit de jeter un coup d'œil sur un pied de squelette pour se convaincre que ces faces se présentent telles que nous les indiquons, et qu'elles changent de direction en avant. Les faces des os tirent généralement leurs noms de la position qu'elles occupent du côté du tronc du squelette, peu importe si la direction de ces faces change ensuite ; exemples : fémur, tibia, péroné, humérus.

Les métatarsiens possèdent une *extrémité postérieure,* ou *tarsienne*, avec cinq facettes, dont trois articulaires et deux non articulaires. Les deux facettes non articulaires concourent à former les deux faces du pied ; les trois facettes articulaires, la postérieure, complètement articulaire, s'articule avec les os du tarse ; les latérales, incomplètement articulaires, s'articulent, par des facettes supérieures, avec les métatarsiens voisins. L'extrémité postérieure d'un métatarsien ressemble à celle d'un os cunéiforme.

L'*extrémité antérieure*, ou *phalangienne*, est aplatie latéralement ; elle offre un condyle qui forme un tubercule osseux du côté de la plante du pied ; la surface articulaire de ce condyle est plus étendue en bas, c'est-à-dire dans le sens de la flexion des phalanges. De chaque côté de cette extrémité, on observe une dépression un peu profonde, située entre deux tubercules : le *tubercule supérieur* ou *dorsal* donne attache, ainsi que la dépression, aux ligaments latéraux de l'articulation métatarso-phalangienne.

Différences entre les métatarsiens et les métacarpiens. — On voit, par les caractères que nous venons de décrire, que les métatarsiens et les métacarpiens offrent entre eux une grande analogie. Les métatarsiens se distinguent :

1o Par le *corps*. Le corps des métatarsiens est plus long et plus mince ; il est tordu sur lui-même, et il est séparé de l'extrémité phalangienne par une sorte de *col*.

2o Par l'*extrémité tarsienne*. L'extrémité postérieure des métatarsiens diffère de l'extrémité supérieure des métacarpiens en ce qu'elle est un peu aplatie dans le sens transversal, que le diamètre vertical est beaucoup plus grand, et que la facette non articulaire située du côté de la plante du pied est pourvue d'un gros tubercule rugueux. Les caractères opposés se montrent sur les métacarpiens.

3o Par l'*extrémité phalangienne*. Cette extrémité est aplatie transversalement, allongée de haut en bas, ce qui n'a pas lieu pour les métacarpiens.

Caractères particuliers. — **Premier métatarsien.** — Énorme, cet os présente, à son extrémité postérieure, une surface articulaire semi-lunaire, concave en dehors, une seule facette articulaire latérale très petite pour le deuxième métatarsien, et un gros tubercule en bas et en dehors pour l'insertion du *long péronier latéral*. En dedans de ce tubercule, il en existe un autre plus petit, qui donne insertion à une expansion du tendon du *jambier antérieur*. L'extrémité antérieure, volumineuse, est très large transversalement et présente à sa partie inférieure deux gouttières dans lesquelles sont logés deux os sésamoïdes.

Deuxième métatarsien. — Cet os est le plus long des métatarsiens; il présente en arrière cinq facettes articulaires pour les trois cunéiformes et les deux métatarsiens voisins.

La face externe de l'extrémité postérieure offre des caractères suffisants pour faire reconnaître cet os : une dépression rugueuse antéro-postérieure divise cette face en deux facettes plus petites, supérieure et inférieure; chacune d'elles est divisée en deux par une crête verticale, de sorte qu'il existe quatre facettes articulaires de ce côté, deux postérieures pour le troisième cunéiforme, et deux antérieures pour le troisième métatarsien.

Troisième métatarsien. — Il est difficile à distinguer du quatrième; il présente en arrière, comme lui, trois facettes articulaires; cependant l'externe possède une rainure horizontale séparant la portion articulaire ovalaire qui est au-dessus de la portion rugueuse; la face interne de la même extrémité postérieure offre une dépression rugueuse la divisant en deux facettes articulaires, supérieure et inférieure.

Quatrième métatarsien. — Cet os offre en arrière trois facettes articulaires ; de plus, il présente en dedans une très petite facette pour le troisième cunéiforme; la face articulaire postérieure est moins étendue en hauteur que celle du troisième ; elle est un peu oblique en dehors et en arrière, tandis que celle du troisième métatarsien est transversale.

Cinquième métatarsien. — Il n'existe pas dans cet os de facette articulaire latérale à la partie externe de l'extrémité postérieure : facette articulaire postérieure très oblique en arrière et en dehors; apophyse énorme en dehors et en arrière, *tubérosité du cinquième métatarsien*, pour l'insertion du *court péronier latéral* au sommet, et du muscle *péronier antérieur* à la partie supérieure.

Orteils.

Les os qui les composent portent le nom de *phalanges*. Elles sont en même nombre qu'à la main ; elles ont la même configuration, et seraient complètement identiques si leur corps n'était raccourci. Le gros orteil, qui remplace le pouce, n'a également que deux phalanges.

Os sésamoïdes.

On donne ce nom à de petits os courts qui se développent dans l'épaisseur des tendons, autour des articulations. Ils ont pour usage, en modifiant la direction des tendons, d'empêcher qu'ils ne s'insèrent parallèlement à l'os et de donner ainsi plus de force aux muscles.

Les uns sont constants : ce sont la rotule, développée dans le tendon du muscle triceps; le pisiforme, dans le tendon du muscle cubital antérieur.

On trouve souvent, mais non constamment, un petit os sésamoïde de chaque côté de l'articulation métacarpo-phalangienne du pouce et dans les parties correspondantes du gros orteil. Le tendon du muscle jambier postérieur en présente un presque constant au niveau de son insertion au scaphoïde. Chez les hommes très vigoureux et fortement musclés, on observe quelquefois des os sésamoïdes au niveau de toutes les articulations métacarpo et métatarso-phalangiennes.

La structure de ces os est celle des os courts.

FIN DU TOME PREMIER.

TABLE DES MATIÈRES

DU PREMIER VOLUME

INTRODUCTION

PREMIÈRE PARTIE

NOTIONS PRÉLIMINAIRES D'EMBRYOLOGIE, D'ANATOMIE GÉNÉRALE ET D'HISTOLOGIE.

I. — NOTIONS D'EMBRYOLOGIE.

CHAPITRE PREMIER.

EMBRYOLOGIE.

II. — NOTIONS D'ANATOMIE GÉNÉRALE ET D'HISTOLOGIE.

CHAPITRE PREMIER.

DU SYSTÈME ADIPEUX.

CHAPITRE II.

DU SYSTÈME CARTILAGINEUX.

CHAPITRE III.

SYSTÈME CONJONCTIF.

CHAPITRE IV.

SYSTÈME ÉLASTIQUE.

CHAPITRE V.

SYSTÈME ÉPITHÉLIAL.

CHAPITRE VI.

DU SYSTÈME FIBREUX.

CHAPITRE VII.

SYSTÈME GLANDULAIRE.

CHAPITRE VIII.

DU SYSTÈME MUSCULAIRE.

CHAPITRE IX.

DU SYSTÈME NERVEUX.

CHAPITRE X.

SYSTÈME OSSEUX.

CHAPITRE XI.

DU SYSTÈME SÉREUX.

CHAPITRE XII.

SYSTÈME TENDINEUX.

CHAPITRE XIII.

DU SYSTÈME VASCULAIRE.

CHAPITRE XIV.

LIQUIDES DE L'ORGANISME.

DEUXIÈME PARTIE

DES MICROBES.

TROISIÈME PARTIE

DE L'OSTÉOLOGIE.

FIN DE LA TABLE DU TOME PREMIER.

POITIERS. — TYPOGRAPHIE OUDIN ET Cie.

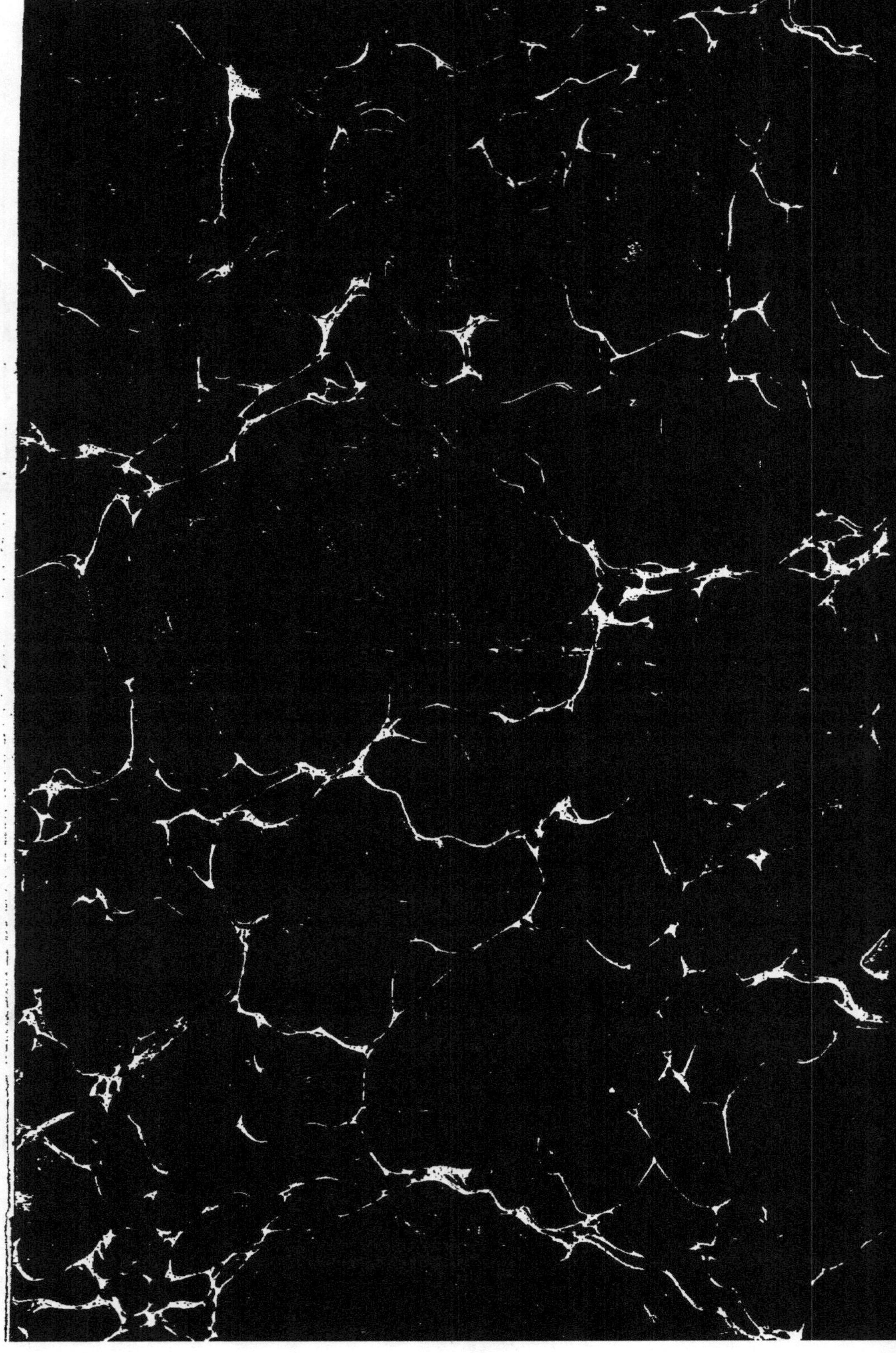

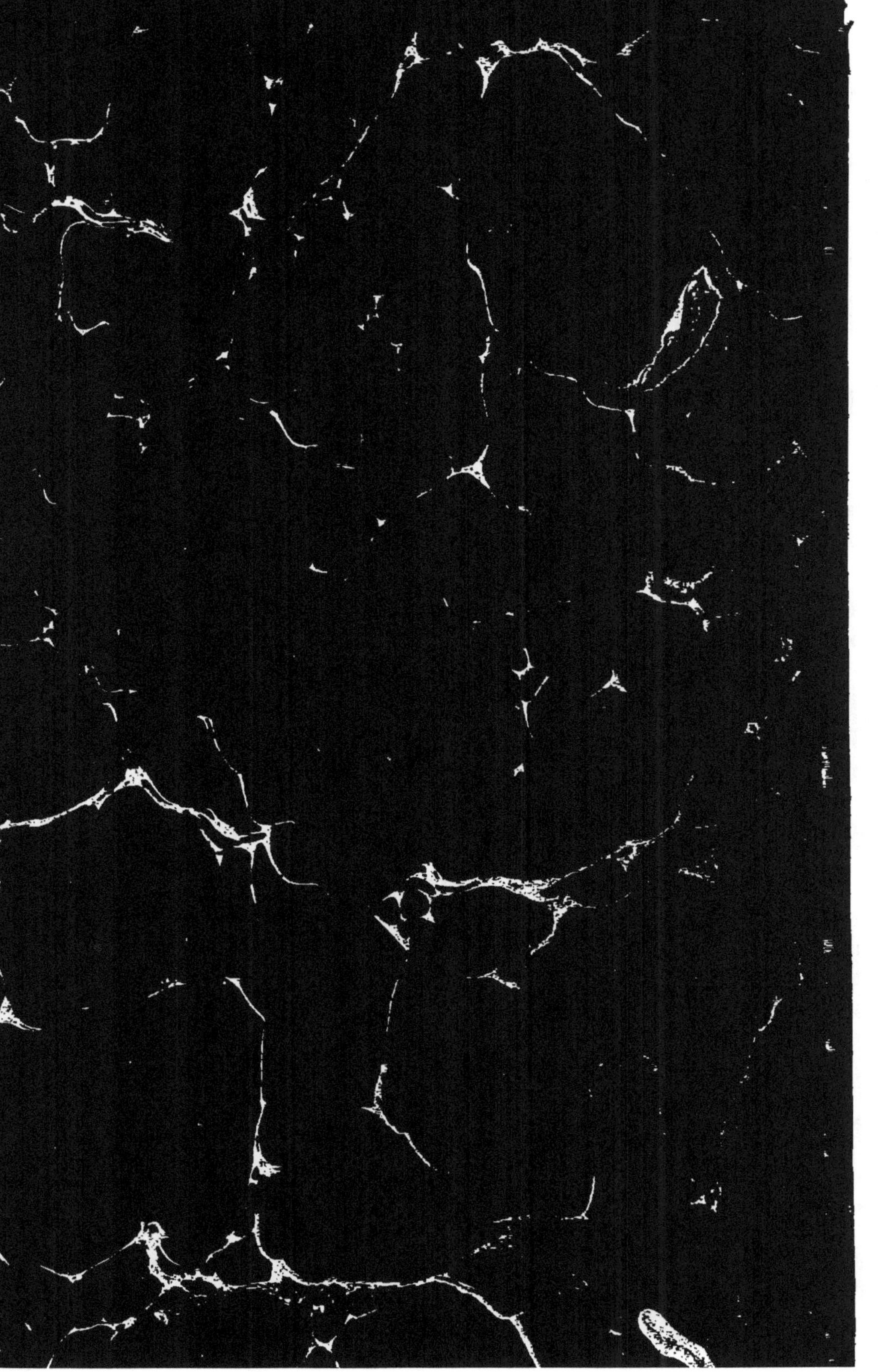

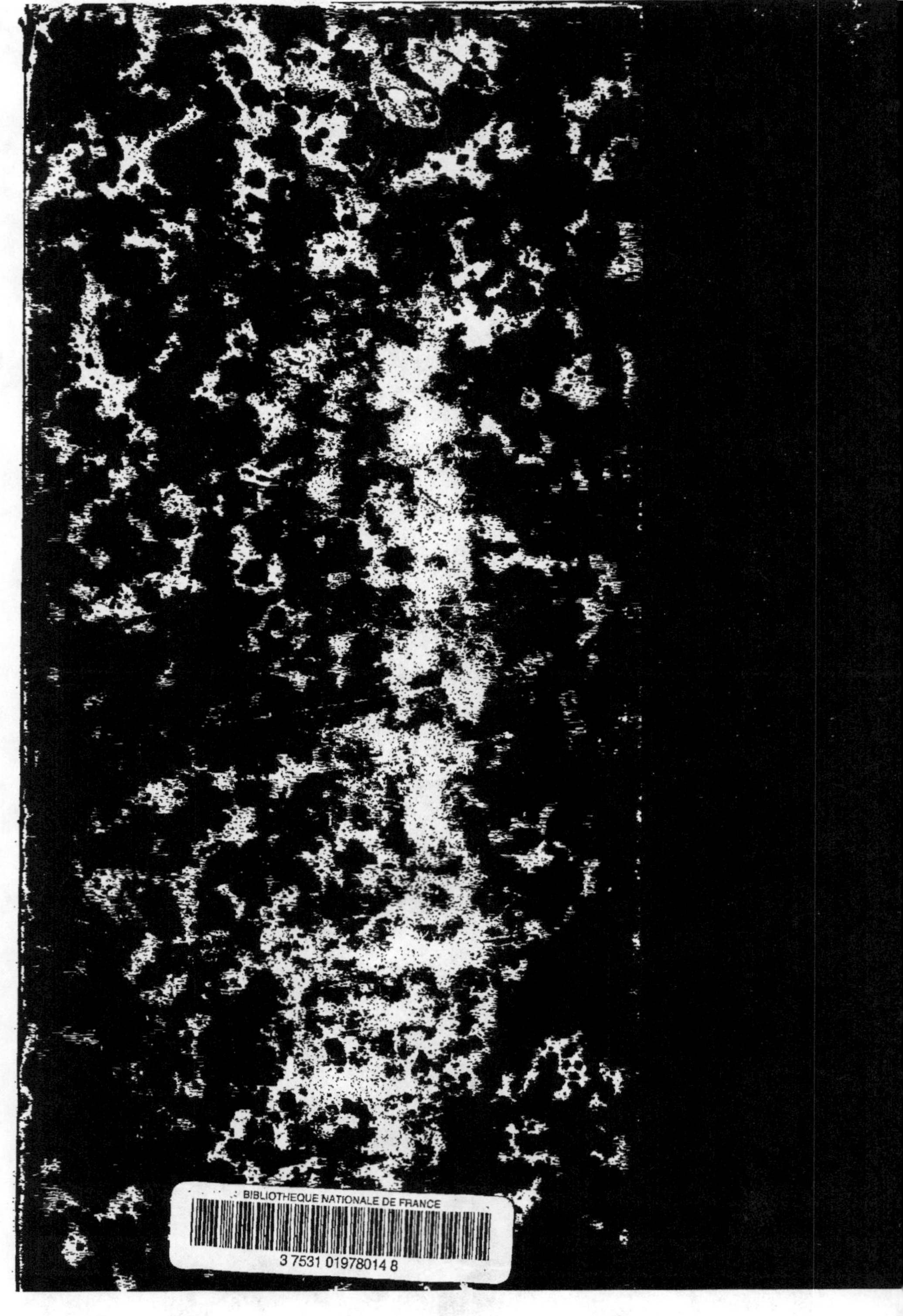